大字版
Large version

最先進的經穴科學，最精準的3D透視圖，全面解構361個WHO標準腧穴！

經穴大全

超科學！3D經穴解剖全書

各大網站中醫類銷售榜首！
絕無僅有的最強經穴圖解大全！

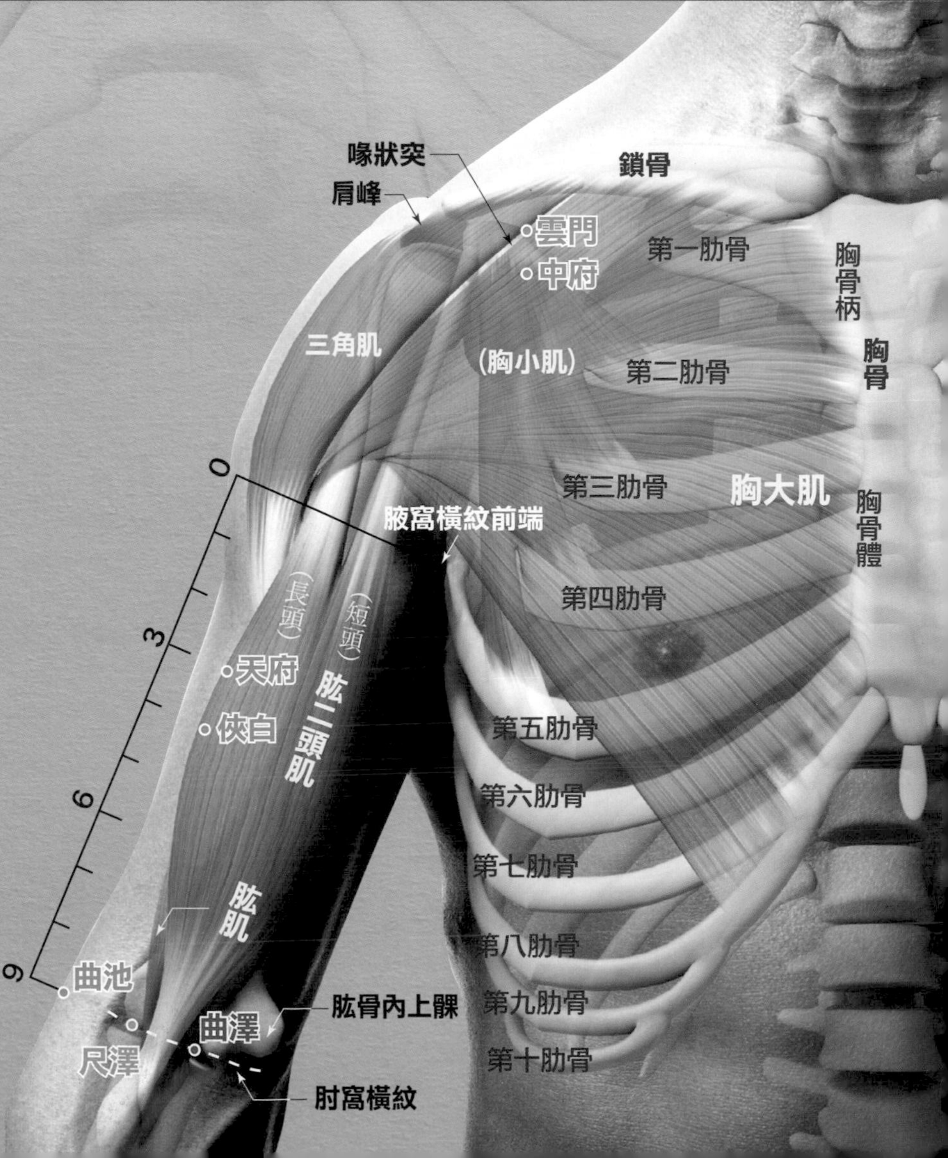

TSUBOTAN

Word book of Acupuncture points

— with the Localization of Acupuncture points and the Etymology of their name —

First Edition

supervisor

Shuichi Katai
Paulo Kenichi Takahashi

author

Omi Sakamoto
Hiroshi Harashima

model

Artistic anatomy model **HIRO**

photographer

Kazuhito Takazawa

Published by
NTS INC., 2011

監修者推薦序

《經穴大全》問世的喜悅！

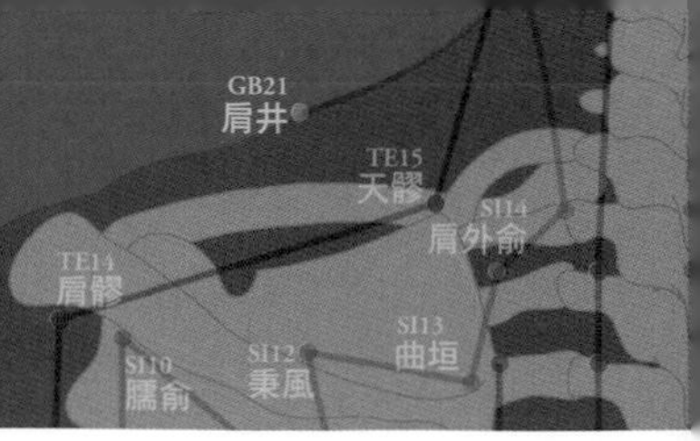

《經穴大全》終於問世了！我想在本書問世之前，應該沒有任何書籍能如本書般經不斷探索、鑽研、歸納經穴知識後，再以最淺顯易懂的圖片呈現在讀者眼前吧！

以往，學生只認為學習經穴知識是一種**「負擔」**，若無法記起各個穴位名稱，便開始**「唉聲嘆氣」**，最後唯恐避之不及了。

不過，只要善用本書，就可透過**「探索經穴」**取代原先背誦的枯燥過程，並逐漸體會學習的樂趣、意義與價值。熟悉各穴位名稱的由來，並掌握各穴位的解剖學構造後，就能清楚且具體想像出扎針時的畫面。接著，便會發現自己已逐漸醉心於學習，甚至產生**「沉醉感」**，想必這也是學習經穴知識時未嘗體會過的美好經驗吧！最後，便可於不自覺間**「鍛練」**大腦，並將所有經穴知識轉變為自己的寶藏，也是我們期望讀者能達到的最終目標。

一本書常經歷重重困難才能出版，而本書也一樣歷經千辛萬苦，才能送至讀者手中。其中遭遇的最大問題，我想就是當初險些無法製作《經穴大全》吧。

早在三年前，身為監修者的我便已得知本書的出版計畫，但之後卻因故使本書企劃延遲了一年以上，使我相當憂心，並表示：「經穴大全真的能出版嗎？」沒想到這句話卻點燃了引信，促使《經穴大全》製作團隊實際展開行動。

接著，本書也一一改善書中的各種問題，並成為「集經穴知識之大成」的書籍。在製作過程中，我們也不斷成長，最後終於將完成品送至讀者手上。希望您能藉由本書，找出學習經穴之外的各種樂趣。此外，我也期待有朝一日，《經穴大全》能成為您在學習東洋醫學時的一大「寶典」。

2011年2月

筑波技術大學 教授

形井秀一

監修者推薦序

《經穴大全》是集針灸知識之大成的寶庫！

我在1988年4月至6月的三個月間，曾因大阪、上海研究者交流協定前往上海中醫學院（現上海中醫藥大學）留學。其實早在1984年，時任上海中醫學院解剖學研究室的嚴振國教授，曾前往我當時所屬的大阪市立大學醫學系解剖學教室研習，我也是在此時由嚴教授得知包括針刺麻醉等中國的扎針技術。當時，中國以融合中醫與西醫的優勢為目標，正致力於改革醫療體系。此外，我在留學時，除了學習中醫的基礎理論外，亦負責翻譯由嚴教授等人所編著的《經穴斷面解剖圖解》（上肢、下肢篇）。而回國後，我也受嚴教授所託，與關西針灸短期大學（現關西醫療大學）的教師們共同編著，並分別於1992年3月及12月出版該書的上肢篇與下肢篇。也因此經歷，在《經穴大全》確定出版時，我便負責解說與經穴有關的解剖學構造。

市面上許多書籍僅標示出人體各部位的解剖學名稱，但本書不同於其他出版品的一點，便是除了各部位名稱外，還會仔細標出扎針時所接觸的部位及周圍相關部位並加以說明。此外，本書更以獨立欄位加強說明某些特定部位（如鎖骨下窩、三角胸肌間溝）。具體來說，**黑色**文字代表扎針時，首先接受刺激的「**神經**」。若以脊髓神經為例，(　) 內記載的便是其來自於哪一個脊髓分節，但因文獻眾多，僅能列出重點項目；接著，**橘色**文字代表「**肌肉**」，但除了肌肉名稱外，本書也會一併列出支配該肌肉的神經及相關機能。**紅色**文字代表**動脈**；**藍色**文字則是**靜脈**，書中已清楚標示出每條動脈的分支，以及靜脈的流向。若動脈與靜脈並行時，則會以「**動・靜脈**」的方式呈現。最後，**綠色**文字則是代表扎針後，位於較深層的**骨骼**或**內臟**，尤其易引發氣胸等問題的**危險穴位**更會特別以「注意」字眼提醒讀者。

本書的最大特色，便是書中記載的所有內容，包括先前已出版的書系如《骨骼單字集》、《肌肉單字集》、《大腦單字集》、《內臟單字集》（以上皆為暫譯）等文字，以及所有經穴的命名由來、意義、取穴法、各部位的解剖學構造、相關臨床用語皆會加註詳細解說。如此一來，不須購買多本相關書籍，只要透過這本全彩印刷，並包含豐富腧穴知識的書籍，便能學習完整的腧穴知識。

目前針灸治療的功效已獲WHO認可，我想從今以後，針灸治療會在日本所推動的綜合治療當中占有一席之地。我希望本書可幫助利用傳統醫學協助民眾預防、治療疾病的針灸師、按摩師、推拿師、指壓師掌握經穴知識。此外，也深深期盼讀者能以科學為基礎，並透過本書學習經絡與經穴等民俗療法。

2011年2月 沖繩綜合醫療學院（OCIM）院長

高橋研一

序文

《經穴大全》讓學習變得更有趣！

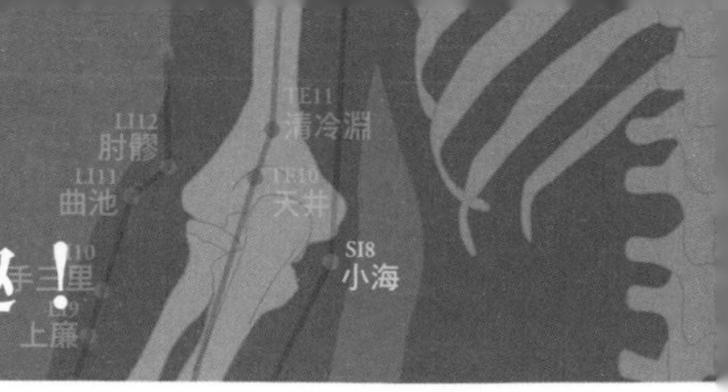

我自1999年起擔任物理治療師與運動傷害防護員，常接觸許多民眾及運動員。但一直到2007年前往美國留學時，才開始對針灸治療感到興趣。當時美國已有許多醫院採用扎針治療，且一般民眾對於針灸的熟悉度也相當高，讓我非常訝異。原本我認為扎針治療僅限定於亞洲，但沒想到這種療法早已普及於極度重視科學性證據的美國，讓我不禁期待將針灸療法推廣至全球的可行性。因此，我回到日本後，便於相關學校就讀，以取得國家針灸師執照。不過，在我開啟針灸學習之門後，首先映入眼簾的便是多達361處的經穴名稱。雖然我也了解必須熟記經穴名稱，才能進一步學習針灸技術，但每個經穴名稱皆由困難漢字所組成。此外，我還得熟記人體各部位（肌肉、骨骼、神經、血管等）的解剖學構造。即使本身已具備基礎醫學知識，也會感到吃力，更不用說毫無相關基礎的學生了！然而，對於學習針灸的學生來說，就算熟記每個經穴外，無法取得正確穴位也無益於治療，甚至會引發意外。因此，為了解決這些問題，製作**《經穴大全》**時，我便負責編纂各章節的扉頁解說部分，以及流注、專欄等資訊，再加上當初曾帶領我進入針灸世界的全球針灸現況等訊息，希望本書能成為讀者心目中淺顯易懂的經穴教科書。

以往的經穴相關書籍通常較為厚重，難以隨身攜帶，更不可能再加註解剖學知識了。但本書保留了**輕量**、**內容充實**的單字集、**實際照片＋3D電腦繪圖圖片**等特色，清楚呈現出**經穴名緣由**、**各部位的取穴法**、**人體各部位的解剖學構造**、相關臨床用語等資訊，是一本**相當適合針灸入門者**的書籍。除了針灸師外，包括物理治療師、職能治療師、整骨師或防護員等人士皆可透過這本充滿彩色圖片的書籍，提升自己的知識與技術。自2011年起，我也會前往鹿兒島縣與福岡縣，發揮運動傷害防護員與製作《經穴大全》的經驗，創立可提供相關治療、運動的機構，以服務一般民眾、高齡者、運動選手等人士。我希望能藉此機會，推廣適合運動選手的體能管理方式，並對醫療的發展盡一份心力。

最後，本書集結了許多專業人士的知識與技術，希望讀者能夠喜歡。此外，我也期盼本書能幫助針灸學的發展，並為人類的健康盡一份力。

2011年2月 Core Facotry代表、物理治療師

坂元 大海

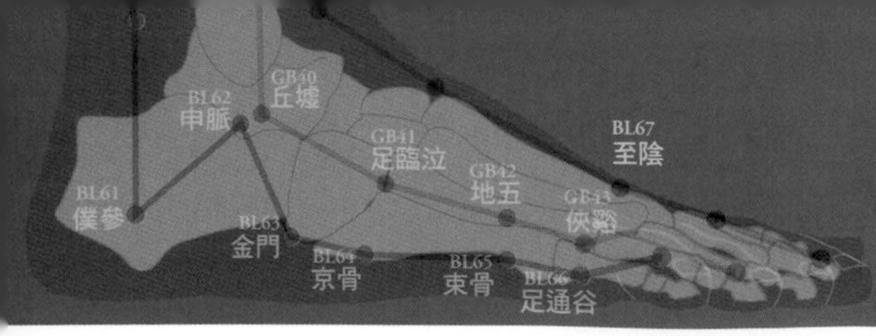

序文

探索經穴名緣由的喜與悲！

常有「單字集書系」的讀者來函希望我們出版各種《～單字集》，除了醫學與生物學外，也包含各種不同的主題，而《經穴大全》便是實現讀者要求的書籍之一。我們曾透過解剖學的單字集書系，以淺顯易懂的方式為讀者解說以古希臘語及拉丁語構成的英文專有名詞。而在本書中，我們則以「用最簡潔的方式呈現各種針灸知識」為宗旨，並透過古代漢字的語源，介紹經穴名的意義，以及古今經穴名緣由。

經穴名稱以漢字構成，僅須二至三個音節就能標示出人體的所有位置（雖然拉丁語或歐美語系也可呈現出人體各部位，但通常是較長的文字）。此外，人體各部位的特徵皆可譬喻為自然界或日常生活的各種事物，有時甚至會出現較為誇飾的用法（如以「崑崙山脈」比喻外踝等），相當生動。因此我也期望讀者能透過《經穴大全》，感受古人命名各經穴時的卓越觀察力及表現力。

雖然經穴命名之初，眾人皆能清楚了解其意義，但隨著時代變遷，這些名稱卻彷彿蒙上一層面紗，讓現代人摸不著頭緒。本書已列出包括《中國針灸穴位通鑑》（王德深主編）等多項參考文獻，但若讀者一一比較每份文獻，便會發現相同穴位往往具有多種說明（有時甚至超過10種）。而本書為精簡起見，僅能在各種理論中擇一列出，但為了幫助學生熟記各經穴的緣由與解析，並不會以學術性作為選擇時的唯一考量。若讀者欲詳細研究各種理論，請參照卷末所列出的參考文獻。

其實，在背誦經穴名稱時，光是理解艱深的漢字就是一大問題，更別提熟悉各經穴的意義了。舉例來說，包括「**彧**、**膈**、**顖**、**髎**、**濼**、**秉**、**膻**、**顱**、**蠡**、**瘈**、**臑**、**輒**」等文字大多僅用於經穴名稱，平常較不常見。為了讓讀者更加熟悉這些文字，本書更刊載「探索漢字語源」的相關資訊。此外，有不少常見的漢字其實都隱含了令人意想不到的意義。例如見到彧中的**彧**時，其實可聯想到「並列的肋骨（彡）」；膈關的**膈**則代表「蒸籠」或是分隔胸腔與腹腔的「橫膈膜」；至於顖會的**顖**，只要聯想新生兒的「泉門」，就能輕鬆記住相關的經穴位置。

雖然每個漢字的語源較一致，可一旦應用於經穴名稱時，其緣由卻會因研究者而異。本書所刊載的漢字語源分別引用了藤堂學說與白川學說，也許在專家的眼裡看來不夠專業，但為了幫助讀者熟記經穴名由來，不得不採用此方式，還請各位諒解。

其實，我們在鑽研經穴名稱與漢字的語源等考古學問時，僅能依據現存的文獻以及已出土的文物建構相關理論，讓人感到不夠痛快，甚至還會認為「若能擁有過去的書簡就好了。」不過，隨著19世紀末甲骨文的發現，漢字學也開始急速發展。如此一來，學者也會重新評估既有的資料，也許會突然發掘出新資訊，幫助我們探究經穴名

1971年，**《足臂十一脈灸經》**與**《陰陽十一脈灸經》**等醫學書籍出土於湖南省長沙市的**馬王堆**漢墓。這些書籍約完成於西元前2世紀，書中雖已記載可對應五臟六腑的11經脈，但卻隻字未提經穴等理論。而1世紀時，今日**《素問》**、**《靈樞經》**等書籍的前身，也就是尚未散失的《素問》、《靈樞經》中，已提及經穴理論，但書中僅記載約130處經穴。約2世紀時完成的**《明堂經》**中記載約350處經穴，至3世紀後期完成的**《針灸甲乙經》**則已出現356處經穴。可見歷經幾個時期，經穴數已大幅增加。

來源等學問，令我相當期待。

而在構思《經穴大全》之初，我們原本計畫如已出版的《舞動的3D肌肉單字集》(暫譯)般，透過軟體於電腦上呈現出自由活動的人體，並一一標示經穴的位置與人體各部位。但話雖如此，在製作3D電腦動畫時，該以何種資料為基準，又該如何呈現出男女老少或不同人種、體型等外觀(光是不同體型的人體就須製作數十種3D動畫，若能輸入各項數據後就能產生多種3D人體動畫該有多好……)，再加上扎針時的經穴角度與深度、血管與神經的走向及分布，以及骨骼、肌肉、血管與神經的位置因姿勢而異等難題堆積如山，且各個問題皆無法在短時間內得到解決。雖然我們仍希望有朝一日可設計出這種立體軟體，但還是決定先以平面的紙張呈現腧穴的相關理論。目前光是3D電腦繪圖能描繪出針刺入經穴時，可作用至皮下的哪些神經、血管、肌肉、骨骼，我就相當滿足了。

總而言之，本書突破重重難關，終於完成製作，在此感謝下列人士所給予的各種協助：身兼第二次日本經穴委員會會長及筑波技術大學教職的形井秀一教授在百忙之中，擔任監修者給予我們許多指教；沖繩綜合醫療學院的高橋研一院長先前曾協助校對《心臟單字集》與《舞動的3D肌肉單字集》等作品，這次也負責監修本書解剖學的說明部分，並在有限的篇幅內，撰寫出簡潔有力的解析；坂元大海先生除了負責編著流注、各章節扉頁的經絡概論與專欄外，更擔任頭部的模特兒；隸屬於聖瑪莉安納醫科大學解剖學教室，擅長法醫顏面重建的長岡朋人老師，負責確認3D電腦繪圖＋實際照片合成後是否符合解剖學理論；擔任美術解剖模特兒的HIRO先生與擔任女性模特兒的KAWASHIMA小姐長時間維持同一姿勢，讓我們得以拍攝各種不同角度的照片。

此外，感謝出版社NTS(股)的吉田隆社長與臼井唯伸先生能協助本書的企畫；高澤和仁先生身兼攝影師與設計師；松島壽子小姐同時擔任本書編輯、DTP製作、設計師；住岡大介先生協助設計3D電腦動畫造型；以及本公司井上靖子小姐協助插畫的製作。

最後，感謝谷川宗壽先生負責調查資料、輸入數據；東島香織小姐、田中李奈小姐協助製作插畫與解剖剖面圖，並臨摹甲骨文圖樣；堀場正彥先生協助製作DTP；宮崎智美小姐協助調查中文文獻；以及Digital Impreso(股)的鳩誠一先生提供我們物美價廉的印刷服務。

2011年2月 歷史、科學著作家
原島 広至

本書架構

經穴名稱多為較艱深的漢字，通常也難以熟記，因此本書以淺顯易懂的方式解說經穴名緣由，以及經穴所使用的漢字語源等知識。希望讀者可透過本書，加深對經穴的興趣，並輕鬆記起各個經穴的名稱。

本書是由各經脈的①概述、②圖解與穴性、③語源解說、④經穴的取穴法，以及各部位的解剖學用語解說所構成。

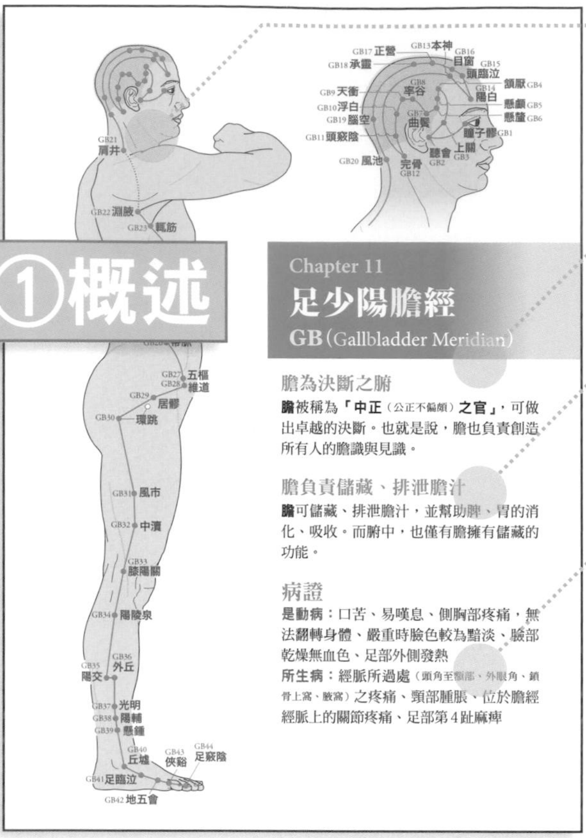

①概述

經絡的整體圖片

經脈的英文標記與略語

經絡概述

病證 是動病與所生病 →P24

經穴名 包括別名、要穴、穴性、經穴代號等

LU1 中府
別名：膺中俞、肺募
要穴：肺經之募穴
穴性：宣散肺氣、養陰補脾

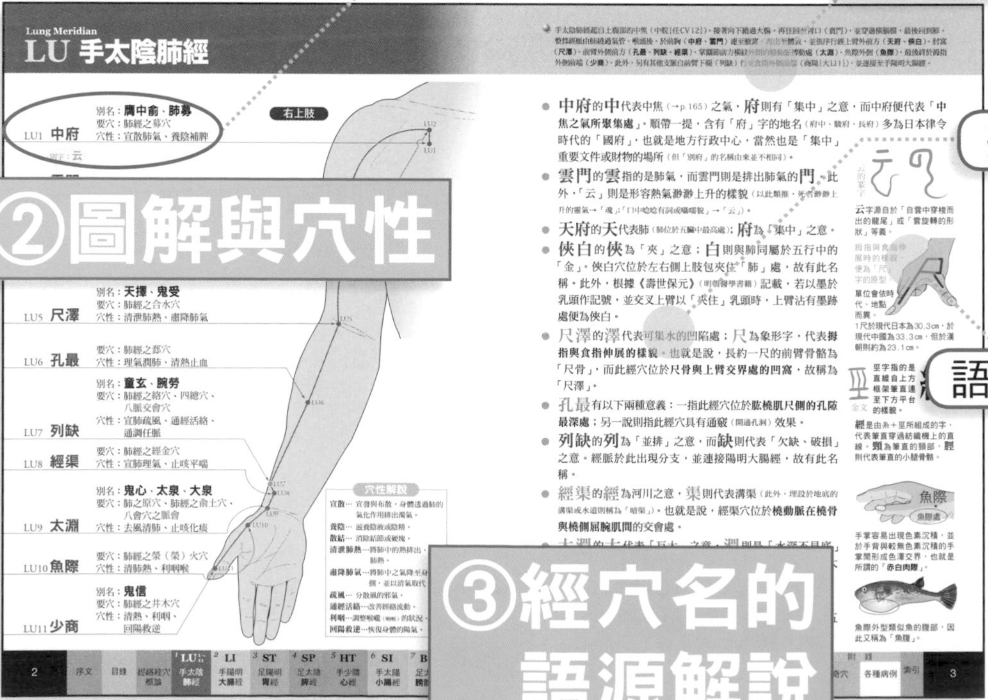

經絡的流注

經穴名的緣由解說

②圖解與穴性

③經穴名的語源解說

語源解說多附有圖解

語源解說的文字顏色

藍字 與體表形態、解剖學構造有關。

紅字 與經絡名稱、陰陽五行說、主治疾病有關。

※此為大略分類。

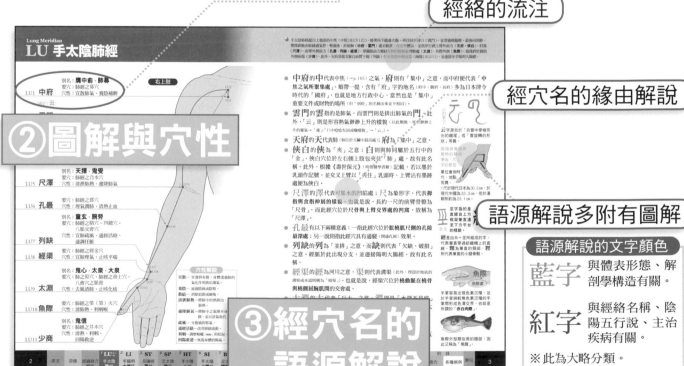

本書刊載符合WHO／WPRO之「針灸治療」國際標準的361處經穴。
為正確掌握經穴位置，請先熟悉解剖學用語，再實際觸摸該部位。
透過實際照片與3D電腦繪圖的合成圖片，輕鬆熟記肌肉、骨骼的標誌等解剖學構造與經穴部位。
本書亦刊載許多小知識！

實際照片＋3D電腦繪圖的合成圖片

經穴的取穴法

經穴位置的定義

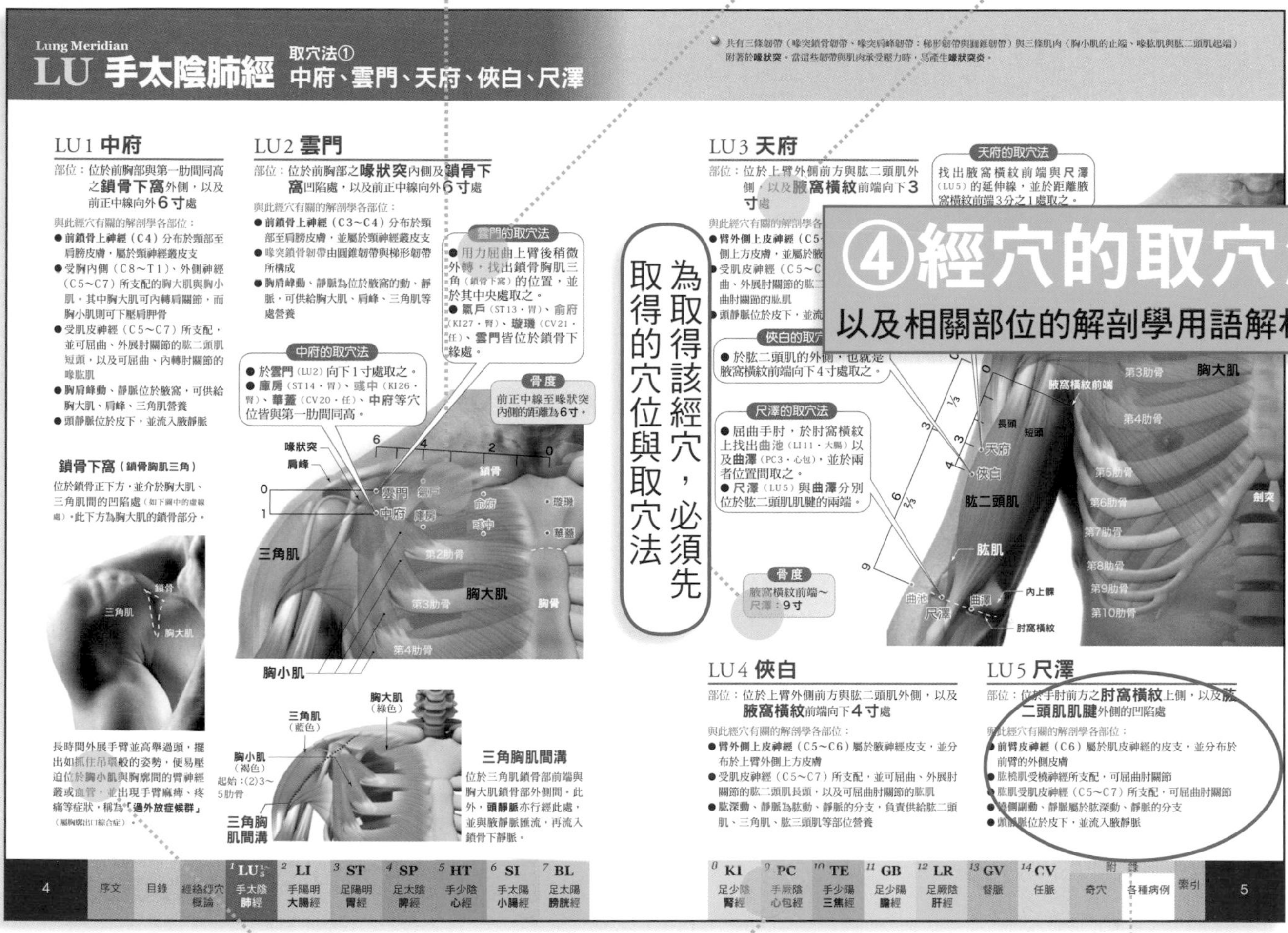

④經穴的取穴法

以及相關部位的解剖學用語解析

為取得該經穴，必須先取得的穴位與取穴法

解剖用語解析

方便查閱的索引欄

LU5 尺澤

部位：位於手肘前方之肘窩橫紋上側，以及肱二頭肌肌腱外側的凹陷處

與此經穴有關的解剖學各部位：

- 前臂皮神經（C6）屬於肌皮神經的皮支，並分布於前臂的外側皮膚
- 肱橈肌受橈神經所支配，可屈曲肘關節
- 肱肌受肌皮神經（C5～C7）所支配，可屈曲肘關節
- 橈側副動、靜脈屬於肱深動、靜脈的分支
- 頭靜脈位於皮下，並流入腋靜脈

與該經穴相關的解剖學構造

- 黑字為**神經**
- 橘字為**肌肉**
- 紅字為**動脈**
- 藍字為**靜脈**

Contents 各章節目錄

經穴名介紹…2（正體） 取穴法介紹…*4*（斜體）

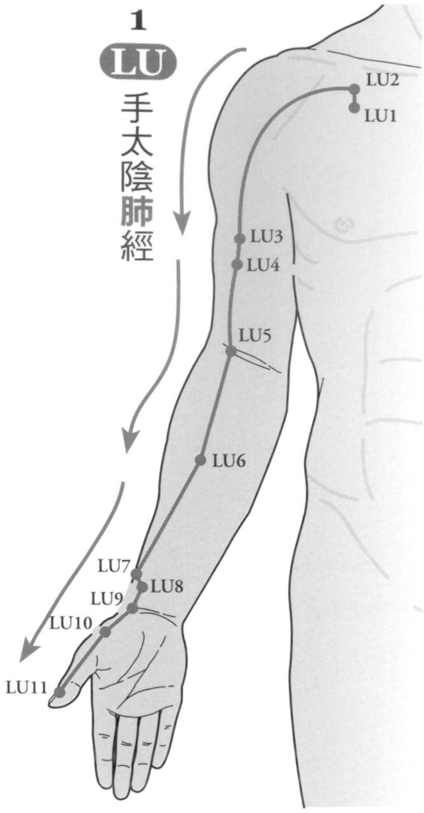

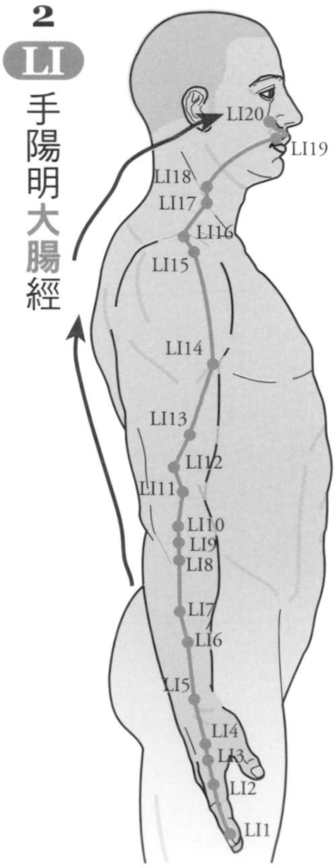

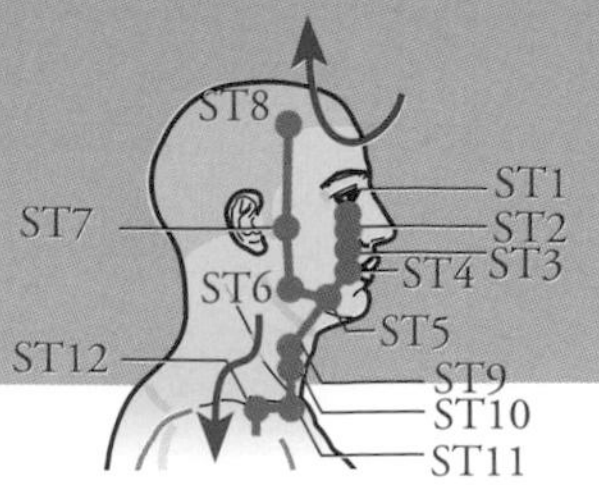

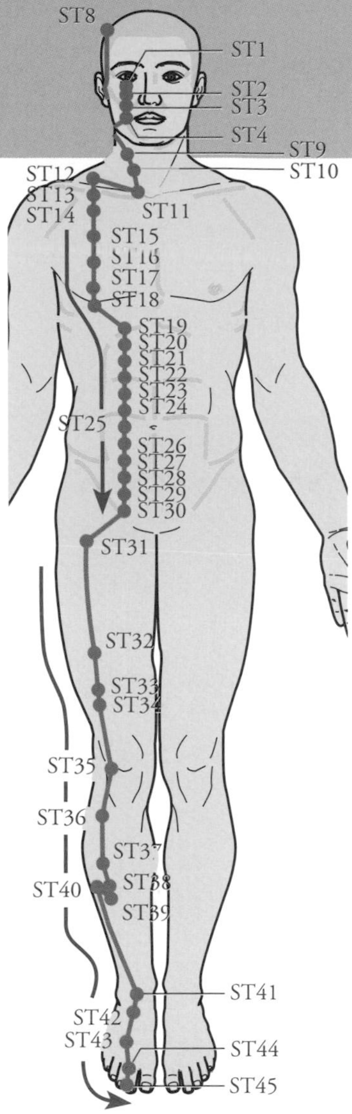

3 ST 足陽明胃經

Chapter 4
SP 足太陰脾經 *Spleen Meridian* ····················· 55

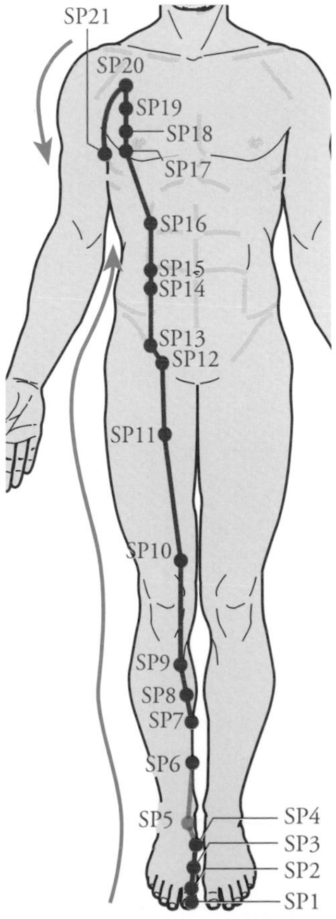

4 SP 足太陰脾經

Chapter 5
HT 手少陰心經 *Heart Meridian* …… 71

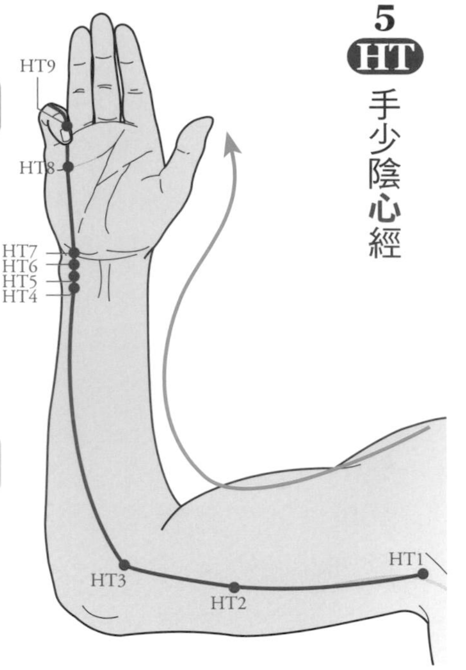

5 HT 手少陰心經

Chapter 6
SI 手太陽小腸經 *Small Intestine Meridian* … 79

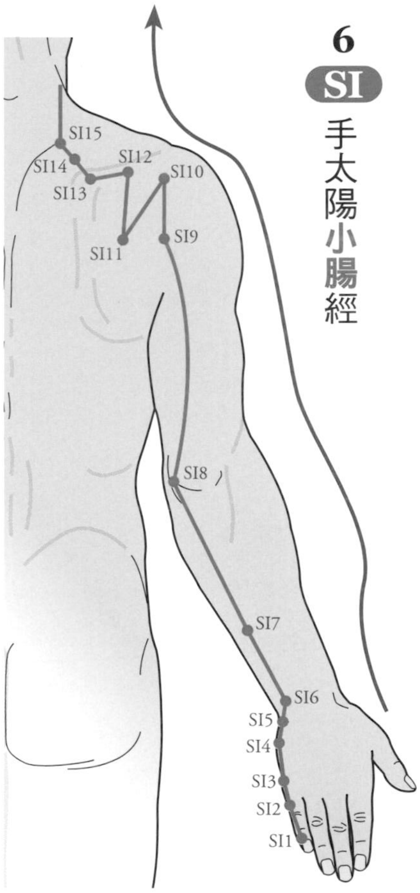

6 SI 手太陽小腸經

Chapter 7
BL 足太陽膀胱經 *Bladder Meridian* …… 93

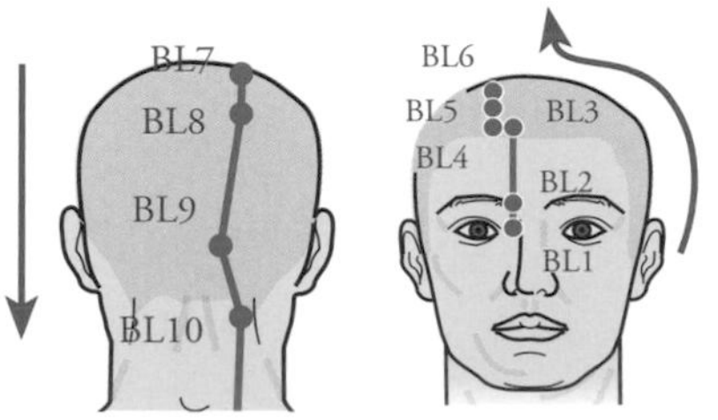

7 BL 足太陽膀胱經

Chapter 8
KI 足少陰腎經 *Kidney Meridian* ·············**137**

Chapter 9
PC 手厥陰心包經 *Pericardium Meridian* ·······**155**

7 BL 足太陽膀胱經

8 KI 足少陰腎經

背部直行支　背部分支

8 **KI**	*9* **PC**	*10* **TE**	*11* **GB**	*12* **LR**	*13* **GV**	*14* **CV**	附　錄		
足	手	手	足	足	督脈	任脈	奇穴	各種病例	索引
少陰**腎**經	厥陰**心包**經	少陽**三焦**經	少陽**膽**經	厥陰**肝**經					

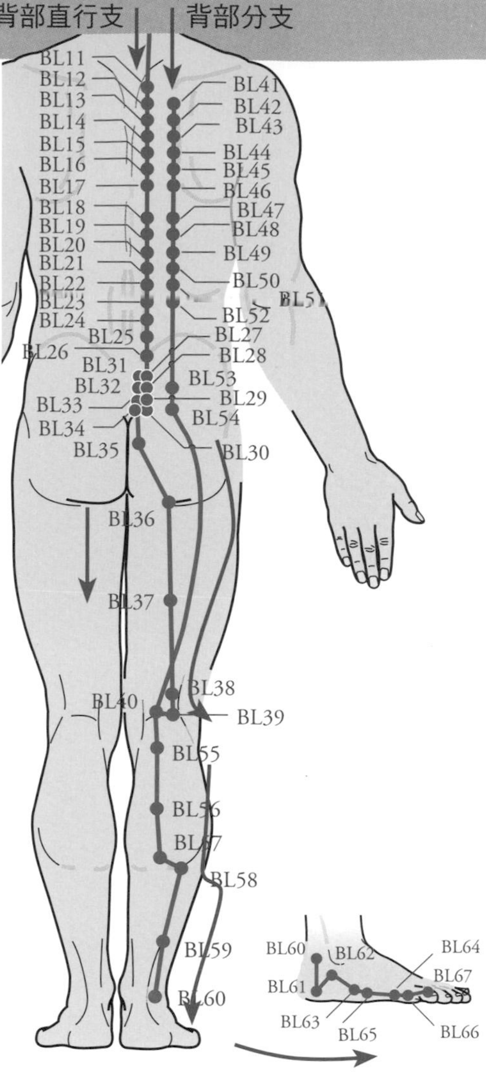

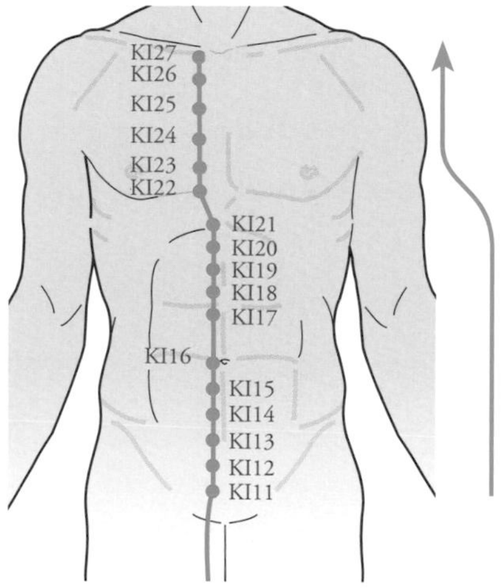

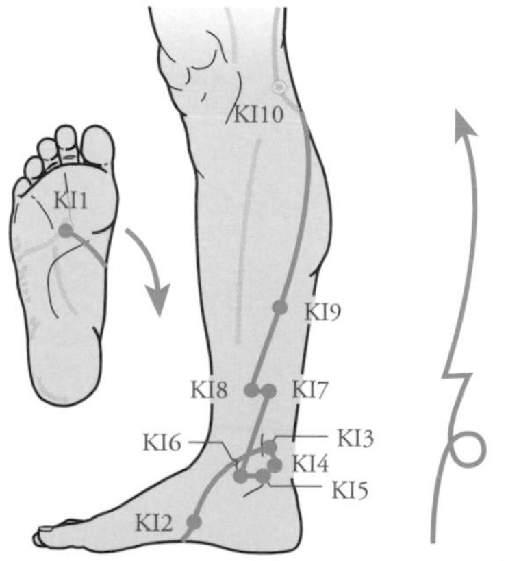

Chapter 10
TE 手少陽三焦經 *Triple Energizer Meridian* …… 165

Chapter 11
GB 足少陽膽經 *Gallbladder Meridian* ………… 183

9 PC 手厥陰**心包**經

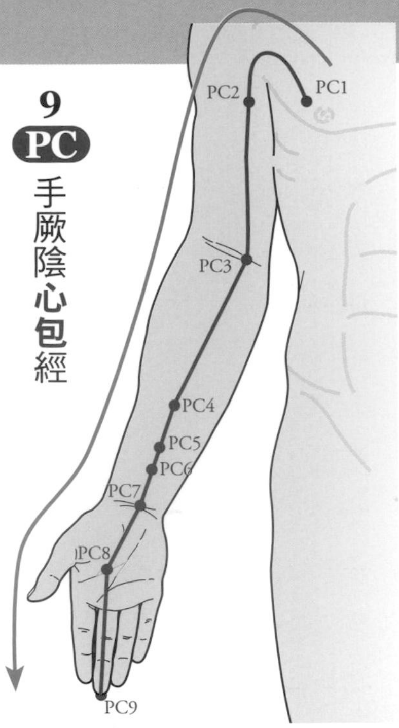

10 TE 手少陽**三焦**經

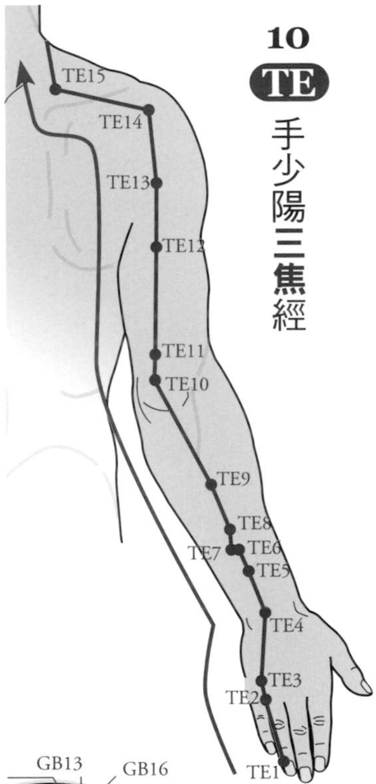

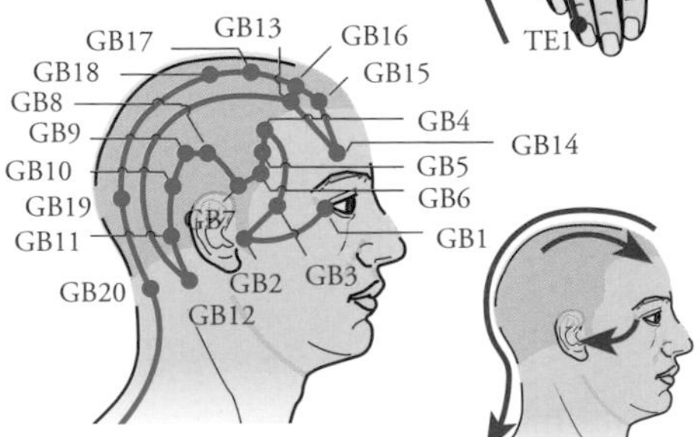

11 GB 足少陽**膽**經

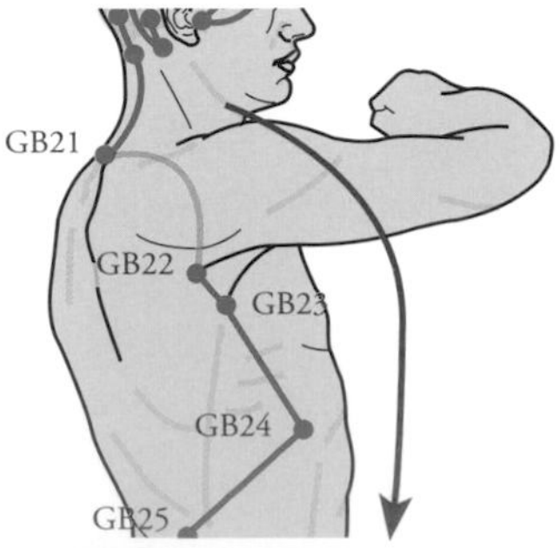

xiv
序文
目錄
經絡經穴概論
1 LU 手 太陰**肺**經
2 LI 手 陽明**大腸**經
3 ST 足 陽明**胃**經
4 SP 足 太陰**脾**經
5 HT 手 少陰**心**經
6 SI 手 太陽**小腸**經
7 BL 足 太陽**膀胱**經

11 GB 足少陽膽經

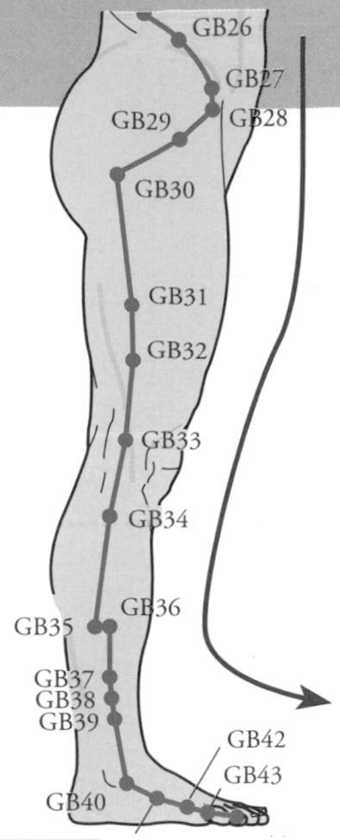

Chapter 12
LR 足厥陰肝經 *Liver Meridian*

12 LR 足厥陰肝經

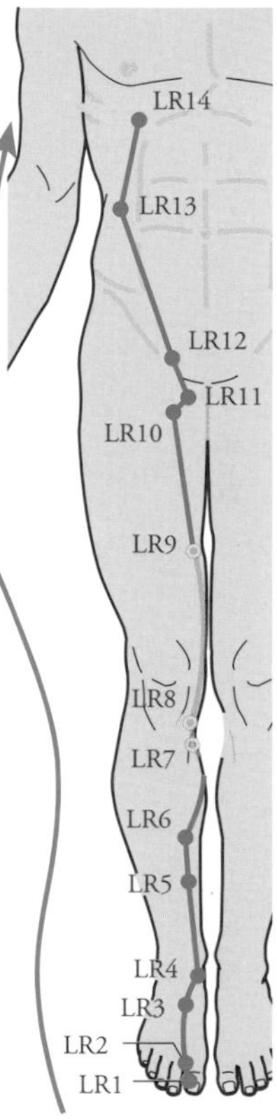

Chapter 13
GV 督脈 *Governor Vessel*

13 GV 督脈

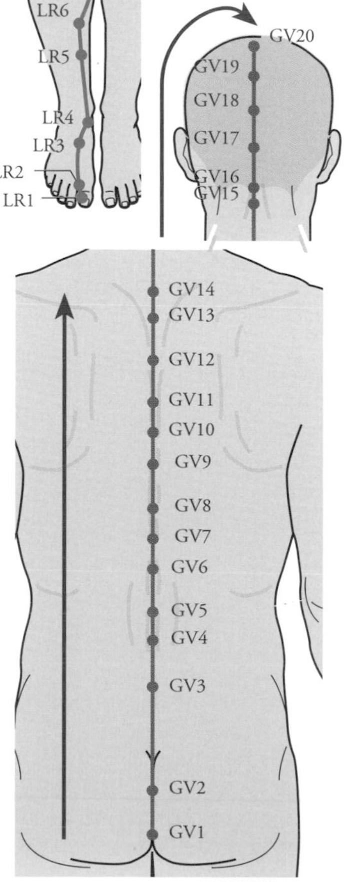

13 GV 督脈

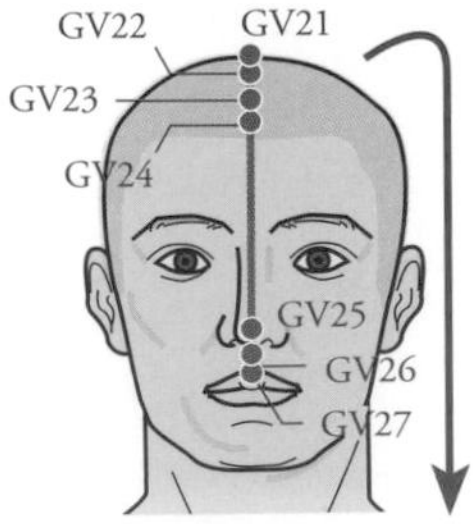

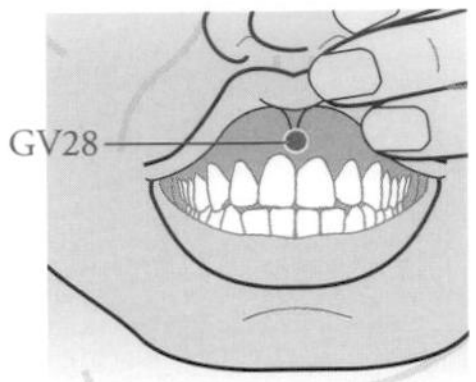

Chapter 14
CV 任脈 *Conception Vessel* ······ 255

14 CV 任脈

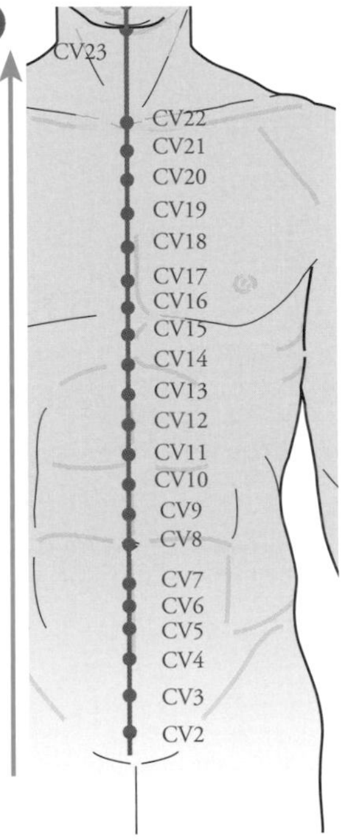

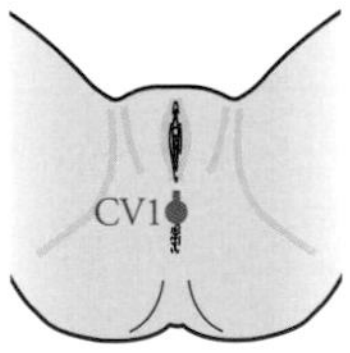

附錄

專欄目錄

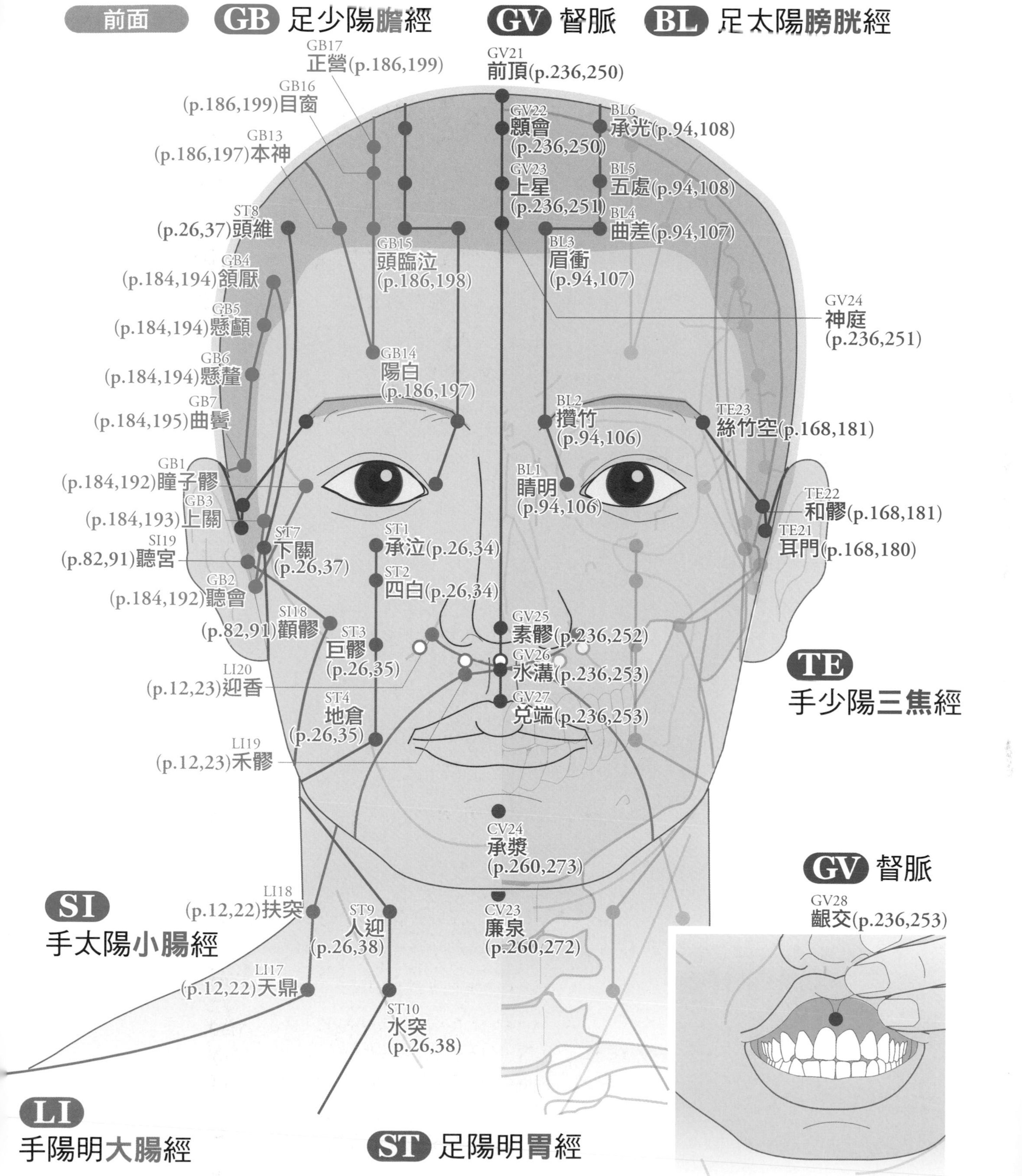

前面
GB 足少陽膽經
GV 督脈
BL 足太陽膀胱經
GB17 正營(p.186,199)
GV21 前頂(p.236,250)
GB16 (p.186,199)目窗
GV22 顖會(p.236,250)
BL6 承光(p.94,108)
GB13 (p.186,197)本神
GV23 上星(p.236,251)
BL5 五處(p.94,108)
ST8 (p.26,37)頭維
BL4 曲差(p.94,107)
GB15 頭臨泣(p.186,198)
BL3 眉衝(p.94,107)
GB4 (p.184,194)頷厭
GB5 (p.184,194)懸顱
GV24 神庭(p.236,251)
GB6 (p.184,194)懸釐
GB14 陽白(p.186,197)
GB7 (p.184,195)曲鬢
BL2 攢竹(p.94,106)
TE23 絲竹空(p.168,181)
GB1 (p.184,192)瞳子髎
BL1 睛明(p.94,106)
TE22 和髎(p.168,181)
GB3 (p.184,193)上關
TE21 耳門(p.168,180)
ST7 下關(p.26,37)
ST1 承泣(p.26,34)
SI19 (p.82,91)聽宮
ST2 四白(p.26,34)
GB2 (p.184,192)聽會
SI18 (p.82,91)顴髎
GV25 素髎(p.236,252)
ST3 巨髎(p.26,35)
GV26 水溝(p.236,253)
LI20 (p.12,23)迎香
TE 手少陽三焦經
GV27 兌端(p.236,253)
ST4 地倉(p.26,35)
LI19 (p.12,23)禾髎
CV24 承漿(p.260,273)
GV 督脈
GV28 齦交(p.236,253)
SI 手太陽小腸經
LI18 (p.12,22)扶突
ST9 人迎(p.26,38)
CV23 廉泉(p.260,272)
LI17 (p.12,22)天鼎
ST10 水突(p.26,38)
LI 手陽明大腸經
ST 足陽明胃經

後面

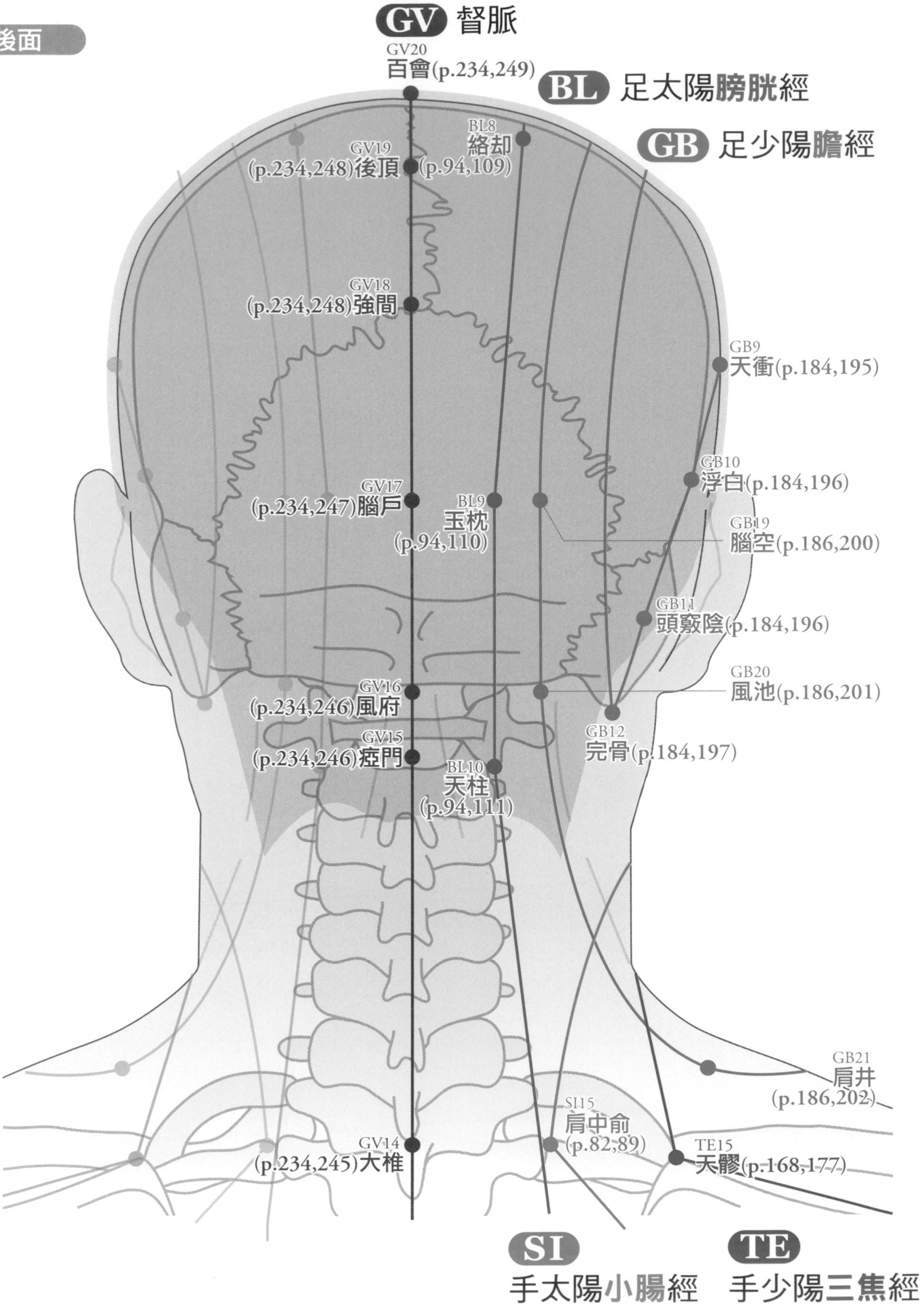

GV 督脈
BL 足太陽膀胱經
GB 足少陽膽經
GV20
百會(p.234,249)
BL8
絡却
(p.94,109)
GV19
(p.234,248)後頂
GV18
(p.234,248)強間
GB9
天衝(p.184,195)
GB10
浮白(p.184,196)
GV17
(p.234,247)腦戶
BL9
玉枕
(p.94,110)
GB19
腦空(p.186,200)
GB11
頭竅陰(p.184,196)
GV16
(p.234,246)風府
GB20
風池(p.186,201)
GV15
(p.234,246)瘂門
GB12
完骨(p.184,197)
BL10
天柱
(p.94,111)
GB21
肩井
(p.186,202)
SI15
肩中俞
(p.82,89)
GV14
(p.234,245)大椎
TE15
天髎(p.168,177)
SI
手太陽小腸經
TE
手少陽三焦經

- ● LU 手太陰肺經
- ● SP 足太陰脾經
- ● BL 足太陽膀胱經
- ● TE 手少陽三焦經
- ● GV 督脈
- ● LI 手陽明大腸經
- ● HT 手少陰心經
- ● KI 足少陰腎經
- ● GB 足少陽膽經
- ● CV 任脈
- ● ST 足陽明胃經
- ● SI 手太陽小腸經
- ● PC 手厥陰心包經
- ● LR 足厥陰肝經

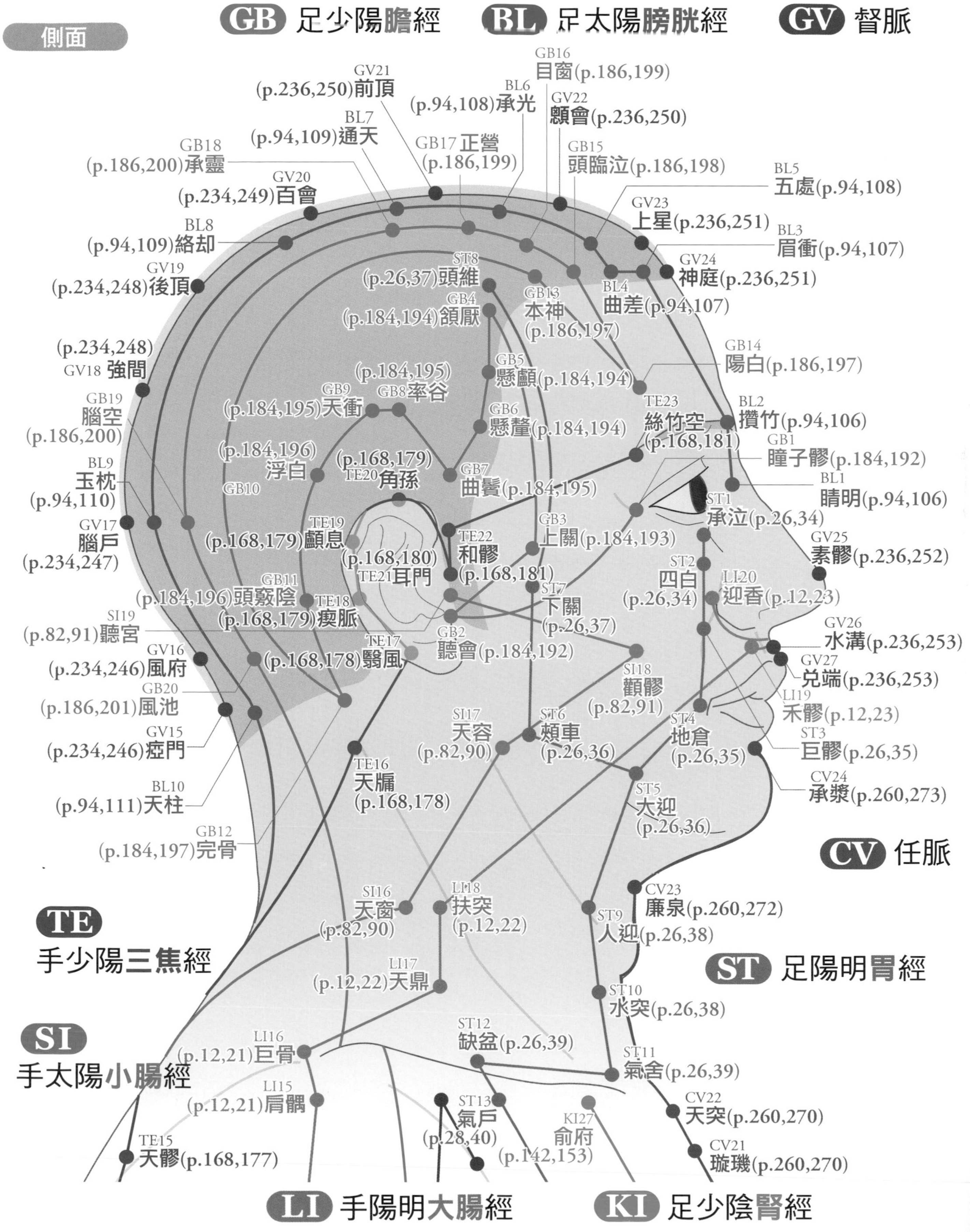

胸、腹

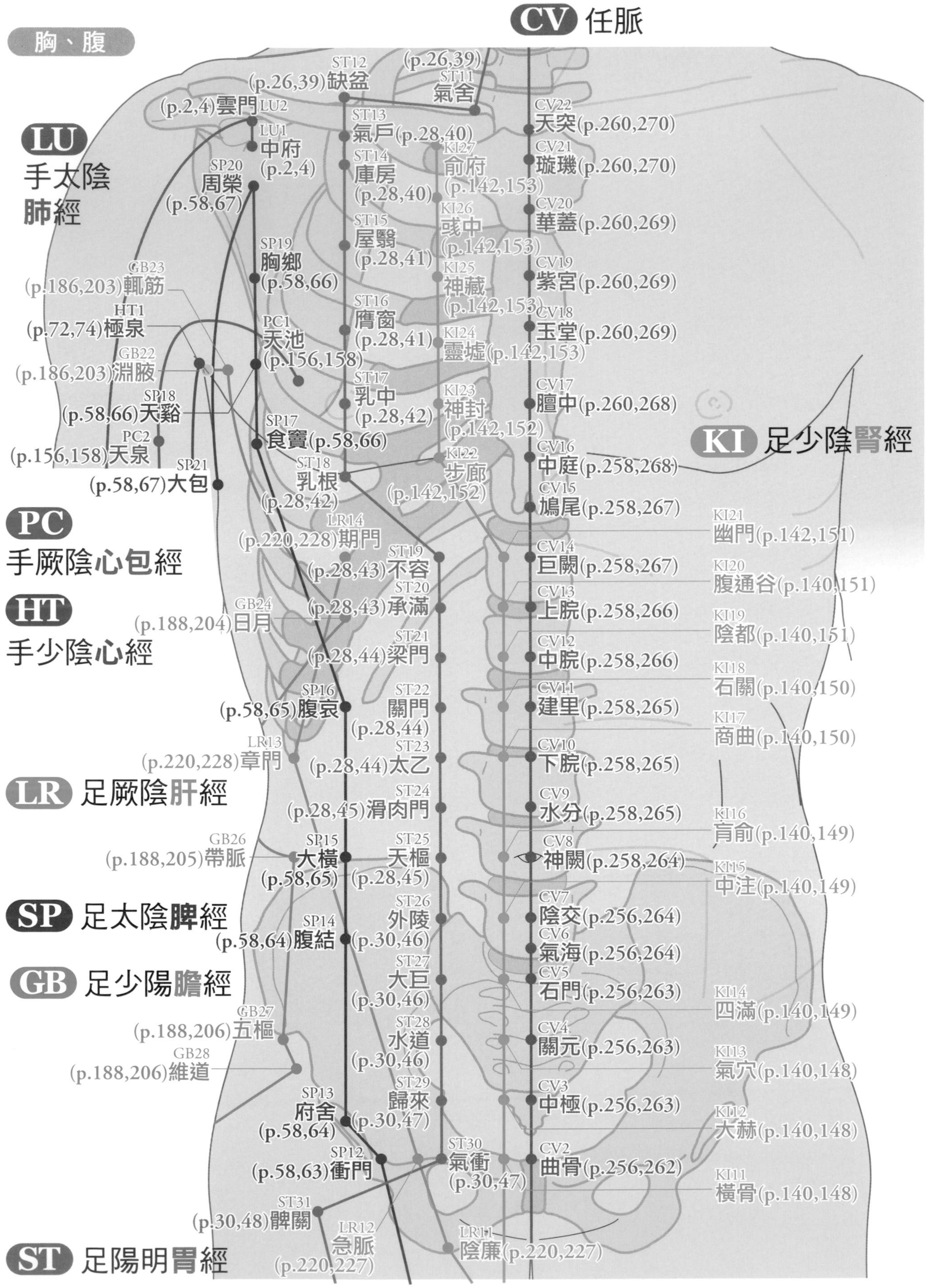

CV 任脈
LU 手太陰肺經
PC 手厥陰心包經
HT 手少陰心經
LR 足厥陰肝經
SP 足太陰脾經
GB 足少陽膽經
ST 足陽明胃經
KI 足少陰腎經
ST12 (p.26,39)缺盆
(p.26,39) ST11 氣舍
LU2 (p.2,4)雲門
LU1 中府 (p.2,4)
SP20 周榮 (p.58,67)
ST13 氣戶(p.28,40)
KI27 俞府 (p.142,153)
CV22 天突(p.260,270)
CV21 璇璣(p.260,270)
ST14 庫房 (p.28,40)
ST15 屋翳 (p.28,41)
KI26 彧中 (p.142,153)
CV20 華蓋(p.260,269)
SP19 胸鄉 (p.58,66)
GB23 (p.186,203)輒筋
ST16 膺窗 (p.28,41)
KI25 神藏 (p.142,153)
CV19 紫宮(p.260,269)
HT1 (p.72,74)極泉
PC1 天池 (p.156,158)
KI24 靈墟(p.142,153)
CV18 玉堂(p.260,269)
GB22 (p.186,203)淵腋
SP18 (p.58,66)天谿
ST17 乳中 (p.28,42)
KI23 神封 (p.142,152)
CV17 膻中(p.260,268)
PC2 (p.156,158)天泉
SP17 食竇(p.58,66)
SP21 (p.58,67)大包
ST18 乳根 (p.28,42)
KI22 步廊 (p.142,152)
CV16 中庭(p.258,268)
CV15 鳩尾(p.258,267)
LR14 (p.220,228)期門
ST19 (p.28,43)不容
KI21 幽門(p.142,151)
CV14 巨闕(p.258,267)
ST20 (p.28,43)承滿
KI20 腹通谷(p.140,151)
GB24 (p.188,204)日月
CV13 上脘(p.258,266)
ST21 (p.28,44)梁門
KI19 陰都(p.140,151)
CV12 中脘(p.258,266)
SP16 (p.58,65)腹哀
ST22 關門 (p.28,44)
KI18 石關(p.140,150)
CV11 建里(p.258,265)
LR13 (p.220,228)章門
ST23 (p.28,44)太乙
KI17 商曲(p.140,150)
CV10 下脘(p.258,265)
ST24 (p.28,45)滑肉門
CV9 水分(p.258,265)
KI16 肓俞(p.140,149)
GB26 (p.188,205)帶脈
SP15 大橫 (p.58,65)
ST25 天樞 (p.28,45)
CV8 神闕(p.258,264)
KI15 中注(p.140,149)
ST26 外陵
SP14 (p.58,64)腹結
(p.30,46)
CV7 陰交(p.256,264)
CV6 氣海(p.256,264)
ST27 大巨 (p.30,46)
CV5 石門(p.256,263)
KI14 四滿(p.140,149)
GB27 (p.188,206)五樞
ST28 水道 (p.30,46)
CV4 關元(p.256,263)
GB28 (p.188,206)維道
KI13 氣穴(p.140,148)
SP13 府舍 (p.58,64)
ST29 歸來 (p.30,47)
CV3 中極(p.256,263)
KI12 大赫(p.140,148)
SP12 (p.58,63)衝門
ST30 氣衝 (p.30,47)
CV2 曲骨(p.256,262)
KI11 橫骨(p.140,148)
ST31 (p.30,48)髀關
LR12 急脈 (p.220,227)
LR11 陰廉(p.220,227)

- LU 手太陰肺經
- LI 手陽明大腸經
- ST 足陽明胃經
- SP 足太陰脾經
- HT 手少陰心經
- SI 手太陽小腸經
- BL 足太陽膀胱經
- KI 足少陰腎經
- PC 手厥陰心包經
- TE 手少陽三焦經
- GB 足少陽膽經
- LR 足厥陰肝經
- GV 督脈
- CV 任脈

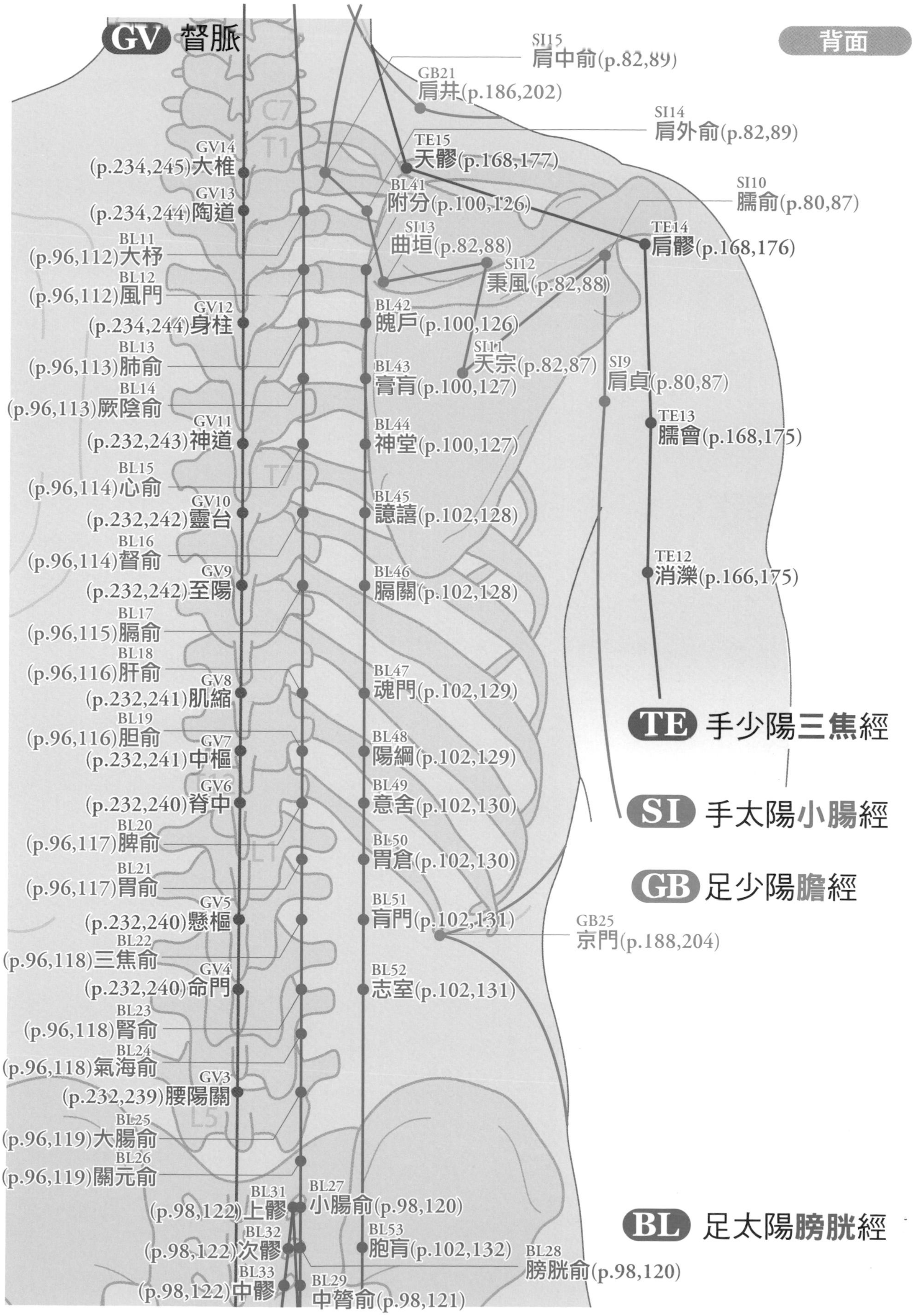

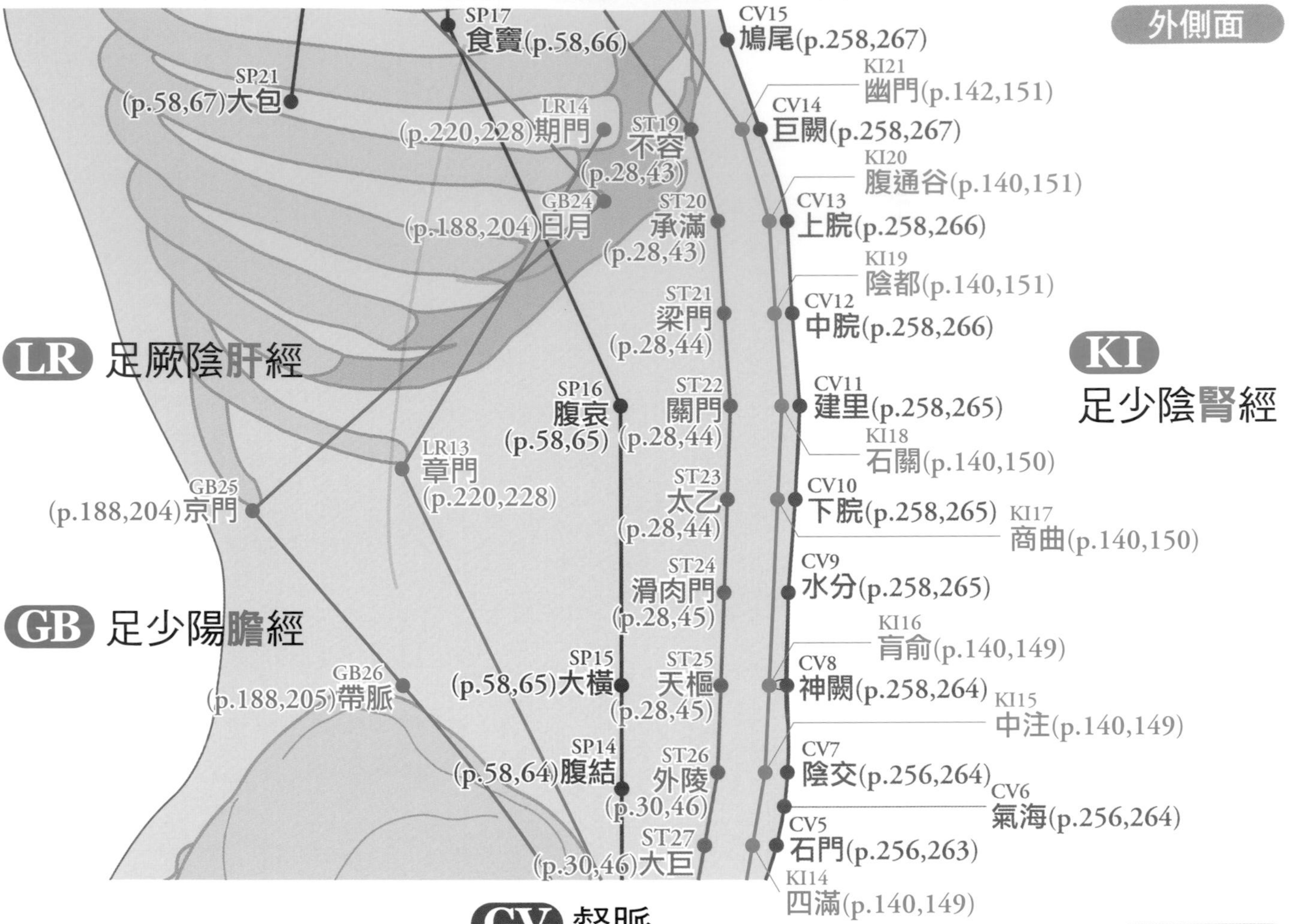
SP 足太陰脾經
ST 足陽明胃經
CV 任脈
外側面
SP17 食竇(p.58,66)
CV15 鳩尾(p.258,267)
SP21 (p.58,67)大包
KI21 幽門(p.142,151)
LR14 (p.220,228)期門
ST19 不容 (p.28,43)
CV14 巨闕(p.258,267)
KI20 腹通谷(p.140,151)
GB24 (p.188,204)日月
ST20 承滿 (p.28,43)
CV13 上脘(p.258,266)
KI19 陰都(p.140,151)
ST21 梁門 (p.28,44)
CV12 中脘(p.258,266)
LR 足厥陰肝經
KI 足少陰腎經
SP16 腹哀 (p.58,65)
ST22 關門 (p.28,44)
CV11 建里(p.258,265)
KI18 石關(p.140,150)
LR13 章門 (p.220,228)
ST23 太乙 (p.28,44)
GB25 (p.188,204)京門
CV10 下脘(p.258,265)
KI17 商曲(p.140,150)
ST24 滑肉門 (p.28,45)
CV9 水分(p.258,265)
GB 足少陽膽經
KI16 肓俞(p.140,149)
GB26 (p.188,205)帶脈
SP15 (p.58,65)大橫
ST25 天樞 (p.28,45)
CV8 神闕(p.258,264)
KI15 中注(p.140,149)
SP14 (p.58,64)腹結
ST26 外陵 (p.30,46)
CV7 陰交(p.256,264)
CV6 氣海(p.256,264)
ST27 (p.30,46)大巨
CV5 石門(p.256,263)
KI14 四滿(p.140,149)

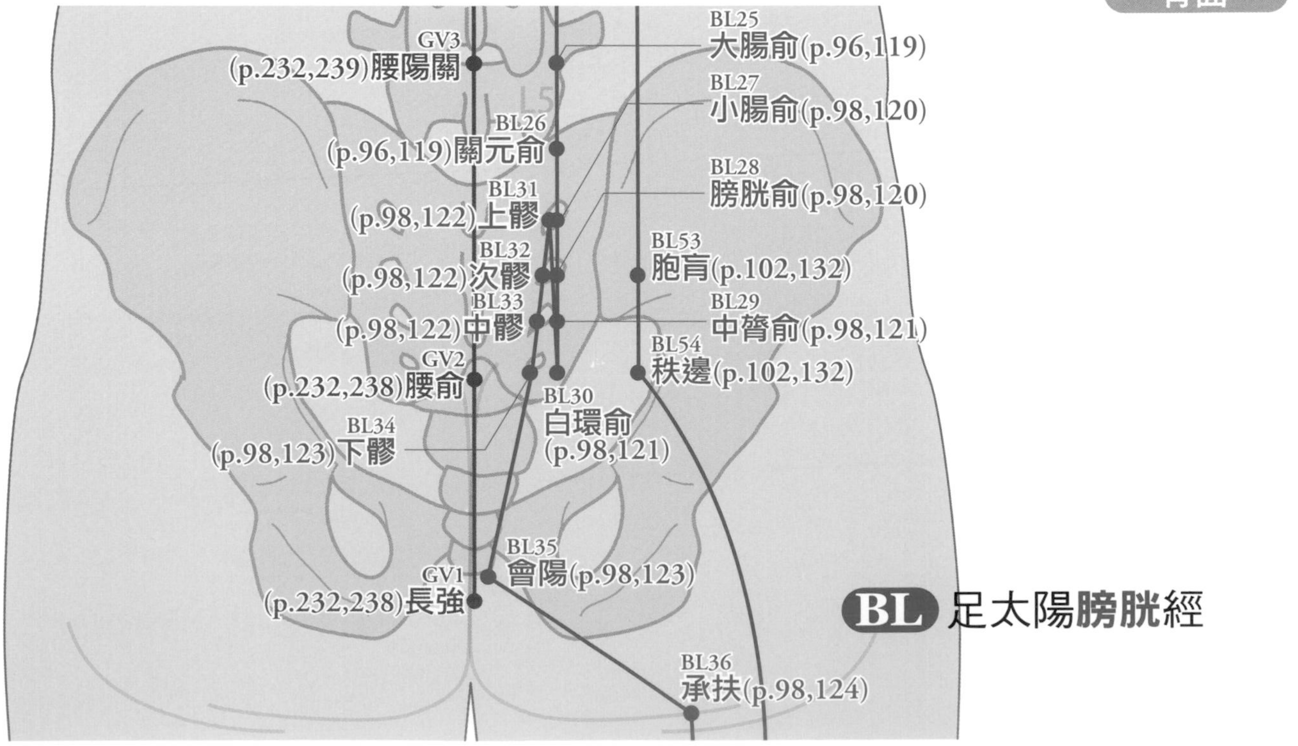
GV 督脈
背面
GV3 (p.232,239)腰陽關
BL25 大腸俞(p.96,119)
BL27 小腸俞(p.98,120)
BL26 (p.96,119)關元俞
BL28 膀胱俞(p.98,120)
BL31 (p.98,122)上髎
BL53 胞肓(p.102,132)
BL32 (p.98,122)次髎
BL33 (p.98,122)中髎
BL29 中膂俞(p.98,121)
GV2 (p.232,238)腰俞
BL54 秩邊(p.102,132)
BL30 白環俞 (p.98,121)
BL34 (p.98,123)下髎
BL35 會陽(p.98,123)
GV1 (p.232,238)長強
BL 足太陽膀胱經
BL36 承扶(p.98,124)

● LU 手太陰肺經　● LI 手陽明大腸經　● ST 足陽明胃經
● SP 足太陰脾經　● HT 手少陰心經　● SI 手太陽小腸經
● BL 足太陽膀胱經　● KI 足少陰腎經　● PC 手厥陰心包經
● TE 手少陽三焦經　● GB 足少陽膽經　● LR 足厥陰肝經
● GV 督脈　● CV 任脈

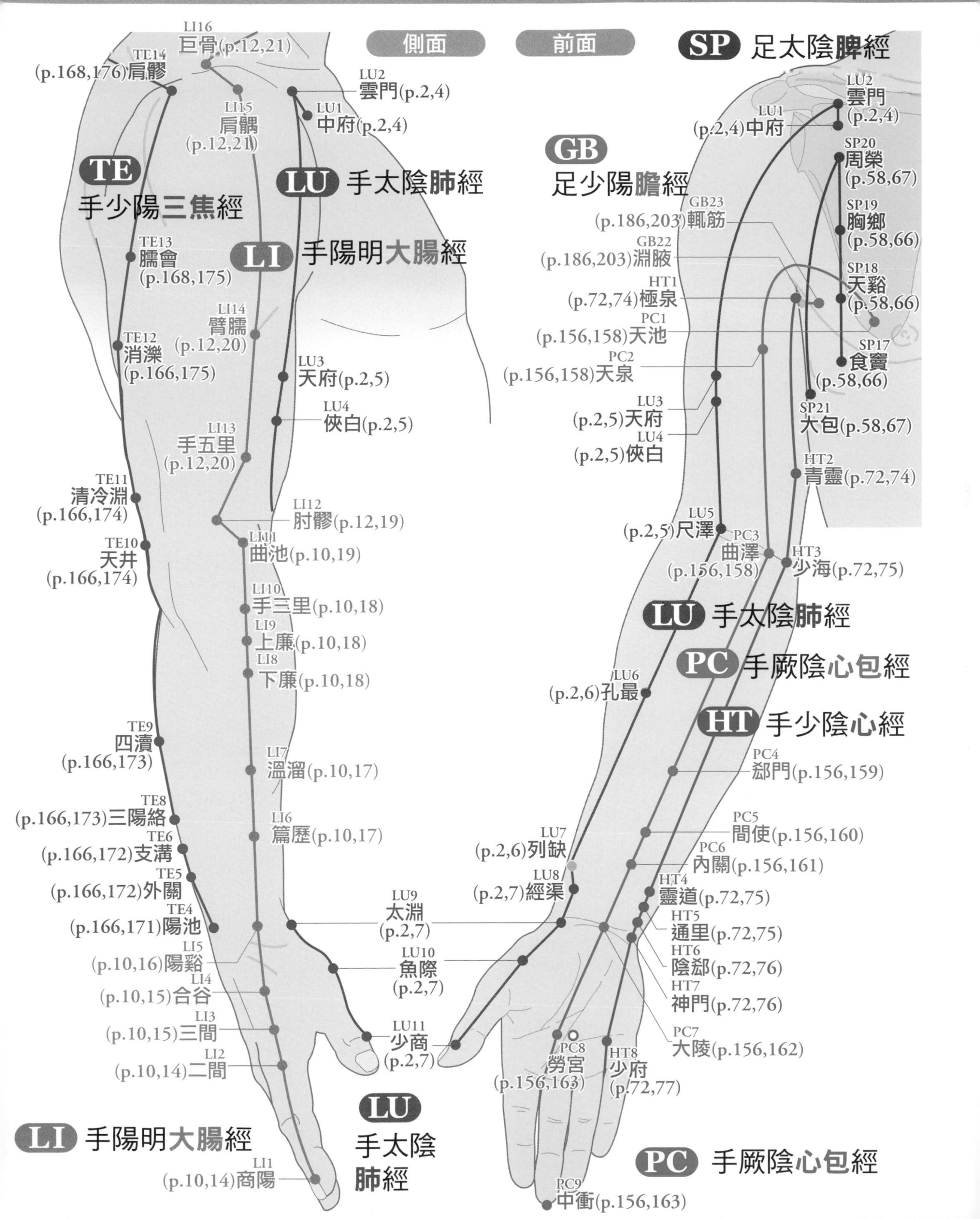

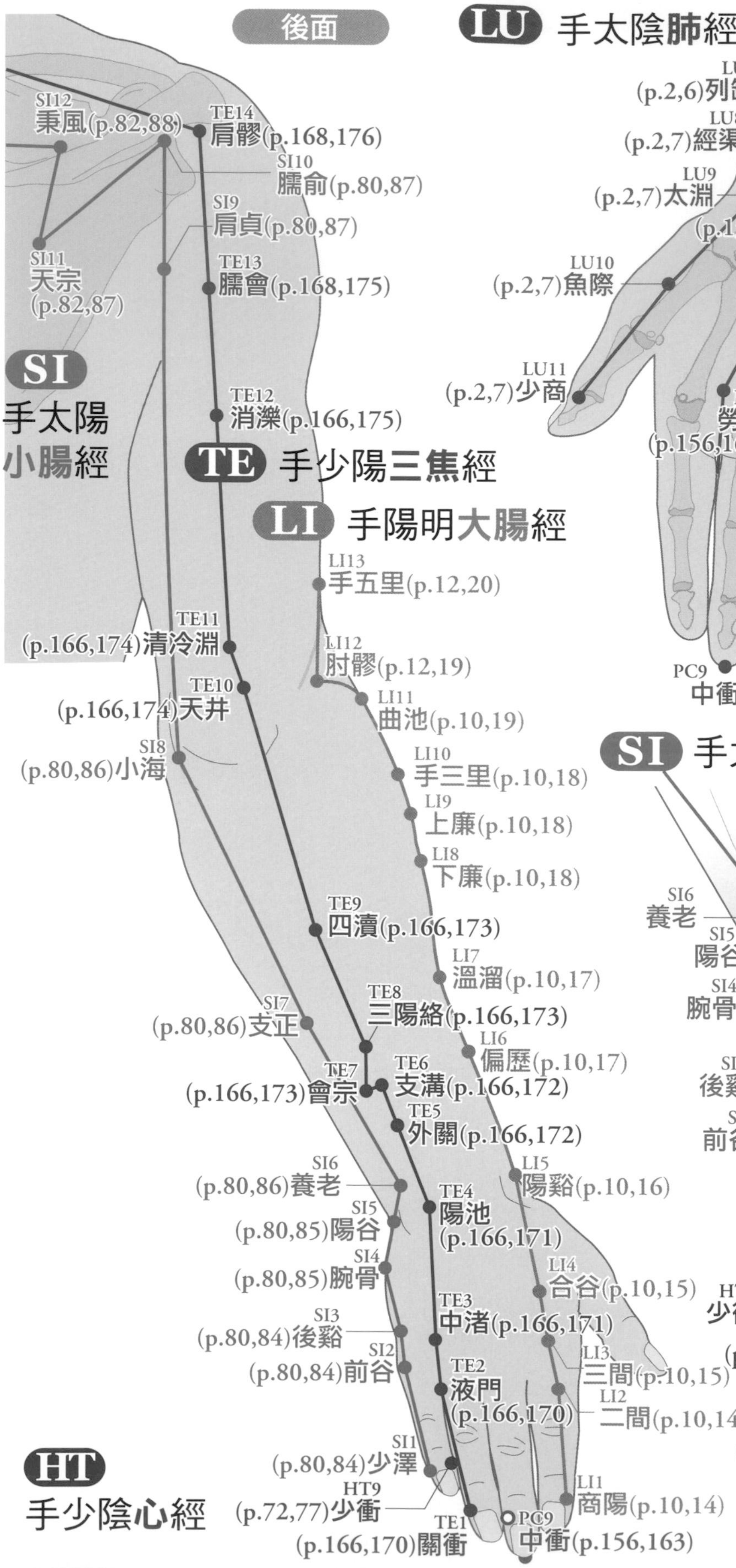
後面
SI12 秉風(p.82,88)
TE14 肩髎(p.168,176)
SI10 臑俞(p.80,87)
SI9 肩貞(p.80,87)
SI11 天宗 (p.82,87)
TE13 臑會(p.168,175)
SI 手太陽小腸經
TE12 消濼(p.166,175)
TE 手少陽三焦經
LI 手陽明大腸經
LI13 手五里(p.12,20)
TE11 (p.166,174)清冷淵
LI12 肘髎(p.12,19)
TE10 (p.166,174)天井
LI11 曲池(p.10,19)
SI8 (p.80,86)小海
LI10 手三里(p.10,18)
LI9 上廉(p.10,18)
LI8 下廉(p.10,18)
TE9 四瀆(p.166,173)
LI7 溫溜(p.10,17)
TE8 三陽絡(p.166,173)
SI7 (p.80,86)支正
LI6 偏歷(p.10,17)
TE7 (p.166,173)會宗
TE6 支溝(p.166,172)
TE5 外關(p.166,172)
LI5 陽谿(p.10,16)
SI6 (p.80,86)養老
TE4 陽池(p.166,171)
SI5 (p.80,85)陽谷
SI4 (p.80,85)腕骨
LI4 合谷(p.10,15)
TE3 中渚(p.166,171)
SI3 (p.80,84)後谿
SI2 (p.80,84)前谷
LI3 三間(p.10,15)
TE2 液門(p.166,170)
LI2 二間(p.10,14)
SI1 (p.80,84)少澤
HT9 (p.72,77)少衝
LI1 商陽(p.10,14)
TE1 (p.166,170)關衝
PC9 中衝(p.156,163)
HT 手少陰心經

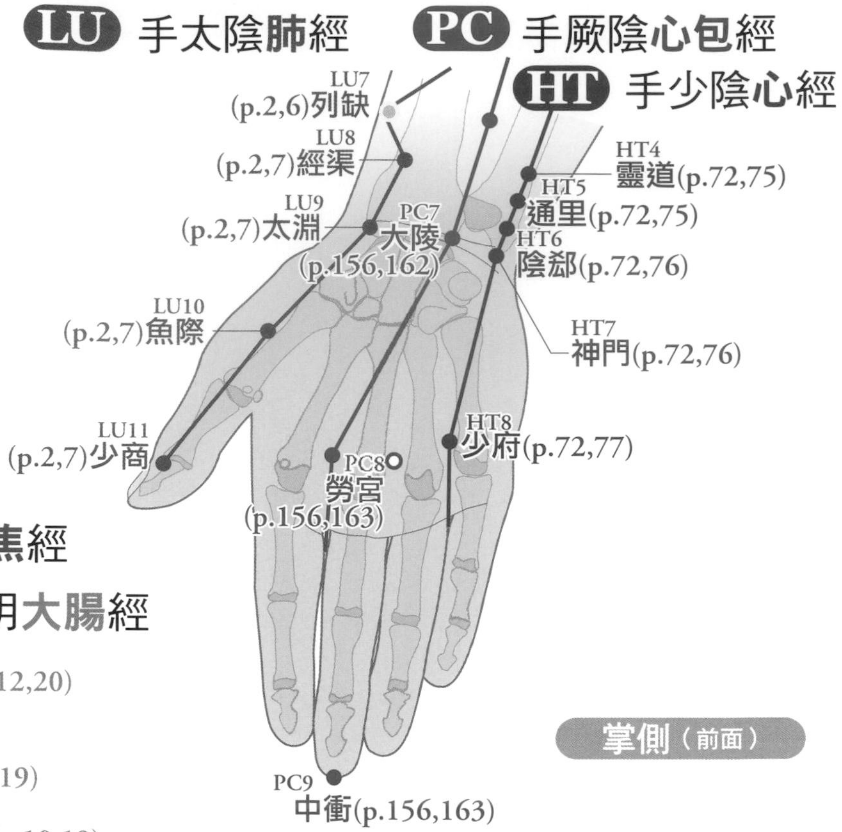
LU 手太陰肺經
PC 手厥陰心包經
HT 手少陰心經
LU7 (p.2,6)列缺
LU8 (p.2,7)經渠
LU9 (p.2,7)太淵
PC7 大陵 (p.156,162)
HT4 靈道(p.72,75)
HT5 通里(p.72,75)
HT6 陰郄(p.72,76)
HT7 神門(p.72,76)
LU10 (p.2,7)魚際
LU11 (p.2,7)少商
HT8 少府(p.72,77)
PC8 勞宮 (p.156,163)
掌側(前面)
PC9 中衝(p.156,163)

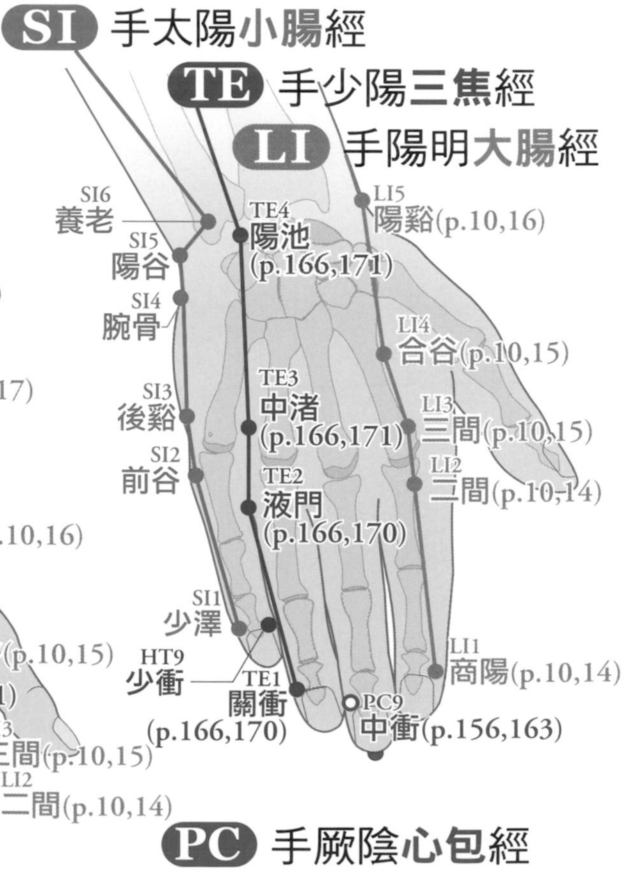
SI 手太陽小腸經
TE 手少陽三焦經
LI 手陽明大腸經
SI6 養老
TE4 陽池 (p.166,171)
LI5 陽谿(p.10,16)
SI5 陽谷
SI4 腕骨
LI4 合谷(p.10,15)
SI3 後谿
TE3 中渚 (p.166,171)
LI3 三間(p.10,15)
SI2 前谷
TE2 液門 (p.166,170)
LI2 二間(p.10,14)
SI1 少澤
HT9 少衝
TE1 關衝 (p.166,170)
PC9 中衝(p.156,163)
LI1 商陽(p.10,14)
PC 手厥陰心包經
背側(後面)

● LU 手太陰肺經 ● LI 手陽明大腸經 ● ST 足陽明胃經
● SP 足太陰脾經 ● HT 手少陰心經 ● SI 手太陽小腸經
● BL 足太陽膀胱經 ● KI 足少陰腎經 ● PC 手厥陰心包經
● TE 手少陽三焦經 ● GB 足少陽膽經 ● LR 足厥陰肝經
● GV 督脈 ● CV 任脈

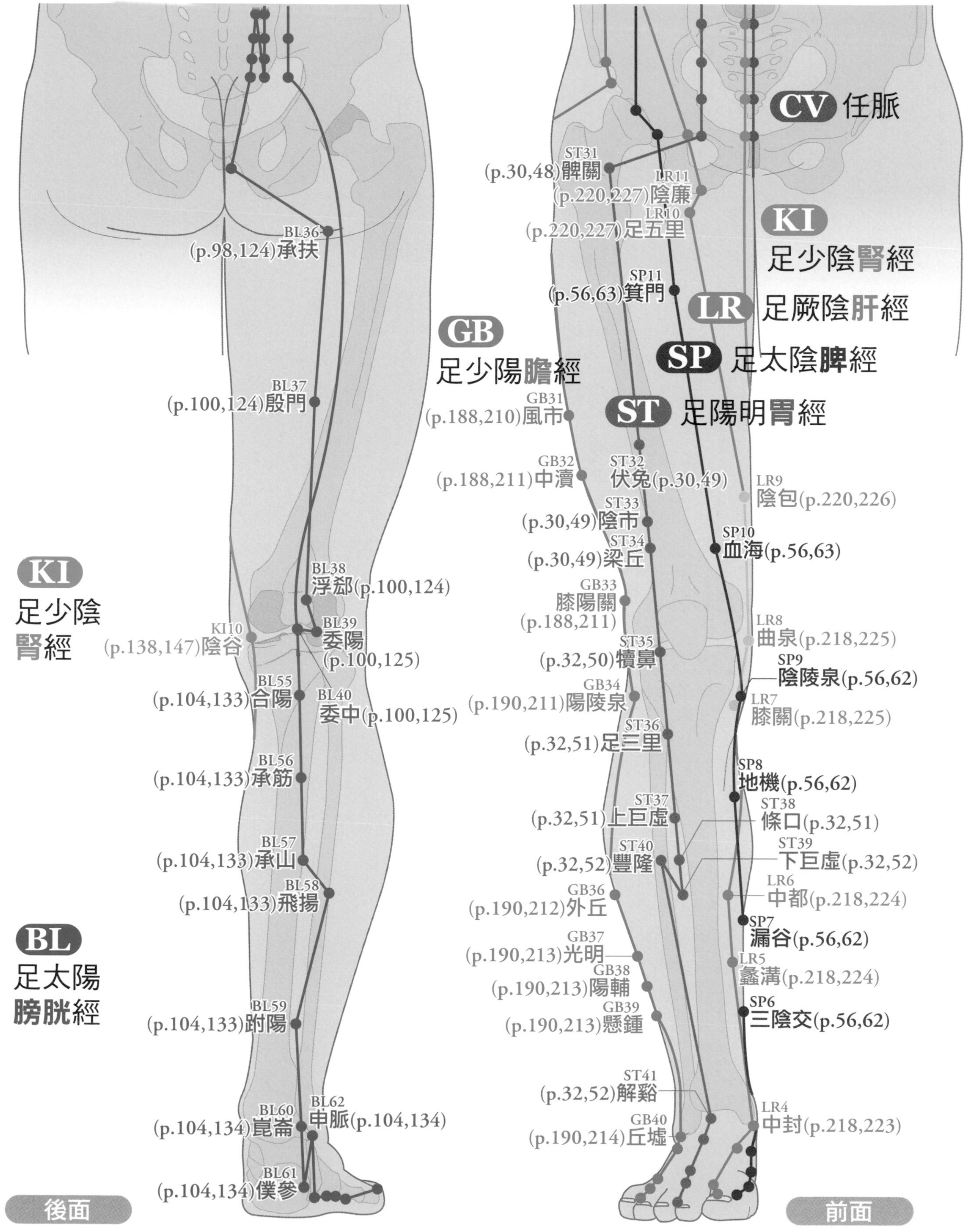

Contents 各部位目錄 ⑥下肢、腿部

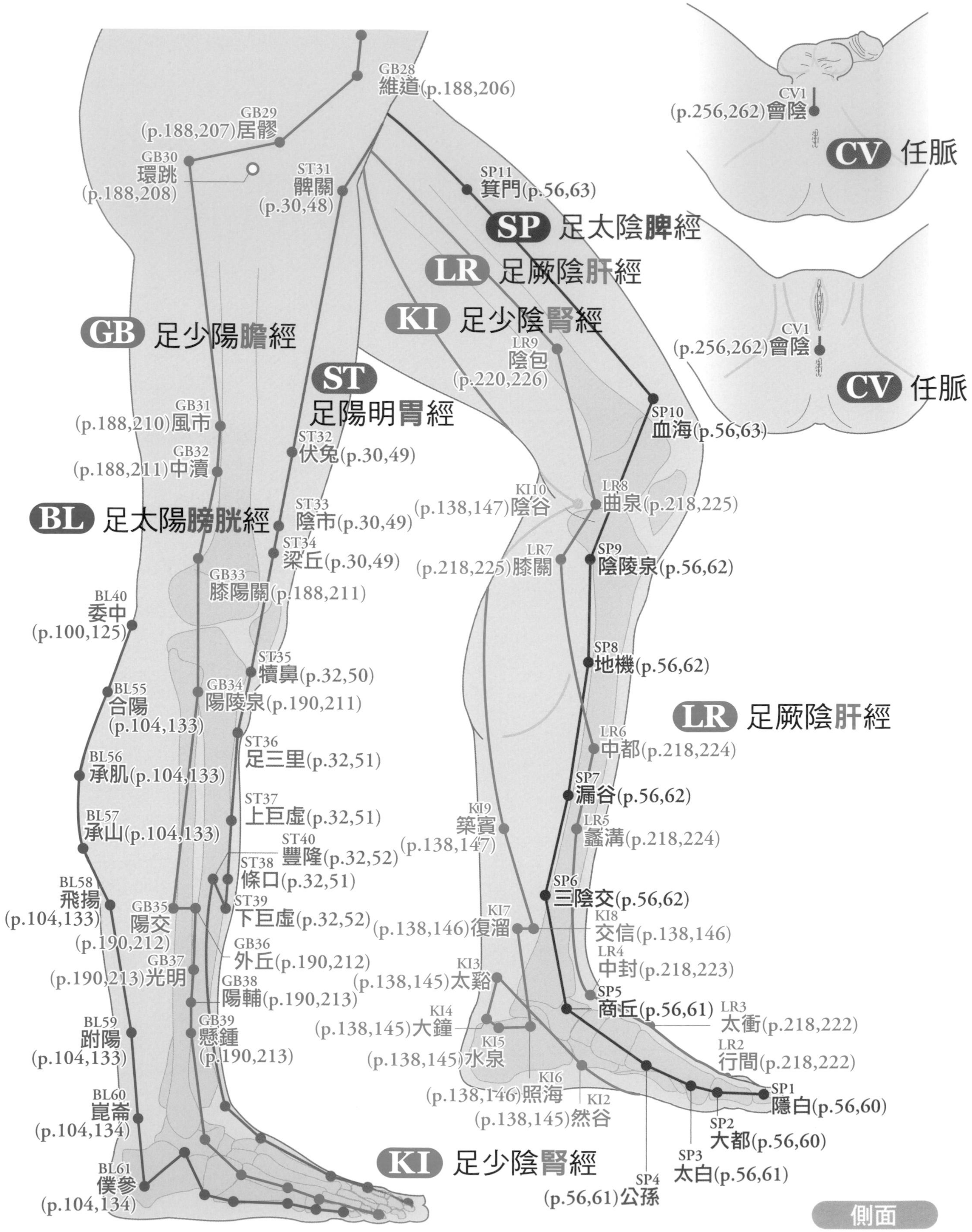

CV1
(p.256,262)會陰
CV 任脈
CV1
(p.256,262)會陰
CV 任脈
GB28
維道(p.188,206)
GB29
(p.188,207)居髎
GB30
環跳
(p.188,208)
ST31
髀關
(p.30,48)
SP11
箕門(p.56,63)
SP 足太陰脾經
LR 足厥陰肝經
KI 足少陰腎經
GB 足少陽膽經
LR9
陰包
(p.220,226)
ST 足陽明胃經
SP10
血海(p.56,63)
GB31
(p.188,210)風市
GB32
(p.188,211)中瀆
ST32
伏兔(p.30,49)
KI10
(p.138,147)陰谷
LR8
曲泉(p.218,225)
BL 足太陽膀胱經
ST33
陰市(p.30,49)
ST34
梁丘(p.30,49)
LR7
(p.218,225)膝關
SP9
陰陵泉(p.56,62)
GB33
膝陽關(p.188,211)
BL40
委中
(p.100,125)
ST35
犢鼻(p.32,50)
SP8
地機(p.56,62)
BL55
合陽
(p.104,133)
GB34
陽陵泉(p.190,211)
LR 足厥陰肝經
LR6
中都(p.218,224)
ST36
足三里(p.32,51)
BL56
承肌(p.104,133)
SP7
漏谷(p.56,62)
ST37
上巨虛(p.32,51)
KI9
築賓
(p.138,147)
LR5
蠡溝(p.218,224)
BL57
承山(p.104,133)
ST40
豐隆(p.32,52)
ST38
條口(p.32,51)
SP6
三陰交(p.56,62)
BL58
飛揚
(p.104,133)
GB35
陽交
(p.190,212)
ST39
下巨虛(p.32,52)
KI7
(p.138,146)復溜
KI8
交信(p.138,146)
GB36
外丘(p.190,212)
LR4
中封(p.218,223)
GB37
(p.190,213)光明
KI3
(p.138,145)太谿
GB38
陽輔(p.190,213)
SP5
商丘(p.56,61)
LR3
太衝(p.218,222)
BL59
跗陽
(p.104,133)
GB39
懸鍾
(p.190,213)
KI4
(p.138,145)大鐘
KI5
(p.138,145)水泉
LR2
行間(p.218,222)
SP1
隱白(p.56,60)
KI6
(p.138,146)照海
KI2
(p.138,145)然谷
BL60
崑崙
(p.104,134)
SP2
大都(p.56,60)
SP3
太白(p.56,61)
KI 足少陰腎經
BL61
僕參
(p.104,134)
SP4
(p.56,61)公孫
側面

● LU 手太陰肺經 ● LI 手陽明大腸經 ● ST 足陽明胃經
● SP 足太陰脾經 ● HT 手少陰心經 ● SI 手太陽小腸經
● BL 足太陽膀胱經 ● KI 足少陰腎經 ● PC 手厥陰心包經
● TE 手少陽三焦經 ● GB 足少陽膽經 ● LR 足厥陰肝經
● GV 督脈 ● CV 任脈

足底（下面）

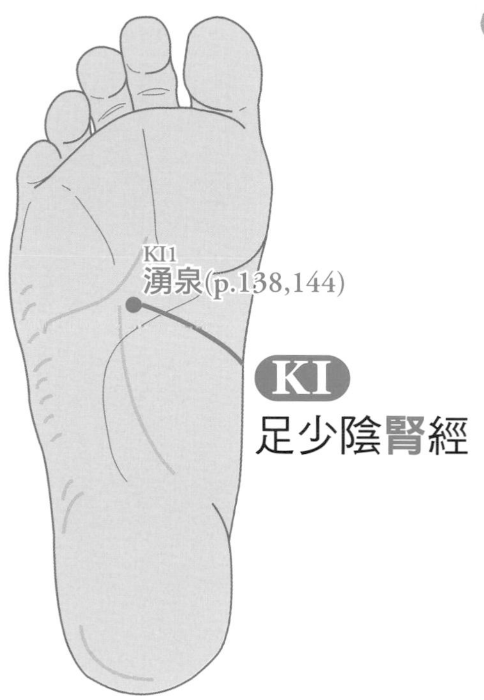

KI1
湧泉(p.138,144)
KI
足少陰腎經

足背（上面）

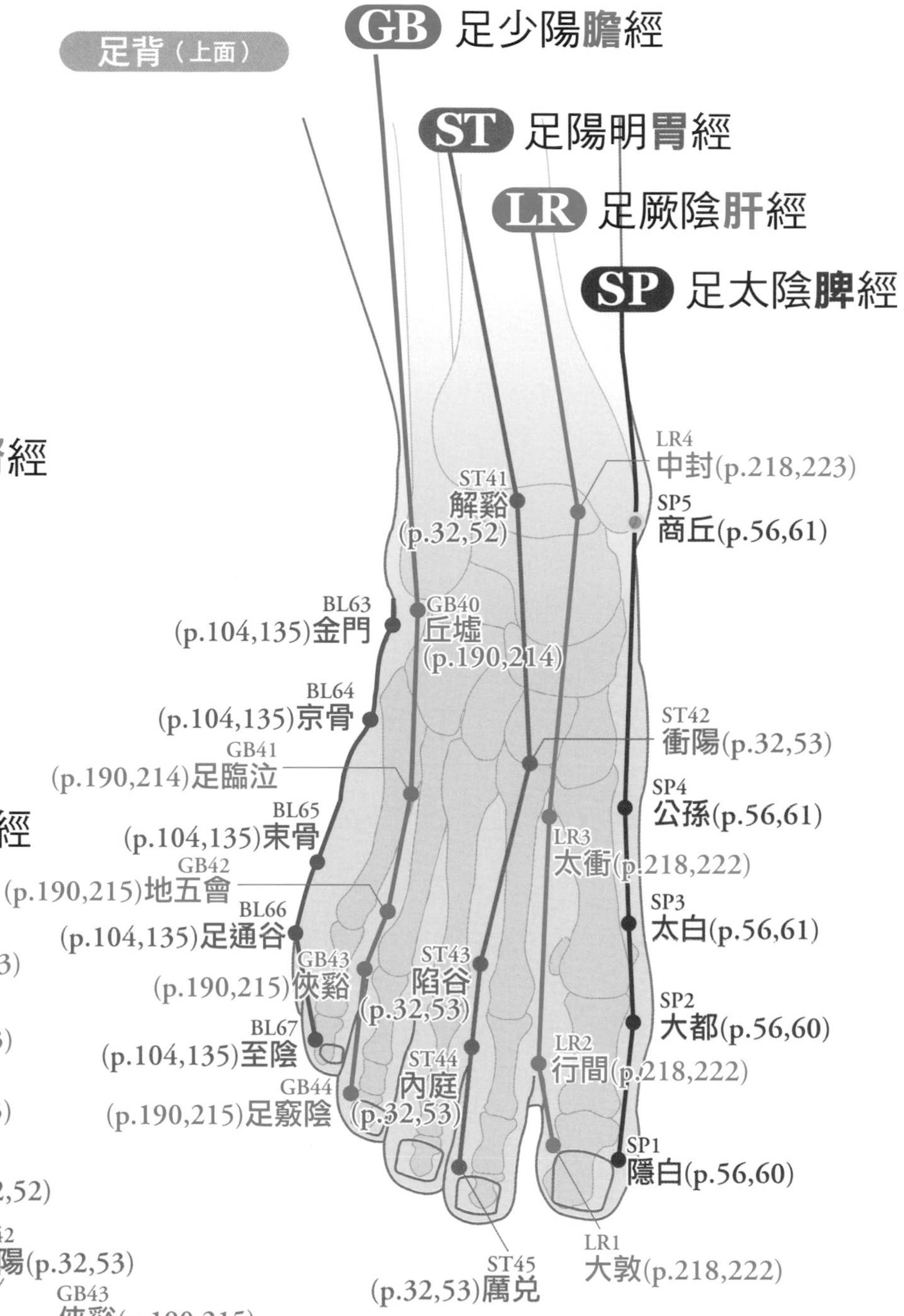

GB 足少陽膽經
ST 足陽明胃經
LR 足厥陰肝經
SP 足太陰脾經
LR4
中封(p.218,223)
SP5
商丘(p.56,61)
ST41
解谿
(p.32,52)
BL63
(p.104,135)金門
GB40
丘墟
(p.190,214)
BL64
(p.104,135)京骨
GB41
(p.190,214)足臨泣
ST42
衝陽(p.32,53)
SP4
公孫(p.56,61)
BL65
(p.104,135)束骨
LR3
太衝(p.218,222)
GB42
(p.190,215)地五會
BL66
(p.104,135)足通谷
SP3
太白(p.56,61)
GB43
(p.190,215)俠谿
ST43
陷谷
(p.32,53)
SP2
大都(p.56,60)
BL67
(p.104,135)至陰
LR2
行間(p.218,222)
ST44
內庭
(p.32,53)
GB44
(p.190,215)足竅陰
SP1
隱白(p.56,60)
ST45
(p.32,53)厲兌
LR1
大敦(p.218,222)

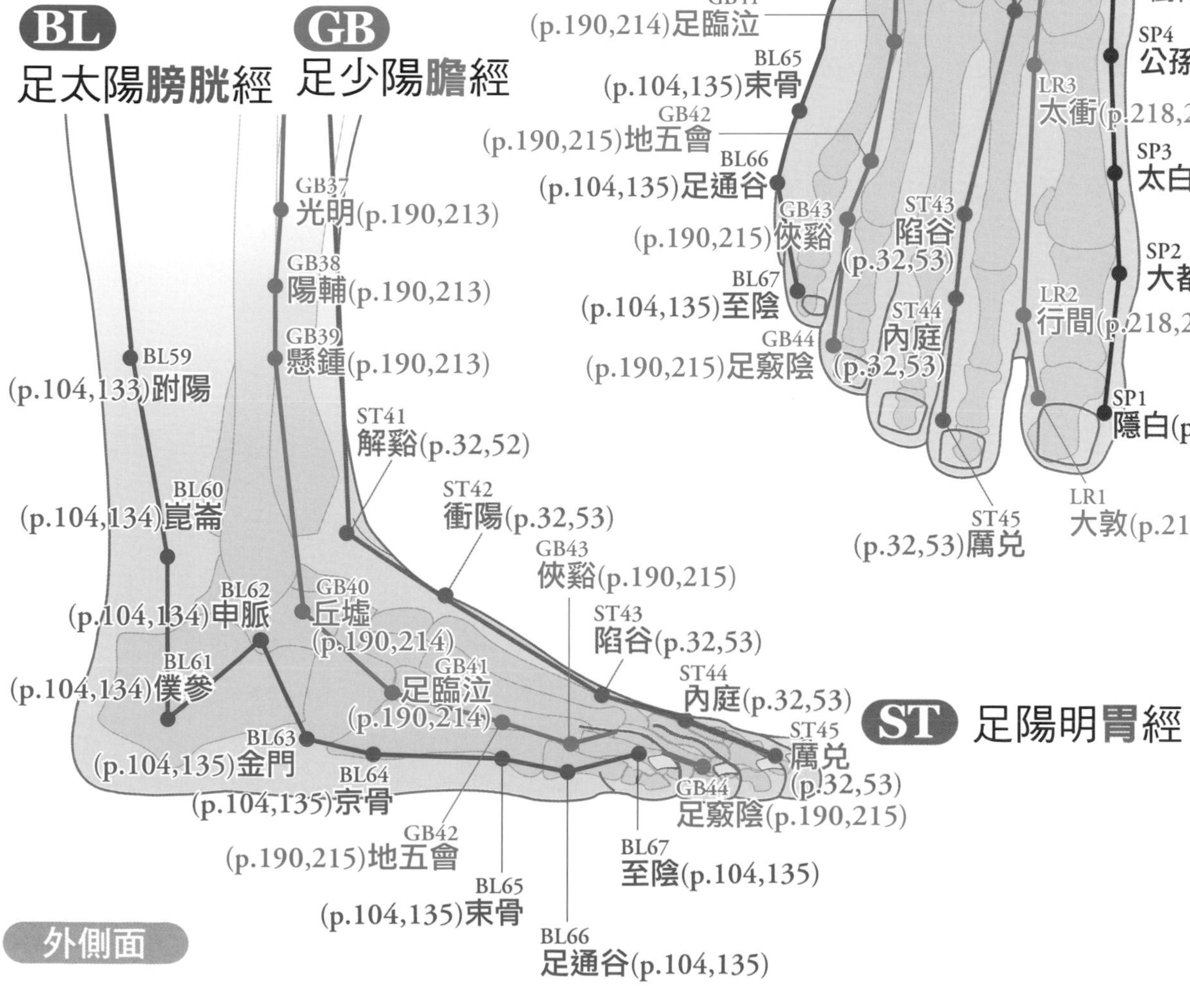

BL
足太陽膀胱經
GB
足少陽膽經
GB37
光明(p.190,213)
GB38
陽輔(p.190,213)
GB39
懸鍾(p.190,213)
BL59
(p.104,133)跗陽
ST41
解谿(p.32,52)
BL60
(p.104,134)崑崙
ST42
衝陽(p.32,53)
GB43
俠谿(p.190,215)
BL62
(p.104,134)申脈
GB40
丘墟
(p.190,214)
ST43
陷谷(p.32,53)
BL61
(p.104,134)僕參
GB41
足臨泣
(p.190,214)
ST44
內庭(p.32,53)
ST 足陽明胃經
ST45
厲兌
(p.32,53)
BL63
(p.104,135)金門
BL64
(p.104,135)京骨
GB44
足竅陰(p.190,215)
GB42
(p.190,215)地五會
BL67
至陰(p.104,135)
BL65
(p.104,135)束骨
BL66
足通谷(p.104,135)

外側面

經絡經穴概論

關於腧穴

在針灸學中，常以「穴」字代表腧穴。不過，以往針灸學曾以**孔穴**、**氣穴**、**穴道**、**砭穴**等文字代表腧穴，而現代中醫學則多以**腧穴**二字呈現。

腧穴的發現

一般而言，**腧穴**的發現過程包括兩類：一、感覺身體某部位較為疼痛或不舒服時，通常會反覆按壓至症狀緩解為止；二、父母溫柔撫摸孩子身體，使孩子身心得到放鬆。其實，腧穴發現學說與文字起源很有關係。

以學術面看來，古人原將灸放置於手足的末端，而灸的感覺竟會縱向傳達至其他部位，此時人們才意識到縱向流動於體內的氣（經脈的原型）。接下來，當人們以針扎入身體縱向線條上某些位置時，竟產生特殊療效。也就是說，人們是在發現經脈後，才逐漸注意到腧穴。

腧穴包括經穴、奇穴、阿是穴等三種。

經穴只是三種腧穴概念之一，並不等於腧穴。

腧穴
- 經穴
- 奇穴
- 阿是穴

經穴

經穴指的是位於經脈上的穴位，也是針灸學理論上的腧穴。**經穴**共有361穴，分別位於12條正經脈與2條奇經脈（督脈、任脈）等14經脈上方，並與經脈、臟腑、氣血等概念息息相關。而不少**經穴**皆會對經脈（氣血流動）造成影響（例如**五行穴<井穴**、**滎穴**、**俞穴**、**經穴**、**合穴>**與**原穴**、**絡穴**、**郄穴**等）；至於**俞穴**與**募穴**則會直接影響臟腑。此外，各經穴的穴性、主治病徵皆會影響疾病的病因、病狀、病態。也就是說，經穴在針灸學等學問中占有重要的地位。

奇穴

奇穴具有明確位置與名稱，但原理不同於針灸學理論，較常應用於臨床治療，又稱為特效穴。目前WHO所認定的**奇穴**共有48穴（→請參照p.274）。

阿是穴

通常在觸碰、按壓體表時，較敏感或產生壓痛感，或感覺到硬結或凹陷處，便為**阿是穴**，又稱為畦穴、天應穴。以現代醫學的角度來說，阿是穴類似壓痛點、敏感點、激痛點、丘疹點、差電點、良導點，以及激發點等概念。

新穴與奇穴

奇穴還可再細分為**新穴**與奇穴，雖然兩者皆屬於奇穴，但稱呼方式則依被發現的時間而異。奇穴為發現於1900年以前的腧穴，而新穴則是發現於1901年後的腧穴。目前WHO已認定48處**奇穴**。

五行穴

12經脈中，除了腎經以外，其他11條經脈皆分別銜接上下肢末端。這些經脈中，介於指尖至手肘或膝蓋間的經穴，稱為**五行穴**，各具五行特徵。簡單來說，五行穴始於手腳末端的井穴，並以井滎俞經合的順序，最後終於手肘或膝蓋的合穴。

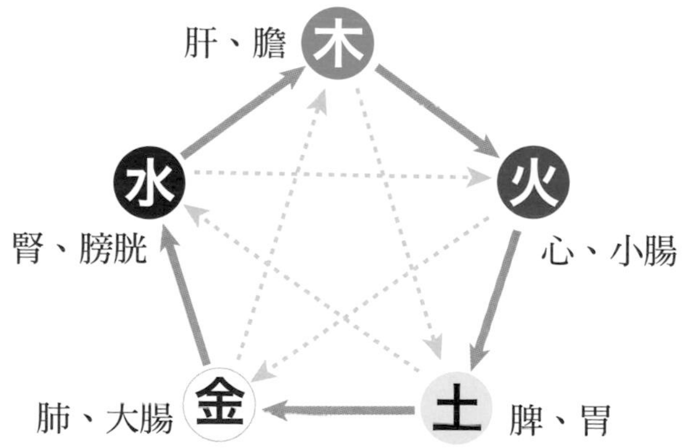

此外，陰經的五行穴會以木火土金水的順序結合各穴位，而陽經的五行順序則為金水木火土。也就是說，位於陰經的井穴便為井木穴，而位於陽經的井穴則是井金穴。

當初人們在探尋治療穴位時，是以《難經》所記載的69難或75難等選穴方式，結合經脈與經穴的五行順序，推論出正確的治療穴位。也就是說，唯有確實掌握各經穴的五行屬性，才能找出正確的經穴位置。

腧穴的命名方式

腧穴的名稱，可依其部位、形狀、作用等特徵，分為下列幾種命名方式。

- **腧穴的位置**：接近較顯著的骨骼、關節、經穴時，常以腧穴與其他標記點的距離命名。

  足三里距離髕骨下緣三寸；足五里距離期門五寸；扶突則距離喉結（突）約一扶（三寸）左右。

- **各部位的解剖學構造**：以該穴位的古典解剖學名稱或相關名稱命名。

  顖會的顖（前頂）、玉枕（玉枕骨：枕骨的一部分）、完骨（乳突的名稱）、缺盆（鎖骨窩的名稱）、巨骨（鎖骨，亦稱為缺盆骨）、頰車（下頜骨）、臂臑（臂為前臂，臑則是上臂或肱二頭肌一帶）、伏兔（股四頭肌一帶）、束骨（第五蹠骨頭）、京骨（第五蹠骨粗隆）、關（關節）等。

- **穴位的外觀**：根據該穴位的外觀進行命名。

  澤、谷、谿、池等文字意指凹陷處；溝、渠、虛、條等文字則代表該部位呈現細長溝狀；廉、隆、陵（隆起之意，如陰陵泉、陽陵泉、外陵）則代表突起處。此外，亦包括魚（魚際部位）、犢鼻（小牛的鼻子）、庭（中庭）、兌（入口或門，如厲兌）、箕（去糠的器具，如箕門）等。

- **腧穴所在處的功能**：

  太乙（乙指身體向前彎曲時的樣貌）。

- **腧穴的療效**：

  血海（婦科疾病，尤其與月經有關）、水道（與水分代謝有關的病徵，如排尿障礙）、漏谷（漏代表排尿障礙），以及青靈、靈道、神門、神道等（靈或神等文字皆與精神疾病有關）。

- **穴位的狀態**：

  衝（衝門、氣衝）為動脈搏動的意思。

- **腧穴的作用**：根據針灸學所訂出的作用命名。

  氣戶（氣出入的門＝戶）、溫溜（留住陽氣之處）、商丘、少商（商為五音之一，並屬於五行中的肺＝金）、少府、少衝、少海（少指的是少陰心經的少）等。此外，魂門、神堂、意舍、魄戶、志室等腧穴，皆與五神有關；而背部的俞穴（肺俞、心俞、膀胱俞…）則是依該穴位與臟腑的關係命名。

俞的相關資訊

位於背部，並以穴位與臟腑關係命名的經穴，多包含**俞**字，包括**臑俞**、**肩中俞**、**肩外俞**等。

俞包括下列意義：①刨木成舟；②與「良好」同義；③與癒為同義字，代表治癒、痊癒、治療等義；④代表背部或位於背部的穴位。

在俞募穴中，**俞**代表位於背側的俞穴，與五行穴（井、滎、俞、經、合）中的俞穴同字（同音），並與輸、腧等字同義。

大與太

有許多經穴名皆帶有**大**或**太**等文字，如**大**赫、**大**衝、**大**鐘、**大**都……，以及**太**谿、**太**乙、**太**白、**太**淵……。

其中，**大**指的是一項事物相當龐大，或是最優秀、最高等的意思。另一方面，**太**也帶有巨大或雄偉的意義，但與**大**不同的是，**太**同時具有「起始、第一名、核心」等意涵，如太祖。至於太極拳與太郎的太則等同於泰，為穩重的意思（→請參照p. 139）。

以風字命名的經穴

以風命名的經穴代表五邪之一的風邪易於此侵入體內，通常位於身體上半部，如頭、項、頸、肩部，如風府、風池、風門、翳風、秉風。順帶一提，除了風邪外，暑邪、燥邪易入侵身體上半部；寒邪與濕邪則易入侵身體下半部。風邪易引發感冒、中風（腦血管障礙的總稱）、偏枯（半身不遂，又稱為偏風），可透過含風字的經穴治療。此外，經穴名包含翳或秉等字代表風邪入侵身體時的門戶、滯留處，且可預防風邪入侵身體。

關於經絡

經絡包括經與絡。其中經為經緯，也就是「事情的緣由」之意，但最早指的是織物的直線與橫線。此外，經也有「南北縱走的道路」之意，在現代則代表縱貫地球的基準線，也就是東經、西經。而絡則代表「穿越」、網狀的物品、條理、紋路，以及接近體表的血管等意。

經絡在針灸學則代表**經脈**與**絡脈**：經脈為縱走於體內的脈；絡脈則連結經脈，並呈網狀交織於體內。而經脈與絡脈也各自具有分支。

不少人常將經脈誤認為經絡，但若照經絡的意義看來，經絡並不等於經脈。

經絡有時指的是縱向行走於體內的經脈，以及橫向連結經脈的絡脈；但有時經絡則是代表源自於深層經脈，並行走於身體淺層的支脈，也就是絡脈，包含孫絡、浮絡等。

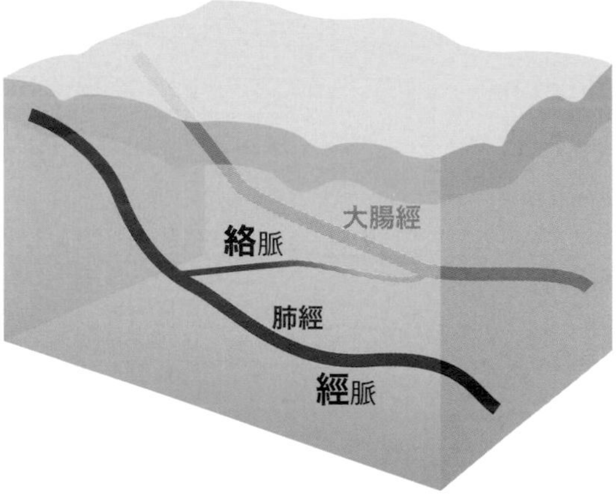

縱向行走的**經脈**，以及與其橫向連接的**絡脈**

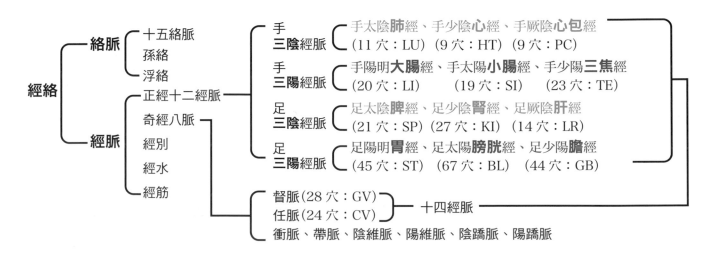

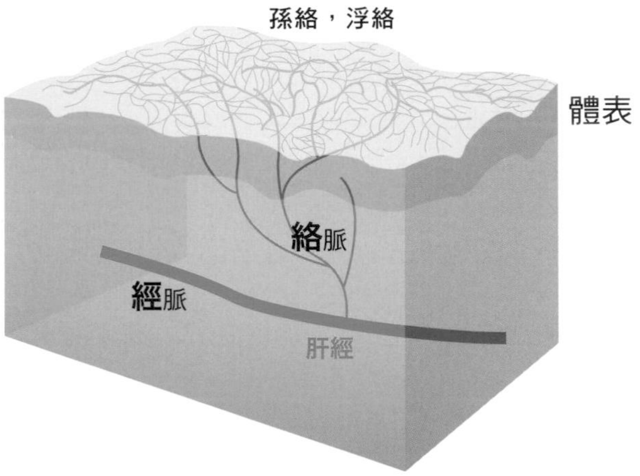

絡脈行走於身體淺層，並為深層經脈延伸向體表的分支。

- **經絡**
  - **絡脈**
    - 十五絡脈
    - 孫絡
    - 浮絡
  - **經脈**
    - 正經十二經脈（→ 十四經脈）
      - 手**三陰**經脈：手太陰**肺**經、手少陰**心**經、手厥陰**心包**經（11 穴：LU）（9 穴：HT）（9 穴：PC）
      - 手**三陽**經脈：手陽明**大腸**經、手太陽**小腸**經、手少陽**三焦**經（20 穴：LI）（19 穴：SI）（23 穴：TE）
      - 足**三陰**經脈：足太陰**脾**經、足少陰**腎**經、足厥陰**肝**經（21 穴：SP）（27 穴：KI）（14 穴：LR）
      - 足**三陽**經脈：足陽明**胃**經、足太陽**膀胱**經、足少陽**膽**經（45 穴：ST）（67 穴：BL）（44 穴：GB）
    - 奇經八脈
      - 督脈（28 穴：GV）、任脈（24 穴：CV）→ 十四經脈
      - 衝脈、帶脈、陰維脈、陽維脈、陰蹺脈、陽蹺脈
    - 經別
    - 經水
    - 經筋

經脈的種類

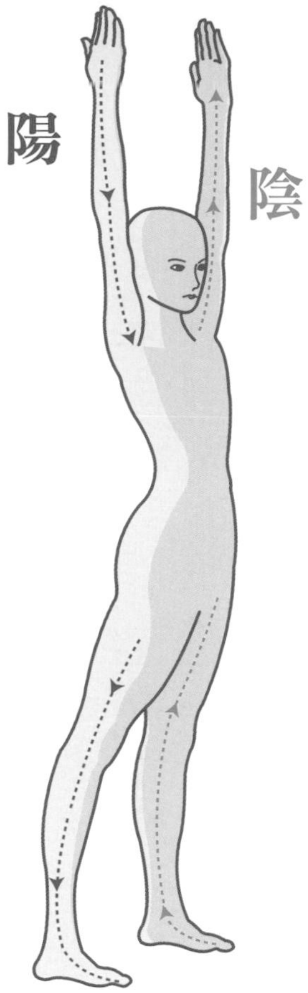

1. 十二經脈

十二經脈連結臟腑、頭部、軀幹、四肢，並互相連通，使氣血流動於體內。

十二經脈分別屬於六臟六腑，並由手足各三條陰經與三條陽經所構成。當人體雙手雙腿皆碰觸於地面時，太陽照射到的部位稱為**陽**，太陽無法照射的部位則稱為**陰**。行走於陽側的經脈稱為陽經，行走於陰側的經脈便為陰經。而三陰包含太陰、少陰、厥陰；三陽則包含太陽、少陽、陽明，並各自行走於手足（手三陰、手三陽、足三陰、足三陽）。而十二經脈中，胃經行走於身體前面的陰側，膽經則行走於身體側面，也就是陰陽的交界處。此外，氣血行走於體內時皆具有方向，稱為**流注**。可想像人體雙手上舉，做出如「萬歲」般的姿勢，以掌握體內氣血流注的方向。

2. 奇經八脈

行走於正經十二經脈中的氣血滿溢時，會流入奇經內以免氣血氾濫。奇經指的是非平常的特殊脈，與正經十二經脈分屬於不同類別。

奇經共有**八脈**（**督脈、任脈、衝脈、帶脈、陽蹻脈、陰蹻脈、陽維脈、陰維脈**），並不會如正經十二經脈般互相連接臟腑，且奇經八脈間也無深淺關係。

奇經八脈緊密交織於正經十二經脈間，並負責調節經脈間的氣血，經脈中的氣血過於旺盛時，便會儲存於奇經內；經脈間的氣血不足時，奇經則會將氣血補入經脈。

奇經八脈中的任脈與督脈各自流注於軀幹中心的前後側，並與正經十二經脈相同，各自配屬於固定的經穴。

奇經八脈可依各經脈訂定出主治穴，稱為**總穴**。此外，治療時亦可組合兩組奇經脈的主治穴，也就是兩條正經。

陰維脈	**內關**（心包）	——	（脾）	**公孫**	衝脈
陽維脈	**外關**（三焦）	——	（膽）	**足臨泣**	帶脈
督　脈	**後谿**（小腸）	——	（膀胱）	**申脈**	陽蹻脈
任　脈	**列缺**（肺）	——	（腎）	**照海**	陰蹻脈

上表為兩條奇經脈的主治穴之組合

3. 經別

又稱為「十二經別」、「別行的正經」，是別行於正經十二經脈的六對重要經脈，行走於胸腹部與頭部，負責補足正經十二經脈所缺乏的部分。

十二經別自正經別行出來後，會由四肢行入體腔，並連接至各個臟腑，最後出於頭頂等體表，再回至正經內。而十二經別可加強身體表裡兩經，以及經脈與臟腑間的關係。

4. 經水

經水為流動於體內的津液，並以中國12條主要河川命名。除了氣血流向外，中醫更將津液（體內的水分）的流向喻為河川，如《靈樞》經水篇記載：「足太陽外合於清水，內屬於膀胱，而通水道焉。足少陽外合於渭水，內屬於膽。足陽明外合於海水，內屬於胃。」

5. 經筋

經筋與運動機能有關，主要受正經十二經脈以及相關絡脈的氣血所濡養。經筋共有十二條，也與正經十二經脈相同，分為三陰三陽，但並未連接體內的臟腑。

經筋的循行皆起於四肢末端，經身體富含肌肉的部位，並集結於各大關節的周圍。此外，多條經筋集結於身體前陰的生殖器一帶。十二經筋分布於全身各處，可幫助關節活動，並負責補充十二經脈於體表循行不足的部分。當經筋異常時，易產生如痺痛、拘攣等與運動機能有關的病證。

何謂要穴

每條經脈皆包含10處以上的經穴，其中在臨床治療上較為重要的經穴，稱為**要穴**。

要穴包含五要穴、五行穴、四總穴、八會穴、八脈交會穴、交會穴，以及下合穴等類別。

五要穴：原穴、郄穴、絡穴、募穴、俞穴
五行穴：井穴、滎穴、俞穴、經穴、合穴
四總穴：足三里、委中、列缺、合谷
八會穴：與臟、腑、氣、血、筋、脈、骨、髓等精氣交會的經穴
八脈交會穴：列缺、照海、後谿、申脈、內關、公孫、外關、臨泣
交會穴：複數經脈所交會的經穴
下合穴：六腑於下肢的合穴

流注

當身體吸收、消化食物時，會吸取陰氣，再與大氣中的陽氣結合成真氣，並流動於全身經脈內。幫助氣血循環的氣稱為營氣，營氣與血組成營血，循環於各經脈，並滋養全身。

而營血所循環的方向順序稱為**流注**，始於**肺**經，經**大腸**經→**胃**經→**脾**經，最後沿**膽**經→**肝**經等順序作結。大致來說，各經脈的流注如下所示：手三陰經由軀幹流向手指尖；手三陽經由手指尖流向顏面；足三陰經由腳趾尖流向胸部；足三陽經則由頭部（眼睛周圍）流向腳趾。總而言之，這12條三陰三陽經分別連接至手足、頭顏部、頸部、胸背部、腰薦椎部。

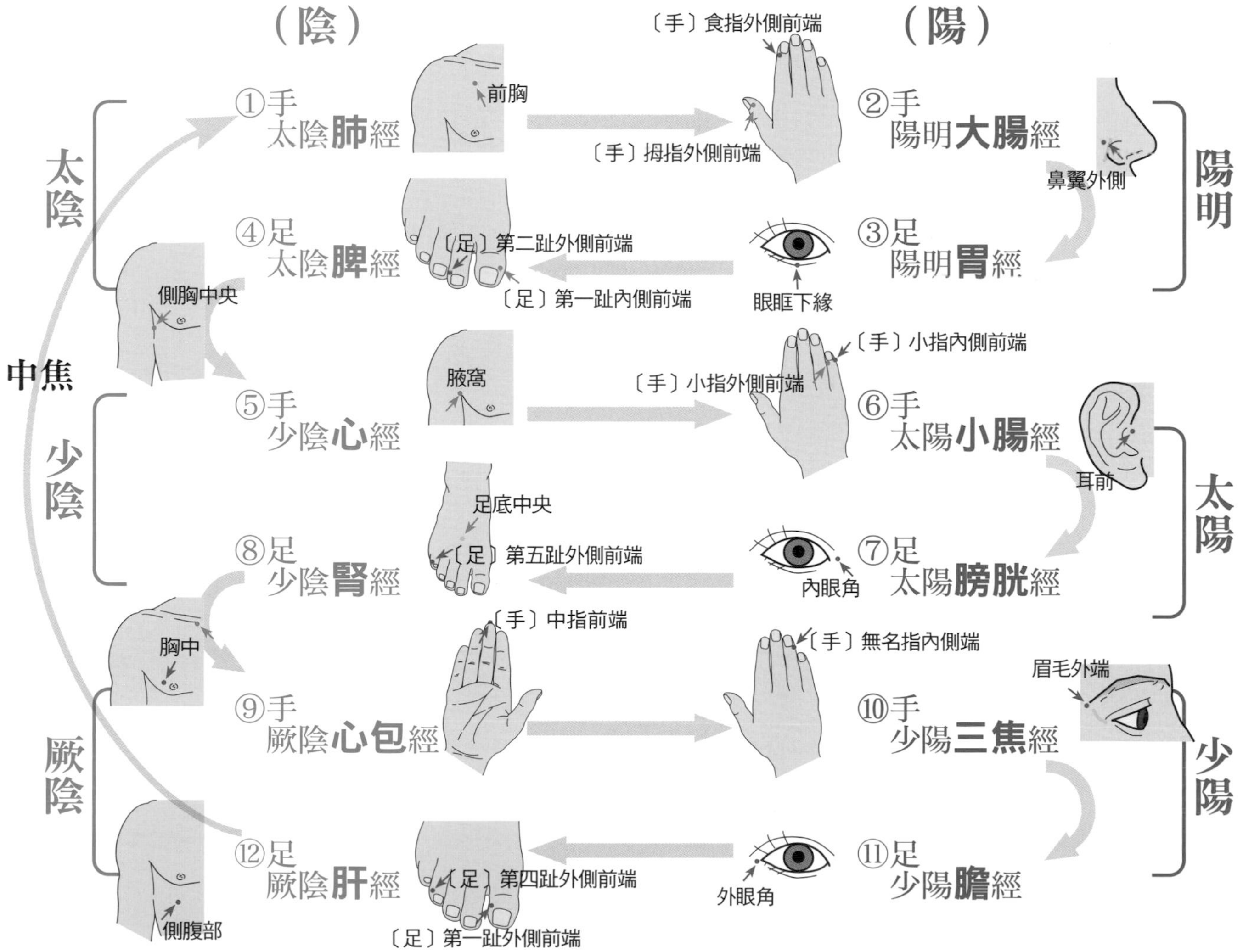

臟腑的概念

臟腑是六臟（肝、心、脾、肺、腎、心包），以及六腑（膽、小腸、胃、大腸、膀胱、三焦）等主要器官的總稱。常見的「五臟六腑」一詞，其實並未包含心包。此外，人體的其他器官（膽、腦、髓、骨、脈、女子胞），則稱為奇恒之腑。

臟字中的「藏」代表臟中藏有五神之意，屬於實際器官，在陰陽觀念中屬陰；而腑字中的「府」則代表倉庫，或是集合人、物品的場所，在陰陽觀念中屬陽，是中空的器官，負責吸收、消化營養物質，以及排泄食物殘渣與尿液等功能。

腑將攝取自體外的食物消化、吸收後，創造出氣血，供人進行各種動作。氣血過多時，則會儲存於臟內。此外，腑也會消化、吸收臟內的氣血。也就是說，臟、腑相輔相成，以完成人體的各種活動，因此常並稱為臟腑。

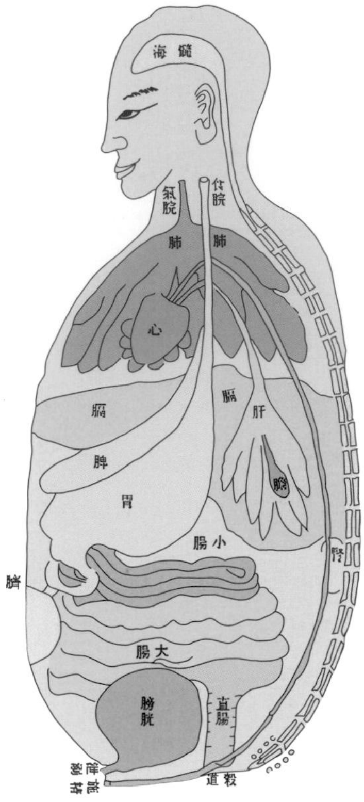

※上圖編自《針灸大成》。

氣血的概念

氣血代表滋養身體的營養素，也是生命最基本的元氣來源，但氣與血則分屬於不同概念。血是構成生命的幾大要素中，較早被發現的現象。當人類殺害動物食用，或是人體受傷導致死亡時，常可見到流出體外的血液，這使人們理解血液對生命的重要性。認知到血液的概念之後，才開始出現氣的想法，更與血並稱為「氣血」。

氣血源自**水穀（之氣）**＊1、**大氣**＊2，以及**先天之氣**＊3，並由肺運送至身體各部位。水穀為食物，大氣則代表空氣。也就是說，中醫早已出現將地球上的有機物與無機物吸收入體內，再經由分解、吸收後，轉換為氣，並組成身體各構造或作為身體能量來源的概念。而身體吸收生命必要的元素等概念，也與現代西洋醫學的基本構想相去不遠。

＊1　**水穀（之氣）**
代表食物。胃稱為「水穀之海」，負責儲存、消化食物。

＊2　**大氣**
由水穀（食物）轉化而成的氣分散於胸內，成為呼吸或心臟搏動的能量來源，也就是大氣，可增進肺的呼吸機能與心血循環。

＊3　**先天之氣**
人出生以來便擁有的氣，可維持生命各種活動。此外，相對於先天之氣，當人出生後自行創造的氣則稱為「後天之氣」。

骨度法

如何找出腧穴的位置

要找出腧穴的位置，對古人來說應該相當困難吧！尤其每個人身高皆不相同，軀幹與手足的長度也因人而異，因此當時的人們先將身高標準訂為七尺五寸，並分別訂出手足、軀幹的長度。不過，這個標準能分毫不差地找出所有腧穴嗎？

舉例來說，前臂自肘關節至掌關節的長度約為12寸（正確來說應為12.5寸，但WHO標準則訂為12寸）。以漢朝制定經穴時的標準看來，一寸約為2.3㎝，因此前臂約為27.6㎝。不過，應該只有少數人前臂長度為27.6㎝吧！

然而，在此所謂的1寸，並不是指絕對的尺寸（也就是一寸等於2.3㎝），而是將各部位均分後的比例。也就是說，無論前臂長度多少，皆是以其12分之1作為1寸。

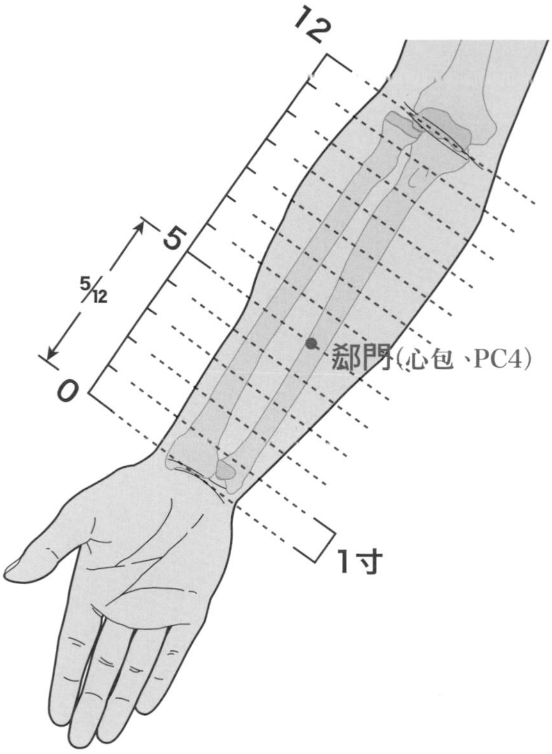

12
5
5/12
0
郄門(心包、PC4)
1寸

這套由古中國人所訂出的骨度法乍看之下有點奇怪，但其實相當合理。每個人的郄門位置皆不相同，但若將前臂長度訂為12寸，郄門便位於距手掌約5寸的位置。這麼一來，每個人只要找出前臂5/12處，即可取得郄門。因此，可見此方式相當理想。

基本骨度

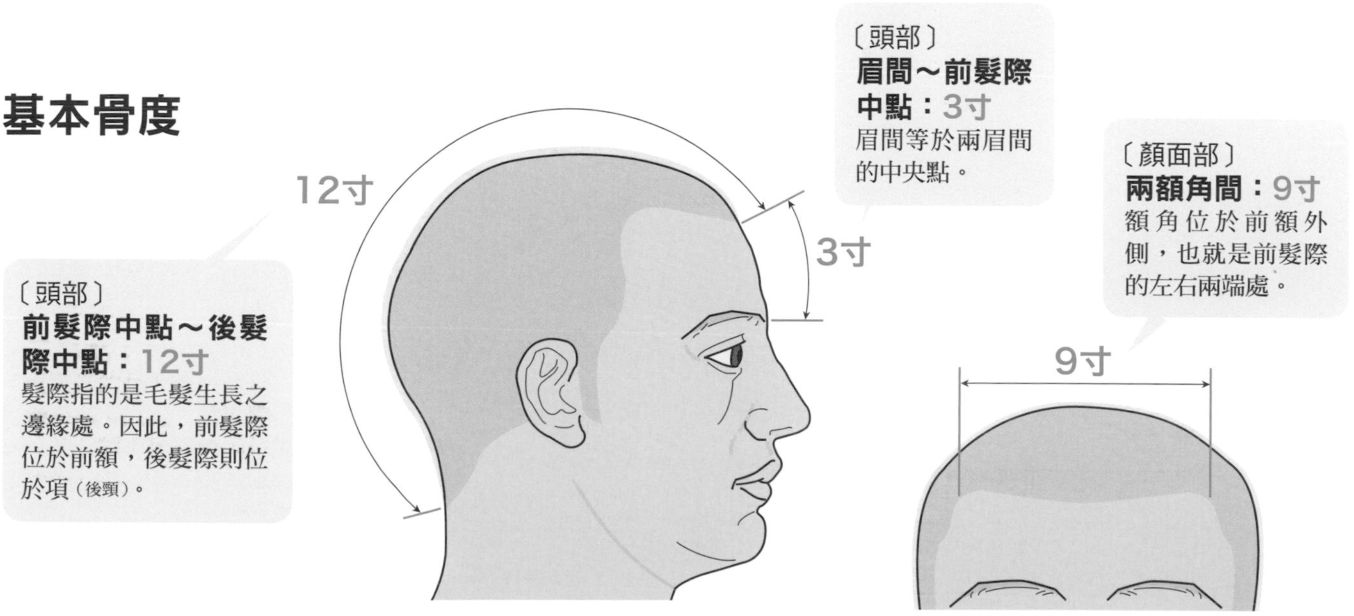

〔頭部〕
眉間～前髮際中點：3寸
眉間等於兩眉間的中央點。
12寸
3寸
〔頭部〕
前髮際中點～後髮際中點：12寸
髮際指的是毛髮生長之邊緣處。因此，前髮際位於前額，後髮際則位於項（後頸）。
〔顏面部〕
兩額角間：9寸
額角位於前額外側，也就是前髮際的左右兩端處。
9寸

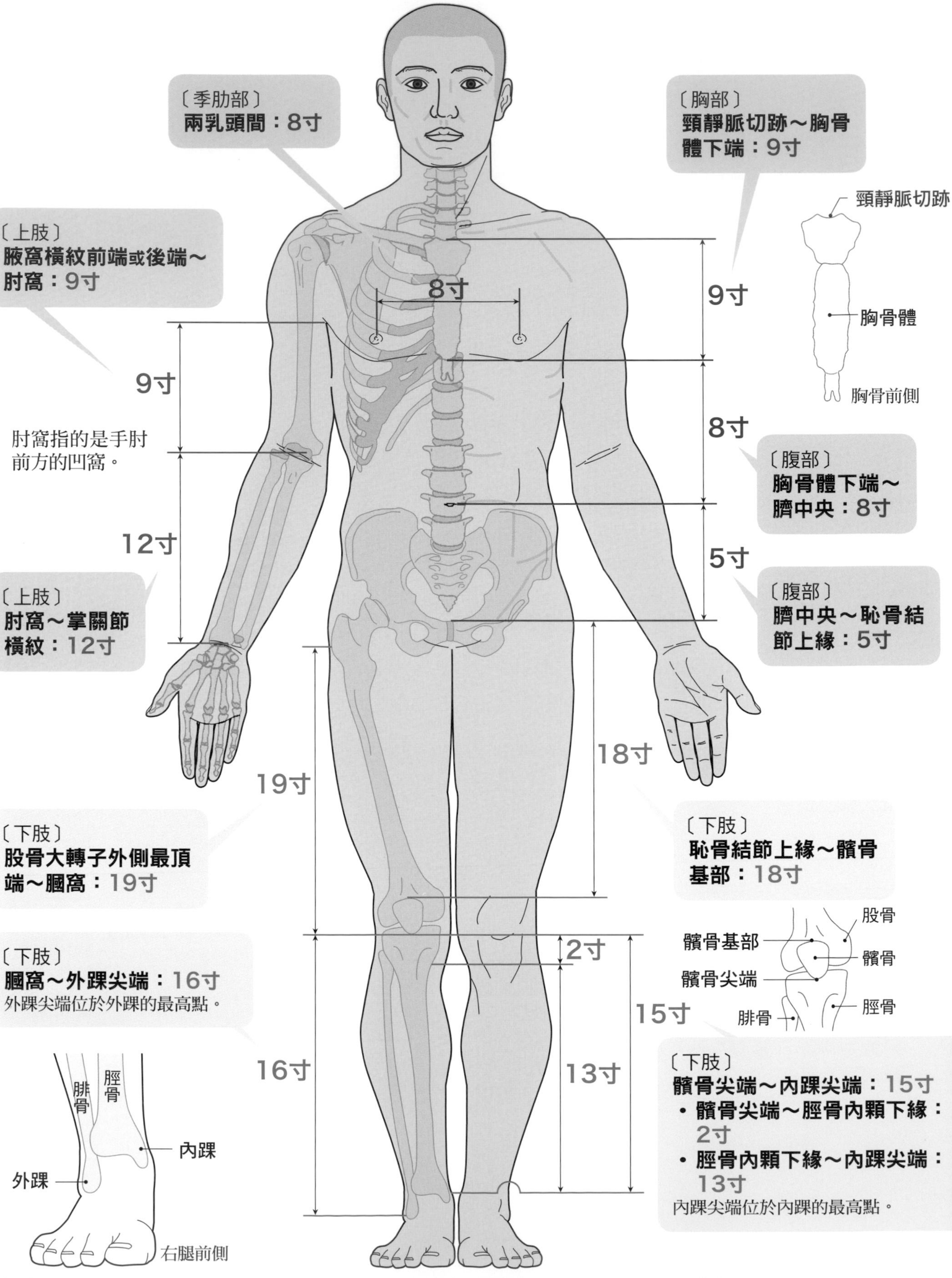

〔季肋部〕
兩乳頭間：8寸

〔胸部〕
頸靜脈切跡～胸骨體下端：9寸

〔上肢〕
腋窩橫紋前端或後端～肘窩：9寸

肘窩指的是手肘前方的凹窩。

〔腹部〕
胸骨體下端～臍中央：8寸

〔上肢〕
肘窩～掌關節橫紋：12寸

〔腹部〕
臍中央～恥骨結節上緣：5寸

〔下肢〕
恥骨結節上緣～髕骨基部：18寸

〔下肢〕
股骨大轉子外側最頂端～膕窩：19寸

〔下肢〕
膕窩～外踝尖端：16寸
外踝尖端位於外踝的最高點。

〔下肢〕
髕骨尖端～內踝尖端：15寸
- **髕骨尖端～脛骨內顆下緣：2寸**
- **脛骨內顆下緣～內踝尖端：13寸**

內踝尖端位於內踝的最高點。

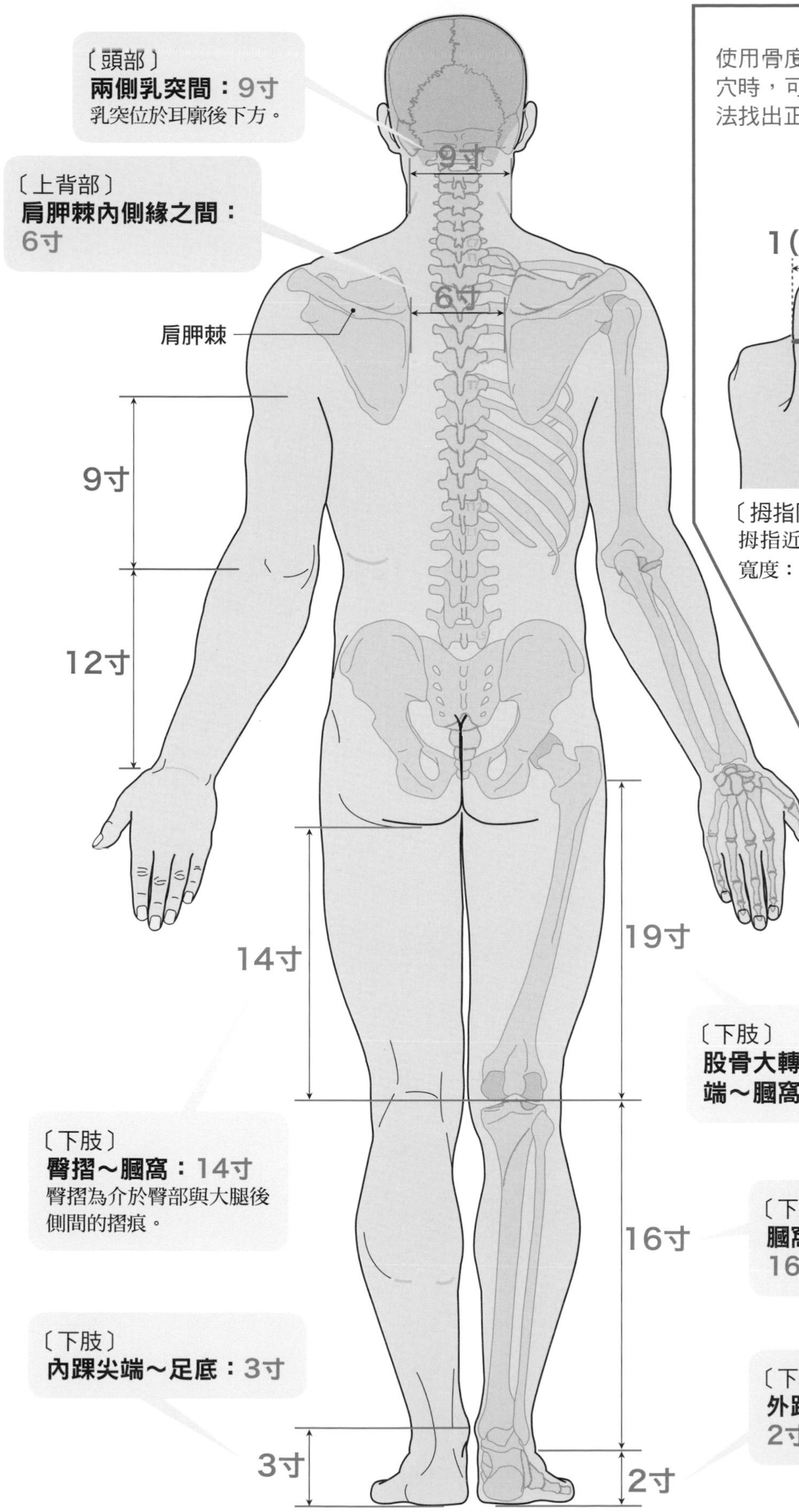
〔頭部〕
兩側乳突間：9寸
乳突位於耳廓後下方。
〔上背部〕
肩胛棘內側緣之間：
6寸
9寸
6寸
肩胛棘
9寸
12寸
14寸
19寸
16寸
3寸
2寸
〔下肢〕
股骨大轉子外側最頂端～膕窩：19寸
〔下肢〕
臀摺～膕窩：14寸
臀摺為介於臀部與大腿後側間的摺痕。
〔下肢〕
膕窩～外踝尖端：
16寸
〔下肢〕
內踝尖端～足底：3寸
〔下肢〕
外踝尖端～足底：
2寸

同身寸法

使用骨度法仍難以取穴時，可利用同身寸法找出正確穴位。

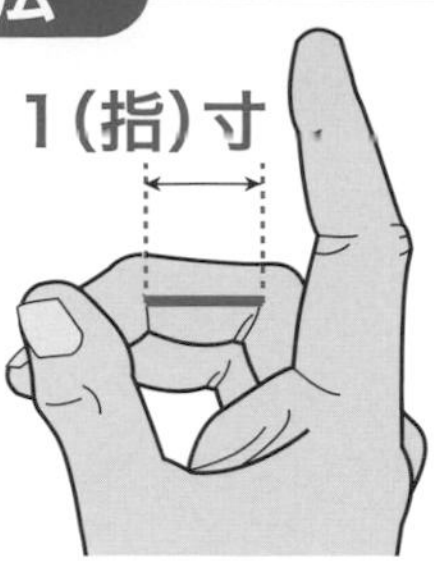
1(指)寸

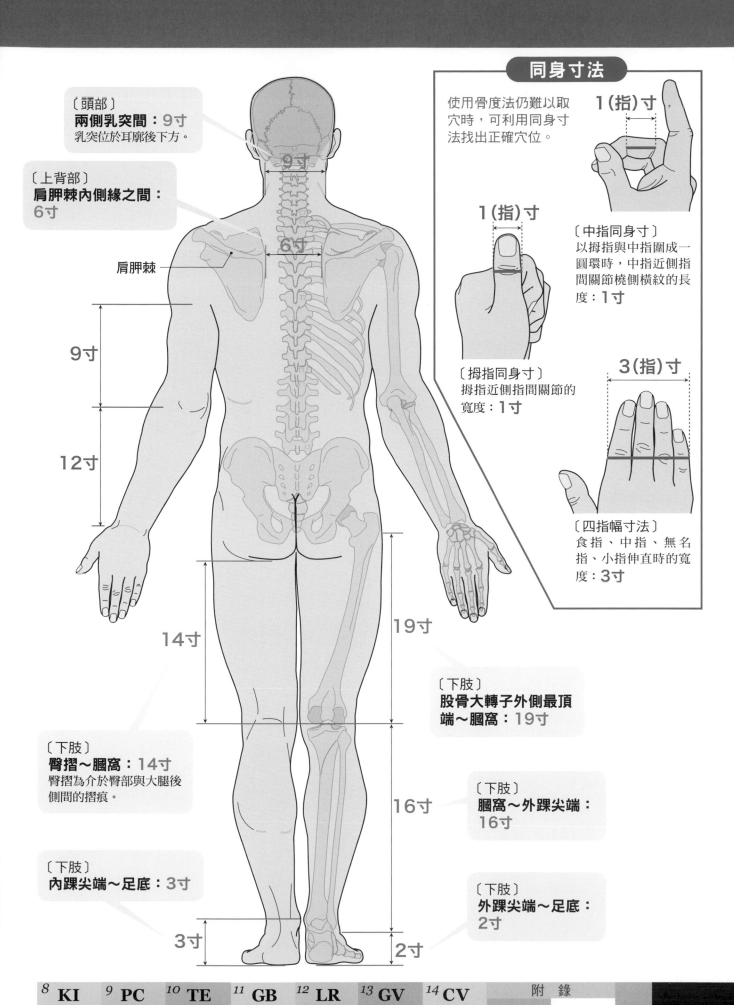

〔中指同身寸〕
以拇指與中指圍成一圓環時，中指近側指間關節橈側橫紋的長度：1寸

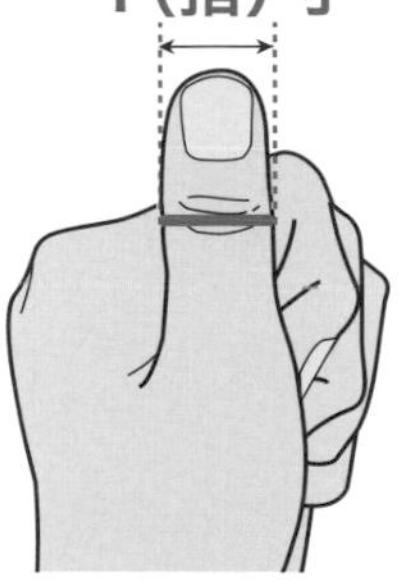
1(指)寸

〔拇指同身寸〕
拇指近側指間關節的寬度：1寸

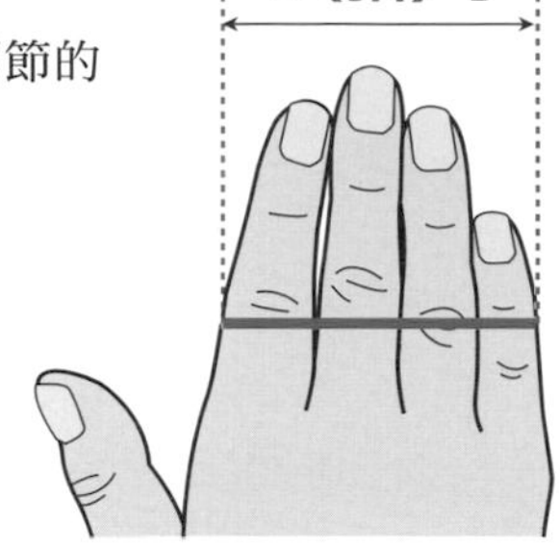
3(指)寸

〔四指幅寸法〕
食指、中指、無名指、小指伸直時的寬度：3寸

古典解剖學的名稱 ①頭頸部、上肢

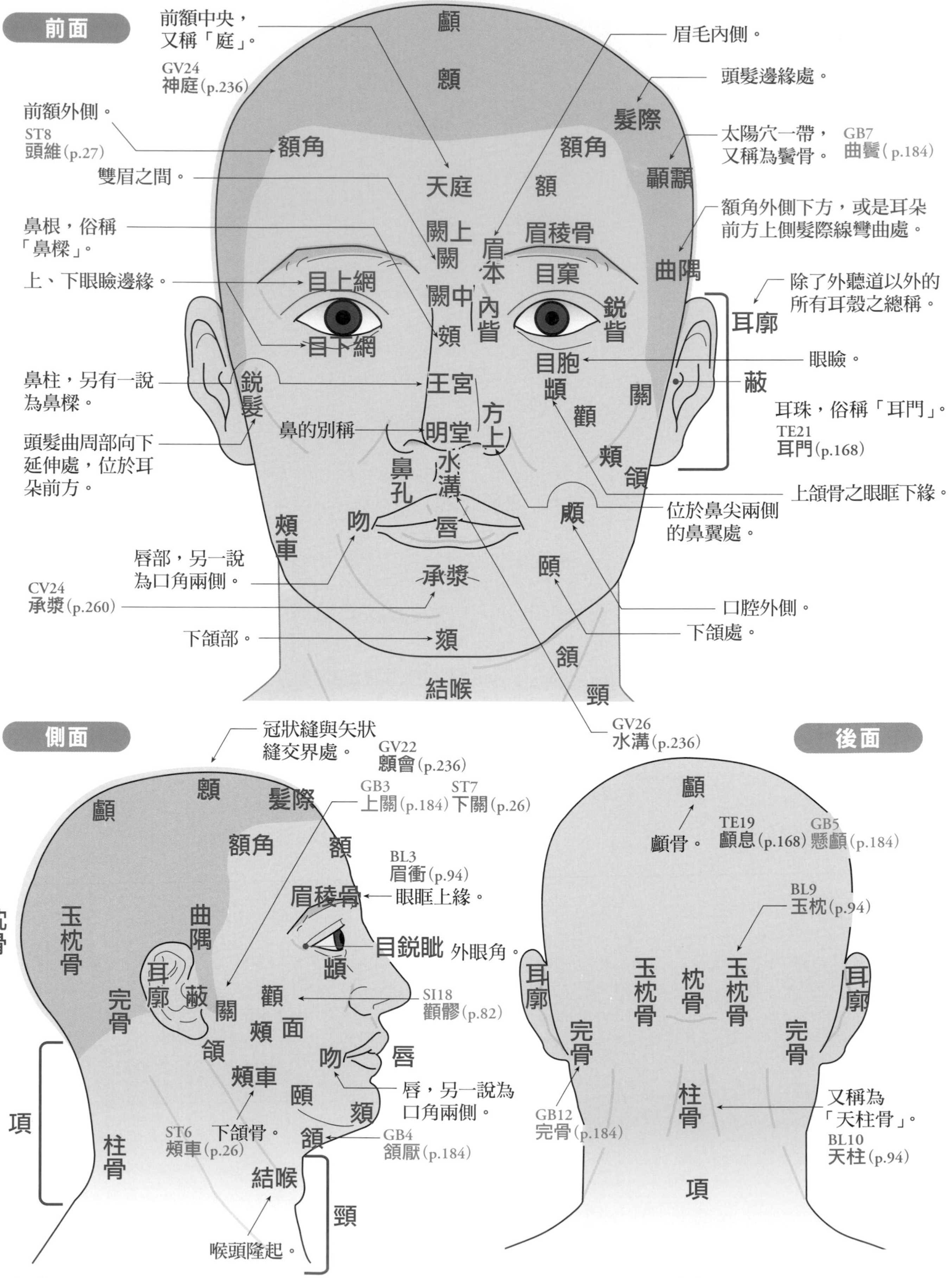

前面
前額中央，
又稱「庭」。
GV24
神庭(p.236)
前額外側。
ST8
頭維(p.27)
雙眉之間。
鼻根，俗稱
「鼻樑」。
上、下眼瞼邊緣。
鼻柱，另有一說
為鼻樑。
頭髮曲周部向下
延伸處，位於耳
朵前方。
唇部，另一說
為口角兩側。
CV24
承漿(p.260)
下頷部。
顱
顖
額角
天庭
闕上
闕
闕中
頞
王宮
明堂
鼻的別稱
鼻孔
水溝
吻
唇
承漿
頦
頰車
結喉
目上網
目下網
銳髮
眉本
內眥
方上
額角
額
眉稜骨
目窠
銳眥
目胞
頔
顴
頰
頷
頄
頤
頷
頸
髮際
顳顬
曲隅
耳廓
蔽
關
眉毛內側。
頭髮邊緣處。
太陽穴一帶，
又稱為鬢骨。
GB7
曲鬢(p.184)
額角外側下方，或是耳朵
前方上側髮際線彎曲處。
除了外聽道以外的
所有耳殼之總稱。
眼瞼。
耳珠，俗稱「耳門」。
TE21
耳門(p.168)
上頷骨之眼眶下緣。
位於鼻尖兩側
的鼻翼處。
口腔外側。
下頷處。
GV26
水溝(p.236)
側面
冠狀縫與矢狀
縫交界處。
GV22
顖會(p.236)
GB3
上關(p.184)
ST7
下關(p.26)
BL3
眉衝(p.94)
眼眶上緣。
外眼角。
SI18
顴髎(p.82)
唇，另一說為
口角兩側。
GB4
頷厭(p.184)
下頷骨。
ST6
頰車(p.26)
喉頭隆起。
顱
顖
髮際
額角
額
眉稜骨
枕骨
玉枕骨
曲隅
耳廓
蔽
完骨
關
頔
目銳眦
顴
頰
面
頷
吻
唇
頰車
頤
頦
頷
項
柱骨
結喉
頸
後面
顱
顱骨。
TE19
顱息(p.168)
GB5
懸顱(p.184)
BL9
玉枕(p.94)
耳廓
玉枕骨
枕骨
玉枕骨
耳廓
完骨
完骨
GB12
完骨(p.184)
柱骨
又稱為
「天柱骨」。
BL10
天柱(p.94)
項

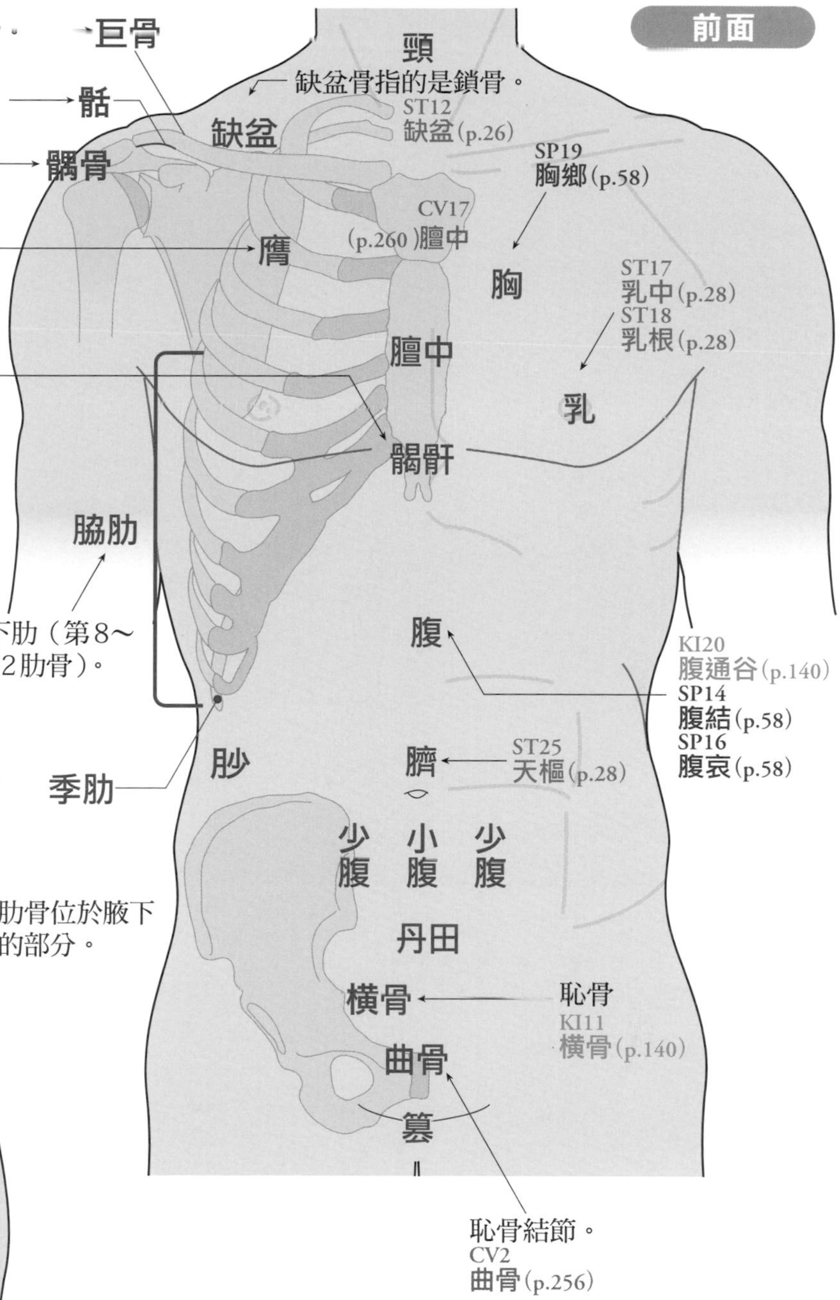
LI16
巨骨（p.1
鎖骨。
巨骨
肩胛骨肩峰處。
骺
肩胛骨肩峰處。
髃骨
LI15
肩髃（p.12）
胸大肌處。
膺
ST16
膺窗（p.28）
胸骨劍突處，又可稱為「鳩尾」。
CV15
鳩尾（p.258）
頸
缺盆骨指的是鎖骨。
缺盆
ST12
缺盆（p.26）
SP19
胸鄉（p.58）
CV17
（p.260）膻中
胸
ST17
乳中（p.28）
ST18
乳根（p.28）
膻中
乳
髃骬
脇肋
下肋（第8～12肋骨）。
腹
KI20
腹通谷（p.140）
SP14
腹結（p.58）
SP16
腹哀（p.58）
季肋
眇
臍
ST25
天樞（p.28）
少腹
小腹
少腹
丹田
橫骨
恥骨
KI11
橫骨（p.140）
曲骨
篡
恥骨結節。
CV2
曲骨（p.256）

側面

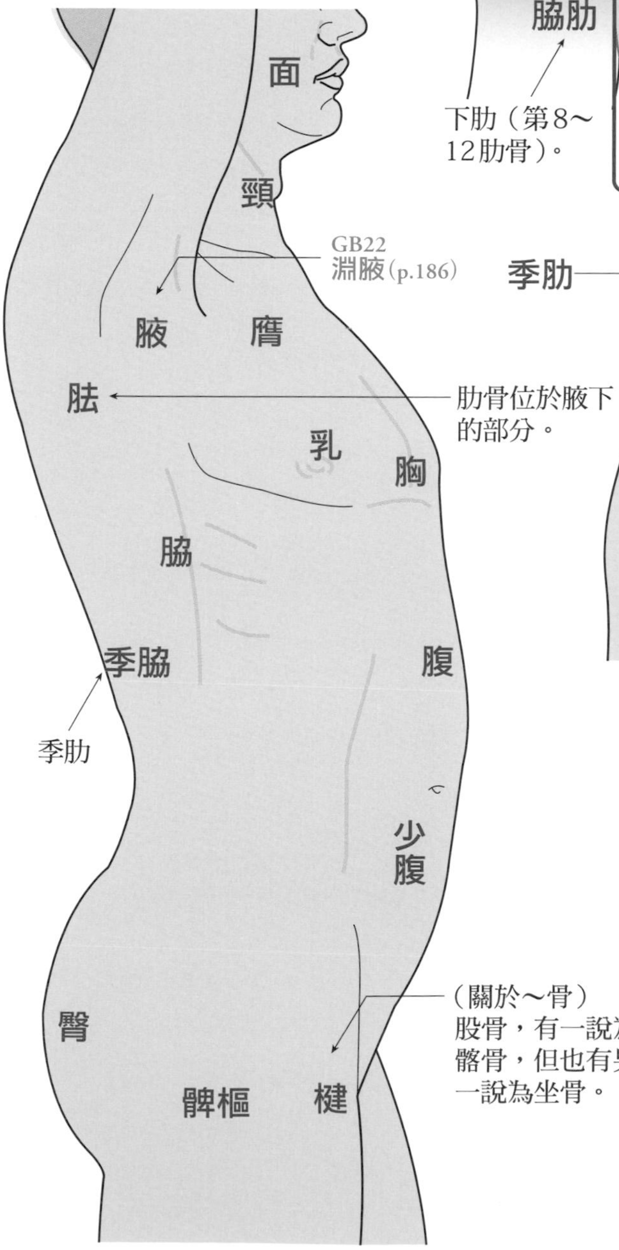
面
頸
GB22
淵腋（p.186）
腋
膺
胠
肋骨位於腋下的部分。
乳
胸
脇
季脇
季肋
腹
少腹
臀
髀樞
楗
（關於～骨）
股骨，有一說為髂骨，但也有另一說為坐骨。

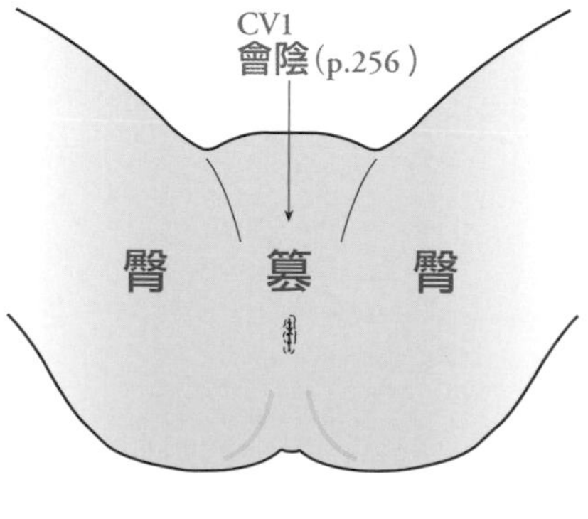
CV1
會陰（p.256）
臀
篡
臀

古典解剖學的名稱 ②軀幹、上肢、下肢

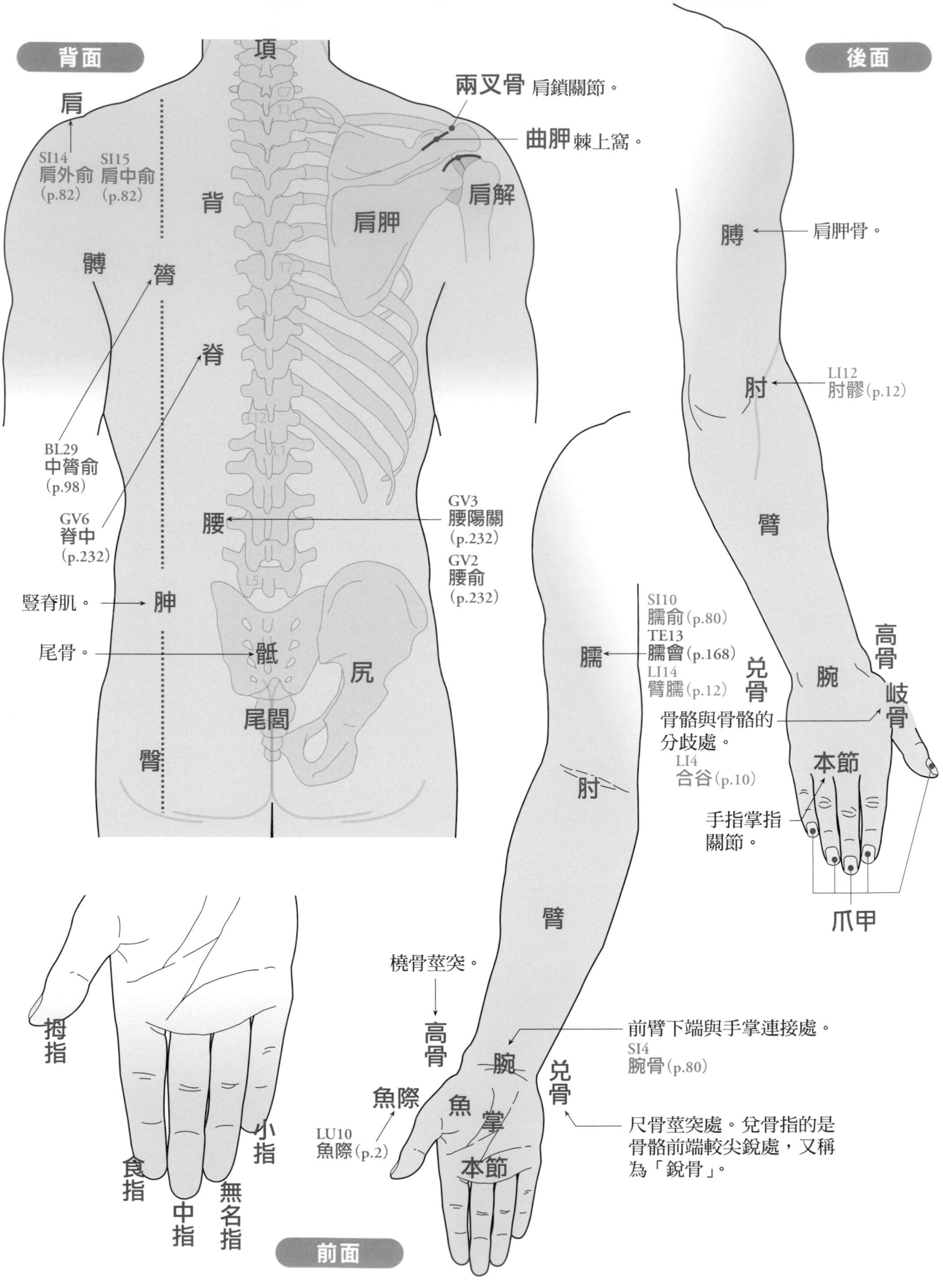

背面
肩
SI14
肩外俞
(p.82)
SI15
肩中俞
(p.82)
項
C7
T1
兩叉骨 肩鎖關節。
曲胛 棘上窩。
肩解
背
肩胛
髆
膂
T7
脊
BL29
中膂俞
(p.98)
T12
L1
GV6
脊中
(p.232)
腰
GV3
腰陽關
(p.232)
GV2
腰俞
(p.232)
L5
豎脊肌。
胂
尾骨。
骶
尻
尾閭
臀
後面
膊
肩胛骨。
LI12
肘髎(p.12)
肘
臂
SI10
臑俞(p.80)
TE13
臑會(p.168)
LI14
臂臑(p.12)
臑
兌骨
腕
高骨
岐骨
骨骼與骨骼的分歧處。
LI4
合谷(p.10)
本節
手指掌指關節。
爪甲
肘
臂
橈骨莖突。
高骨
前臂下端與手掌連接處。
SI4
腕骨(p.80)
腕
兌骨
魚際
LU10
魚際(p.2)
魚
掌
本節
尺骨莖突處。兌骨指的是骨骼前端較尖銳處，又稱為「銳骨」。
拇指
食指
中指
無名指
小指
前面

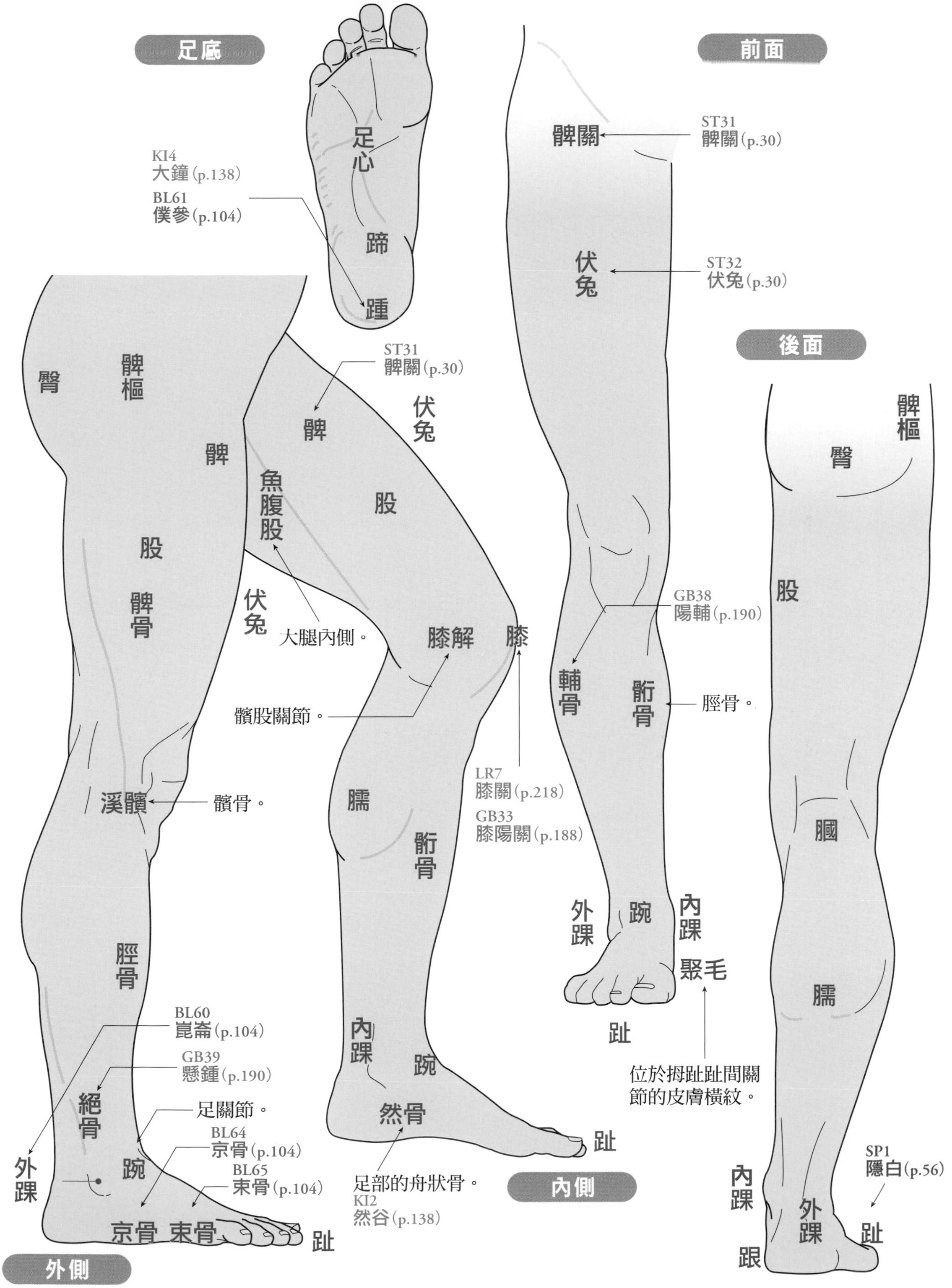
足底
足心
蹄
踵
KI4
大鐘（p.138）
BL61
僕參（p.104）
前面
髀關
ST31
髀關（p.30）
伏兔
ST32
伏兔（p.30）
GB38
陽輔（p.190）
輔骨
骱骨
脛骨。
外踝
踠
內踝
聚毛
趾
位於拇趾趾間關
節的皮膚橫紋。
後面
髀樞
臀
股
膕
腨
SP1
隱白（p.56）
內踝
外踝
趾
跟
臀
髀樞
髀
股
髀骨
伏兔
溪髕
髕骨。
脛骨
BL60
崑崙（p.104）
GB39
懸鍾（p.190）
絕骨
足關節。
BL64
京骨（p.104）
BL65
束骨（p.104）
外踝
踠
京骨
束骨
趾
外側
ST31
髀關（p.30）
髀
伏兔
魚腹股
股
大腿內側。
膝解
膝
髕股關節。
LR7
膝關（p.218）
GB33
膝陽關（p.188）
腨
骱骨
內踝
踠
然骨
趾
足部的舟狀骨。
KI2
然谷（p.138）
內側

NOTE

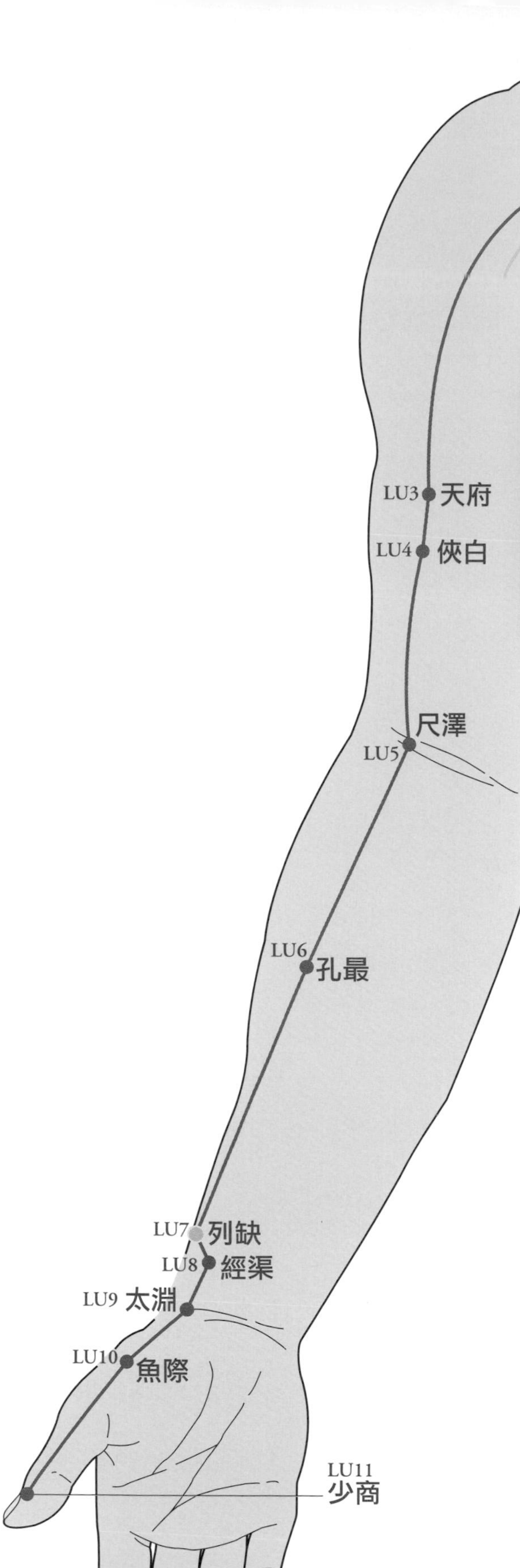

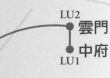

Chapter 1

手太陰肺經

LU（Lung Meridian）

肺主掌氣（呼吸）

肺為**「相傳之官」**，負責輔佐身體的君主，也就是心臟。此外，肺也可藉呼吸作用，吸收大氣中的清澈之氣（清氣、天空之氣），並將汙濁之氣（濁氣）排出體外。

肺掌管氣的宣發、肅降

宣發意為向上擴展，也就是將氣擴散，並傳送至全身之意。肺可藉此將體內的濁氣運送至身體上方與外側，最後吐出體外。
相反的，**肅降**則是向下降的意思，肺可藉此吸入大氣中的清澈之氣，並降至體內各處，也可將清氣、津液、營養成分運送至身體下方。
此外，肺亦可透過宣發與肅降等功能，調節體內的水分（**通調水道**）。

病證

是動病：胸脹、咳嗽、鎖骨上窩疼痛、呼吸困難
所生病：肺經經脈所過處（上肢外側前方）疼痛、知覺與運動障礙、手掌發熱、咳嗽、胸悶、胸滿（胸部堵塞感）、口渴

LU 手太陰肺經

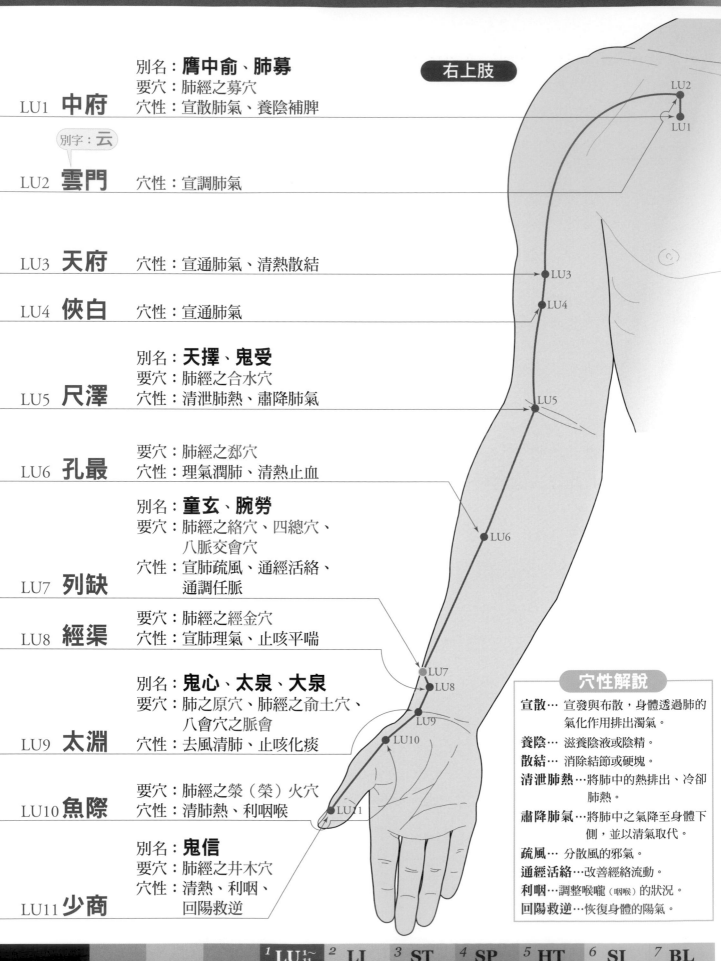

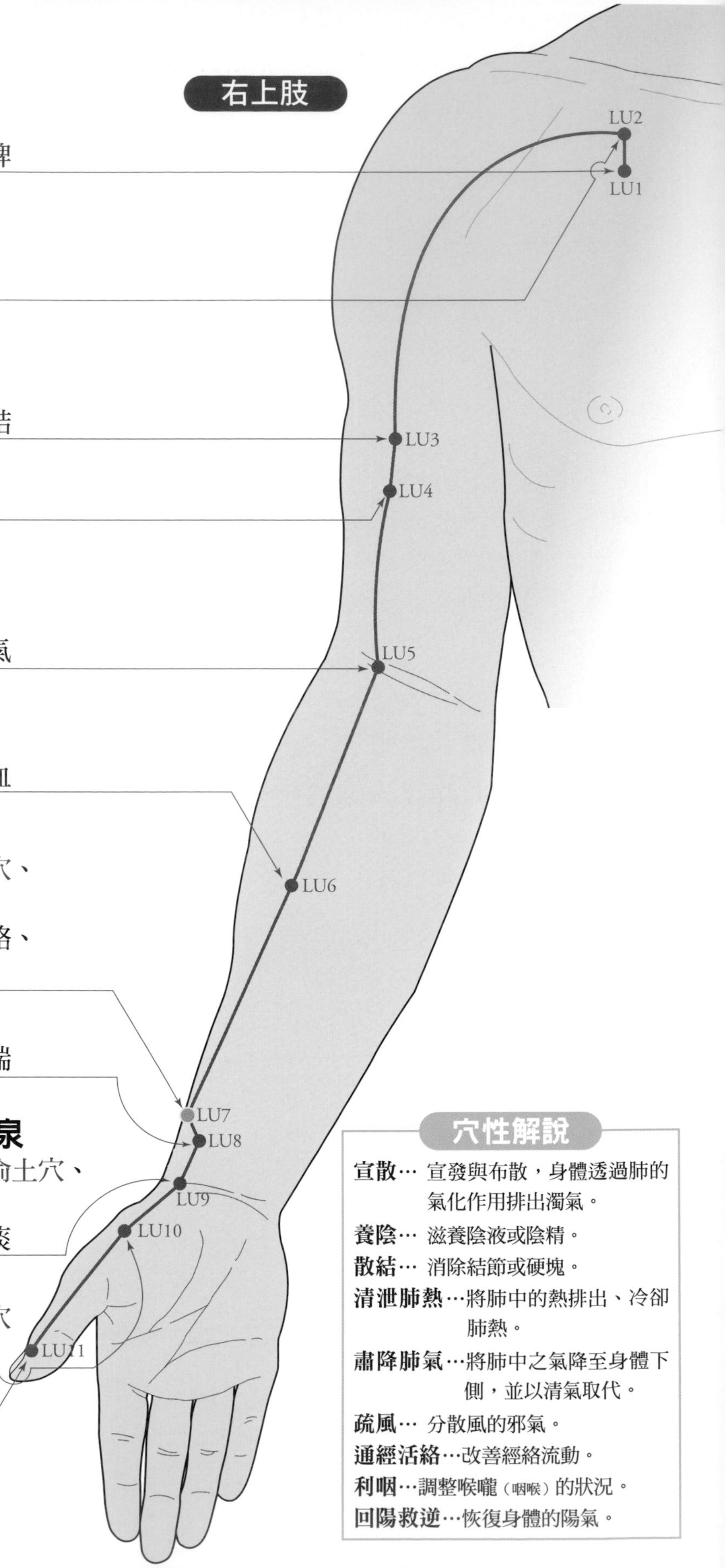

別名：**膺中俞、肺募**
要穴：肺經之募穴
穴性：宣散肺氣、養陰補脾

LU1 中府

別字：云

LU2 雲門

穴性：宣調肺氣

LU3 天府

穴性：宣通肺氣、清熱散結

LU4 俠白

穴性：宣通肺氣

別名：**天擇、鬼受**
要穴：肺經之合水穴
穴性：清泄肺熱、肅降肺氣

LU5 尺澤

要穴：肺經之郄穴
穴性：理氣潤肺、清熱止血

LU6 孔最

別名：**童玄、腕勞**
要穴：肺經之絡穴、四總穴、八脈交會穴
穴性：宣肺疏風、通經活絡、通調任脈

LU7 列缺

要穴：肺經之經金穴
穴性：宣肺理氣、止咳平喘

LU8 經渠

別名：**鬼心、太泉、大泉**
要穴：肺之原穴、肺經之俞土穴、八會穴之脈會
穴性：去風清肺、止咳化痰

LU9 太淵

要穴：肺經之滎（榮）火穴
穴性：清肺熱、利咽喉

LU10 魚際

別名：**鬼信**
要穴：肺經之井木穴
穴性：清熱、利咽、回陽救逆

LU11 少商

穴性解說

宣散…宣發與布散，身體透過肺的氣化作用排出濁氣。
養陰…滋養陰液或陰精。
散結…消除結節或硬塊。
清泄肺熱…將肺中的熱排出、冷卻肺熱。
肅降肺氣…將肺中之氣降至身體下側，並以清氣取代。
疏風…分散風的邪氣。
通經活絡…改善經絡流動。
利咽…調整喉嚨（咽喉）的狀況。
回陽救逆…恢復身體的陽氣。

手太陰肺經起自上腹部的中焦（中脘[任CV12]），接著向下繞過大腸，再往回至胃口（賁門），並穿過橫膈膜，最後回到肺。整條經脈由肺繞過氣管、喉頭後，於前胸（**中府、雲門**）連至腋窩，再出至體表，並依序行經上臂外前方（**天府、俠白**）、肘窩（**尺澤**）、前臂外側前方（**孔最、列缺、經渠**）、掌關節前方橫紋外側的橈動脈搏動處（**太淵**）、魚際外側（**魚際**），最後終於拇指外側前端（**少商**）。此外，另有其他支脈自前臂下側（列缺）行至食指外側前端（商陽[大LI1]），並連接至手陽明大腸經。

- **中府**的**中**代表中焦（→p.165）之氣，**府**則有「集中」之意，而中府便代表「**中焦之氣所聚集處**」。順帶一提，含有「府」字的地名（府中、駿府、長府）多為日本律令時代的「國府」，也就是地方行政中心，當然也是「集中」重要文件或財物的場所（但「別府」的名稱由來並不相同）。
- **雲門**的**雲**指的是肺氣，而雲門則是排出肺氣的**門**。此外，「云」則是形容熱氣渺渺上升的樣貌（以此類推，死者渺渺上升的靈氣→「魂」；「口中唸唸有詞或囁嚅貌」→「云」）。
- **天府**的**天**代表肺（肺位於五臟中最高處）；**府**為「集中」之意。
- **俠白**的**俠**為「夾」之意；**白**則與肺同屬於五行中的「金」。俠白穴位於左右側上肢包夾住「肺」處，故有此名稱。此外，根據《壽世保元》（明朝醫學書籍）記載，若以墨於乳頭作記號，並交叉上臂以「夾住」乳頭時，上臂沾有墨跡處便為俠白。
- **尺澤**的**澤**代表可集水的凹陷處；**尺**為象形字，代表**拇指與食指伸展的樣貌**。也就是說，長約一尺的前臂骨骼為「尺骨」，而此經穴位於**尺骨與上臂交界處的凹窩**，故稱為「尺澤」。
- **孔最**有以下兩種意義：一指此經穴位於**肱橈肌尺側的孔隙最深處**；另一說則指此經穴具有通竅（開通孔洞）效果。
- **列缺**的**列**為「並排」之意，而**缺**則代表「欠缺、破損」之意。經脈於此出現分支，並連接陽明大腸經，故有此稱。
- **經渠**的**經**為河川之意，**渠**則代表溝渠（此外，埋設於地底的溝渠或水道則稱為「暗渠」）。也就是說，經渠穴位於**橈動脈在橈骨與橈側屈腕肌間**的交會處。
- **太淵**的**太**代表「巨大」之意，**淵**則是「水深不見底」之處。因此，太淵代表「極深之處」，也就是**凹陷處**。而太淵穴便位於**橈骨與腕骨間的凹陷處**。
- **魚際**位於魚腹部（魚際）之邊**際**（赤白肉際）。
- **少商**的**少**為「末端」之意，而**商**則是五音之一，於五行概念中則與肺同屬「金」。

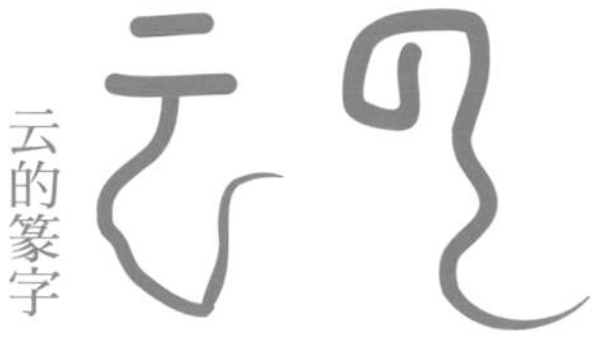

云字源自於「自雲中穿梭而出的龍尾」或「雲旋轉的形狀」等義。

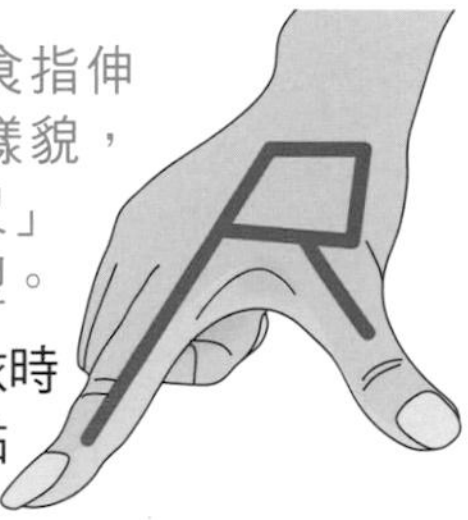

單位會依時代、地點而異。

1尺於現代日本為30.3cm，於現代中國為33.3cm，但於漢朝則約為23.1cm。

巠字指的是直線自上方框架筆直連至下方平台的樣貌。

經

經是由糸＋巠所組成的字，代表筆直穿過紡織機上的直線。**頸**為筆直的頸部，**脛**則代表筆直的小腿骨骼。

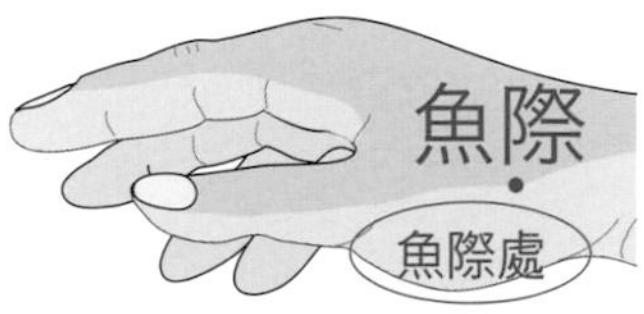

手掌容易出現色素沉積，並於手背與較無色素沉積的手掌間形成色澤交界，也就是所謂的「**赤白肉際**」。

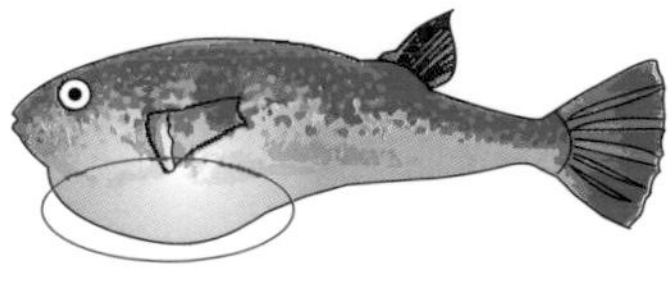

魚際外型類似魚的腹部，因此又稱為「魚腹」。

取穴法①
中府、雲門、天府、俠白、尺澤

LU1 中府

部位：位於前胸部與第一肋間同高之**鎖骨下窩**外側，以及前正中線向外**6寸**處

與此經穴有關的解剖學各部位：

- **前鎖骨上神經**（C4）分布於頸部至肩膀皮膚，屬於頸神經叢皮支
- 受胸內側（C8～T1）、外側神經（C5～C7）所支配的胸大肌與胸小肌。其中胸大肌可內轉肩關節，而胸小肌則可下壓肩胛骨
- 受肌皮神經（C5～C7）所支配，並可屈曲、外展肘關節的肱二頭肌短頭，以及可屈曲、內轉肘關節的喙肱肌
- **胸肩峰動**、靜脈位於腋窩，可供給胸大肌、肩峰、三角肌營養
- 頭靜脈位於皮下，並流入腋靜脈

鎖骨下窩（鎖骨胸肌三角）

位於鎖骨正下方，並介於胸大肌、三角肌間的凹陷處（如下圖中的虛線處）。此下方為胸大肌的鎖骨部分。

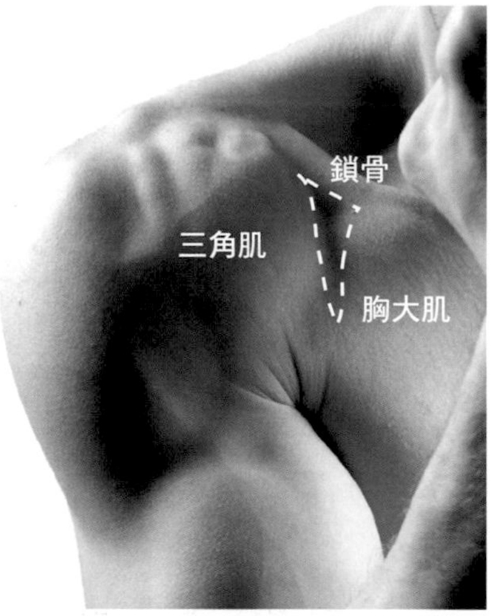

長時間外展手臂並高舉過頭，擺出如抓住吊環般的姿勢，便易壓迫位於**胸小肌**與胸廓間的臂神經叢或血管，並出現手臂麻痺、疼痛等症狀，稱為**「過外放症候群」**（屬胸廓出口綜合症）。

LU2 雲門

部位：位於前胸部之**喙狀突**內側及**鎖骨下窩**凹陷處，以及前正中線向外**6寸**處

與此經穴有關的解剖學各部位：

- **前鎖骨上神經**（C3～C4）分布於頸部至肩膀皮膚，並屬於頸神經叢皮支
- 喙突鎖骨韌帶由圓錐韌帶與梯形韌帶所構成
- **胸肩峰動**、靜脈為位於腋窩的動、靜脈，可供給胸大肌、肩峰、三角肌等處營養

雲門的取穴法

- 用力屈曲上臂後稍微外轉，找出鎖骨胸肌三角（鎖骨下窩）的位置，並於其中央處取之。
- **氣戶**（ST13・胃）、**俞府**（KI27・腎）、**璇璣**（CV21・任）、**雲門**皆位於鎖骨下緣處。

中府的取穴法

- 於**雲門**（LU2）向下1寸處取之。
- **庫房**（ST14・胃）、**彧中**（KI26・腎）、**華蓋**（CV20・任）、**中府**等穴位皆與第一肋間同高。

骨度

前正中線至喙狀突內側的距離為**6寸**。

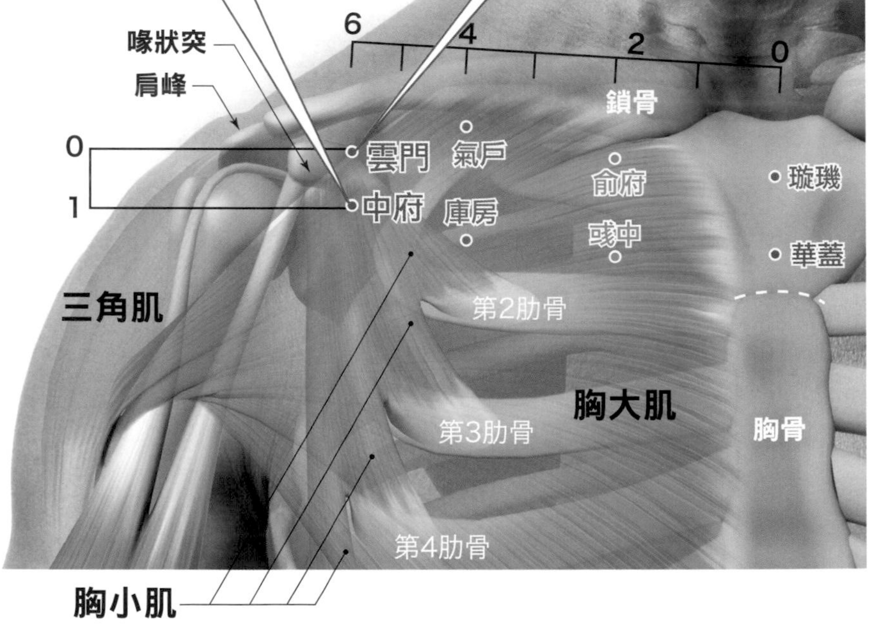

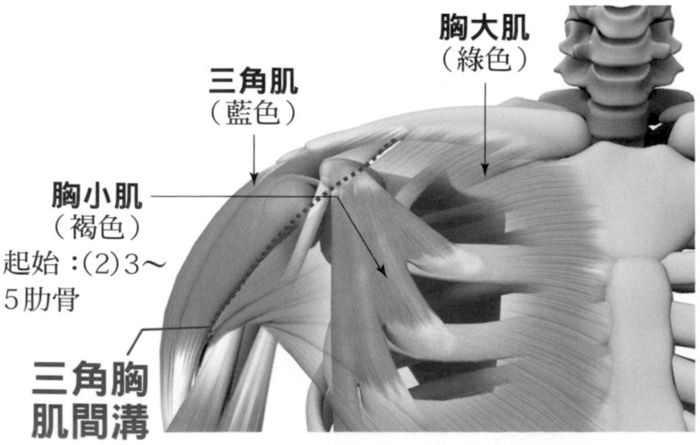

三角胸肌間溝

位於三角肌鎖骨部前端與胸大肌鎖骨部外側間。此外，**頭靜脈**亦行經此處，並與腋靜脈匯流，再流入鎖骨下靜脈。

● 共有三條韌帶（喙突鎖骨韌帶、喙突肩峰韌帶：梯形韌帶與圓錐韌帶）與三條肌肉（胸小肌的止端、喙肱肌與肱二頭肌起端）附著於**喙狀突**。當這些韌帶與肌肉承受壓力時，易產生**喙狀突炎**。

LU3 天府

部位：位於上臂外側前方與肱二頭肌外側，以及**腋窩橫紋**前端向下**3寸**處

與此經穴有關的解剖學各部位：

- **臂外側上皮神經**（C5～C6）分布於上臂外側上方皮膚，並屬於腋神經皮支
- 受肌皮神經（C5～C7）所支配，並可屈曲、外展肘關節的**肱二頭肌長頭**，以及可屈曲肘關節的**肱肌**
- **頭靜脈**位於皮下，並流入腋靜脈

天府的取穴法

找出腋窩橫紋前端與尺澤（LU5）的延伸線，並於距離腋窩橫紋前端3分之1處取之。

俠白的取穴法

● 於肱二頭肌的外側，也就是腋窩橫紋前端向下4寸處取之。

尺澤的取穴法

● 屈曲手肘，於肘窩橫紋上找出**曲池**（LI11・大腸）以及**曲澤**（PC3・心包），並於兩者位置間取之。
● **尺澤**（LU5）與**曲澤**分別位於肱二頭肌肌腱的兩端。

骨度

腋窩橫紋前端～
尺澤：9寸

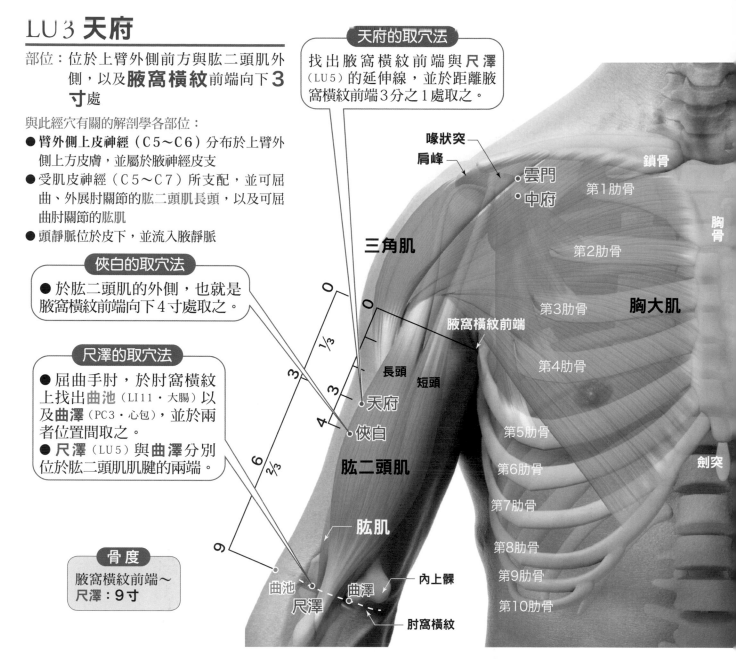

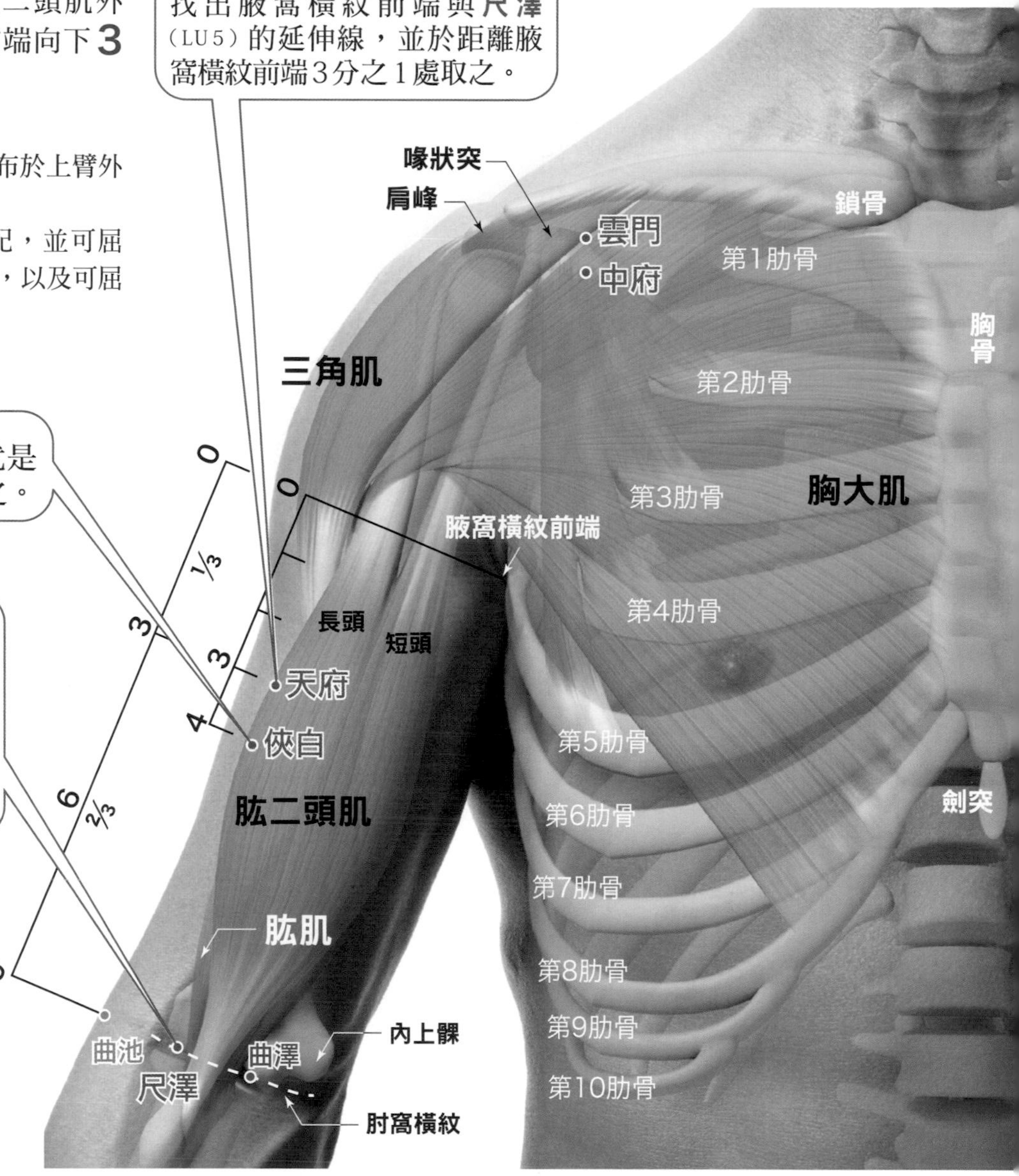

LU4 俠白

部位：位於上臂外側前方與肱二頭肌外側，以及**腋窩橫紋**前端向下**4寸**處

與此經穴有關的解剖學各部位：

- **臂外側上皮神經**（C5～C6）屬於腋神經皮支，並分布於上臂外側上方皮膚
- 受肌皮神經（C5～C7）所支配，並可屈曲、外展肘關節的**肱二頭肌長頭**，以及可屈曲肘關節的**肱肌**
- **肱深動、靜脈**為肱動、靜脈的分支，負責供給肱二頭肌、三角肌、肱三頭肌等部位營養

LU5 尺澤

部位：位於手肘前方之**肘窩橫紋**上側，以及**肱二頭肌肌腱**外側的凹陷處

與此經穴有關的解剖學各部位：

- **前臂皮神經**（C6）屬於肌皮神經的皮支，並分布於前臂的外側皮膚
- **肱橈肌**受橈神經所支配，可屈曲肘關節
- **肱肌**受肌皮神經（C5～C7）所支配，可屈曲肘關節
- **橈側副動、靜脈**屬於肱深動、靜脈的分支
- **頭靜脈**位於皮下，並流入腋靜脈

LU6 孔最

部位：位於前臂外側前方之尺澤（LU5）與太淵（LU9）連接線上，以及**掌關節掌側紋**向上**7寸**處

與此經穴有關的解剖學各部位：

- **前臂皮神經**（C6）屬於肌皮神經的皮支，並分布於前臂外側皮膚
- **肱橈肌**由橈神經深支（肌支）（C5～T1）所支配，可屈曲肘關節
- **旋前圓肌**由正中神經（C5～T1）所支配
- **橈動、靜脈**位於肘窩內側，屬肱動、靜脈的分支，負責供給橈側前臂肌肉營養
- **頭靜脈**位於皮下，並流入腋靜脈

LU7 列缺

部位：位於橈側前臂之外展拇長肌肌腱與伸拇短肌肌腱間，以及**掌關節掌側橫紋**向上**1.5寸**處

與此經穴有關的解剖學各部位：

- **前臂皮神經**（C6）分布於前臂外側皮膚，屬於肌皮神經的皮支
- **肱橈肌（肌腱）、外展拇長肌（肌腱）、伸拇短肌肌腱**皆由橈神經深支（肌支）（C5～T1）所支配，可屈曲肘關節
- **旋前方肌**是由正中神經（C5～T1）所支配
- **橈動、靜脈**位於肘窩內側，屬肱動、靜脈的分支，負責供給橈側前臂肌肉營養
- **頭靜脈**位於皮下，並流入腋靜脈

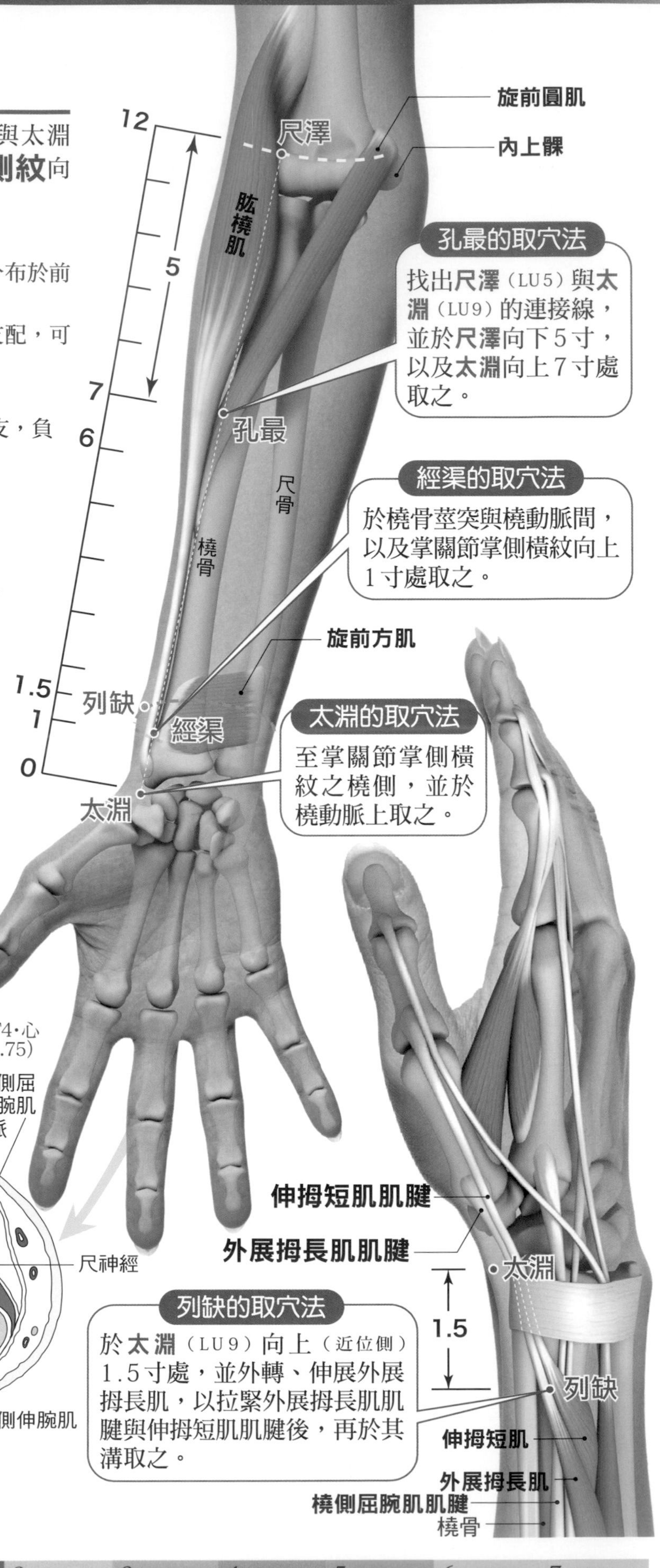

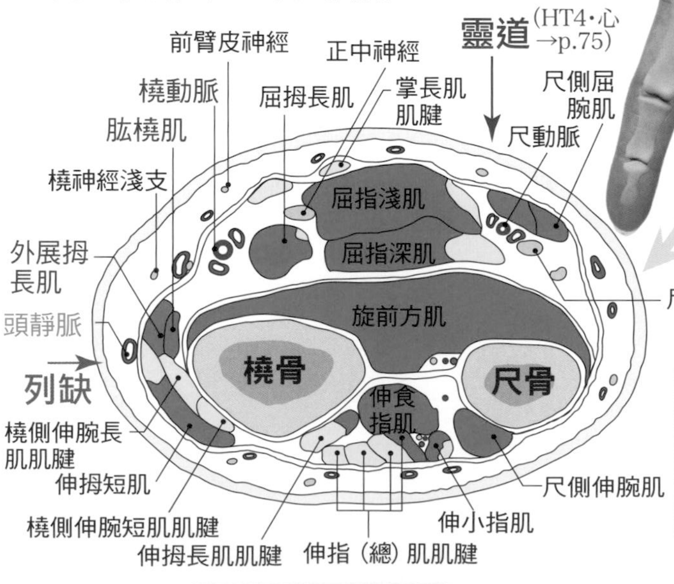

列缺之穴位斷層圖

魚際位於手掌魚際處，並由①外展拇短肌（正中神經）、②對掌拇肌（正中神經）、③屈拇短肌（淺頭：正中神經、深頭：尺神經）、④內收拇肌（尺神經）所構成。正中神經麻痺時，魚際易麻痺或萎縮，並引發腕隧道症候群，也就是「滑鼠手」。

LU 8 經渠

部位：位於前臂外側前方之橈骨莖突※1與橈動脈間，以及**掌關節掌側橫紋**向上**1寸**處

與此經穴有關的解剖學各部位：

- **前臂皮神經**（C5～C7）分布於前臂外側皮膚，為肌皮神經的皮支
- ● **橈神經淺支**（**皮支**：C5～C8，T1）
- **肱橈肌**（**肌腱**）與**外展拇長肌**（**肌腱**）由橈神經深支（肌支，C7～T1）所支配，可屈曲肘關節
- **橈動**、**靜脈**位於肘窩內側，屬肱動、靜脈的分支，負責供給橈側前臂肌肉營養
- 此穴位深處為橈骨莖突，也就是肱橈肌肌腱的止端

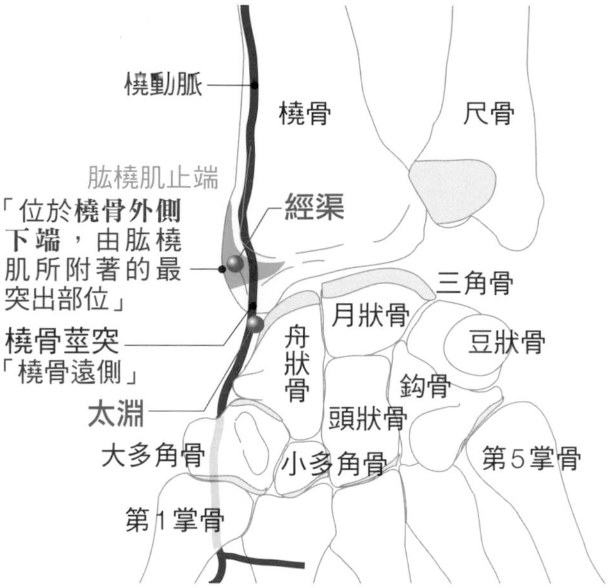

橈動脈
橈骨
尺骨
肱橈肌止端
「位於橈骨外側下端，由肱橈肌所附著的最突出部位」
經渠
三角骨
橈骨莖突
「橈骨遠側」
月狀骨
舟狀骨
豆狀骨
鉤骨
太淵
頭狀骨
大多角骨
小多角骨
第5掌骨
第1掌骨

※1在解剖學書籍中，「橈骨莖突」多稱為「橈骨遠側」，而非「肱橈肌止端」。雖然經渠（LU8）的實際位置為「肱橈肌止端」，但無論中日韓等國或WHO／WPRO等機構皆以「橈骨莖突」標示其穴位。此外，在古典解剖學中，該部位則稱為「高骨」或「關」。

LU 9 太淵

部位：位於掌關節外側前方**橈骨莖突**與**舟狀骨**間，以及**外展拇長肌肌腱**的尺側凹陷處

與此經穴有關的解剖學各部位：

- **前臂皮神經**（C5～C7）分布於前臂外側皮膚，為肌皮神經的皮支
- **橈神經淺支**（**皮支**：C5～C8，T1）
- **橈側屈腕肌**（**肌腱**）由橈神經分支，也就是後骨間神經所支配
- ● **橈動**、**靜脈**位於肘窩內側，屬肱動、靜脈的分支，負責供給橈側前臂肌肉營養
- **頭靜脈**位於皮下，並流入腋靜脈

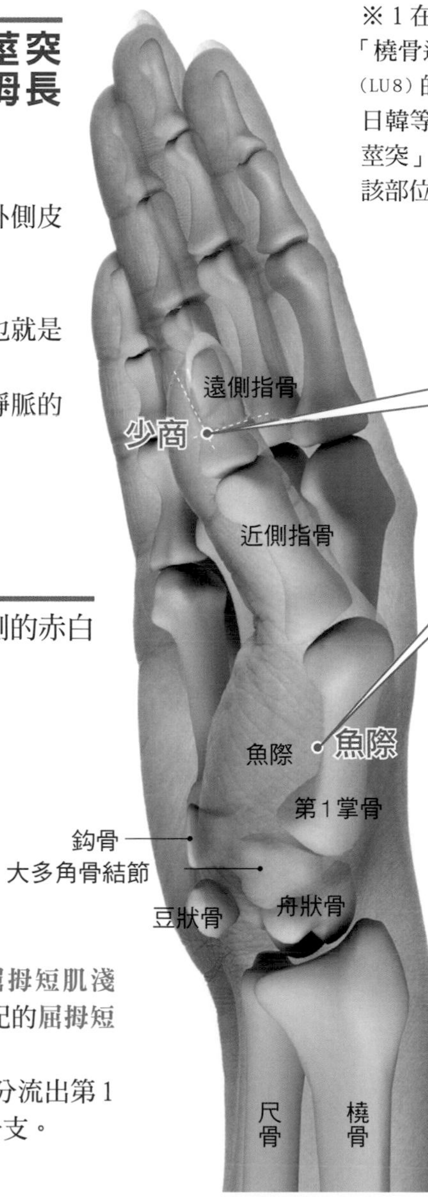

遠側指骨
少商
近側指骨
魚際
魚際
第1掌骨
鉤骨
大多角骨結節
豆狀骨
舟狀骨
尺骨
橈骨

少商的取穴法

於拇指指甲根部近側與橈側的交點取之。

魚際的取穴法

於第1掌骨中央橈側的赤白肉際凹陷處取之。

LU 10 魚際

部位：位於手掌**第1掌骨**中央橈側的赤白肉際處

與此經穴有關的解剖學各部位：

- **正中神經手掌支**（C5～T1）分布於此處皮膚
- **橈神經淺支**（**皮支**，C5～T1）分布於手背橈側部位的皮膚
- ● **外展拇短肌**、**對掌拇肌**由正中神經（C6～C7）所支配
- ● 由正中神經（C6～C7）所支配的**屈拇短肌淺頭**，以及由尺神經（C6～C7）所支配的**屈拇短肌深頭**
- ● **拇主動**、**靜脈**通過對掌拇肌之下，並分流出第1掌側指固有動、靜脈，屬於橈動脈的分支。

LU 11 少商

部位：位於拇指遠側指骨橈側之指甲近側向外**0.1寸**（指寸）處，也就是指甲橈側邊緣線與指甲底側水平線的交點

與此經穴有關的解剖學各部位：

- ● **橈神經淺支**（**皮支**，C5～T1）分布於拇指遠側指骨的手背皮膚
- ● **拇主動脈分支**，也就是**指掌側固有動脈**（又稱為**拇指橈側動脈**）
- ● 拇指的**指甲下角**

關於「穴性」

本書除了經穴部位、解剖、生理學、專有名詞解說外，亦記載各經穴的穴性。簡單來說，穴性便是經穴所具有的作用與治療效果。

1930年代，羅兆琚於中國《針灸雜誌》連載的《實用針灸指要》中，首次針對穴性理論進行明確報告（譚源生）。根據此報告，可知穴性理論自起源至今僅經歷約80年，比起歷史悠久的針灸學，仍屬於較新穎的理論。

穴性指的是某個經穴針對經脈的影響、具有治療效果的症狀、疾患、疾病，以及對人體的作用。譚源生更將中醫的藥性理論（如西洋醫學的藥理理論）應用於穴性上，並定義出經穴的有效性與作用。不過，日本多數的針灸師並不會根據湯液概念進行臨床治療，因此較難理解藥性應用於經穴的理論。

舉例來說，葛根湯為著名的感冒藥，共包含七種素材（單味、藥材）。其中葛根在藥性理論的大分類屬於「解表劑（促進發汗、發散的藥劑）」，中分類為辛涼解表劑（具冷卻解表功能之藥劑）。也就是說，葛根較適合緩解風寒初起之時，身體發熱卻無法發汗、肩頸僵硬、頭重等狀態，或是頭痛或肌肉疼痛時做為解表（透過發汗除去肌表的邪氣）之用。因此，葛根湯為適合感冒初期服用的藥劑。將單味中藥具有的作用進行整理、分類之理論，便為藥性理論。

那麼，藥性理論又該如何應用於經穴的穴性呢？

首先，若以感冒的針灸治療來說，在「解表類」中，屬於「發散風寒類」的經穴為：風池、風府、風門、列缺、頭維、四白、玉枕、天柱；而屬於「發散風熱類」的經穴則是：魚際、少商、中府、尺澤、大椎、曲池、合谷。這些經穴皆為主治感冒的經穴，我們可利用這些經穴進行治療。

若能將每個經穴依藥性理論般依功能進行分類，就可統整成一組治療體系，也較易確立出經穴處方學。

穴性學在中國雖已成為一種理論，但目前針對穴性的臨床實證仍未完善。因此，我期待未來能出現更多經穴的實際作用、有效性、治效作用、治效理論，以及這些理論與穴性的明確關係等根據，並使穴性學紮根於針灸理論體系。（形）

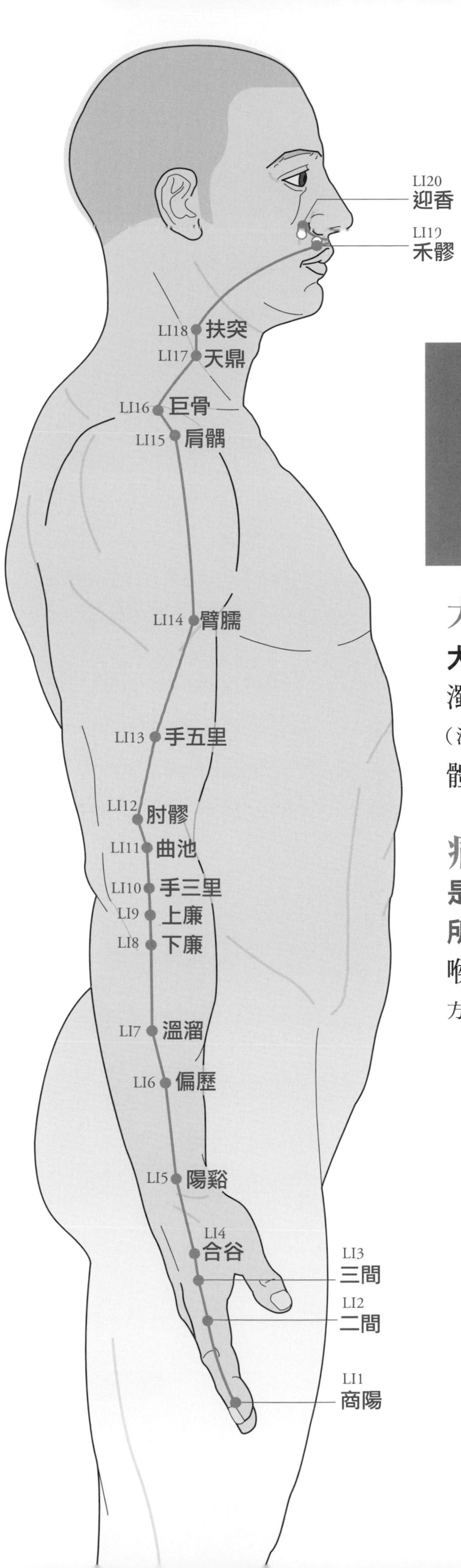

Chapter 2

手陽明大腸經

LI（Large Intestine Meridian）

大腸主掌傳化

大腸為**「傳導之官」**，負責於小腸分出清濁後，接收食物殘渣，並吸收其中水液（津液），再形成糞便傳送至大腸末端以排出體外。

病證

是動病：牙齒疼痛、頸部或喉嚨腫痛

所生病：眼睛發黃、口渴、鼻塞、鼻血、喉嚨腫痛、大腸經經脈所過處（上肢外側後方）疼痛、知覺與運動障礙、食指疼痛

LI 手陽明大腸經 ①手、前臂

LI1 **商陽**
別名：**絕陽**
要穴：大腸經之井金穴
穴性：泄熱消腫、開竅醒神

LI2 **二間**
別名：**間谷**
要穴：大腸經之滎（榮）水穴
穴性：散風、清熱、消腫

LI3 **三間**
別名：**少谷**
要穴：大腸經之俞木穴
穴性：散風、行氣、清熱

LI4 **合谷**
別名：**虎口**
要穴：大腸的原穴、四總穴
穴性：鎮痛安神、神經活絡、疏風解表

LI5 **陽谿**
別名：**中魁**
要穴：大腸經之經火穴
穴性：清熱散風、明目利咽

LI6 **偏歷**
要穴：大腸經之絡穴
穴性：清熱疏肺、通調水道

LI7 **溫溜**
別字：留
別名：**逆注、蛇頭、池頭**
要穴：大腸經之郄穴
穴性：清熱解毒、調理腸胃

LI8 **下廉**
穴性：通腑氣、利關節

LI9 **上廉**
穴性：通腑氣、利關節

LI10 **手三里**
別名：**鬼邪、三里**
穴性：去風通絡、調理腸胃、消腫止痛

也可稱為「三里」，但為與足三里（→p.32）作區分，故加上「手」字。

LI11 **曲池**
別名：**鬼臣**
要穴：大腸經之合土穴
穴性：去風解表、清熱利濕、調和氣血

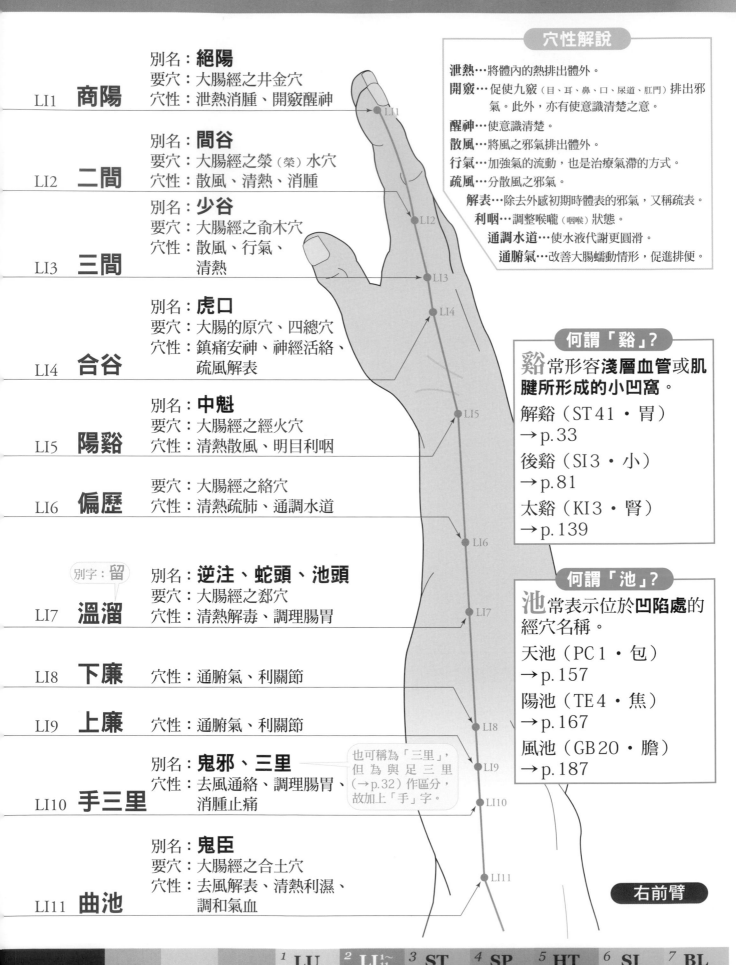

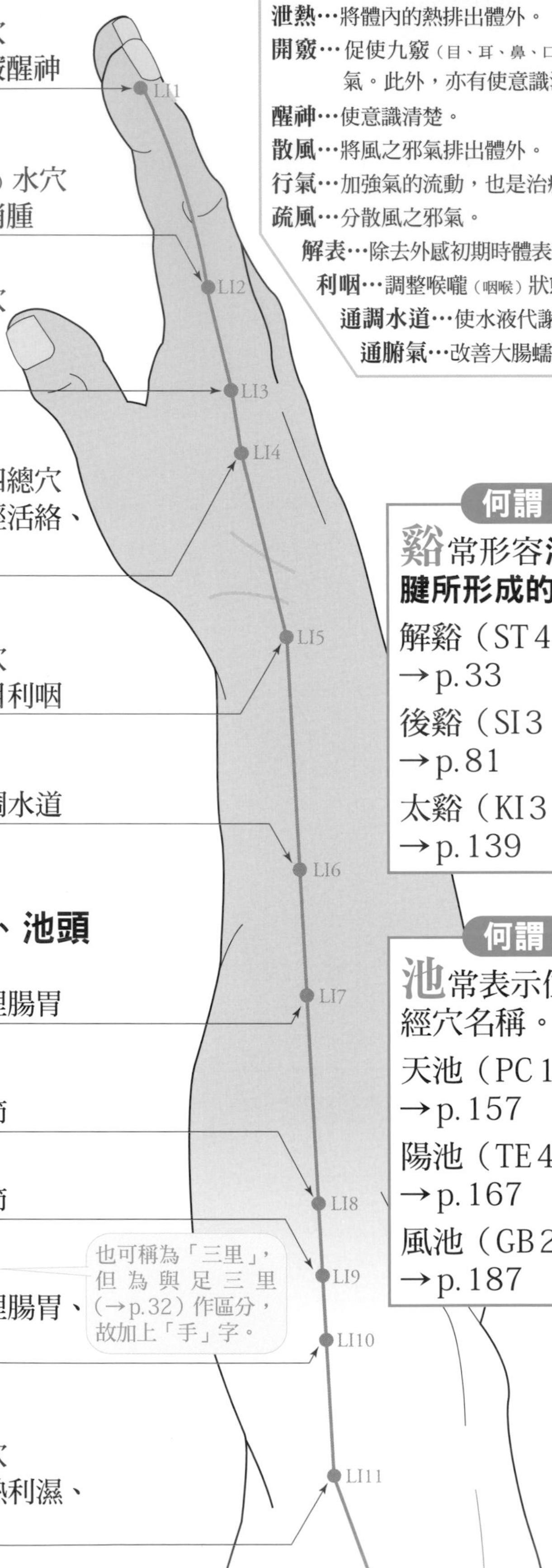

右前臂

穴性解說

泄熱…將體內的熱排出體外。
開竅…促使九竅（目、耳、鼻、口、尿道、肛門）排出邪氣。此外，亦有使意識清楚之意。
醒神…使意識清楚。
散風…將風之邪氣排出體外。
行氣…加強氣的流動，也是治療氣滯的方式。
疏風…分散風之邪氣。
解表…除去外感初期時體表的邪氣，又稱疏表。
利咽…調整喉嚨（咽喉）狀態。
通調水道…使水液代謝更圓滑。
通腑氣…改善大腸蠕動情形，促進排便。

何謂「谿」？

谿常形容**淺層血管**或**肌腱所形成的小凹窩**。

解谿（ST41・胃）→p.33
後谿（SI3・小）→p.81
太谿（KI3・腎）→p.139

何謂「池」？

池常表示位於**凹陷處**的經穴名稱。

天池（PC1・包）→p.157
陽池（TE4・焦）→p.167
風池（GB20・膽）→p.187

手陽明大腸經承接手太陰肺經的脈氣，起自食指外側前端（**商陽**），繞過食指外側（**二間**、**三間**），並行走至第1、第2掌骨間手背處，再出至體表，行入伸拇長、短肌肌腱間（**陽谿**）。接著，手陽明大腸經會沿著橈骨上至前臂外側後方（橈側伸腕長肌與橈側伸腕短肌，**偏歷**、**溫溜**、**下廉**、**上廉**、**手三里**），最後終於肘窩橫紋外側（**曲池**）。

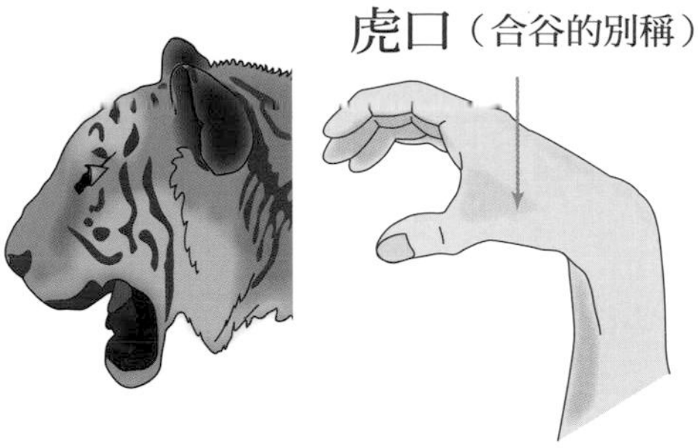

- **商陽**的**商**為陰陽五行說的五音之一，與「肺或大腸」屬於同行（→p.141）。**陽**則是代表位於手背（指掌關節背面）的陽經。
- **二間**為位於第**二**節（近側指間關節[PIP關節]）的經穴，也是大腸經的第二個經穴。
- **三間**為位於第**三**節（掌指關節[MIP關節]）的經穴，也是大腸經的第三個經穴。
- **合谷**的**谷**，以及其別名「虎口」皆代表拇指與食指展開時的樣貌。
- **陽谿**的**陽**為陽側（以手來說則是手背），而谿則是指橈骨窩的凹陷處。
- **偏歷**的**偏**代表「單側」，**歷**則有「繞行」的意思，因此偏歷便為「繞行」前臂背側之經絡的經穴。此外，另有一說指**偏**為「傾斜」的意思，代表大腸經的**絡穴**偏歷「傾斜」至肺經之樣貌。
- **溫溜**的**溫**為「溫暖」，**溜**則是「保留」的意思。因此，溫溜指的便是將「溫暖」注入體內保留之意。
- **下廉**的**廉**可代表菱形的「角」，或是「簾子」的意思。下廉為屈曲手肘時，可於手肘深處之骨稜尺側下方取得的經穴。此外，廉代表上廉、下廉兩處經穴所在處的肌肉（橈側伸腕長、短肌）。
- **上廉**則是位於下廉**上**方的經穴。
- **手三里**的**里**為「氣血集合」之處，也可代表聚集人群的「村落」。手三里位於距曲池2寸處，但也有學說認為手三里應距離曲池3寸。在經穴名中，1里代表1寸，而前臂的1寸便等於前臂長度的1/12。
- **曲池**代表屈**曲**手肘時的凹陷處。

取穴法① 商陽、二間、三間、合谷

LI 1 商陽

部位：位於食指遠側指骨橈側，以及指甲下角近位向外**0.1寸**（指寸），也就是指甲橈側邊緣線與指甲底部水平線交點處

與此經穴有關的解剖學各部位：

- **正中神經之指掌側固有神經**（C7）分布於食指手背皮膚
- **指背動脈**自橈動脈與尺動脈之背側指支，並延伸至掌背動脈
- 食指指甲下角

LI 2 二間

部位：位於食指掌指關節橈側遠端凹陷處之赤白肉際

與此經穴有關的解剖學各部位：

- **橈神經淺支**（**皮支**，C5~T1）分布於手背橈側皮膚
- 第一背側骨間肌（肌腱）受尺神經所支配，可外旋食指
- **指背動脈**起自橈動脈與尺動脈的腕背動脈網，並延伸至掌背動脈
- 深處為食指之近側指骨基底

商陽的取穴法

找出食指指甲根部近側緣，以及外側緣的交點後取之。

二間的取穴法

於第二掌指關節遠側、橈側的凹陷處取之。

三間的取穴法

於第二掌骨關節近位的橈側凹陷處取之。

合谷的取穴法

於第二掌骨外側中央取之。

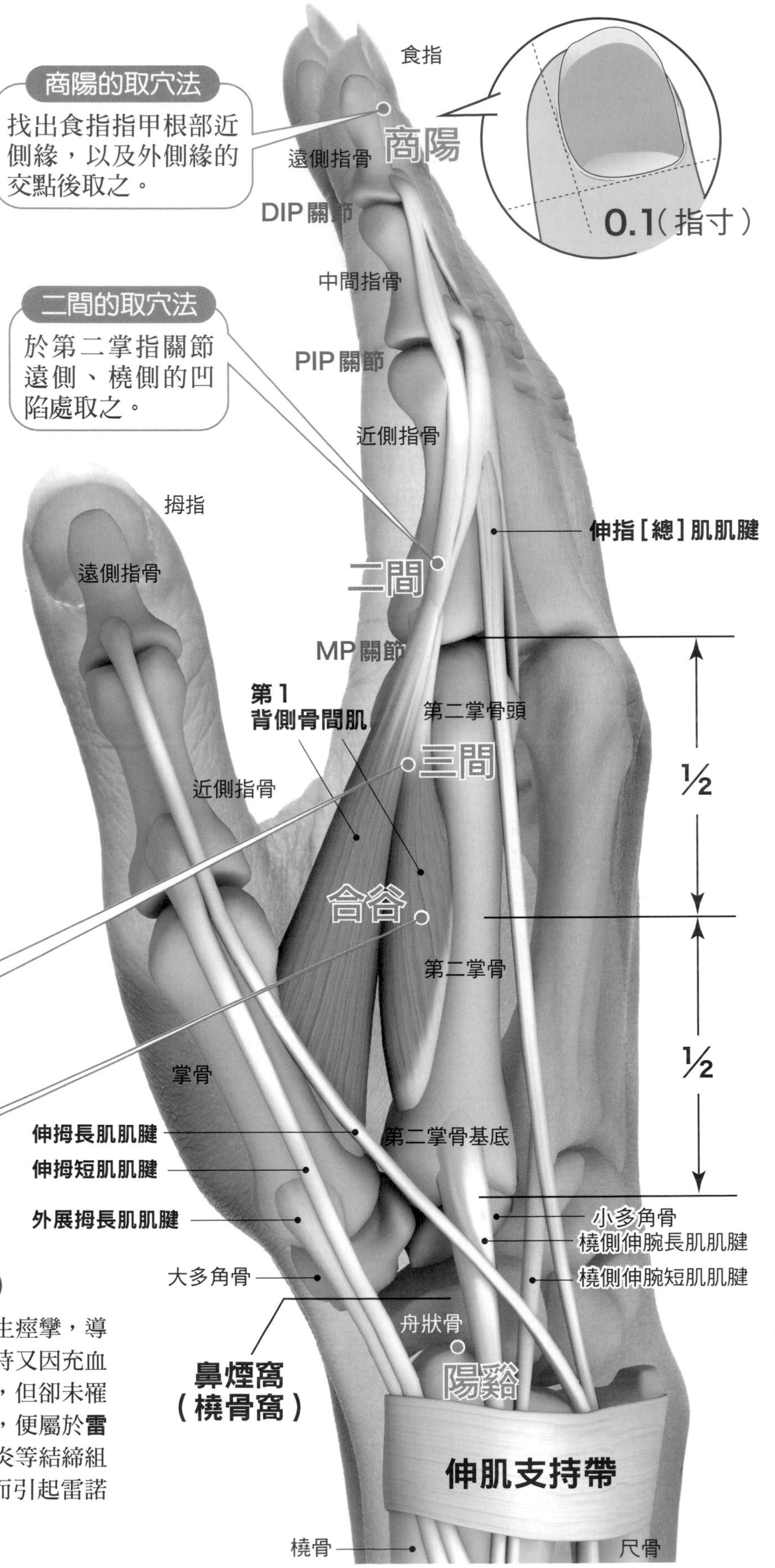

雷諾氏現象（疾病、症候群）

手指或腳趾的小動脈因寒冷或精神壓力產生痙攣，導致手指皮膚發白、發紺，但狀況恢復正常時又因充血而發紅，稱為**雷諾氏現象**。出現上述現象，但卻未罹患各種基礎疾患，也就是病症原因不明時，便屬於**雷諾氏症**；而罹患如硬皮症、類風濕性關節炎等結締組織疾病，或因 β 受體阻滯藥等部分藥物而引起雷諾氏現象時，則屬於**雷諾氏症候群**。

合谷具有極佳鎮痛效果，可緩解上肢疼痛、麻木、麻痺，是使用頻率較高的經穴。在古典醫學中，合谷為大腸經的原穴，因此可治療各種大腸疾患與大腸經的異常。此外，合谷亦屬於四總穴之一（雙目之病收於合谷），可治療顏面、頭部疼痛（頭痛、齒痛、喉嚨疼痛）。

LI3 三間

部位：位於食指指背，也就是掌指關節橈側近端凹陷處

與此經穴有關的解剖學各部位：

- **橈神經淺支**（皮支，C5～T1）分布於手背橈側皮膚
- **第一背側骨間肌**（肌腱）受尺神經（C8～T1）所支配，可外旋食指
- **第一蚓狀肌**受正中神經所支配，可屈曲食指近側指骨
- **指背動脈**起自橈動脈與尺動脈等腕背動脈網，並延伸至掌背動脈
- 針通過第二掌骨掌側

LI4 合谷

部位：位於手背之第二掌骨中央橈側

與此經穴有關的解剖學各部位：

- **橈神經淺支**（皮支，C5～T1）分布於食指指背皮膚
- **第一背側骨間肌**（肌腱）受尺神經所支配，可外旋食指
- 第一**掌背動脈**源自橈動脈與尺動脈所構成的腕背動脈網
- **手背靜脈網**源自頭靜脈
- 針通過第一、第二掌骨之間

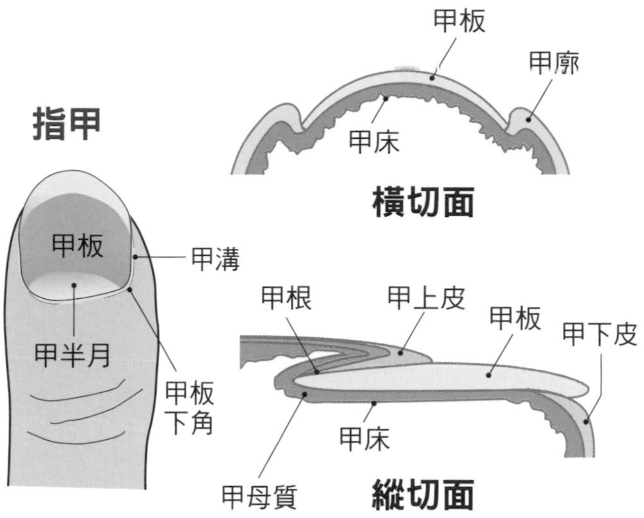

指甲陷入皮膚表皮，而表皮角質層角化變硬處為**甲板**，其下方的結締組織則稱為甲床。構成甲床的基部稱為**甲母質**，指甲上可見的白色**甲半月**則是指甲角化不完全的部分。

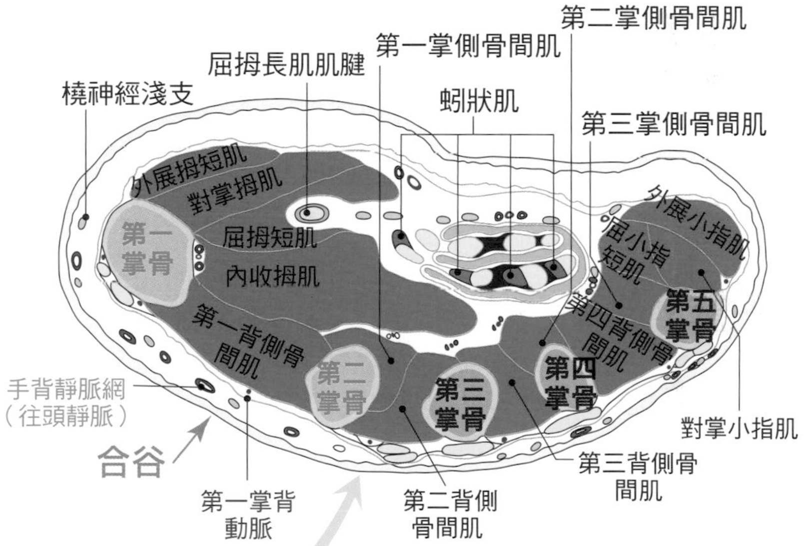

合谷之穴位斷層圖

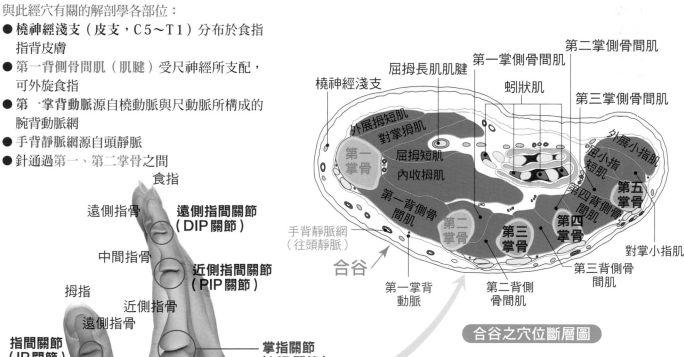

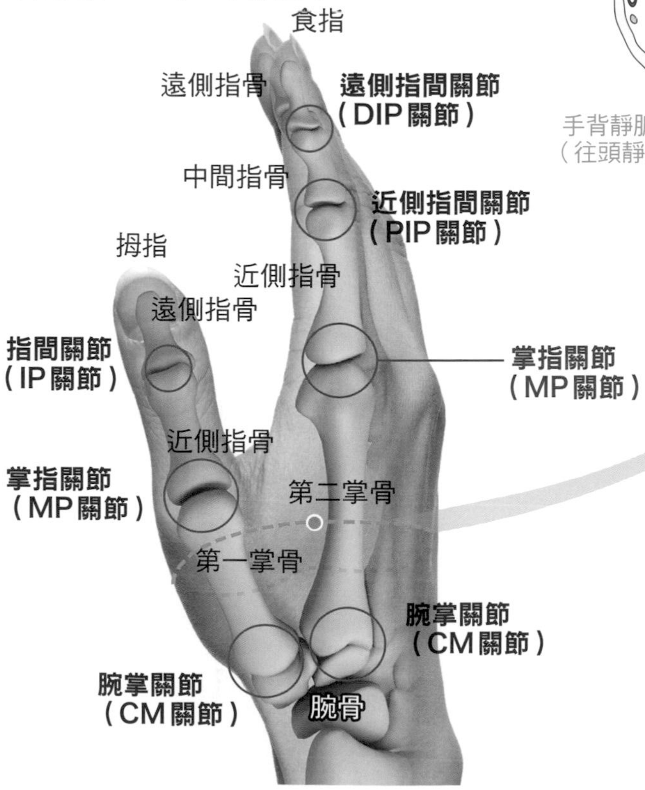

掌指關節

MP 關節可與近側指間關節一同屈曲，以握住物體。MP 關節外型屬於**多軸性球窩關節**，並受掌側韌帶（掌側板）與側副韌帶所控制，進行**屈曲**、**伸展**、**外旋**、**內轉**等運動。此外，當手握物體時，MP 關節之側副韌帶則會收縮，使關節無法外旋、內轉，以穩定關節，加強握力。

LI5 陽谿

部位：位於背側掌關節橫紋橈側與橈骨莖突遠側，也就是橈骨窩凹陷處

與此經穴有關的解剖學各部位：

- **橈神經淺支**（**皮支**，C6）分布於手腕背側皮膚
- 與外展拇長肌（肌腱）受同一滑液（腱）鞘所包覆，並通過第一腔室的**伸拇短肌**（**肌腱**），以及通過第三腔室的**伸拇長肌**（**肌腱**）
- **橈動脈之背側掌支**源自肱動脈，並於肘窩之肱二頭肌肌腱內側出現分支
- 頭靜脈延續至手背靜脈網
- 此穴位深處為舟狀骨

鼻煙窩（橈骨窩）

用力外展拇指時，**伸拇長肌肌腱**、**外展拇長肌肌腱**與**伸拇短肌肌腱**之間出現的凹陷處，稱為橈骨窩。**橈動脈**通過橈骨窩下方，其深處則為大多角骨與舟狀骨。此外，以往人們常將粉末狀的鼻煙放置於此凹窩後，以手接近鼻子吸食，故橈骨窩又稱為**「解剖學上的鼻煙窩」**、**「tabatiere」**（法文「鼻煙窩」之意）。

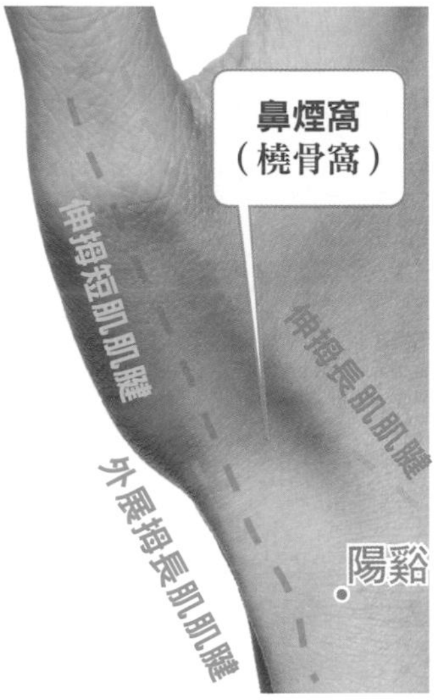
鼻煙窩
（橈骨窩）
伸拇短肌肌腱
伸拇長肌肌腱
外展拇長肌肌腱
陽谿

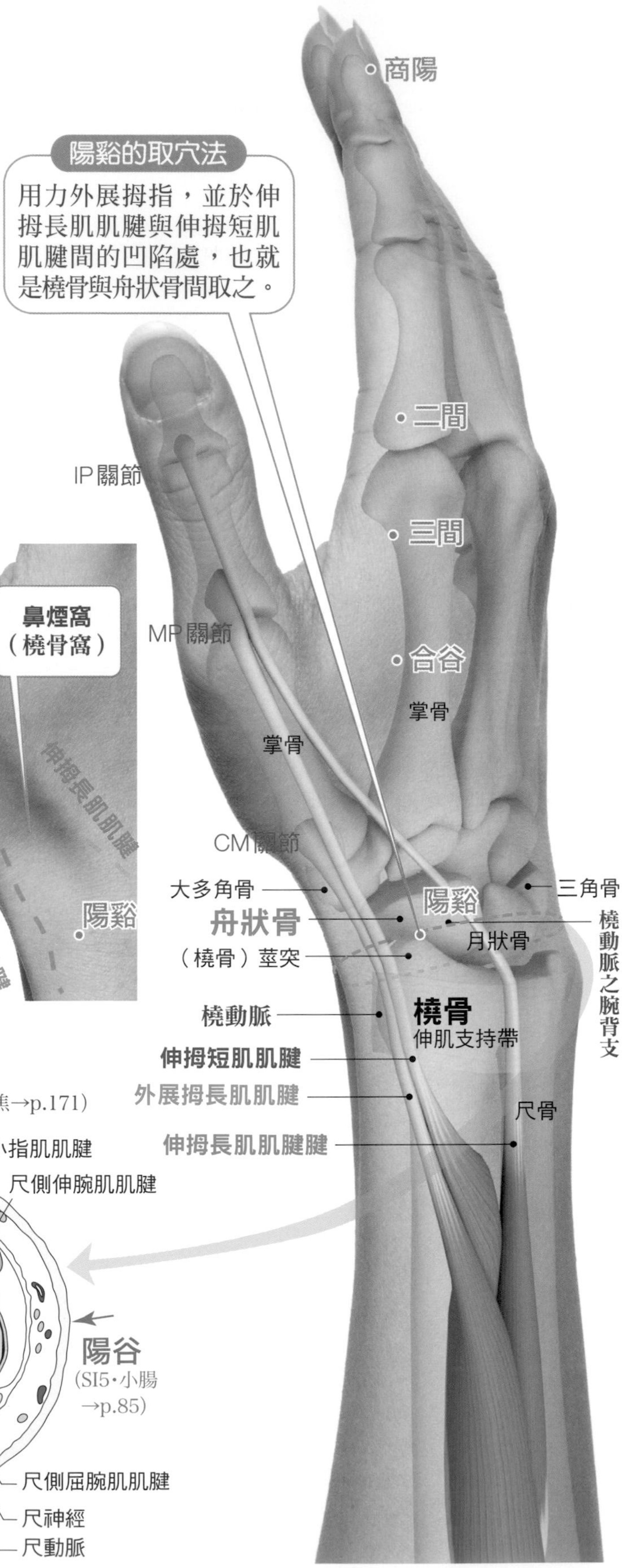
商陽
陽谿的取穴法
用力外展拇指，並於伸拇長肌肌腱與伸拇短肌肌腱間的凹陷處，也就是橈骨與舟狀骨間取之。
IP關節
二間
三間
MP關節
合谷
掌骨
掌骨
CM關節
大多角骨
三角骨
陽谿
舟狀骨
橈動脈之腕背支
月狀骨
（橈骨）莖突
橈動脈
橈骨
伸肌支持帶
伸拇短肌肌腱
外展拇長肌肌腱
尺骨
伸拇長肌肌腱腱

陽谿之穴位斷層圖

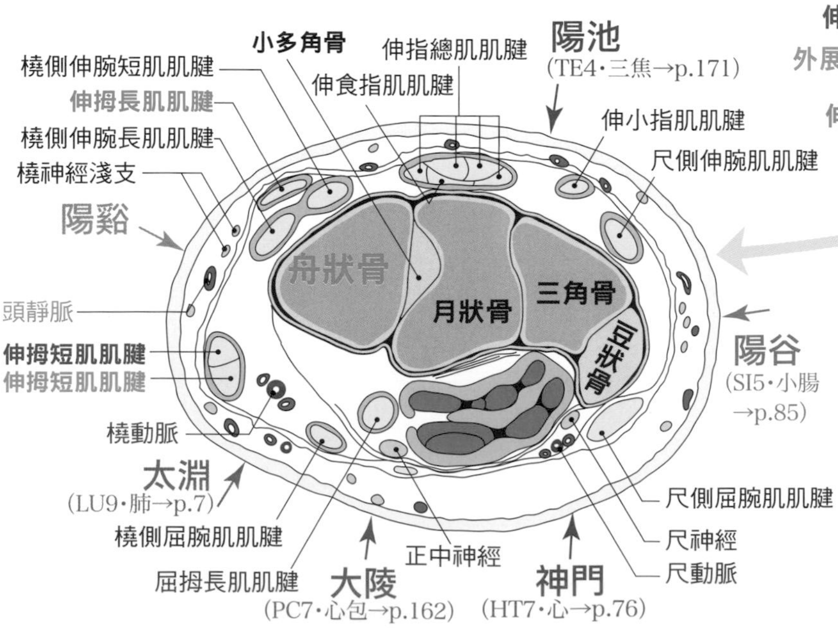
小多角骨
伸指總肌肌腱
陽池
(TE4・三焦→p.171)
橈側伸腕短肌肌腱
伸拇長肌肌腱
伸食指肌肌腱
伸小指肌肌腱
橈側伸腕長肌肌腱
尺側伸腕肌肌腱
橈神經淺支
陽谿
舟狀骨
月狀骨
三角骨
豆狀骨
頭靜脈
陽谷
(SI5・小腸
→p.85)
伸拇短肌肌腱
伸拇短肌肌腱
橈動脈
太淵
(LU9・肺→p.7)
尺側屈腕肌肌腱
橈側屈腕肌肌腱
尺神經
正中神經
尺動脈
屈拇長肌肌腱
大陵
(PC7・心包→p.162)
神門
(HT7・心→p.76)

陽谿可於伸拇長肌肌腱與伸拇短肌肌腱間（鼻煙窩）取之。罹患狹窄性肌腱滑膜炎（外展拇長肌與伸拇短肌肌腱引發之腱鞘炎）時，此部位易產生壓痛感。此外，此穴位深處為舟狀骨，跌撲、擠壓時易造成較難治癒的舟狀骨骨折。

LI6 偏歷

部位：位於前臂外側後方，也就是陽谿（LI5）與曲池（LI11）的連結線上，以及**背側掌關節橫紋**向上**3寸**處

與此經穴有關的解剖學各部位：

- **外側前臂皮神經**（C6）屬於肌皮神經的皮支
- **外展拇長肌**（**肌腱**）與**伸拇短肌**（**肌腱**）受同一滑液（腱）鞘所包覆，並通過第一腔室
- **橈側伸腕長**、**短肌**（**肌腱**）受橈神經（C6～C7）所支配
- **橈動**、**靜脈**源自肱動、靜脈，並於肘窩之肱二頭肌肌腱內側產生分支
- **頭靜脈**源自手背靜脈網

LI7 溫溜

部位：位於前臂外側後方，也就是陽谿（LI5）與曲池（LI11）的連結線上，以及**背側掌關節橫紋**向上**5寸**處

與此經穴有關的解剖學各部位：

- **外側前臂皮神經**（C6）屬於肌皮神經的皮支
- **橈側伸腕長**、**短肌**（**肌腱**）起自肱骨外上髁，並受橈神經深支（肌支，C6～C7）所支配
- **橈動**、**靜脈**源自肱動、靜脈，並於肘窩之肱二頭肌肌腱內側產生分支
- **頭靜脈**源自手背靜脈網

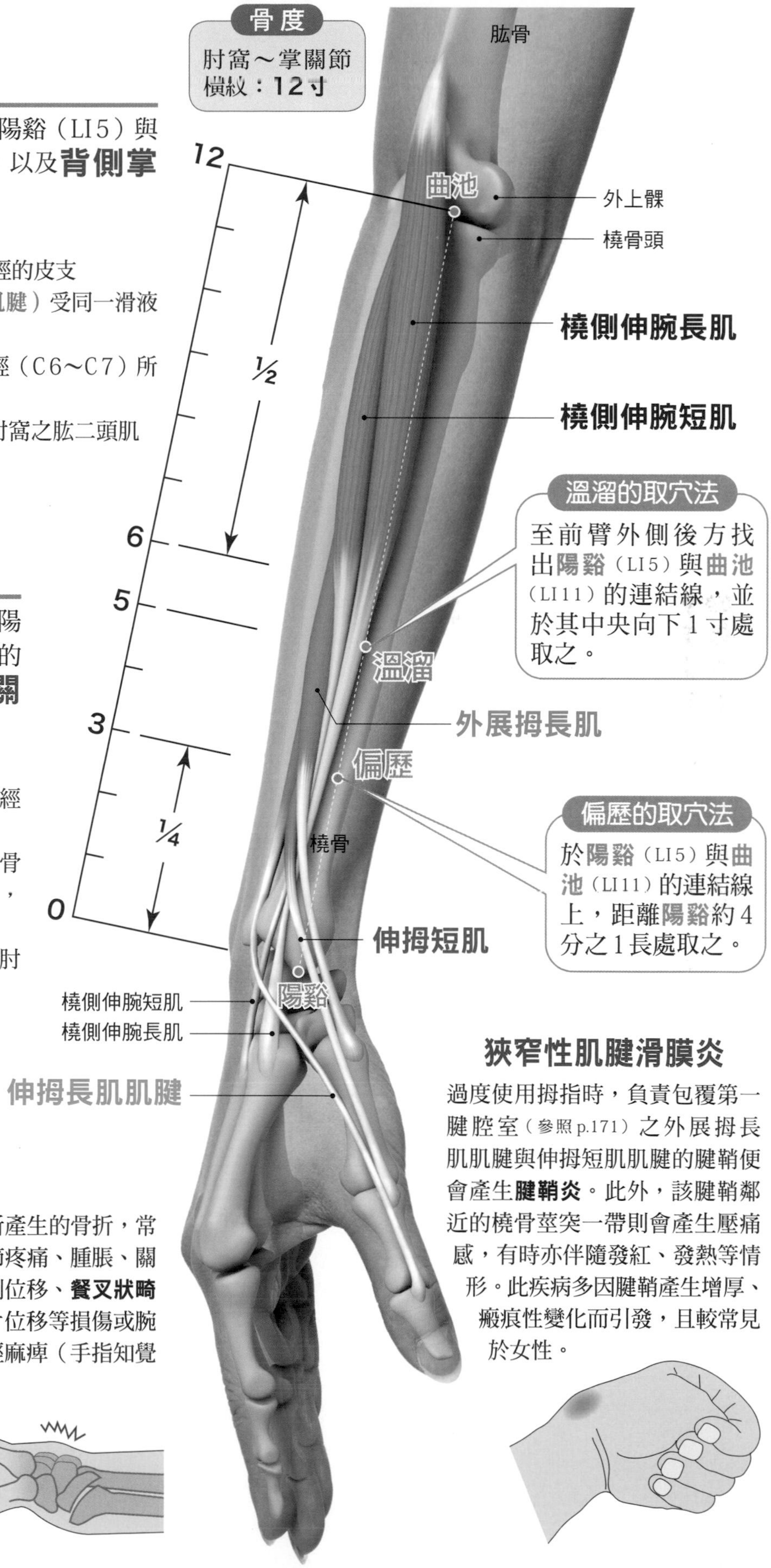

骨度
肘窩～掌關節橫紋：12寸
肱骨
12
曲池
外上髁
橈骨頭
橈側伸腕長肌
橈側伸腕短肌
½
溫溜的取穴法
至前臂外側後方找出陽谿（LI5）與曲池（LI11）的連結線，並於其中央向下1寸處取之。
6
5
溫溜
3
外展拇長肌
偏歷
偏歷的取穴法
於陽谿（LI5）與曲池（LI11）的連結線上，距離陽谿約4分之1長處取之。
¼
橈骨
0
伸拇短肌
陽谿
橈側伸腕短肌
橈側伸腕長肌
伸拇長肌肌腱

柯雷氏骨折

為一種橈骨遠端的骨骼碎片向後位移所產生的骨折，常見於高齡者。柯雷氏骨折易造成掌關節疼痛、腫脹、關節可動範圍縮小、掌關節與掌部向背側位移、**餐叉狀畸形**。此外，有時也會因手掌近側主骨片位移等損傷或腕隧道症候群的腫脹症狀，造成正中神經麻痺（手指知覺障礙、魚際肌麻痺）。

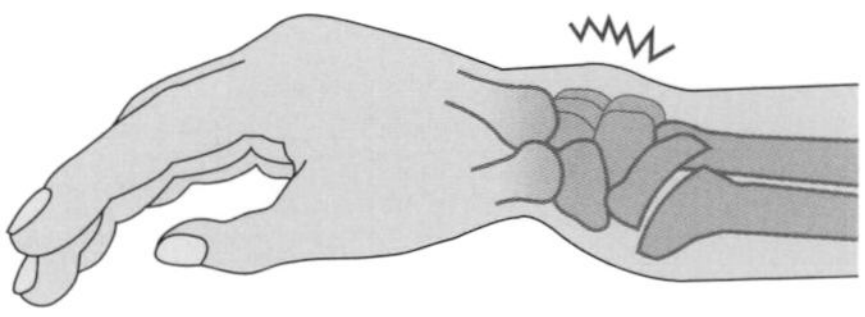

狹窄性肌腱滑膜炎

過度使用拇指時，負責包覆第一腱腔室（參照p.171）之外展拇長肌肌腱與伸拇短肌肌腱的腱鞘便會產生**腱鞘炎**。此外，該腱鞘鄰近的橈骨莖突一帶則會產生壓痛感，有時亦伴隨發紅、發熱等情形。此疾病多因腱鞘產生增厚、瘢痕性變化而引發，且較常見於女性。

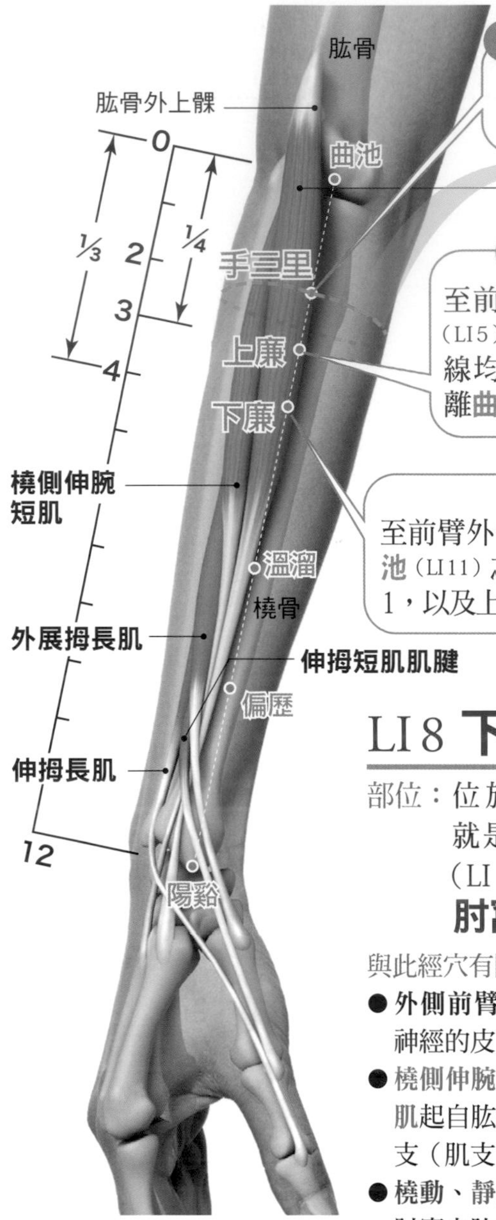

手三里的取穴法

於曲池（LI11）下方2寸取之。

上廉的取穴法

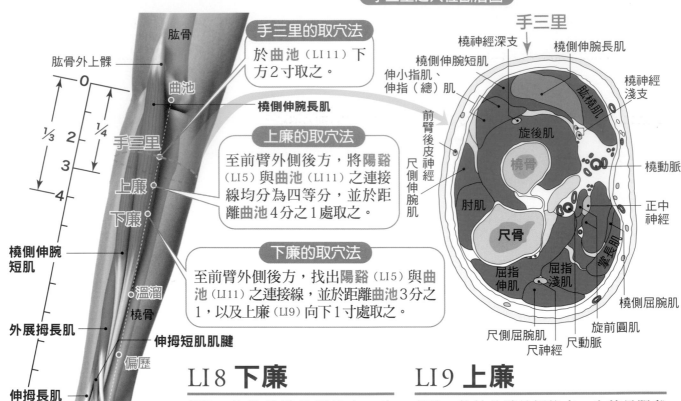

至前臂外側後方，將陽谿（LI5）與曲池（LI11）之連接線均分為四等分，並於距離曲池4分之1處取之。

下廉的取穴法

至前臂外側後方，找出陽谿（LI5）與曲池（LI11）之連接線，並於距離曲池3分之1，以及上廉（LI9）向下1寸處取之。

手三里之穴位斷層圖

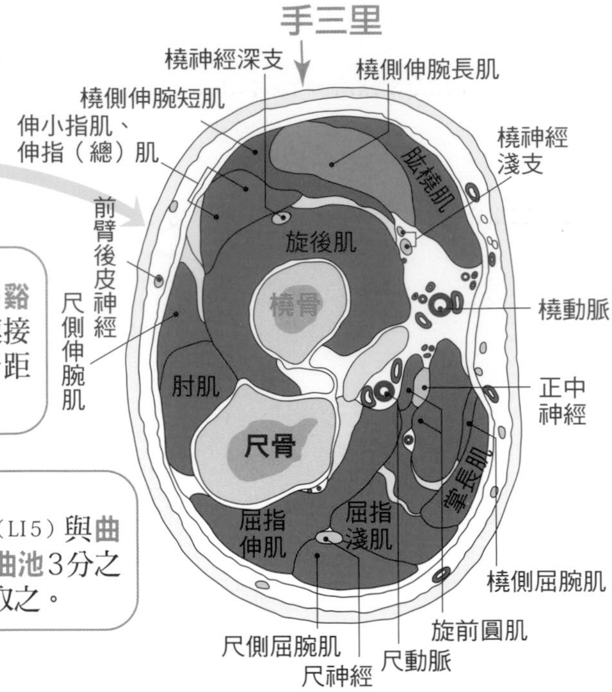

LI8 下廉

部位：位於前臂外側後方，也就是陽谿（LI5）與曲池（LI11）的連結線上，以及**肘窩橫紋**向下**4寸**處

與此經穴有關的解剖學各部位：

- **外側前臂皮神經**（C6）屬於肌皮神經的皮支
- **橈側伸腕長、短肌（肌腱）**與**旋後肌**起自肱骨外上髁，並受**橈神經深支**（肌支，C6～C7）所支配
- **橈動、靜脈**源自肱動、靜脈，並於肘窩之肱二頭肌肌腱內側產生分支
- 穴位深處為橈骨

LI9 上廉

部位：位於前臂外側後方，也就是陽谿（LI5）與曲池（LI11）的連結線上，以及**肘窩橫紋**向下**3寸**處

與此經穴有關的解剖學各部位：

- **外側前臂皮神經**（C6）屬於肌皮神經的皮支
- **橈側伸腕長、短肌（肌腱）**起自肱骨外上髁，並受**橈神經深支**（肌支，C6～C7）所支配
- **外展拇長肌**通過第一腔室
- **橈動、靜脈**源自肱動、靜脈，並於肘窩之肱二頭肌肌腱內側產生分支
- 此穴位深處為橈骨

LI10 手三里

部位：位於前臂外側後方，也就是陽谿（LI5）與曲池（LI11）的連結線，以及**肘窩橫紋**向下**2寸**處

與此經穴有關的解剖學各部位：

- **外側前臂皮神經**（C6）屬於肌皮神經的皮支
- **橈側伸腕長、短肌（肌腱）**起自肱骨外上髁，並受**橈神經深支**（肌支，C6～C7）所支配
- **旋後肌**起自肱骨外上髁與尺骨旋後肌脊，並受**橈神經深支**（肌支，C6～C7）所支配
- 此穴位深處為橈骨

曲池的取穴法①

盡量屈曲手肘，並於肘窩橫紋外側凹陷處取之。

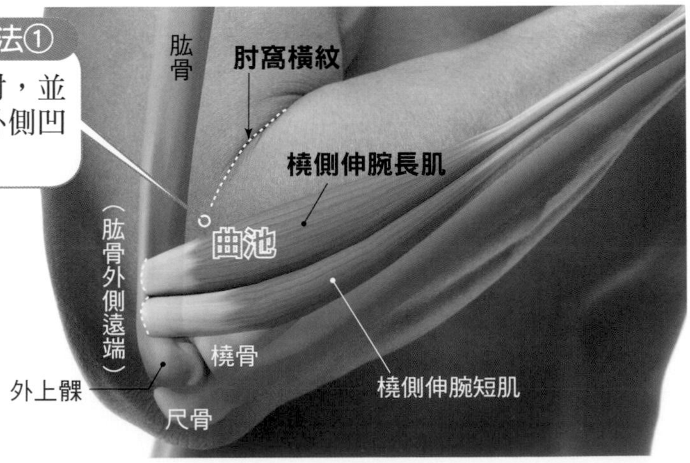

掌關節與伸指肌肌群皆附著於**肱骨外上髁**，使用過度易產生**肱骨外上髁炎**（別稱：網球肘），並與橈側伸腕短肌息息相關，常見於30～50歲左右的中年女性。而**手三里**、**曲池**皆位於橈側伸腕長肌與橈側伸腕短肌上方，罹患肱骨外上髁炎者，此二穴易出現顯著壓痛感。

LI 11 曲池

部位：位於手肘外側，也就是尺澤（LU5）與肱骨外上髁連接線的中點

與此經穴有關的解剖學各部位：

- **前臂後皮神經**（C6）屬於橈神經之皮支
- **橈側伸腕長、短肌（肌腱）**起自肱骨外上髁，並受**橈神經深支（肌支，C5～T1）**所支配
- 此穴位深處為**橈神經**(C5～C8)
- **橈側副動、靜脈**源自肱動脈，屬於肱動、靜脈分支

LI 12 肘髎

部位：位於手肘外側後方，也就是肱骨外上髁上方及外上髁脊前緣

與此經穴有關的解剖學各部位：

- **前臂後皮神經**（C5）屬於橈神經之皮支
- **肱三頭肌**受橈神經所支配，可伸展肘關節
- **中央副動、靜脈**源自肱動脈，屬於肱動、靜脈分支

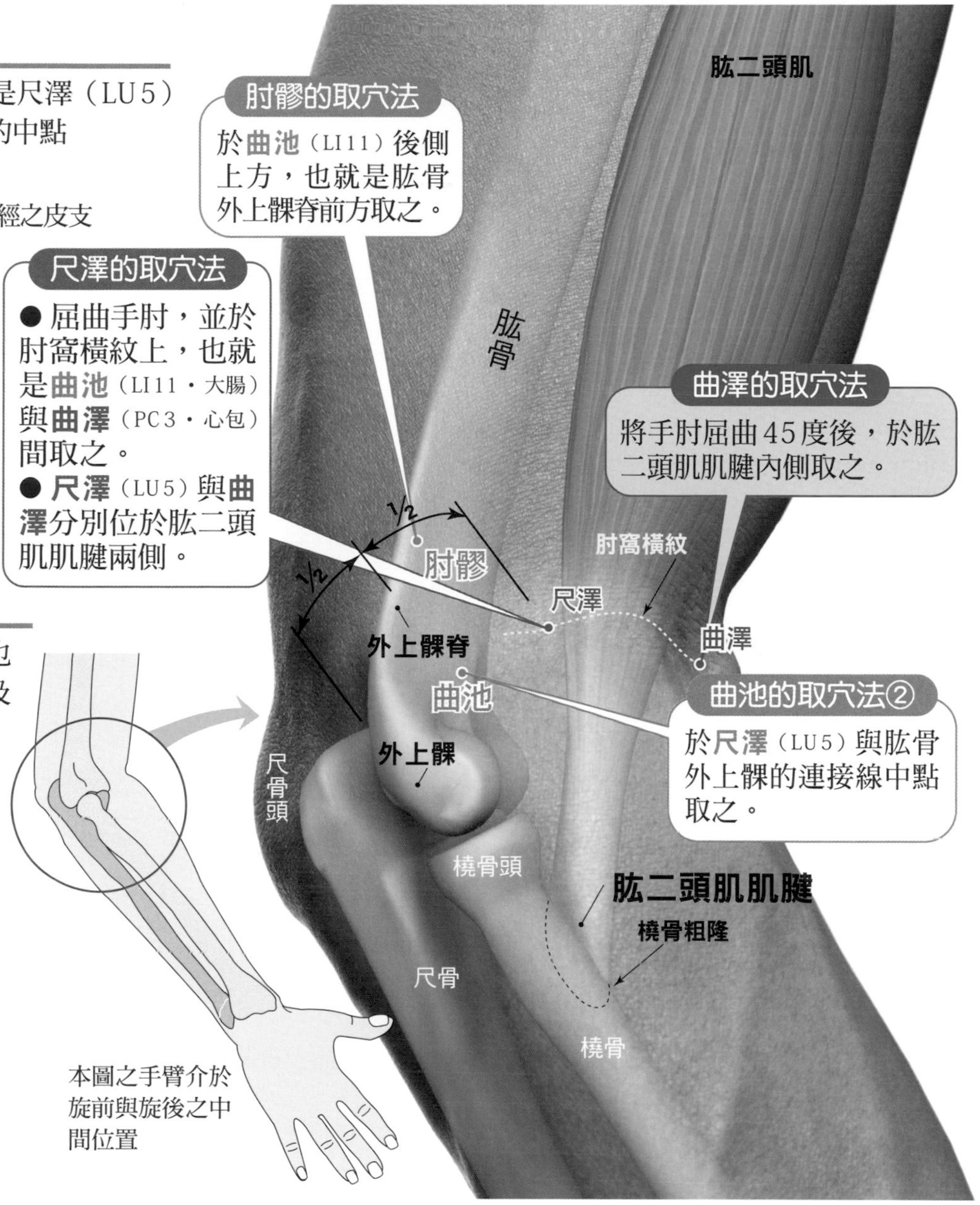

肘髎的取穴法
於曲池（LI11）後側上方，也就是肱骨外上髁脊前方取之。
尺澤的取穴法
● 屈曲手肘，並於肘窩橫紋上，也就是曲池（LI11・大腸）與曲澤（PC3・心包）間取之。
● 尺澤（LU5）與曲澤分別位於肱二頭肌肌腱兩側。
曲澤的取穴法
將手肘屈曲45度後，於肱二頭肌肌腱內側取之。
曲池的取穴法②
於尺澤（LU5）與肱骨外上髁的連接線中點取之。
肱二頭肌
肱骨
1/2
1/2
肘髎
尺澤
肘窩橫紋
曲澤
外上髁脊
曲池
外上髁
尺骨頭
橈骨頭
肱二頭肌肌腱
橈骨粗隆
尺骨
橈骨
本圖之手臂介於旋前與旋後之中間位置

肱骨外上髁炎

肱骨外上髁為**前臂淺層伸肌群的起端**，打網球時若過度使用此處肌肉，並重複拉扯肌肉附著處，易引發慢性發炎，並伴隨疼痛，產生肱骨外上髁炎，又稱為網球肘。而30～50歲左右的女性，即使未進行網球運動，但出現上述症狀，導致手臂無法擰乾毛巾或抹布時，也稱為網球肘。

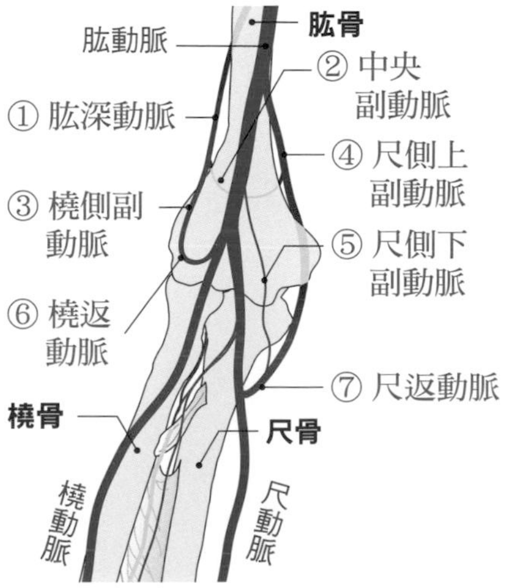

肱動脈
肱骨
① 肱深動脈
② 中央副動脈
④ 尺側上副動脈
③ 橈側副動脈
⑤ 尺側下副動脈
⑥ 橈返動脈
⑦ 尺返動脈
橈骨
尺骨
橈動脈
尺動脈

肱動脈與側支循環

肱動脈源自腋動脈，其第一條分支為① 肱深動脈，接著行至肱骨後方，再分支為②中央副動脈與③橈側副動脈。而肱深動脈分支處下方，則是④尺側上副動脈與⑤尺側下副動脈的分支點。此外，肱動脈更於肘窩分支為橈動脈與尺動脈，而⑥橈返動脈、⑦尺返動脈則會沿著這些動脈支向上，並與前述四條側支血管路徑吻合，在肘關節一帶形成**動脈網**。如此一來，即使肱動脈於肘關節一帶出現栓塞，上肢末端仍可藉由此循環供給身體血液。

取穴法④ 手五里、臂臑、肩髃、巨骨

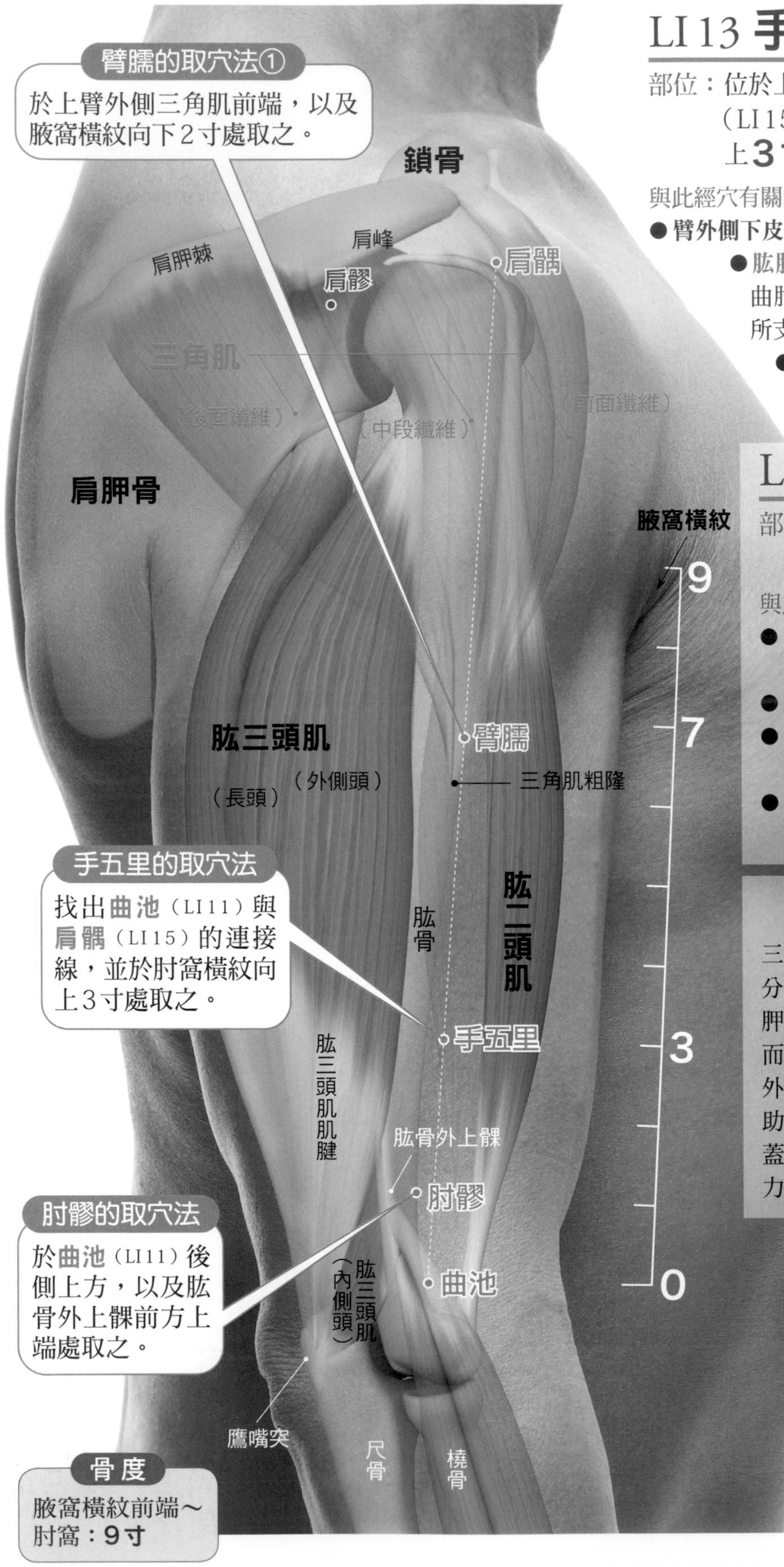
臂臑的取穴法①
於上臂外側三角肌前端，以及腋窩橫紋向下2寸處取之。
鎖骨
肩峰
肩胛棘
肩髎
肩髃
三角肌
（後面纖維）
（中段纖維）
（前面纖維）
肩胛骨
腋窩橫紋
9
肱三頭肌
（外側頭）
（長頭）
臂臑
7
三角肌粗隆
手五里的取穴法
找出曲池（LI11）與肩髃（LI15）的連接線，並於肘窩橫紋向上3寸處取之。
肱骨
肱二頭肌
肱三頭肌肌腱
手五里
3
肱骨外上髁
肘髎
肘髎的取穴法
於曲池（LI11）後側上方，以及肱骨外上髁前方上端處取之。
肱三頭肌（內側頭）
曲池
0
鷹嘴突
尺骨
橈骨
骨度
腋窩橫紋前端～肘窩：9寸

LI13 手五里

部位：位於上臂外側，也就是曲池（LI11）與肩（LI15）的連接線上，以及**肘窩橫紋**向上**3寸**處

與此經穴有關的解剖學各部位：

- **臂外側下皮神經**（C5）屬於**橈神經**的皮支
  - **肱肌**受肌皮神經（C5～C6）所支配，可屈曲肘關節；**肱三頭肌**受橈神經（C6～C8）所支配，可伸展肘關節
    - **橈側副動、靜脈**源自肱動脈，屬於肱動、靜脈分支

LI14 臂臑

部位：位於上臂外側三角肌前端，也就是曲池（LI11）向上**7寸**處

與此經穴有關的解剖學各部位：

- **臂外側上皮神經**（C5～C6）屬於腋神經的皮支
- 此穴位深處為**橈神經**（C5～C8）
- **三角肌**受腋神經肌支（C5～C6）所支配，可外旋、屈曲、伸展肩關節
- **橈側副動、靜脈**源自肱動脈，屬於肱動、靜脈分支

三角肌

三角肌為肩關節中最強力的外旋肌，其起端分別位於鎖骨（前面）、肩峰（中段），以及肩胛棘（後面）三處，其中中段與外旋動作有關。而三角肌與斜方肌的止端皆相同，當三角肌外旋肩關節時，斜方肌會固定肩胛骨，以幫助手臂提起重物。此外，三角肌幾乎完全覆蓋住肩關節，可吸收跌撲等意外時的衝擊力，具有保護作用。

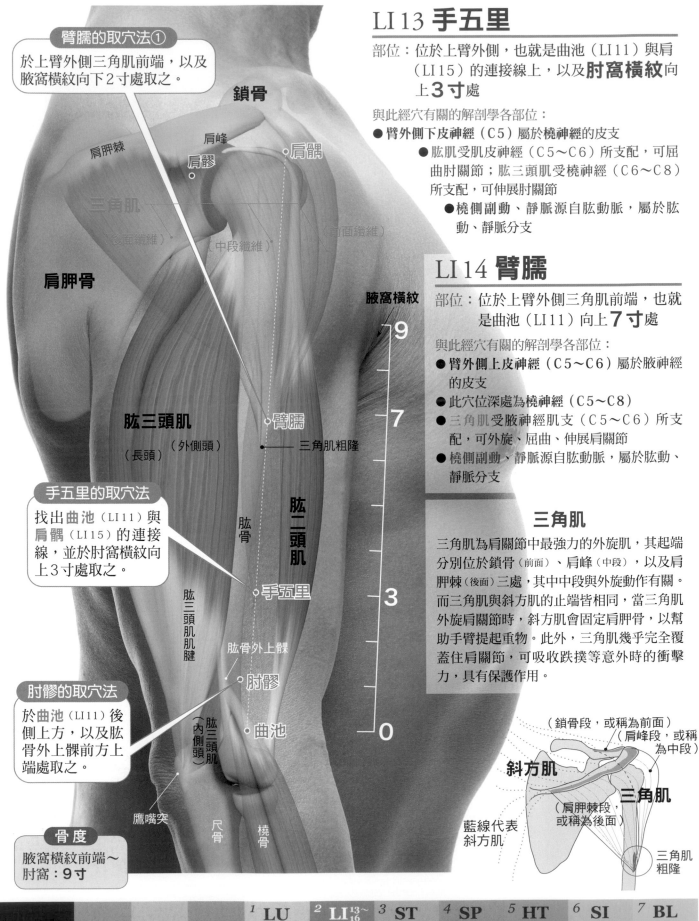

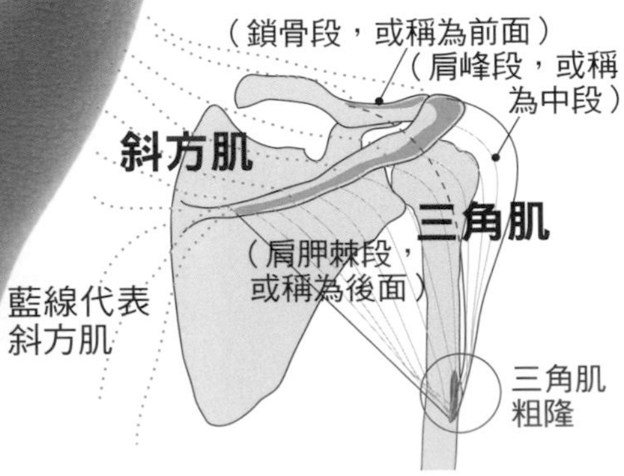
（鎖骨段，或稱為前面）
（肩峰段，或稱為中段）
斜方肌
三角肌
（肩胛棘段，或稱為後面）
藍線代表斜方肌
三角肌粗隆

三角肌是由前面、中段、後面等三組纖維所構成的重要肌肉，可幫助肩關節進行各種動作。此外，若支配三角肌的**腋神經麻痺**，易產生三角肌萎縮、外旋肌力減弱、上臂外側知覺障礙。

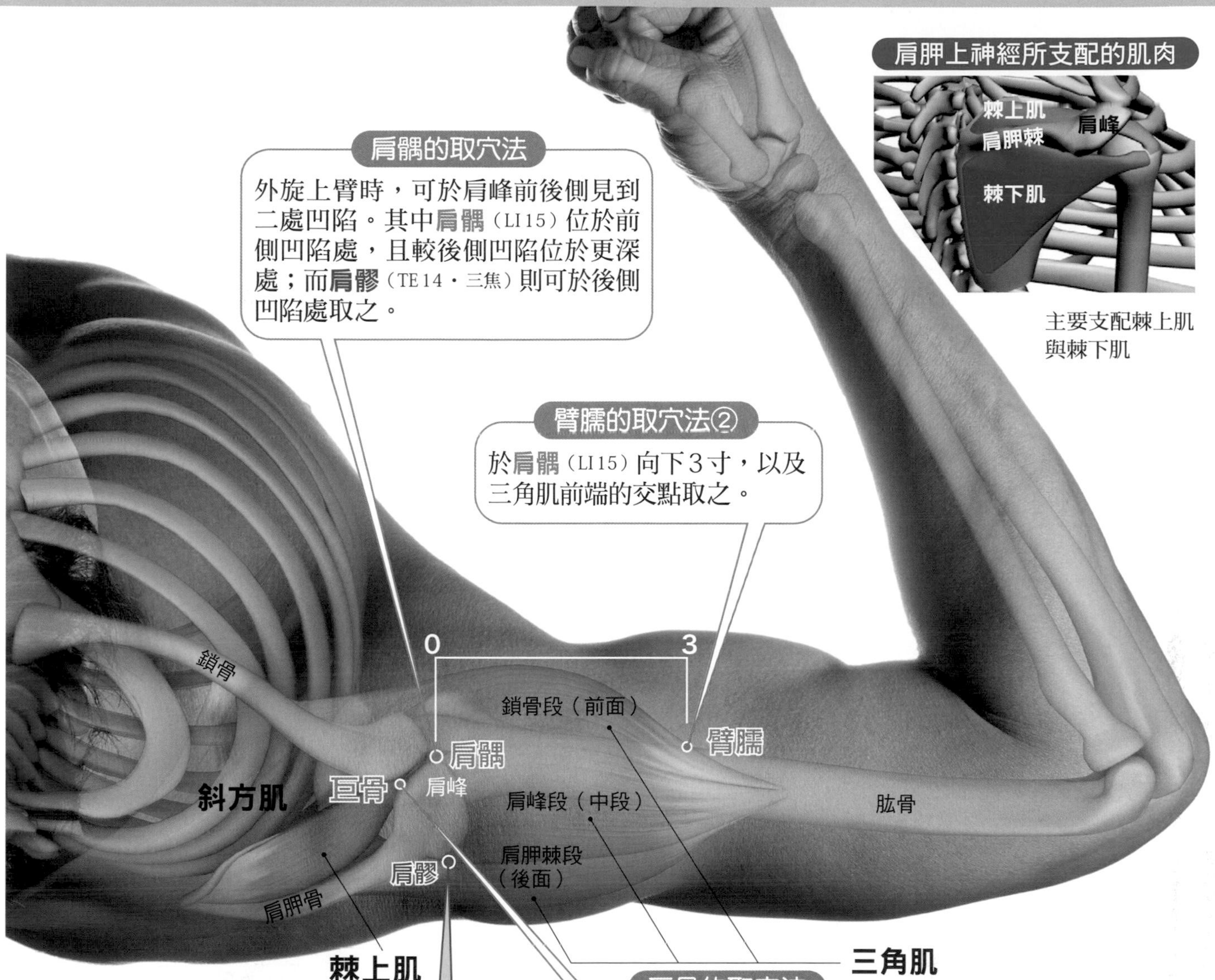

肩胛上神經所支配的肌肉
棘上肌
肩胛棘
肩峰
棘下肌
肩髃的取穴法
外旋上臂時，可於肩峰前後側見到二處凹陷。其中肩髃（LI15）位於前側凹陷處，且較後側凹陷位於更深處；而肩髎（TE14・三焦）則可於後側凹陷處取之。
臂臑的取穴法②
於肩髃（LI15）向下3寸，以及三角肌前端的交點取之。
0
3
鎖骨
鎖骨段（前面）
肩髃
臂臑
巨骨
肩峰
斜方肌
肩峰段（中段）
肱骨
肩胛棘段（後面）
肩髎
肩胛骨
棘上肌
三角肌
肩髎的取穴法
屈曲手肘，並外旋上臂後，可於肩峰前後見到二處凹陷。其中肩髃（LI15）位於前方凹陷處，且較後側凹陷位於更深處。而肩髎則可於後側凹陷處取之。
巨骨的取穴法
於棘上窩外側，也就是鎖骨與肩胛棘間的凹陷處取之。

主要支配棘上肌與棘下肌

LI 16 巨骨

部位：位於鎖骨肩峰端與肩胛棘間之凹陷處

與此經穴有關的解剖學各部位：

- **鎖骨上神經**（C4）分布於頸部至肩部的皮膚，並屬於頸神經叢皮支
- 棘上肌受肩胛上神經（C5～C6）所支配，可外旋肩關節
- **肩胛上神經**（C5～C6）通過肩胛骨上緣之肩胛切跡，並支配棘上肌與棘下肌
- **肩胛上動、靜脈**源自鎖骨下動脈之甲狀頸動、靜脈，並不會通過肩胛切跡
- 肩鎖韌帶位於鎖骨肩峰端與肩峰之間

LI 15 肩髃

部位：位於肩峰外緣前端與肱骨大結節間的凹陷處

與此經穴有關的解剖學各部位：

- **鎖骨上神經**（C4）分布於頸部至肩部的皮膚，並屬於頸神經叢皮支
- 三角肌受腋神經肌支（C5～C6）所支配，並可外旋、屈曲、伸展肩關節
- 棘上肌肌腱受肩胛上神經（C5～C6）所支配，可外旋肩關節
- **後旋肱動、靜脈**為腋動脈的分支
- 此穴位深處為肩峰下滑液囊

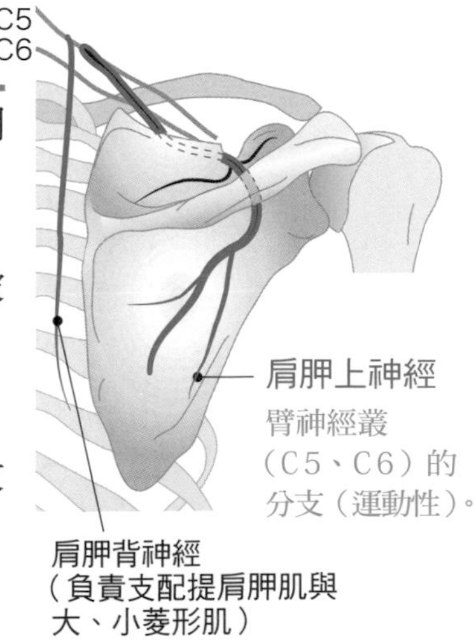

C5
C6
肩胛上神經
臂神經叢（C5、C6）的分支（運動性）。
肩胛背神經（負責支配提肩胛肌與大、小菱形肌）

LI 17 天鼎

部位：位於前頸部與環狀軟骨同高處，以及胸鎖乳突肌後緣

與此經穴有關的解剖學各部位：

- **鎖骨上神經**（C3）分布於頸部至肩部的皮膚，並屬於頸神經叢皮支
- **頸闊肌**是由顏面神經頸支所支配的表情肌，可下壓口角
- **胸鎖乳突肌**受**副神經脊隨根**與**頸神經叢前支**（C2～C3）所支配
- **外頸靜脈**源自枕靜脈與下頜後靜脈，並集結血液，以流入鎖骨下靜脈
- 穴位深處為**臂神經叢**

LI 18 扶突

部位：位於前頸部與甲狀軟骨上緣同高，以及胸鎖乳突肌前後緣間

與此經穴有關的解剖學各部位：

- **橫頸神經**（C2～C3）為頸神經叢皮支
- **頸闊肌**是由顏面神經頸支所支配的表情肌，可下壓口角
- **胸鎖乳突肌**受**副神經脊隨根**與**頸神經叢前支**（C2～C3）所支配
- **總頸動脈**、**迷走神經**、**內頸靜脈**位於胸鎖乳突肌深處，並受頸動脈鞘所包覆
- **外頸靜脈**源自枕靜脈與下頜後靜脈，並集結血液，流入鎖骨下靜脈

神經叢與鎖骨上神經

頸髓源自脊隨分節，而頸神經則是出入頸髓，且左右各八對的末梢神經，並於末梢側受椎間孔分為前後支。C1至C4等前支構成**頸神經叢**，而C5至T1等前支則構成**臂神經叢**。此外，分布於頸部至肩部皮膚的皮支分別為枕小神經（C2～C3）、耳大神經（C3）、橫頸神經（C3）、鎖骨上神經（C3～C4）。其中，C1至C3的前支肌支更會形成**頸袢**，並負責支配舌骨下肌。至於枕大神經則為C2後支的皮支，並分布於後枕部皮膚。

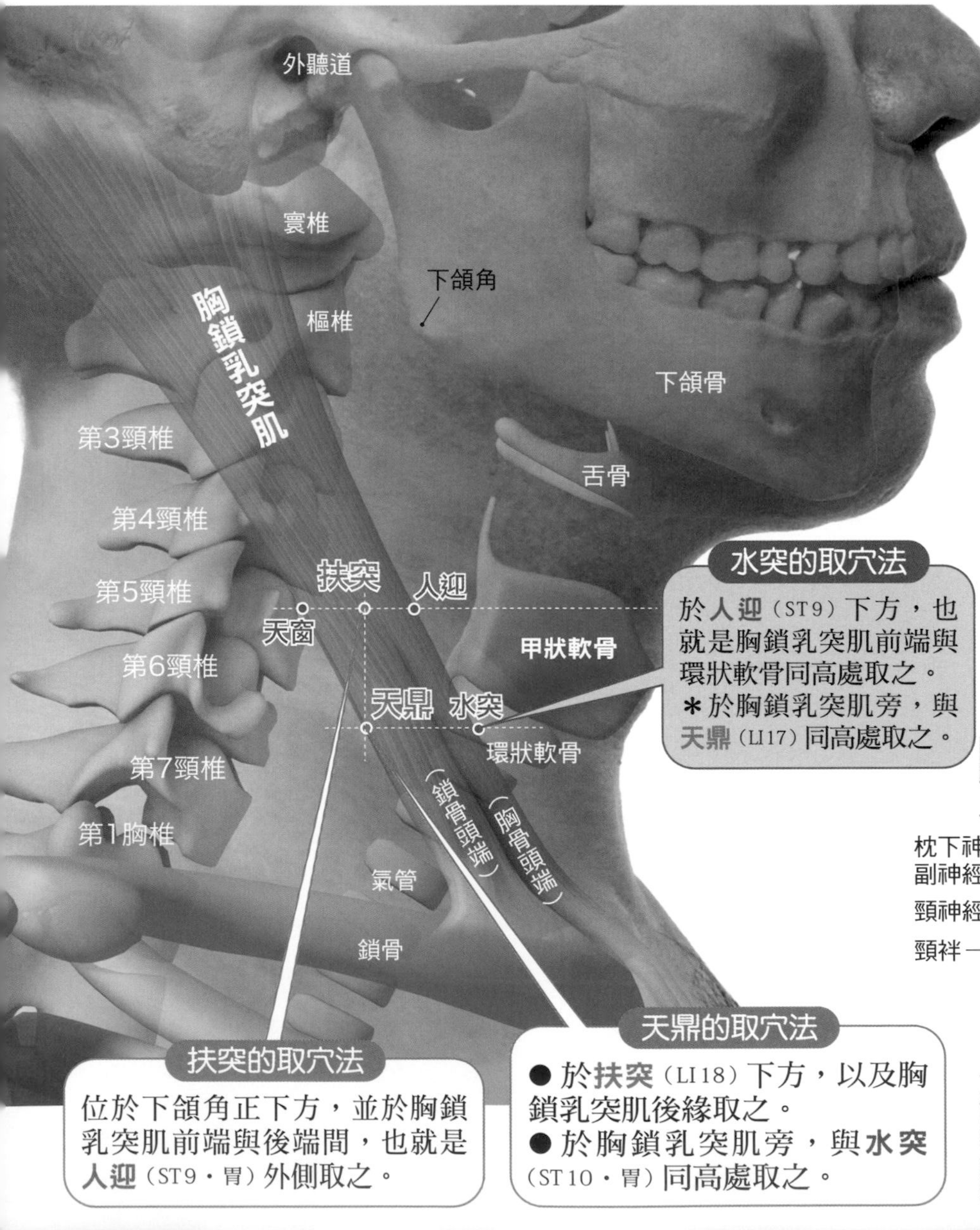

水突的取穴法

於**人迎**（ST9）下方，也就是胸鎖乳突肌前端與環狀軟骨同高處取之。
＊於胸鎖乳突肌旁，與**天鼎**（LI17）同高處取之。

扶突的取穴法

位於下頜角正下方，並於胸鎖乳突肌前端與後端間，也就是**人迎**（ST9・胃）外側取之。

天鼎的取穴法

● 於**扶突**（LI18）下方，以及胸鎖乳突肌後緣取之。
● 於胸鎖乳突肌旁，與**水突**（ST10・胃）同高處取之。

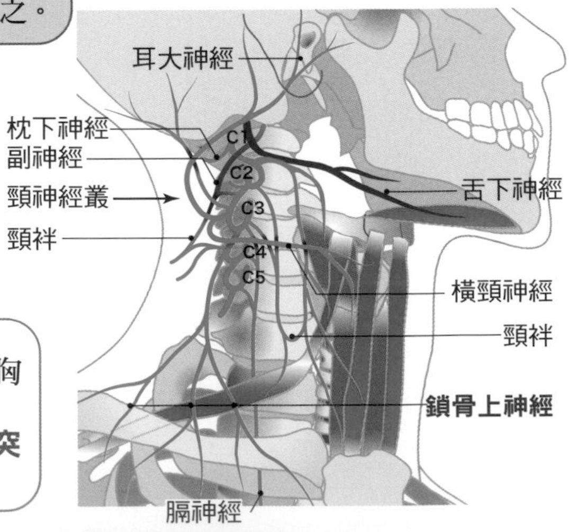

顏面神經為12對腦神經中第7對神經，負責支配口輪匝肌。一旦顏面神經麻痺時，易出現嘴巴歪斜，或無法作出如吹口哨般的姿勢。此外，**迎香**位於鼻唇溝上方，當顏面神經麻痺影響到鼻唇溝時，該部位則會變淺。

LI19 禾髎

部位：位於顏面部位之鼻孔外緣下側，並與人中中央同高處

另一說：位於顏面部之鼻孔外緣下側，以及人中上方向下⅓高處

與此經穴有關的解剖學各部位：

- 眶下神經通過**眶下孔**，屬於上頜神經之分支
- 口輪匝肌是由顏面神經肌支所支配的表情肌，可閉合口部
- 上唇動、靜脈源自可於皮膚觸得之顏面動、靜脈

LI20 迎香

部位：位於顏面部之鼻溝唇中，並與鼻翼外緣中央同高處

另一說：位於顏面部之鼻溝唇中，並與鼻翼下緣同高處

與此經穴有關的解剖學各部位：

- **眶下神經**通過眶下孔，屬於上頜神經之分支
- 提上唇肌是由顏面神經肌支所支配的表情肌，可提起上唇
- **眼角動、靜脈**源自可於皮膚觸得之顏面動、靜脈，並行走於鼻翼外側
- 此穴位深處為上頜骨

禾髎的取穴法

於**水溝**（GV26・督）外側0.5寸處取之。

別說

於**水溝**向外0.5寸以及鼻孔外緣下方處，也就是距離人中溝約3分之1處取之。

迎香的取穴法

於鼻翼外側緣中點高度，以及鼻唇溝中取之。

別說

於顏面之鼻唇溝，以及鼻翼下緣高度處取之。

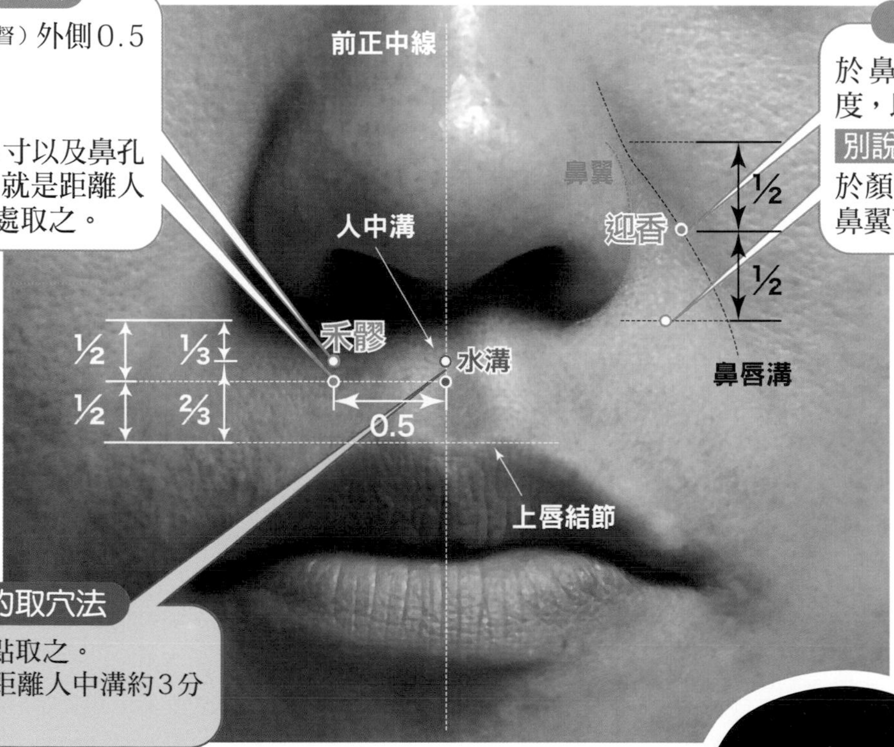

水溝的取穴法

於人中溝的中點取之。
別說：於顏面距離人中溝約3分之1處取之。

顏面神經麻痺

眼睛周圍的眼輪匝肌分為兩處：收縮時可強力閉起眼睛的眶部；以及收縮時可輕閉眼睛的眼瞼部。兩部位皆受**顏面神經運動纖維**所控制，當皮質延髓徑產生障礙時，另一側的眼輪匝肌便會麻痺。如此一來，眼睛便會保持睜眼狀態，使角膜遭受刺激出現**紅眼症**，導致淚流不止。此外，顏面神經麻痺時，口輪匝肌便無法正常閉合口部，食物放入口中也會漏出，並出現唾液外流等情形。而頰肌若如其名buccinator（吹喇叭）般麻痺時，便無法正常吹口哨。

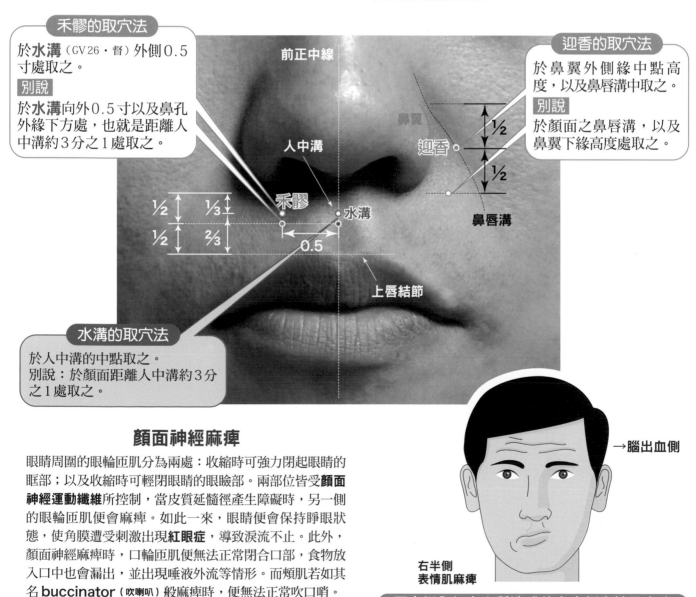

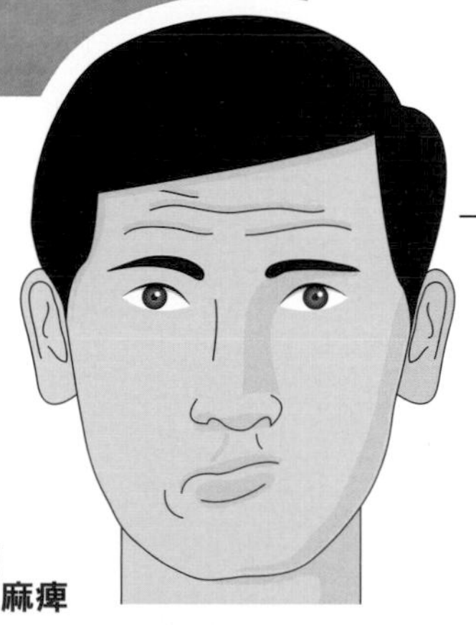

因左側內包出血所造成的右半側表情肌麻痺

前額受兩側之顏面神經所支配，因此並不會產生麻痺。

是動病與所生病

《黃帝內經》是中醫的代表性書籍，編著者不詳，書中有許多與經絡與絡脈病症有關的篇章。全書又可分為《素問》與《靈樞》，《素問》主要記載生理、病理、診斷、治療、養生法；《靈樞》則記載包括人體組織、機能、病因、病機、脈診等針醫學基礎知識與具體針法。此外，《靈樞》經脈篇則將各種與病症相關的經脈分為兩大類記述，並稱為**是動病**與**所生病**。

是動病為「此經脈變動所發生的病症」之意，也就是外邪影響經脈而引發的疾病。因此，當經脈遭受外邪入侵，產生異常狀況的疾病為**是動病**。

至於**所生病**，則為「因臟腑所產生的疾病」，代表臟腑所產生的病症，或是受該臟腑所屬的經脈影響而起的疾病。也就是說，於臟腑或該經脈上所產生的疾病，便稱為**所生病**。

出處	是動病	所生病
《難經二十二南》	氣先病也	血後病也
《難經楊玄操注》	邪於外之病	邪於內之病
《難經徐靈胎注》	本經之病	他經之病
《十四經發揮和語鈔》	經絡之病	臟腑之病
《靈樞集註》	發自外因之病	發自內因之病

不過，《靈樞》中並未比較、解說是動病與所生病，後人也對這兩種病症衍生出多種解釋，且可大致分為左表中的五大類。（坂）

神經皮節

神經皮節（皮膚分節）為受一脊髓分節神經所支配的皮膚區塊。臨床治療時，須以神經元單位掌握皮膚感覺區塊。舉例來說，因椎間盤突出造成感覺神經元障礙時，其相對應的神經皮節也會出現感覺障礙。如此一來，便可依感覺障礙的區域，判別「哪一處椎間盤出現突出等狀況」。此外，當患者罹患帶狀皰疹（因皰疹病毒所引發的脊髓神經節炎），發病的神經節與相關的神經皮節也會出現相同症狀。（坂）

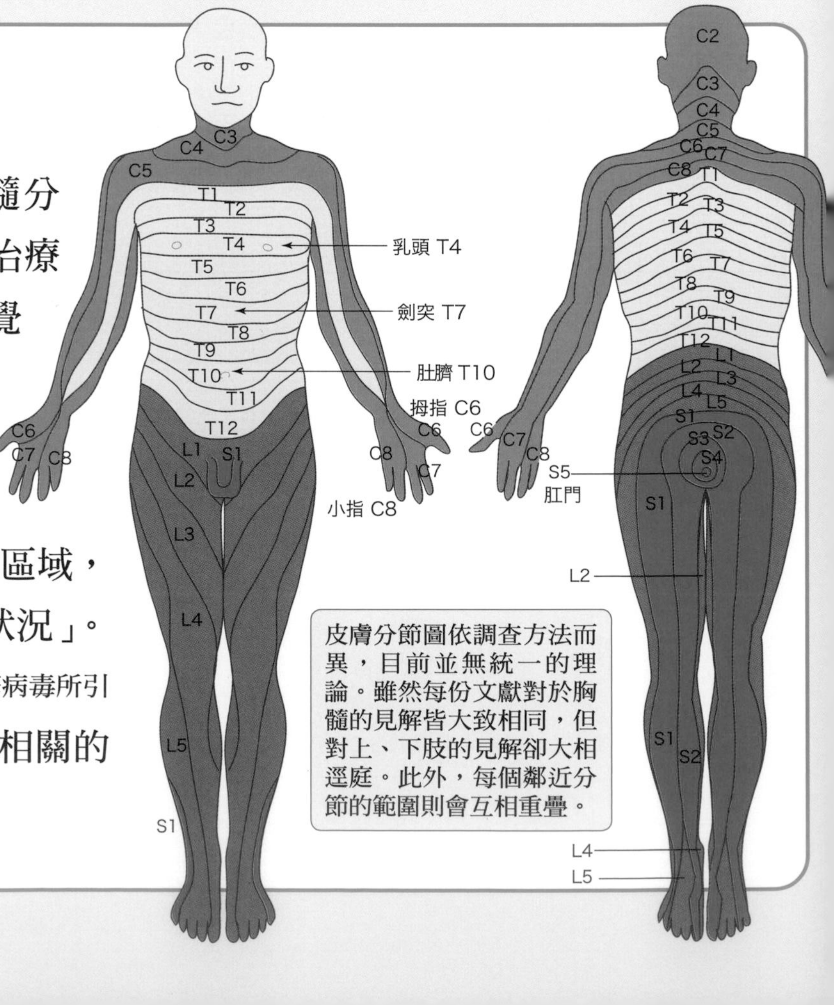

皮膚分節圖依調查方法而異，目前並無統一的理論。雖然每份文獻對於胸髓的見解皆大致相同，但對上、下肢的見解卻大相逕庭。此外，每個鄰近分節的範圍則會互相重疊。

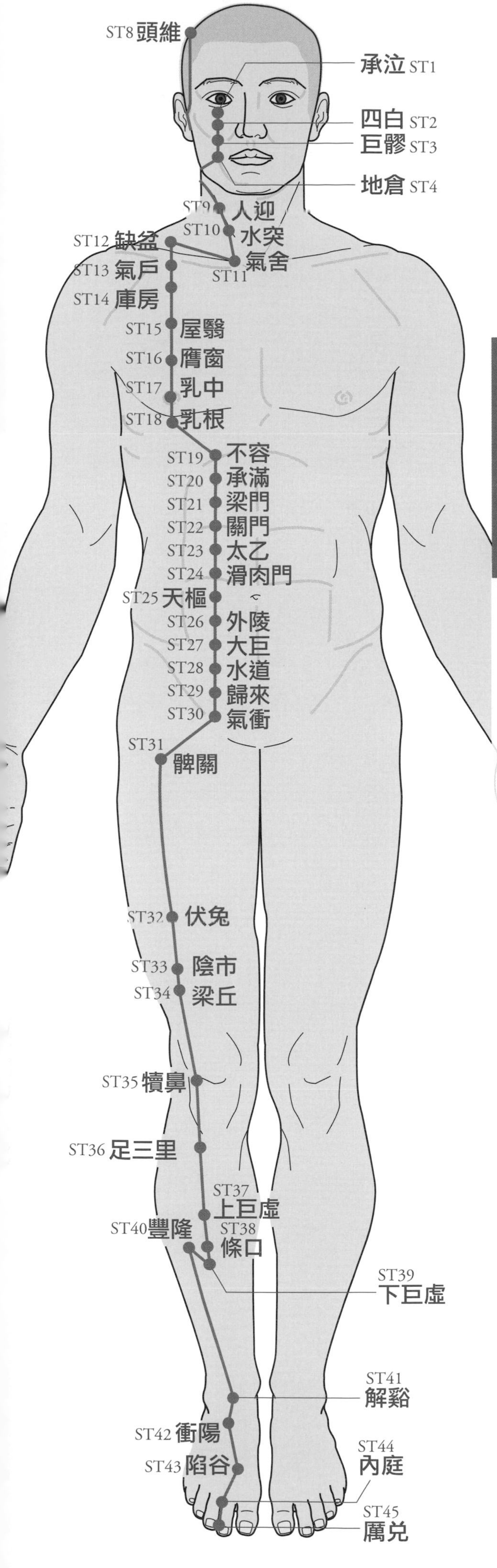

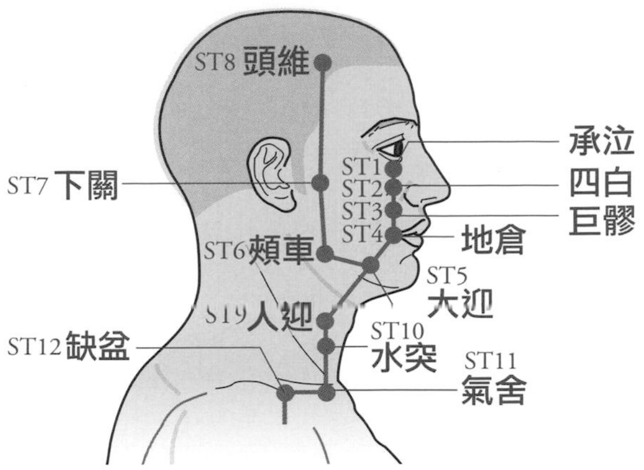

Chapter 3

足陽明胃經
ST（Stomach Meridian）

胃主掌受納、腐熟、通降
（水穀之海）

胃與脾同為「倉廩之官」，負責接受（受納）、消化（腐熟、熟成）食物，並將食物降至小腸（通降）。

水穀之精氣（營養）為五臟六腑的能量來源，須經胃的消化作用才得以生成。也就是說，胃機能異常時，便會嚴重影響其他臟腑活動，並引發疾病。

病證

是動病：惡寒、時常欠伸、臉色發黑、嚴重時易厭惡人或火、聽聞木頭互擊之聲也會感到相當驚愕、心跳加速、獨自閉關於屋內。若病情惡化，患者易出現登上高處唱歌、脫光衣物奔跑等情形。此外，亦有腹鳴、腹脹等症狀。

所生病：鼻血、胃痛、口顏歪斜（顏面神經麻痺）、前頸部腫脹、胃經之經脈所過處（胸腹部、鼠蹊部、下肢外側前方、足背）疼痛、足部第二趾麻痺

Stomach Meridian

ST 足陽明胃經 ①頭頸部

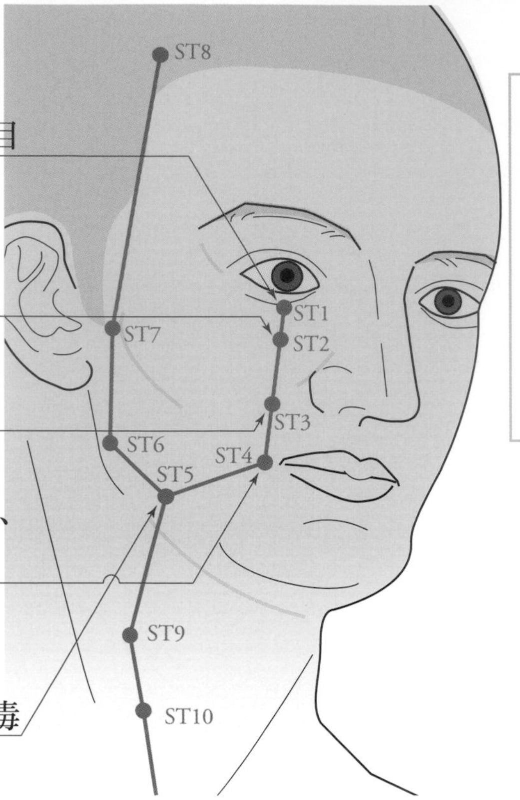

穴性解說

疏邪… 疏散邪氣。

疏風… 分散風之邪氣。

扶正… 補足氣之不足。

平喘… 改善呼吸困難或喘息。

清咽… 使咽喉更澄清。

宣肺… 可宣通肺氣的治療法，又稱為宣白。

ST1 **承泣**
別名：**鼷穴**
穴性：散風泄火、疏邪明目

ST2 **四白**
穴性：去風明目

ST3 **巨髎**
穴性：去風活絡

ST4 **地倉**
別名：**會維**
穴性：疏風行氣、利機關、扶正鎮痛

ST5 **大迎**
別名：**髓孔**
穴性：疏風散寒、清熱解毒

ST6 **頰車**
別名：**機關、鬼牀**
穴性：開關通絡、疏風清熱

ST7 **下關**
穴性：疏風清熱、通關利竅

ST8 **頭維**
穴性：去風泄火、止痛明目

ST9 **人迎**
別名：**天五會**
穴性：通脈、降逆、理氣、清熱平喘

ST10 **水突**
別名：**水門、水天**
穴性：降逆平喘、清咽

ST11 **氣舍**
穴性：散結降逆、清咽止痛

ST12 **缺盆**
別名：**天蓋**
穴性：宣肺降逆、清熱散結

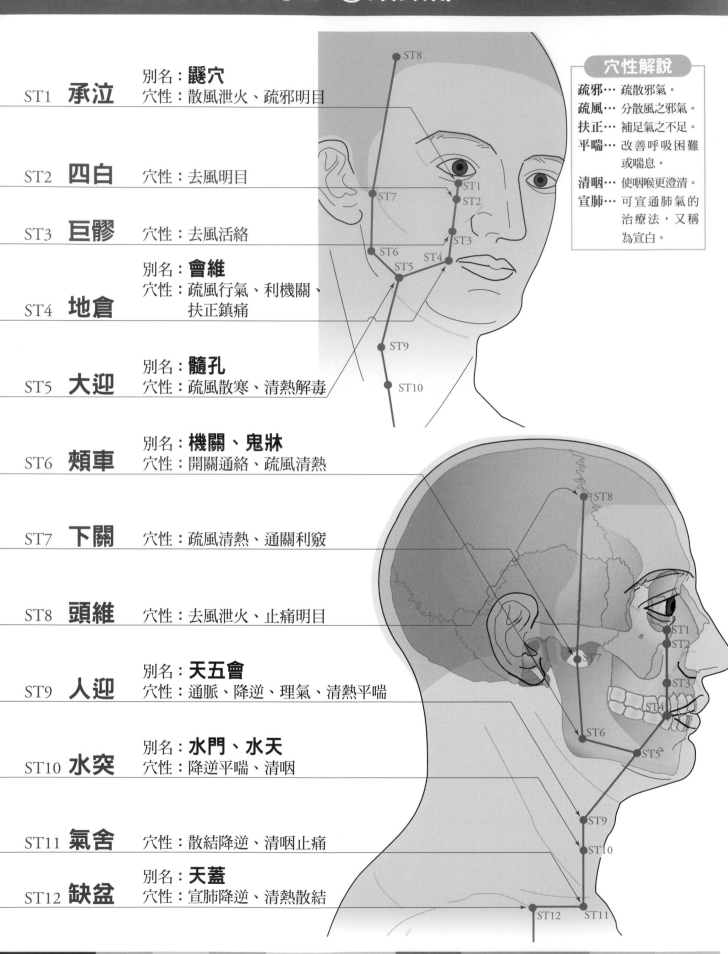

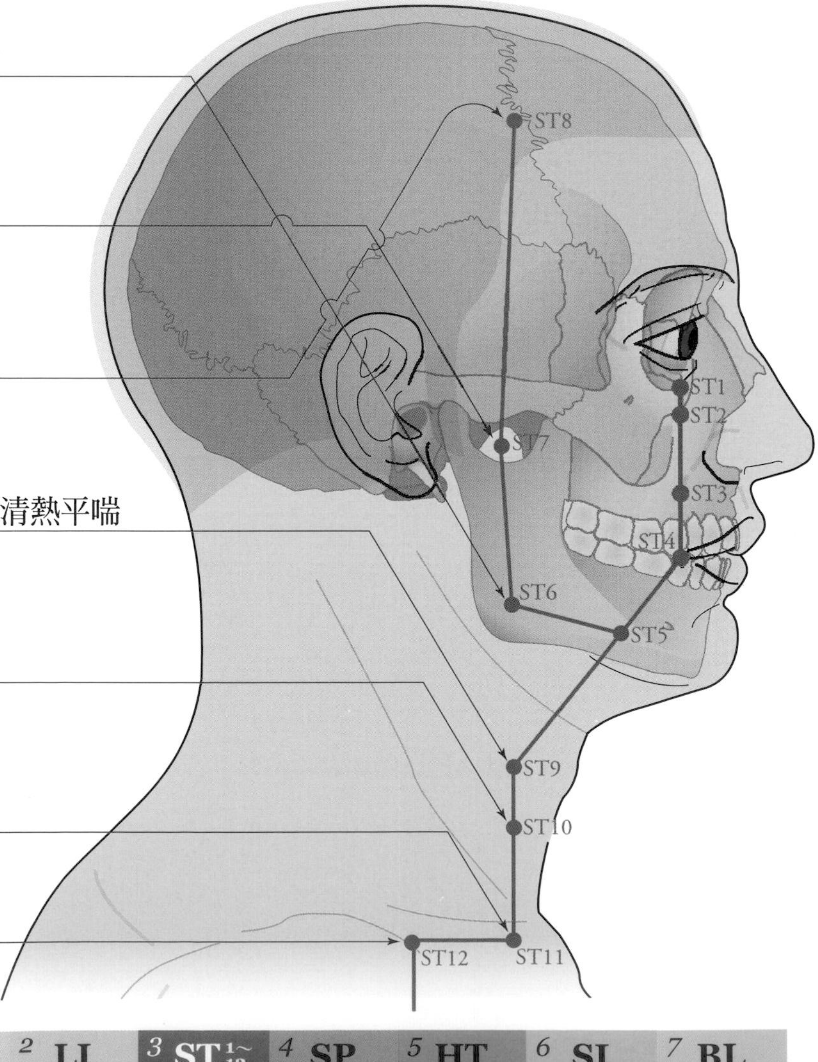

足陽明胃經承接手陽明大腸經之脈氣，起自鼻翼外側，並於鼻根與足太陽膀胱經交會後，向下繞過鼻外側（**承泣**、**四白**、**巨髎**），接著行入上齒，再出於口（**地倉**），經唇部交會於下頷。之後，足陽明胃經便會迴向自下頷顏面動脈博動處（**大迎**）、下頷角（**頰車**）、耳前（**下關**）繞至髮際，並抵達額角（**頭維**）。此外，此經脈於**大迎**分出之分支則行經總頸動脈搏動處（**人迎**）、氣管（**水突**、**氣舍**），並行入鎖骨上大窩（**缺盆**），穿越橫膈膜，歸至胃且繞於脾。

- **承**有「承受、接受」之意。**承泣**則代表承接眼淚之穴位。
- **四白**的**四**具有「傳播至四周」之意，而**白**則有「明亮」之意，代表此經穴可治療眼睛相關疾患。此外，另有一說則指**白**為酒壺或酒杯等飲酒器皿，因而借代為形似酒杯的眼眶。
- **巨**為巨大之意，**髎**則代表「**骨骼凹陷處**」（→p.99）。巨髎位於鼻部外側**顴骨突起處下方的凹陷處**。
- **地倉**位於「口部」周圍，並可將**地**氣（食物）收入身體的**倉**庫，也就是胃。此外，胃與脾皆屬於五行論中之「土」，類似**地**的意義。※順帶一提，名稱含有「地」字的經穴多位於下半身，地倉則是例外。
- **大迎**代表該穴位正巧「迎合」來自承泣與頭維等兩條經脈。
- **頰車**在古中國指的是**下頷骨**。
- **關**指的是**顴弓**，而**下關**則代表位於顴弓中央下方的經穴。此外，**關**亦代表**顳頷關節**，也代表此穴位可治療下頷骨之關節運動障礙。
- **頭維**的**維**代表「連接」或「額角」（→p.xl），也就是「頭與顏面交界處的髮際、額角」之意。
- **人迎**的**人**代表中焦（在此代表胃），也就是將食物自口部迎至中焦（胃）的經穴之意。另有一說則指出，人迎位於**總頸動脈搏動處**，可「迎接人氣」、「觸診脈搏」，故有此名稱。
- **水突**指的是「飲**水**時**突**起處」。
- **氣舍**位於**氣管**附近，因此代表「集結氣之處（**舍**）」、「氣出入之部位」等意。
- **缺盆**則是因「**鎖骨窩**」外型類似「缺角的碗（盆）」，故有此名稱。

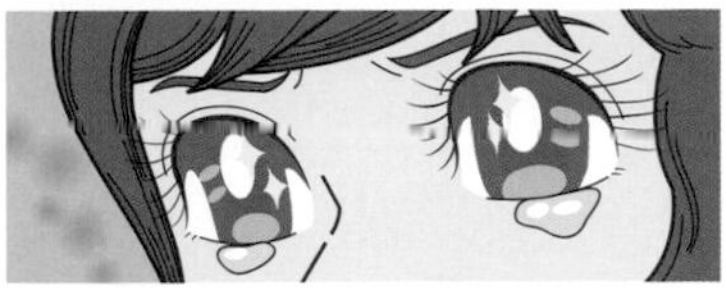

承泣位於承受「淚水」處。

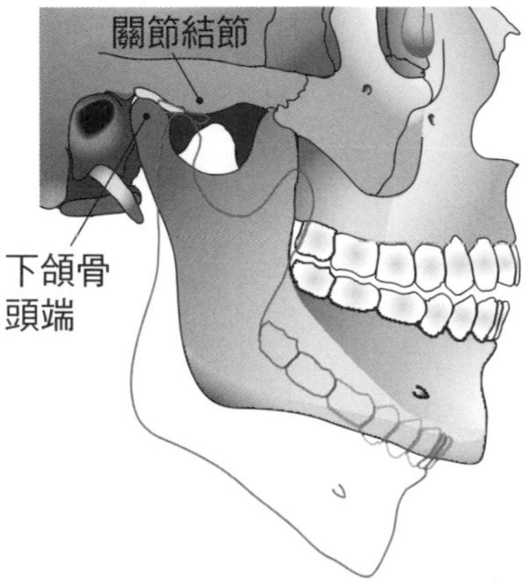

頰車的**車**代表下頷骨開合時與車的原理相似，當下頷骨開展時，**旋轉軸便會向前移動**。當下頷骨頭端位移，並超出關節結節過多時，便為「顳頷關節脫臼」，也就是「下巴脫臼」。

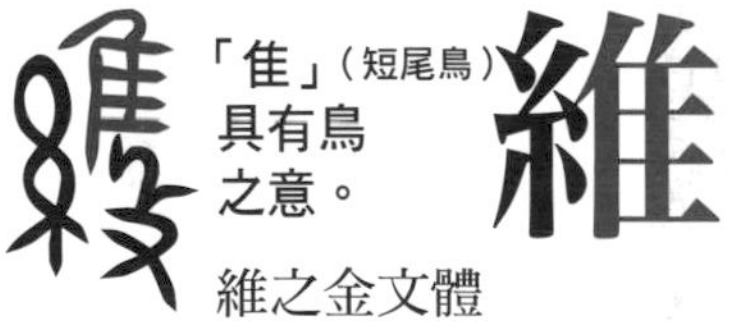

維之金文體

維有一說指尾巴較短的鳥，而鳥身後所綁的細繩便以糸表示。此外，另一說則是指維代表捕鳥的網子。

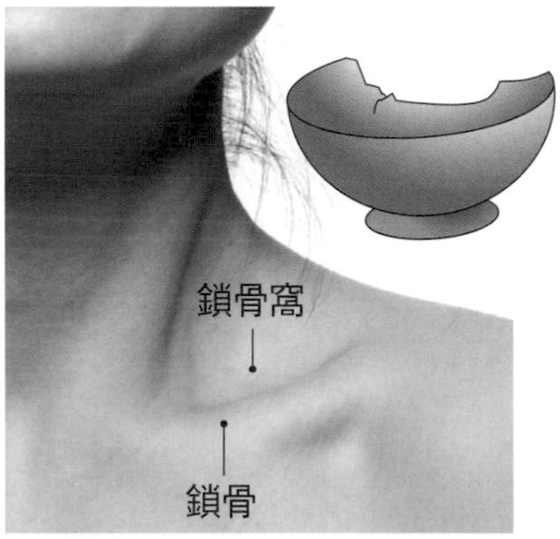

缺盆骨指的便是鎖骨。

ST 足陽明胃經 ②胸腹部

ST13 **氣戶** 穴性：宣肺理氣、止咳平喘

ST14 **庫房** 穴性：理氣寬胸、降逆化痰

ST15 **屋翳** 穴性：降逆化痰、疏風活血

別字：**膺**

ST16 **膺窗** 穴性：降逆平喘

ST17 **乳中**

別名：**薜息**

ST18 **乳根** 穴性：宣通肺氣、活血通絡

ST19 **不容** 穴性：行氣止痛、調中和胃

ST20 **承滿** 穴性：和胃理氣

ST21 **梁門** 穴性：調中和胃、消積化滯

ST22 **關門** 穴性：理氣和中、健脾和胃

別稱：太一

ST23 **太乙** 穴性：鎮驚化痰、和胃止疼

ST24 **滑肉門** 穴性：降逆、健胃止嘔

別名：**長谿、穀（谷）門、循際、長谷、長雞**

要穴：大腸之募穴

ST25 **天樞** 穴性：調理腸胃、理氣和胃

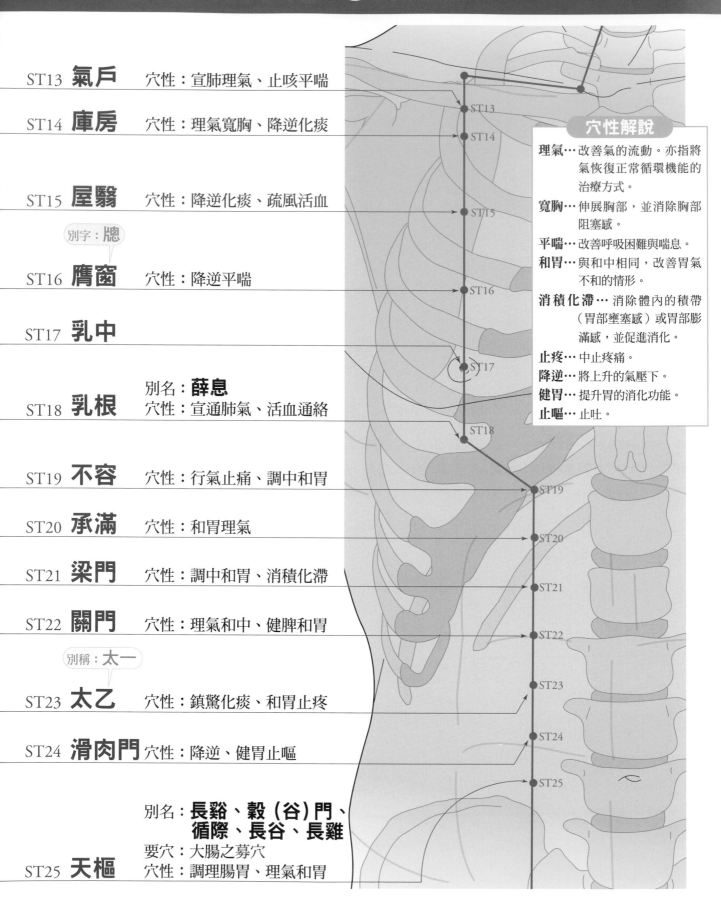

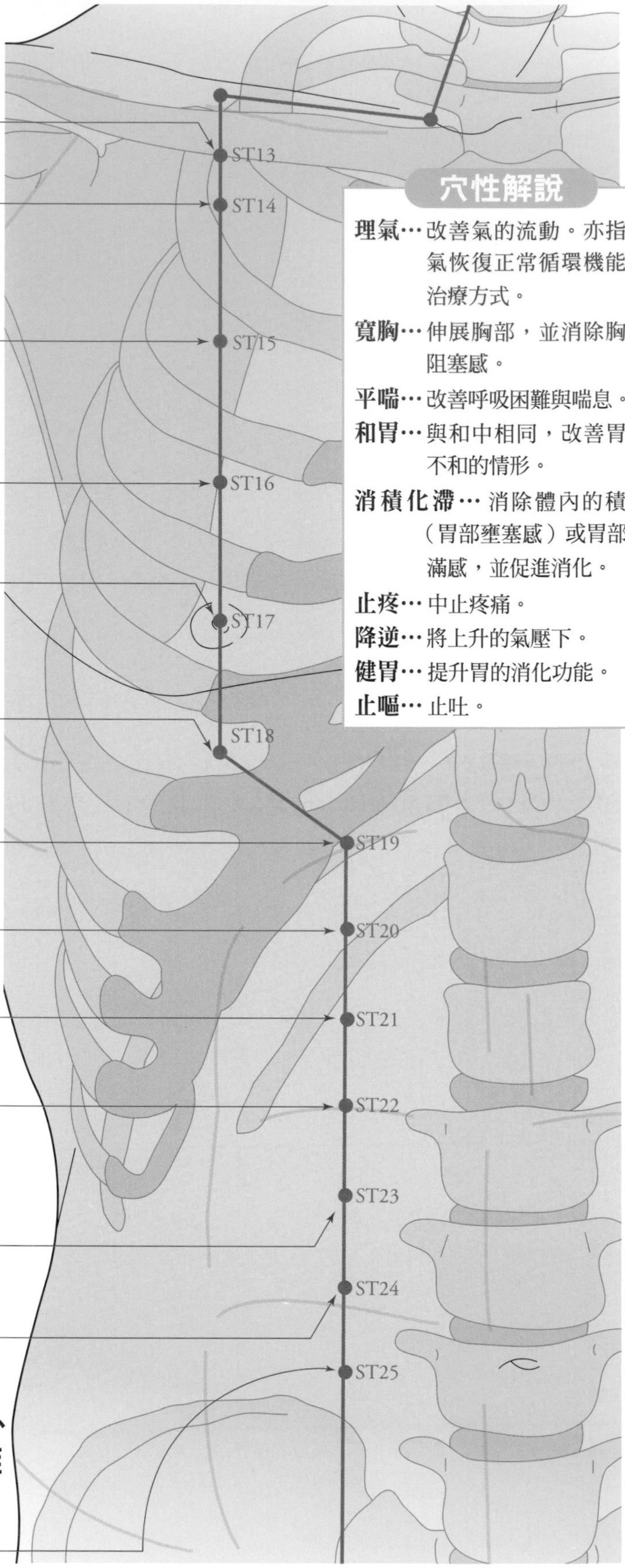

穴性解說

理氣…改善氣的流動。亦指將氣恢復正常循環機能的治療方式。

寬胸…伸展胸部，並消除胸部阻塞感。

平喘…改善呼吸困難與喘息。

和胃…與和中相同，改善胃氣不和的情形。

消積化滯…消除體內的積帶（胃部壅塞感）或胃部膨滿感，並促進消化。

止疼…中止疼痛。

降逆…將上升的氣壓下。

健胃…提升胃的消化功能。

止嘔…止吐。

本經自鎖骨上大窩（**缺盆**）行自胸部，並於乳頭線上之前正中線向外4寸處（**氣戶**、**庫房**、**屋翳**、**膺窗**、**乳中**、**乳根**）行至腹部，再下至腹直肌外側之前正中線向外2寸處（至與臍同高前分別為：**不容**、**承滿**、**梁門**、**關門**、**太乙**、**滑肉門**、**天樞**）。

- **氣戶**為氣所出入的**門戶**之意，是位於**肺**上方的經穴。
- **庫房**代表儲蓄氣的倉**庫**，並位於身體之**房**，也就是「**肺**」。
- **屋翳**的**屋**指的是儲蓄氣的房**屋**，而**翳**則代表「以羽毛製成（或由羽毛所裝飾）的大扇子、陽傘」。若將「膺窗」穴視為房屋的「窗」，而屋翳便是其上方的「屋簷、屋頂」。此外，「**肺**」亦為五臟之「蓋、屋頂」，因此也可代表肺。
- **膺窗**的**膺**指的是「**胸部肌肉**」，也就是**胸大肌**一帶（請參照右方解說）。而膺窗代表位於胸部，且可通透身體之氣的窗戶。
- **乳中**是位於**乳**首**中**央的經穴。
- **乳根**是位於乳房根部的經穴。
- **不容**代表「無法進入」，也就是指「**飲水與食物停滯，難以通過的部位**」。身體左側的不容穴便接近食道至胃的入口處，也就是「**賁門**」。
- **承滿**位於身體承受食物後膨滿處。或指過量飲食時可改善胃部膨滿感之意。
- **梁門**的**梁**指的是「水平擺放於柱子上方的木頭」，或可代表「**腹直肌**」緊縮時如架上樑的門柱般之樣貌。此外，中醫以「**伏梁**」形容心窩至臍一帶的肌肉緊縮之樣貌，而梁門便代表可治療此情形的經穴。

↓與雁字不同。

雁 ＋月（肉部）＝**膺**

將進行狩獵的老鷹抱於懷中之樣貌

＋鳥＝**鷹**

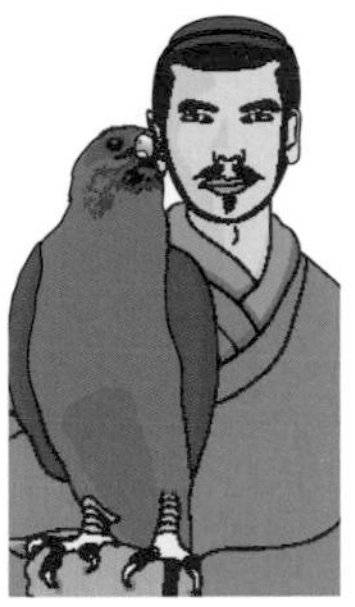

雁為鷹匠將「隹」（短尾鳥等鳥類，此處指鷹）靠近胸前的樣貌，因此也代表「老鷹狩獵」之意。此字再加上肉部，便代表老鷹接近的「胸部肌肉」。而「懷抱著鷹的樣貌」亦引申出「懷抱」、「守護」之意，因此擁抱的「擁」字之偏旁也是由此字轉變而來，之後亦成為慶應的「應」字。順帶一提，雁字的厂指的是雁會成群結隊，以V字型飛行的模樣，兩字緣由並不相同。

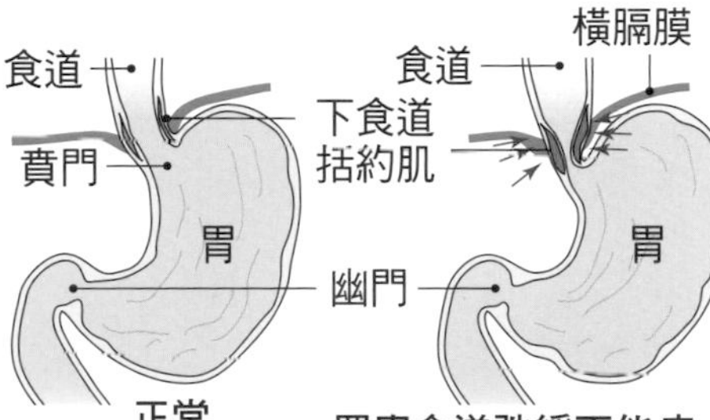

罹患食道弛緩不能症之示意圖

若接近賁門的下食道括約肌無法正常弛緩，食物通過時僅擴張食道，並出現吞嚥困難、胸痛、嘔吐或胃酸逆流症狀，稱為**食道弛緩不能症**（賁門痙攣症）。

- **關門**為位於腹直肌的經穴。此外，當身體如關上門般無法進食時，便可使用此經穴進行治療。
- **太乙**的**太**為「巨大」之意，而**乙**則代表「屈身」之意。因此，太乙位於便是身體前屈時的大幅彎曲處。
- **滑肉門**位於腹直肌，可使舌頭動作更靈活。
- **天樞**代表國土中央位置，因此借代為人體的中央，也就是**臍**，以及其外側的經穴。此外，亦代表可調整腸胃機能的要穴。順帶一提，古中國也稱呼北斗七星的第一顆星（大熊星座 α 星）為「天樞」（→p.261）。

Stomach Meridian

ST 足陽明胃經 ③腰、大腿部

ST26 **外陵**
穴性：調理腸胃、通經止痛

ST27 **大巨**
別名：**腋門**
穴性：益氣固精

ST28 **水道**
穴性：通利三焦

ST29 **歸來**
別名：**谿穴**
穴性：益氣固脫、溫經去寒

ST30 **氣衝**
穴性：疏宗筋、調膀胱、和營氣

ST31 **髀關**
穴性：強腰膝、通經絡

ST32 **伏兔**
穴性：強腰益腎、疏通經絡

ST33 **陰市**
別名：**陰鼎**
穴性：溫腎散寒、強腰脊

ST34 **梁丘**
要穴：胃經之郄穴
穴性：通經活絡、理氣和胃

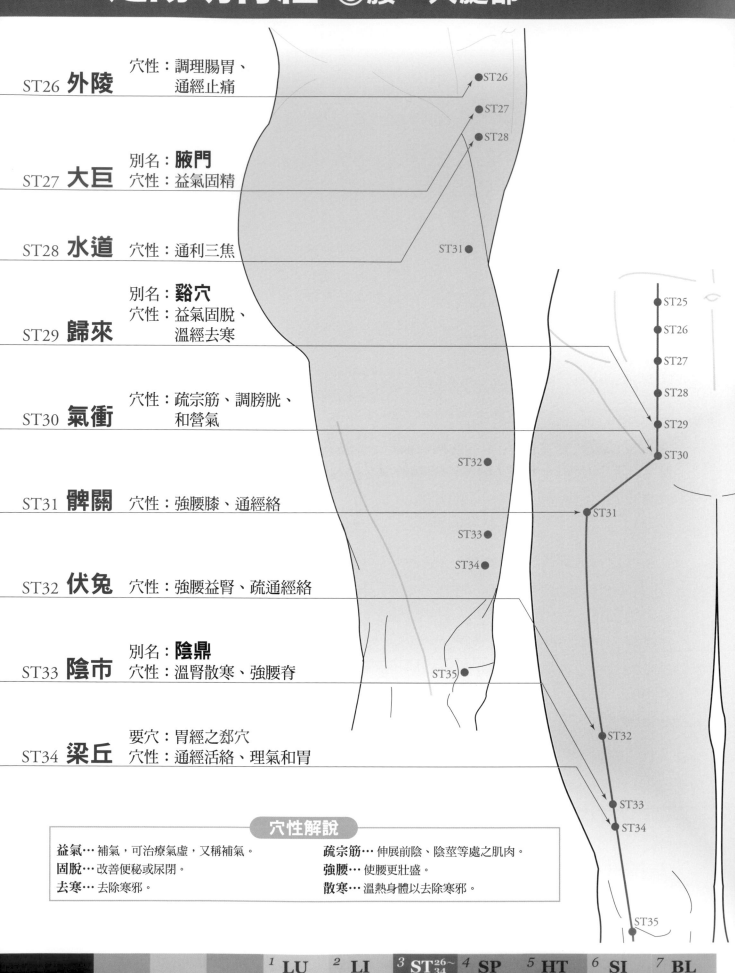

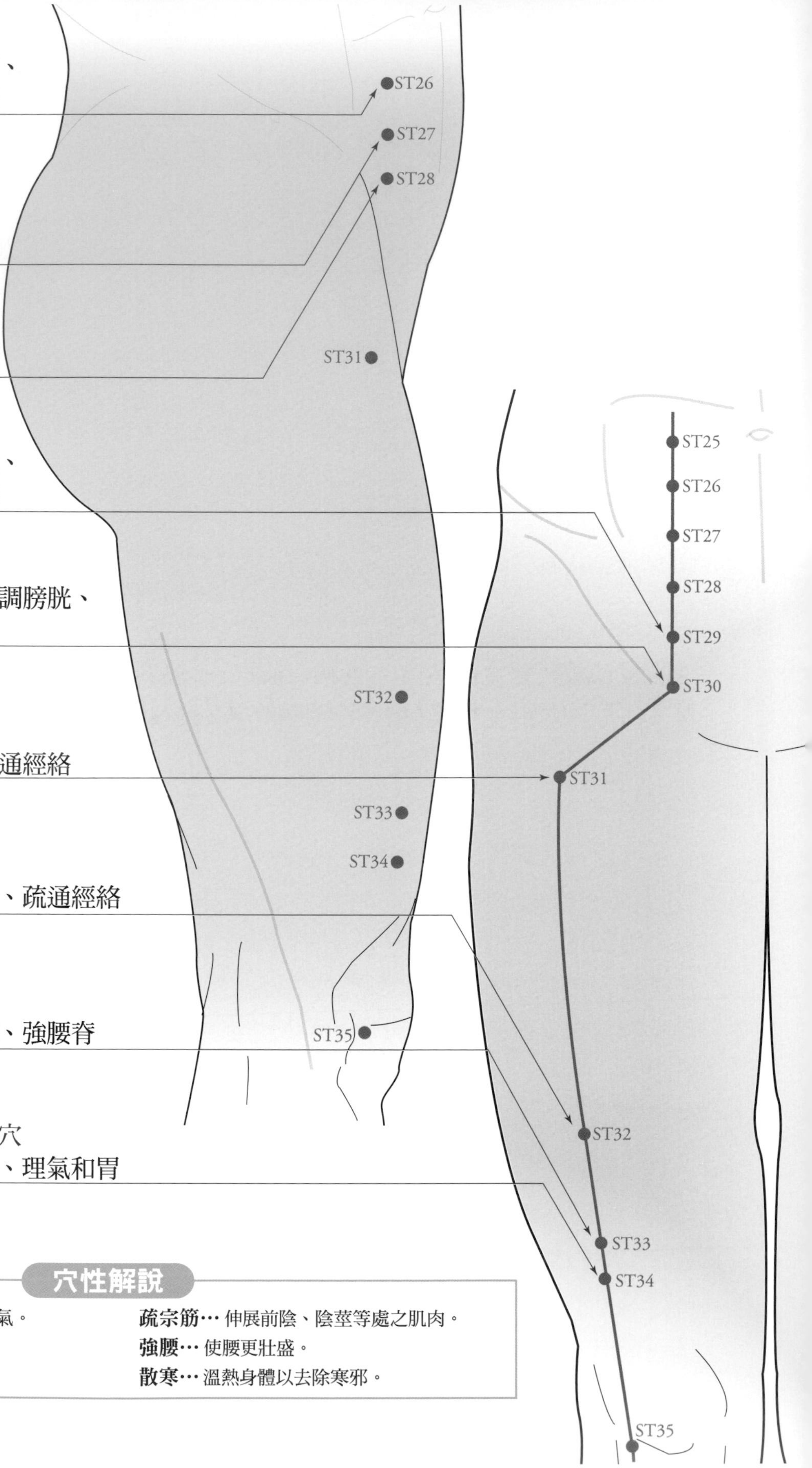

穴性解說

益氣… 補氣，可治療氣虛，又稱補氣。
固脫… 改善便秘或尿閉。
去寒… 去除寒邪。
疏宗筋… 伸展前陰、陰莖等處之肌肉。
強腰… 使腰更壯盛。
散寒… 溫熱身體以去除寒邪。

本經脈自**天樞**行至腹部前正中線向外2寸處後，持續向下行走（**外陵、大巨、水道、歸來、氣衝**），並於鼠蹊部之股動脈搏動處（**氣衝**）與起自下脘（任・CV10）並下行至腹部的支脈會合，再向下行經大腿前側（**髀關**）及大腿外側前方（**伏兔、陰市、梁丘**）。

- **外陵**的**陵**為「突起處」之意。也就是說，**外陵**位於腹部正中線**外**側，以及**腹直肌**隆起處。
- **大巨**指的是位於腹部，且**大**大膨起處之經穴。
- **水道**位於**膀胱**一帶，可治療排尿障礙與浮腫。
- **歸來**是因吐氣時腹部的氣會下降，並回**歸**至此穴位，故有此名稱。歸來亦有「可治療子宮下垂，並幫助下垂的內臟恢復原來位置」，或是「使月經再次回歸身體」等緣由。此外，更有「因體弱多病無法生子而回到娘家的女性，可治療此經穴，並克服疾病，回歸至丈夫身邊」的意思。

※此說明與生藥的「當歸」或「山歸來」相近。

- **氣衝**代表腹部吸氣，**氣**向上**衝**時所出入的經穴。
- **髀**指的是**大腿**（太腿）或大腿上部。**髀骨**為**股骨**，或包括股骨頭與骨盆接續處，也就是**髖臼**。**關**為「境界」，代表位於**大腿與軀幹交界處**的經穴。此外，**關**也可代表「關節」，也就是髖關節。
- **伏兔**指的是**大腿前方肌肉**（股四頭肌與股直肌）收縮時，該部位如**兔**子潛**伏**於草叢的外形，或肌肉如兔子潛伏時的姿勢般「堅硬」等樣貌。此外，另一說則指**大腿前方肌肉**緊密附著於股骨的樣貌，類似於古中國馬車的**伏兔**（將車軸固定於車體的零件），故有此名稱。
- **陰市**的**陰**指的是面北的山陰處，也就是**大腿前方肌肉**膨起處下方的凹陷處。至於**市**則代表氣血集結之處。
- **梁丘**為位於**大腿前方肌肉**如**丘**陵般突起處之經穴。山高處稱為**丘**，而其背側則稱為**梁**。

髀 髀字中的「卑」代表股骨位於骨骼中的低處，並引申為「低下之事」。

成語「**髀肉之嘆**」描述當劉備寄身於荊州劉表旁時，曾在一次酒宴途中欲如廁，卻感嘆自己因過於安逸，已一段時間未騎馬，連髀（大腿內側）都長出肉了。此外，此成語亦可形容「感嘆世間過於和平，苦於發揮實力的機會」。

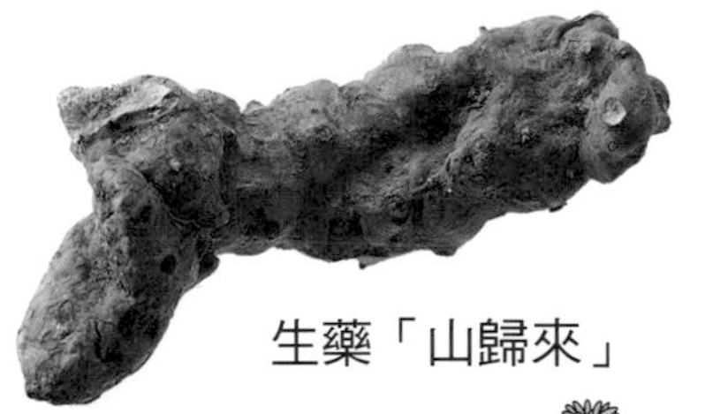

生藥「山歸來」

伏兔為古代中國馬車的零件之一，負責確實將車軸固定於車體。

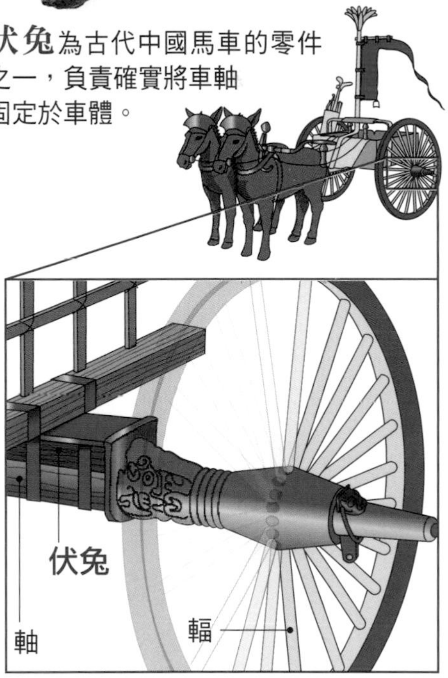

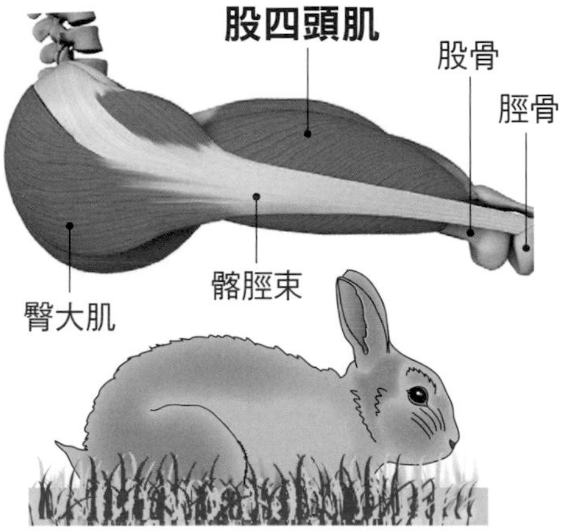

ST 足陽明胃經 ④小腿

ST35 **犢鼻** 穴性：通經活絡、散寒止痛

別名：**鬼邪**
要穴：胃經之合土穴、四總穴、胃之下合穴
ST36 **足三里** 穴性：健脾和胃、扶正培元、疏風化濕、通經活絡

要穴：大腸之下合穴
ST37 **上巨虛** 穴性：利脾和胃、通腑化滯、疏經調氣、清熱利濕

ST38 **條口** 穴性：理氣和胃、舒筋通絡

要穴：小腸之下合穴
ST39 **下巨虛** 穴性：調理腸胃、疏通乳絡

要穴：胃經之絡穴
ST40 **豐隆** 穴性：和胃化痰、清神志

要穴：胃經之經火穴
ST41 **解谿** 穴性：健脾化濕、清胃化痰、理氣通絡、活血止痛

別名：**會原**
要穴：胃之原穴
ST42 **衝陽** 穴性：和胃化濕、寧神志

要穴：胃經之俞木穴
ST43 **陷谷** 穴性：解表清熱、散風行水

要穴：胃經之滎（滎）水穴
ST44 **內庭** 穴性：清胃腸濕熱、理氣鎮痛

要穴：胃經之井金穴
ST45 **厲兌** 穴性：和胃化痰、清熱安神

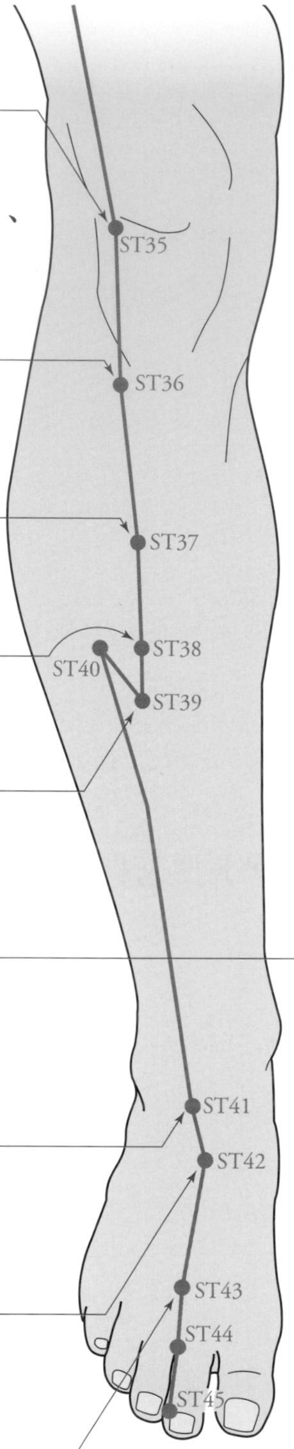

穴性解說

扶正…補足氣之不足。
培元…補充人體能量來源之元氣，又稱益元、壯元、補元。
疏經…改善經絡間氣的流動。
理氣…改善氣的流動，以及協助氣恢復正常循環機能的治療法。
乳絡…乳汁所流經的通路，相當於乳腺。
清神志…使五神（魂、神、意、魄、志）更加清明湛然。
行水…改善水分代謝，利尿或幫助排便。

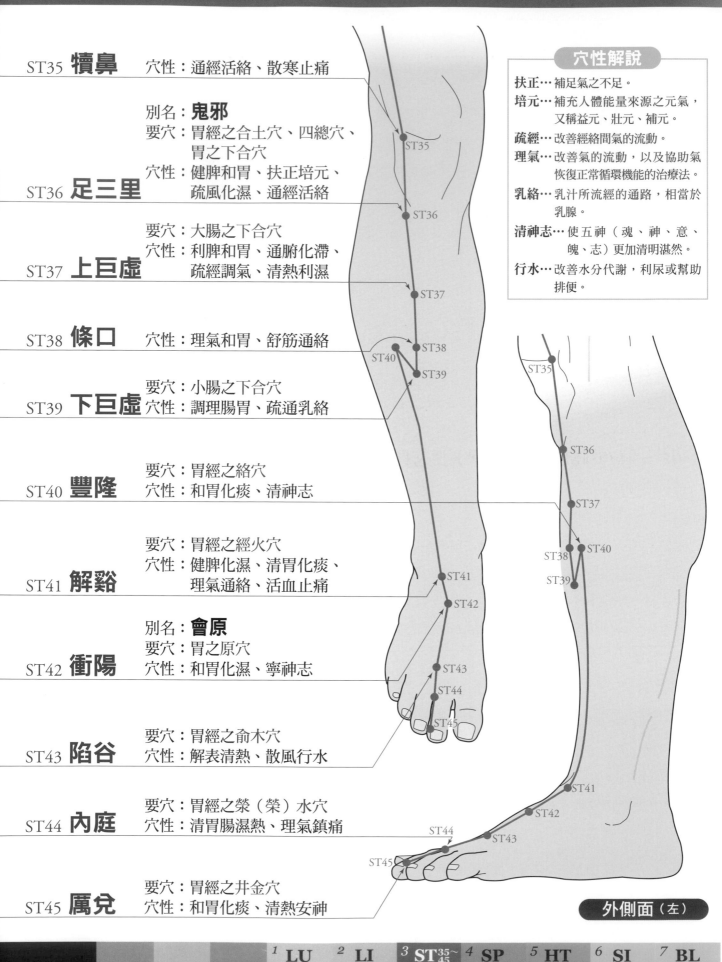

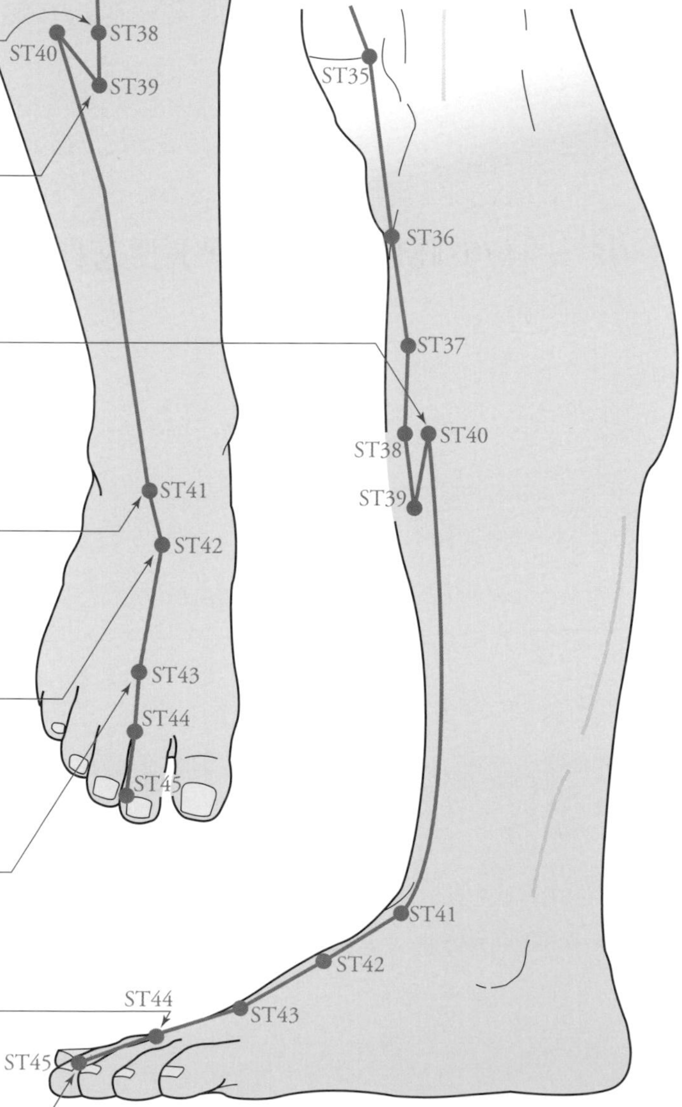

外側面（左）

此經脈自大腿外側前方之梁丘行至髕骨（**犢鼻**）、小腿前方（**足三里、上巨虛、條口、下巨虛、豐隆**），再持續向下經足關節前方（**解谿**）至足背（**衝陽、陷谷、內庭**），並終於足第二趾外側（**厲兌**）。至於自氣衝與本經會合並向下行走的分支，則於膝下3寸之足三里處與本經分別，再行至小腿外側前方（胃經與膽經間），最後出於足第三趾外側。而於足背分別的支脈，則行至足第一趾內側（隱白[脾SP 1]），並連結至足太陰脾經。

- **犢鼻**代表髕骨下方形似小牛鼻子的樣貌。犢指的是小牛。
- **足三里**指的是位於犢鼻下方**三**寸處的經穴（一**里**＝一寸）。此外，此經穴亦可治療腹部上、中、下三處的各種病症，故有此名稱。
- **上巨虛**的**巨虛**為巨大的空間、縫隙之意，因此用來稱呼位於**脛骨與腓骨**間大縫隙之經穴。
- **條口**的**條**源自於脛骨前肌緊縮時出現的線**條**。

◎ **上巨虛、條口、下巨虛**皆位於脛骨前肌之肌腹處，並非體表凹陷處。至於這些經穴的名稱為何帶有「凹陷」的意義，請參照p.54的專欄。

- **豐隆**位於**脛骨前肌與伸趾長肌**交界處，並代表該部位**豐**腴**隆**起的樣貌。此外，古中國人更稱呼**雷神**為**豐隆**，代表此經穴在頭如雲霧罩頂般受陰翳所遮蓋時，可產生如雷雨後的澄清天空效果。
- **解谿**的**谿**指的是**距小腿關節**之凹陷處。**解**代表該經穴位於解開鞋帶處。此外，也有一說指此經穴位於足關節脫臼的位置，故有此名稱。
- **衝陽**的**陽**為足背側，而**衝**則代表位於足**背動脈搏動處**的經穴。
- **陷谷**位於**第二、第三蹠骨間**如山谷般的凹陷處。
- **內庭**代表進入**庭**院時最早踏地處。此外，當厲兌代表「口、門」時，內庭便相當於「庭院」的位置。
- **厲兌**的**厲**代表此經穴可用於疫病等症狀較激烈的疾病。此外，**兌**代表「末端」，也就是位於足部末端的經穴。在《易經》中，**兌**則代表門。

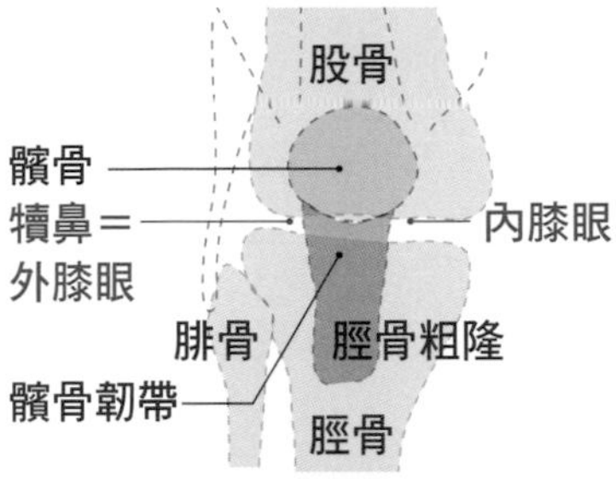

位於髕骨韌帶兩側的凹陷處與小牛的鼻孔神似，故有**犢鼻**之稱（但也有將髕骨譬喻為小牛額部等其他說法）。加上犢鼻的別名為外膝眼，我們可知此凹窩被譬喻為「眼」部。

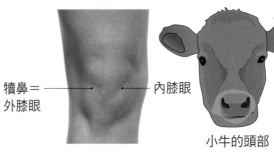

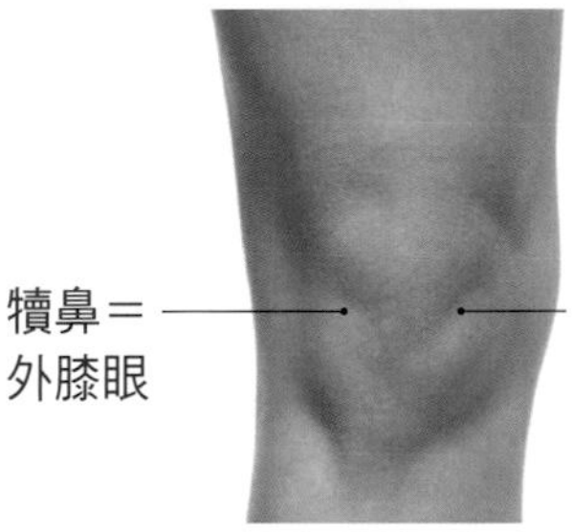

小牛的頭部

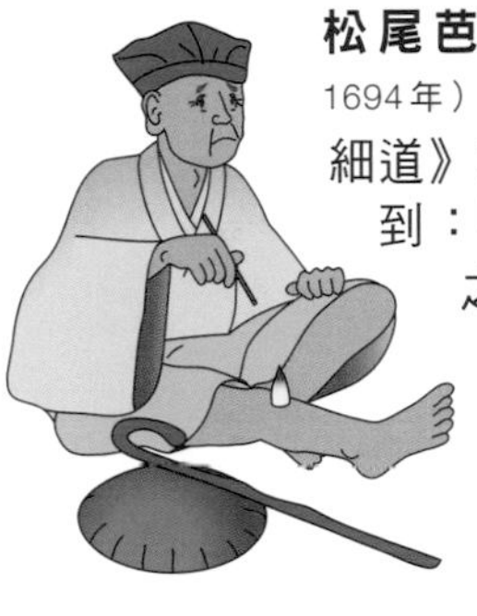

松尾芭蕉（1644～1694年）曾於《奧之細道》之序文中提到：「替換斗笠之線，**並灸於三里**，不禁憶起松島之月……」可見常出門旅行的芭蕉已習慣替足三里下灸作為出遊前的準備。自江戶時代起，便可見足三里可調整腸胃、舒緩足部疲勞等諸多記載。此外，中國宋朝的書籍也記載相同內容，可見芭蕉的見多識廣。

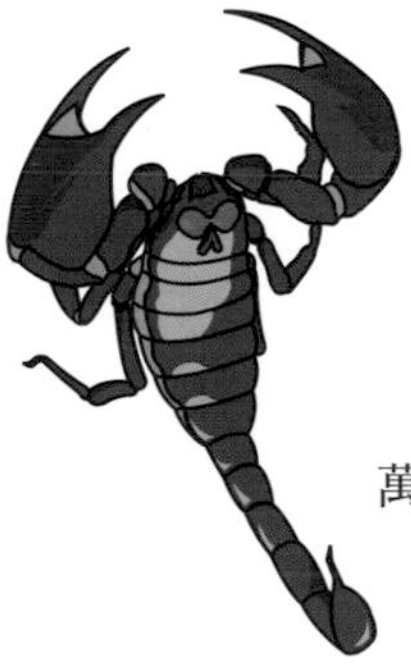

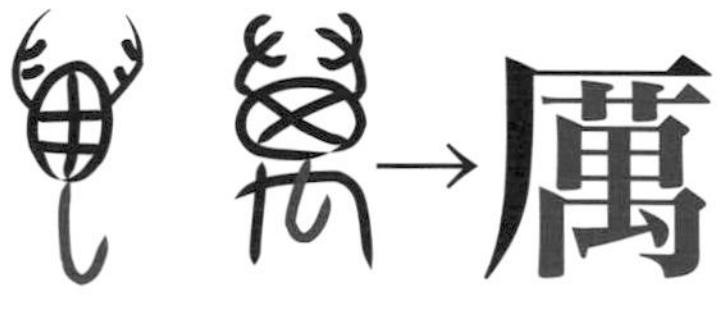

萬的甲骨文　萬的篆字

萬為象形字，代表蠍子持有毒針的樣貌。而厲則是由厂（崖、石）與萬（蠍子）所構成的文字，代表需如蠍子摩擦身體以放毒般劇烈摩擦的石頭，也就是砥石（亦有其他說法）。此外，厲由劇毒之意，還可衍伸出「嚴重疾病、疫病」等意義。

取穴法①
承泣、四白、巨髎、地倉

ST 1 承泣

部位：位於眼球與下眼眶間之瞳孔線上

與此經穴有關的解剖學各部位：

- **眶下神經**通過**眶下孔**，屬於上頜神經分支
- **眼輪匝肌**是由顏面神經側頭支所支配的表情肌，可閉合眼睛
- **眶下動**、**靜脈**自**眶下孔**出至顏面，屬於外頸動脈終末支之顎動脈分支

ST 2 四白

部位：位於顏面之眶下孔處

與此經穴有關的解剖學各部位：

- **眶下神經**通過**眶下孔**，屬於上頜神經之分支
- **眼輪匝肌**是由顏面神經側頭支所支配的表情肌，可閉合眼睛
- **提上唇肌**是由顏面神經肌支所支配的表情肌，可提起上唇
- **眶下動**、**靜脈**自**眶下孔**出至顏面，屬於外頸動脈終末支之顎動脈分支

承泣的取穴法

眼睛正視前方，並於瞳孔所通過的垂線與下眼眶交點處取之。

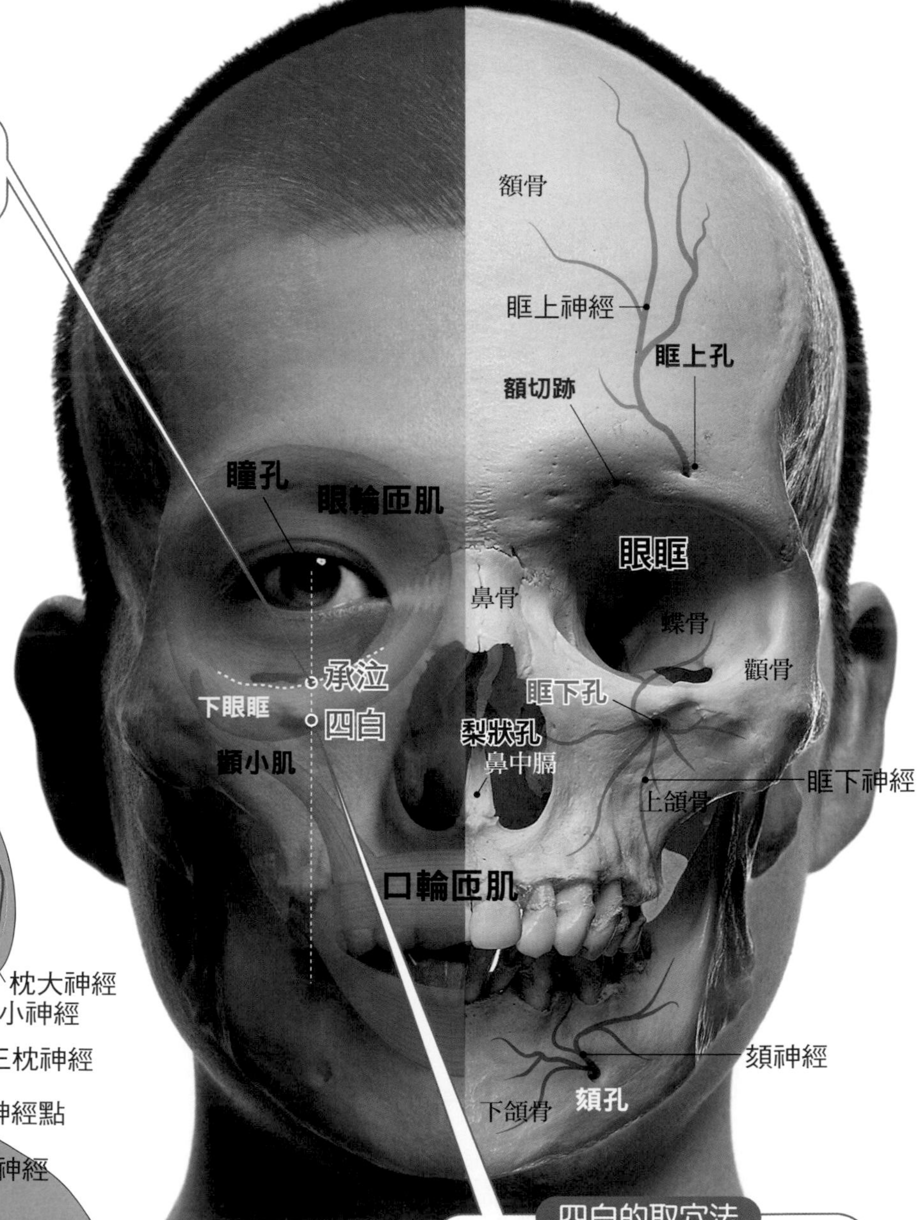

四白的取穴法

眼睛正視前方，並於**承泣**（ST 1）下方骨骼凹陷處取之。

位於顏面的三叉神經分支與三孔

三叉神經為第 V 腦神經，並由**眼神經**、**上頜神經**與**下頜神經**等三條分支所組成。而這三條神經更各自連結眶上神經、眶下神經、頦神經，再出自**眶上孔**、**眶下孔**、**頦孔**，並分布於前額、上頜與下頜部皮膚。

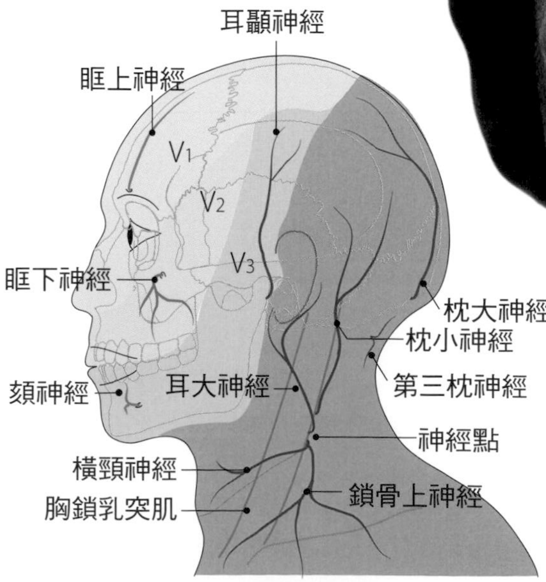

頸部神經

※ 粉紅色區塊的皮膚為脊隨神經支配區。而藍、綠、橙三色區則是由腦神經之三叉神經所支配的區域。

三叉神經（第Ｖ腦神經）為12對腦神經中最大的神經，包含感覺與運動神經。其中感覺神經分布於顏面皮膚、鼻腔與口腔黏膜，並主掌該部位的感覺；運動神經則主要支配咀嚼肌。三叉神經是由三叉神經節所構成，並分為眼神經（第一支）、上頷神經（第二支）、下頷神經（第三支）等三支。至於三叉神經痛，則是某分支或所有分支產生的突發性劇烈顏面疼痛，此時可於**四白**穴深層，相當於眶下孔處感到三叉神經（上頷神經）的壓痛感。

ST3 巨髎

部位：位於顏面之瞳孔線上，並與鼻翼下緣同高處

與此經穴有關的解剖學各部位：

- **眶下神經**通過**眶下孔**，屬於上頷神經之分支
- **提上唇肌**與**提口角肌**是由顏面神經顴骨支所支配的表情肌，可提起上唇與口角
- **眶下動、靜脈**自**眶下孔**出至顏面，屬於外頸動脈之顎動脈分支
- **眼角動、靜脈**為顏面動、靜脈之分支，可於外頸動脈第三支觸得

ST4 地倉

部位：位於顏面之口角向外**0.4寸**（指寸）處

與此經穴有關的解剖學各部位：

- **眶下神經**通過**眶下孔**，屬於上頷神經之分支
- **頦神經**為下頷神經之分支，並通過頦孔
- 受顏面神經顴骨支所支配，並可閉合口部的**口輪匝肌**，以及可膨起臉頰的**頰肌**
- **上唇動、靜脈**為顏面動、靜脈之分支，可於外頸動脈第三支觸得

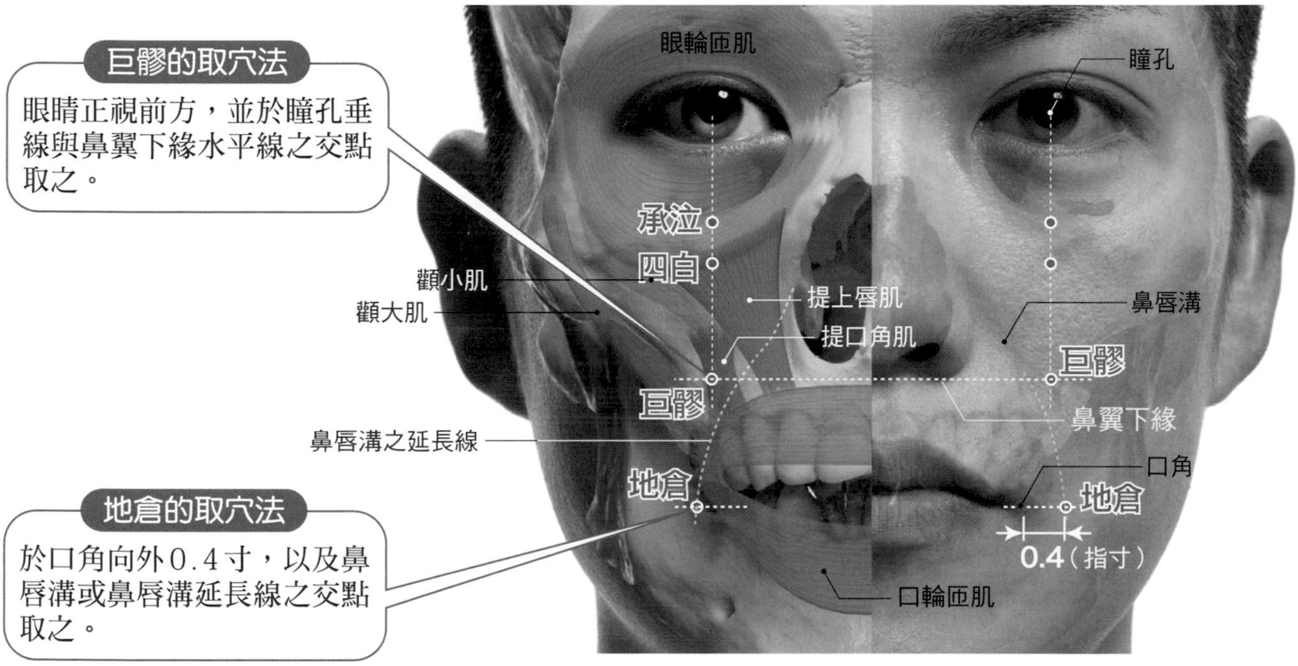

巨髎的取穴法
眼睛正視前方，並於瞳孔垂線與鼻翼下緣水平線之交點取之。
地倉的取穴法
於口角向外0.4寸，以及鼻唇溝或鼻唇溝延長線之交點取之。
眼輪匝肌
瞳孔
承泣
四白
顴小肌
顴大肌
提上唇肌
提口角肌
鼻唇溝
巨髎
鼻翼下緣
鼻唇溝之延長線
口角
地倉
0.4（指寸）
口輪匝肌

皮肌與表情肌

以系統發生學的角度來說，青蛙鼻部周圍、蛇與鳥類皆具有皮肌。當皮肌收縮時，便可立起鱗片或羽毛。而目前我們可知人體軀幹的皮肌已退化，僅剩下頸部與顏面具有皮肌。其中頸部之皮肌為頸闊肌，顏面則為表情肌，以呈現喜怒哀樂等表情。而表情肌來自第二咽弓，並受顏面神經所支配。

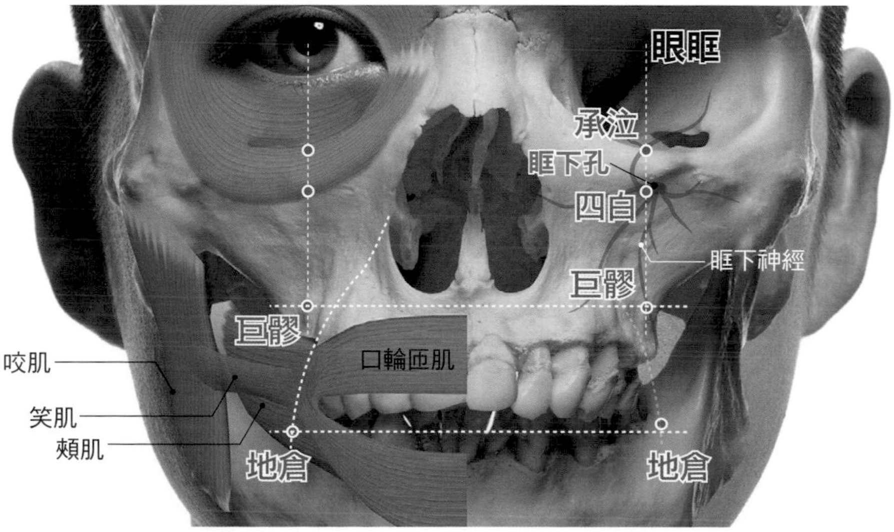

眼眶
承泣
眶下孔
四白
眶下神經
巨髎
巨髎
口輪匝肌
咬肌
笑肌
頰肌
地倉
地倉

ST9 人迎

部位：位於前頸部，與甲狀軟骨上緣相同高度，也就是胸鎖乳突肌前緣之總頸動脈處

與此經穴有關的解剖學各部位：

- **橫頸神經**（C2～C3）為頸神經叢的分支。而頸神經叢則起自胸鎖乳突肌後端中央處，並出於皮膚
- **胸鎖乳突肌**起自胸骨與鎖骨處，並受胸內側、外側神經所支配
- **頸闊肌**是由顏面神經頸支所支配的表情肌，可下壓口角
- 由前緣、肩胛舌骨肌、二腹肌所構成的頸動脈三角內，可觸摸到總頸動脈的搏動
- 甲狀腺上動、靜脈為外頸動脈的第一支

ST10 水突

部位：位於前頸部，與環狀軟骨同高度，也就是胸鎖乳突肌前緣處

與此經穴有關的解剖學各部位：

- **橫頸神經**（C2～C3）為頸神經叢的分支。而頸神經叢則起自胸鎖乳突肌後端中央處，並出於皮膚
- **頸闊肌**是由顏面神經頸支所支配的表情肌，可下壓口角
- **胸鎖乳突肌**受副神經與頸神經叢的肌支（C2～C4）所支配
- **胸骨甲狀肌**屬於受頸袢所支配的舌骨下肌群
- 源自主動脈弓之頭臂動脈幹的右側頸動脈，以及直接分支自主動脈弓的左側頸動脈
- **甲狀腺**屬於內分泌腺之一，位於此穴位深處

鎖骨上窩鎖骨上大、小窩、頸靜脈切跡

用力轉動頭部時，便可清楚見到胸鎖乳突肌的起端，也就是胸骨頭端以及鎖骨頭端。而胸骨與鎖骨頭端間的小凹窩，便是**鎖骨上小窩**；位於鎖骨頭端外側的較大凹窩，則是**鎖骨上大窩**；至於**頸靜脈切跡**則位於左右兩側的胸骨頭端間，以及胸骨柄上端處。

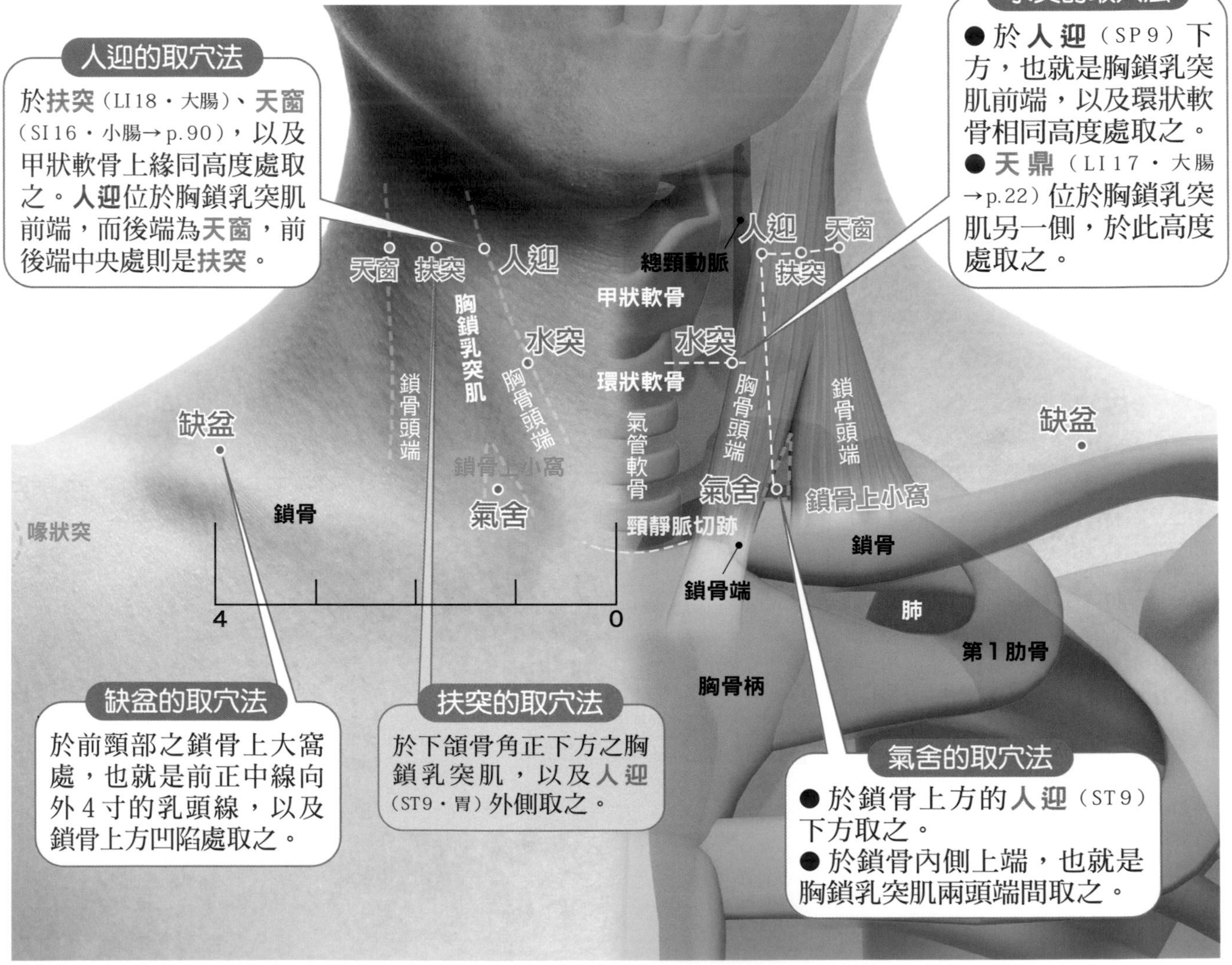
人迎的取穴法
於**扶突**（LI18・大腸）、**天窗**（SI16・小腸→p.90），以及甲狀軟骨上緣同高度處取之。**人迎**位於胸鎖乳突肌前端，而後端為**天窗**，前後端中央處則是**扶突**。
水突的取穴法
● 於**人迎**（SP9）下方，也就是胸鎖乳突肌前端，以及環狀軟骨相同高度處取之。
● **天鼎**（LI17・大腸→p.22）位於胸鎖乳突肌另一側，於此高度處取之。
天窗
扶突
人迎
總頸動脈
甲狀軟骨
胸鎖乳突肌
水突
環狀軟骨
鎖骨頭端
胸骨頭端
氣管軟骨
缺盆
鎖骨上小窩
氣舍
頸靜脈切跡
喙狀突
鎖骨
鎖骨端
肺
第1肋骨
胸骨柄
4
0
缺盆的取穴法
於前頸部之鎖骨上大窩處，也就是前正中線向外4寸的乳頭線，以及鎖骨上方凹陷處取之。
扶突的取穴法
於下頷骨角正下方之胸鎖乳突肌，以及**人迎**（ST9・胃）外側取之。
氣舍的取穴法
● 於鎖骨上方的**人迎**（ST9）下方取之。
● 於鎖骨內側上端，也就是胸鎖乳突肌兩頭端間取之。

● **胸廓出口症候群**是臂神經叢與鎖骨下動、靜脈因①前斜角肌與中斜角肌間（前斜角肌症候群）、②鎖骨與肋骨間（肋鎖症候群）、③胸小肌下層（胸小肌或過度外展症狀）其中一處受壓迫而產生的上肢麻痺、疼痛、無力感。此外，缺盆位於①處，出現於此處的壓痛感，或是延伸至上肢的放射痛稱為Morleytest，是前斜角肌症候群重要的臨床症狀。

ST 11 氣舍

部位：位於鎖骨上小窩的鎖骨胸骨頭端上方，也就是胸鎖乳突肌的胸骨頭端與鎖骨頭端間的凹陷處

與此經穴有關的解剖學各部位：

- **鎖骨上神經**（C3）分布於頸部延伸至肩部的皮膚，屬於頸神經叢的皮支
- **頸闊肌**是由顏面神經頸支所支配的表情肌，可下壓口角
- **胸鎖乳突肌胸骨頭端**受副神經與頸神經叢的肌支（C2～C4）所支配
- **胸骨甲狀肌**與**胸骨舌骨肌**屬於受頸袢所支配的舌骨下肌群
- 源自主動脈弓之頭臂動脈幹的右側頸動脈，以及直接分支自主動脈弓的左側頸動脈

ST 12 缺盆

部位：位於前頸部之鎖骨上大窩，以及前正中線向外**4寸**處，也就是鎖骨上方的凹陷處

與此經穴有關的解剖學各部位：

- **鎖骨上神經**（C3）分布於頸部延伸至肩部的皮膚，屬於頸神經叢的皮支
- **頸闊肌**是由顏面神經頸支所支配的表情肌，可下壓口角
- **頸外靜脈**源自枕靜脈與下頜後靜脈，負責集結此處的血液，並匯集至鎖骨下靜脈
- **前斜角肌**與**中斜角肌**受頸神經叢前支（C3～C8）所支配，並形成斜角肌間隙
- 源自主動脈弓之頭臂動、靜脈幹的右側鎖骨下動、靜脈，以及直接分支自主動脈弓的左側鎖骨下動、靜脈

注意：此處為危險穴，若下針位置過深，易引發氣胸。

頸動脈鞘

總頸動脈的右側起自頭臂動脈幹，而左側則是主動脈弓的分支。總頸動脈與迷走神經、內頸靜脈一同受頸動脈鞘，也就是一種**結締組織鞘**所包覆。如此一來，當頸部屈曲或迴轉時，頸動脈鞘便可保障血液循環狀況。

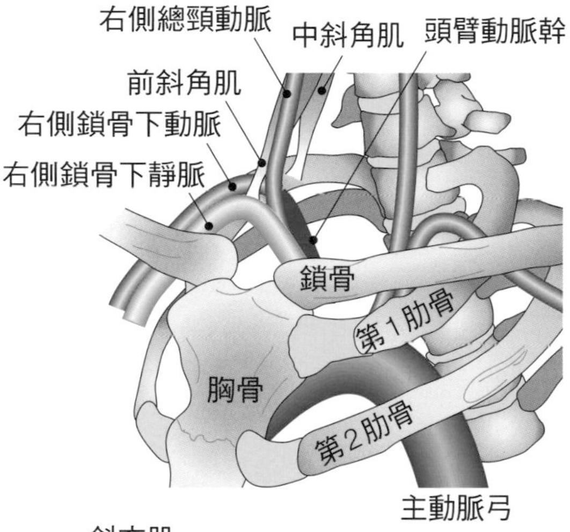

先天性肌性斜頸症

嬰兒在分娩時，若過度伸展**胸鎖乳突肌**使肌肉內部出血，並產生纖維化情形，便會出現肌肉短縮、硬化、拘縮，甚至引發運動障礙。此外，胸鎖乳突肌的止端位於顳骨的乳突，因此患部肌肉會延伸至胸鎖關節，頭部也會傾斜至患部，下頷前端（下頷）則朝向另一側上方。

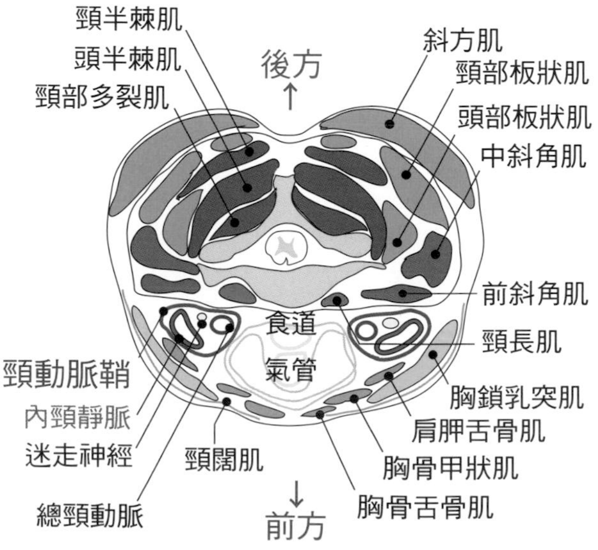

頸部橫切面

斜角肌間隙與（前）斜角肌症候群

止於第1肋骨的前斜角肌與中斜角肌間為**斜角肌間隙**，並由臂神經叢與鎖骨下動脈所通過。鎖骨下靜脈則位於斜角肌間隙前方，並沿著第1肋骨延伸至他處。長時間以前傾姿勢使用電腦，壓迫前斜角肌的神經與動脈時，易出現無名指與小指的感覺障礙、麻痺，也是常見於30歲女性的**（前）斜角肌症候群**。此外，前斜角肌症候群會伴隨血管運動障礙，造成指尖冰冷。

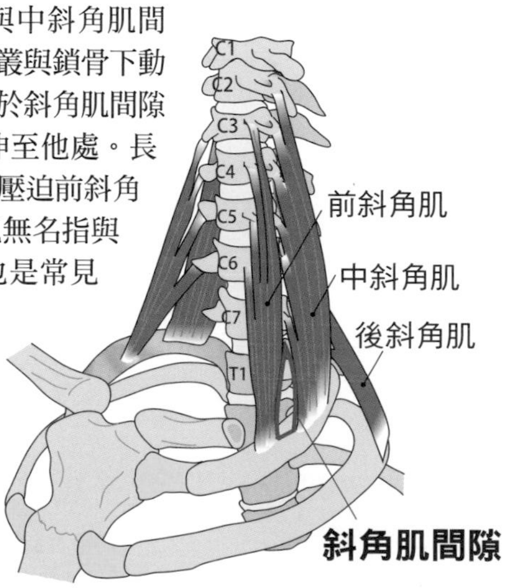

取穴法④ 氣戶、庫房、屋翳、膺窗

ST 13 氣戶

部位：位於前胸部之鎖骨下緣，以及前正中線向外**4寸**處

與此經穴有關的解剖學各部位：

- **鎖骨上神經**（C3）分布於頸部延伸至肩部的皮膚，屬於頸神經叢的皮支
- 受內側（C8～T1）、胸外側神經（C5～C7）所支配，並可內旋肩關節的胸大肌，以及受鎖骨下肌神經所支配的鎖骨下肌
- **胸肩峰動**、**靜脈**屬於腋動、靜脈的分支，並負責提供胸大肌營養
- **頸外靜脈**源自枕靜脈與下頜後靜脈，負責集結此處的血液，並匯集至鎖骨下靜脈

注意：此處為危險穴，若下針位置過深，易引發氣胸。

ST 14 庫房

部位：位於前胸部的第1肋間，以及前正中線向外**4寸**處

與此經穴有關的解剖學各部位：

- **鎖骨上神經**（C4）分布於頸部延伸至肩部的皮膚，屬於頸神經叢的皮支
- 受內側（C8～T1）、胸外側神經（C5～C7）所支配，並可內旋肩關節的胸大肌，以及可下壓肩胛骨的胸小肌
- 受肋間神經（T1～T12）所支配的內、外肋間肌

注意：此處為危險穴，若下針位置過深，易引發氣胸。

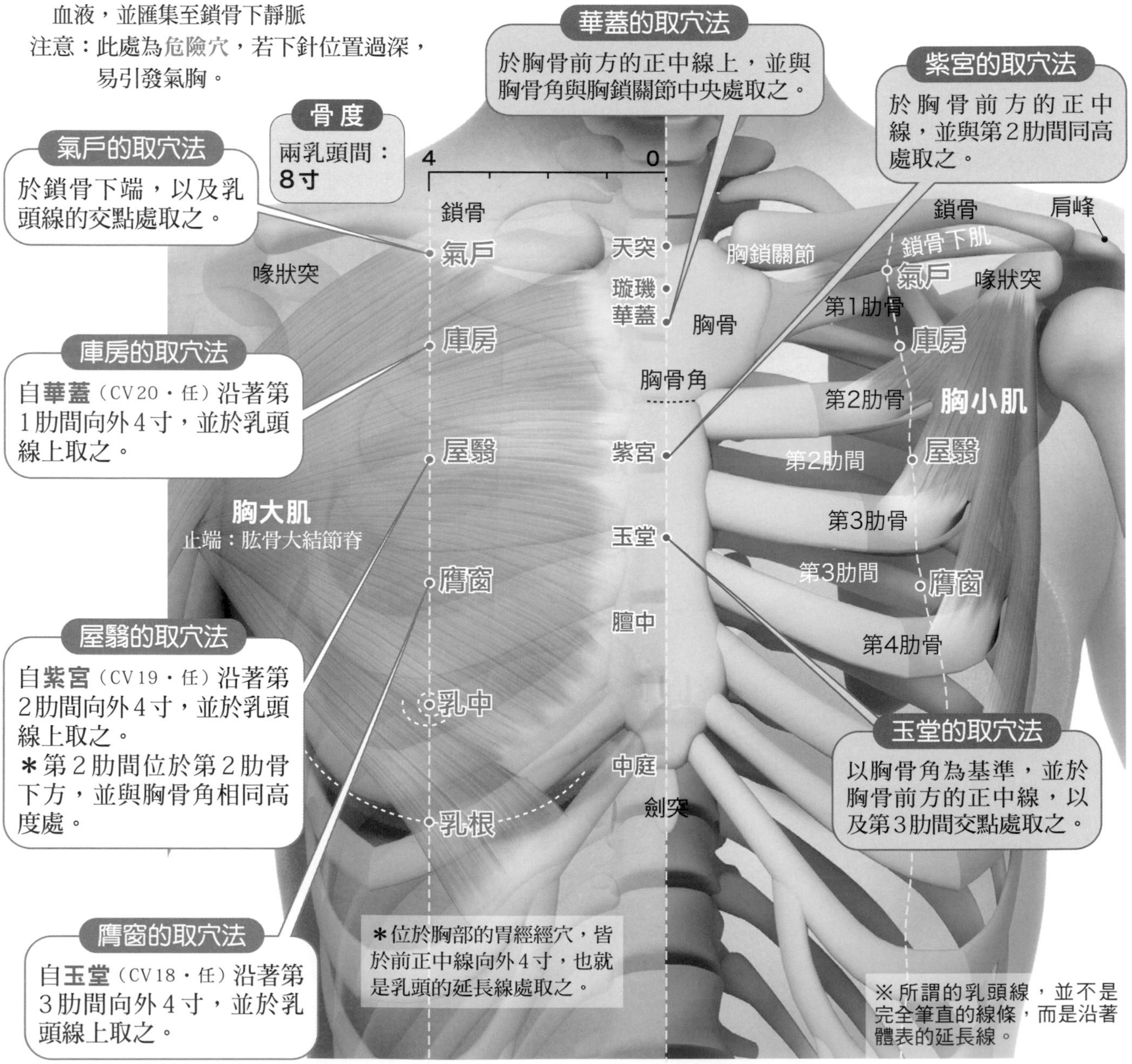
華蓋的取穴法
於胸骨前方的正中線上，並與胸骨角與胸鎖關節中央處取之。
紫宮的取穴法
於胸骨前方的正中線，並與第2肋間同高處取之。
骨度
兩乳頭間：8寸
氣戶的取穴法
於鎖骨下端，以及乳頭線的交點處取之。
4
0
鎖骨
氣戶
喙狀突
天突
璇璣
華蓋
胸鎖關節
胸骨
庫房
胸骨角
庫房的取穴法
自華蓋（CV20・任）沿著第1肋間向外4寸，並於乳頭線上取之。
屋翳
紫宮
胸大肌
止端：肱骨大結節脊
玉堂
膺窗
膻中
屋翳的取穴法
自紫宮（CV19・任）沿著第2肋間向外4寸，並於乳頭線上取之。
＊第2肋間位於第2肋骨下方，並與胸骨角相同高度處。
乳中
中庭
劍突
乳根
膺窗的取穴法
自玉堂（CV18・任）沿著第3肋間向外4寸，並於乳頭線上取之。
＊位於胸部的胃經經穴，皆於前正中線向外4寸，也就是乳頭的延長線處取之。
鎖骨
肩峰
鎖骨下肌
氣戶
喙狀突
第1肋骨
庫房
第2肋骨
胸小肌
第2肋間
屋翳
第3肋骨
第3肋間
膺窗
第4肋骨
玉堂的取穴法
以胸骨角為基準，並於胸骨前方的正中線，以及第3肋間交點處取之。
※所謂的乳頭線，並不是完全筆直的線條，而是沿著體表的延長線。

肋間神經為Th 1～12的前支，共有12對，並伴隨肋間動、靜脈行至各個肋間。肋間神經的皮支分布於胸腹部前方與側面皮膚，負責支配胸固有肌、上下後鋸肌、前腹肌與側腹肌。此外，第12肋間神經位於最後的「肋骨下方」，並非「肋間」，因此稱為肋下神經。

ST 15 屋翳

部位：位於前胸部之第2肋間，以及前正中線向外**4寸**處

與此經穴有關的解剖學各部位：

- **分布於皮膚的第2肋間神經的前皮支與外側皮支**
- 受胸內側（C8～T1）、外側神經（C5～C7）所支配，並可內旋肩關節的胸大肌，以及可下壓肩胛骨的胸小肌
- 受肋間神經（T2）所支配的內、外肋間肌

注意：此處為危險穴，若下針位置過深，易引發氣胸。

肋溝

肋間肌呈三層構造，其中內肋間肌與最內肋間肌之間，也就是肋骨內側的凹溝稱為肋溝。而**肋間靜脈（V）**、**肋間動脈（A）**，以及**肋間神經（N）**分別以由上至下呈 VAN 的順序通過肋間肌。也就是說，下針時刺至肋骨下緣，易損傷血管或神經。此外，身體其他部位，如腹股溝內側至外側的血管裂孔間，也分別有股靜脈、股動脈、肌裂孔的股神經，且同樣以 VAN 的順序通過。

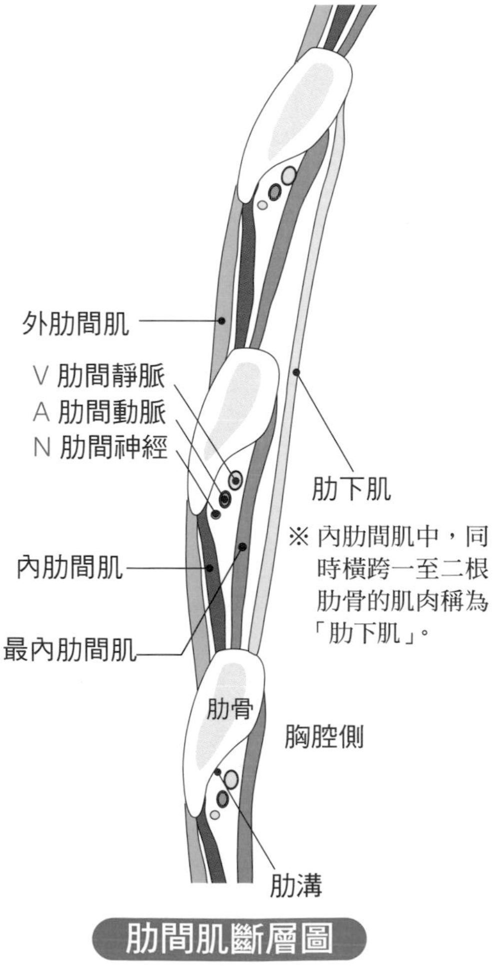

肋間肌斷層圖

ST 16 膺窗

部位：位於前胸部之第3肋間，以及前正中線向外**4寸**處

與此經穴有關的解剖學各部位：

- **分布於皮膚的第3肋間神經的前皮支與外側皮支**
- 受內側（C8～T1）、胸外側神經（C5～C7）所支配，並可內旋肩關節的胸大肌
- 受肋間神經（T2）所支配的內、外肋間肌

注意：此處為危險穴，若下針位置過深，易引發氣胸。

鎖骨下動脈與髂外動脈的側支循環

內胸動脈為鎖骨下動脈的分支，於胸部出現分支，也就是肋間動脈後，再向下行至肋軟骨後方，形成腹壁上動脈，並與向上行走的髂外動脈分支——腹壁下動脈路徑吻合，組成**側支循環**。若此循環因先天性主動脈狹窄，阻礙胸主動脈與腹主動脈的血液循環時，**血液會流至相反方向**，並供給至下肢。此外，位於腹股溝韌帶下方，且源自股動脈的腹壁淺動脈在臍周圍的路徑則與腹壁上動脈吻合。

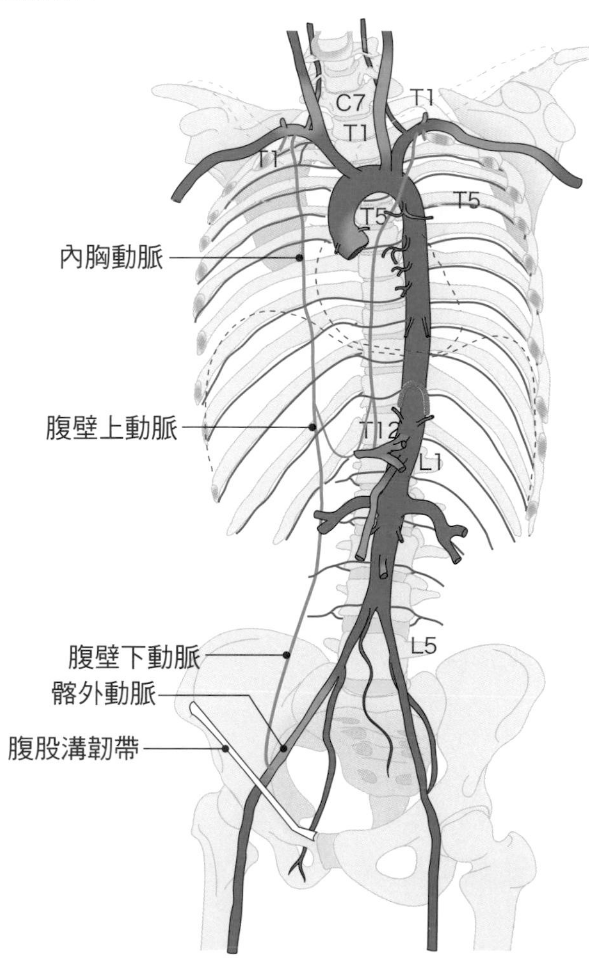

取穴法⑤ 乳中、乳根、不容、承滿

ST 17 乳中

部位：位於前胸部之乳頭中央處

與此經穴有關的解剖學各部位：

- 分布於皮膚的**第4肋間神經的前皮支與外側皮支**
- 受內側（C8～T1）、胸外側神經（C5～C7）所支配，並可內旋肩關節的**胸大肌**
- 受肋間神經（T2）所支配的**內、外肋間肌**
- 注意：此處為危險穴，若下針位置過深，易引發氣胸。

ST 18 乳根

部位：位於前胸部之第5肋間，以及前正中線向外**4寸**處

與此經穴有關的解剖學各部位：

- 分布於皮膚的**第5肋間神經的前皮支與外側皮支**
- 受內側（C8～T1）、胸外側神經（C5～C7）所支配，並可內旋肩關節的**胸大肌**
- 受肋下神經（T12）所支配的**腹外斜肌**

注意：此處為危險穴，若下針位置過深，易引發氣胸。

乳中的取穴法

● 男性的乳頭中央位於第4肋間一帶。
● 自**膻中**（CV17・任）沿著第4肋間向外4寸，並於乳頭線上，以及乳頭中央處取之。

乳根的取穴法

男性可於乳頭線與第5肋間交點處取之，女性則於乳房下緣中點處取之。

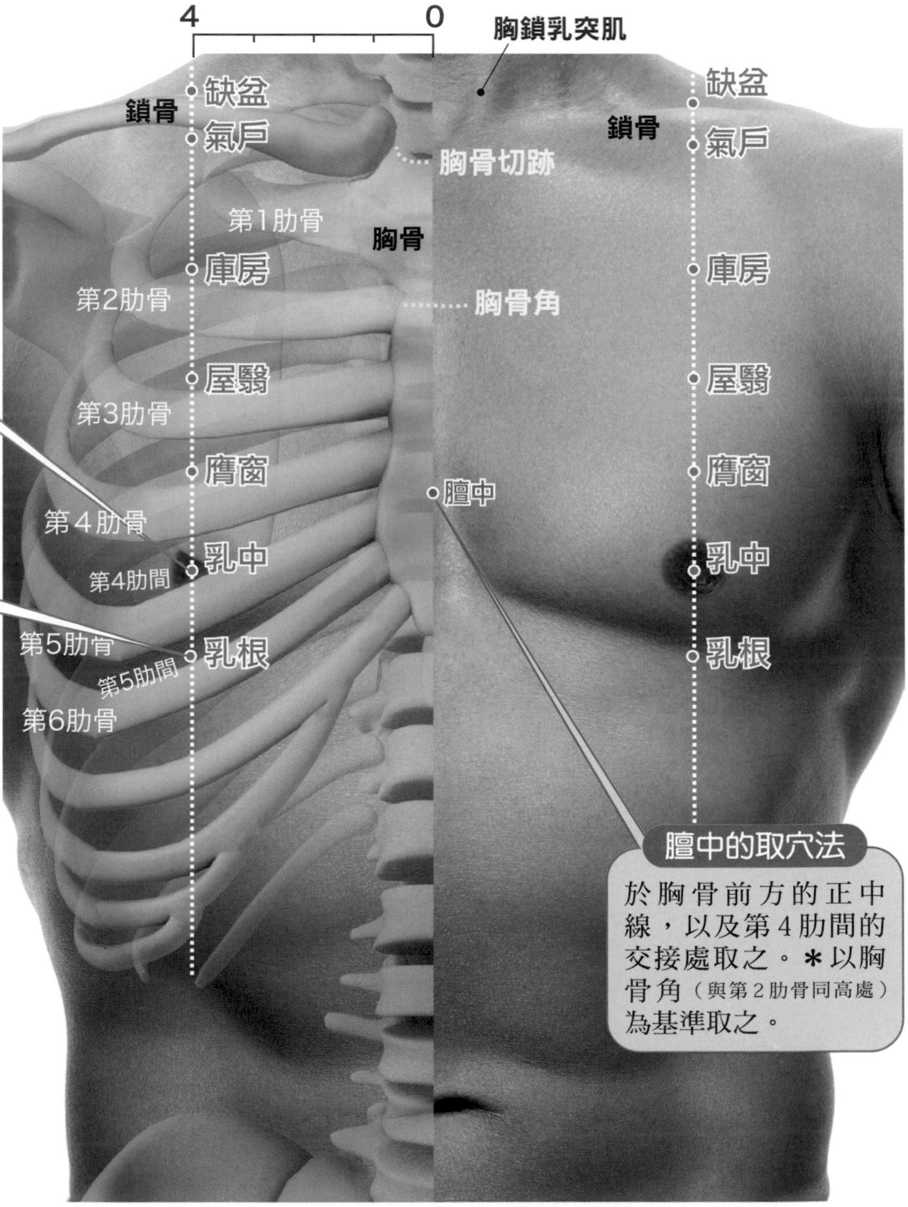

膻中的取穴法

於胸骨前方的正中線，以及第4肋間的交接處取之。＊以胸骨角（與第2肋骨同高處）為基準取之。

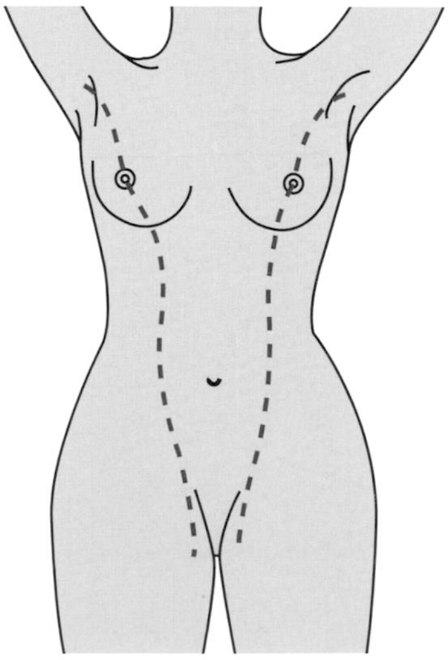

乳脊與副乳　胎生動物於形成胚胎約第4週時，便會形成**乳脊**，而第6週左右便會出現7～9個**乳腺原基**，但人類僅有其中一對會發展成乳腺。不過，當腋窩附近的乳腺原基較為發達時，便會形成所謂的副乳。日本人約有2～22%的機率出現此情形。

胃位於上腹部，其上方為橫膈膜，並連接食道。此外，胃與第11胸椎同高處為賁門。賁門連接食道，並與迷走神經一同通過橫膈膜的食道裂孔。位於胃部前方（腹面）的經穴則包括：中脘、上脘[任・CV]、陰都、腹通谷、幽門[腎・KI]、不容、承滿、梁門[胃・ST]等。

ST 19 不容

部位：位於上腹部之臍中央向上**6寸**，以及前正中線向外**2寸**處

與此經穴有關的解剖學各部位：

- 分布於皮膚的**肋間神經前皮支**（C7）
- 腹直肌與腹直肌鞘受肋間神經（T7～T12）與髂腹下神經所支配，可前屈軀幹
- 腹壁上動、靜脈為鎖骨下動脈的分支，也是沿著腹腔下行的內胸動、靜脈之延續
- 此穴位深處為胃

ST 20 承滿

部位：位於上腹部之臍中央向上**5寸**，以及前正中線向外**2寸**處

與此經穴有關的解剖學各部位：

- 分布於皮膚的**肋間神經前皮支**（C7，8）
- 腹直肌與腹直肌鞘受肋間神經（T7～T12）與髂腹下神經所支配，可前屈軀幹
- 腹壁上動、靜脈為鎖骨下動脈的分支，也是沿著腹腔下行的內胸動、靜脈之延續
- 此穴位深處為胃

骨度

胸骨體下端～臍中央：**8寸**

＊位於腹部的胃經經穴，皆於前正中線向外2寸，也就是前正中線與乳頭線的中線上取之。

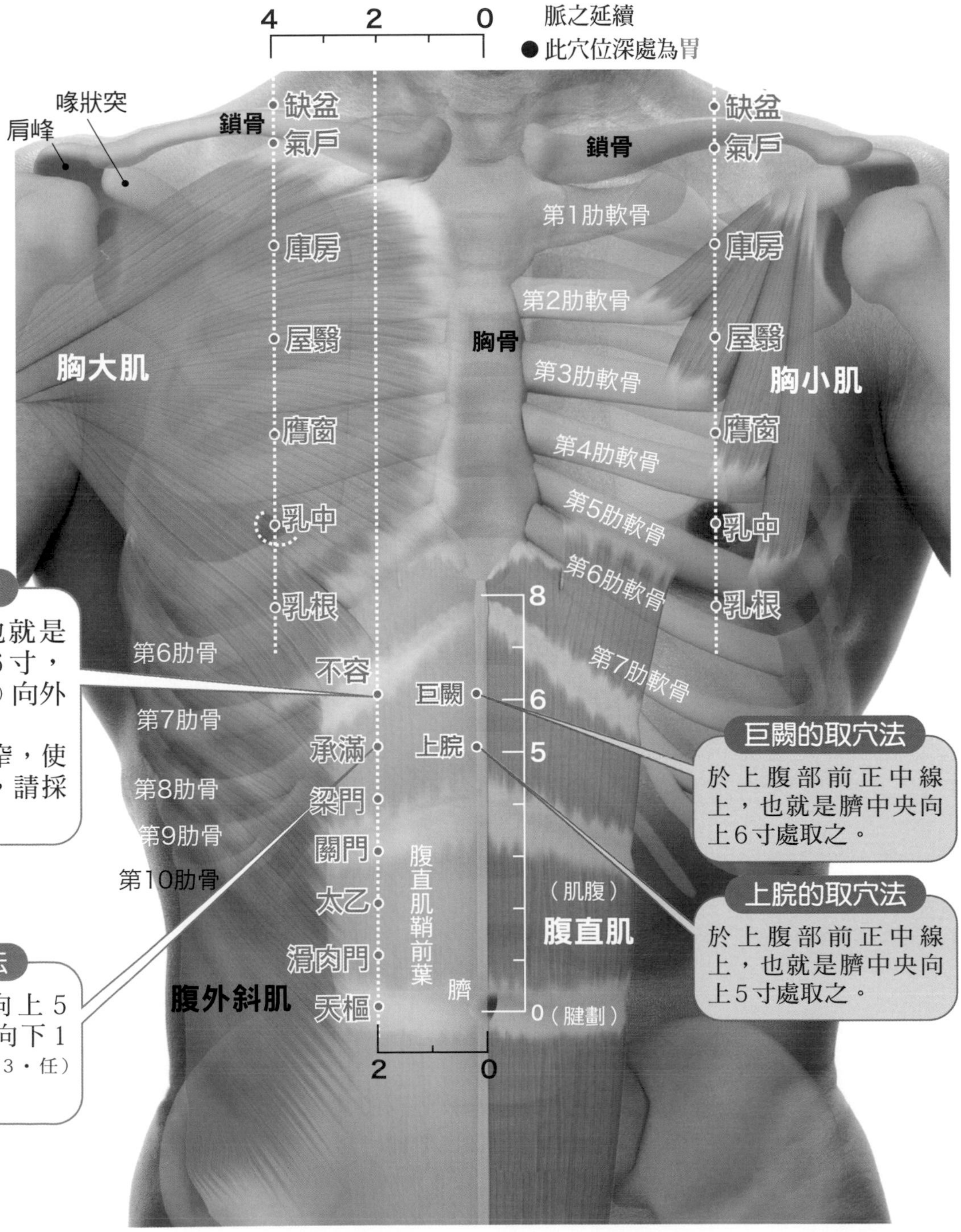

4
2
0
喙狀突
肩峰
鎖骨
缺盆
氣戶
庫房
屋翳
膺窗
乳中
乳根
胸大肌
胸骨
第1肋軟骨
第2肋軟骨
第3肋軟骨
第4肋軟骨
第5肋軟骨
第6肋軟骨
第7肋軟骨
胸小肌
第6肋骨
第7肋骨
第8肋骨
第9肋骨
第10肋骨
不容
承滿
梁門
關門
太乙
滑肉門
天樞
巨闕
上脘
8
6
5
腹直肌鞘前葉
臍
（肌腹）
腹直肌
0（腱劃）
腹外斜肌
2
0

不容的取穴法

- 於腹直肌中，也就是**天樞**（ST25）上方6寸，以及**巨闕**（CV14・任）向外2寸處取之。

※胸骨下角較為狹窄，使**不容**下方為肋骨時，請採用斜針刺法。

承滿的取穴法

於**天樞**（ST25）向上5寸，**不容**（ST19）向下1寸，以及**上脘**（CV13・任）向外2寸處取之。

巨闕的取穴法

於上腹部前正中線上，也就是臍中央向上6寸處取之。

上脘的取穴法

於上腹部前正中線上，也就是臍中央向上5寸處取之。

取穴法⑥ 梁門、關門、太乙、滑肉門等

ST 21 梁門

部位：位於上腹部之臍中央向上**4寸**，以及前正中線向外**2寸**處

與此經穴有關的解剖學各部位：

- 分布於皮膚的**肋間神經前皮支**（C8）
- **腹直肌**與**腹直肌鞘**受肋間神經（T7～T12）與髂腹下神經所支配，可前屈軀幹
- **腹壁上動**、**靜脈**為鎖骨下動脈的分支，也是沿著腹腔下行的內胸動、靜脈之延續
- 此穴位深處為胃或小腸

ST 22 關門

部位：位於上腹部之臍中央向上**3寸**，以及前正中線向外**2寸**處

與此經穴有關的解剖學各部位：

- 分布於皮膚的**肋間神經前皮支**（C9）
- **腹直肌**與**腹直肌鞘**受肋間神經（T7～T12）與髂腹下神經所支配，可前屈軀幹
- **腹壁上動**、**靜脈**為鎖骨下動脈的分支，也是沿著腹腔下行的內胸動、靜脈之延續
- 此穴位深處為胃或橫結腸

ST 23 太乙

部位：位於上腹部之臍中央向上**2寸**，以及前正中線向外**2寸**處

與此經穴有關的解剖學各部位：

- 分布於皮膚的**肋間神經前皮支**（C9）
- **腹直肌**與**腹直肌鞘**受肋間神經（T7～T12）與髂腹下神經所支配，可前屈軀幹
- **腹壁上動**、**靜脈**為鎖骨下動脈的分支，也是沿著腹腔下行的內胸動、靜脈之延續
- 此穴位深處為小腸

骨度
兩乳頭間：**8寸**

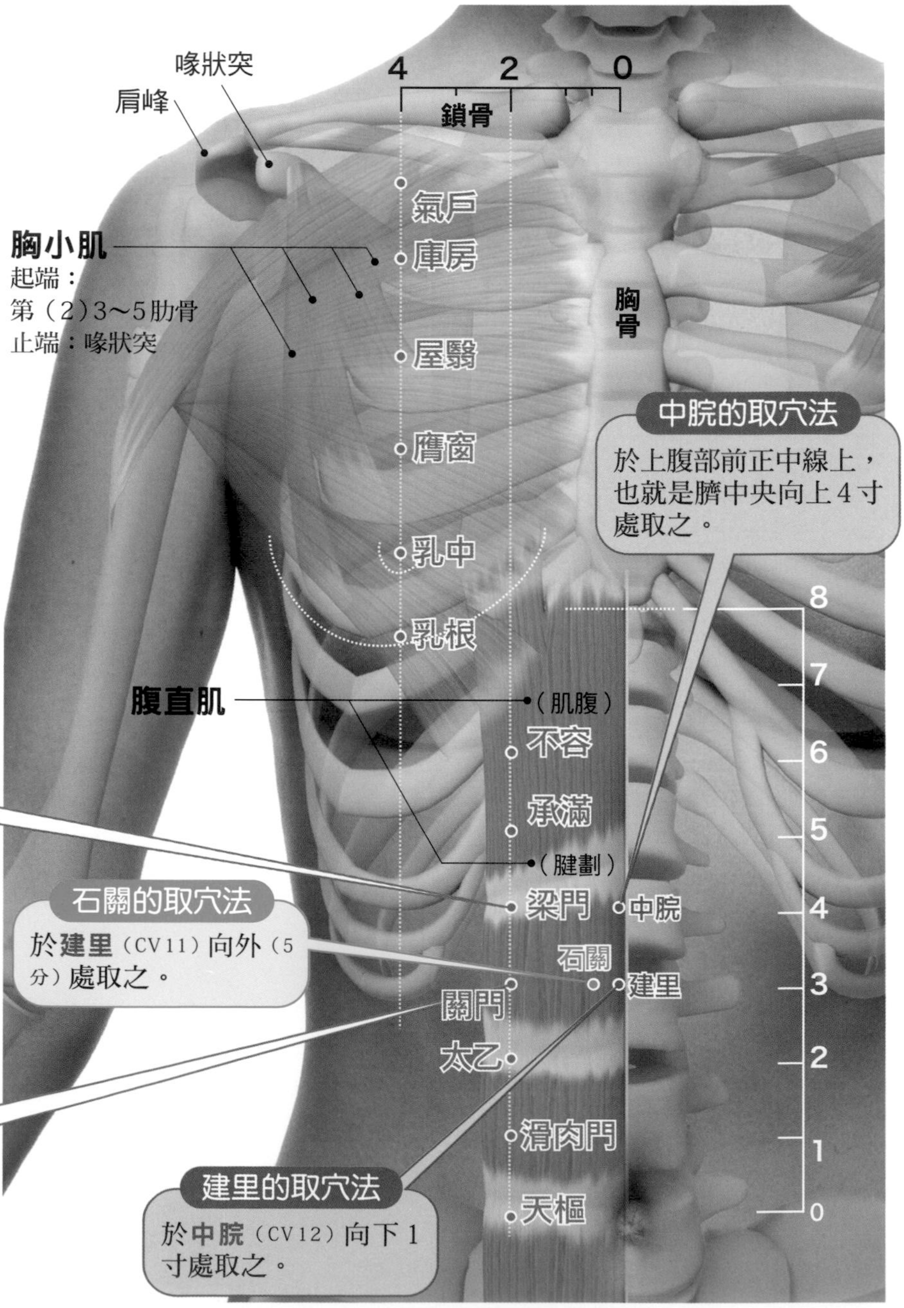

中脘的取穴法
於上腹部前正中線上，也就是臍中央向上4寸處取之。

梁門的取穴法
於**天樞**（ST25）向上4寸、**承滿**（ST20）向下1寸，以及**中脘**（CV12・任）向外2寸處取之。

石關的取穴法
於**建里**（CV11）向外（5分）處取之。

關門的取穴法
位於腹直肌，與**石關**（KI18・腎）、**建里**（CV11・任）同高度，並於**建里**向外2寸，以及**天樞**（ST25）向上3寸處取之。

建里的取穴法
於**中脘**（CV12）向下1寸處取之。

腹直肌起自恥骨聯合與恥骨結節，並止於第5～7肋軟骨與劍突處（請參照p.267）。可於骨盆固定時屈曲軀幹，或於胸廓固定時後傾骨盆。

ST 24 滑肉門

部位：位於上腹部之臍中央向上**1寸**，以及前正中線向外**2寸**處

與此經穴有關的解剖學各部位：

- 分布於皮膚的**肋間神經前皮支**（C10）
- **腹直肌**與**腹直肌鞘**受肋間神經（T7～T12）與髂腹下神經所支配，可前屈軀幹
- **腹壁上動**、**靜脈**為鎖骨下動脈的分支，也是沿著腹腔下行的內胸動、靜脈之延續
- 此穴位深處為**小腸**與**橫結腸**

ST 25 天樞

部位：位於上腹部之臍中央向外**2寸**處

與此經穴有關的解剖學各部位：

- 分布於皮膚的**肋間神經前皮支**（C10）
- **腹直肌**與**腹直肌鞘**受肋間神經（T7～T12）與髂腹下神經所支配，可前屈軀幹
- **腹壁下動**、**靜脈**向上行走，為髂外動、靜脈的分支
- **腹壁淺動**、**靜脈**向上行走，為股動、靜脈的分支
- 此穴位深處為**小腸**與**橫結腸**

腹壁的動脈

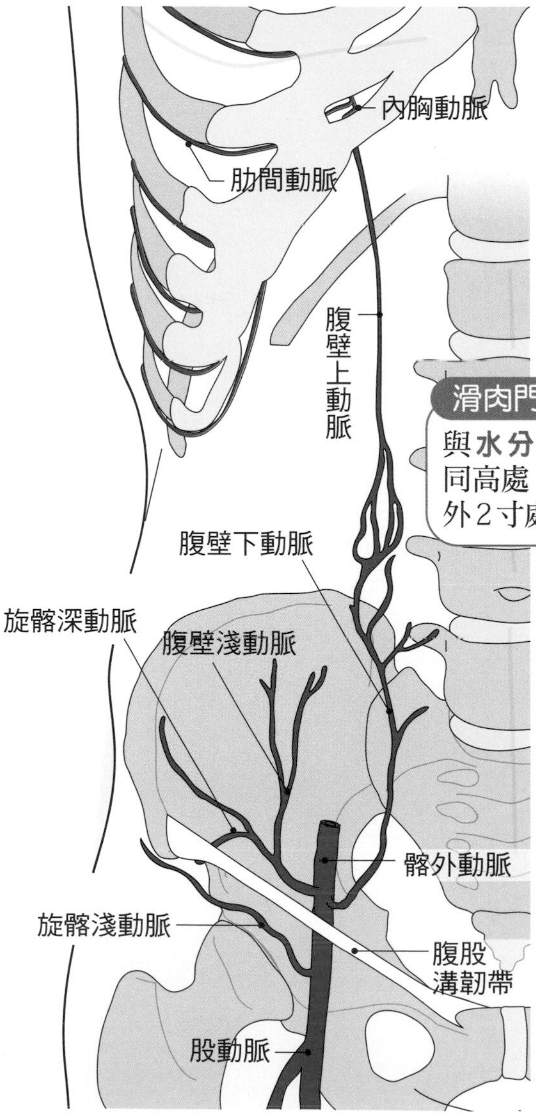

太乙的取穴法

位於腹直肌上，找出與**商曲**（KI17・腎）、**下脘**（CV10・任）同高處，並於**下脘**向外2寸，**天樞**（ST25）向上2寸處取之。

商曲的取穴法

於**下脘**（CV10・任）向外0.5寸處取之。

滑肉門的取穴法

與**水分**（CV9・任）同高處，並於其向外2寸處取之。

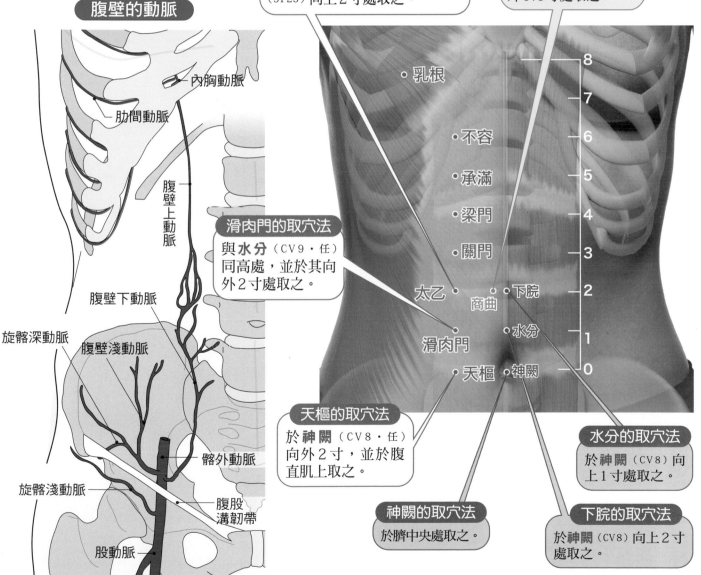

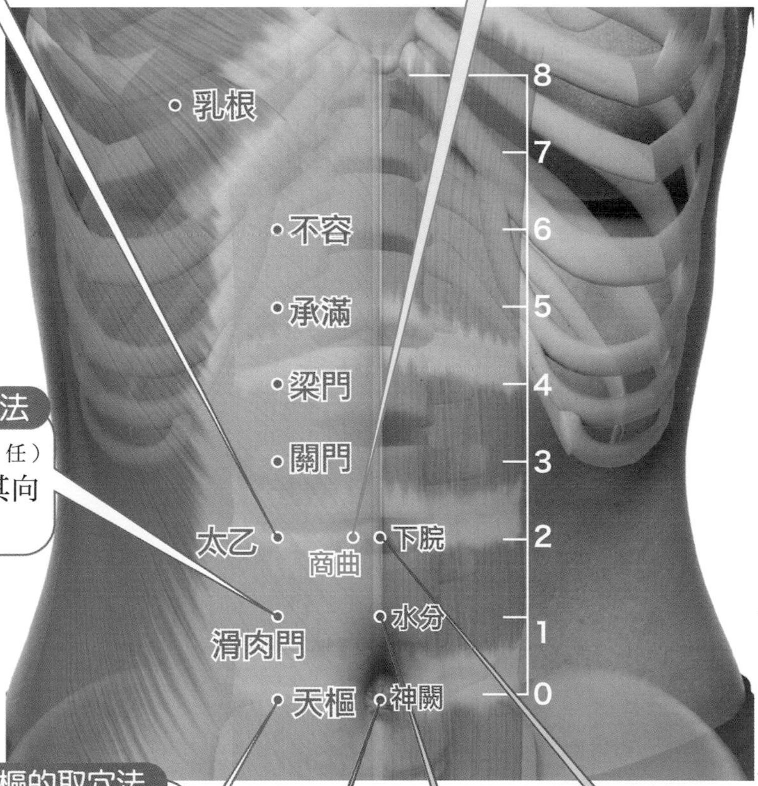

天樞的取穴法

於**神闕**（CV8・任）向外2寸，並於腹直肌上取之。

水分的取穴法

於**神闕**（CV8）向上1寸處取之。

神闕的取穴法

於臍中央處取之。

下脘的取穴法

於**神闕**（CV8）向上2寸處取之。

ST 26 外陵

部位：位於下腹部之臍中央向下**1寸**，以及前正中線向外**2寸**處

與此經穴有關的解剖學各部位：

- 分布於皮膚的**肋間神經前皮支**（C10）
- 腹直肌與腹直肌鞘受肋間神經（T7～T12）與髂腹下神經所支配，可前屈軀幹
- 腹壁下動、靜脈向上行走，為髂外動、靜脈的分支
- 腹壁淺動、靜脈向上行走，為股動、靜脈的分支
- 此穴位深處為小腸與橫結腸

ST 27 大巨

部位：位於下腹部之臍中央向下**2寸**，前正中線向外**2寸**處

與此經穴有關的解剖學各部位：

- 分布於皮膚的**肋間神經前皮支**（C11）
- 腹直肌與腹直肌鞘受肋間神經（T7～T12）與髂腹下神經所支配，可前屈軀幹
- 腹壁下動、靜脈向上行走，為髂外動、靜脈的分支
- 腹壁淺動、靜脈向上行走，為股動、靜脈的分支
- 此穴位深處為小腸

ST 28 水道

部位：位於下腹部之臍中央向下**3寸**，以及前正中線向外**2寸**處

與此經穴有關的解剖學各部位：

- 分布於皮膚的**肋間神經前皮支**（C11）與**髂腹下神經前皮支**
- 腹直肌與腹直肌鞘受肋間神經（T6～T7）與髂腹下神經所支配，可前屈軀幹
- 腹壁下動、靜脈向上行走，為髂外動、靜脈的分支
- 腹壁淺動、靜脈向上行走，為股動、靜脈的分支
- 此穴位深處為小腸

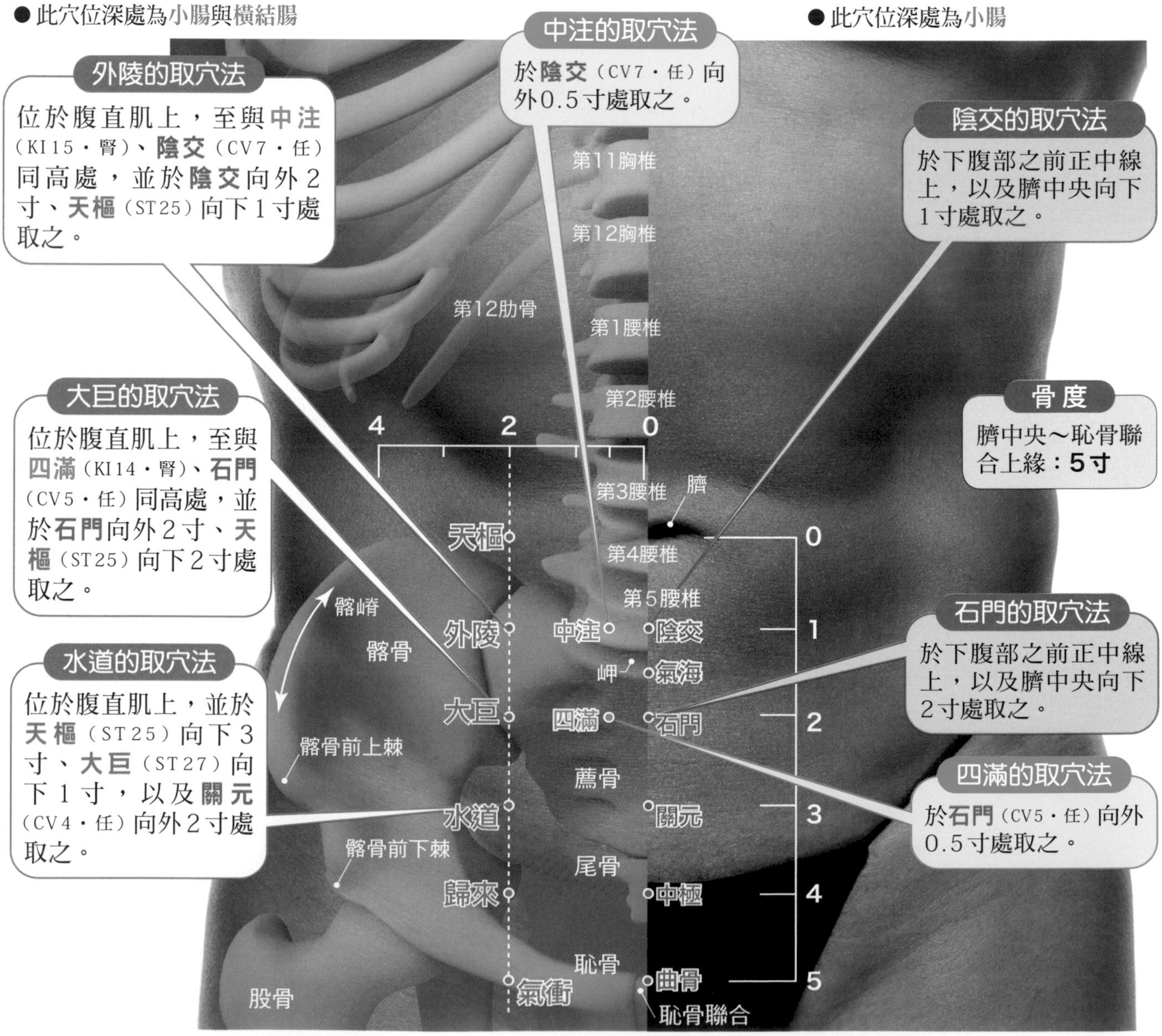
中注的取穴法
於**陰交**（CV7・任）向外0.5寸處取之。
外陵的取穴法
位於腹直肌上，至與**中注**（KI15・腎）、**陰交**（CV7・任）同高處，並於**陰交**向外2寸、**天樞**（ST25）向下1寸處取之。
陰交的取穴法
於下腹部之前正中線上，以及臍中央向下1寸處取之。
骨度
臍中央～恥骨聯合上緣：**5寸**
大巨的取穴法
位於腹直肌上，至與**四滿**（KI14・腎）、**石門**（CV5・任）同高處，並於**石門**向外2寸、**天樞**（ST25）向下2寸處取之。
水道的取穴法
位於腹直肌上，並於**天樞**（ST25）向下3寸、**大巨**（ST27）向下1寸，以及**關元**（CV4・任）向外2寸處取之。
石門的取穴法
於下腹部之前正中線上，以及臍中央向下2寸處取之。
四滿的取穴法
於**石門**（CV5・任）向外0.5寸處取之。
第11胸椎
第12胸椎
第12肋骨
第1腰椎
第2腰椎
第3腰椎
第4腰椎
第5腰椎
臍
4
2
0
0
1
2
3
4
5
天樞
外陵
大巨
水道
歸來
氣衝
中注
四滿
陰交
氣海
石門
關元
中極
曲骨
岬
髂嵴
髂骨
髂骨前上棘
髂骨前下棘
薦骨
尾骨
恥骨
恥骨聯合
股骨

腹股溝韌帶為連接髂骨前上棘與恥骨結節的韌帶，並與縫匠肌、內收長肌構成一處三角形部位，稱為股三角。股三角中央為**股動脈**，內側為股靜脈，外側則是股神經通過處。（請參照p.48）

ST 29 歸來

部位：位於下腹部之臍中央向下**4寸**，以及前正中線向外**2寸**處

與此經穴有關的解剖學各部位：

- 分布於皮膚的**髂腹下神經前皮支**（C11）
- 腹直肌與腹直肌鞘受肋間神經（T6～T7）與髂腹下神經所支配，可前屈軀幹
- **腹壁下動**、**靜脈**向上行走，為髂外動、靜脈的分支
- **腹壁淺動**、**靜脈**向上行走，為股動、靜脈的分支
- 此穴位深處為小腸

ST 30 氣衝

部位：位於腹股溝，與恥骨聯合上緣同高處，以及前正中線向外**2寸**，並可感受股動脈搏動處

與此經穴有關的解剖學各部位：

- **生殖股神經之股支**分布於皮膚，為腰神經叢的分支
- 恥骨肌受股神經（L2～L3）與閉鎖神經（L2～L3）所支配，可內旋髖關節
- **髂外動**、**靜脈**為髂總動、靜脈的分支
- **腹壁下動**、**靜脈**向上行走，為髂外動、靜脈的分支
- **腹壁淺動**、**靜脈**向上行走，為股動、靜脈的分支

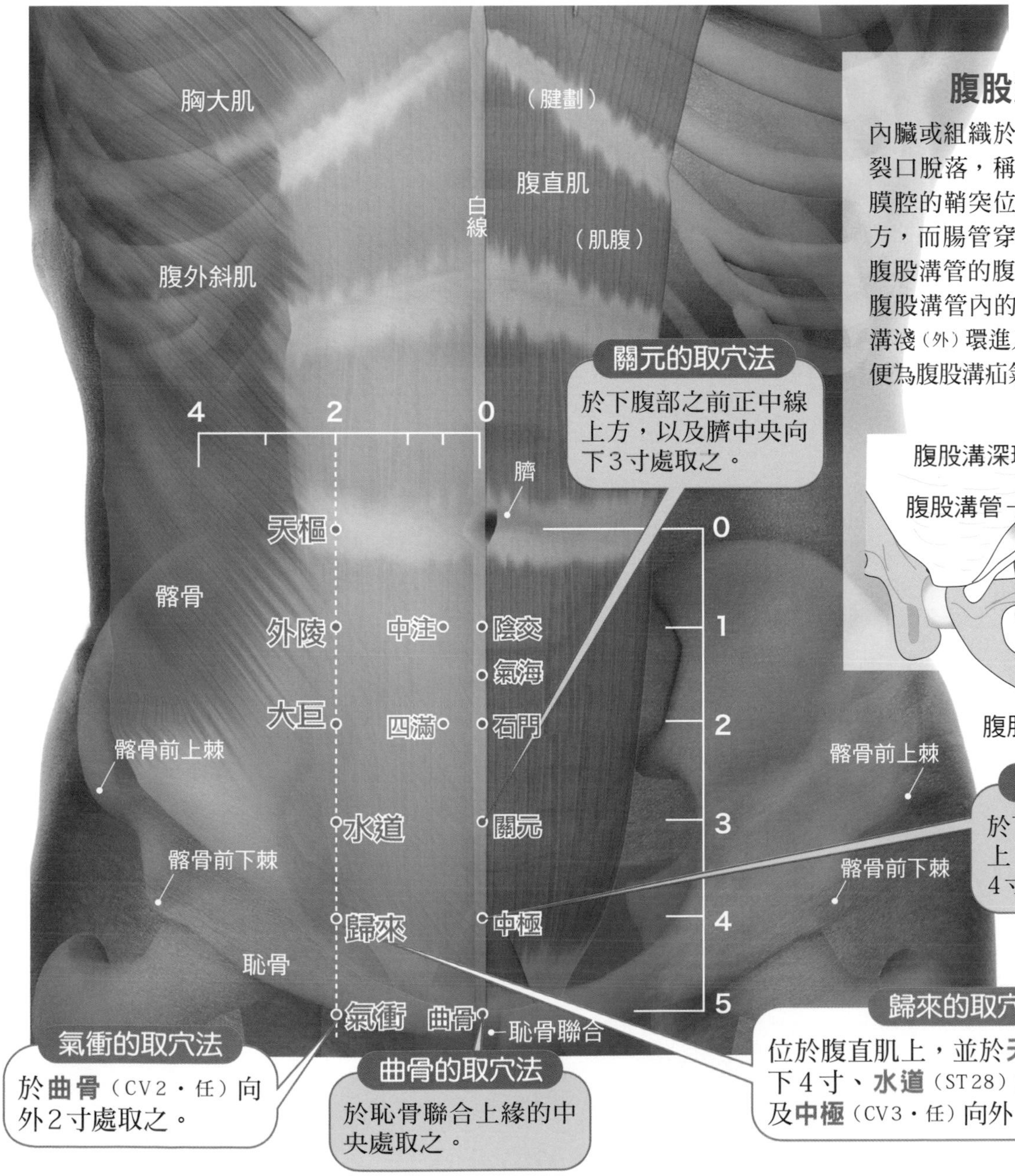

胸大肌
（腱劃）
腹直肌
白線
（肌腹）
腹外斜肌
4
2
0
臍
天樞
0
髂骨
外陵
中注
陰交
1
氣海
大巨
四滿
石門
2
髂骨前上棘
髂骨前上棘
水道
關元
3
髂骨前下棘
髂骨前下棘
歸來
中極
4
恥骨
氣衝
曲骨
恥骨聯合
5
關元的取穴法
於下腹部之前正中線上方，以及臍中央向下3寸處取之。
中極的取穴法
於下腹部之前正中線上，以及臍中央向下4寸處取之。
歸來的取穴法
位於腹直肌上，並於天樞（ST25）向下4寸、水道（ST28）向下1寸，以及中極（CV3・任）向外2寸處取之。
氣衝的取穴法
於曲骨（CV2・任）向外2寸處取之。
曲骨的取穴法
於恥骨聯合上緣的中央處取之。

腹股溝疝氣

內臟或組織於體壁與體腔內的裂口脫落，稱為**疝氣**。連接腹膜腔的鞘突位於腹股溝韌帶上方，而腸管穿過鞘突，並沿著腹股溝管的腹股溝深（內）環、腹股溝管內的精索，以及腹股溝淺（外）環進入皮下或陰囊內，便為腹股溝疝氣。

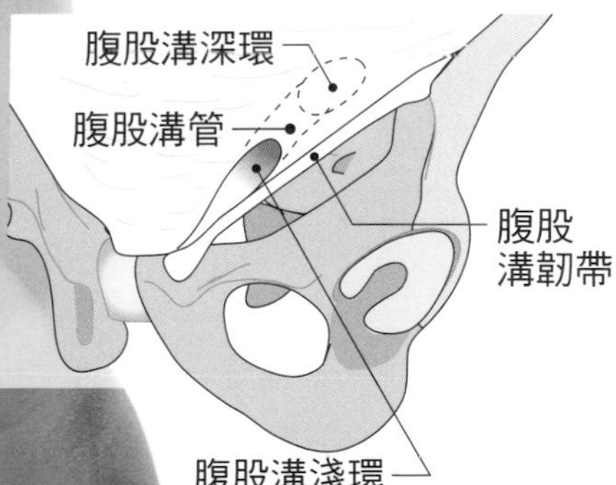

腹股溝深環
腹股溝管
腹股溝韌帶
腹股溝淺環

取穴法⑧ 髀關、伏兔、陰市、梁丘

ST 31 髀關

部位：位於大腿前方三肌（股直肌、縫匠肌、闊筋膜張肌）近位的凹陷處

與此經穴有關的解剖學各部位：

- **股外側皮神經**（L2）分布於皮膚，為腰神經叢的分支
- **闊筋膜張肌**受臀上神經（L4～S1）所支配，可屈曲髖關節
- **股直肌**與**股外側肌**皆受股神經（L2～L4）所支配，並屬於股四頭肌群。其中股直肌可屈曲髖關節、伸展髕股關節，而股外側肌則可伸展髕股關節
- **股外旋動**、**靜脈**為股深動、靜脈的分支，並屬於股動脈

髀關的取穴法

● 找出髕骨基部外側與髂骨前上棘的連接線，並於恥骨聯合下緣的水平線交接處取之。

＊稍微彎曲髖關節與膝蓋，再微微外旋髖關節後，可於大腿內側前方的肌肉緊縮處找到三角形凹陷處。此處也就是由股直肌近位處、大腿內側的縫匠肌，以及大腿外側的闊筋膜張肌所構成的凹窩，並於此三角形頂端的下陷最深處取之。

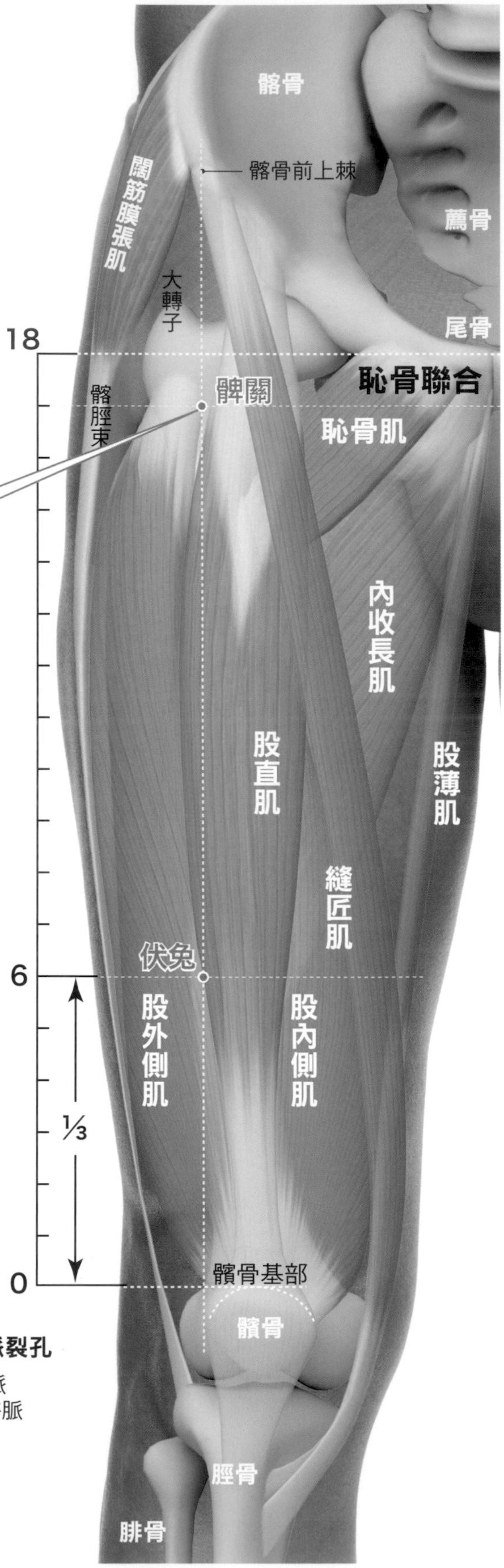

隱神經（L3～L4）

構成腰神經叢的**股神經**，其肌支負責支配恥骨肌、縫匠肌、股四頭肌、髕股關節肌等肌肉，而其皮支則分布於大腿前方皮膚。其中**隱神經**為分布於髕股關節內側至皮下，並向下行至小腿與足背內側的巨大皮支。

股三角（司卡巴三角）

股三角為一三角型凹陷處，其上端為**腹股溝韌帶**，外側為**縫匠肌**，內側則為**內收長肌**。而**股動、靜脈**則源自腹股溝韌帶，並通過血管裂孔處。股三角後方外側為髂腰肌，內側為恥骨肌，而深處則是股骨頭。此外，股神經與髂腰肌一同通過肌裂孔，負責支配縫匠肌與恥骨肌。

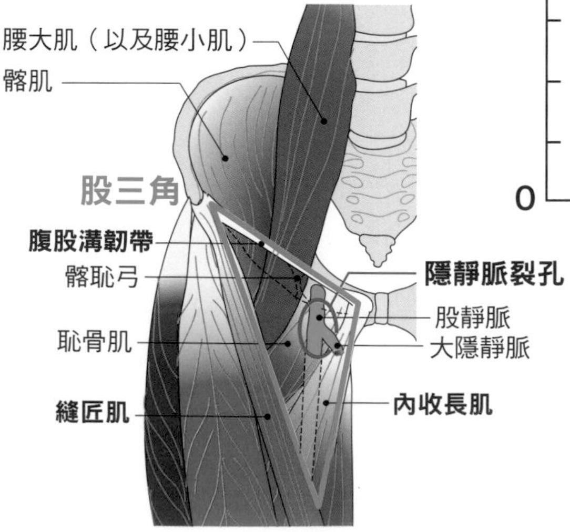

髂骨前上棘位於髂棘前端，也是縫匠肌與闊筋膜張肌的起端。而髂骨前下棘髂骨則位於前上棘下方（2橫指處），是股直肌的起端。此外，髂骨前上棘與髂骨前下棘分別會受縫匠肌與股直肌的牽引力產生腱裂性骨折。髂骨前上棘為骨盆前側上端最突出的部分，較容易觸得。

ST 32 伏兔

部位：位於大腿外側前方之髕骨基部外側與髂骨前上棘的連接線上，也就是髕骨基部向上**6寸**處

與此經穴有關的解剖學各部位：

- **股神經前皮支**（L2）與**股外側皮神經**（L2）分布於皮膚，為腰神經叢的分支
- **股直肌**為股四頭肌群之一，並受股神經（L2～L4）所支配，可屈曲髖關節、伸展髕股關節
- **股外旋動、靜脈**為股深動、靜脈的分支，並屬於股動脈
- 此穴位深處為**股中間肌**與**股骨**

ST 33 陰市

部位：位於大腿外側前方之股直肌肌腱外側，也就是髕骨基部向上**3寸**處

與此經穴有關的解剖學各部位：

- **股神經前皮支**（L2）與**股外側皮神經**（L2）分布於皮膚，為腰神經叢的分支
- **股直肌肌腱**與**股外側肌**皆受股神經（L2～L4）所支配，並屬於股四頭肌群。其中股直肌肌腱可屈曲髖關節、伸展髕股關節，而股外側肌則可幫助髕股關節伸展
- **股外旋動、靜脈**為股深動、靜脈的分支，並屬於股動脈
- 此穴位深處為**股中間肌**與**股骨**

ST 34 梁丘

部位：位於大腿外側前方之股外側肌與股直肌肌腱外緣間，也就是髕骨基部向上**2寸**處

與此經穴有關的解剖學各部位：

- **股神經前皮支**（L2）與**股外側皮神經**（L2）分布於皮膚，為腰神經叢的分支
- **股直肌肌腱**、**股中間肌**與**股外側肌**皆受股神經（L2～L4）所支配，並屬於股四頭肌群。其中股直肌肌腱可屈曲髖關節、伸展髕股關節，而股中間肌與股外側肌則可伸展髕股關節
- **股外旋動、靜脈**為股深動、靜脈的分支，並屬於股動脈
- 此穴位深處為**股骨**

提睪肌反射（提睪反射）

人類出生後約 28 ～ 32 週左右，睪丸會經腹股溝管降至陰囊內，同時腹壁的肌肉也會隨之下降，並延續**腹內斜肌**，於陰囊一帶形成**提睪肌**。而**生殖股神經**為腰神經叢的分支，主要分布於大腿近位的內側皮膚，負責支配提睪肌。當內側皮膚受磨擦時，便會引發**提睪肌反射性收縮**，將睪丸提起。順帶一提，卵巢並不會降至腹股溝管，而停留於骨盆腔內。因此，女性的腹股溝管內含有子宮圓韌帶。

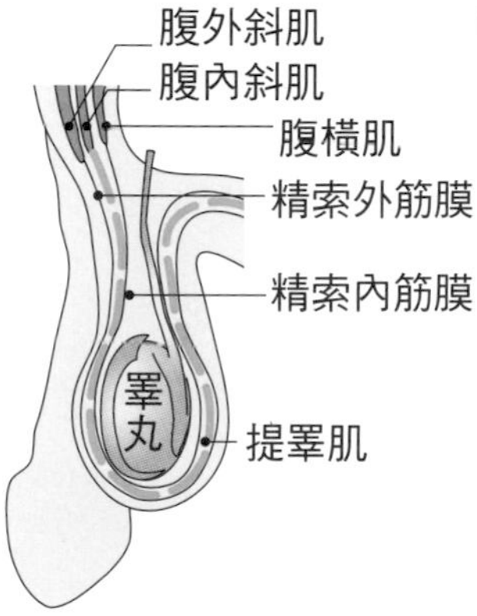

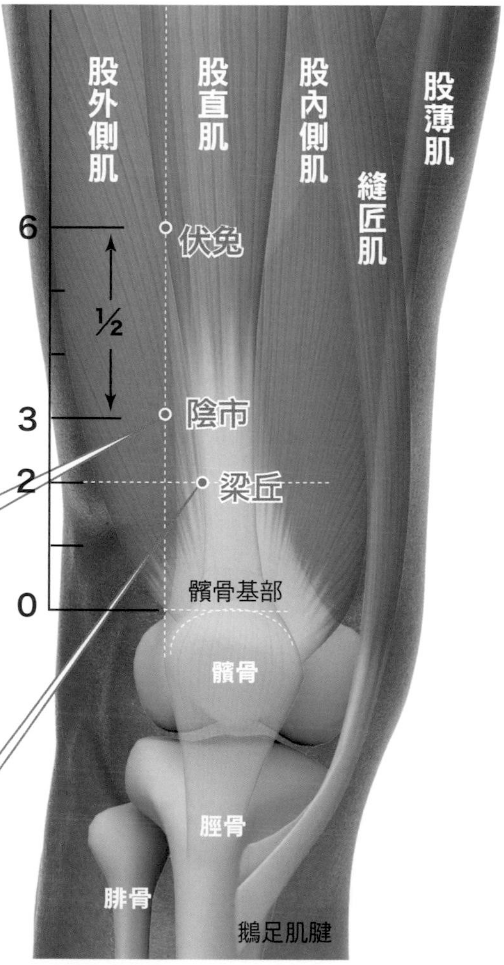

陰市的取穴法

於**伏兔**（ST32）與髕骨基部外側的連接線中點取之。

梁丘的取穴法

當大腿肌肉收縮時，就可清楚看見股直肌肌腱與股外側肌的位置。而**梁丘**則可於股直肌肌腱與股外側肌間，也就是髕骨基底向上2寸，以及**陰市**（ST33）向下1寸處取之。

骨度

恥骨聯合上緣～髕骨基部：**18寸**

取穴法⑨
犢鼻、足三里、上巨虛、條口

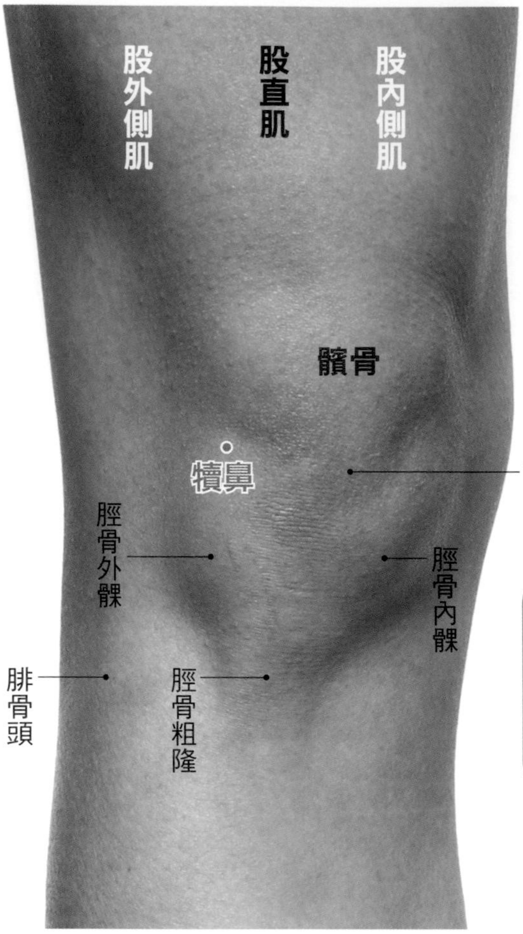

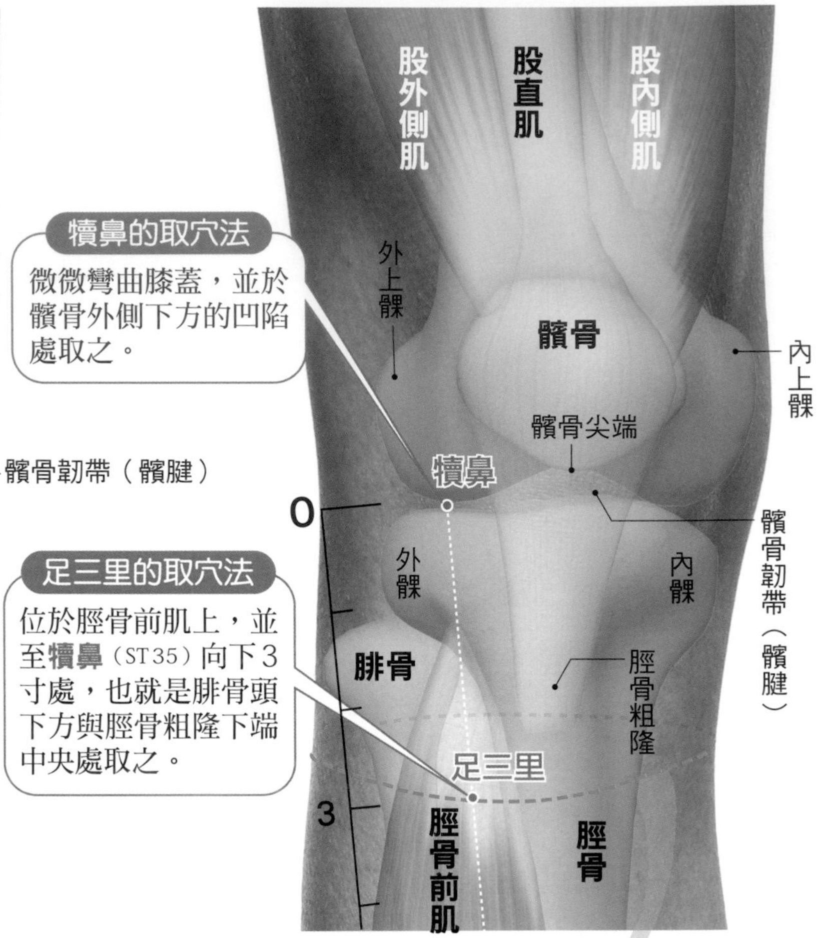

ST 35 犢鼻

部位：膝蓋前方之髕骨韌帶外側凹陷處

與此經穴有關的解剖學各部位：

- **股神經前皮支**（L3）為腰神經叢的分支，而**外側腓腸皮神經**（L3）則是腓總神經的皮支，兩者皆分布於此處的皮膚
- **隱神經分支的髕骨下支**（L2～L4）分布於皮膚，是股神經最大的皮支
- 股四頭肌肌腱附著於髕骨後，並止於髕骨韌帶所組成的脛骨粗隆處
- **膝外下動、靜脈**為膕窩動、靜脈的分支

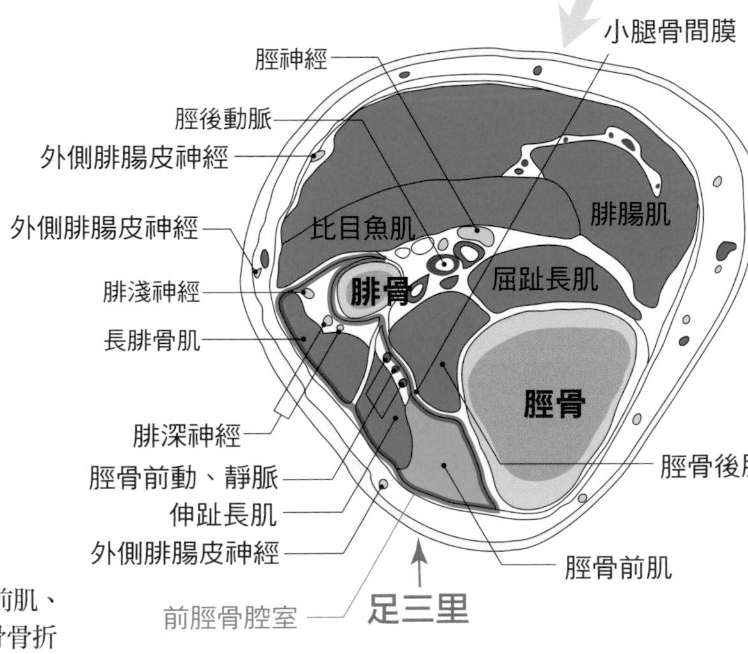

足三里之經穴斷層圖

脛骨內側壓力症候群

脛骨、腓骨、筋膜、小腿骨間膜等部位包覆住脛骨前肌、伸趾長肌、脛骨前動、靜脈，以及腓骨神經。脛骨骨折或長時間行走時，易壓迫血管或神經，產生疼痛感。脛骨前動脈受壓迫時，也會因血流障礙而引起肌肉疼痛、腫脹、麻痺等現象。此外，小腿內側後方的內踝上方約幾釐米至 20 釐米的範圍內（隱神經所支配的區域），也較易產生疼痛感。此症狀常見於田徑與籃球選手。

髕骨韌帶可將股四頭肌的收縮力透過髕骨傳送至脛骨，是非常強健的韌帶。長期從事排球或籃球，並不斷重複跳躍動作時，易加重髕骨韌帶的壓力，造成疼痛或腫脹，稱為「**跳躍髕股關節**」。

ST36 足三里

部位：位於小腿前方之犢鼻（ST35）與解谿（ST41）的連接線上，也就是犢鼻（ST35）向下**3寸**處

與此經穴有關的解剖學各部位：

- **外側腓腸皮神經**（L5）為腓總神經的皮支，主要分布於此部位的皮膚
- **脛骨前肌**與**伸趾長肌**受腓深神經（L5～S1）所支配，可背屈足部
- **脛骨後肌**受脛神經所支配，可底屈足部
- **脛前動**、**靜脈**源自膕窩動、靜脈，並穿越小腿骨間膜，再行至身體前側

ST37 上巨虛

部位：位於小腿前方之犢鼻（ST35）與解谿（ST41）的連接線上，也就是犢鼻（ST35）向下**6寸**處

與此經穴有關的解剖學各部位：

- **外側腓腸皮神經**（L5）為腓總神經的皮支，主要分布於此部位的皮膚
- **脛骨前肌**受腓深神經（L5～S1）所支配，可背屈足部
- **脛骨後肌**受脛神經支配，可底屈足部
- **脛前動**、**靜脈**源自膕窩動、靜脈，並穿越小腿骨間膜，再行至身體前側

上巨虛的取穴法

於脛骨前肌的**足三里**（ST36）向下3寸，或是**條口**（ST38）向上2寸處取之。

條口的取穴法

於脛骨前肌，且與**豐隆**（ST40）同高處，並於**犢鼻**（ST35）與**解谿**（ST41）中點處取之。

ST38 條口

部位：位於小腿前方之犢鼻（ST35）與解谿（ST41）的連接線上，也就是犢鼻（ST35）向下**8寸**處

與此經穴有關的解剖學各部位：

- **外側腓腸皮神經**（L5）為腓總神經的皮支，主要分布於此部位的皮膚
- **脛骨前肌**受腓深神經（L4～S1）所支配，可幫助足部背屈
- **脛骨後肌**受脛神經（L5～S1）所支配，可底屈足部
- **脛前動**、**靜脈**源自膕窩動、靜脈，並穿越小腿骨間膜，再行至身體前側

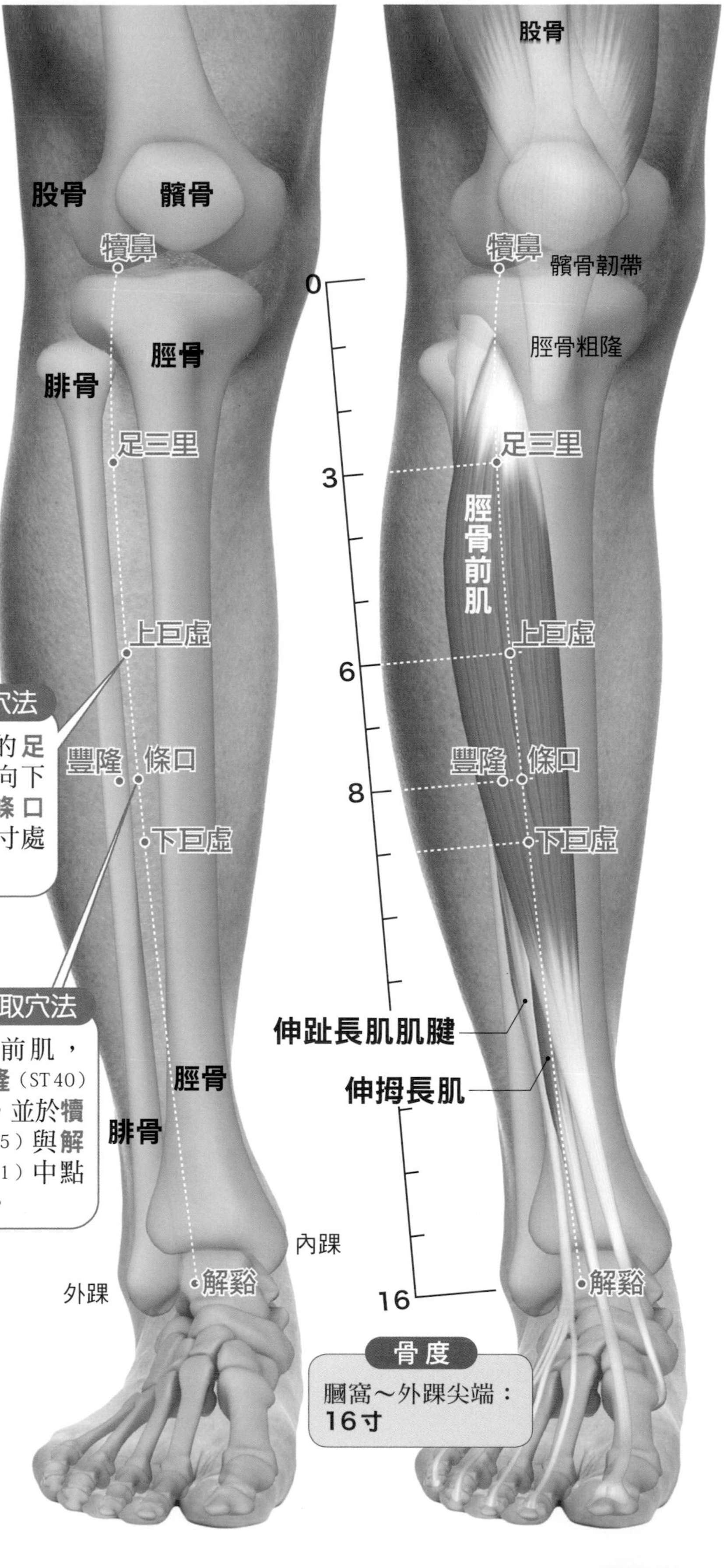

取穴法⑩ 下巨虛、豐隆、解谿、衝陽等

ST 39 下巨虛

部位：位於小腿前方之犢鼻（ST35）與解谿（ST41）的連接線上，也就是犢鼻（ST35）向下**9寸**處

與此經穴有關的解剖學各部位：

- **外側腓腸皮神經（L4）**為腓總神經的皮支，主要分布於此部位的皮膚
- 脛骨前肌受腓深神經（L4～S1）所支配，可背屈足部
- 脛骨後肌受脛神經（L5～S1）所支配，可底屈足部
- 脛前動、靜脈源自膕窩動、靜脈，並穿越小腿骨間膜，再行至身體前側

ST 41 解谿

部位：位於足關節前方中央的凹陷處，也就是伸拇長肌肌腱與伸趾長肌肌腱之間

與此經穴有關的解剖學各部位：

- **足內背側皮神經**為腓總神經分支的腓淺神經之皮支（L4～S2）
- 伸趾長肌肌腱、伸拇長肌受腓總神經分支的腓深神經（L4～S2）之肌支所支配
- 脛前動、靜脈源自膕窩動、靜脈，並穿越小腿骨間膜，再行至身體前側
- 延伸至隱大、小靜脈的足背靜脈網

ST 40 豐隆

部位：位於脛骨前肌外緣之外踝尖端向上**8寸**處

與此經穴有關的解剖學各部位：

- **分布於皮膚的外側腓腸皮神經（L5）**為腓總神經的皮支
- 伸趾長肌、脛骨前肌與伸拇長肌皆受腓深神經（L4～S1）所支配，伸趾長肌與脛骨前肌可背屈足部，伸拇長肌則可伸展拇趾
- 脛骨後肌受脛神經（L5～S1）所支配，可底屈足部
- 脛前動、靜脈自膕窩動脈經小腿骨間膜行至身體前側

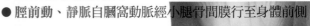

陽交的取穴法

於腓骨後方找出外踝尖端與膕窩橫紋外端的連結線，並於其中點向下1寸處，也就是**外丘**（GB36・膽）後方處取之。

豐隆的取穴法

於**條口**（ST38）向外1橫指（中指）處取之。

下巨虛的取穴法

- 於脛骨前肌上，且與**陽交**（GB35・膽）、**外丘**（GB36）同高處取之。
- 於**條口**（ST38）向下1寸處取之。

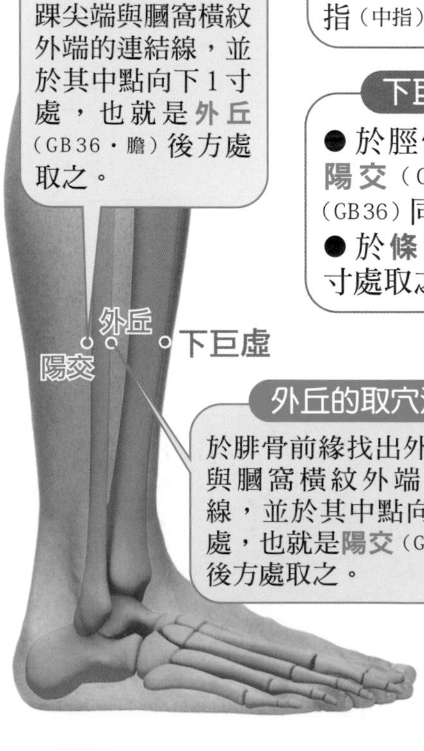

外丘的取穴法

於腓骨前緣找出外踝尖端與膕窩橫紋外端的連結線，並於其中點向下1寸處，也就是**陽交**（GB35・膽）後方處取之。

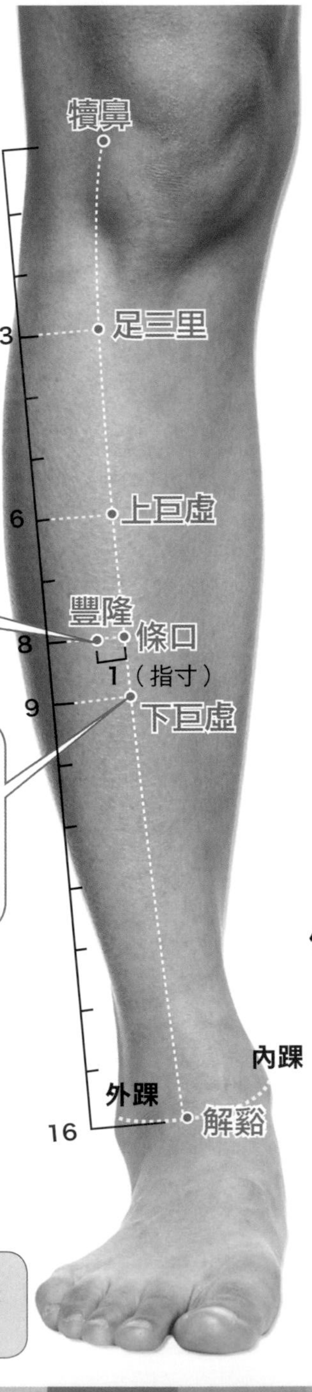

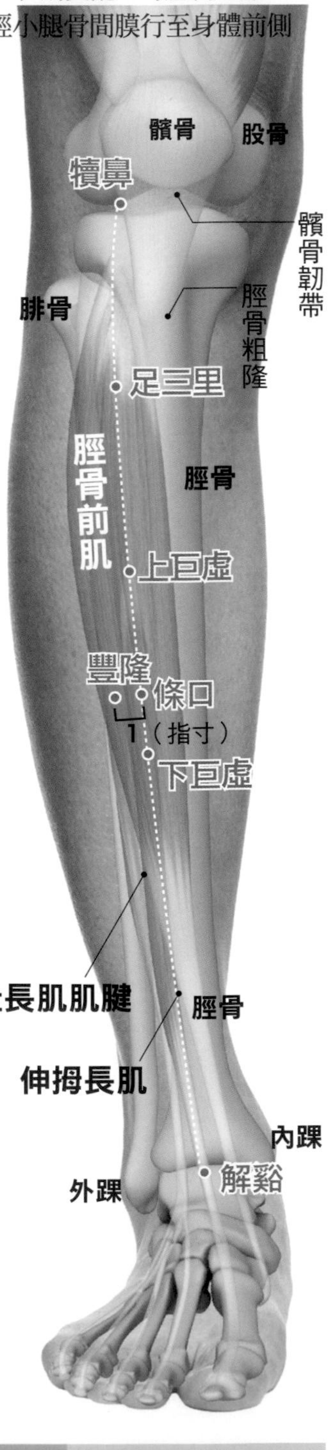

骨度

膕窩～外踝尖端：**16寸**

脛骨前肌受腓深神經所支配，其起端位於脛骨外側及小腿骨間膜上部，止端則位於內楔狀骨與第一蹠骨基部。脛骨前肌與屈拇長肌等肌肉皆位於**前腔室**，可背屈、內旋足部。此外，腓骨神經麻痺易減弱脛骨前肌的功能，造成足部下垂，也就是馬蹄步。

ST 42 衝陽

部位：位於足背之第2蹠骨基部與中楔狀骨間，也就是足背動脈的搏動處

與此經穴有關的解剖學各部位：

- **足內背側皮神經**為腓總神經分支的腓淺神經之皮支（L4～S2）
- **伸拇短肌肌腱**、**伸趾長肌肌腱**受腓總神經分支的腓深神經（L4～S2）之肌支所支配
- **足背動**、**靜脈**為脛骨前動、靜脈的分支，並可於足背的伸拇短肌肌腱與伸趾長肌肌腱間觸得
- 延伸至隱大、小靜脈的**足背靜脈網**

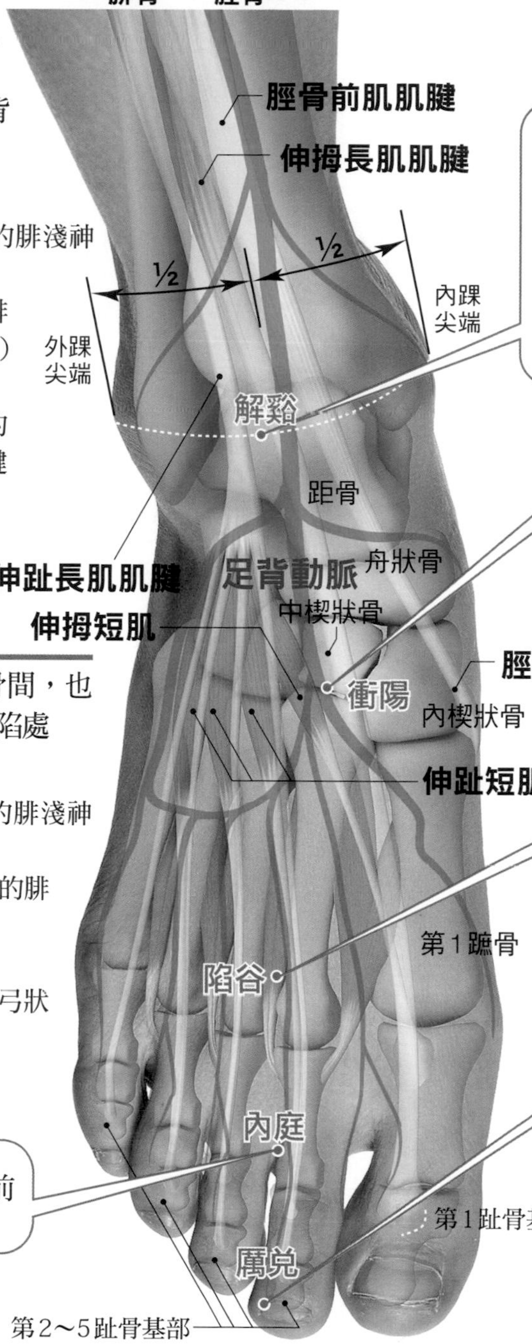

解谿的取穴法

足關節彎向背側時，可於足背見到三條明顯的肌腱（由內至外分別為脛骨前肌肌腱、伸拇長肌肌腱、伸趾長肌肌腱），而解谿便可於伸拇長肌肌腱與伸趾長肌肌腱間，以及內踝與外踝尖端連接線中點取之。

衝陽的取穴法

於足背之第2蹠骨基部與中楔狀骨間的足背動脈搏動處取之。

陷谷的取穴法

於足背之第2、第3蹠骨間，以及第2蹠趾關節的近位凹陷處取之。

厲兌的取穴法

於第2趾甲根近位處與外側的延長線交點處取之。

ST 43 陷谷

部位：位於足背之第2、第3蹠骨間，也就是第2蹠趾關節的近位凹陷處

與此經穴有關的解剖學各部位：

- **足內背側皮神經**為腓總神經分支的腓淺神經之皮支（L5）
- **伸趾長**、**短肌肌腱**受腓總神經分支的腓深神經（L4～S1）之肌支所支配
- 延伸至隱大、小靜脈的**足背靜脈網**
- **第2背側蹠動**、**靜脈**為足背動脈之弓狀動、靜脈的分支
- **第2與第3蹠骨**位於此穴位深處

內庭的取穴法

於足背之第2、第3蹠趾關節前方的凹陷處取之。

ST 44 內庭

部位：位於足背之第2、第3趾間，也就是趾根連接處後端之赤白肉際

與此經穴有關的解剖學各部位：

- **足內背側皮神經**為腓總神經分支的腓淺神經之皮支（L5）
- **伸趾短肌肌腱**受腓總神經分支的腓深神經（L4～S1）之肌支所支配
- **第2背側骨間肌**受腓骨神經之足底外側神經肌支（L4～S3）所支配
- **背側趾動**、**靜脈**為背側蹠動、靜脈的分支

ST 45 厲兌

部位：位於足部第2趾之趾骨外側，也就是甲板下角的近位向外**0.1寸**（指寸），或是甲板外側線與甲板基部水平線的交點處

與此經穴有關的解剖學各部位：

- **足內背側皮神經**為腓總神經分支的腓淺神經之皮支（S1）
- **背側趾動**、**靜脈**為背側蹠動、靜脈的分支
- 第2趾外側之甲板深處為**趾骨**。

外表並未凹陷，為何稱為「條口」?

關於足三里、上巨虛、條口、下巨虛

足三里至下巨虛，**陽明胃經**位於髖股關節至足關節間的經穴，分別屬於胃經第36至第38處經穴，並各自與胃、大腸，以及小腸等消化器官有關。這些經穴於解剖學上皆位於**脛骨前肌**，取穴處也一樣位於脛骨前肌之**外膝眼**與**解谿**的連接線上。

具體來說，足三里距離外膝眼約3寸，上巨虛距離足三里3寸，條口則距離上巨虛2側，至於下巨虛則位於距離條口1寸處。若以字義看來有多種說法，但通常**三里代表三寸，巨虛為較大的凹窩，條口則是外型如口部處**。若再向前追溯，會發現這四處經穴皆代表**凹陷處**的意思。不過，**脛骨前肌覆蓋的面積相當大，我們無法實際感受巨虛與條口所代表的意義，更找不出凹陷處**，讓人相當苦惱。

若想研究經穴的深處等學問，可先參考《靈樞》經水篇中的記載：陽明胃經的**深度約為6分**（14㎜左右，漢代的1寸約為2.31㎜）。經脈上的經穴，並非位於脛骨前肌的表面，而是位於其**深處**。因此，讓我們試著於足三里的高度探索脛骨至腓骨間吧！首先，我們可觸得**脛骨粗隆**，其外側便為**脛骨前肌**與脛骨間的凹溝。接著，我們可於脛骨前肌中央觸得**肌肉的突起處**，並於其外側感覺到一處**凹窩**，再往外觸得**伸趾長肌**後，又可再次感受到其外側的凹溝以及更外側的**腓骨長肌**，最後便可觸得**腓骨**。

雖然**脛骨前肌**會增加小腿下方的**粗度與厚度**，但只要逐漸習慣，並在放鬆脛骨前肌後觸摸，便可分出**脛骨前肌**與**伸趾長肌**（下端則是**伸拇長肌**）的不同。此外，亦可於這兩條肌肉間的凹溝取得足三里至解谿等經穴。若使用這些方式仍無法掌握時，可再次翻開相關書籍，您會發現此四處經穴皆標示著「舉足取之」的字樣。也就是說，可先將足關節彎向背側，並收縮脛骨前肌以及隱藏於其下方的深趾長肌後，便可於肌肉旁找出明確凹溝，取得這些穴位。

因此，也可清楚得知位於脛骨前肌的胃經經穴，的確是位於**脛骨前肌**與**伸趾長肌**（古代稱為兩筋）間的**凹陷處**。也就是說，只要背屈足關節就可清楚找出凹陷處。可照上述方式，實際體會這四個經穴的凹陷處、巨虛凹陷的形狀，以及條口的細長口型（或稱為嘴型）凹窩。（形）

外膝眼位於髕骨韌帶內側的凹陷處，屬於奇穴之一。

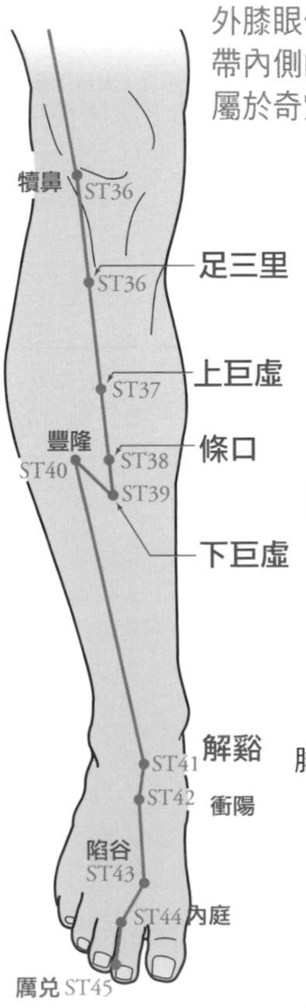

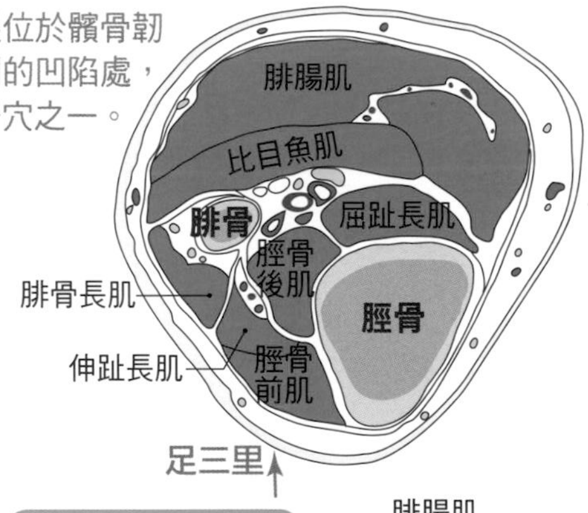

足三里之穴位斷層圖

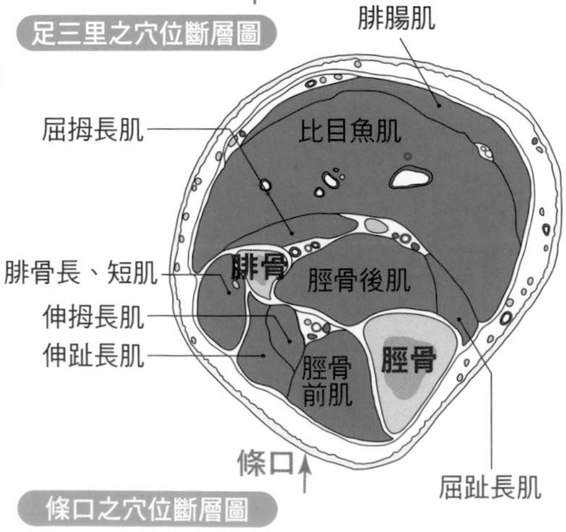

條口之穴位斷層圖

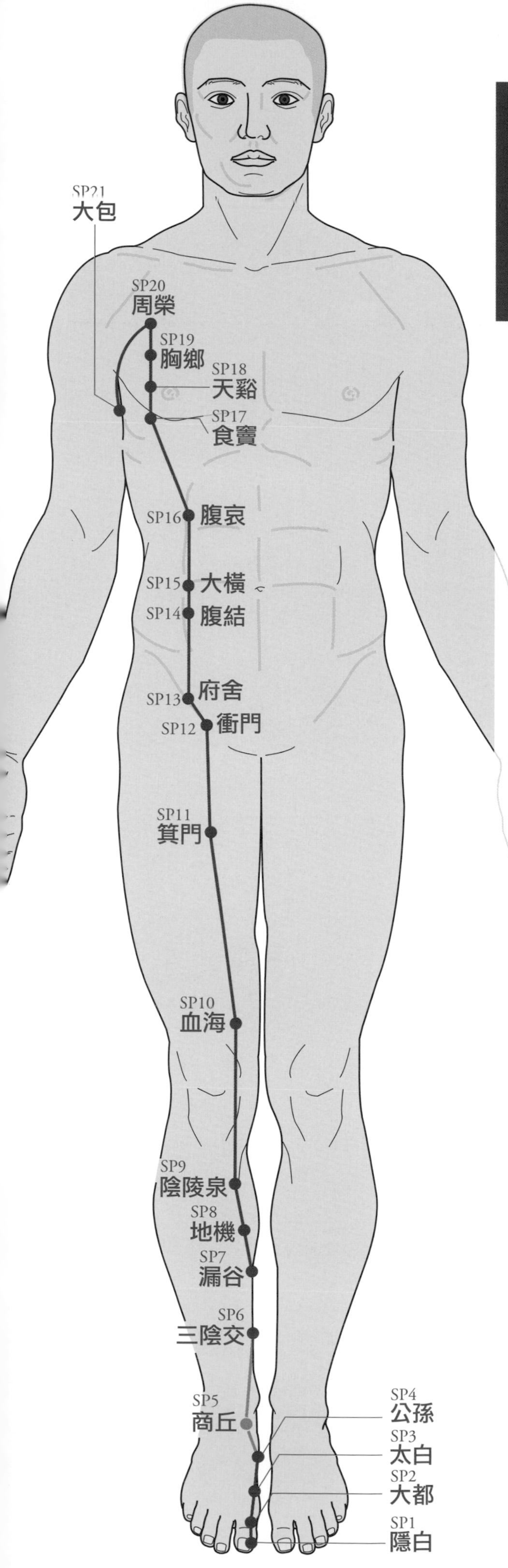

Chapter 4

足太陰脾經

SP(Spleen Meridian)

脾主掌運化

脾與胃一樣皆為**「倉廩之官」**，負責調節消化、吸收等作用。脾為將食物（水穀）萃取出營養成分（精微），並運送至全身（**運化水穀**）各處。

脾主掌昇清、統血

脾可上提體內營養物質（**昇清**），並藉此作用，將營養成分運送至身體上方，維持五臟六腑於一定位置。此外，脾也可防止血管的血液漏出（**統血**），因此脾機能異常時身體較易出血。

病證

是動病：舌根部僵硬、進食即嘔吐、胃痛、腹脹、不時噯氣（打嗝）。當排便或排氣時可暫時感到舒適，但全身仍有倦怠感。

所生病：舌根部疼痛、難以活動身體、難以吞嚥食物。胸苦、心窩部疼痛、下痢、黃疸、（前胸、心窩、腋窩）壓迫感、無法橫臥、髖關節或膝蓋內側腫脹與發冷、足部拇趾麻痺

Spleen Meridian

SP 足太陰脾經 ①下肢

SP1 **隱白**
別名：**鬼壘**
要穴：脾經之井木穴
穴性：調血統血

SP2 **大都**
要穴：脾經之滎（滎）火穴
穴性：瀉熱和中

SP3 **太白**
要穴：脾之原穴、
脾經之俞土穴
穴性：健脾和中

SP4 **公孫**
要穴：脾經之絡穴、
八脈交會穴
穴性：利脾和胃、
調衝脈

SP5 **商丘**
要穴：脾經之經金穴
穴性：健脾利濕

SP6 **三陰交**
別名：**承命、太陰**
穴性：補脾胃、助運化、通經活絡、
調和氣血

SP7 **漏谷**
別名：**太陰絡**
穴性：健脾利濕

SP8 **地機**
別名：**脾舍**
要穴：脾經之郄穴
穴性：利脾理血

SP9 **陰陵泉**
要穴：脾經之合水穴
穴性：健脾化濕、
通利三焦

SP10 **血海**
穴性：理血調經、
散風去濕

SP11 **箕門**
穴性：利水通淋

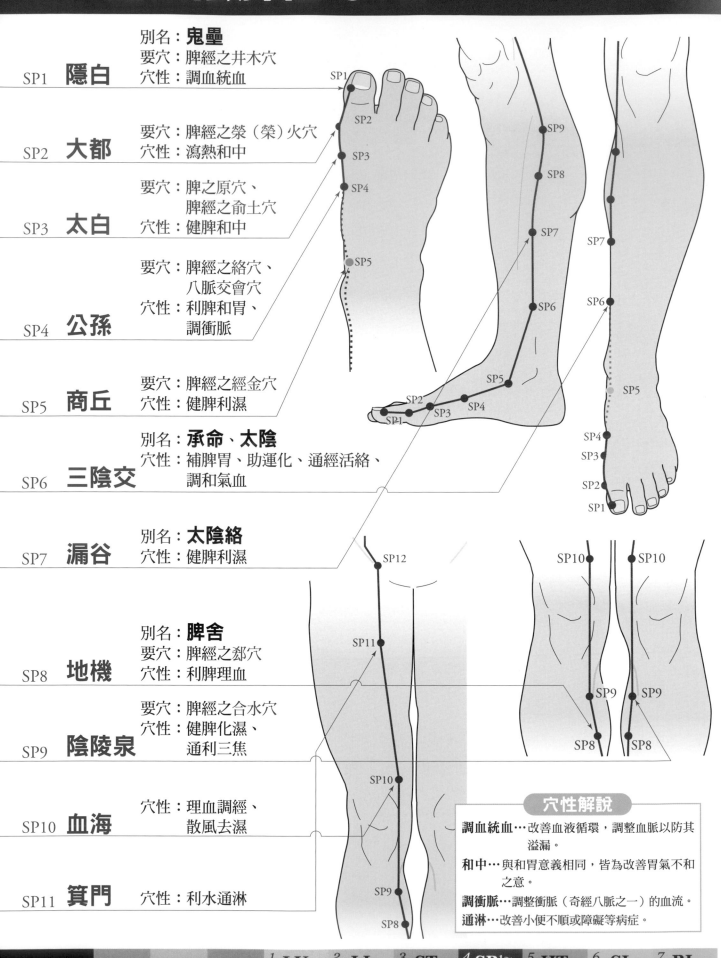

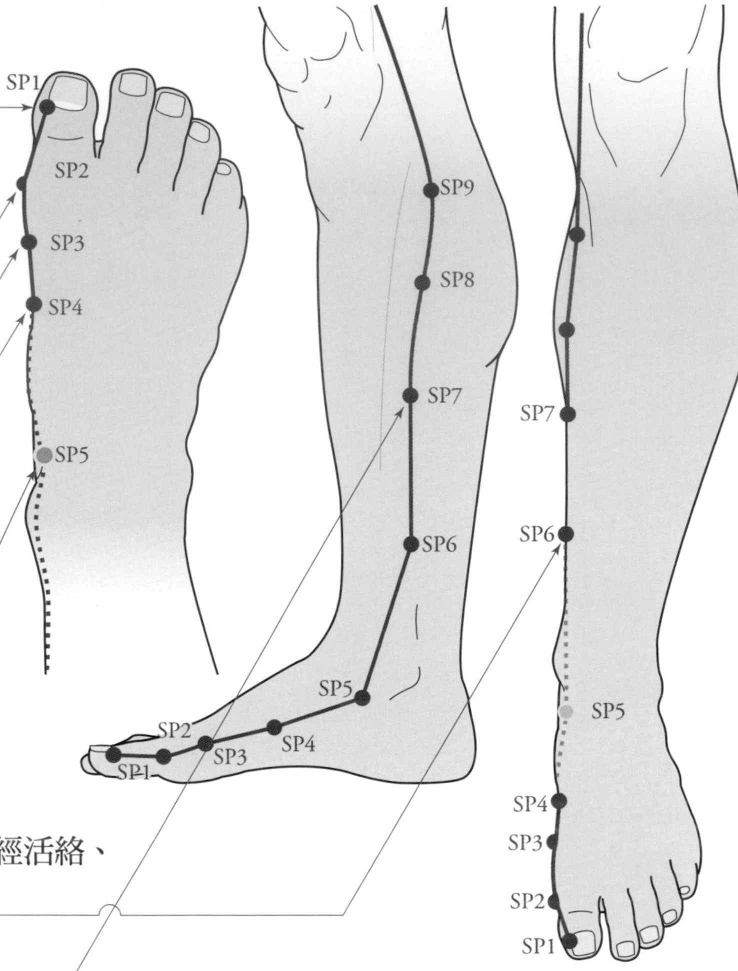

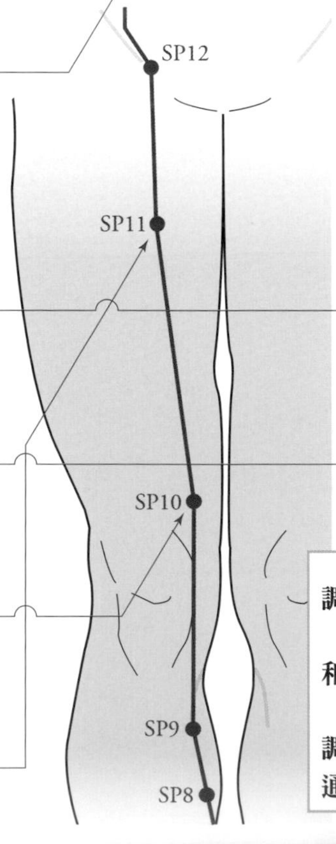

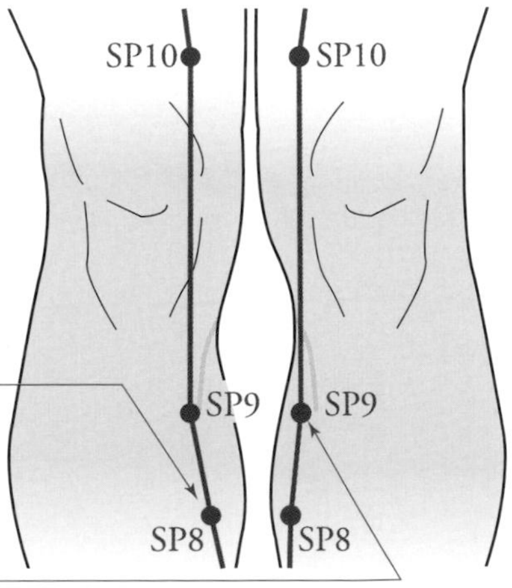

穴性解說

調血統血…改善血液循環，調整血脈以防其溢漏。

和中…與和胃意義相同，皆為改善胃氣不和之意。

調衝脈…調整衝脈（奇經八脈之一）的血流。

通淋…改善小便不順或障礙等病症。

足太陰脾經承接足陽明胃經的脈氣，起自足第一趾內側端（**隱白**），並沿著表裡兩側交界（赤白肉際）行經拇趾內側（**大都、太白、公孫**），再依序通過內踝前側（**商丘**）、脛骨後方後，向上行至小腿內側（**三陰交、漏谷、地機**）。接著，再與足厥陰肝經相交後行至前方，並經膝蓋（**陰陵泉**），再上至大腿內側前方（**血海、箕門**）。

- **隱白**的**白**，代表此經穴位於足部第1趾（拇趾）內側的「**赤白肉際**」（→p.3）處。**隱**則有兩種源由，一為隱代表「足」，另一說為「隱＝陰」，也就是足部「內側」。此外，更有一說指五行論中**白**代表肺，也就是肺氣**隱**藏於此處的意思。
- **大都**的**大**指的是較大的趾頭，也就是足部第1趾。而**都**為「膨起」的趾根處（拇趾球）。此外，也代表諸病如人聚於都市般匯集於此。
- **太白**的**太**也是指足部的第1趾。**白**則代表位於**赤白肉際**的經穴。另有一說指**白**代表杯子（→p.27），也就是將足弓喻為極大的杯子。此外，中國古代的**太白**代表「宵之明星」（傍晚閃耀於西方天空的金星），在五行論中則與肺有關。
- 貴族的兒子稱為**公**子，而其孫則稱為**公孫**，因此也可喻為脾經中的「絡穴」。公孫連接足陽明胃經，且互為表裡。
- **商丘**指的是位於如**丘**陵般隆起的**內踝**之經金穴（**商**為五音之一，代表五行中的金）。
- **三陰交**代表足**三陰**經（脾經、腎經、肝經）**交**界處。
- **漏谷**的**漏**代表此穴可治療排尿困難。**谷**則代表此經穴位於**脛骨後側凹陷處**。
- **地機**的**地**於五行論中為與「土」有關的脾（又稱「脾舍」）。**機**則是指「（紡織機的）裝置、機關、細微動作」。因此，地機代表可調整脾經的氣之重要經穴。
- **陰陵泉**的**陰**為「陰側」（腿部內側），**陵**則是「隆起」之意。因此，陰陵泉指的便是位於**脛骨內踝**，且「如泉般凹陷處」的經穴。
- **血海**為可幫助血如川水回歸大海般，回歸至**脾**的經穴，也是婦科疾病的要穴。
- **箕門**的**箕**為倒入穀物並吹出外殼的脫殼用箕斗（→p.221）。此外，人體雙手與雙腿向前伸直的坐姿與箕斗相似，因此又稱為箕踞（箕坐），並衍伸出箕門之名（取穴時須採箕踞姿）。而門則源自於箕踞時，雙腿張開的姿勢與**門**類似。

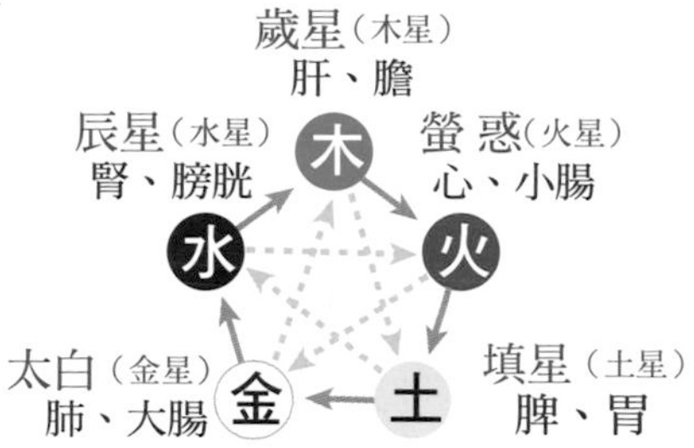

五行論與五星

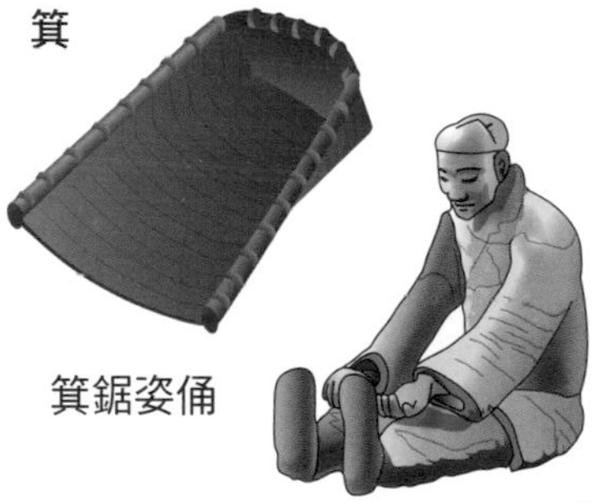

發現於秦始皇陵墓中的其中一種兵馬俑。不過，此尊兵馬俑的腿部屈膝且未向外轉。

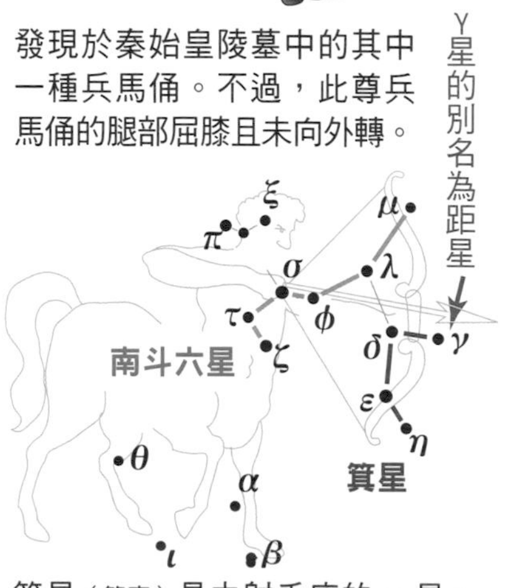

箕星（箕宿）是由射手座的γ星、δ星、ε星，以及η星等四個呈梯形的星所構成。而箕門的名稱由來，有一說為箕星的形狀，另一說則是源自於取穴時的姿勢。

SP 足太陰脾經 ②胸腹部

SP12 **衝門**
別名：**慈宮**
穴性：調理下焦

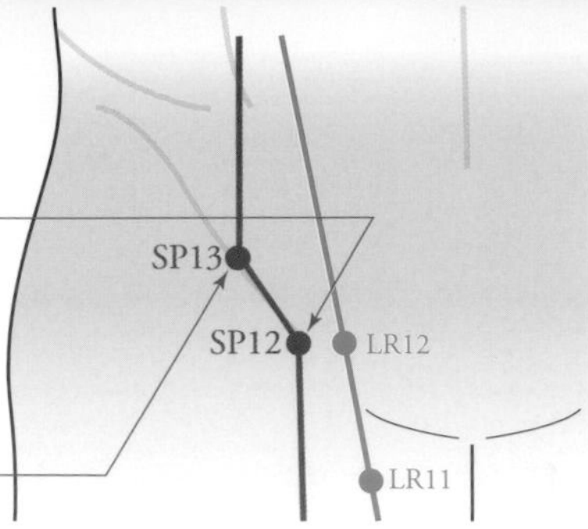

SP13 **府舍**
穴性：調下焦、散結聚

SP14 **腹結**
別名：**腹屈**
穴性：理氣血、調腸胃

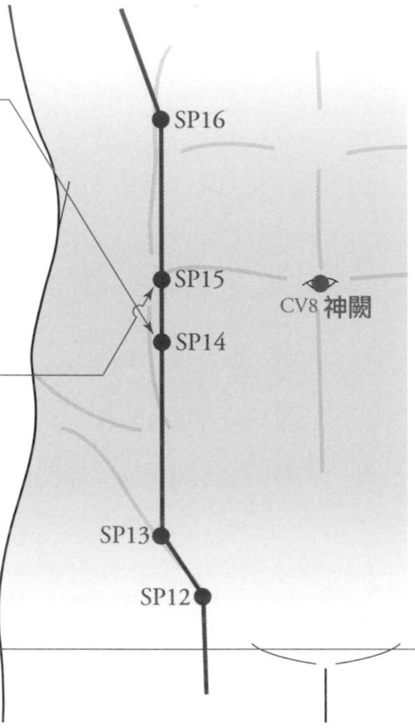

SP15 **大橫**
穴性：溫中理腸

SP16 **腹哀**
穴性：調理腸胃

SP17 **食竇**
穴性：調脾胃、利胸膈

SP18 **天谿**
穴性：寬胸、通乳

SP19 **胸鄉**
穴性：寬胸利氣

別字：營

SP20 **周榮**
穴性：寬胸利氣

SP21 **大包**
要穴：脾的大絡之絡穴
穴性：寬胸利脇、統諸絡

穴性解說

下焦⋯下焦包含肝、腎、膀胱、小腸、大腸等部位。

散結聚⋯去除邪氣凝結、固化等狀態。

理氣血⋯改善氣血流動，恢復正常機能。

寬胸⋯伸展胸部，並使胸部更加清透。

利氣⋯改善氣的流動。

統諸絡⋯總括多條絡脈之意。

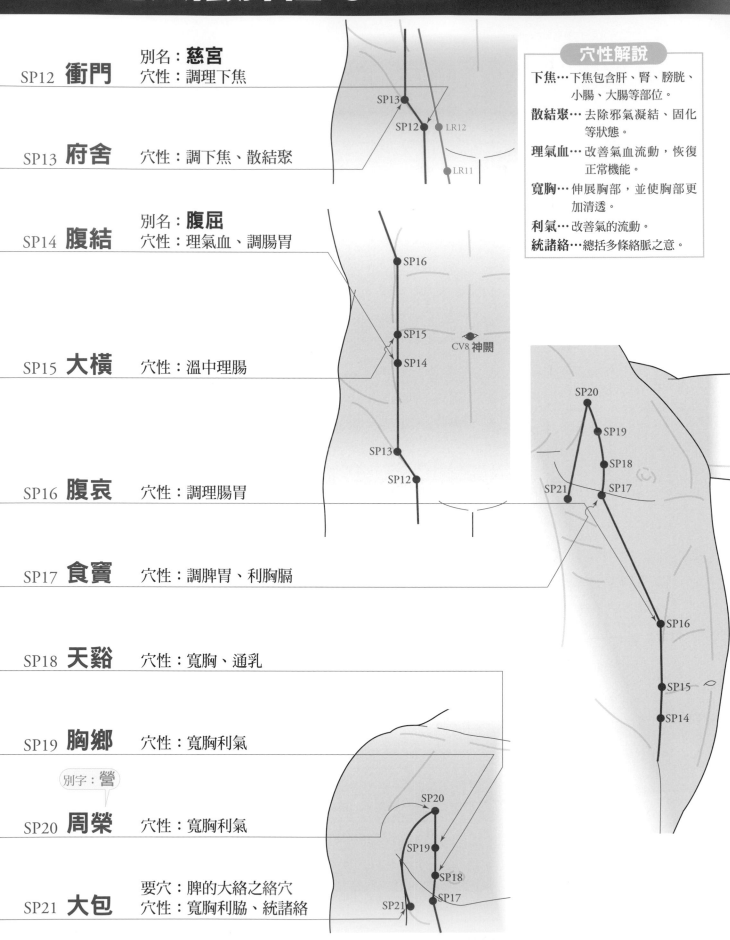

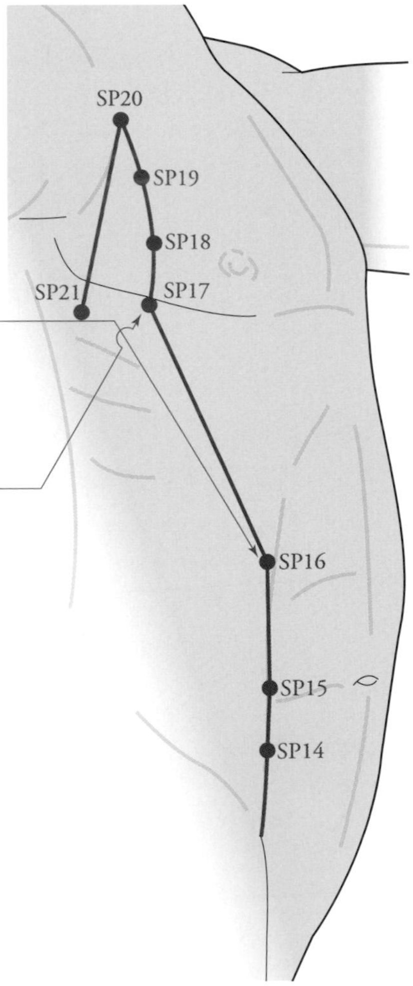

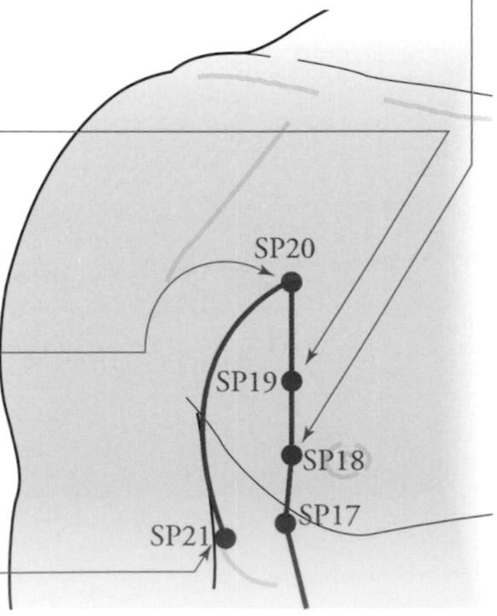

足太陰脾經自期門繞經腹股溝外側（**衝門**），並於腹部沿著前正中線向外4寸處往上行走（**府舍**、**腹結**、**大橫**、**腹哀**），再與任脈、膽經、肝經交會後，回至脾且交於胃。接下來再穿過橫隔膜，並於胸部沿著前正中線向外6寸處往上行走（**食竇**、**天谿**、**胸鄉**、**周榮**）後，繞至外側，行至側胸部中央（**大包**）。之後又再次向上行走，通過中府（肺・LU1）後繞過食道，連至舌根，並延續至舌下。此外，此經脈於上腹部處分出支脈，並貫穿橫隔膜，於心中連接至手少陰心經。

- **衝門**的**衝**代表可靠觸診找出的動脈搏動處，衝門則是指**股動脈**搏動處。而**門**字則常用於經穴名稱，代表經氣流注的門戶之意。
- **府舍**的**府**代表「集結」之意，而**舍**則是「住居」的意思。也就是說，**府舍**為腹部集結 足太陰脾經 、 足厥陰肝經 、 陰維 等三條脈絡的住居。此外，**府**亦代表「腑」，代表此經穴周圍的大腸、小腸等六腑。
- **腹結**位於**腹直肌**緊縮處。此外，腹結可調節「腸道蠕動」，亦可治療所有因腹部集結邪氣而造成的異常症狀。
- **大橫**指的是**大**腸的**橫**結腸，代表可治療大腸疾患的經穴。此外，也有一說指此處為**大**幅遠離**臍**（神闕），並位於**橫**向位置的經穴。
- **腹哀**的名稱引申自腸道蠕動時所產生的「**腹鳴聲**」如同**哀**鳴聲之意。此外，也代表腹哀可治療腹痛、腹鳴。
- **食竇**的**竇**代表「穴、溝、空洞」之意，而食竇指的便是**食道**。此外，也代表食竇可治療食道疾患。
- **天谿**的**天**指的是位於身體上半部的胸廓，而**谿**則代表乳汁分泌之意。此外，也代表天谿可促進乳汁分泌。
- **胸鄉**的**鄉**指的是「田園寬闊的鄉下」。而**胸鄉**則是代表當人體吸氣時，胸腔向外擴張的樣貌。
- **周營**的**周**代表全身，**營**則代表**營**養。因此，周營代表經氣由此散布至全身之意。也就是說，脾為創造身體**營**氣之處。
- **大包**的**包**有「統整、總括」的意思。也就是說，**大包**為脾的**大絡**，並負責統整心經、腎經等經脈。

竇 竇是由穴字頭加上賣（「抽出、出入」之意）所構成的字，與賣字外型有極大差異。

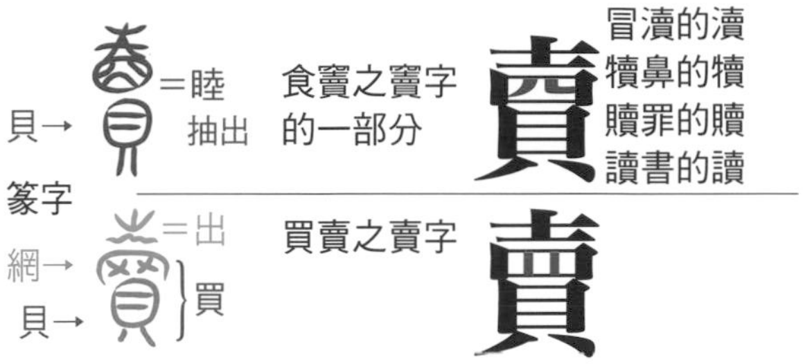

「賣」字中包含「買」字，相當奇妙。因為「賣」字上方的士原先為「出」字，代表如收網般廣泛買入的物品，再大量賣出的意思。而罒（網）便為「網子」的意思。帶有罒字根的字多與刑罰有關，如「罪」、「署」等。

何謂絡穴

絡穴是與本經互為表裡，並連結其他經絡的經穴。

列缺（LU7・肺）→p.2
通里（HT5・心）→p.72
內關（PC6・包）→p.156
公孫（SP4・脾）→p.56
大鐘（KI4・腎）→p.138
蠡溝（LR5・肝）→p.218
偏歷（LI6・大）→p.10
支正（SI7・小）→p.80
外關（TE5・三）→p.166
豐隆（ST40・胃）→p.32
飛揚（BL58・膀）→p.100
光明（GB37・膽）→p.190

大包（SP21・脾）脾之大絡

SP 1 隱白

部位：位於足部第 1 趾之趾骨內側，也就是甲板下角近位向內 **0.1 寸**（指寸）處，以及甲板內側緣垂直線與甲板基底處水平線的交點

與此經穴有關的解剖學各部位：

- **足內背側皮神經**為腓總神經分支的腓淺神經之皮支（S1）
- **背側趾動**、**靜脈**為背側蹠動、靜脈的分支
- 第 1 趾〔拇趾〕內側的**甲板深處**為**趾骨**

SP 2 大都

部位：足部第 1 趾與第 1 蹠趾關節的遠端凹陷處之赤白肉際

與此經穴有關的解剖學各部位：

- **足內背側皮神經**為腓總神經分支的腓淺神經之皮支（S1）
- **足底固有皮神經**為脛神經（S1）皮支之足內背側神經的分支
- **背側趾動**、**靜脈**為背側蹠動、靜脈的分支
- 第 1 趾〔拇趾〕內側的**甲板深處**為**趾骨**

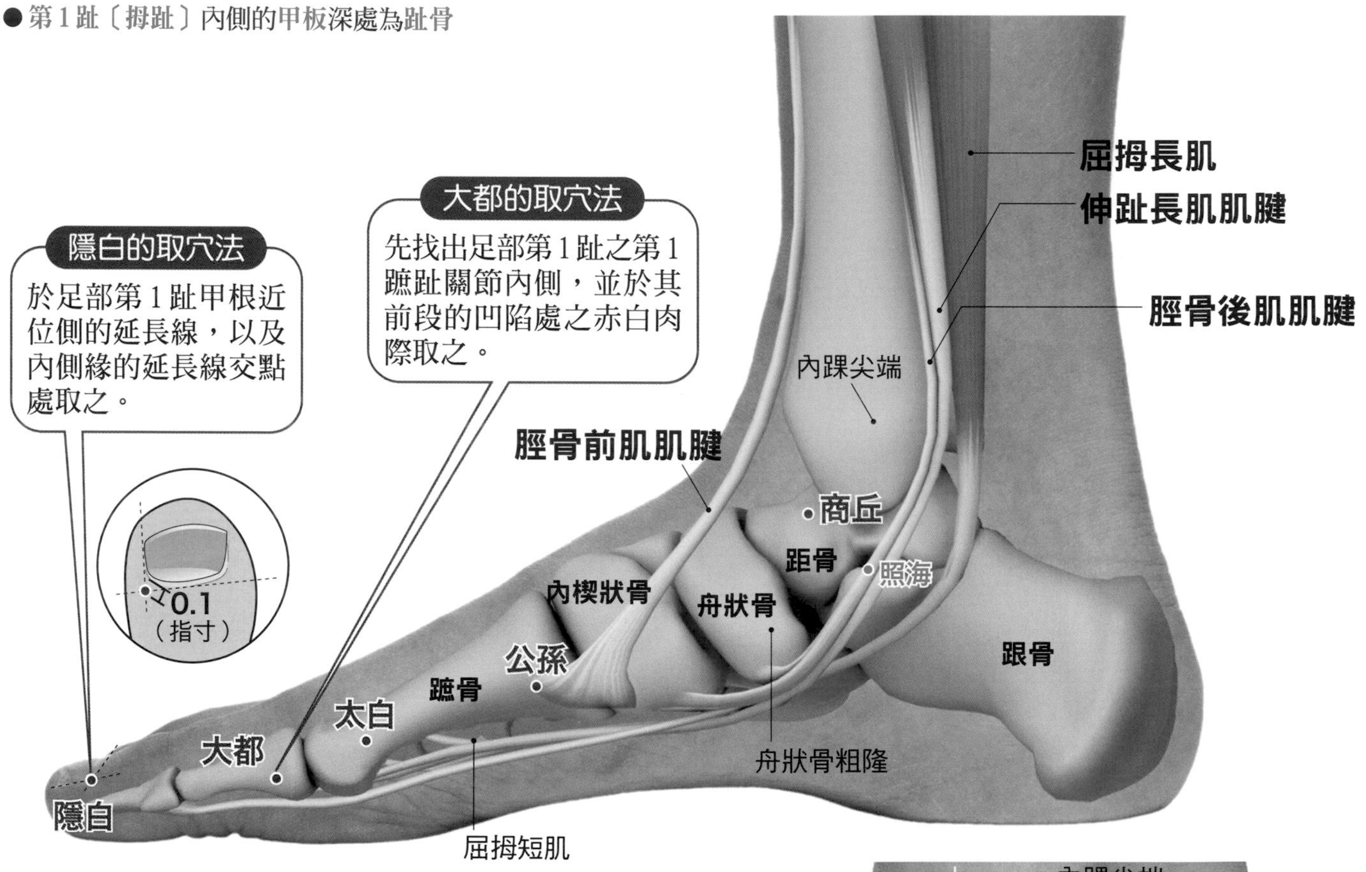
隱白的取穴法
於足部第 1 趾甲根近位側的延長線，以及內側緣的延長線交點處取之。
大都的取穴法
先找出足部第 1 趾之第 1 蹠趾關節內側，並於其前段的凹陷處之赤白肉際取之。
0.1
（指寸）
屈拇長肌
伸趾長肌肌腱
脛骨後肌肌腱
內踝尖端
脛骨前肌肌腱
商丘
距骨
照海
內楔狀骨
舟狀骨
公孫
蹠骨
跟骨
太白
大都
舟狀骨粗隆
隱白
屈拇短肌

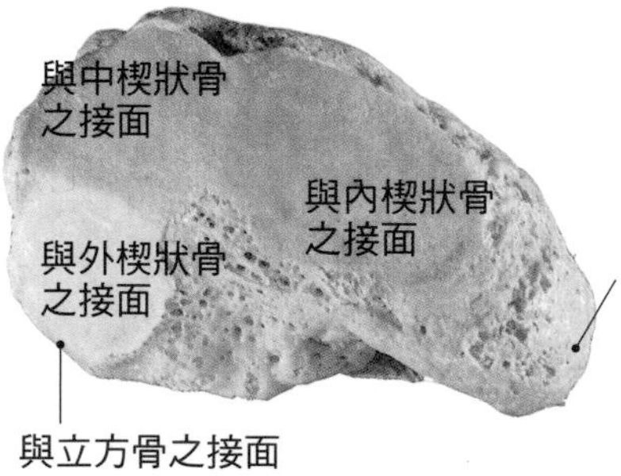
與中楔狀骨之接面
與內楔狀骨之接面
與外楔狀骨之接面
與立方骨之接面
舟狀骨前方

舟狀骨粗隆
與**舟狀骨結節**
為脛骨後肌的止端

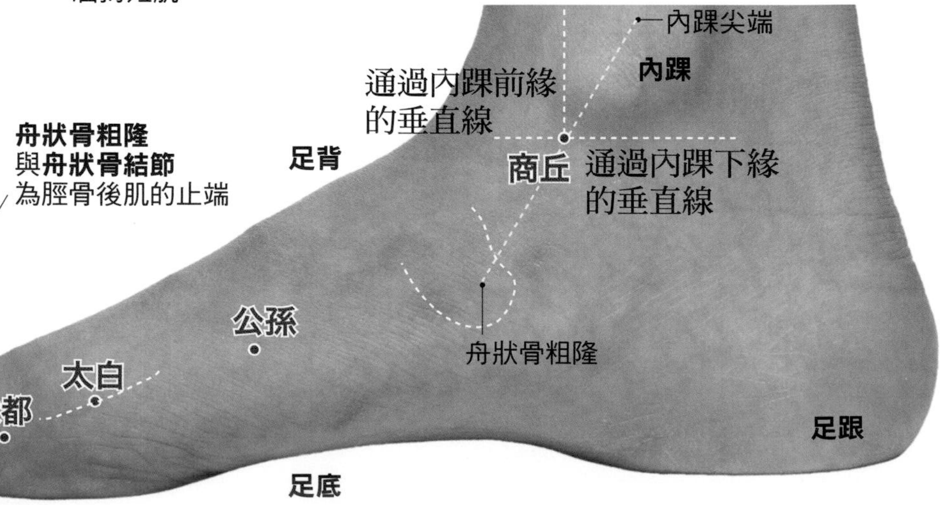
內踝尖端
內踝
通過內踝前緣的垂直線
足背
商丘
通過內踝下緣的垂直線
公孫
舟狀骨粗隆
太白
隱白
大都
足跟
足底

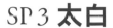

● 足部可大致分為三個足弓處（內側縱弓、外側縱弓、橫弓）。其中最重要的**內側縱弓**由後至前側分別為跟骨、距骨、舟狀骨、內楔狀骨、拇趾蹠骨，尤其舟狀骨為構成內側縱弓最主要的骨骼。內側縱弓過高時易造成高弓足，過低時又易形成**扁平足**。而內側縱弓過低時，則易產生脛前疼痛或疼痛性脛骨外側障礙等與脛骨後肌有關的障礙。

SP 3 太白

部位：位於足部內側第 1 蹠趾關節的近側凹陷處之赤白肉際

與此經穴有關的解剖學各部位：

- **足內背側皮神經**為腓總神經分支的腓淺神經之皮支（S 1）
- 外展拇肌（肌腱）受足內背側皮神經（L 4）的肌支所支配，可外展拇指
- 屈拇短肌受足底內、外側神經所支配
- 足底內側動脈之淺支為脛後動脈的分支
- 此經穴深處為第 1 趾〔拇趾〕的蹠骨頭

SP 4 公孫

部位：位於足部內側第 1 蹠骨基部的下方前側之赤白肉際

與此經穴有關的解剖學各部位：

- **隱神經**（L 4）為股神經最大的皮支
- 外展拇肌（肌腱）、屈拇短肌（肌腱）受足內背側皮神經（L 4）的肌支所支配
- ● 脛骨前肌（肌腱）腓深神經所支配
- 足底內側動、靜脈為脛後動脈的分支

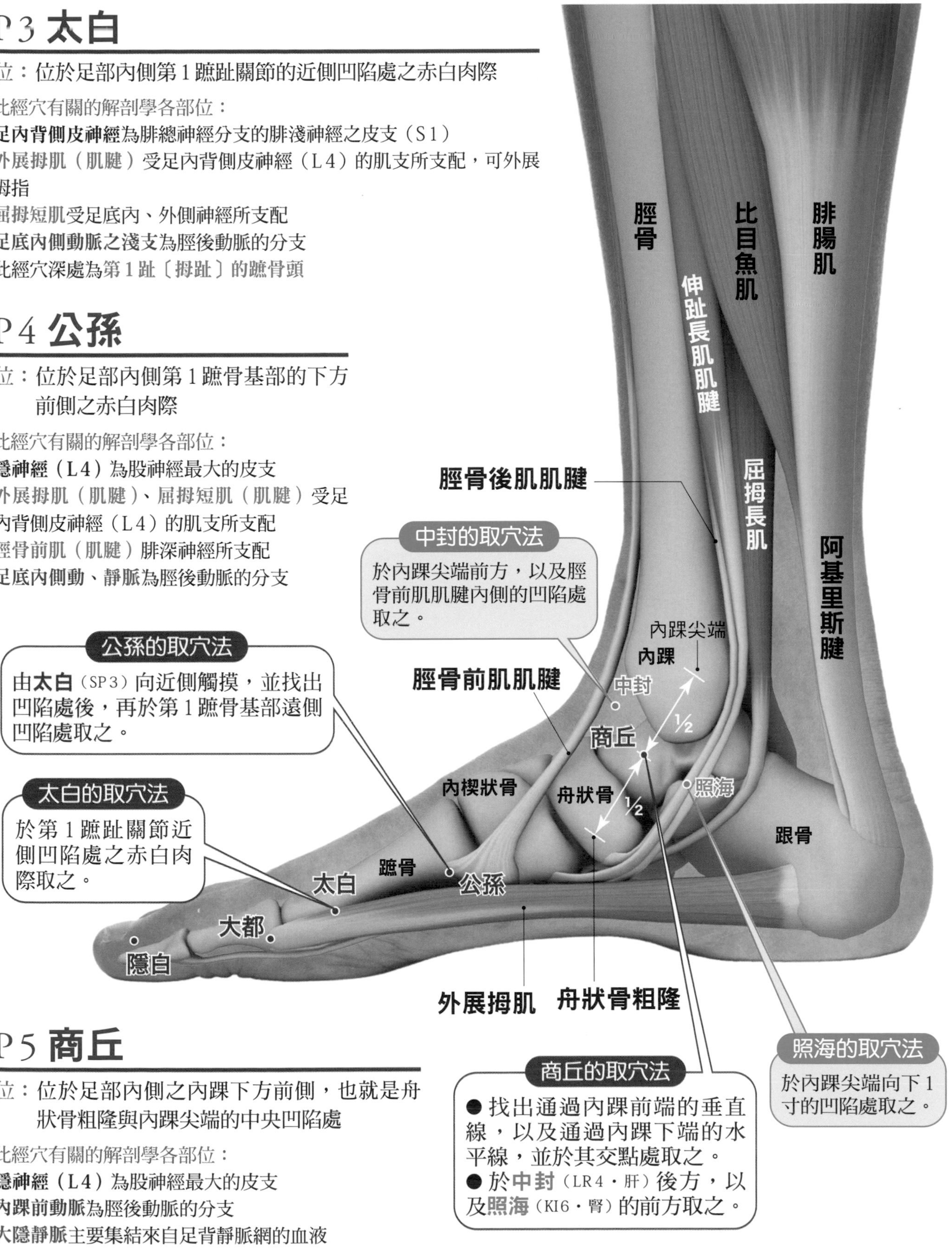

脛骨
比目魚肌
腓腸肌
伸趾長肌肌腱
屈拇長肌
阿基里斯腱
脛骨後肌肌腱
中封的取穴法
於內踝尖端前方，以及脛骨前肌肌腱內側的凹陷處取之。
內踝尖端
內踝
中封
½
脛骨前肌肌腱
商丘
公孫的取穴法
由太白（SP 3）向近側觸摸，並找出凹陷處後，再於第 1 蹠骨基部遠側凹陷處取之。
太白的取穴法
於第 1 蹠趾關節近側凹陷處之赤白肉際取之。
內楔狀骨
舟狀骨
½
照海
跟骨
蹠骨
太白
公孫
大都
隱白
外展拇肌
舟狀骨粗隆
照海的取穴法
於內踝尖端向下 1 寸的凹陷處取之。
商丘的取穴法
● 找出通過內踝前端的垂直線，以及通過內踝下端的水平線，並於其交點處取之。
● 於中封（LR 4・肝）後方，以及照海（KI 6・腎）的前方取之。

SP 5 商丘

部位：位於足部內側之內踝下方前側，也就是舟狀骨粗隆與內踝尖端的中央凹陷處

與此經穴有關的解剖學各部位：

- ● **隱神經**（L 4）為股神經最大的皮支
- ● **內踝前動脈**為脛後動脈的分支
- ● **大隱靜脈**主要集結來自足背靜脈網的血液
- 此穴位深處為舟狀骨

SP6 三陰交

部位：位於小腿內側（脛側）與脛骨內緣後側，也就是內踝尖端向上**3寸**處

與此經穴有關的解剖學各部位：

- **隱神經**（L4）為股神經最大的皮支
- 受脛神經（L5～S1）所支配的**屈趾長肌**與可底屈足部的**脛骨後肌**
- **脛後動**、**靜脈**為膕窩動、靜脈的分支
- **大隱靜脈**主要集結來自足背靜脈網的血液

SP7 漏谷

部位：位於小腿內側（脛側）與脛骨內緣後側，也就是內踝尖端向上**6寸**處

與此經穴有關的解剖學各部位：

- **隱神經**（L4）為股神經最大的皮支
- 受脛神經（L5～S1）所支配的**屈趾長肌**與可底屈足部的**脛骨後肌**
- ●**脛後動**、**靜脈**為膕窩動、靜脈的分支
- **大隱靜脈**主要集結來自足背靜脈網的血液

SP8 地機

部位：位於小腿內側（脛側）與脛骨內緣後側，也就是陰陵泉（SP9）向下**3寸**處

與此經穴有關的解剖學各部位：

- **隱神經**（L4）為股神經最大的皮支
- 構成小腿三頭肌的**比目魚肌**與**腓腸肌**受脛神經（S1～S2）所支配，可底屈足部
- **脛後動**、**靜脈**為膕窩動、靜脈的分支

SP9 陰陵泉

部位：位於小腿內側（脛側），也就是脛骨內踝下緣連接脛骨內側的凹陷處

與此經穴有關的解剖學各部位：

- ●股神經最大的皮支之**隱神經**（L4）的膝蓋下支
- **腓腸肌內側頭**為小腿三頭肌支一，並受脛神經（L4～S3）所支配
- **半腱肌**（**肌腱**）受坐骨神經的脛骨部所支配，並構成鵝足肌腱
- **大隱靜脈**主要集結來自足背靜脈網的血液

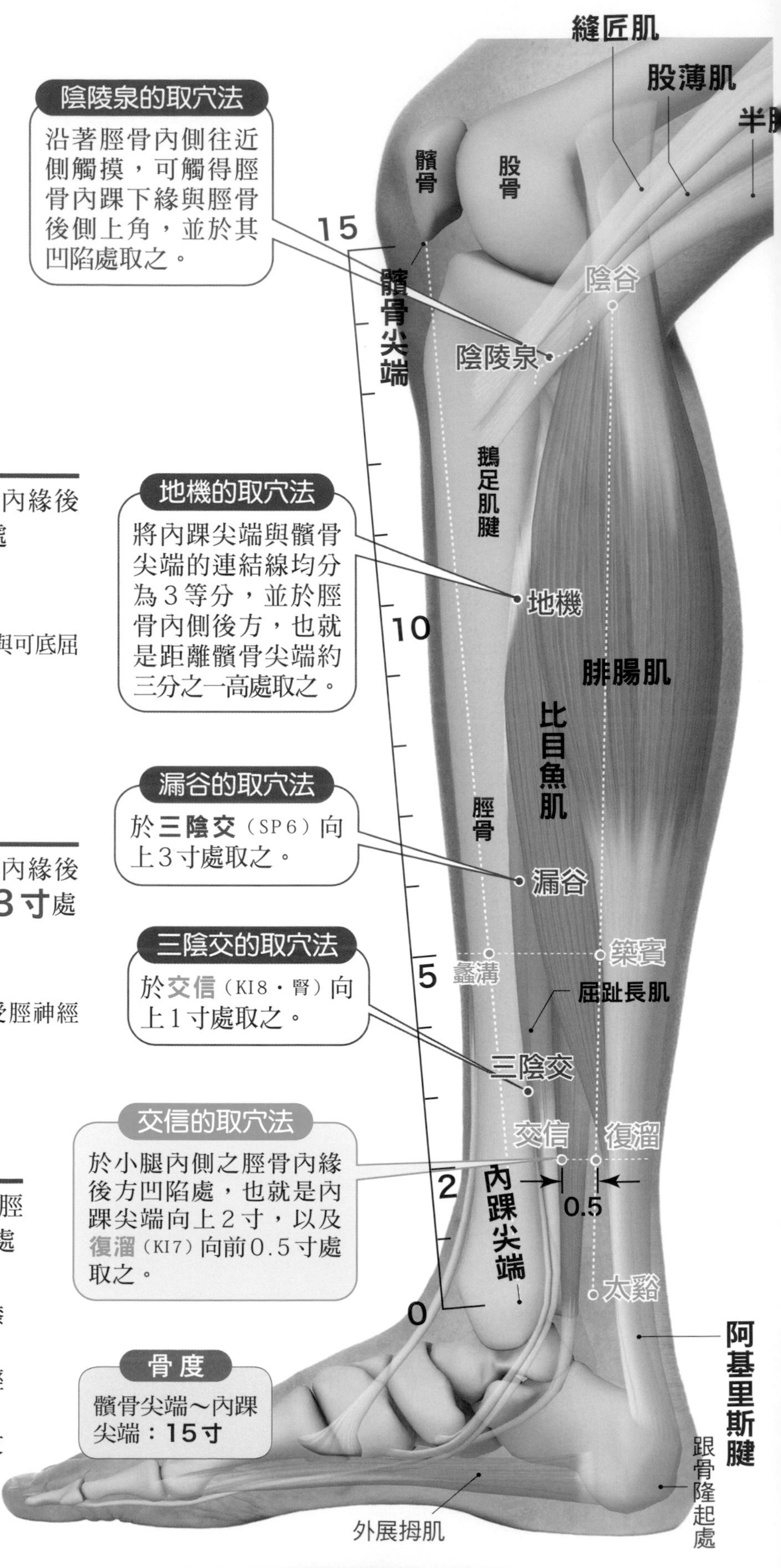
陰陵泉的取穴法
沿著脛骨內側往近側觸摸，可觸得脛骨內踝下緣與脛骨後側上角，並於其凹陷處取之。
地機的取穴法
將內踝尖端與髕骨尖端的連結線均分為3等分，並於脛骨內側後方，也就是距離髕骨尖端約三分之一高處取之。
漏谷的取穴法
於三陰交（SP6）向上3寸處取之。
三陰交的取穴法
於交信（KI8・腎）向上1寸處取之。
交信的取穴法
於小腿內側之脛骨內緣後方凹陷處，也就是內踝尖端向上2寸，以及復溜（KI7）向前0.5寸處取之。
骨度
髕骨尖端～內踝尖端：15寸
縫匠肌
股薄肌
半
髕骨
股骨
15
髕骨尖端
陰谷
陰陵泉
鵝足肌腱
地機
10
腓腸肌
比目魚肌
脛骨
漏谷
5
蠡溝
築賓
屈趾長肌
三陰交
交信
復溜
2
內踝尖端
0.5
太谿
0
阿基里斯腱
跟骨隆起處
外展拇肌

血海可緩和月經異常，以及大腿至髖關節內側的疼痛等瘀血症狀，是常用的經穴。而瘀血則是中醫的病理概念，代表血流惡化，或停滯不前的汙濁血液。瘀血易造成各種症狀，並廣泛出現於精神或身體各部位，特徵為定期性疼痛、刺痛、夜間疼痛。

SP 10 血海

部位：位於大腿內側前方之股內側肌隆起處，也就是**髕骨基部**內側向上**2寸**處

與此經穴有關的解剖學各部位：

- **股神經前皮支**（L3）分布於此處的皮膚
- **股內側肌**為股四頭肌之一，並受腰神經叢分支的股神經（L2～L4）所支配
- **下膝動**、**靜脈**為股動、靜脈的分支

SP 11 箕門

部位：位於大腿內側，先找出髕骨基部內側端與衝門（SP 12）的連接線，並於距離衝門（SP 12）⅓處，也就是縫匠肌與內收長肌間的股動脈搏動處

與此經穴有關的解剖學各部位：

- **股神經前皮支**（L2）分布於此處的皮膚
- **股內側肌**為股四頭肌之一，並受腰神經叢分支的股神經（L2～L4）所支配，可伸展髖股關節
- **縫匠肌**為受股神經肌支（L2～L4）所支配的雙關節肌，可屈曲髖關節與髖股關節
- **內收長肌**受位於深處的腰神經叢分支之閉鎖神經（L2～L4）所支配
- **股動**、**靜脈**雖通過血管裂孔，但僅受筋膜與皮膚覆蓋，較易觸得

SP 12 衝門

部位：位於鼠蹊部之腹股溝的股動脈搏動處外側

與此經穴有關的解剖學各部位：

- **髂腹下神經前皮支**（L1）、**生殖股神經股支**（L1）、**髂腹股溝神經前皮支**（L1）皆分布於此處皮膚
- 受腰神經叢之**股神經**（L2～L4）所支配，並可屈曲髖關節的**髂腰肌**，以及受股神經所支配，可內收髖部的**恥骨肌**
- **髂旋動**、**靜脈**為**股動**、**靜脈**的分支。其中股動、靜脈雖通過血管裂孔，但僅受筋膜與皮膚包覆，故較易觸得

骨度

恥骨結節上緣～髕骨基部：**18寸**

衝門的取穴法

與**曲骨**（CV2・任）同高處，並於**府舍**（SP13）內側下方取之。

曲骨的取穴法

於恥骨聯合上緣中點處取之。

箕門的取穴法

位於大腿內側，先找出髕骨基部內側端與**衝門**（SP12）的連接線並均分為3等分後，於距離**衝門**（SP12）⅓的股動脈搏動處取之。

血海的取穴法

於髕骨基部內側端向上2寸，也就是股內側肌隆起處取之。

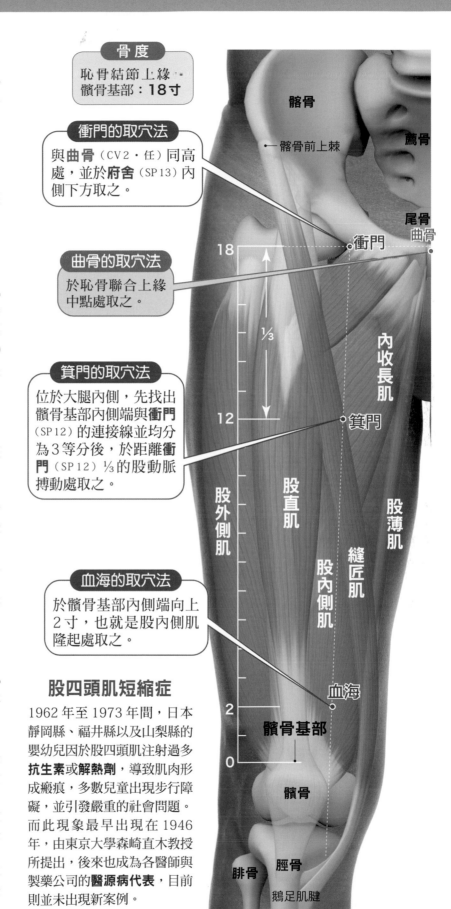

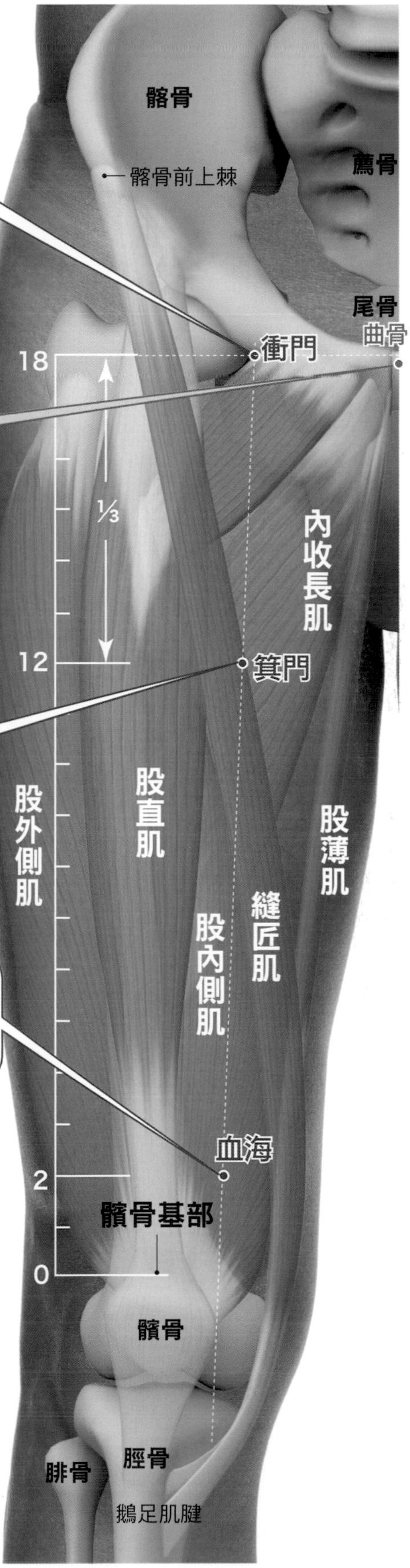

股四頭肌短縮症

1962年至1973年間，日本靜岡縣、福井縣以及山梨縣的嬰幼兒因於股四頭肌注射過多**抗生素**或**解熱劑**，導致肌肉形成瘢痕，多數兒童出現步行障礙，並引發嚴重的社會問題。而此現象最早出現在1946年，由東京大學森崎直木教授所提出，後來也成為各醫師與製藥公司的**醫源病代表**，目前則並未出現新案例。

取穴法③ 府舍、腹結、大橫、腹哀等

SP 13 府舍

部位：位於下腹部之臍中央向下**4.3寸**，以及前正中線向外**4寸**處

與此經穴有關的解剖學各部位：

- **髂腹下神經前皮支**（L2）分布於此處皮膚
- **腹外斜肌**與**腹內斜肌**受肋間神經、髂腹下神經，以及髂腹股溝神經所支配，可側屈軀幹
- **腹壁淺動**、**靜脈**源自股動、靜脈，並向上行走

SP 14 腹結

部位：位於下腹部之臍中央向下**1.3寸**，以及前正中線向外**4寸**處

與此經穴有關的解剖學各部位：

- **髂腹下神經前皮支**（T11）分布於此處皮膚
- **腹外斜肌**與**腹內斜肌**受肋間神經、髂腹下神經，以及髂腹股溝神經所支配，可側屈軀幹
- **腹壁下動**、**靜脈**源自髂外動、靜脈，並向上行走
- **腹壁淺動**、**靜脈**源自股動、靜脈，並向上行走

骨度

- 胸骨體下端～臍中央：**8寸**
- 臍中央～恥骨聯合上緣：**5寸**
- 兩乳頭間：**8寸**

＊脾經之**府舍**（SP 13）至**腹哀**（SP 16）間的經穴，皆位於前正中線向外4寸處。

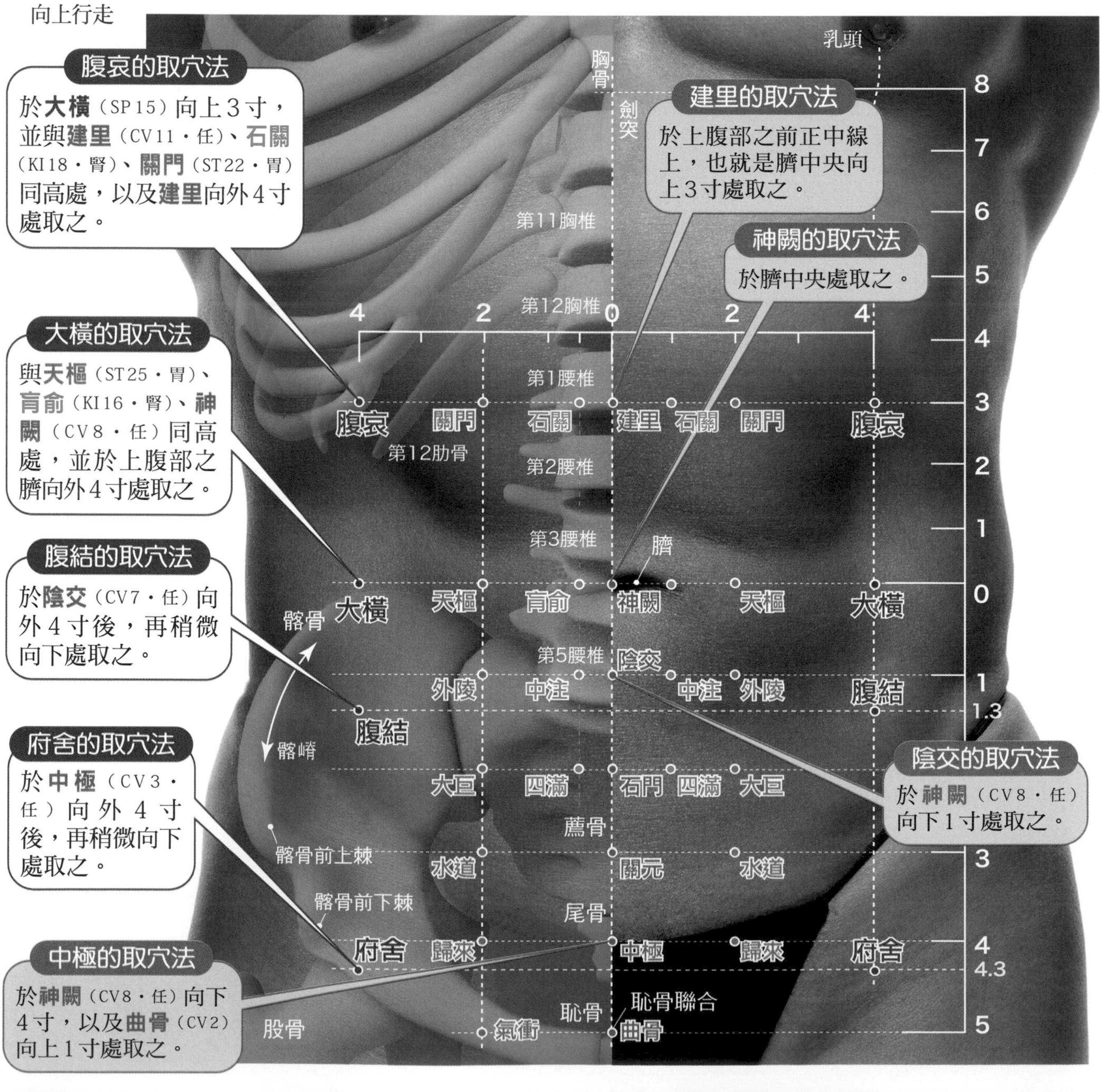

腹斜肌又分為腹內斜肌與腹外斜肌，兩側肌肉同時作用可屈曲軀幹。不過，腹外斜肌僅有單側作用時，便可旋轉軀幹至另一側；腹內斜肌僅有單側作用時，則會旋轉軀幹至同一側。也就是說，腹外斜肌與腹內斜肌必須共同運作，才能旋轉軀幹

SP 15 大橫

部位：位於上腹部之臍中央向外**4寸**處

與此經穴有關的解剖學各部位：

- **髂腹下神經外側皮支（T11）**分布於此處皮膚
- 腹外斜肌與腹內斜肌受肋間神經、髂腹下神經，以及髂腹股溝神經所支配，可側屈軀幹
- 腹壁下動、靜脈源自髂外動、靜脈，並向上行走
- 腹壁淺動、靜脈源自股動、靜脈，並向上行走
- 此穴位深處為小腸與升、降結腸

SP 16 腹哀

部位：位於上腹部之臍中央向上**3寸**，以及前正中線向外**4寸**處

與此經穴有關的解剖學各部位：

- **第8肋間神經前皮支（T8）**分布於此處皮膚
- 腹外斜肌與腹內斜肌受肋間神經、髂腹下神經，以及髂腹股溝神經所支配，可側屈軀幹
- 腹壁下動、靜脈源自髂外動、靜脈，並向上行走
- 腹壁淺動、靜脈源自股動、靜脈，並向上行走
- 此穴位深處為迴腸與橫結腸

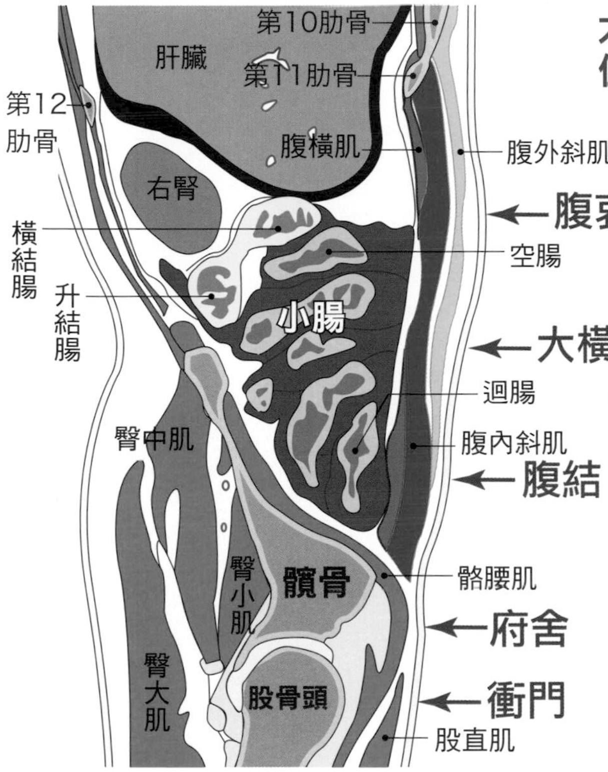

位於腹部的大橫（右）穴位縱向斷層圖

大腸與腹哀～府舍的位置關係圖

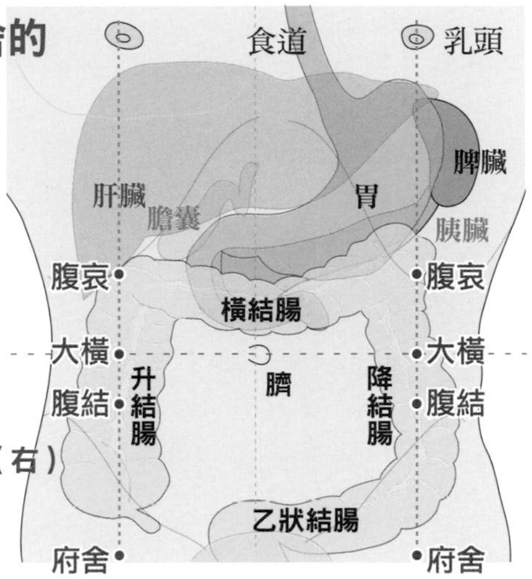

腹壁肌肉

腹部的器官與胸部的器官不同，並未受到骨骼保護。而前腹壁與外腹壁則由呈現**斜行**狀、**垂直**狀，以及**橫行**狀的肌纖維互相交織所構成。此外，**白線**則附著於肌纖維中央，並與腰部的皺褶紋路有關。

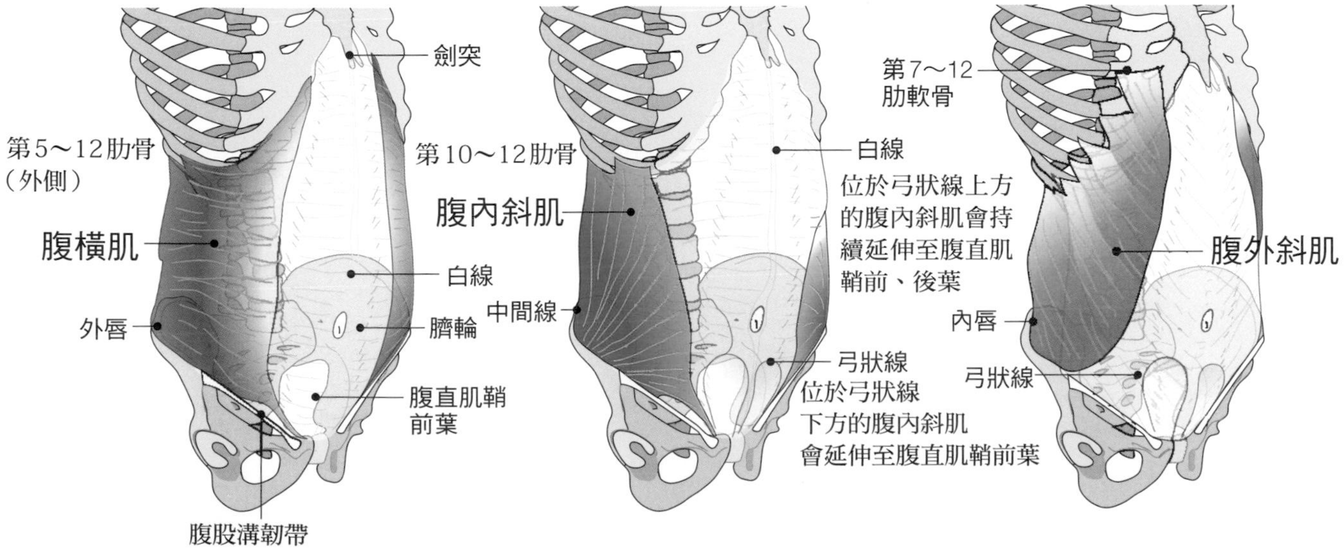

SP 足太陰脾經 取穴法④ 食竇、天谿、胸鄉、周榮

SP 17 食竇

部位：位於前胸部之第5肋間，以及前正中線向外**6寸**處

與此經穴有關的解剖學各部位：

- **第5肋間神經外側皮支**（T5）分布於此處皮膚
- **胸大肌**受內側（C8～T1）、外側（C5～C7）胸神經所支配
- **胸肩峰動**、**靜脈**為腋動脈的分支，負責供給胸大肌、三角肌等肌肉營養
- **胸外側動**、**靜脈**為腋動脈的分支，負責供給乳腺營養
- 注意：若沿著深處肋間肌→壁胸膜→胸膜腔→臟胸膜的順序下針，可能引發**氣胸**。

SP 18 天谿

部位：位於前胸部之第4肋間，以及前正中線向外**6寸**處

與此經穴有關的解剖學各部位：

- **第5肋間神經外側皮支**（T5）分布於此處皮膚
- 受內側（C8～T1）、外側（C5～C7）胸神經所支配，且可內轉肩關節的**胸大肌**，以及可下壓肩胛骨的**胸小肌**
- **胸肩峰動**、**靜脈**為腋動脈的分支，負責供給胸大肌、三角肌等肌肉營養
- **胸外側動**、**靜脈**為腋動脈的分支，負責供給乳腺營養
- 注意：若沿著深處肋間肌→壁胸膜→胸膜腔→臟胸膜的順序下針，可能引發**氣胸**。

SP 19 胸鄉

部位：位於前胸部之第3肋間，以及前正中線向外**6寸**處

與此經穴有關的解剖學各部位：

- **第5肋間神經外側皮支**（T5）分布於此處皮膚
- 受內側（C8～T1）、外側（C5～C7）胸神經所支配，且可內轉肩關節的**胸大肌**，以及可下壓肩胛骨的**胸小肌**
- **胸肩峰動**、**靜脈**為腋動脈的分支，負責供給胸大肌、三角肌等肌肉營養
- **胸外側動**、**靜脈**為腋動脈的分支，負責供給乳腺營養
- 注意：若沿著深處肋間肌→壁胸膜→胸膜腔→臟胸膜的順序下針，可能引發**氣胸**。

骨度

前正中線至喙狀突內側為**6寸**

＊脾經之**食竇**至**周榮**等經穴，皆位於前正中線向外6寸處。

周榮的取穴法

周榮、**屋翳**（ST15・胃）、**神藏**（KI25・腎）等經穴皆位於第2肋間的曲線上。而**周榮**則可於**紫宮**（CV19・任）向外6寸，以及**中府**（LU1・肺）下方取之。

胸鄉的取穴法

胸鄉、**膺窗**（ST16・胃）、**靈墟**（KI24・腎）等經穴皆位於第3肋間的曲線上。而**胸鄉**則可自**玉堂**（CV18・任）沿著第3肋間向外6寸處取之。

天谿的取穴法

天谿、**乳中**（ST17・胃）、**神封**（KI23・腎）等經穴皆位於第4肋間的曲線上。而**天谿**則可於**膻中**（CV17・任）向外6寸處取之。

食竇的取穴法

- **食竇**、**乳根**（ST18・胃）、**步廊**（KI22・腎）等經穴皆位於第5肋間的曲線上。而**食竇**則可於中線向外6寸處取之。

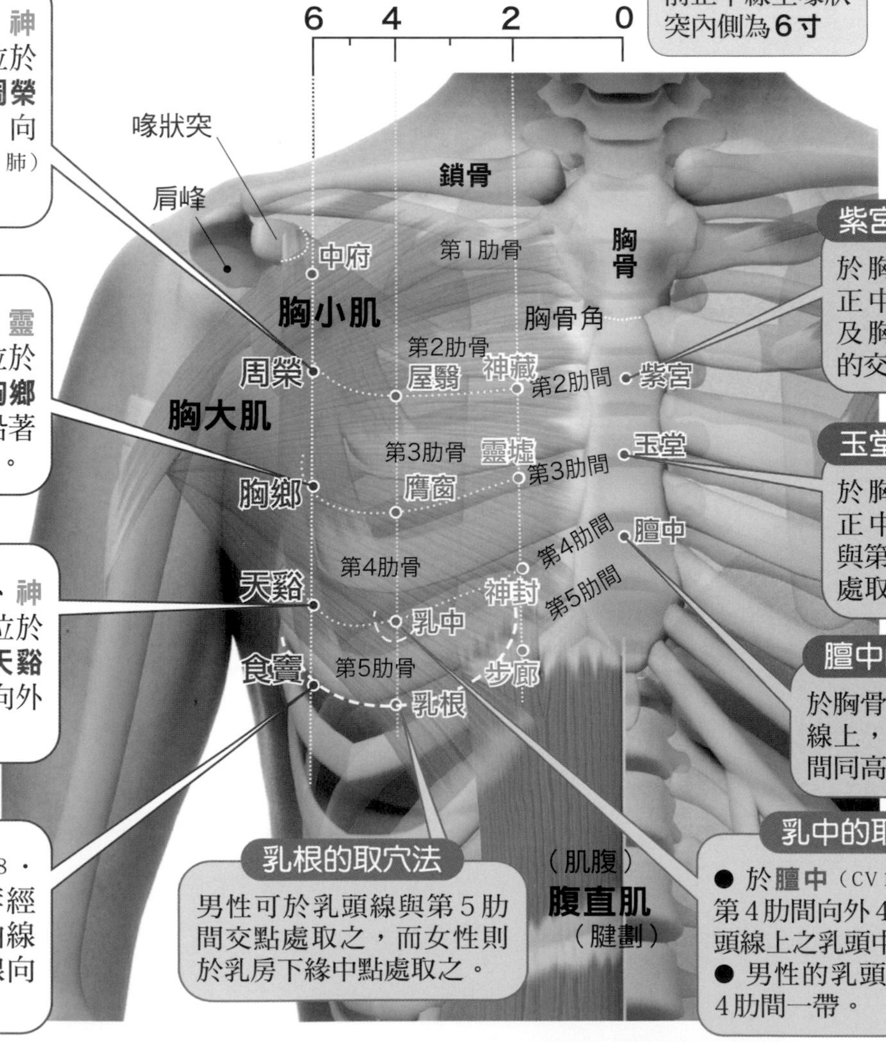

紫宮的取穴法

於胸骨前方之正中線上，以及胸骨角下方的交接處取之。

玉堂的取穴法

於胸骨前方之正中線上，並與第3肋間同高處取之。

膻中的取穴法

於胸骨前方之正中線上，並與第4肋間同高處取之。

乳根的取穴法

男性可於乳頭線與第5肋間交點處取之，而女性則於乳房下緣中點處取之。

乳中的取穴法

- 於**膻中**（CV17・任）沿著第4肋間向外4寸，以及乳頭線上之乳頭中央處取之。
- 男性的乳頭中央位於第4肋間一帶。

○ **胸小肌**起自第（2）3～5肋骨前方，止於喙狀突。而鎖骨下動、靜脈、臂神經叢皆通過此肌肉深處，當上肢上提時，胸小肌易壓迫該部位的血管與神經，並產生疼痛，稱為胸小肌症候群（又稱為過度外展症候群），為**胸廓出口症候群**的病症之一。

SP 20 **周榮**

部位．位於前胸部之第2肋間，以及前正中線向外**6寸**處

與此經穴有關的解剖學各部位：
● **第2肋間神經外側皮支（T2）** 分布於此處皮膚
● 受內側（C8～T1）、外側（C5～C7）胸神經所支配，且可內轉肩關節的胸大肌，以及可下壓肩胛骨的胸小肌
● **胸肩峰動、靜脈**為腋動脈的分支，負責供給胸大肌、三角肌等肌肉營養
● **胸外側動、靜脈**為腋動脈的分支，負責供給乳腺營養
注意：若沿著深處肋間肌→壁胸膜→胸膜腔→臟胸膜的順序下針，可能引發氣胸。

SP 21 **大包**

部位：位於側胸部之第6肋間，以及中腋窩線上

與此經穴有關的解剖學各部位：
● **第7肋間神經外側皮支（T7）** 分布於此處皮膚
● 前鋸肌受長胸神經（C5～C7）的肌支所支配，可將肩胛骨拉向前方
● 腹外斜肌受肋間神經（T5～T12）與髂腹下神經所支配
● **胸肩峰動、靜脈**為腋動脈的分支，負責供給胸大肌、三角肌等肌肉營養
● **胸背動、靜脈**，負責供給闊背肌與前鋸肌營養
注意：若沿著深處肋間肌→壁胸膜→胸膜腔→臟胸膜的順序下針，可能引發氣胸。

鎖骨
前鋸肌
肩胛骨
中腋窩線
周榮
胸鄉
天谿
食竇
大包
第1肋骨
第2肋骨
第3肋骨
第4肋骨
第5肋骨
第6肋間
第6肋骨
第7肋骨
第8肋骨
第9肋骨
第10肋骨
第11肋骨
第12肋骨
髂骨

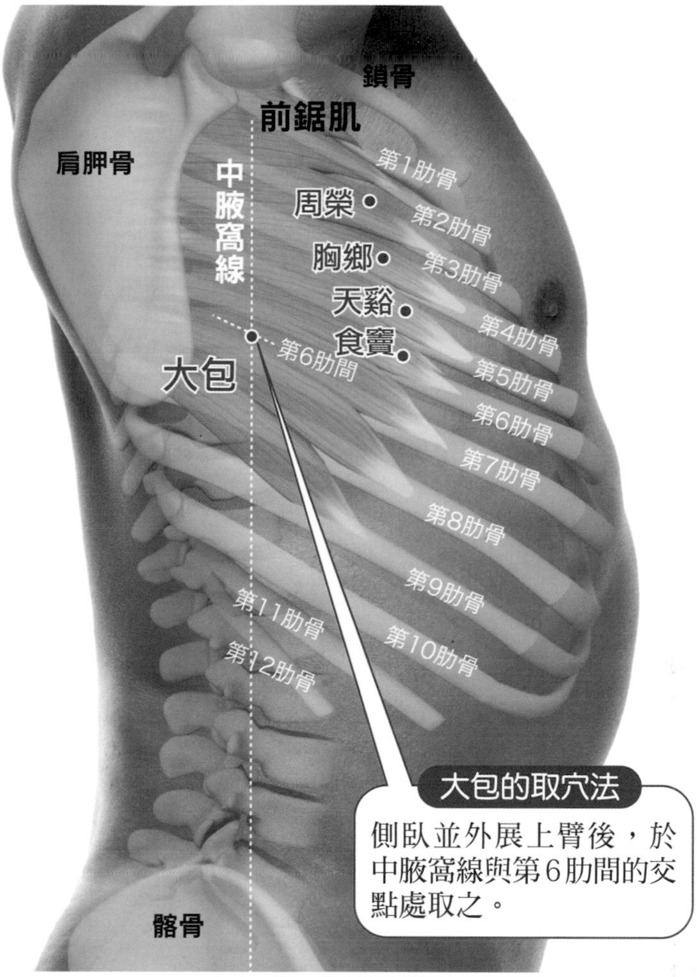

大包的取穴法
側臥並外展上臂後，於中腋窩線與第6肋間的交點處取之。

前鋸肌

前鋸肌為與外展肩胛骨唯一有關的肌肉，可與斜方肌一同向上旋轉肩胛骨，是相當重要的肌肉。支配前鋸肌的長胸神經麻痺時，會使肩胛骨內側緣突出至胸廓處等症狀（肩胛骨翼狀突出）。而肩胛骨為所有肩關節運動的基座，若出現肩胛骨翼狀突出等症狀，便會破壞肩胛骨的穩定性，並造成肩關節各種障礙。

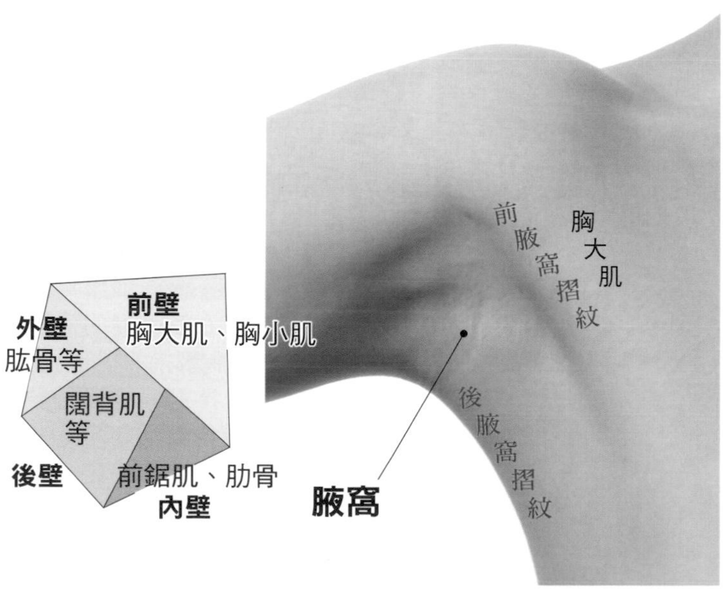

腋窩、前腋窩摺紋與後腋窩摺紋

微微外旋上肢時，手臂與胸側壁間會形成一處四角錐型的「凹窩」。而這處凹窩則包括以下四壁：**前壁**包括胸大肌與胸小肌（下緣為前腋窩摺紋，也就是胸大肌的下緣）；**內壁**為前鋸肌（胸廓）；**外壁**為肱骨、喙肱肌、肱二頭肌短頭所組成；**後壁**則是由肩胛下肌以及部分大圓肌與闊背肌（下緣為後腋窩摺紋，也就是闊背肌下緣）所構成。

外壁
肱骨等
前壁
胸大肌、胸小肌
闊背肌等
後壁
前鋸肌、肋骨
內壁

前腋窩摺紋　胸大肌
後腋窩摺紋
腋窩

如何藉由觸碰找出背部的骨骼位置

背部的骨骼會因椎骨棘突於體表產生隆起，也是較容易觸得的部位。以下為進行觸診時的重要標記。

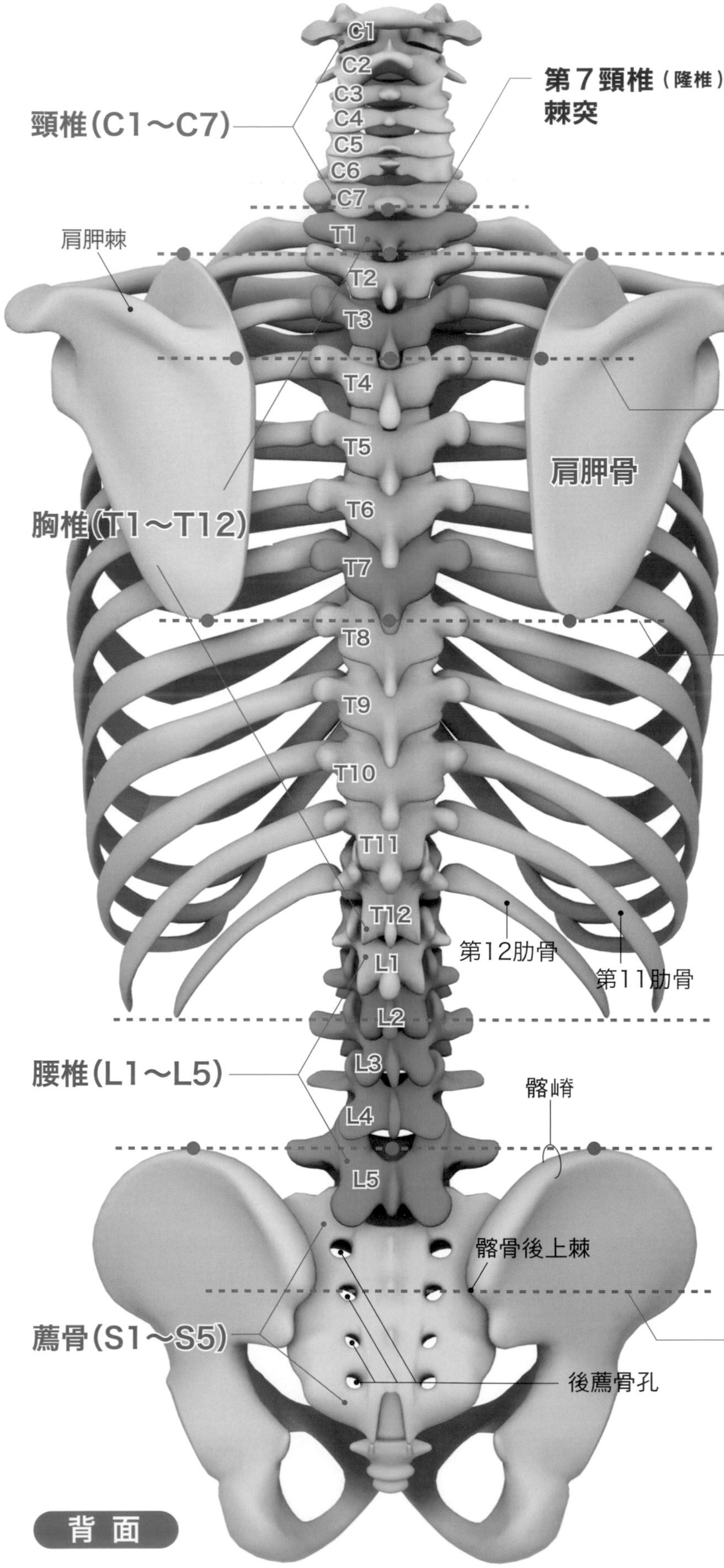

第7頸椎棘突為頸椎中最長的一處，尤其在頸部前屈、旋轉時，更容易於體表觸得，是重要的指標之一。又稱為**隆椎**。

第1胸椎棘突：肩胛上角

左右兩側肩胛上角的連結線中點，便是第1胸椎棘突所在處。

第3胸椎棘突：肩胛棘

左右兩側肩胛骨根部的連結線中點，便是第3胸椎棘突所在處。

※胸椎的棘突皆朝向身體下方，如第5胸椎的棘突便與第6胸椎同高。

第7胸椎棘突：肩胛下角

左右兩側肩胛下角的連結線中點，便是第7胸椎棘突所在處。

※第11肋骨端與第12肋骨端的高度幾乎相同（接近於並列的高度）。

第2腰椎棘突：第12肋骨端

第2（～3）腰椎的棘突與第12肋骨端高度相同。

Jacoby' s line

連接左右髂嵴最高處的線條，通過第4腰椎棘突，或是第4與第5腰椎間。

第2後薦骨孔（S2）：髂骨後上棘

第2後薦骨孔位於左右兩側髂骨後上棘的連結線上。

Chapter 5
手少陰心經
HT(Heart Meridian)

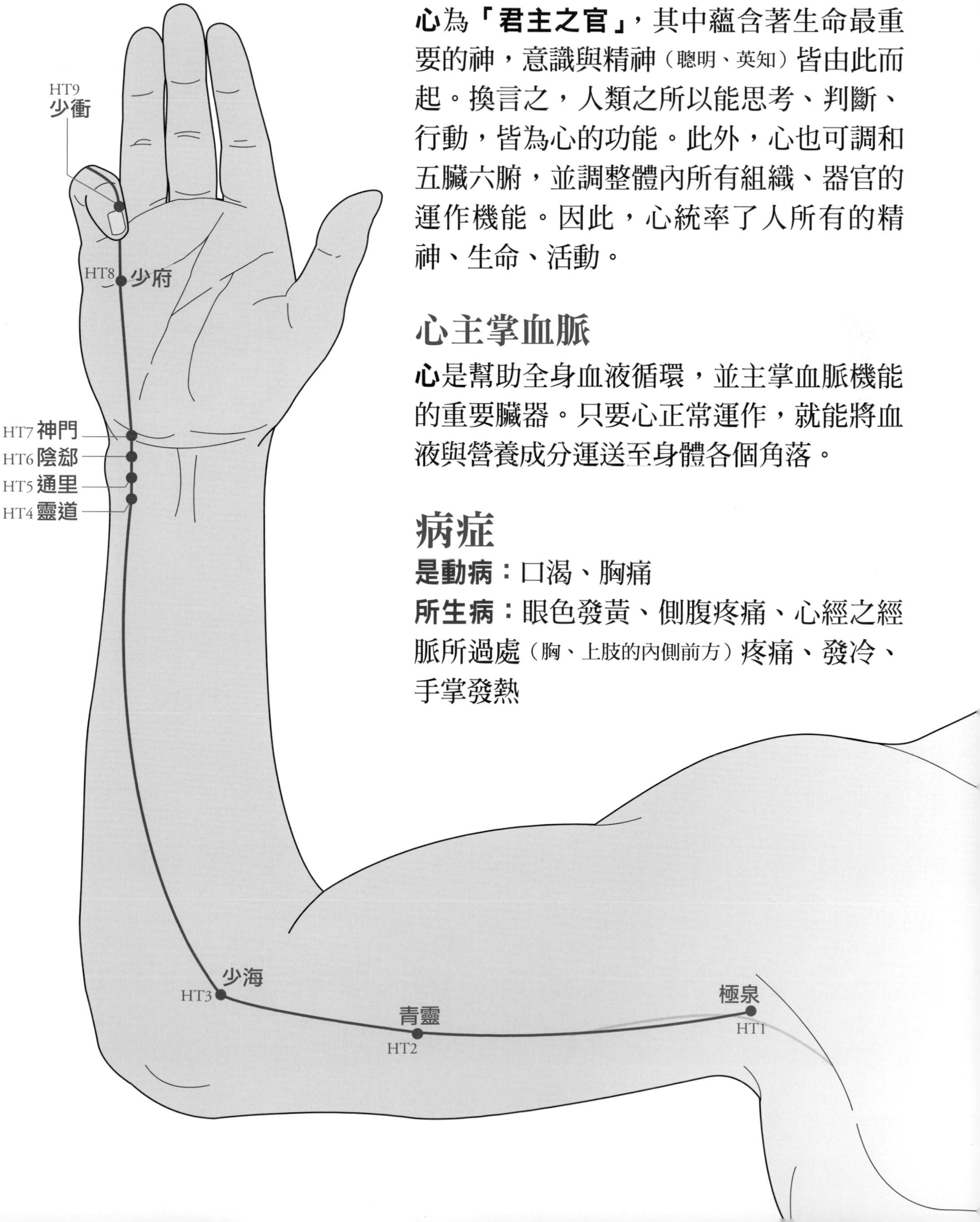

心主掌神志

心為**「君主之官」**，其中蘊含著生命最重要的神，意識與精神（聰明、英知）皆由此而起。換言之，人類之所以能思考、判斷、行動，皆為心的功能。此外，心也可調和五臟六腑，並調整體內所有組織、器官的運作機能。因此，心統率了人所有的精神、生命、活動。

心主掌血脈

心是幫助全身血液循環，並主掌血脈機能的重要臟器。只要心正常運作，就能將血液與營養成分運送至身體各個角落。

病症

是動病：口渴、胸痛

所生病：眼色發黃、側腹疼痛、心經之經脈所過處（胸、上肢的內側前方）疼痛、發冷、手掌發熱

Heart Meridian

HT 手少陰心經

HT1 **極泉** 穴性：活血舒筋

HT2 **青靈** 穴性：散風止痛

HT3 **少海**
別名：**曲節**
要穴：心經之合水穴
穴性：通心竅、安神志

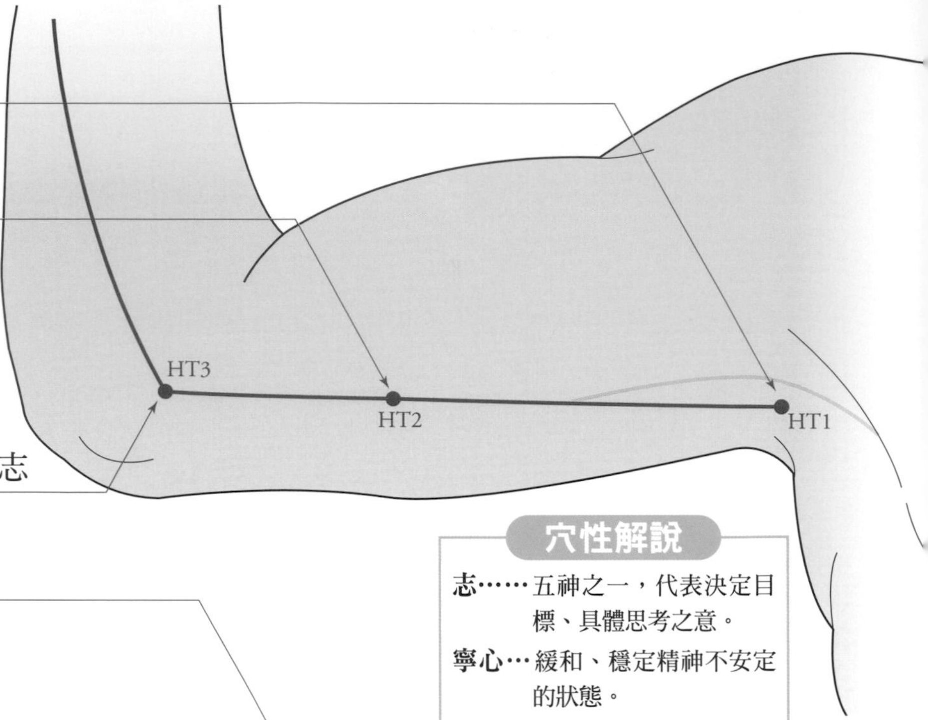

HT4 **靈道**
要穴：心經之經金穴
穴性：寧心安神

HT5 **通里**
要穴：心經之絡穴
穴性：寧心安神

HT6 **陰郄**
別名：**手少陰郄**
要穴：心經之郄穴
穴性：寧心安神、滋養陰血

HT7 **神門**
別名：**兌衝、中都**
要穴：心之原穴、
心經之俞土穴
穴性：寧心安神、養陰固表

HT8 **少府**
要穴：心經之榮（滎）火穴
穴性：清心除煩

HT9 **少衝**
別名：**經始**
要穴：心經之井木穴
穴性：開竅醒神、
解熱蘇厥

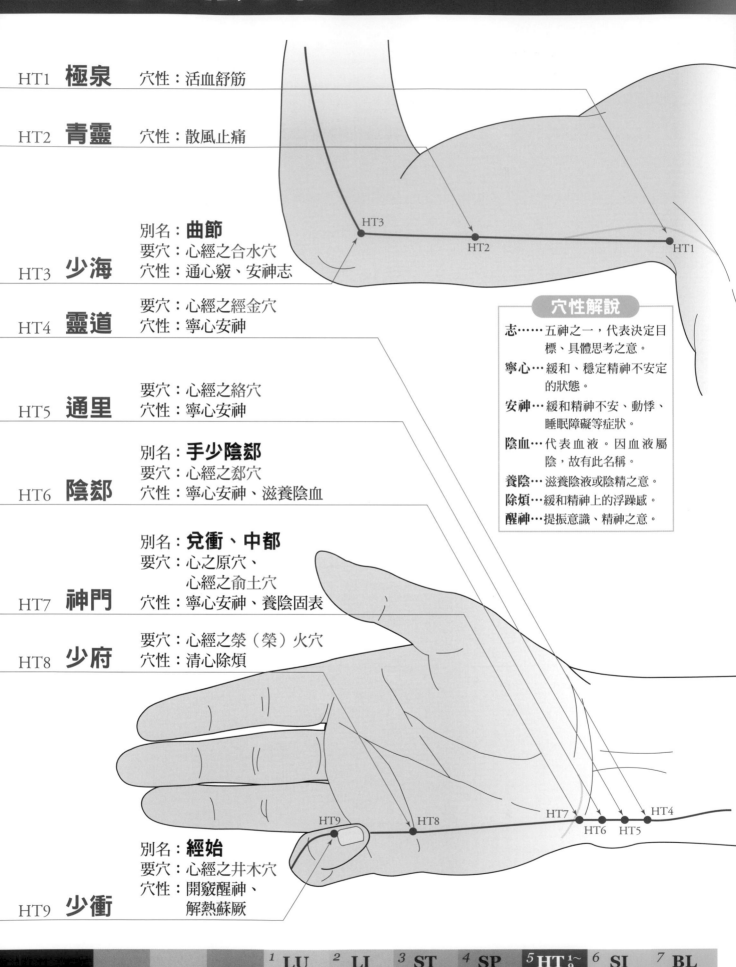

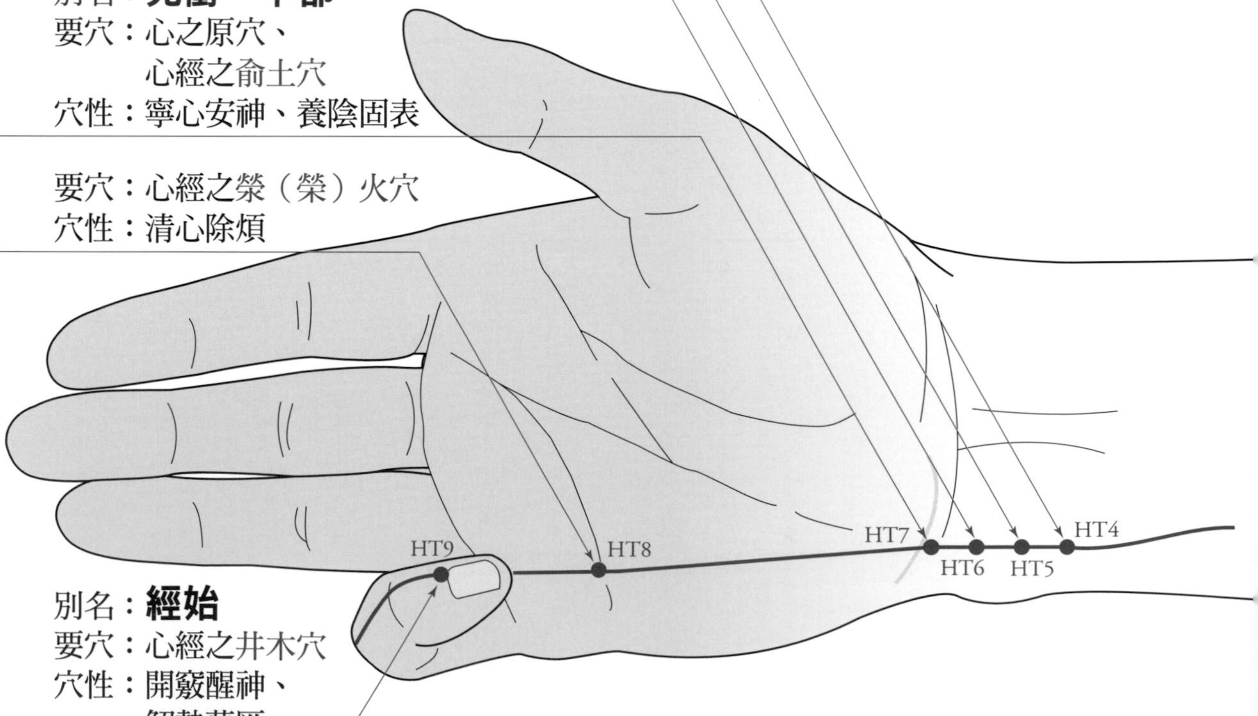

穴性解說

志……五神之一，代表決定目標、具體思考之意。
寧心…緩和、穩定精神不安定的狀態。
安神…緩和精神不安、動悸、睡眠障礙等症狀。
陰血…代表血液。因血液屬陰，故有此名稱。
養陰…滋養陰液或陰精之意。
除煩…緩和精神上的浮躁感。
醒神…提振意識、精神之意。

手少陰心經承接足太陰脾經的脈氣，屬於心系（心臟、主動脈等），並穿過橫膈膜而下，連接互為表裡的小腸。而分自心經的支脈則上至咽喉，並連接至眼睛內角（睛明[膀・BL 1]）。本經則自心經行經肺，出於腋窩（**極泉**），再下至上臂內側前方（**青靈**），越過肘窩橫紋內側（**少海**），並於前臂內側前方（**靈道**、**通里**、**陰郄**）出至掌關節前方橫紋內側（**神門**）。接著，再行經手掌（**少府**），行至小指外側（**少衝**），並連結至手太陽小腸經。

◎ 古中國人認為**心臟**中蘊含著**精神**與意識等活動（稱為「神靈」），因此心經的經穴多以**靈**或**神**等字命名，如**青靈**、**靈道**、**神門**等。

- **極泉**的**泉**指的是**腋動脈**的搏動處，同時也代表氣血如湧泉般自位於胸部深處的心臟湧出。或者也可表示此經穴為氣血起源的**起始穴**。而心為君主之官，也是五臟六腑的最高統率者，故以**極**字命名。
- **青靈**的**青**字以望診（觀察病情）的角度來說，皮膚呈青色與紫色時，皆代表「**痛證**」之意。也就是說，**青靈**可治療痛證，故有此名稱。
- **少海**代表此處為少陰心經的**少**如**海**般聚集大量心氣之**合水穴**。
- **靈道**代表可傳達心臟機能的「通路、道路」，或代表可治療精神疾患、心臟病的經穴。
- **通里**代表此處為可相**通**位於陰側（手掌）的少陰心經，以及位於陽側（手背）的太陽小腸經之**絡穴**。**里**則有「地點」的意思。
- **陰郄**的**陰**代表此經穴位於身體的「陰側」（如手掌側），而**郄**則代表「間隙、隙縫、凹陷、缺口」之意（→p.157「郄門」）。也就是說，陰郄指的便是位於骨骼、肌肉間縫隙的郄穴。
- **神門**為少陰心經的原穴，代表「神氣出入處」的意思。
- **少府**指的是**少**陰心經的氣「集結」處。
- **少衝**指的是位於**少**陰心經要衝處的經穴，代表經氣溢出的**井穴**。

中國傳統醫學採以下四種方式診斷疾病：
望診（看）、**聞診**（聽，嗅）
問診（問）、**切診**（觸摸）
這四種方式中，若透過望診觀察皮膚或臉色時，可依以下顏色分辨患者的主病。

- 青→肝膽證、風證、寒證、**痛證**（青靈）
- 赤→熱邪證、肝陽證
- 黑→寒證、痛證、水飲證、腎虛證、血瘀證
- 黃→濕證、虛證
- 白→寒證、虛證、脫血證、脫津證

何謂海？

海在經穴名稱中，指的是如大海般聚集許多經氣的部位。

血海（SP 10・脾）→p.56
小海（SI 8・小）→p.80
照海（KI 6・腎）→p.138
氣海（CV 6・任）→p.256

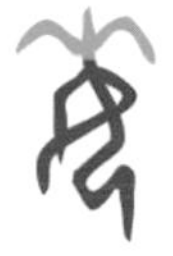

海

每的甲骨文

每指的是戴有頭飾的女子，亦可引申為頭上鬱悶之意（亦有別說）。而海則是三點水＋「每」字，代表「陰暗的海」之意。

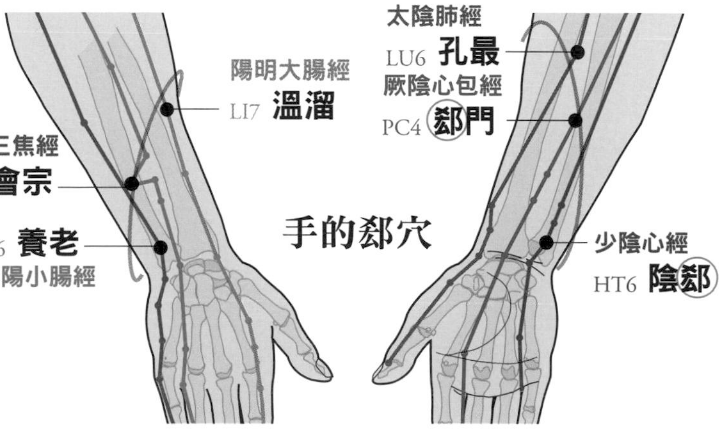

郄穴指的是深藏經氣的要穴，也代表「可治療急性疾患，或可迅速見效的經穴」。除了梁丘（膝蓋上方）以外，皆位於手腕、前臂，或是腳踝與膝蓋間。

取穴法①
極泉、青靈、少海、靈道、通里

HT 1 極泉

部位：位於腋窩中央之腋動脈搏動處

與此經穴有關的解剖學各部位：

- **第2肋間神經外側皮支**（T2），以及屬於臂神經叢皮支的**上臂內側皮神經**（T1）、**肋間上臂神經**（T2）皆分布於此處皮膚
- **闊背肌肌腱**受臂神經叢皮支之胸背神經所支配，可內轉肩關節
- **大圓肌**受臂神經叢分支的肩胛下神經所支配，可內旋肩關節
- **腋動、靜脈**可延續至鎖骨下動、靜脈

HT 2 青靈

部位：位於上臂內側，也就是肱二頭肌內側，以及**腋窩橫紋**向上**3寸**處

與此經穴有關的解剖學各部位：

- 屬於臂神經叢皮支的**上臂內側皮神經**（T2）分布於此處皮膚
- **尺神經幹**（C8，T1）與正中神經一同行走於肱二頭肌內側
- **肱肌**受肌皮神經（C5～C6）所支配，可屈曲肘關節
- **肱動、靜脈**可延續至腋動、靜脈
- **貴要靜脈**可將手背靜脈網的血液匯流至肱靜脈

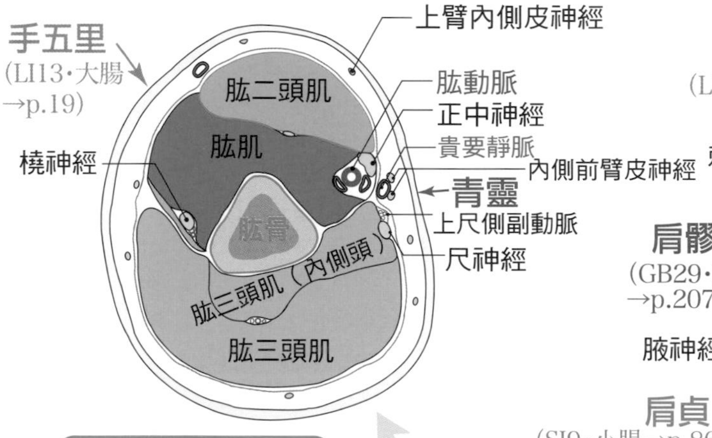

青靈之經穴斷層圖

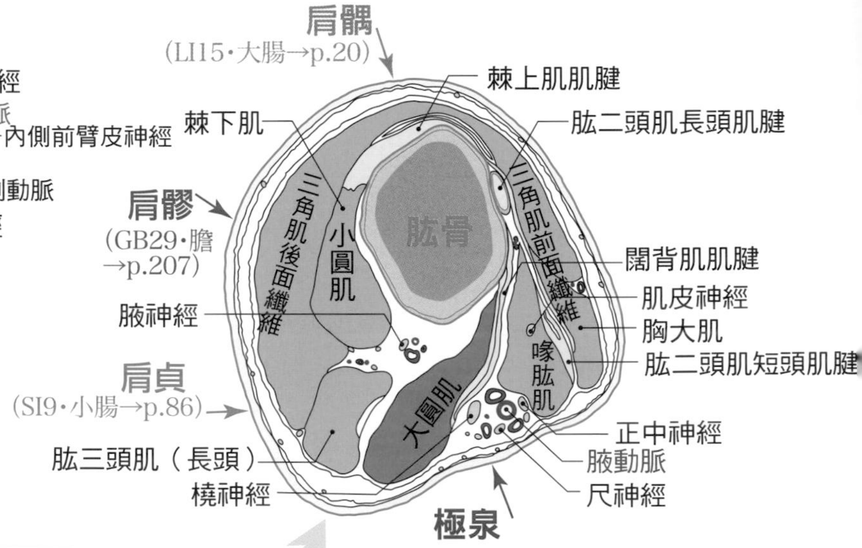

極泉之經穴斷層圖

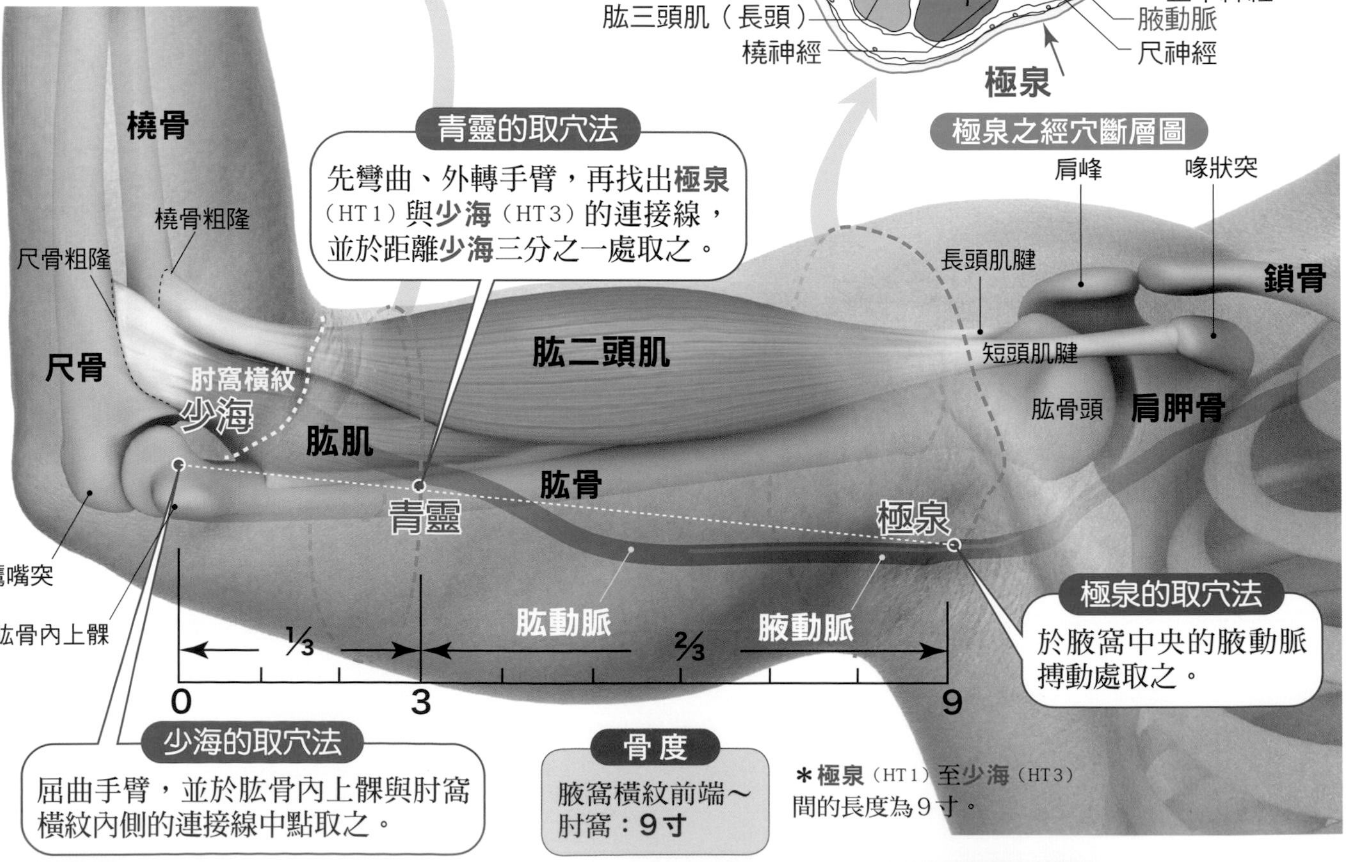

＊極泉（HT1）至少海（HT3）間的長度為9寸。

● 旋前圓肌、橈側屈腕肌、掌長肌，以及尺側屈腕肌皆附著於**肱骨內上髁**。其中，旋前圓肌出現過度攣縮或瘢痕，易造成正中神經絞扼，產生**正中神經麻痺**（**旋前圓肌症候群**）。此外，正中神經麻痺也會造成**淚滴症候呈陽性**：欲利用拇指與食指圍出圓形時，因肌肉麻痺僅能擺出淚滴型。

HT3 少海

部位：位於手肘內側前方之肱骨內上髁前緣，並與**肘窩橫紋**同高處

與此經穴有關的解剖學各部位：

- **內側前臂皮神經**（T1）屬於臂神經叢的皮支，並分布於此處的皮膚
- **肱肌**受肌皮神經（C5～C6）所支配，可屈曲肘關節
- **旋前圓肌**起自**肱骨內上髁**，並受**正中神經肌支**（C6～C7）所支配
- **下尺側副動、靜脈**源自肱動、靜脈
- **尺側返動、靜脈**源自尺動、靜脈，並與下尺側副動、靜脈相吻合

HT4 靈道

部位：位於前臂內側前方，也就是尺側屈腕肌肌腱橈側端，以及**掌關節掌側橫紋**向上**1.5寸**處

與此經穴有關的解剖學各部位：

- **內側前臂皮神經**（C8）屬於臂神經叢的皮支，並分布於此處的皮膚
- **尺側屈腕肌**（**肌腱**）受**尺神經肌支**（C8，T1）支配
- **屈指淺肌**（**肌腱**）受正中神經（C7～T1）所支配，並通過第4、5掌骨掌側以屈曲PIP關節
- **尺側屈指深肌**受正中神經（C6～T1）所支配，並通過第4、5掌骨掌側以屈曲DIP關節
- **尺動、靜脈**位於肘窩內側，屬於肱動、靜脈的分支
- **貴要靜脈**可將手背靜脈網的血液匯流至肱靜脈

HT5 通里

部位：位於前臂內側前方，也就是尺側屈腕肌肌腱橈側端，以及**掌關節掌側橫紋**向上**1寸**處

與此經穴有關的解剖學各部位：

- **內側前臂皮神經**（C8）屬於臂神經叢的皮支，並分布於此處的皮膚
- **尺側屈腕肌**（**肌腱**）受**尺神經肌支**（C8，T1）所支配
- **屈指深肌**與**旋前方肌**受正中神經（C7～T1）所支配
- **尺動、靜脈**位於肘窩內側，屬於肱動、靜脈的分支
- **前骨間動、靜脈**源自尺動、靜脈之骨間總動、靜脈

靈道的取穴法

● 於**神門**（HT7）向上1.5寸，並與尺骨頭上緣同高處取之。或於豆狀骨橈側向上1.5寸處取之。
● 於**神門**向上1.5寸，並與尺骨頭上緣同高處，也就是尺側屈腕肌肌腱橈側處取之。

通里的取穴法

● 於**神門**（HT7）向上1寸處取之，或者可於豆狀骨橈側向上1寸處取之。此外，**靈道**（HT4）、**通里**，以及**陰郄**（HT6）可分別於尺骨頭根部、體部，以及底部取之。
● 於**神門**向上1寸，以及尺側屈腕肌肌腱橈側處取之。

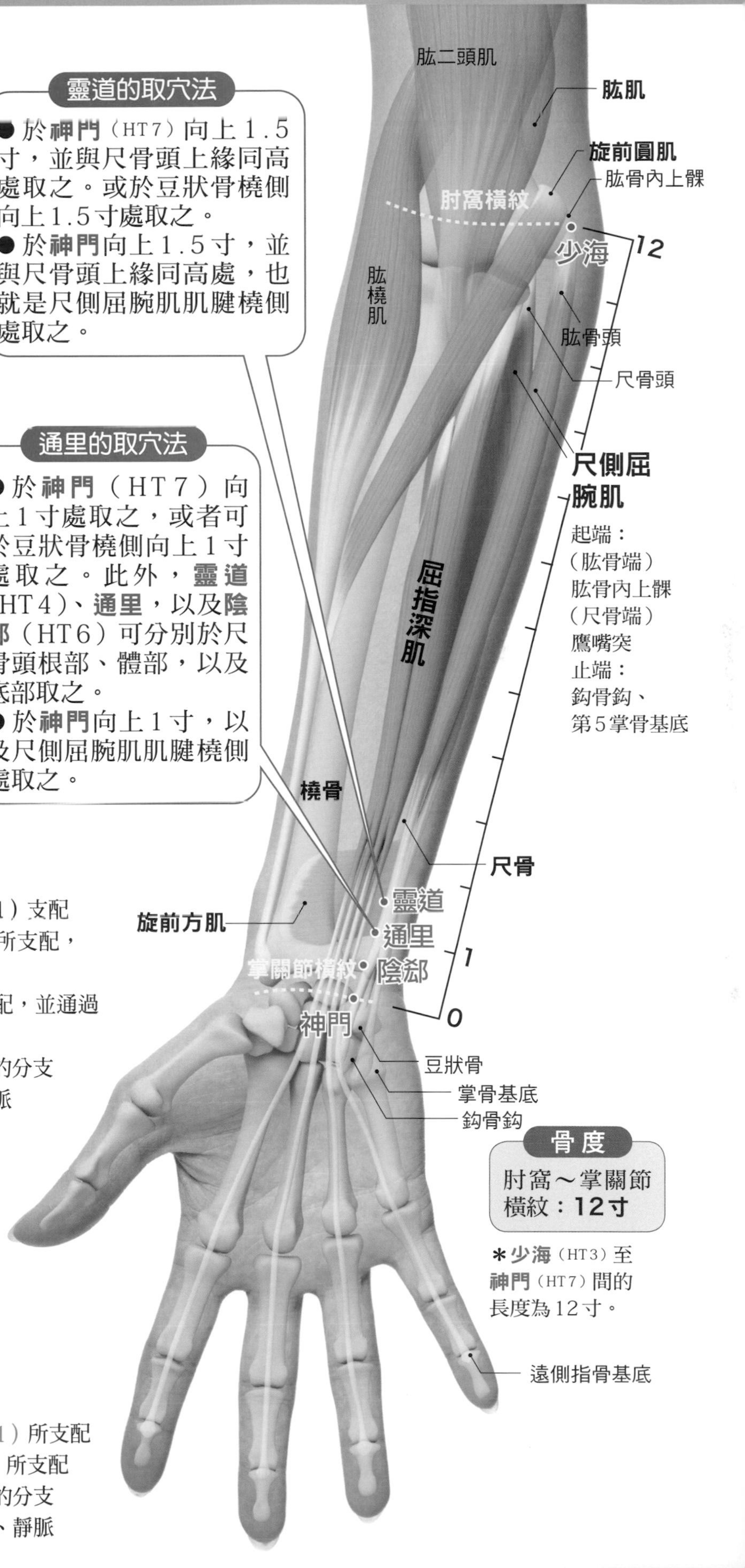

骨度

肘窩～掌關節橫紋：**12寸**

＊**少海**（HT3）至**神門**（HT7）間的長度為12寸。

HT6 陰郄

部位：位於前臂內側前方，也就是尺側屈腕肌肌腱橈側端，以及**掌關節掌側橫紋**向上**0.5寸**處

與此經穴有關的解剖學各部位：

- **內側前臂皮神經**（C8）屬於臂神經叢的皮支，並分布於此處的皮膚
- **尺側屈腕肌肌腱**受臂神經叢內側神經束中最大的分支，也就是**尺神經肌支**（C7～T1）所支配
- **尺動、靜脈**位於肘窩內側，屬於肱動、靜脈的分支

HT7 神門

部位：位於前臂內側前方，也就是尺側屈腕肌肌腱橈側端，之**掌關節掌側橫紋**向上

與此經穴有關的解剖學各部位：

- **內側前臂皮神經**（C8）與**尺神經掌支**（C8）屬於臂神經叢的皮支，並分布於此處的皮膚
- **尺側屈腕肌肌腱**受臂神經叢內側神經束中最大的分支，也就是**尺神經肌支**（C7～T1）所支配
- **尺動、靜脈**位於肘窩內側，屬於肱動、靜脈的分支

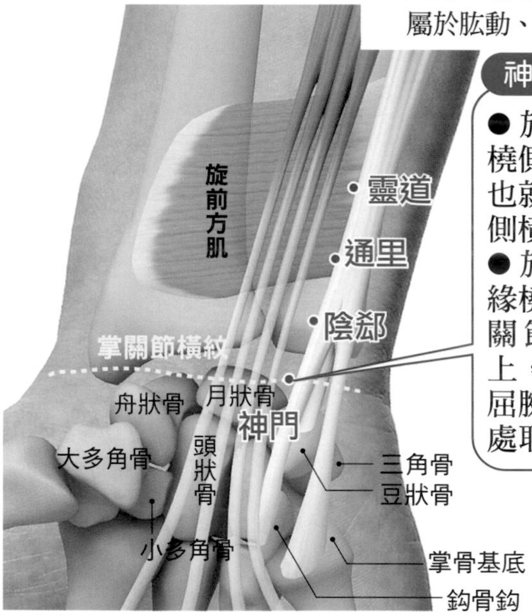

神門的取穴法

- 於豆狀骨上緣橈側的凹陷處，也就是掌關節掌側橫紋處取之。
- 於豆狀骨上緣橈側，以及掌關節前方橫紋上，也就是尺側屈腕肌肌腱橈側處取之。

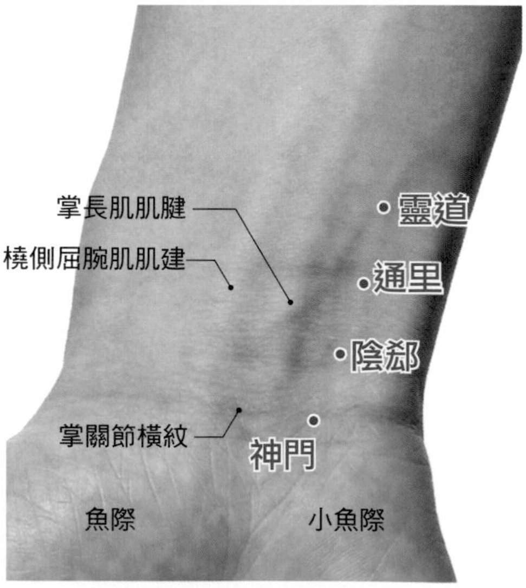

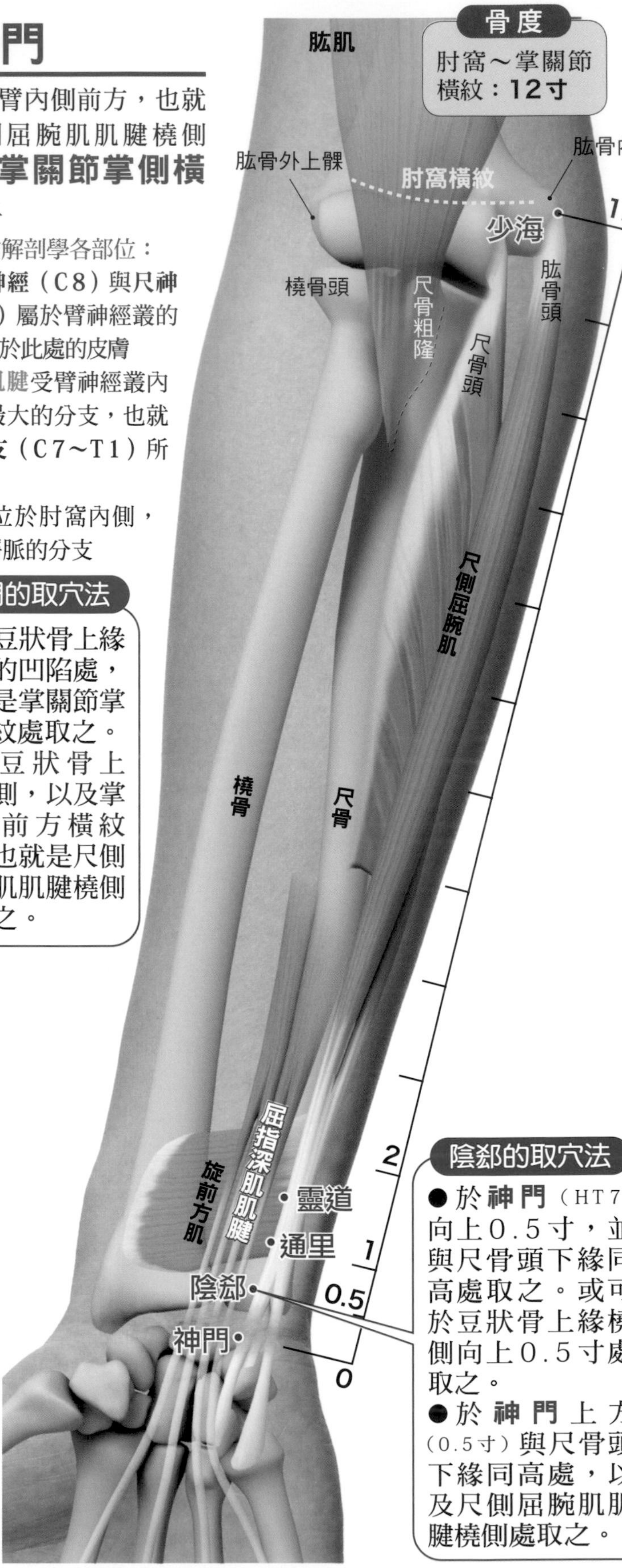

骨度

肘窩～掌關節橫紋：12寸

陰郄的取穴法

- 於**神門**（HT7）向上0.5寸，並與尺骨頭下緣同高處取之。或可於豆狀骨上緣橈側向上0.5寸處取之。
- 於**神門**上方（0.5寸）與尺骨頭下緣同高處，以及尺側屈腕肌肌腱橈側處取之。

尺側屈腕肌是掌關節掌側最靠近尺側的肌肉，也是前臂屈肌群中**唯一單獨受尺神經所支配**的肌肉。而尺動脈與尺神經則行走於尺側屈腕肌接近橈側處。此外，尺側屈腕肌為構成肘隧道（位於手肘內側，由尺神經所通過的管道）的肌肉之一，當尺側屈腕肌異常時，易造成尺神經絞扼。

HT8 少府

部位：位於手掌，並與第5掌指關節近位端同高，以及第4、第5掌骨間

與此經穴有關的解剖學各部位：

- **指掌側總、固有神經**屬於尺神經（C8，T1）的皮支，並分布於此部位的皮膚
- **掌腱膜**為掌長肌的止端
- **屈指淺肌（肌腱）**受正中神經（C7～T1）所支配，並通過第4、5掌骨掌側，可屈曲PIP關節
- **屈指深肌（肌腱）**受尺神經（C8～T1）肌支所支配，並通過第4、5掌骨掌側，可屈曲DIP關節
- **第4蚓狀肌**與**第4背側骨間肌**受尺神經（C8）肌支所支配，可伸展、外展PIP、DIP關節
- **指掌側總動脈**為淺掌動脈弓的分支

HT9 少衝

部位：位於小指遠側指骨橈側之**甲板下角**近位外側**0.1寸**（指寸）處，也就是甲板橈側緣垂線與甲板基底水平線的交點處

與此經穴有關的解剖學各部位：

- **指背側神經**（C8）為臂神經叢之尺神經的分支
- **指背動脈**為淺掌動脈弓之總掌側指動脈的分支
- 第5指橈側的**甲板下角**

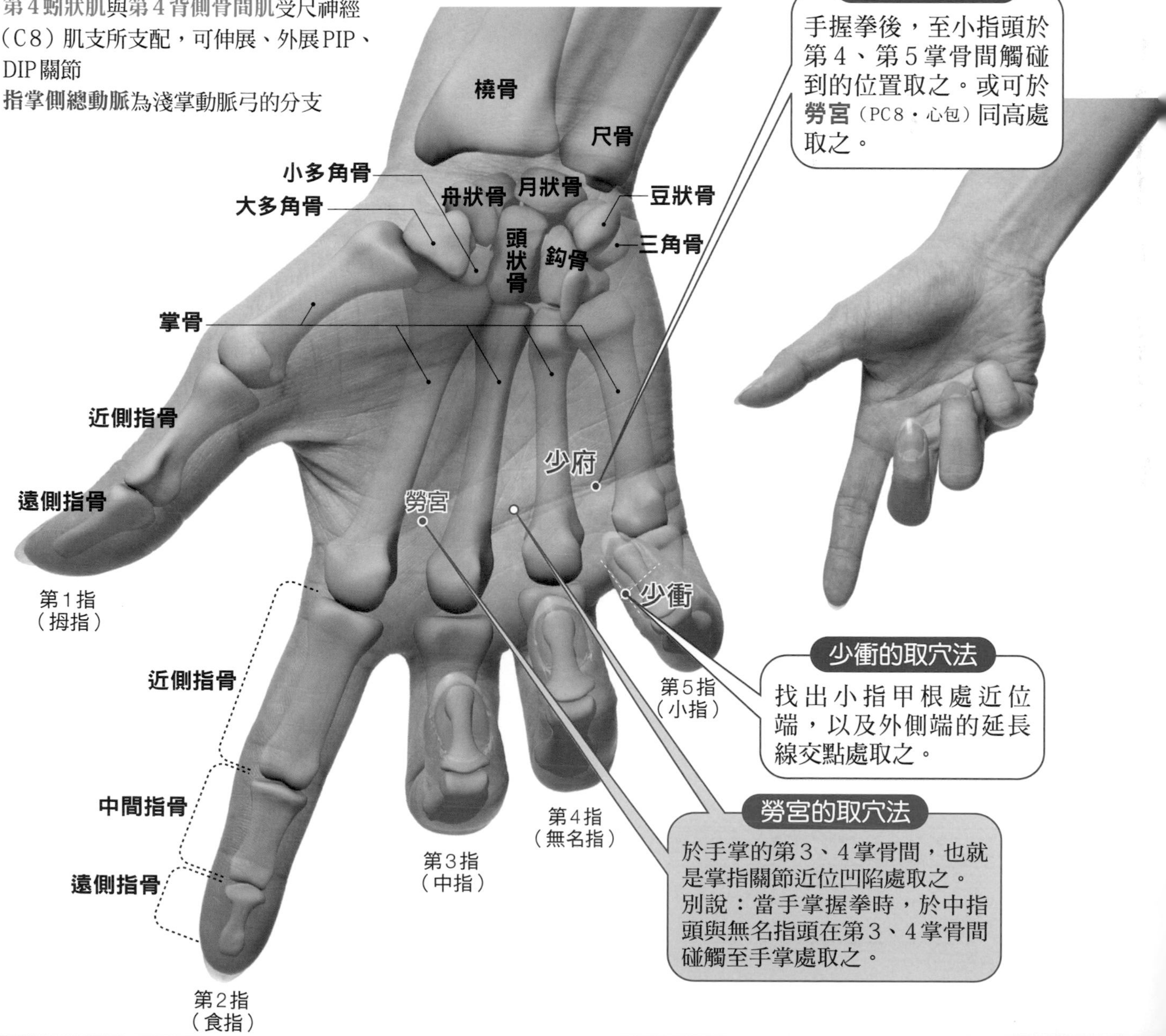

少府的取穴法

手握拳後，至小指頭於第4、第5掌骨間觸碰到的位置取之。或可於**勞宮**（PC8・心包）同高處取之。

少衝的取穴法

找出小指甲根處近位端，以及外側端的延長線交點處取之。

勞宮的取穴法

於手掌的第3、4掌骨間，也就是掌指關節近位凹陷處取之。
別說：當手掌握拳時，於中指頭與無名指頭在第3、4掌骨間碰觸至手掌處取之。

東洋醫學的誕生與變遷

就字面上來說，「東洋醫學」指的是涵蓋阿拉伯至遠東等廣泛地區間所盛行的醫學，也是相對於「西洋醫學」的學問。其中不僅僅是源自中國的針灸、中藥等傳統醫學（中醫學），更包括印度的阿育吠陀以及回教世界的伊斯蘭醫學。不過，日本所謂的「東洋醫學」，主要是指江戶時代以中國傳統醫學（中醫學）為基礎發展的針灸、中藥等學問。此外，日本是由醫師開立中藥處方，並由擁有國家資格的針灸師進行針灸治療。

我想在本專欄加以詳述中醫這個已有2000年以上歷史的學問。中國擁有廣大的腹地，並具有豐富的氣候、風土民情、飲食文化。而各地區（東、西、南、北、中央）皆具有特定疾病，因此各地人民也衍生出適合的治療方式，並逐漸發達起來。

東方位於沿海部分，當地居民常食用魚類，並偏好較重口味的食物。以東洋醫學的角度來說，魚易使體內發熱，而重口味的食物則會損傷血流。因此東部居民較常罹患嚴重的皮膚病（瘡、癤），當地也較常見以砭石（類似手術刀的石針）切割皮膚的治療方式。

西方屬於沙漠地區，盛產銅或大理石。此處風強，土地較為貧瘠，當地人則以獸肉為主食，導致西部的肥胖者較多，也較多內臟機能異常的患者。因此，西部較為風行藥物療法。

北方則屬於高地，也是風寒地凍的地區。當地居民多為遊牧民族，並以乳製品為主食。以東洋醫學的角度看來，乳製品易使身體內部發冷，並產生疾病。因此北方居民較常以灸進行治療，以暖化身體。

南方的土地陽光遍布，氣候也較為溫和，且富含水分，因此此處的居民較偏好帶有酸味的食物以及發酵食品。而當地居民也常因潮濕氣候出現肌肉痙攣、身體麻痺等症狀，此時則較常使用細針（豪針）治療。

至於中央地區則較多平原，且濕度也較高，加上物產豐饒，擁有各式各樣的食物。不過，此處的居住條件過佳，當地居民較少從事劇烈勞動或運動，導致他們的肌力較差，氣血循環也不佳，常罹患熱性疾病。因此，中央地區較盛行導引（體操）或推拿（按摩）等治療。

總而言之，中國廣大的腹地中，各地的特有治療方式經歷2000多年的變遷後，便造就了所謂的東洋醫學。之後，東洋醫學又陸續經1970年的針麻醉風潮、2000年代之後盛行的綜合醫療，以及2006年由WHO／WPRO（世界衛生組織／西太平洋辦事處）所主導的經穴標準部位之制定等歷程，使扎針治療的效果逐漸受世界各地認定，成為全球共通的治療方式，再也不僅限於中國境內。（詳情請參照「世界所認可的扎針治療」→p.164。）（坂）

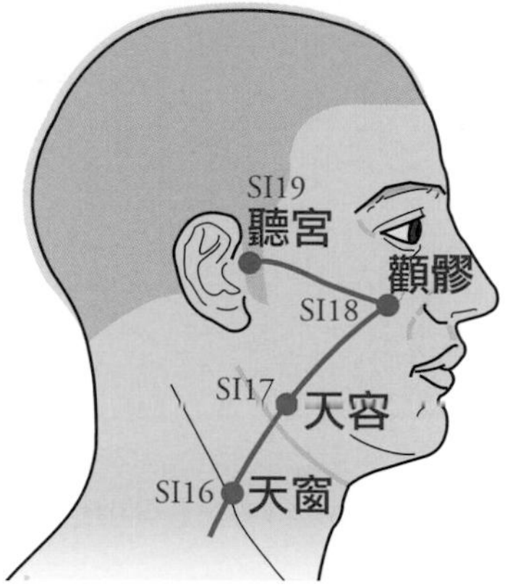

Chapter 6
手太陽小腸經
SI（Small Intestine Meridian）

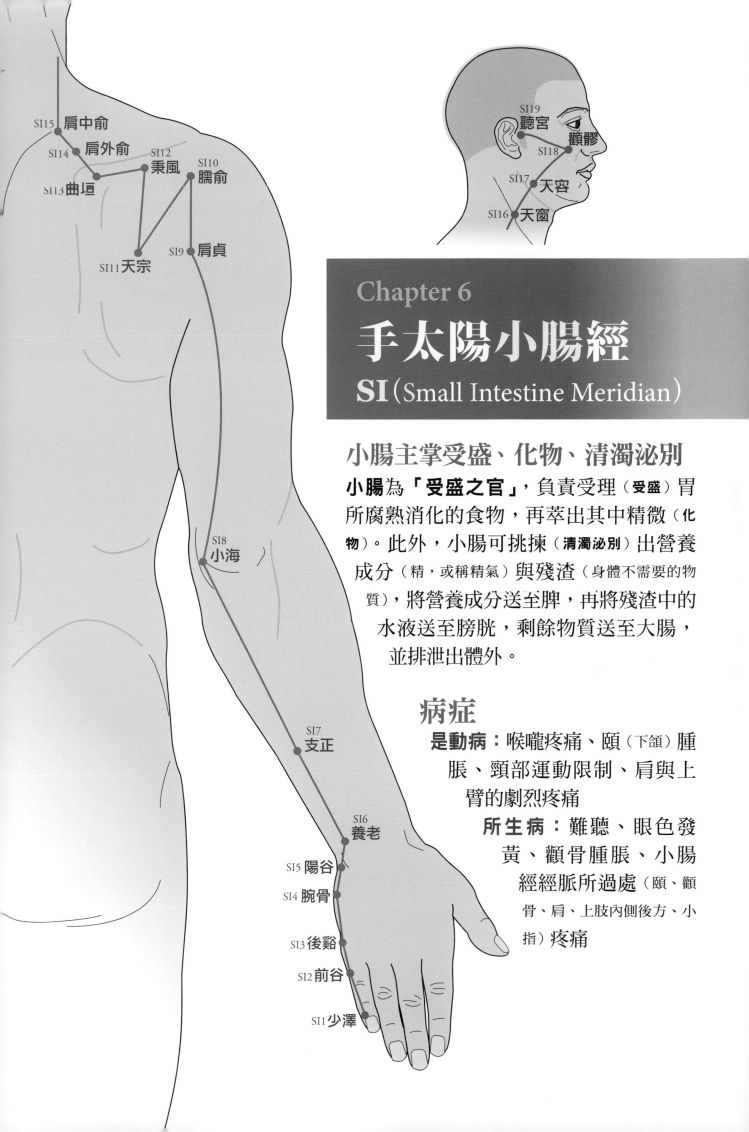

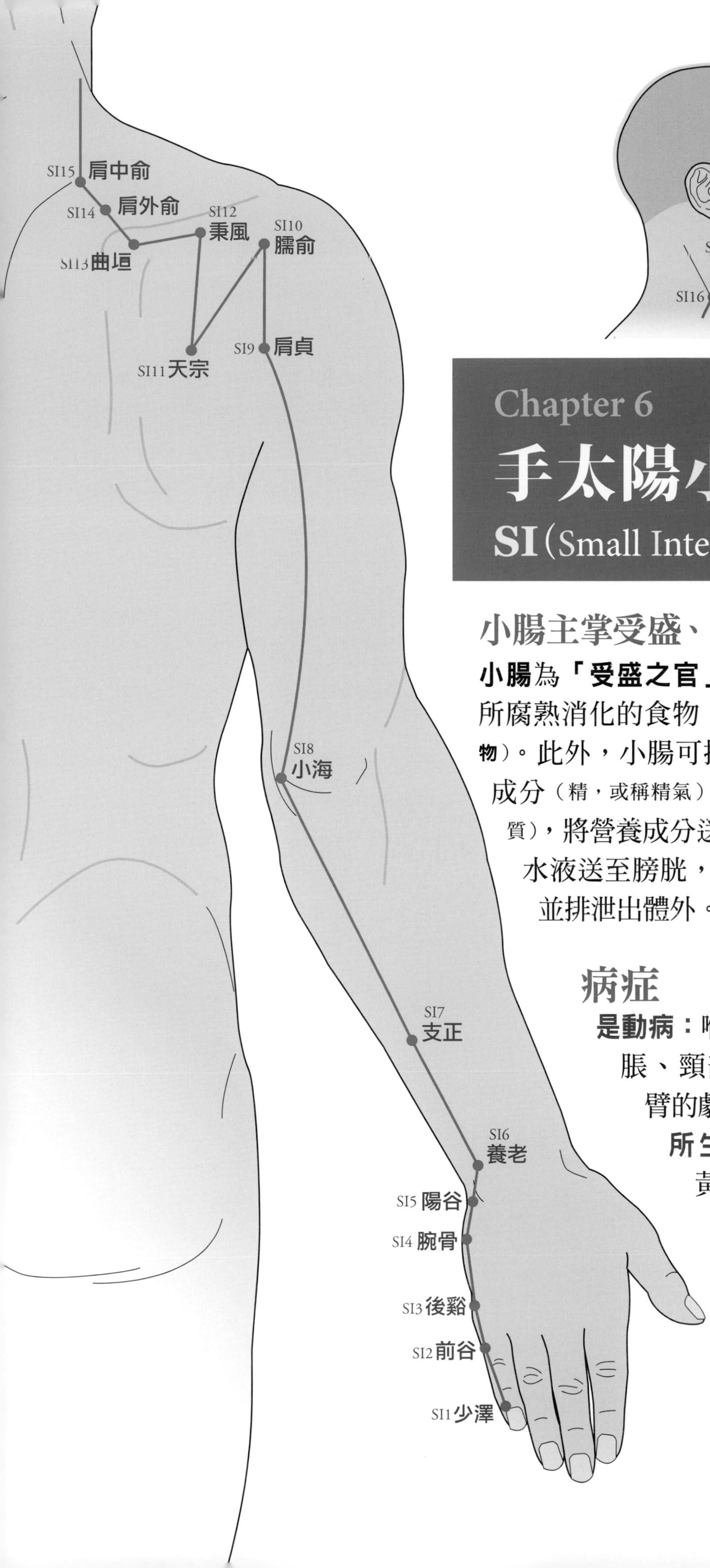

小腸主掌受盛、化物、清濁泌別

小腸為**「受盛之官」**，負責受理（**受盛**）胃所腐熟消化的食物，再萃出其中精微（**化物**）。此外，小腸可挑揀（**清濁泌別**）出營養成分（精，或稱精氣）與殘渣（身體不需要的物質），將營養成分送至脾，再將殘渣中的水液送至膀胱，剩餘物質送至大腸，並排泄出體外。

病症

是動病：喉嚨疼痛、頤（下頷）腫脹、頸部運動限制、肩與上臂的劇烈疼痛

所生病：難聽、眼色發黃、顴骨腫脹、小腸經經脈所過處（頤、顴骨、肩、上肢內側後方、小指）疼痛

SI 手太陽小腸經 ①手、前臂

右前臂背側

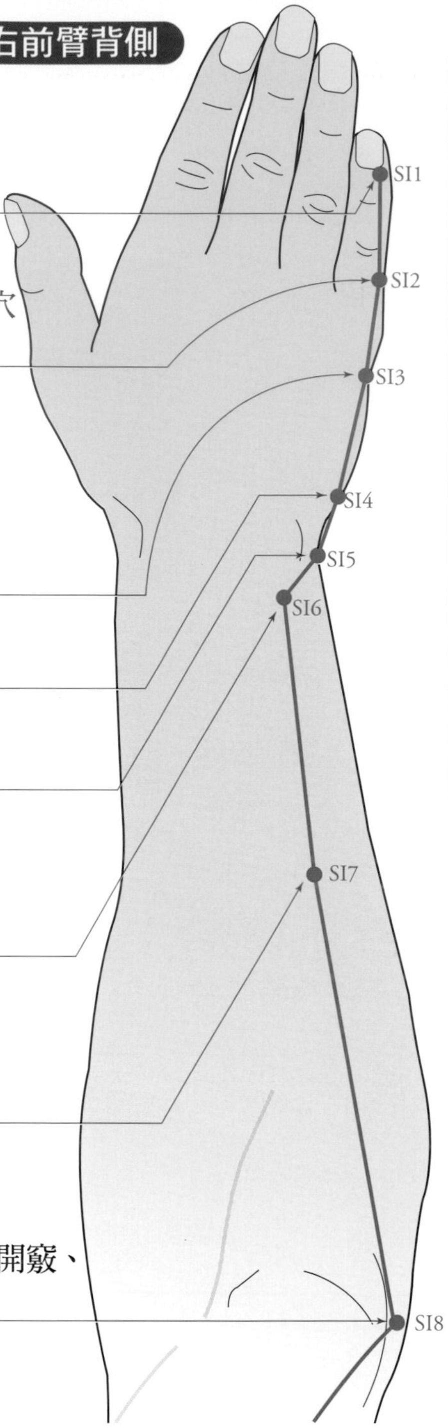

SI1 **少澤**
別名：**小吉**
要穴：小腸經之井金穴
穴性：清熱利咽、通乳、通經活絡、開竅

SI2 **前谷**
別名：**手太陽**
要穴：小腸經之滎（榮）水穴
穴性：清熱舒筋

SI3 **後谿**
要穴：小腸經之俞木穴、八脈交會穴
穴性：散風舒筋、通督脈、寧心安神、清熱利咽

SI4 **腕骨**
要穴：小腸之原穴
穴性：散風舒筋、去濕熱

SI5 **陽谷**
要穴：小腸經之經火穴
穴性：舒筋、清熱

SI6 **養老**
要穴：小腸經之郄穴
穴性：舒筋明目

SI7 **支正**
要穴：小腸經之絡穴
穴性：解表清熱、安神志

SI8 **小海**
要穴：小腸經之合土穴
穴性：去風、散熱、活絡、開竅、通經鎮痛

後側

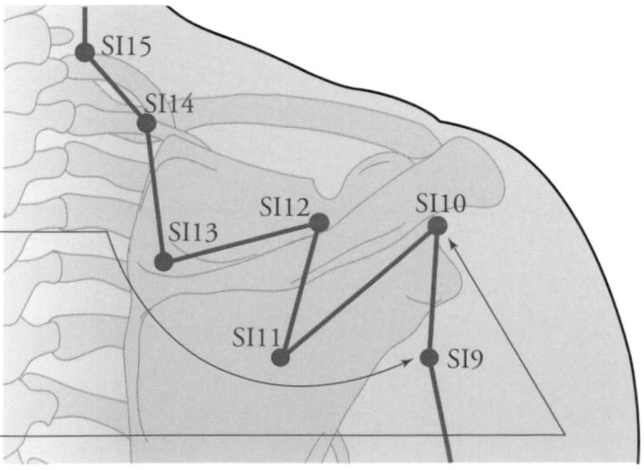

SI9 **肩貞**
穴性：舒經活絡、去風止痛

SI10 **臑俞**
穴性：散風舒筋、通經止痛

穴性解說

利咽…調整喉嚨（咽喉）狀況。
開竅…改善九竅（目、耳、鼻、口、尿道、肛門）的流動，並將邪氣排出體外。此外，也有清明意識之意。
舒筋…舒展肌肉。
散風…將風之邪氣排出體外。
解表…亦可稱作疏表，於外感初期時去除體表邪氣之意。
安神志…穩定精神不安或情動不安等不安定狀態。
去風…發散（除去）風寒之意。

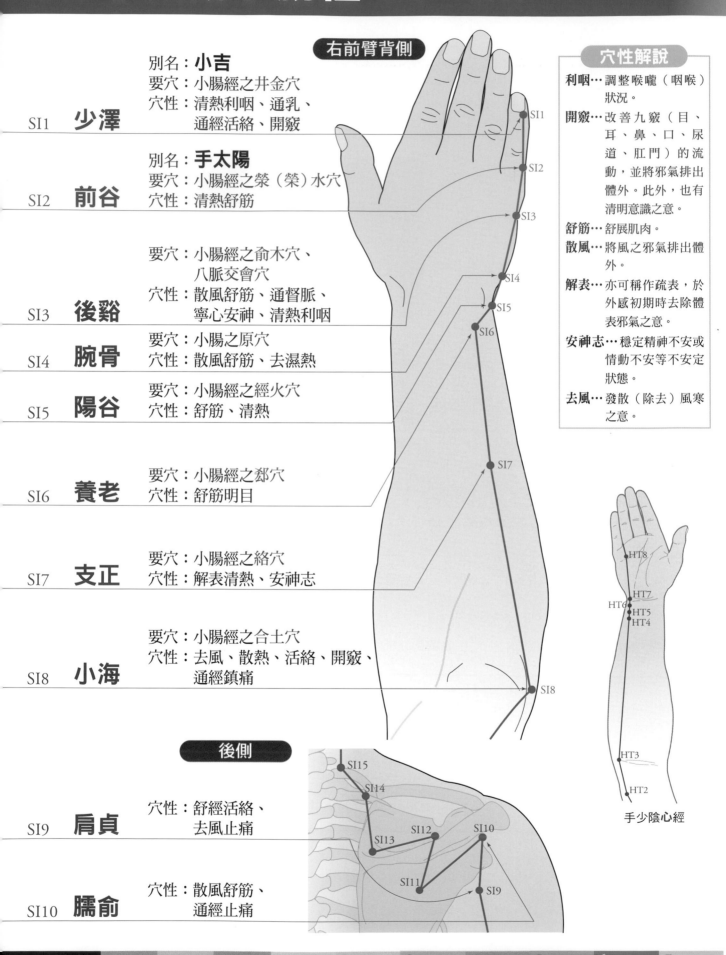

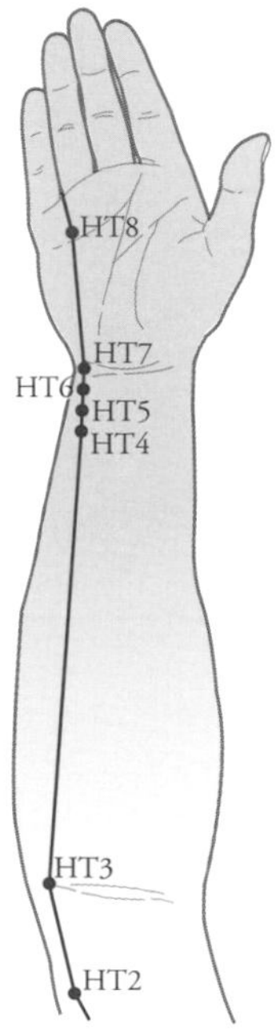

手少陰心經

手太陽小腸經承接手少陰心經的脈氣，起自小指內側（**少澤**），並繞過手內側（**前谷**、**後谿**），再上至手腕（**腕骨**、**陽谷**）。接著，自前臂內側後方（**養老**、**支正**）上至尺神經溝（**小海**）、上臂內側後方，再出於肩關節（**肩貞**、**臑俞**）。

- **少澤**的**澤**代表氣血如水澤般滿出的樣貌。**少**有「小」的意思，代表少澤為**小**腸經的經穴，或是此經穴位於**小**指的意思。
- **前谷**指的是當手握起時，位於掌指關節（拳頭；MP關節）**前**方（遠側）凹陷處的經穴。
- **後谿**指的是位於掌指關節**後**方（近側）凹陷處的經穴。此外，後谿的「谿」所代表的凹陷處，較前谷的「谷」之凹陷處來得更淺。
- **腕骨**指的是位於腕骨一帶的經穴，因接近腕骨（手腕的骨骼）而有此名稱。
- **陽谷**的**陽**為陽側（以手來說為手背）之意。因此，陽谷指的是位於掌關節背面凹陷處的經穴。
- **養老**位於尺骨莖突根部，可治療聽力衰退、視力減弱、手部麻痺、目眩等因年齡增長所引起的疾病。
- **支正**的**支**與**正**分別代表「分支與本經」。也就是說，太陽小腸經於支正處出現分支，並連結少陰心經。此外，支正也是小腸經的「絡穴」（→p.59）。
- **小海**代表此處為**小**腸經的氣血如川水注入大**海**般匯流的水合穴。
- **肩貞**的命名由來眾說紛紜。《易經》記載：「貞者，事之幹也。」若以此作為肩貞的解釋，則代表此經穴位於「**上臂的根部**」，或代表此處為「手臂運動的力量來源」。此外，若將貞字解釋為「正確、安定、位於…」等意思時，肩貞便代表「即使將上肢外展時，**也不會移動，並持續維持於正確位置**」的意思。而另有一說則是指肩貞為位於「經氣上行後**碰觸至肩部處**」的經穴。
- **臑俞**的**俞**代表經脈之氣所出入的經穴。**臑**指的是上臂，或有一說指臑代表未附著於骨骼的「**柔軟肌肉**」，也就是肩膀的三角肌（→p.13「臂臑」）。

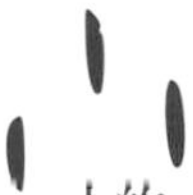
小的甲骨文

代表削細的棒子。但另有一說指小代表小巧物品（貝殼等物）散亂一地貌。

小

少的甲骨文

小（削細的物品）加上丿（削取）而成的字。另有一說則指以繩線綁住散亂一地的小巧貝殼之樣貌。

少

由上方比較表可見，**小**與**少**兩字從古字便有緊密連接的關係。

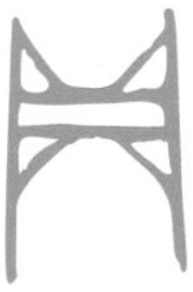
貞的甲骨文

看起來像貝的部分，其實並不是貝，而是青銅器的「鼎」。

貞

如上圖所見，「𠧟」的甲骨文常以「～貞（卜問），～嗎？（占卜的內容）」等形式的卜辭刻在占卜用青銅器上。

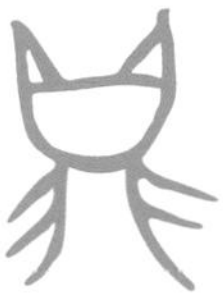
鼎的甲骨文

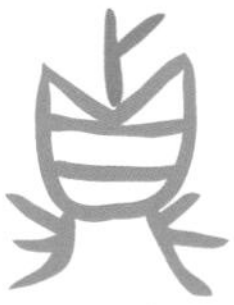
貞的金文

貞是由**卜**（占卜）＋**鼎**（炊煮或祭祀時所用的青銅器。→p.13）所構成的文字，代表「聽取正確神旨」之意（殷朝人稱進行占卜的神官為「貞人」）。因此貞也衍伸出「聽取」的意思，之後又轉變為「正確」的意思。此外，偵查的**偵**代表「尋查事物」之意；而裝幀的**幀**則代表「布幔筆直延伸」的意思。

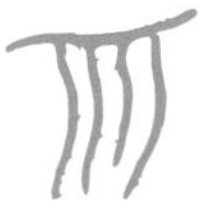
而的甲骨文

需是由雨和而所構成的字。其中而代表「柔軟的鬍鬚」之意。

臑

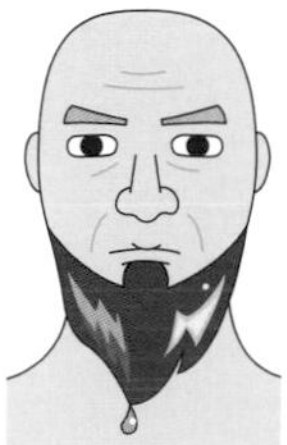

臑字中所帶的**需**字，雖有各種解釋，但其中一說是指需為雨＋而（輕柔垂落的鬍鬚）之意，也就是鬍鬚受雨水浸濕而顯得柔軟的模樣。順帶一提，襦袢指的是柔軟的內衣，其中襦字則是由衣＋而所組成的字。

SI 手太陽小腸經 ②肩部、頭部

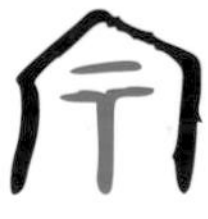

甲骨文

宀為屋頂的象徵，因此常用於與家有關的字。

宗

宗是由宀（屋頂）＋示（祭祀祖先靈魂的祭壇、廟宇）所組成的字，代表負責祭祀的一族之長（宗主）、各家族的本家（宗家），或者也可代表一整族的團體（宗族）等意思。

之後，宗也逐漸用於與宗教有關的字詞（宗教、宗派）。順帶一提，神、禮、祈、祝、福等與宗教有關的漢字中皆包含「示部」的礻字，也是源自「示」字。而示部自古至今也仍受廣泛活用，如祀、禊等字。

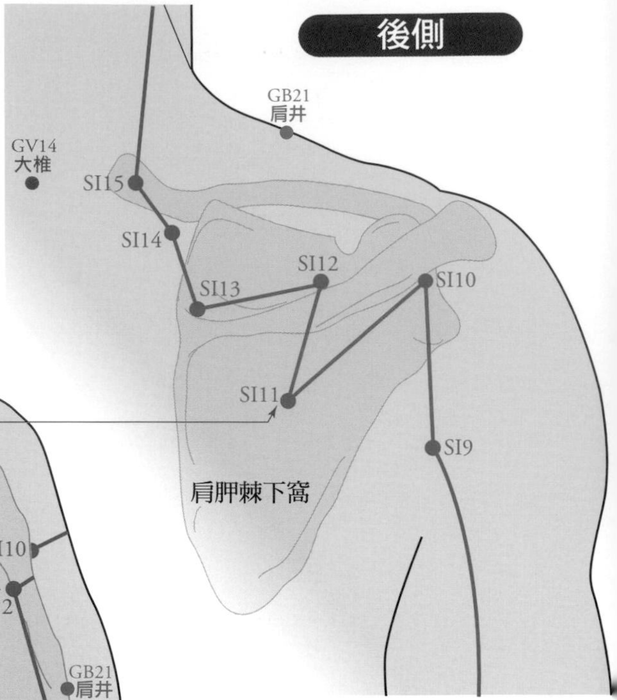

SI11 **天宗** 穴性：舒筋散風、疏筋利節

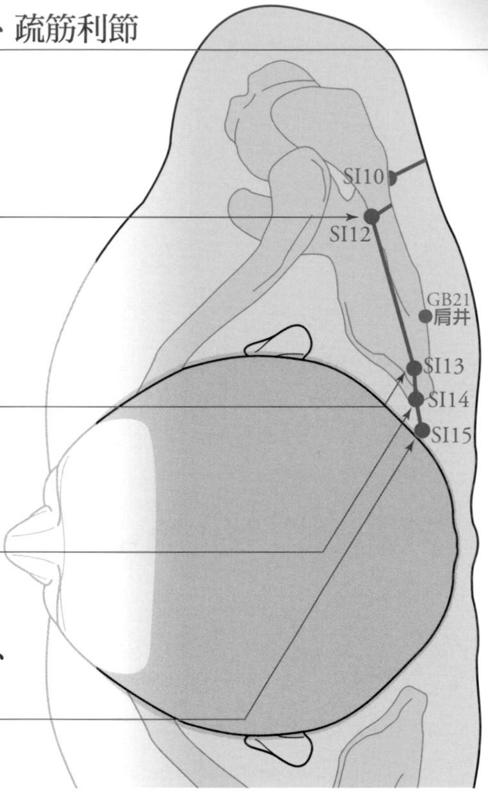

SI12 **秉風** 穴性：舒筋散風

SI13 **曲垣** 穴性：舒筋散風

SI14 **肩外俞** 穴性：舒筋散風

SI15 **肩中俞** 穴性：散風舒筋、宣肺止咳

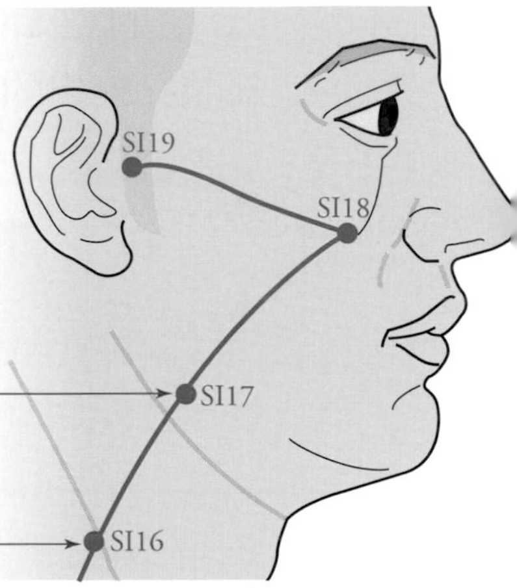

SI16 **天窗** 別名：**窗籠、牕籠** 穴性：散風清熱

SI17 **天容** 穴性：清咽聰耳

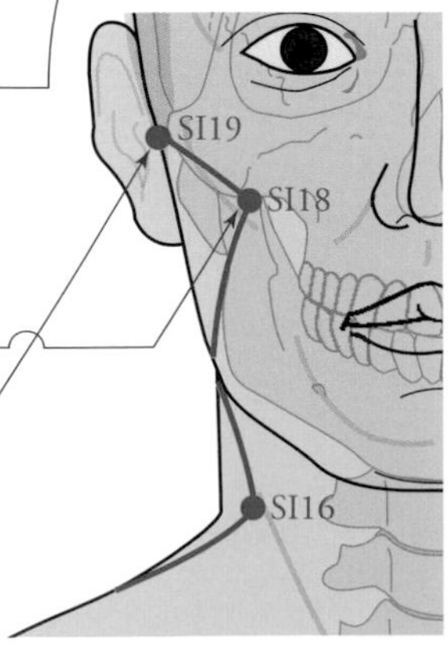

SI18 **顴髎** 別名：**兌骨** 穴性：散風活絡

SI19 **聽宮** 穴性：通經活絡、益聰開竅

穴性解說

疏筋…緩和肌肉之意。
利節…使關節活動變得更順暢。
舒筋…舒展肌肉。
散風…將風之邪氣排出體外。
清咽…使喉嚨澄清之意。
聽耳…改善耳朵聽力。
益聽…改善耳朵聽力。

手太陽小腸經由肩關節後方的臑俞繞過肩胛骨（**天宗、秉風、曲垣**），再行至肩上部（**肩外俞、肩中俞**）後，行入鎖骨上大窩（缺盆[胃・ST12]），並下行至心。接著，再繞過咽喉，貫穿橫膈膜後行至胃，並回至小腸。此外，於鎖骨上大窩所分出的支脈則向上行走，繞過側頸（**天窗、天容**）後，行至顴骨（**顴髎**），並行制外眼角，再經耳朵前方（**聽宮**）進入耳中。而於顴骨之顴 則另有一條支脈，會通過鼻部行至內眼角（睛明[膀・BL1]），並連接至足太陽膀胱經。

- **天宗**的**宗**為「聚集、聚眾」之意，意即「氣血於身體上部的聚集處」。另一說則指宗有「中心」之意，也代表其位於肩胛骨的「棘下窩中央」（請參照左頁）。古中國人認為「天宗、曲垣、秉風」等穴與天空的排列順序相同，分別代表「日、月、星」。
- **秉風**的**秉**有「取得、掌握」的意思。秉風則可治療**風**邪或肩膀周圍肌肉疼痛。此外，亦指此處較易暴露於風邪之下。
- **曲垣**是將**肩胛棘**譬喻為彎**曲**的牆**垣**之意。此外，也可將**曲**解釋為**極**，也就是位於肩胛棘一端的經穴。
- **肩外俞**為位於肩膀**外**側的經穴，或者指位於**肩**胛骨**外**側的經穴。另有一說則指肩外俞位於肩中俞外側。
- **肩中俞**位於**肩**井與大椎的**中**間。此外，肩中俞也可代表位於**肩**膀**中**央的經穴，或是位於肩膀，且較肩外俞更靠身體**中**央的經穴。
- **天窗**指的是如開窗使空氣流通般，可治療耳、口等頭（天）部諸孔疾患的經穴。
- **天容**的**天**指的是頭、肩與軀幹上部。**容**代表「容貌、容體」，也有「防身」之意，代表天容可增加上半身元氣。此外，**容**具有「容貌、裝飾」的意思，因此也可代表其位於「掛戴耳飾處」。
- **顴髎**的**顴**代表「**顴骨**」，**髎**則代表骨骼的「凹窩」，意即顴髎是位於顴骨下緣凹陷處。
- **聽宮**的**宮**代表宮廷，並引申為要穴。此外，**聽**字代表此經穴可治療耳鳴、難聽等疾患。

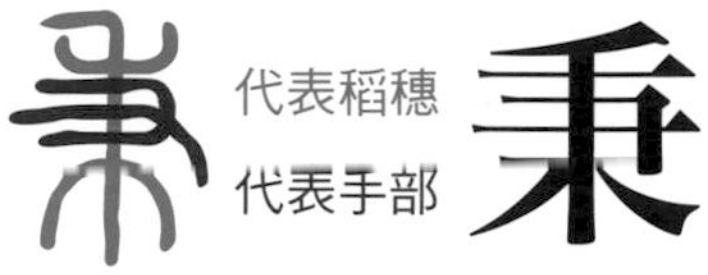

秉的金文

秉是由禾（「稻」的意思）＋尹（手）所組成的字，可譬喻為手握住稻穗正中央的樣貌。因此也衍伸出「確實以手握住」的意思。

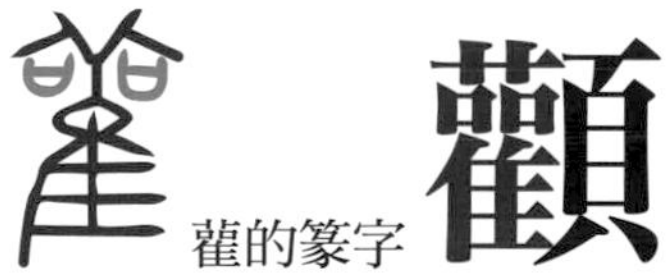

雚的篆字

雚的字義來源眾說紛紜，其中一說表示，雚為代表鳥的「萑」字加上二口所構成的文字，代表「一同鳴唱的鳥」、「**鸛鳥**」等意思。此外，**雚**亦有「左右成對」的意思，因此雚＋頁（臉部）就是代表左右成對的**顴**（顴骨）之意。順帶一提，**觀**字則有「左右對稱的眺望台、眺望」，以及「使用鸛鳥進行鳥占」等意思。

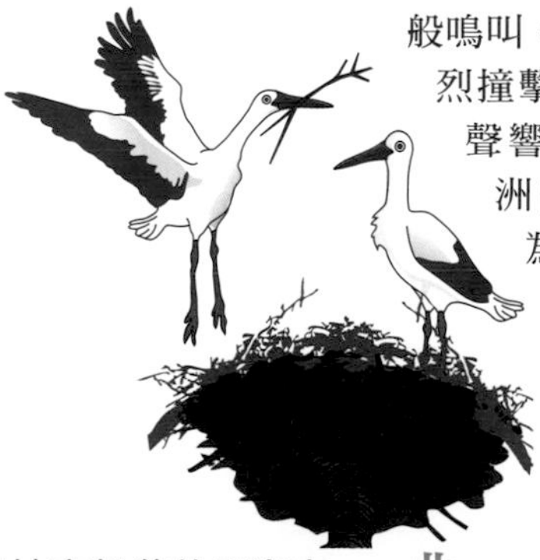

與鸛鳥血緣相近的鷺鷥類大多採集團築巢的方式居住，但鸛鳥則多以單對鳥的方式築巢。鸛鳥並不會如鶴般鳴叫，而會以喙劇烈撞擊等方式發出聲響。此外，歐洲的白鸛之喙為紅色，而鸛鳥的喙為黑色，體型也較大。

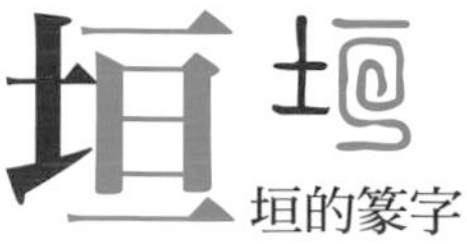

垣的篆字

垣為土＋亘（環繞一周）所組成的字，代表一地周圍皆以牆垣所包圍之意。此外，**桓**字則具有「圍繞四周的樹木」之意；至於宣傳的**宣**則代表廣布四周的意思。

順帶一提，江戶時代有位隸屬於讚岐高松藩的馬術家——**曲垣**平九郎，其姓氏與曲垣穴發音截然不同也毫無關係。但在寬永11年（1634年）時，德川第三代將軍家光仰望愛宕山時，見到山上盛開的源平（紅與白）之梅，便表示：「來人啊，騎馬至山上摘下梅花吧！」當沒有任何人敢自願前往摘梅時，曲垣平九郎卻騎著馬，一舉奔上難以駕馭的斜坡，並折下梅花放入衣襟內返回山下。下山時，更以扇子蓋住馬的雙眼以防馬匹害怕，僅依靠韁繩將馬騎下山。而家光將軍見狀便深感佩服，並將梅花獻給曲垣平九郎。

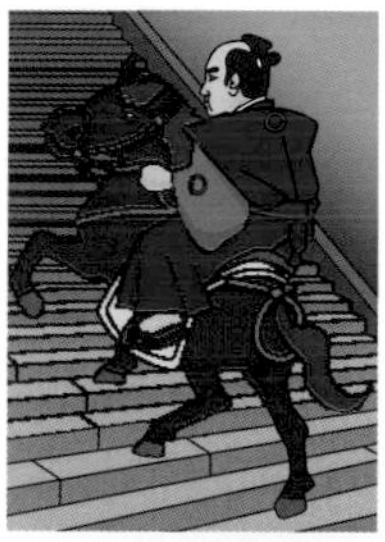

SI 1 少澤

部位：位於小指遠側指骨尺側之甲板下角的近位內側**0.1寸**（指寸）處，或是甲板尺側的垂線與甲板基底水平線的交點處

與此經穴有關的解剖學各部位：

- **指背神經**（C8）屬於臂神經叢的尺神經之分支，並分布於此處皮膚
- **小指尺側動脈**為淺掌動脈弓之總掌側指動脈的分支
- **指背動脈**為掌背動脈的分支
- 第5指尺側的甲板

SI 2 前谷

部位：位於小指的第5掌指關節尺側遠端的凹陷處，也就是赤白肉際之處

與此經穴有關的解剖學各部位：

- **尺神經背側支**（C8）屬於臂神經叢的分支
- **小指尺側動脈**為淺掌動脈弓之總掌側指動脈的分支
- **指背動脈**為掌背動脈的分支
- 此穴位深處為第5指的近側指骨基部

SI 3 後谿

部位：位於小指的第5掌指關節尺側近端的凹陷處，也就是赤白肉際之處

與此經穴有關的解剖學各部位：

- **尺神經背側支**（C8）屬於臂神經叢的分支
- 外展小指肌、屈小指短肌受尺神經深支所支配
- **小指尺側動脈**為淺掌動脈弓之總掌側指動脈的分支
- **指背動脈**為掌背動脈的分支
- 此穴位深處為第5指的掌骨頭

少澤的取穴法

找出小指甲根部近側的延長線，以及其內側緣的延長線之交點並取之。

前谷的取穴法

手輕握拳，並於小指掌指關節掌側橫紋的尺側端取之。

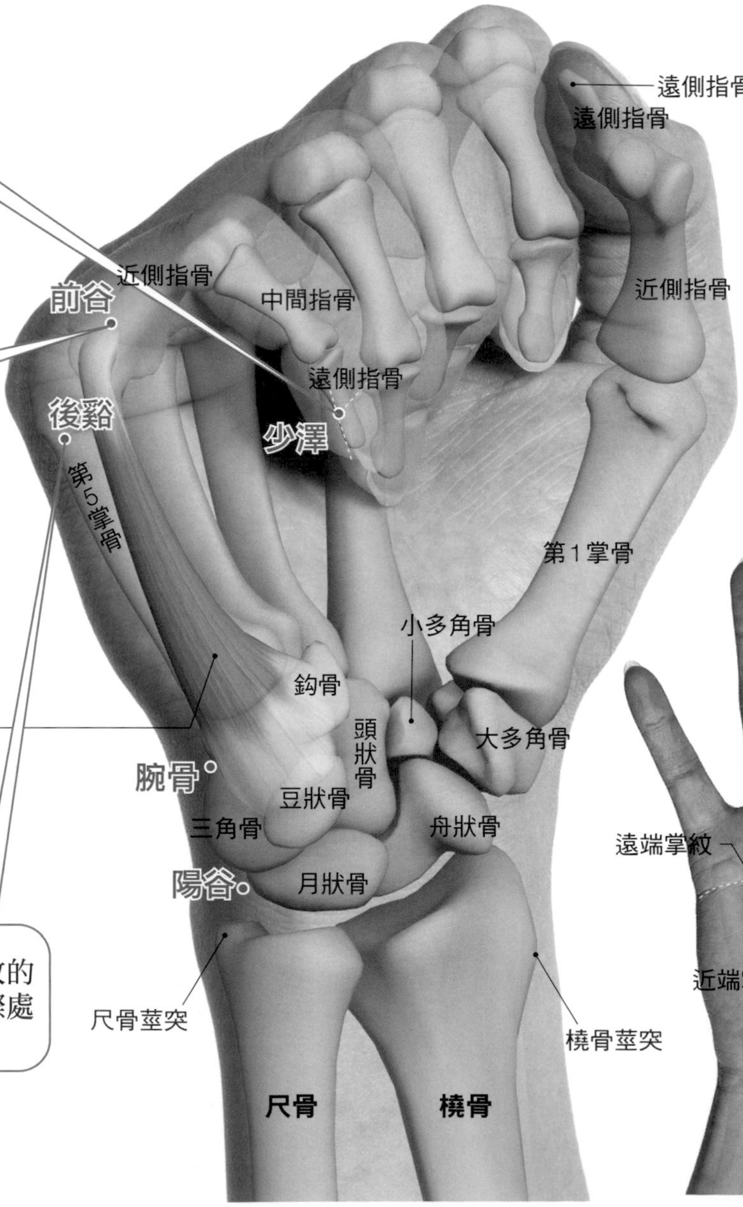

外展小指肌
起端：豆狀骨
止端：第5近側指骨基部的尺側指背腱膜

後谿的取穴法

手輕握拳，並於遠端掌紋的尺側端，也就是赤白肉際處取之。

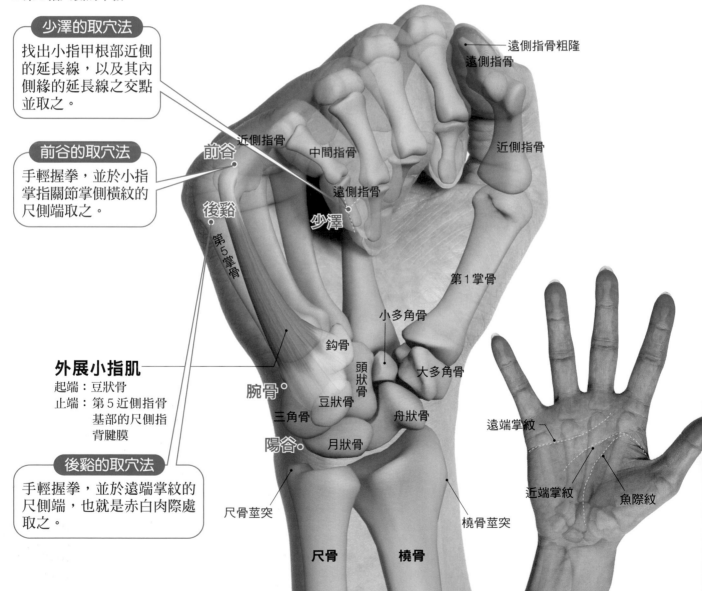

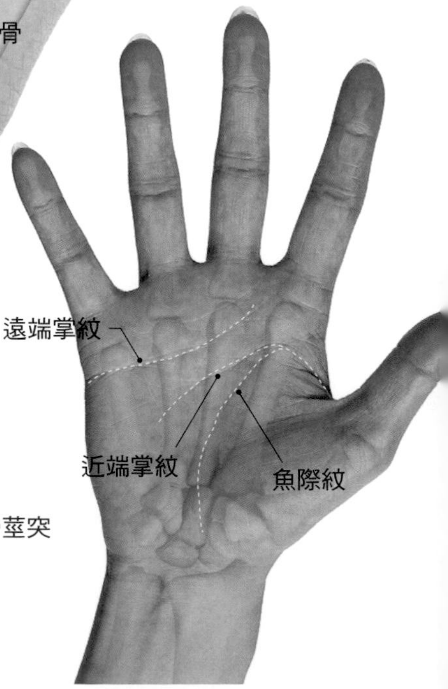

三角骨是構成近側列腕骨的其中一塊腕骨，位於豆狀骨的背側，且三角骨的橈側為月狀骨，遠側則與鈎骨形成關節。觸診三角骨時，可以手指於前臂內旋位之尺側遠端觸摸至尺骨莖突方向，當掌關節屈向橈、尺側時，便可觸得三角骨的移動。

SI4 腕骨

部位：位於掌關節內側後方之第5掌骨基部與三角骨間的凹陷處，也就是赤白肉際處

與此經穴有關的解剖學各部位：

- **尺神經背側支**（C8）屬於臂神經叢的分支
- **外展小指肌**受尺神經深支所支配
- **尺側伸腕肌肌腱**受橈神經（C6〜C8）深支所支配
- **尺動脈腕背支**
- 此穴位深處為第5指的**掌骨基部**

SI5 陽谷

部位：位於掌關節內側後方，也就是三角骨與尺骨莖突間的凹陷處

與此經穴有關的解剖學各部位：

- **尺神經背側支**（C8）屬於臂神經叢的分支
- **尺側伸腕肌肌腱**受橈神經（C6〜C8）深支所支配
- **尺動脈腕背支**
- **貴要靜脈**可將手背靜脈網的血液匯流至肱靜脈
- 此穴位深處為**豆狀骨與三角骨**

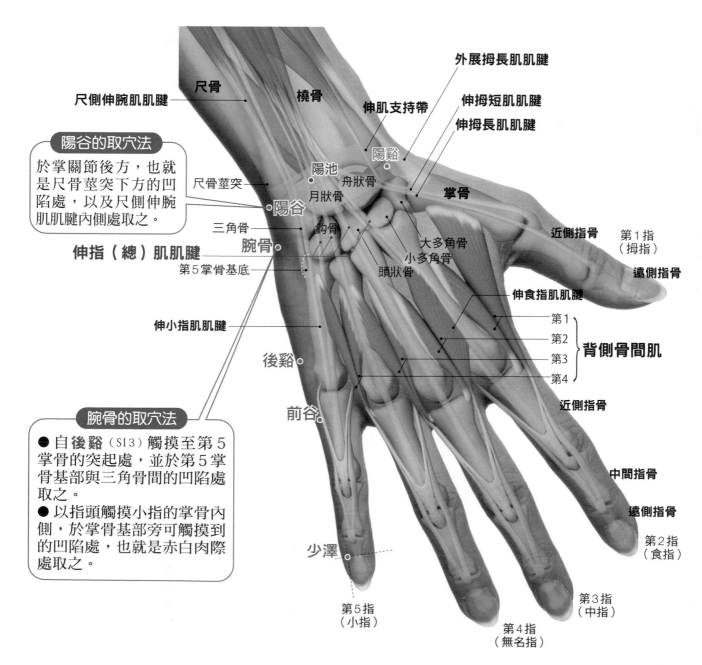

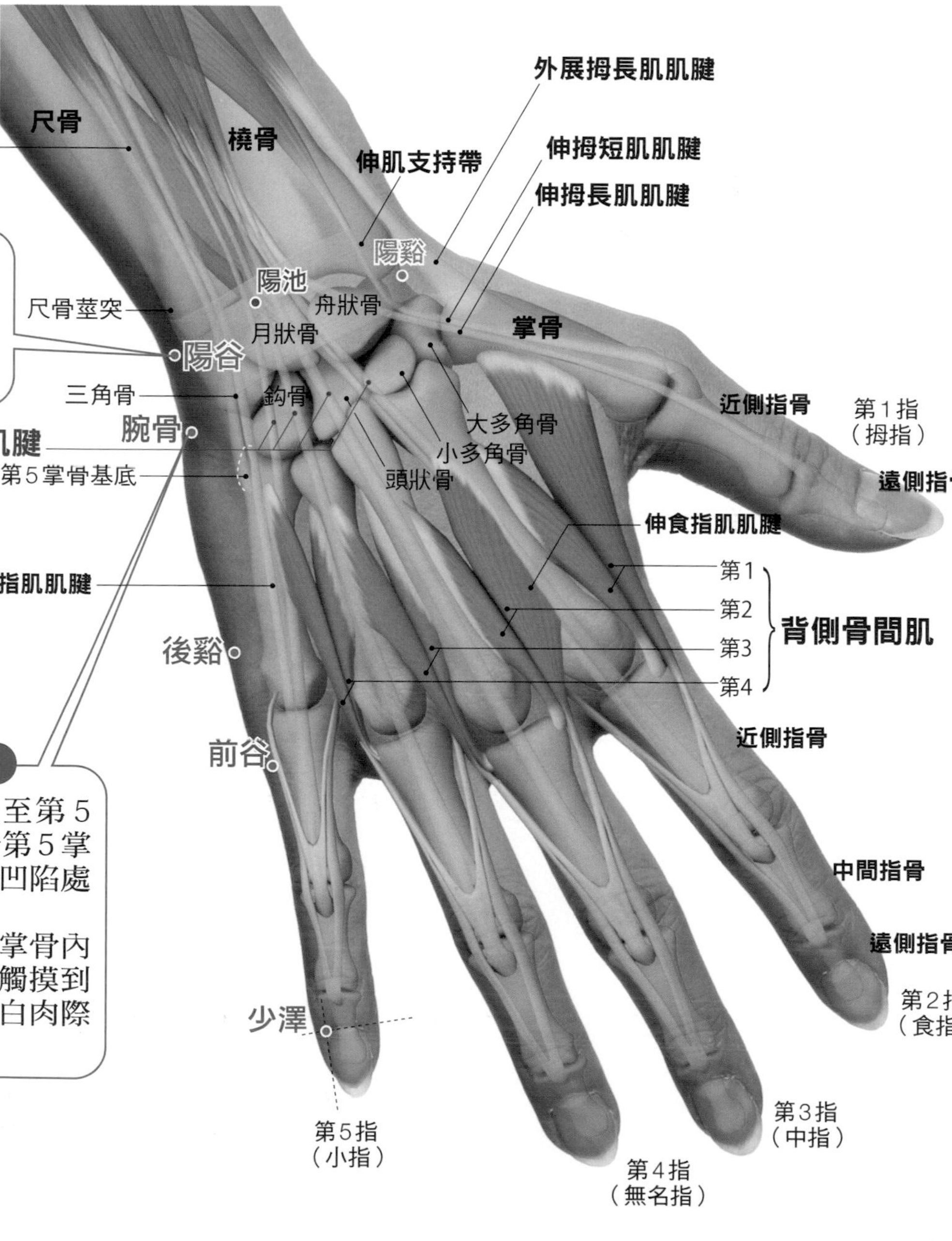

陽谷的取穴法

於掌關節後方，也就是尺骨莖突下方的凹陷處，以及尺側伸腕肌肌腱內側處取之。

腕骨的取穴法

- 自**後谿**（SI3）觸摸至第5掌骨的突起處，並於第5掌骨基部與三角骨間的凹陷處取之。
- 以指頭觸摸小指的掌骨內側，於掌骨基部旁可觸摸到的凹陷處，也就是赤白肉際處取之。

SI6 養老

部位：位於前臂內側後方，也就是尺骨頭橈側凹陷處，以及背側掌關節橫紋向上**1寸**處

與此經穴有關的解剖學各部位：

- **尺神經背側支**（C8）分布於此處皮膚
- **尺側伸腕肌肌腱**受橈神經（C6～C8）深支所支配
- **尺動脈腕背支**
- 此穴位深處為**尺骨頭**

SI7 支正

部位：位於前臂內側後方，也就是尺骨頭內緣，以及尺側屈腕肌災的背側掌關節橫紋向上**5寸**處

與此經穴有關的解剖學各部位：

- **內側前臂皮神經**（C8）為臂神經叢的皮支
- **尺側屈腕肌**受尺神經（C8，T1）所支配
- **尺側伸腕肌肌腱**受橈神經（C6～C8）深支所支配
- **後骨間動脈**分支源自尺動脈之骨間總動脈

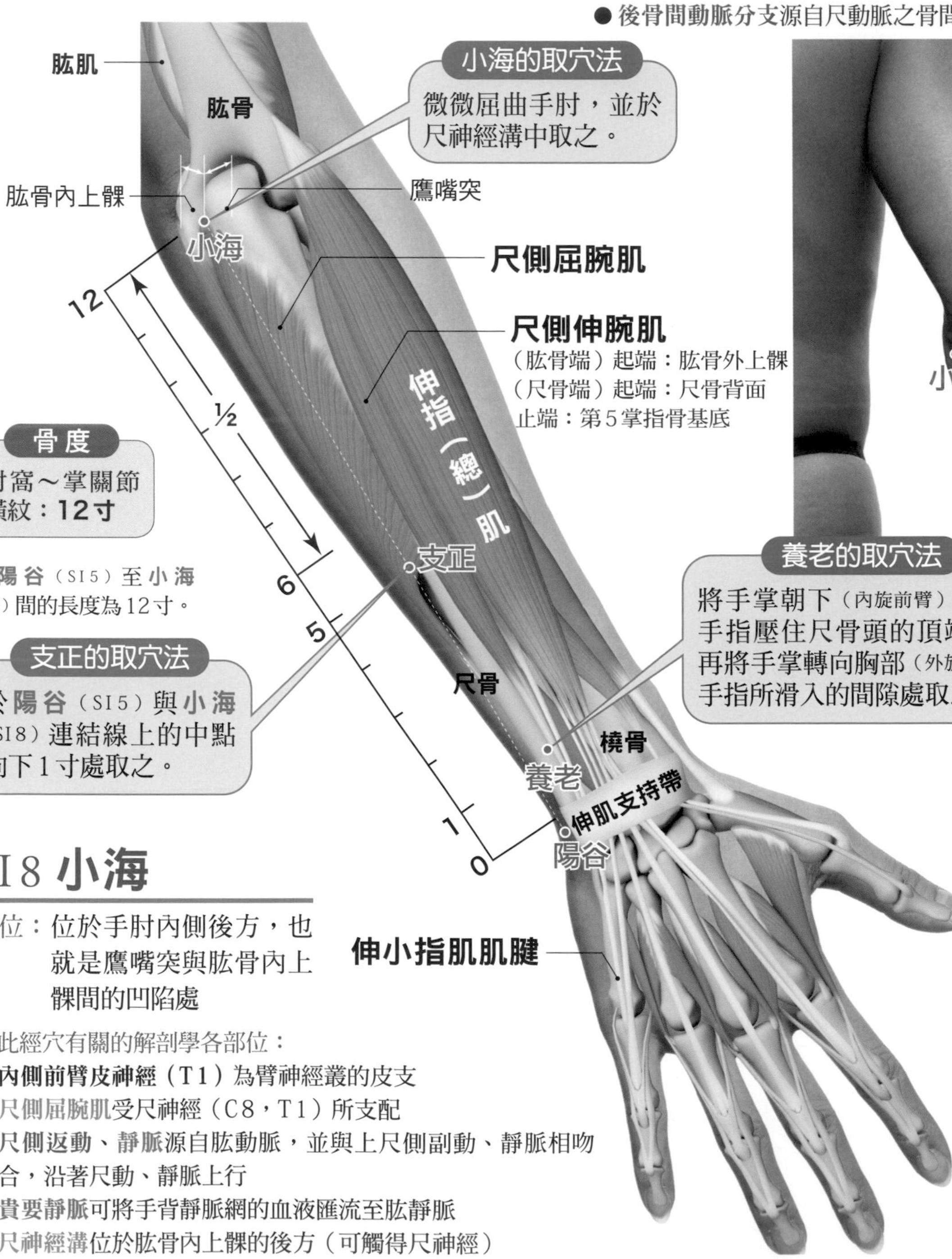

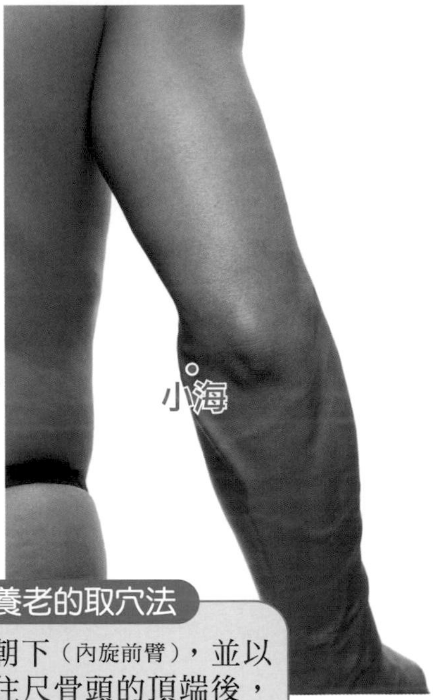

養老的取穴法
將手掌朝下（內旋前臂），並以手指壓住尺骨頭的頂端後，再將手掌轉向胸部（外旋），於手指所滑入的間隙處取之。

SI8 小海

部位：位於手肘內側後方，也就是鷹嘴突與肱骨內上髁間的凹陷處

與此經穴有關的解剖學各部位：

- **內側前臂皮神經**（T1）為臂神經叢的皮支
- **尺側屈腕肌**受尺神經（C8，T1）所支配
- **尺側返動、靜脈**源自肱動脈，並與上尺側副動、靜脈相吻合，沿著尺動、靜脈上行
- **貴要靜脈**可將手背靜脈網的血液匯流至肱靜脈
- **尺神經溝**位於肱骨內上髁的後方（可觸得尺神經）

肩關節為具有關節唇的球關節，是人體關節中擁有最大移動範圍的關節。但肩關節的關節窩較小，也較欠缺穩定性，易導致脫臼。因此，棘上肌、棘下肌、小圓肌、肩胛下肌等四條肌肉便負責補足肩關節的穩定性，並與肩關節的迴旋運動有關，故稱為**迴旋肌腱板**。當肩關節出現腱板損傷或投球障礙等運動障礙、老化時，易造成變性或肩關節周圍炎，引發肩膀疼痛，且難以上舉手臂。而小腸經的經穴行經此肌肉上方，故可治療相關疾患。

SI9 肩貞

部位：位於肩關節下方後側，也就是**腋窩橫紋**後端向上 **1 寸**處

與此經穴有關的解剖學各部位：

- **上臂外側皮神經**（C5～C6）為腋神經的皮支
- 三角肌後面纖維受**腋神經**（C5～C6）的肌支所支配，可外旋與伸展肩關節
- 肱三頭肌長頭受**橈神經**（C7～C8）所支配，可伸展肘關節
- 大圓肌與小圓肌受臂神經叢之肩胛下神經（C5～C7）所支配，分別可內旋與外旋肩關節
- **旋肱後動、靜脈**為腋動、靜脈的分支

SI10 臑俞

部位：位於肩部周圍，也就是腋窩橫紋後側上方，以及肩胛棘下方凹陷處

與此經穴有關的解剖學各部位：

- **鎖骨上神經**（C4）分布於頸部至肩部的皮膚
- 三角肌受**腋神經**（C5～C6）的肌支所支配，可外旋肩關節
- 棘下肌通過肩胛切跡，並受**肩胛上神經**（C5～C6）所支配，可外旋肩關節
- **肩胛上動、靜脈**屬於鎖骨下動、靜脈的分支，主要行走於上肩胛橫韌帶上方，且並未通過肩胛切跡

SI11 天宗

部位：位於肩胛棘中點與肩胛骨下角的連接線上，也就是距離肩胛棘⅓長的凹陷處

與此經穴有關的解剖學各部位：

- **胸神經後支的內側皮支**（C3～C5）分布於此處的皮膚
- 棘下肌通過肩胛切跡，並受肩胛上神經（C5～C6）所支配，可外旋肩關節
- 斜方肌受副神經與頸神經叢（C3～C4）所支配
- **肩胛迴旋動、靜脈**為腋動脈之肩胛下動、靜脈的分支

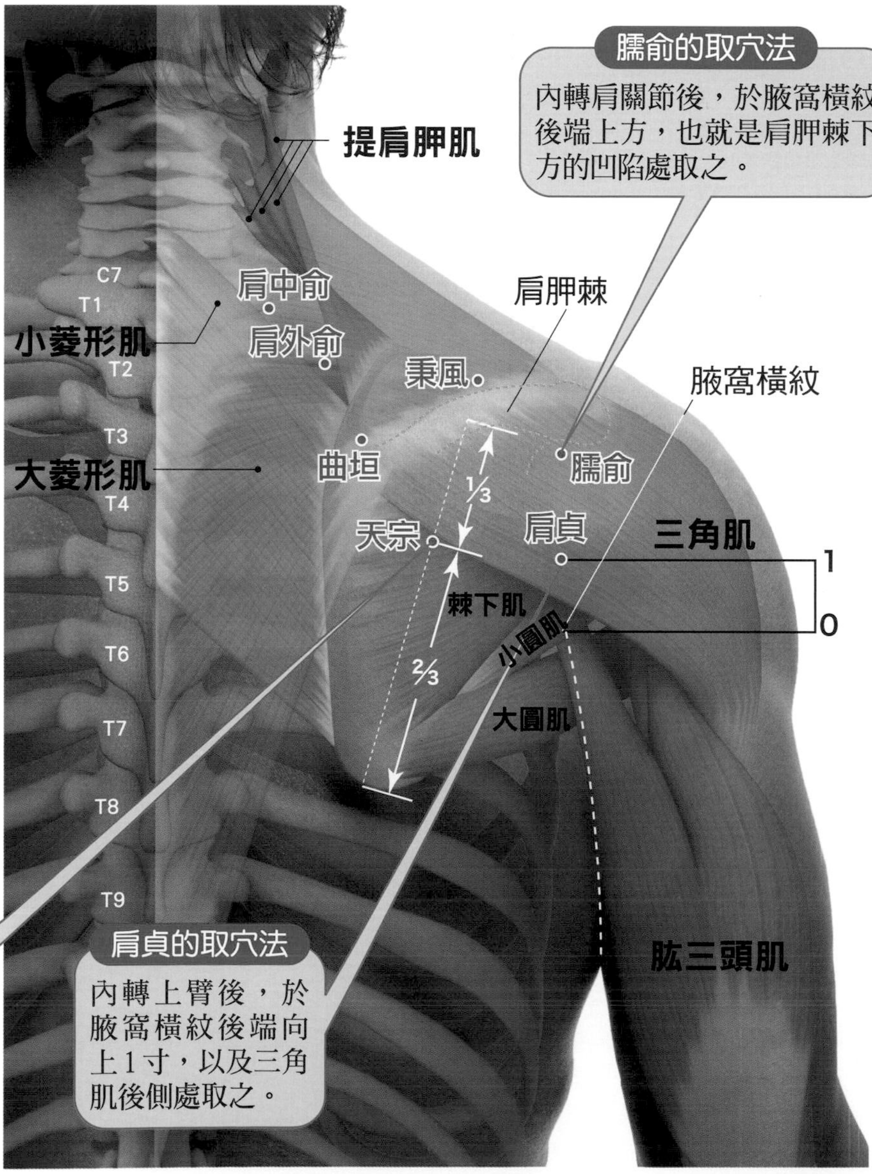

臑俞的取穴法
內轉肩關節後，於腋窩橫紋後端上方，也就是肩胛棘下方的凹陷處取之。
提肩胛肌
C7
T1
肩中俞
肩外俞
小菱形肌
T2
秉風
肩胛棘
腋窩橫紋
T3
曲垣
臑俞
大菱形肌
1/3
T4
天宗
肩貞
三角肌
1
T5
棘下肌
0
小圓肌
T6
2/3
大圓肌
T7
T8
T9
肱三頭肌
天宗的取穴法
將肩胛棘中點與肩胛骨下角的連接線均分為三等份，並於距離肩胛棘3分之1長的凹陷處取之。
肩貞的取穴法
內轉上臂後，於腋窩橫紋後端向上1寸，以及三角肌後側處取之。

取穴法③ 肩外俞、肩中俞

SI 12 秉風

部位：位於肩胛部之棘上窩與肩胛棘中點的上方

與此經穴有關的解剖學各部位：

- **胸神經後支的內側皮支**（C3～C5）分布於此處的皮膚
- **棘上肌**受肩胛上神經（C5～C6）支配，可外旋肩關節
- **斜方肌**受副神經與頸神經叢（C3～C4）所支配
- **肩胛上動、靜脈**屬於鎖骨下動、靜脈的分支，主要行走於上肩胛橫韌帶上方，且並未通過肩胛切跡

SI 13 曲垣

部位：位於肩胛部之肩胛棘內側上方的凹陷處

與此經穴有關的解剖學各部位：

- **胸神經後支的內側皮支**（C1～C3）分布於此處的皮膚
- **棘上肌**受肩胛上神經（C5～C6）所支配，可外旋肩關節
- **斜方肌**受副神經與頸神經叢（C3～C4）所支配
- 此經穴深處為**肩胛棘**

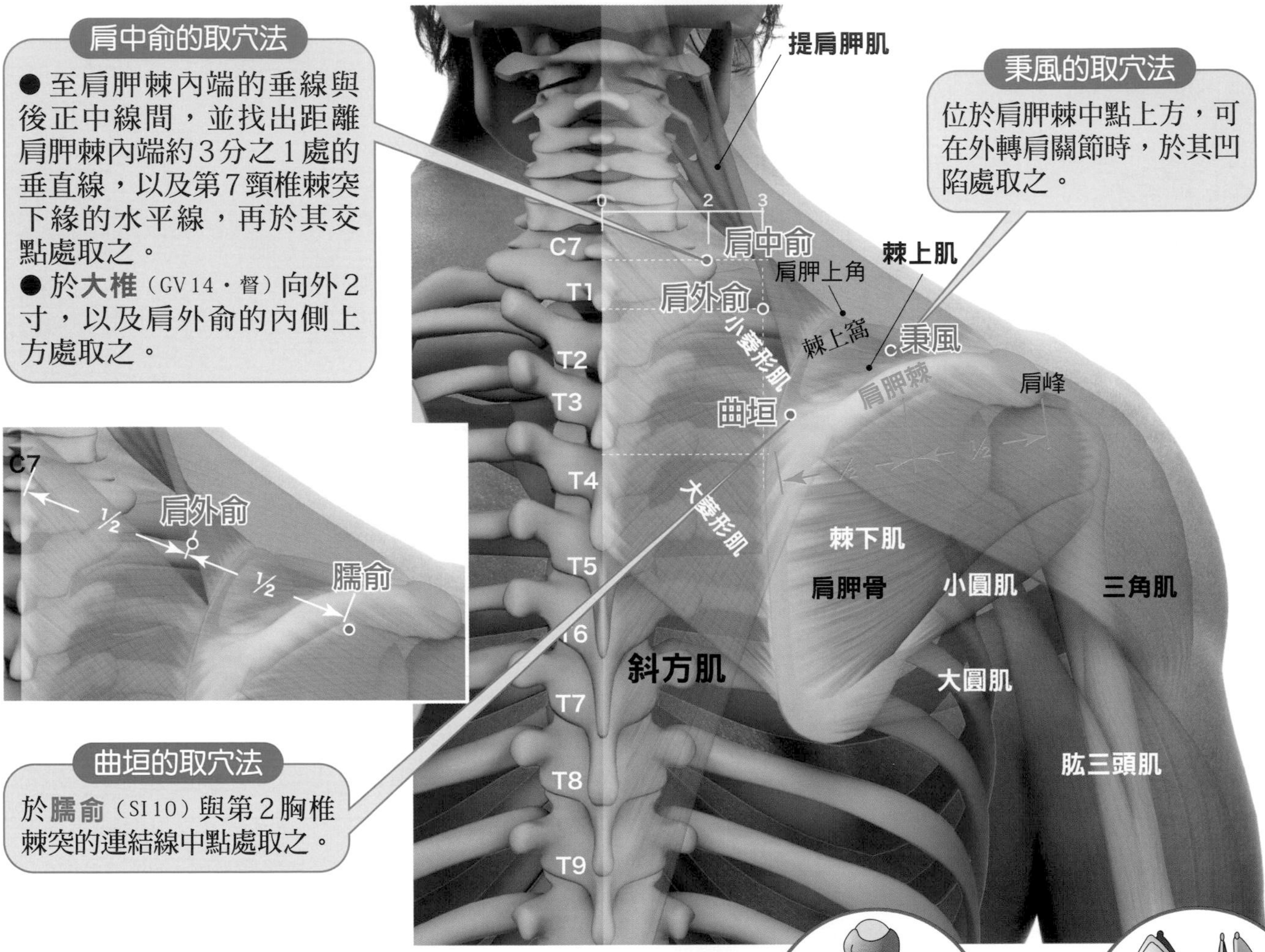

斜方肌與 2 尖瓣

斜方肌（又稱為僧帽肌）的英文為 trapezius，而 2 尖瓣（又稱為僧帽瓣）的英文則是 mitral valve，但在日語中皆以「僧帽」表示。前者因外型類似方濟各會或道明會的道服之僧帽，故有此名稱；而後者則是因為中世紀的主教高冠「mitra」帶有兩片「角」，所以才有僧帽瓣的名稱。此外，屬於左房室瓣的僧帽瓣又可稱為 2 尖瓣。

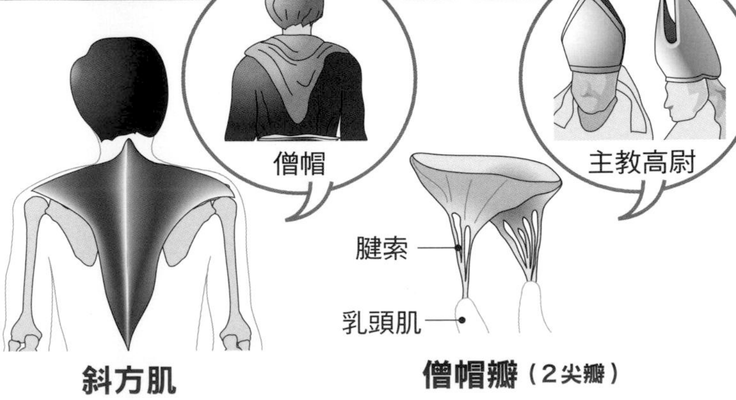

棘上肌起自肩胛棘上窩，並沿著肩峰、肩喙韌帶向下，最後附著於肱骨大結節。棘上肌可外展肩關節，並將肱骨頭拉至關節窩。從事棒球、排球、游泳等需重複使用肩膀的運動，易壓迫位於肩峰與肩喙韌帶下方的棘上肌而產生疼痛或無法上提肩膀，稱為肩關節夾擠症候群。

SI 14 肩外俞

部位：位於上背部，並與第1胸椎棘突下緣同高，以及後正中線向外**3寸**處

與此經穴有關的解剖學各部位：

- **胸神經後支的內側皮支**（C1～C2）分布於此處的皮膚
- 棘上肌受肩胛上神經（C5～C6）所支配，可外旋肩關節
- 斜方肌受副神經與頸神經叢（C3～C4）所支配
- 頸橫動、靜脈源自鎖骨下動脈之甲狀頸動、靜脈
- 此經穴深處為肩胛骨

SI 15 肩中俞

部位：位於上背部，並與第7頸椎棘突下緣同高，以及後正中線向外**2寸**處

與此經穴有關的解剖學各部位：

- **胸神經後支的內側皮支**（C8，T12）分布於此處的皮膚
- 斜方肌受副神經與頸神經叢（C3～C4）所支配
- 菱形肌受臂神經叢之肩胛背神經（C5）所支配，可將肩胛骨拉至內側上方
- 頸橫動、靜脈源自鎖骨下動脈之甲狀頸動、靜脈

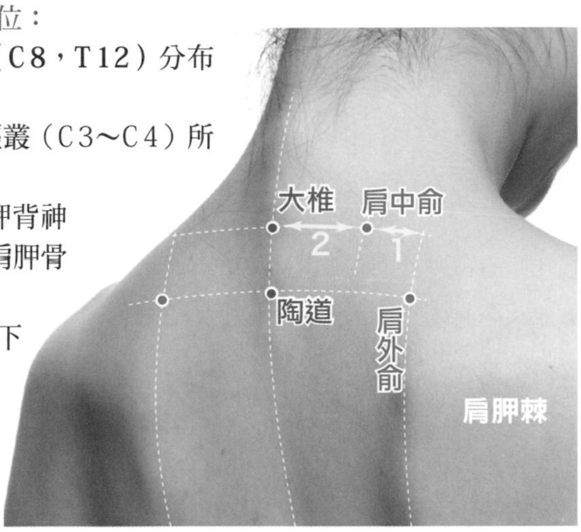

大椎的取穴法

於第7頸椎棘突下方的凹陷處取之。＊第7頸椎棘突為後頸部最突起的部分。

肩外俞的取穴法

- 於肩胛棘內側垂線與第1胸椎棘突下緣的水平線之交點處取之。此外，**大椎**（BL11・膀胱）與**陶道**（GV13・督）皆與第1胸椎棘突下緣處同高。
- 於通過**陶道**的水平線與肩胛骨內側緣延長線的交點處取之。

＊於**陶道**向外3寸，以及肩胛骨上角的內側處取之。

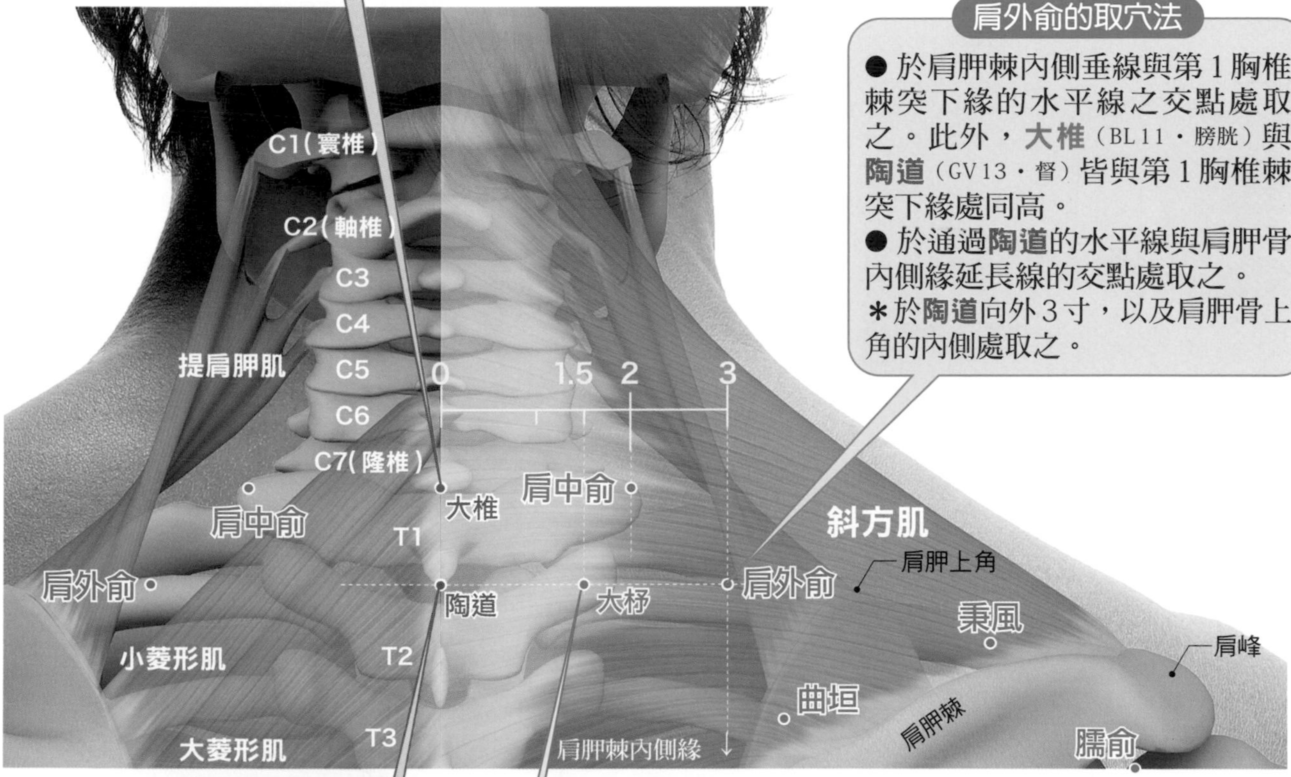

陶道的取穴法

以第7頸椎棘突為基準點，並於第1胸椎棘突下方的凹陷處取之。

大杼的取穴法

於**陶道**（GV13・督）向外1.5寸處取之。

骨度

後正中線～肩胛棘內端：**3寸**

取穴法④ 天窗、天容、顴髎、聽宮

SI 16 天窗

部位：位於前頸之**胸鎖乳突肌**後緣，並與**甲狀軟骨**上緣同高處

與此經穴有關的解剖學各部位：

- **耳大神經**（C2～C3）為頸神經叢的皮支
- **頸闊肌**是由顏面神經肌支所支配的表情肌
- **胸鎖乳突肌**受**副神經**（XII）與頸神經叢（C3～C4）所支配，可旋轉頭部
- 流入鎖骨下靜脈的**外頸靜脈**

SI 17 天容

部位：位於前頸之下頜角後方，也就是**胸鎖乳突肌**前方的凹陷處

與此經穴有關的解剖學各部位：

- **耳大神經**（C2～C3）為頸神經叢的皮支
- **頸闊肌**是由顏面神經肌支所支配的表情肌
- **胸鎖乳突肌**受**副神經**（XII）與頸神經叢（C3～C4）所支配，可旋轉頭部
- 屬於總頸動脈之**外頸動、靜脈**的第3支，且可直接觸得的**顏面動、靜脈**

天容的取穴法

於下頜角後方，以及胸鎖乳突肌前方凹陷處取之。

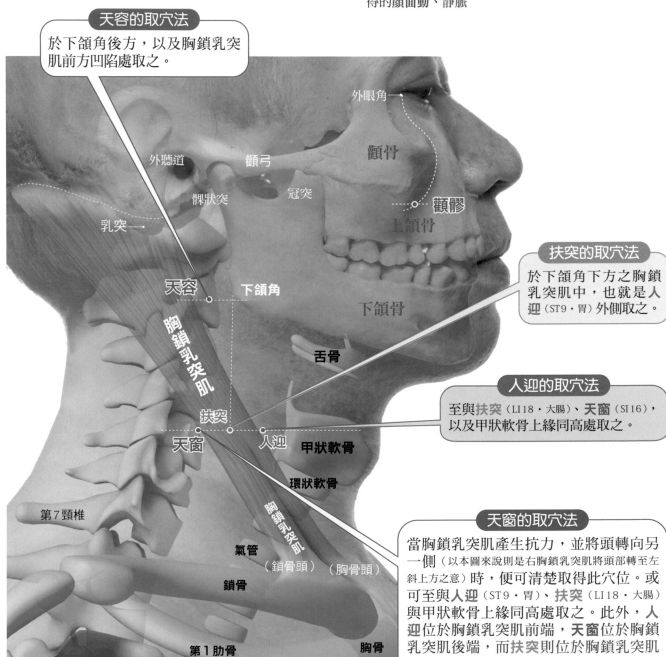

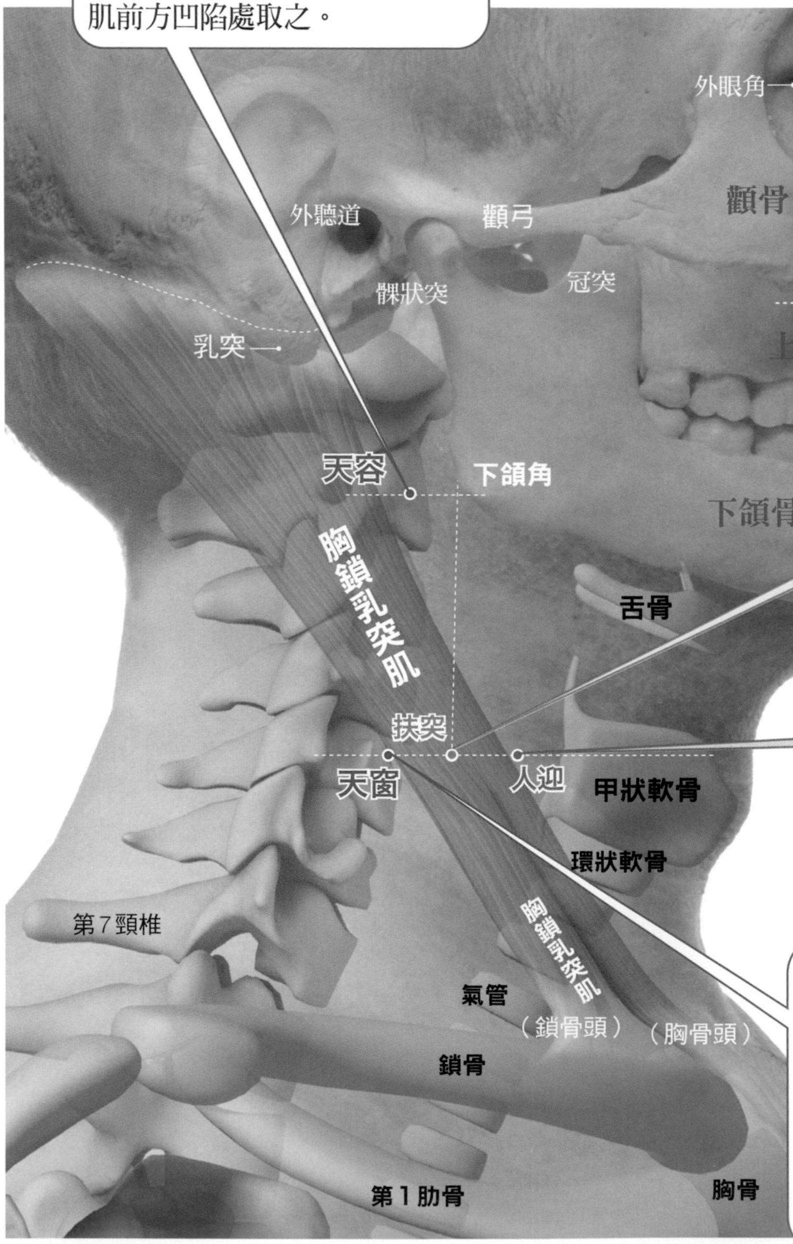

扶突的取穴法

於下頜角下方之胸鎖乳突肌中，也就是**人迎**（ST9・胃）外側取之。

人迎的取穴法

至與**扶突**（LI18・大腸）、**天窗**（SI16），以及甲狀軟骨上緣同高處取之。

天窗的取穴法

當胸鎖乳突肌產生抗力，並將頭轉向另一側（以本圖來說則是右胸鎖乳突肌將頭部轉至左斜上方之意）時，便可清楚取得此穴位。或可至與**人迎**（ST9・胃）、**扶突**（LI18・大腸）與甲狀軟骨上緣同高處取之。此外，**人迎**位於胸鎖乳突肌前端，**天窗**位於胸鎖乳突肌後端，而**扶突**則位於胸鎖乳突肌前、後兩端的中點。

胸鎖乳突肌起自胸骨與鎖骨，並止於乳突。當胸鎖乳突肌兩側同時作用時，可後屈頸部；單側作用時，則可將顏面轉至另一側。也就是說，胸鎖乳突肌單側作用時具有側屈至同側的功用。此外，大口吸氣時，胸鎖乳突肌可上提胸廓，以輔助呼吸。

SI 18 **顴髎**

部位：位於顏面之外眼角下方，也就是**顴骨**下方的凹陷處

與此經穴有關的解剖學各部位：

- **眶下神經**通過眶下孔，為源自上頜神經的感覺神經
- **顴大肌**是由顏面神經肌支所支配的表情肌
- **咬肌**為咀嚼肌之一，並受三叉神經第3支的下頜神經運動根所支配
- 屬於總頸動脈之**外頸動**、**靜脈**的第3支，且可直接觸得的**顏面動**、**靜脈**
- **眶下動**、**靜脈**通過眶下孔，為頜動脈的分支
- **顏面橫動**、**靜脈**為外頸動脈的淺支

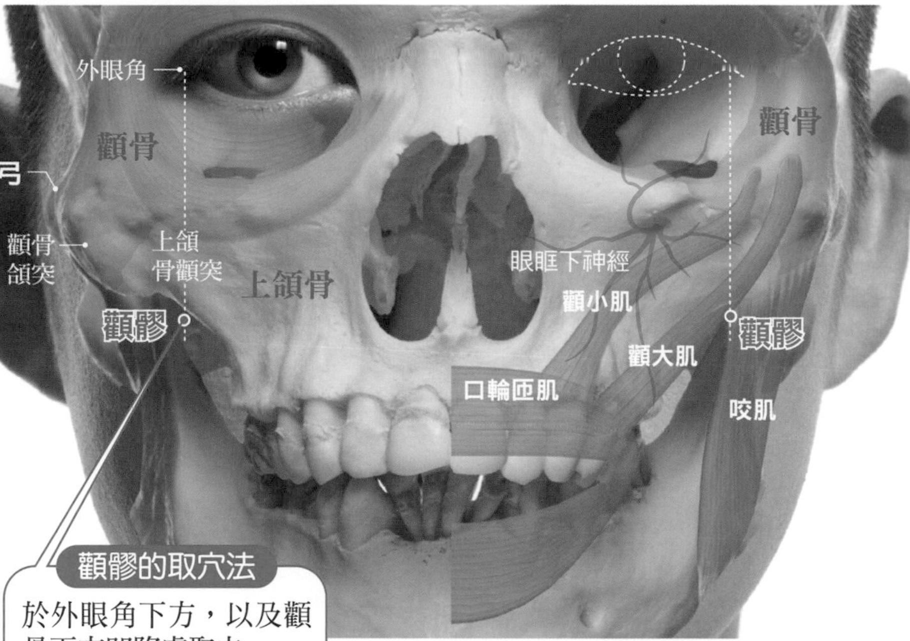

顴髎的取穴法

於外眼角下方，以及顴骨下方凹陷處取之。

SI 19 **聽宮**

部位：位於顏面之耳珠中央前緣，以及**顳下頜關節**突起之間的凹陷處

與此經穴有關的解剖學各部位：

- **耳顳神經**為三叉神經之下頜神經的皮支
- **淺顳動**、**靜脈**為外頸動脈2終支之一，可於外聽道上方的凹陷處觸得
- 此穴位深處為**外聽道軟骨**，屬於彈性軟骨

閉口時

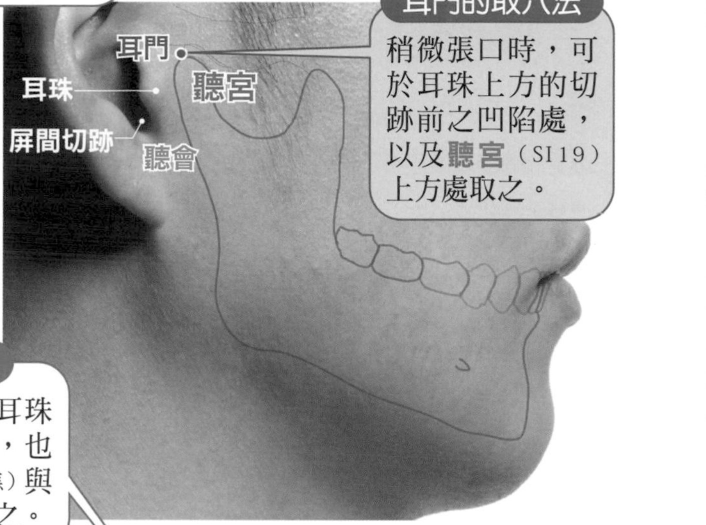

耳門的取穴法

稍微張口時，可於耳珠上方的切跡前之凹陷處，以及**聽宮**（SI 19）上方處取之。

聽宮的取穴法

稍微張口時，可於耳珠中央前方的凹陷處，也就是**耳門**（TE21・三焦）與**聽會**（GB2・膽）間取之。

耳廓結節（達爾文結節）

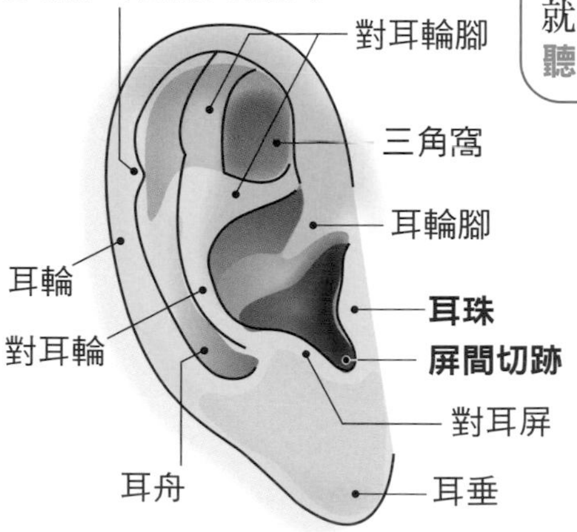

開口時

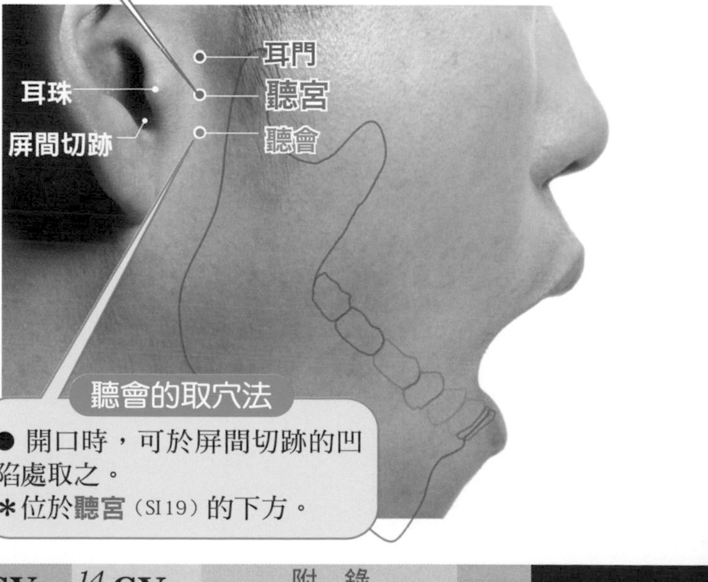

※耳廓結節之所以有達爾文結節這個別稱，是因達爾文（1871）於《人類的由來》書中的「人類祖先耳朵上端的尖突部分，至今僅於身體內側留下相關痕跡」等見解，故有達爾文結節之稱（不過這並不是歷史上第一次針對耳廓結節的描述）。目前約有10%的人口可看見耳廓結節。

聽會的取穴法

- 開口時，可於屏間切跡的凹陷處取之。

＊位於**聽宮**（SI19）的下方。

臟與藏

—東西醫學的差異—

學習現代醫學或解剖學者，通常會認為五臟應為加上「肉部」的「臟」字，如肝臟、心臟、脾臟、肺臟、腎臟等。不過，若仔細翻閱中醫典籍《素問》、《靈樞》，會發現書中並未出現「臟」字。難道古典醫學概念裡並沒有五臟嗎？當然還是有的。只是古典醫學裡並未使用加上「肉部」的臟，而是改用「五藏」來表示。

在《素問》、《靈樞》中使用「藏」字時，通常除了內臟外還可代表五臟中蘊藏的事物。不過，五臟中究竟蘊藏著什麼東西呢？

《素問》調經論篇第六十二記載：「心藏神，肺藏氣，肝藏血，脾藏肉，腎藏志，而此成形。」也就是說，五臟分別蘊藏著「神、氣、血、肉、志」。《靈樞》本神篇第八也記載：「肝藏血」、「脾藏營」、「心藏脉」、「肺藏氣」、「腎藏精」等文字，代表五臟分別蘊藏著「血、營、脉、氣、精」等元素。而平人氣象論篇第十八也記述：「肝藏筋膜之氣也，心藏血脉之氣也，脾藏肌肉之氣也，(肺)行榮衛陰陽也，腎藏骨髓之氣也。」意指五臟中除了肺之外，分別蘊藏著「筋膜之氣、血脈之氣、肌肉之氣、骨髓之氣」。

其實，在這些與藏有關的典籍中，最廣為人知的，便是《素問》宣明五氣篇第二十三與《靈樞》九針論第七八所描述的「肝藏魂，心藏神，脾藏意，肺藏魄，腎藏精(志)」等文字了！換言之，五藏在此指的是蘊藏五神(魂神意魄精(志)等精神作用之意。因此，五臟的各器官皆蘊藏著可維持生命現象的心身必要元素。

接著，請仔細觀察漢字的部分。舉例來說，上述的「肝藏魂」等文字，若去除最後的「魂」字，便只剩下「肝藏」兩字，接著再加上肉部，就會轉變成「肝臟」。在江戶時期(1771年)因腑分(江戶時代的解剖)技術發達，不少人開始翻譯荷蘭文的解剖學書籍。而在翻譯實際的內臟名稱時，則借用東洋醫學的用語(漢字)，並於藏字旁加上肉部，便搖身一變成為西洋醫學的臟字。不過，這麼一來，原本五藏所帶有的「蘊藏重要元素」之意義也全然喪失，僅剩下代表內臟、器官意義的五臟。在盛行西洋醫學的現代，在學習東洋醫學之前，首先便會被這兩個字的意義所混淆了吧。我想這就是身處漢字文化圈的人，在學習東洋醫學時較困難的一部份。

此外，臟字代表內臟、器官，但在東洋醫學中，藏不僅代表內臟的機能，更蘊含著精神或情感上的作用，與西洋醫學中，臟所代表的意義不完全相同。就如同「心臟」與「心藏」兩個詞，雖然僅有一個肉部的差異，但實際意義卻天差地別。這也可說是強調心身如一的「東洋醫學」及根據物理、科學資訊所構成的「西方醫學」間，極大的差異吧！

雖然僅有一個肉部的差異，卻有著大大的不同。(形)

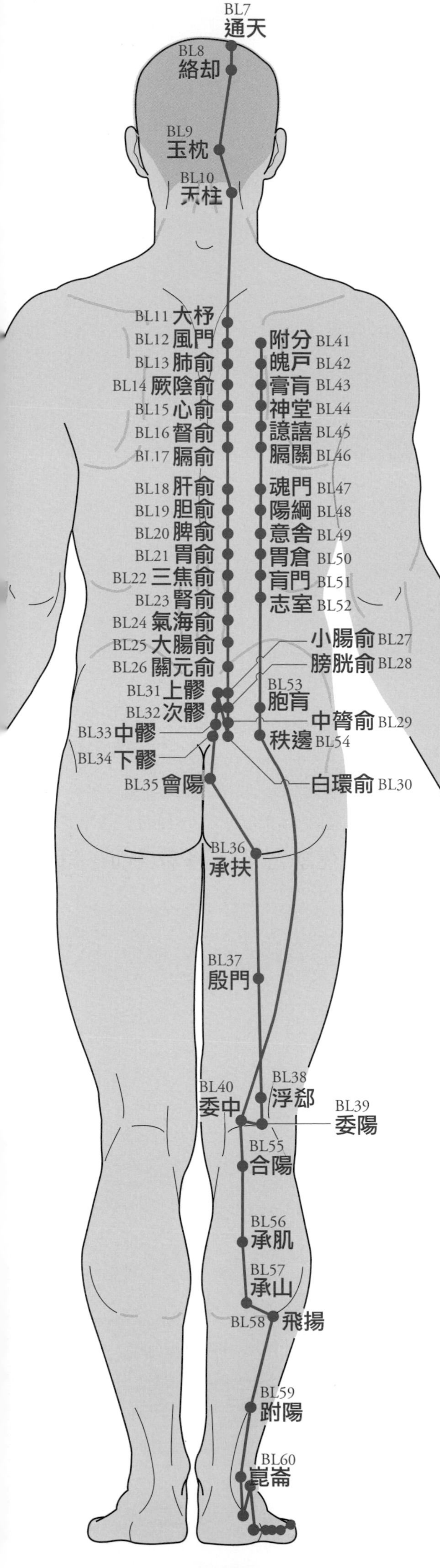

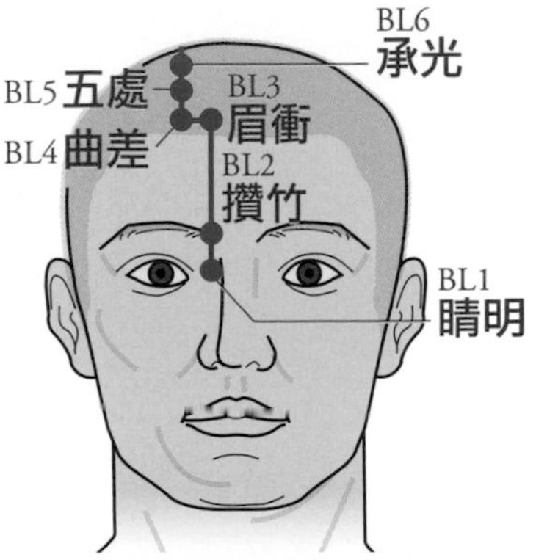

Chapter 7

足太陽膀胱經

BL(Bladder Meridian)

膀胱主掌儲尿、排尿

膀胱為**「州都之官」**，可透過肺、脾、腎、三焦的作用儲存循環於全身的水液（儲尿），再經由腎氣的作用排泄（排尿）出體外。其實，胃與脾在吸收食物後會生成津液，並送至全身以供給營養。不過，多餘的津液便會以汗的形式排放出體外，或在送至膀胱後轉為尿液，再排泄出體外。

病證

是動病：劇烈頭痛、眼、後頸部、腰背部疼痛、髖關節無法彎曲、小腿後側腫脹疼痛。

所生病：痔、精神異常、頭痛、項頸疼痛、眼色發黃、流淚。鼻血、鼻塞、膀胱經經脈所過處（頭部、後頸部、軀幹後側、小腿後方、小趾）疼痛、足部第5趾麻痺。

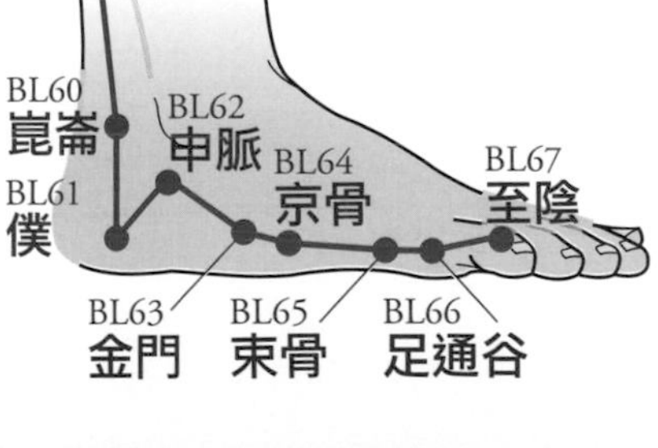

BL 足太陽膀胱經 ①頭部

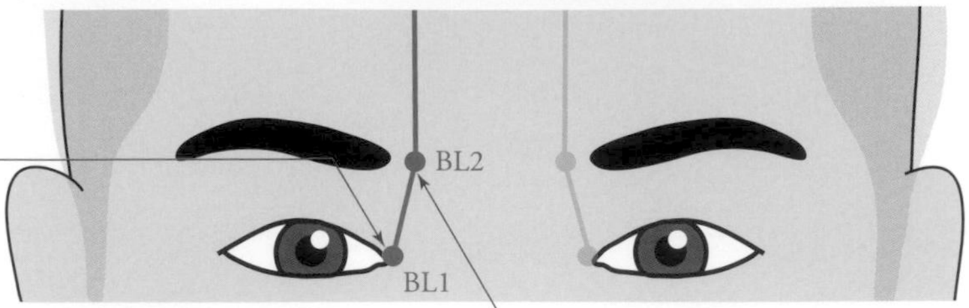

BL1 **睛明** 別名：**淚孔** 穴性：明目、去風

BL2 **攢竹** 別名：**員在、始光、夜光、明光、員柱** 穴性：去風、泄熱、明目

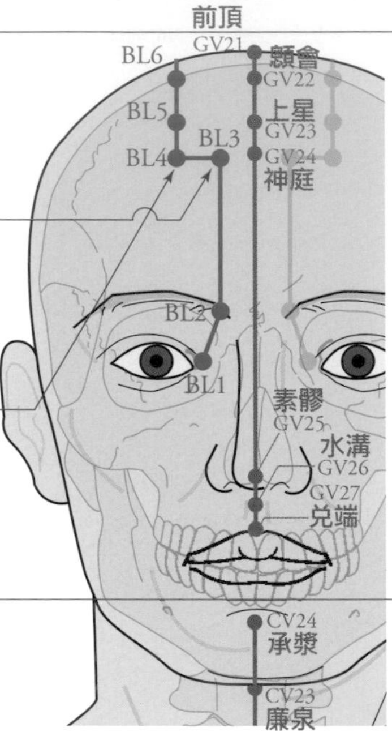

BL3 **眉衝** 穴性：通竅、醒神、去風

BL4 **曲差** 別名：**鼻衝** 穴性：去風、明目

BL5 **五處** 穴性：去風、通竅、清神

BL6 **承光** 穴性：去風、明目、清神

BL7 **通天** 別名：**天臼** 穴性：去風、通竅、清神

BL8 **絡却** 別名：**強陽、腦蓋** 穴性：去風、清頭目

BL9 **玉枕** 穴性：清頭目、開鼻竅

BL10 **天柱** 穴性：疏風開表、清熱、清頭目

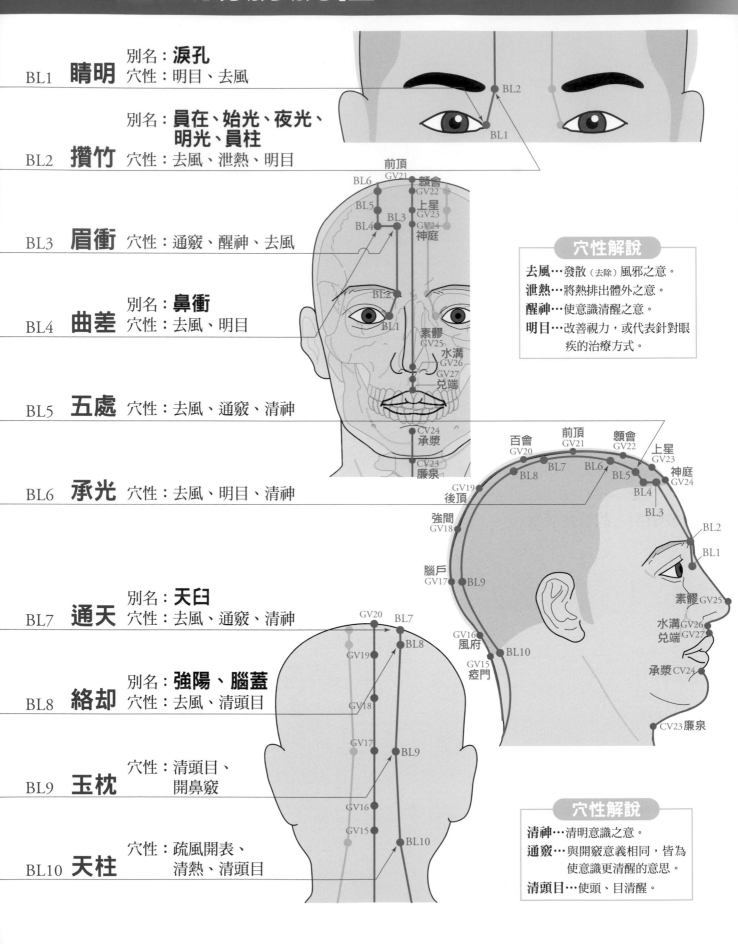

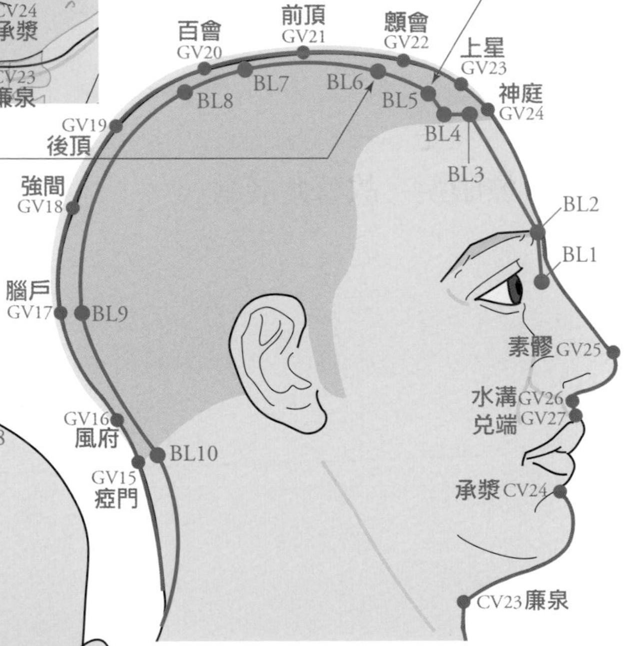

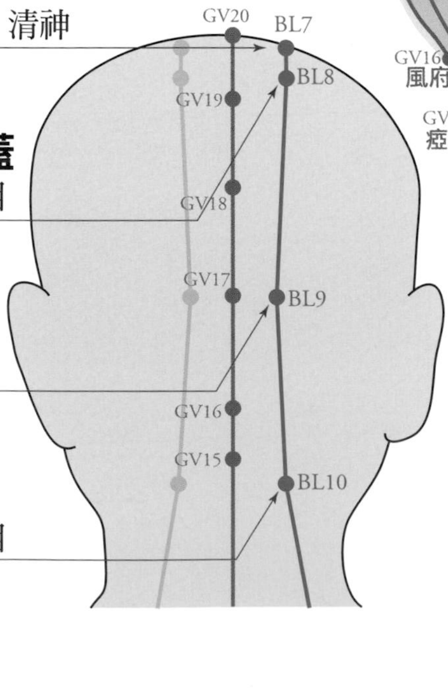

穴性解說

去風…發散（去除）風邪之意。
泄熱…將熱排出體外之意。
醒神…使意識清醒之意。
明目…改善視力，或代表針對眼疾的治療方式。

穴性解說

清神…清明意識之意。
通竅…與開竅意義相同，皆為使意識更清醒的意思。
清頭目…使頭、目清醒。

足太陽膀胱經承接手太陽小腸經的脈氣，起於內眼角（**睛明**），再上行至額部（**攢竹、眉衝、曲差、五處、承光、通天**）後，於頭頂（百會［督・GV20］）左右交會。而於頭頂（百會）所分出的支脈，則行至耳上，並延伸至顳部。本經則進入頭頂，並連接腦橫，再轉向而出（**絡却**）後，下行至項（**玉枕、天柱**）。

- **睛明**的**睛**為瞳孔之意。而睛明則代表可使瞳孔**明亮**的意思，也就是說，睛明為可治療眼疾的經穴。
- **攢竹**的**攢**為「集結」之意，**竹**則是將眉型譬喻為竹葉。因此，攢竹代表眉毛聚集、生長之處，也就是眉毛內側。此外，「攢蛾」則是代表「皺眉」的意思（蛾＝美人的雙眉）。
- **眉衝**的**眉**為「眉毛」，**衝**則是「衝擊」之意（衝突的「衝」）。也就是說，眉衝位於膀胱經的氣自眉毛向上衝處。此外，也有一說指眉衝為活動**眉**毛時，會受到**衝**擊的部位（亦有各種說法）。
- **曲差**為筆直向上行走的膀胱經經路於眉衝向外彎，到達曲差後，再上至五處的經路中，位於彎**曲**處的經穴。
- **五處**代表位於膀胱經第五處的經穴（亦有其他說法）。
- **承光**的**承**為「承接、承受」之意。因此，承光指的便是承接天之**光**的經穴。但也有一說指承光可治療眼疾，故有此名稱。
- **通天**指的是「**通**往身體中最高的頭部之經穴」，或者是「通過主掌**肺氣**（**天**之氣）的鼻部之經穴」，並進而引申為「可治療鼻塞、嗅覺障礙等病症的經穴」。

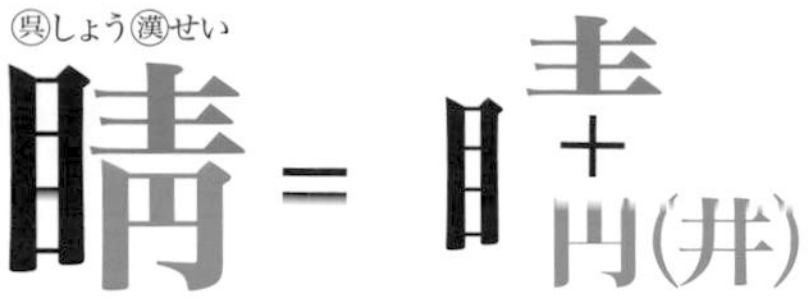

「睛」的「青」在古字中，是由生＋円（水井）所構成的字，代表「澄清的井水」之意。順帶一提，譬喻最後加上最大重點的成語「畫龍點睛」中，「點睛」的睛為眼瞳之意，也就是指於龍的圖畫上加繪眼睛之意。

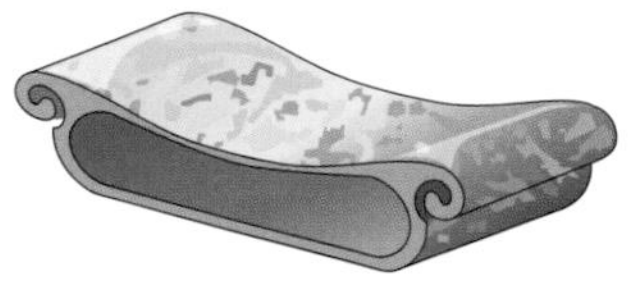

古中國人所使用的玉枕

雖然這與經穴的「玉枕」意義有點不同，但這種由珍貴的「玉」時所製作的枕頭，通常掘自於古中國權貴的墳墓中，也稱「玉枕」。

- **絡却**的**絡**為「纏繞、穿越」的意思，而**却**則是「後退、歸還」之意。因此，絡却也代表膀胱經「自通天繞入腦後，再於絡却處歸還至本經」的意思（亦有其他說法）。
- **玉枕**指的是當人枕頭而睡時，枕頭碰觸到枕骨的位置。**玉**代表「尊貴之物、圓形之物、堅固之物」等意，此處取尊貴之物的意思，並引申為「腦」；或可取「堅固之物」之意，以代表堅固的「枕外隆凸」。此外，**枕也代表古中國人所指的枕**骨。
- **天柱**指的是支撐天（頭部），且如柱子般的「頸、頸部」。此外，古中國人會以天柱骨稱呼頸椎，故有此名稱。

BL 足太陽膀胱經 ②背部直行支

BL11 **大杼** 要穴：八會穴之骨會
穴性：清熱散風、降逆舒筋

BL12 **風門** 別名：**風門熱府、熱府**
穴性：去風、清熱、平喘

BL13 **肺俞** 要穴：肺之背部俞穴
穴性：宣肺、平喘、利氣

BL14 **厥陰俞** 要穴：心包之背部俞穴
穴性：寧心、安神、寬胸

BL15 **心俞** 要穴：心之背部俞穴
穴性：疏通心絡、調理氣血、寧心安神

BL16 **督俞** 穴性：寬胸、利氣、降逆

BL17 **膈俞** 要穴：八會穴之血會
穴性：和血理血、和胃寬胸

BL18 **肝俞** 要穴：肝之背部俞穴
穴性：疏肝利膽、清頭明目

BL19 **膽俞** 要穴：膽之背部俞穴
穴性：清肝利膽、利氣清熱

BL20 **脾俞** 要穴：脾之背部俞穴
穴性：健脾化濕

BL21 **胃俞** 要穴：胃之背部俞穴
穴性：健脾胃、消積滯、和胃降逆

BL22 **三焦俞** 要穴：三焦之背部俞穴
穴性：調三焦、利水道

BL23 **腎俞** 要穴：腎之背部俞穴
穴性：補益腎氣、利腰脊

BL24 **氣海俞** 穴性：調氣血、健腰脊

BL25 **大腸俞** 要穴：大腸之背部俞穴
穴性：調腸腑、利腰腿

BL26 **關元俞** 穴性：壯腰培元、通利小便

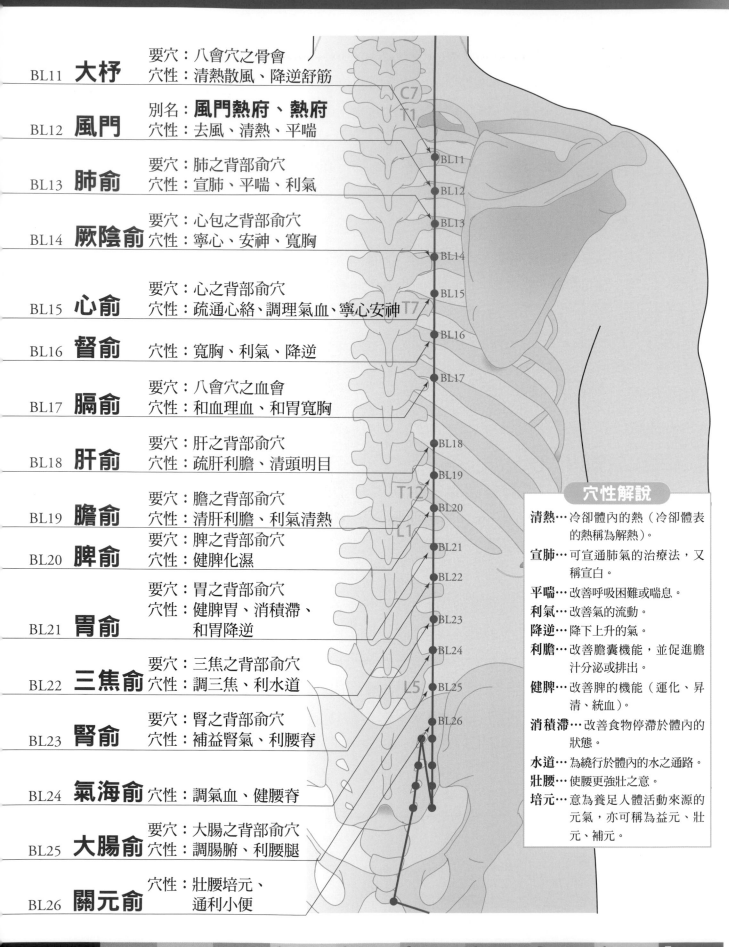

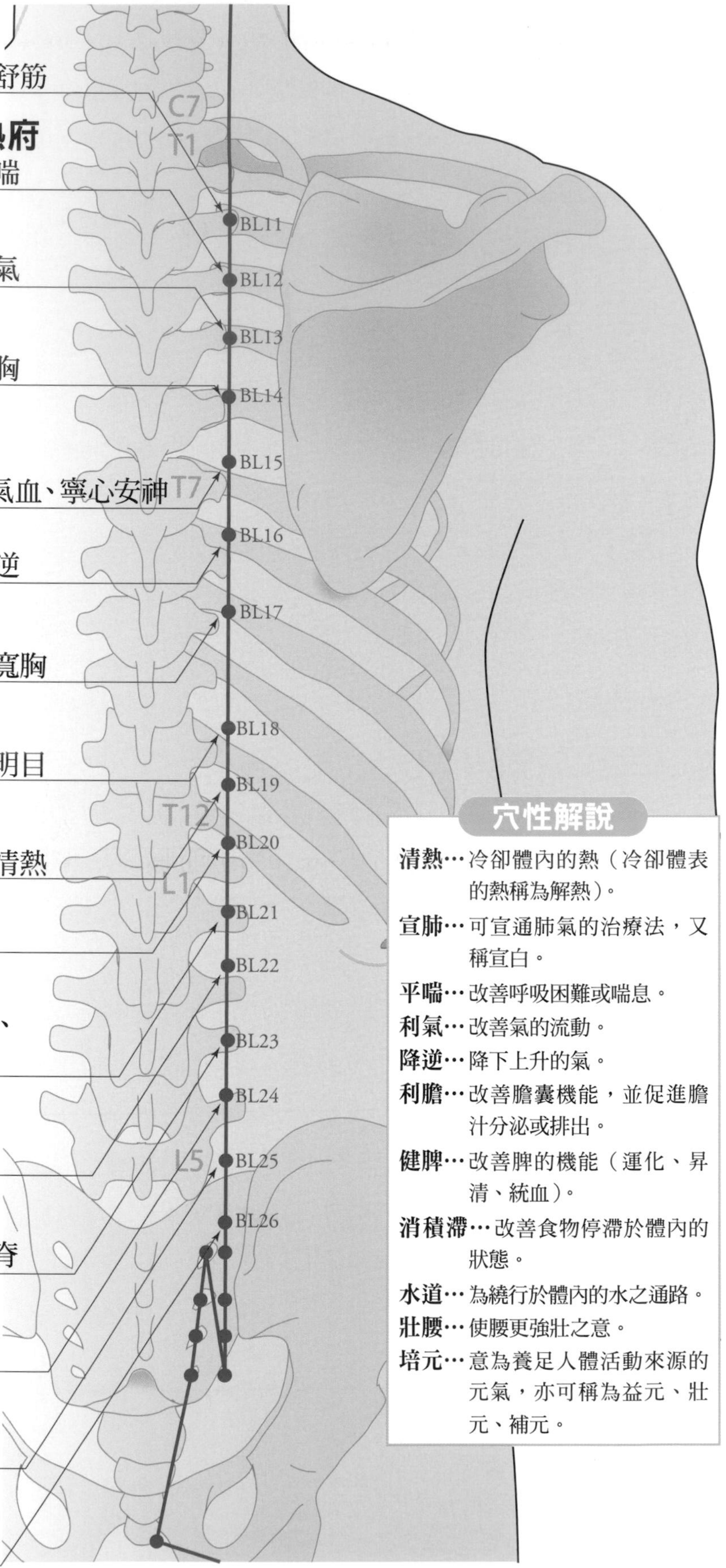

穴性解說

清熱…冷卻體內的熱（冷卻體表的熱稱為解熱）。
宣肺…可宣通肺氣的治療法，又稱宣白。
平喘…改善呼吸困難或喘息。
利氣…改善氣的流動。
降逆…降下上升的氣。
利膽…改善膽囊機能，並促進膽汁分泌或排出。
健脾…改善脾的機能（運化、昇清、統血）。
消積滯…改善食物停滯於體內的狀態。
水道…為繞行於體內的水之通路。
壯腰…使腰更強壯之意。
培元…意為養足人體活動來源的元氣，亦可稱為益元、壯元、補元。

- **大杼**的**杼**（梭子）為左右來往於紡織機，以幫助縱線（經線）交織於橫線（緯線）間的道具。而杼的外型與**椎骨的橫突**相似，故以**杼骨**稱呼椎骨。此外，也有一說指杼與**椎骨的棘突**類似，故稱為**杼骨**。至於頸椎中具有最大**棘突**的**第七頸椎**（別名「隆椎」）便稱為**大杼骨**（→p.234「大椎」）。
- **風門**為**風**邪進入身體的門戶，也是**風**邪的主治穴。
- **肺俞**為肺的背部俞穴，也是肺經的主治穴。
- **厥陰俞**指的是**厥陰**心包經的背部俞穴。在背部俞穴中，僅有此處不稱為「心包俞」，而命名為「**厥陰**俞」。此外，與「**厥陰**」相關的資訊請參照p.155。
- **心俞**為心的背部俞穴，也是心經的主治穴。
- **督俞**為通往**督**脈的經穴。
- **膈俞**的**膈**為間隔胸腔與腹腔的肌板，也就是「**橫膈膜**」（→p.103）。而膈俞則是位於橫隔膜的交界處，並可治療上焦與中焦疾患的經穴。
- **肝俞**為肝的背部俞穴，也是肝經的主治穴。
- **膽俞**為膽的背部俞穴，也是膽經的主治穴。
- **脾俞**為脾的背部俞穴，也是脾經的主治穴。
- **胃俞**為胃的背部俞穴，也是胃經的主治穴。
- **三焦俞**為三焦的背部俞穴，也是三焦經的主治穴。
- **腎俞**為腎的背部俞穴，也是腎經的主治穴。
- **氣海俞**是相對於腹部的**氣海**（p.256）之經穴。
- **大腸俞**為大腸的背部俞穴，也是大腸經的主治穴。
- **關元俞**是相對於腹部的**關元**（p.256）之經穴。

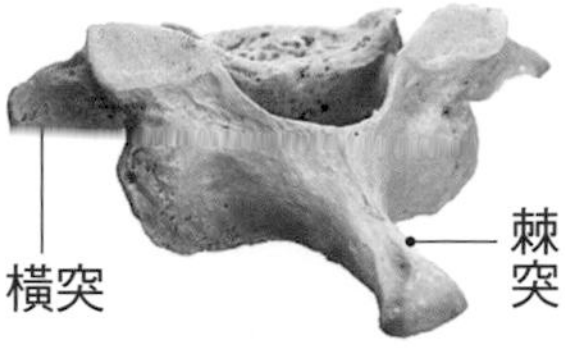

頸椎的橫突與棘突較為短小。
第七頸椎

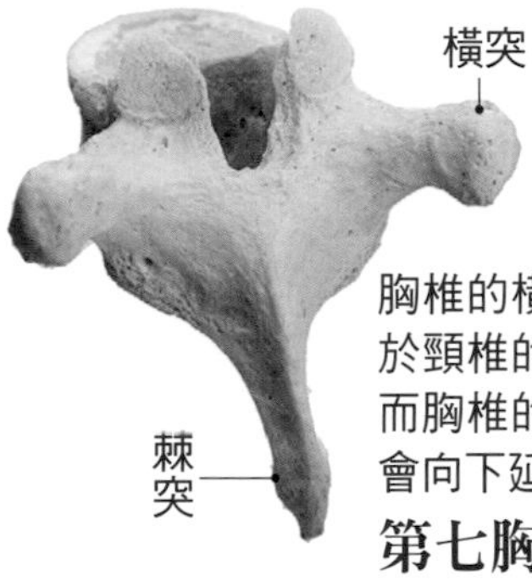

胸椎的橫突遠大於頸椎的橫突，而胸椎的棘突則會向下延伸。
第七胸椎

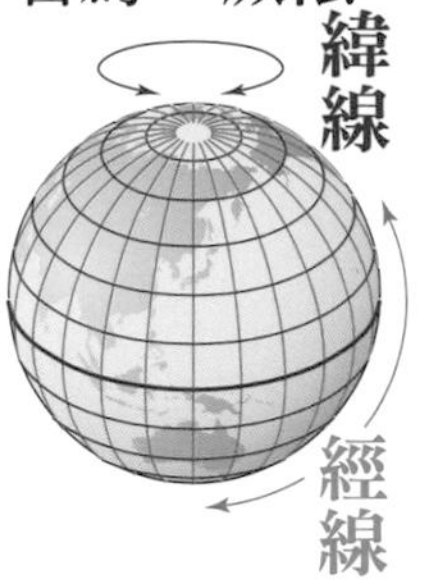

經絡的**經**字，代表縱向穿過人體的經脈。

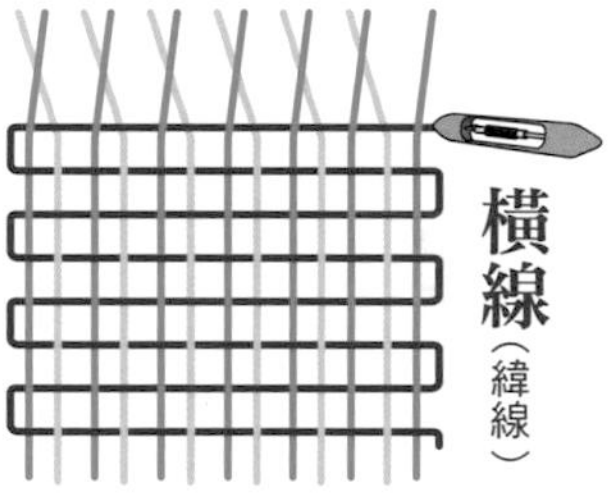

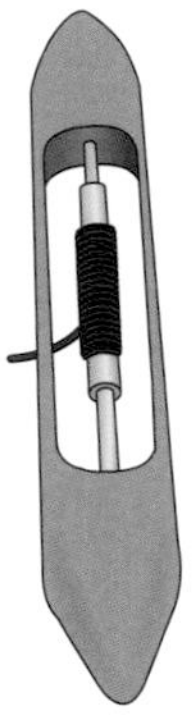
杼

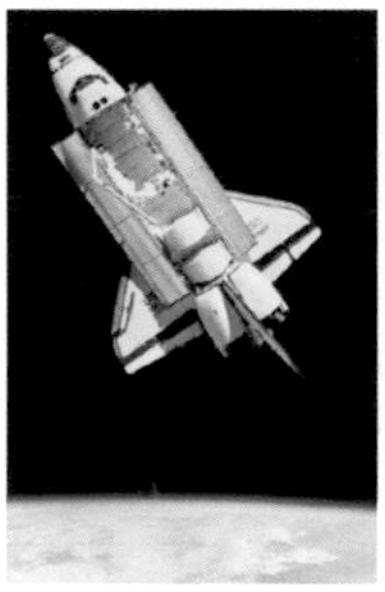
杼英文為shuttle。而太空梭（space shuttle）則與杼左右往來般相同，往返於宇宙與地球間。

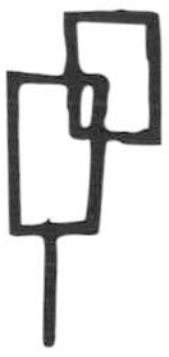
予的甲骨文

「予」代表圓環錯開又互相推向對側的樣貌。

杼

予有「互推」、「伸展」的意義。因此，便衍伸出**杼**的「將橫線推開的紡織機」之意。順帶一提，**野**則是「拓展至廣闊無邊的原野、田地」之意。

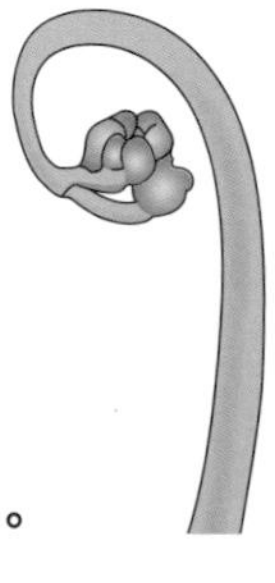

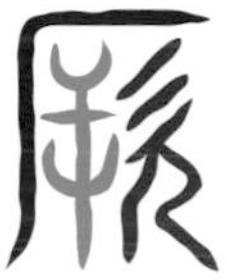
厥的篆字

厥

厥字中的**欮**，指的是身體「彎曲」呈「ㄇ」字般並倒下的樣貌。順帶一提，**蕨**則有綠芽彎曲如圓球狀的意思。

BL 足太陽膀胱經 ③臀部

BL27 **小腸俞** 要穴：小腸之背部俞穴
穴性：調腸腑、清熱利

BL28 **膀胱俞** 要穴：膀胱之背部俞穴
穴性：強腰脊、調膀胱

BL29 **中膂俞** 穴性：健腰、止瀉

BL30 **白環俞** 別名：玉環俞、玉房俞
穴性：健腰腿、利濕熱

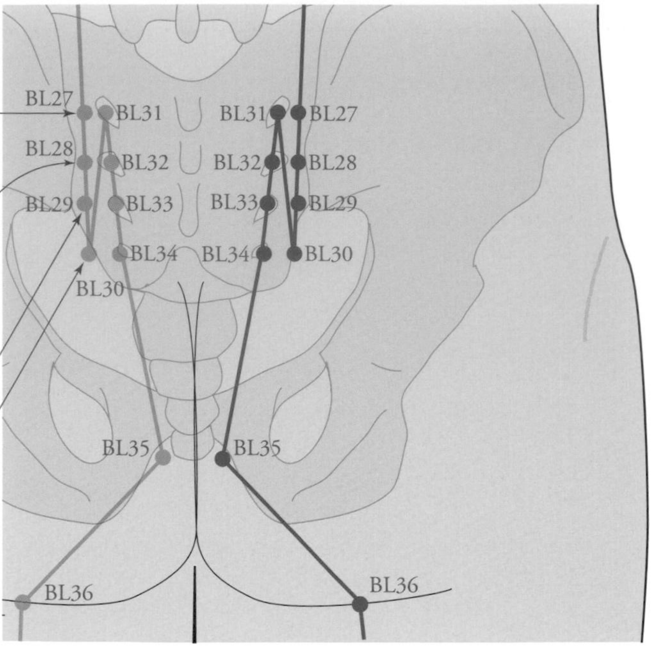

穴性解說

清熱…冷卻體內的熱（冷卻體表的熱稱為解熱）。
強腰脊…增強脊椎、腰椎與其周圍部位之意。
止瀉…抑制腹瀉、下痢症狀。
補下焦…改善下焦（腎、膀胱、小腸、大腸）的機能。
強腰膝…增強腰與膝蓋周圍部位之意。
下焦…下腹部，包括腎、膀胱、小腸，以及大腸等部位。
消痔…消除痔之意。

BL31 **上髎** 穴性：強腰膝、補下焦、通經絡

BL32 **次髎** 穴性：強腰膝、補下焦、通經絡

BL33 **中髎** 穴性：強腰膝、補下焦、通經絡

BL34 **下髎** 穴性：強腰膝、補下焦、通經絡

BL35 **會陽** 別名：**利機**
穴性：調理下焦

BL36 **承扶** 別名：**肉郄、陰關、皮部、扶承**
穴性：利腰腿、消痔、止瀉

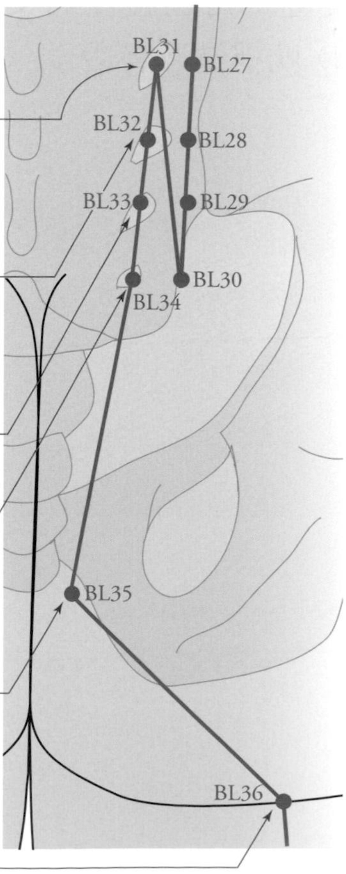

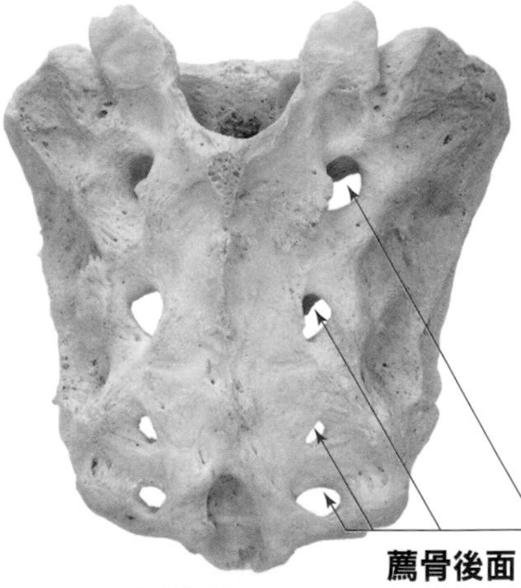

薦骨後面

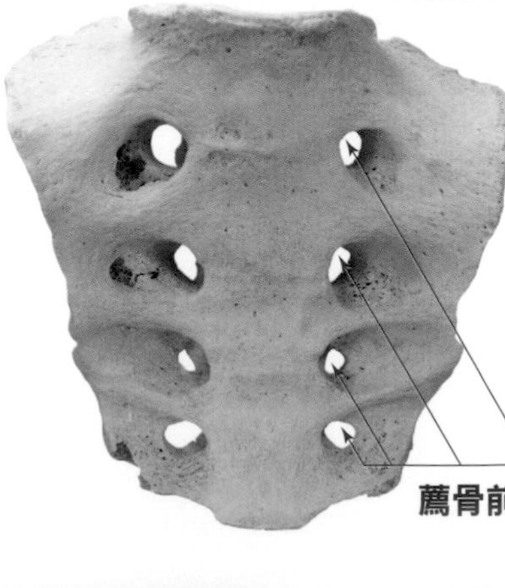

薦骨前面

- **小腸俞**為小腸的背部俞穴，也是小腸經的主治穴。
- **膀胱俞**為膀胱的背部俞穴，也是膀胱經的主治穴。
- **中膂俞**的**俞**代表位於**脊椎**兩側的肌群。不過，中膂俞則是位於較脊椎更靠近身體下方的位置。而脊椎周圍的肌群稱為**豎脊肌群**，其中部分肌肉（尤其是**髂肋肌**與**最長肌**）的起端則位於薦骨。
- **白環俞**的**白**於五行論中代表「金」，並與肺有關。**環**指的是呈現「圓」形的「肛門」，因此白環俞也代表肛門的主治穴。此外，白環俞亦有玉環俞與玉房俞等別稱，而「房」字在此則有陰囊或子宮的意思，代表儲存精氣、調整氣血之處。
- **上髎、次髎、中髎、下髎**的**髎**字指的是**後薦骨孔**。人體左右兩側共有八處後薦骨孔，因此古中國人便將薦骨稱為「八髎」。八髎穴可治療腰痛、大小便異常、婦科疾病等病症。
- **會陽**為足太陽膀胱經與督脈的陽經互相交**會**之處。若於陽側（也就是背側）就稱為「會陽」，相對的，位於陰側（也就是腹側）的交會處則稱為「會陰」（→p.256）。
- **承**有「承擔、承受」之意，而**扶**則有「幫助、扶助」之意。因此，**承扶**指的便是支撐體重之處。

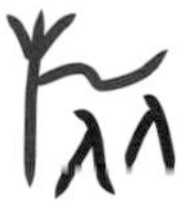

膂

旅的甲骨文

旅為象形字，代表兩人排列於旗下之意。

膂是由**旅**＋**月**所構成的文字。旅代表的是人們整隊排列於旗下之意，如周朝時500人的士兵便稱為「一旅」（類似於現代的「旅團」），因此旅便代表人體整齊排列的脊柱、椎骨等處。此外，「膂力」則為肌力、力量的意思，也代表由豎脊肌群施力之意。

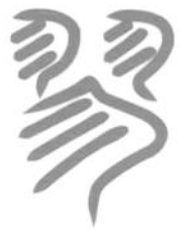

髎

翏的篆字

翏為羽＋㐱（混合之意），代表鳥高飛的模樣。

髎是由**骨**＋**翏**所構成的文字。翏代表鳥群振翅高飛的模樣，也有「遠離」、「纏繞」之意。因此，**髎**代表的便是骨骼之間的縫隙，或是骨骼的凹陷處。順帶一提，寂寥的寥也具有分離後相當「寂寞」的意思。

俞穴與治療、俞字的源由

〔金文〕

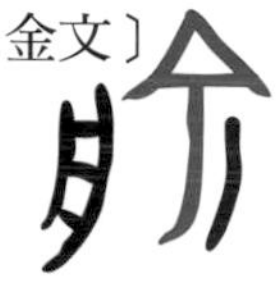

三角形的部分帶有刀刃或鏟子等意思（亦有其他說法）。

→ 兪

俞字為代表挖洞用的鏟子與舟的會意文字，也可代表挖空樹幹製造的**「中空的木舟」**，常用於膀胱經的背部經穴名稱。俞也因此可引申為「**除去某物，或將某物挖出後移至另一處**」之意。舉例來說，治癒的「癒」指的是除去疾病的狀態；愉快的「愉」為除去心之窒礙的意思；輸送的「輸」則是利用車子將某物移至另一處之意。根據白川靜所編纂的辭典所示，「俞」為「使用帶柄的手術刀刺穿患部的膿血，並將其去除後，移至盤（字中的「月」為「舟」的意思，代表外型如舟狀的盤子）中」的意思。

BL 足太陽膀胱經 ④腿部

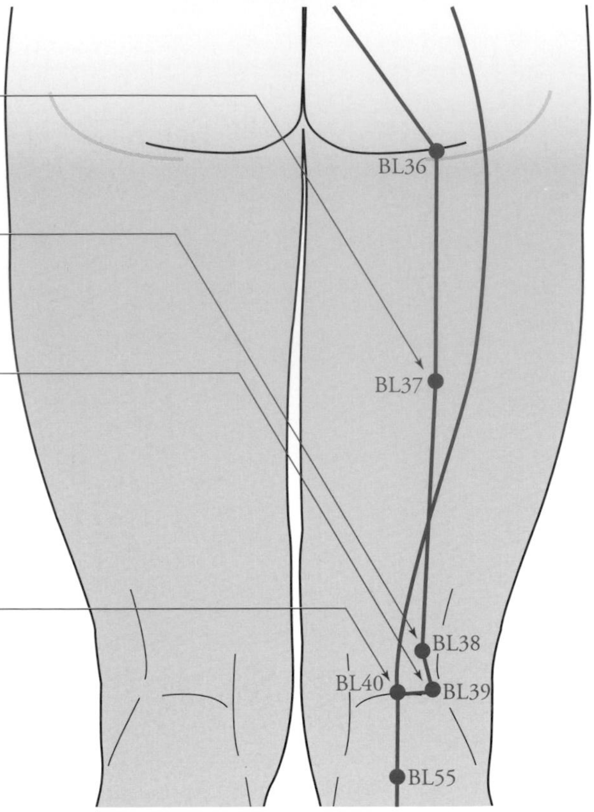

BL37 **殷門** 穴性：利腰腿

BL38 **浮郄** 穴性：舒筋、清熱

BL39 **委陽**
要穴：三焦之下合穴
穴性：舒筋、利三焦、通水道

BL40 **委中**
要穴：膀胱經之合土穴、四總穴、膀胱之下合穴
穴性：涼血泄熱、舒筋通絡、去風濕、利腰膝

附分的「**附**」字現在常以「**付**」字代替，但「附」原先的意義為「附屬」、「附帶」的意思，而「付」的原意則為「交付、給付」之意。也就是說，此處為分支所「附」著的經穴，故以「**附**」字取名。

BL41 **附分** 穴性：疏風散寒、舒筋活絡

BL42 **魄戶** 穴性：散風理肺、平喘止咳

BL43 **膏肓**
別名：**膏肓俞**
穴性：通宣利肺、益氣養陰、補虛損

BL44 **神堂** 穴性：寬胸、寧心

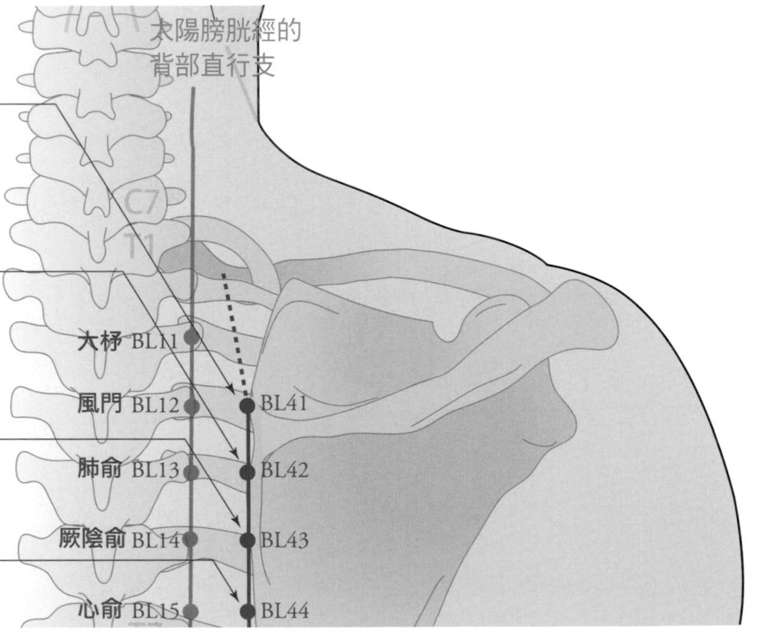

穴性解說

舒筋…增加肌肉的伸展性與活動力。
水道…代表繞行於體內的水之路線。
泄熱…將熱排出體外。
涼血…除去體內熱邪，並改善容易流鼻血、吐血或下血等狀態。
疏風…分散風之邪氣。
活絡…改善經絡的流動。
散風…將風之邪氣排出體外。
益氣…補足體內之氣，並可治療氣虛情形，又稱為補氣。
養陰…補充冷卻潤澤之力。
補虛損…修補因壓力或過度勞累而受損或缺乏的正氣。
寧心…穩定精神不安定的狀態。

本經繼續自臀部下行至大腿後側（**殷門**、**浮郄**），並進入膕窩（**委陽**、**委中**，其中委中為膀胱經的第二支脈匯流處）。此外，後頸部更有另一條支脈（膀胱經第二行線）於天柱起與本經各分左右，並於脊椎兩側，也就是背部後正中線向外3寸處（**附分**、**魄戶**、**膏肓**、**神堂**）向下行走。

- **殷門**的**殷**為「繁盛、多、大」，或者「疼痛」之意；**門**則是「出入口」之意。殷門指的是可治療「疼痛」（主要為坐骨神經痛）的經穴。此外，**殷**亦有「紅色、中央」的意思，因殷門位於大腿紅色的肌肉，也就是承扶與委中的「中央」，故有此名稱。
- **浮郄**的**浮**為「浮起」的意思，亦可代表「上處、高處」之意；**郄**則有「隙縫、裂縫」的意思。因此，浮郄指的便是位於膕窩較大縫隙的經穴。
- **委陽**的**陽**代表陽側（以腿來說便為外側），**委**則代表女性彎腰撿拾「禾」，也就是「稻穗」的模樣，因此具有「彎曲、交託、委託」之意。也就是說，當膝蓋彎曲時，委陽便位於「膕窩」（髕股關節後方的凹陷處）的「委中」之外側。
- **委中**為位於「彎曲處」（膕窩）**中**央的經穴。
- **附分**代表膀胱經的直行支與分支**附**著處之意。
- **魄戶**的**魄**為五神之一。其實，五神之中，肝藏魂，肺藏魄。魄戶則是肺氣出入的門戶，也代表可治療肺疾患的經穴。

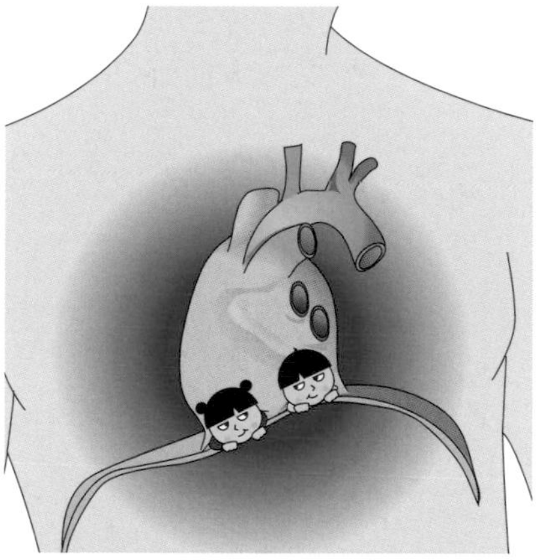

- **膏肓**的**膏**為「白色油脂」，也就是**心臟的脂肪**。而**肓**則是由「亡」＋肉部所組成的字，代表隱藏於**橫膈膜上方**的部位。因此，膏肓便是「**位於心臟與橫膈膜間最深處**」的意思。不過，常有人會將「**肓**」誤以為是「**盲**」，請多加留意，而成語「**病入膏肓**」（代表「不治之症」或難以治癒的疾病）也請避免誤認為「病入膏盲」。
- **神堂**位於心**俞**向外1.5寸處，為神所留宿之處，也代表「心」所在的「心臟」。

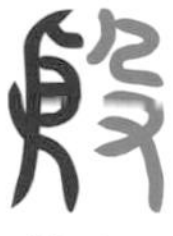

篆字

殷的左側為「身」字的相反字形，而右側的殳則代表「手」持矛站立的模樣。

殷

殷為極為古老的朝代（＝商朝），更早於「周朝」。而「**殷賑**」這個詞則代表「熱鬧、繁盛」的模樣。

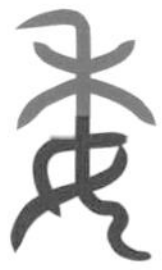

委字下方的「女」代表女性的姿態。

篆字

委

委代表女性撿拾禾（也就是「稻穗」）時的樣貌。而以禾作為部首的字，大多與植物較有關係。

膏

膏是由肉部＋帶有「白色」意義的「高」字所組成的文字，代表「白色油脂」。此外，「軟膏」或「膏藥」中的「膏」也一樣代表油脂。

肓

亡代表**將人包圍、隱藏住的模樣**（因此也延伸出「看不見、隱藏、消失」等意義），或是**蜷曲的屍體**（並引申出「死亡」之意）。此外，成語「**病入膏肓**」之源由則與晉景公有關。景公罹病且逐漸惡化，因此找來名醫「高緩」治病。而高緩抵達的前一晚，景公卻見到「病」以孩童之姿出現於夢中，並表示：「**雖然高緩是名醫，但我只要隱入肓之上、膏之下，他也拿我沒轍**」便潛入膏肓之間。之後，當高緩抵達時，也如景公之夢般，表示：「病已進入膏肓之間，無法以藥物治療，針也無法抵達此處，我已束手無策。」因此，日後「**病入膏肓**」便常用於形容「**疾病惡化至無計可施的狀態**」，或是「**熱衷於某項事物，無法抽身的狀態**」。

肓常寫作 肓

BL 足太陽膀胱經 ⑤背部分支

穴性解說

利氣…改善氣的流動。

和中…與和胃意義相同，代表改善胃氣不和狀態之意。

利脇…改善脇部狀態。

溫陽…溫通陽氣、補充加溫能力。

理氣…改善氣的流動，或代表使氣恢復正常機能的治療方式。

行氣…改善氣的流動，或代表治療氣滯的治療方式。

二便…大便與小便之意。

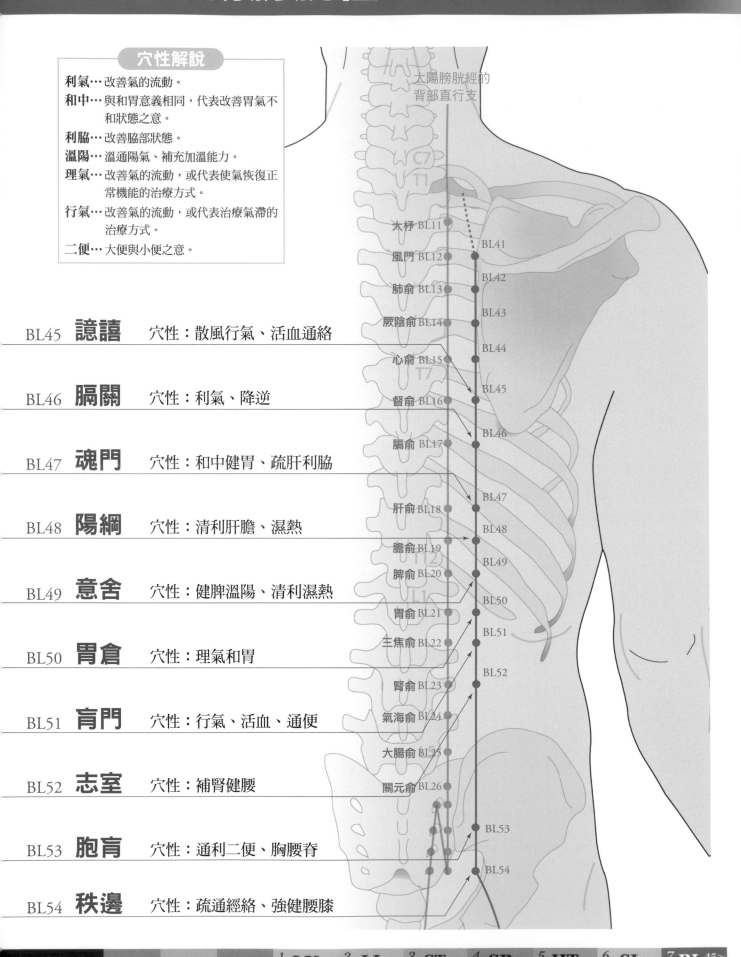

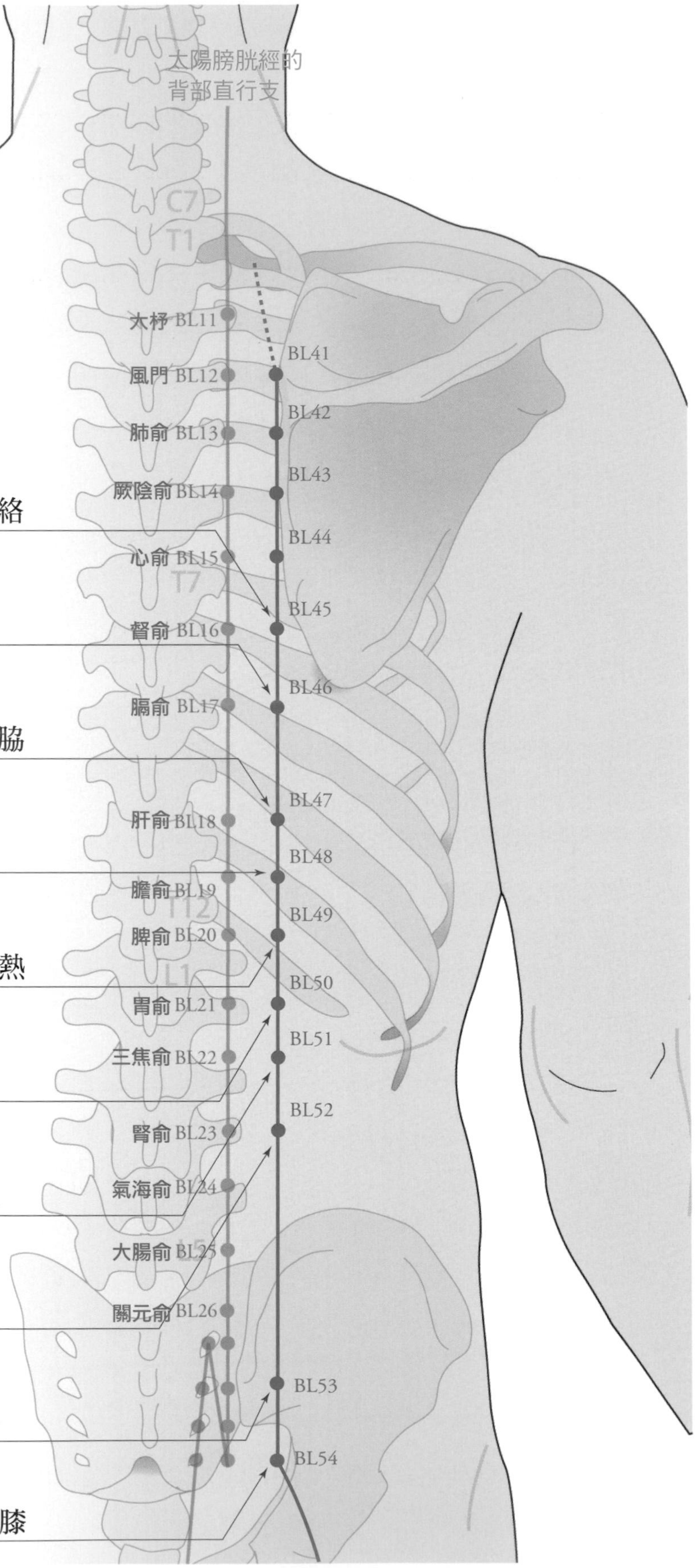

BL45 **譩譆** 穴性：散風行氣、活血通絡

BL46 **膈關** 穴性：利氣、降逆

BL47 **魂門** 穴性：和中健胃、疏肝利脇

BL48 **陽綱** 穴性：清利肝膽、濕熱

BL49 **意舍** 穴性：健脾溫陽、清利濕熱

BL50 **胃倉** 穴性：理氣和胃

BL51 **肓門** 穴性：行氣、活血、通便

BL52 **志室** 穴性：補腎健腰

BL53 **胞肓** 穴性：通利二便、胸腰脊

BL54 **秩邊** 穴性：疏通經絡、強健腰膝

- **譩譆**的**譩**為「疼痛時發出的聲音、胸悶時發出的呻吟」，**譆**則是「嘆氣、恐懼、愉悅」時所發出的「啊」音之擬聲詞。也就是說，按壓此穴位時，患者會發出呻吟並反應於手部（請參照p.128關於「聽診三角」的解說）。
- **膈關**的**膈**如下圖所示，代表「**橫膈膜**」。而**關**則有「交界處」之意，代表橫膈膜的意思。
- **魂門**的**魂**為五神之一，宿於肝。因此，魂門為肝氣出入處，也是可治療肝病的經穴。
- **陽綱**為**陽**側（軀幹背側）的陽經俞穴（胃俞、三焦俞、大腸俞、小腸俞、膀胱俞）中，位於最上方的（膽經）俞穴，並如「綱線」般匯流各經，故有此名稱。
- **意舍**的**意**為五神之一，古中國人認為脾為**意**之留宿處。因此，**意舍**為脾氣出入的經穴。
- **胃倉**為胃氣出入的經穴，位於胃俞向外1.5寸處。
- **肓門**的**肓**為隱藏於**心臟以下、橫膈膜以上**的部位。門則代表氣所出入處。
- **志室**的**志**為五神之一，並留宿於腎。因此，志室指的便是腎氣所出入處。
- **胞肓**的**胞**為「**胞衣**」之意，也就是胎盤、羊膜，甚至是子宮的意思。此外，胞也可代表呈袋狀的器官，也就是膀胱。因此，胞肓指的便是位於深處，並與子宮、膀胱有關的經穴。
- **秩邊**為位於背部膀胱經最下方的經穴。

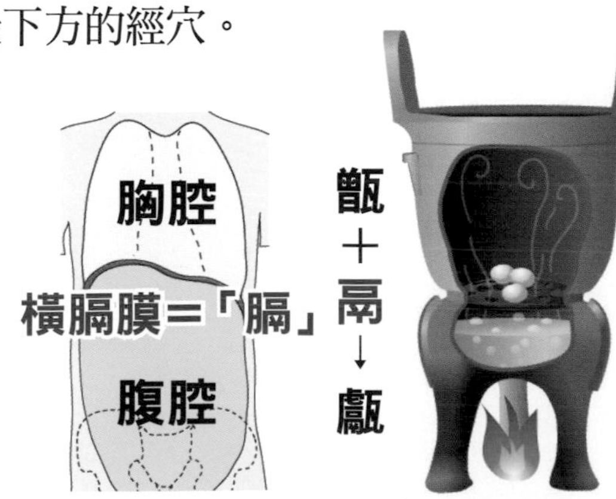

膈字右側的「**鬲**」在古代指的是「蒸籠」，也就是**甗**的下方。當位於鬲的熱水沸騰時，蒸氣便會穿過上方開洞的隔板，抵達上方的**甑**（蒸籠）以蒸熟食物。而此概念也延伸至膈字，用來代表間隔胸腔與腹腔的「橫膈膜」。

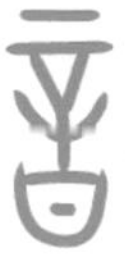

音的金文

意由音與心所構成，代表口中含有某物的樣貌。

譩

意是由音（「含」之意）＋心所構成的文字，代表不出聲，並於心中思考的意思。因此，譩具有胸部感到窒礙，並嘆息出聲的意思。

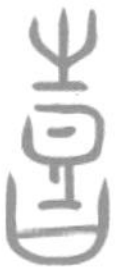

喜的金文

喜字上方的壴為高杯（高座漆器，古代的餐具）之意。

譆

喜為見到眼前盛放於餐具上的豐盛菜餚，感到相當喜悅的樣貌，或可指過於喜悅而發出的聲音。

五臟與五神的關係

在五行論中，五神指的是**魂、神、意、魄、精志**，並各自宿於五臟之中。此外，於背部膀胱經的第一行線與第二行線間，可看出五臟與五神的對應關係。

魄宿於肺（魄戶位於肺俞外側）
神宿於心（神堂位於心俞外側）
魂宿於肝（魂門位於肝俞外側）
意宿於脾（意舍位於脾俞外側）
精與志宿於腎（志室位於腎俞外側）

包的篆字

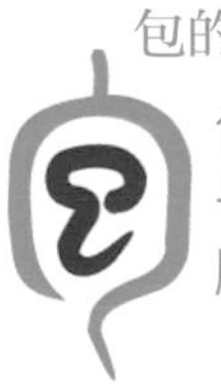

包為胞衣於子宮中包覆胎兒的樣貌。

胞

胞是由肉部＋包所構成的字，其中包指的是胞衣，也就是胎兒的胎盤或羊膜。而「同胞」這個詞指的是生於同一「胞」，也就是子宮的手足。此外，胞也可引申至較廣的意義，如「細胞」的「胞」便代表「以外皮包覆住」之意。

BL 足太陽膀胱經 ⑥足部、背部分支

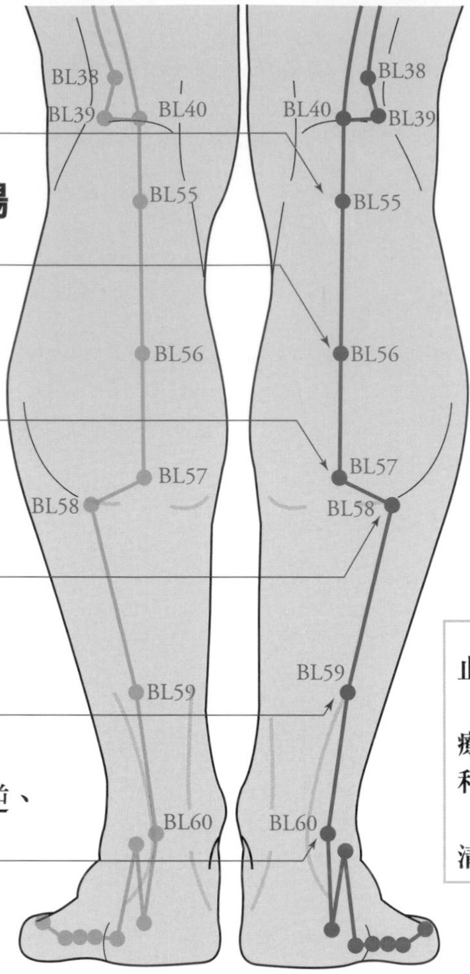

BL55 合陽
穴性：利腰腿、調下焦、止漏泄

BL56 承肌
別名：**腨腸、直腸、踹腸**
穴性：舒筋骨、利腰腿

BL57 承山
別名：**魚腹、肉柱、傷山**
穴性：舒筋骨、利腰腿、理腸療痔

BL58 飛揚
別名：**厥陽**
要穴：膀胱經之絡穴
穴性：疏筋通絡

BL59 跗陽（別字：付）
要穴：陽蹻脈之郄穴
穴性：利腰腿、清頭目

BL60 崑崙
要穴：膀胱經之經火穴
穴性：利腰腿、舒筋、降氣逆、清頭目

穴性解說

止漏泄…抑制大量發汗的異常情形。
療痔…治療痔之意。
利腰腿…改善腰、大腿等部位的狀態。
清神…清明意識。

外側（右）

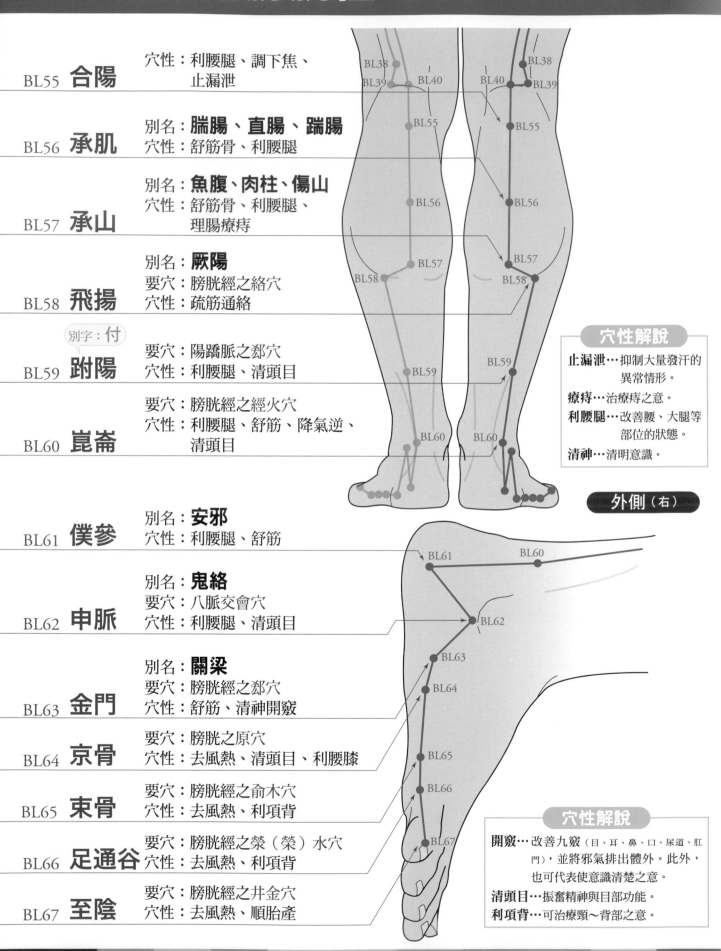

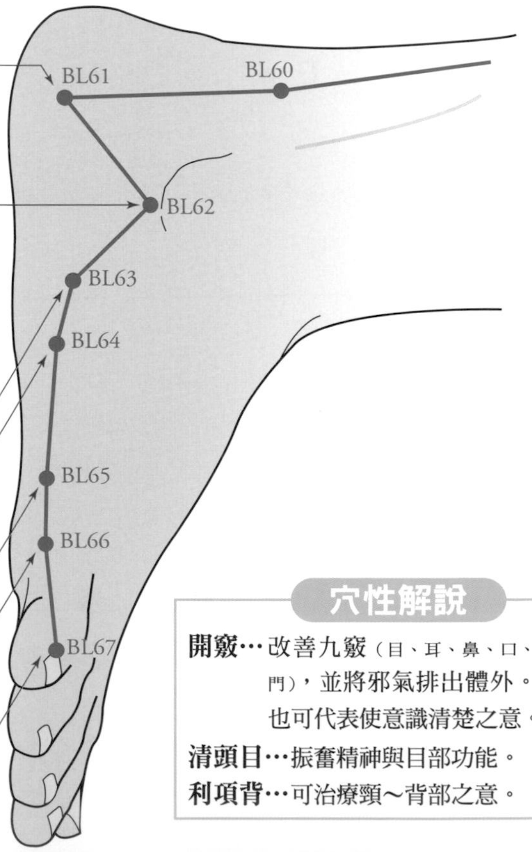

BL61 僕參
別名：**安邪**
穴性：利腰腿、舒筋

BL62 申脈
別名：**鬼絡**
要穴：八脈交會穴
穴性：利腰腿、清頭目

BL63 金門
別名：**關梁**
要穴：膀胱經之郄穴
穴性：舒筋、清神開竅

BL64 京骨
要穴：膀胱之原穴
穴性：去風熱、清頭目、利腰膝

BL65 束骨
要穴：膀胱經之俞木穴
穴性：去風熱、利項背

BL66 足通谷
要穴：膀胱經之滎（滎）水穴
穴性：去風熱、利項背

BL67 至陰
要穴：膀胱經之井金穴
穴性：去風熱、順胎產

穴性解說

開竅…改善九竅（目、耳、鼻、口、尿道、肛門），並將邪氣排出體外。此外，也可代表使意識清楚之意。
清頭目…振奮精神與目部功能。
利項背…可治療頸～背部之意。

支脈於秩邊向橫側前行，通過環跳（膽・GB30）後，繞過髖關節外側後方，並於膕窩（委中）與本經會合，再下行至小腿後側（腓腸肌，**合陽**、**承筋**、**承山**）。接著，行經小腿外側後方（**飛揚**、**跗陽**），再行至外踝後側（**崑崙**）後，於崑崙繞過跟骨結節（**僕參**），並於足部外側（**申脈**、**金門**）行經第5趾外側（**京骨**、**束骨**、**足通谷**）。最後，此經脈會抵達第5趾外側上端（**至陰**），並連結足少陰腎經。

- **合陽**的**合**為「會合、集合」之意。因足太陽膀胱經第一、二支於合陽會合，故有此名稱。
- **承山**的**承**為「承擔、承受」之意，也引申為人體站立時，小腿肌肉負責承受體重的意思。而**山**則是代表位於**腓腸肌**如山丘般隆起處的經穴。
- **飛揚**相對於經脈在委中至承山間行走於陰側深處，則具有「**飛**出至**陽**側（腿外側）」的意思。此外，飛揚屬於絡穴，因此也具有膀胱經於此處分出絡脈，並飛至腎經的意思。
- **跗陽**的**跗**為「足背」的意思（「跗骨」則代表立起足背的骨骼）。因此，跗陽指的是位於足背**陽**部（足背上的陽側）之經穴。
- **崑崙**則是將外踝的隆起處比喻為中國的「**崑崙山**」，故有此名稱。
- **僕參**則位於僕人屈膝跪下向主人行禮時，上肢垂下後，指尖碰觸至腳踝處。
- **申脈**的**申**為「伸展」的意思（「伸」字的右側），為奇經八脈之陽蹻脈的起始處，可治療無法伸屈、肌肉痙攣等病症。
- **金門**的**金**在五行論中與肺部有關，是氣血出入的要穴。此外，金門也是如「金」般重要的經穴。
- **京骨**於古代中國，代表第五蹠骨後端的隆起處（第五蹠骨粗隆）。也就是說，京骨穴為位於蹠骨粗隆的經穴。
- **束骨**於古代中國指的是第五蹠骨頭，而束骨穴便是位於此處的經穴。
- **通谷**為位於膀胱經的氣**通**過處之經穴。
- **至陰**代表膀胱經經氣於此行**至陰**經的腎之處。

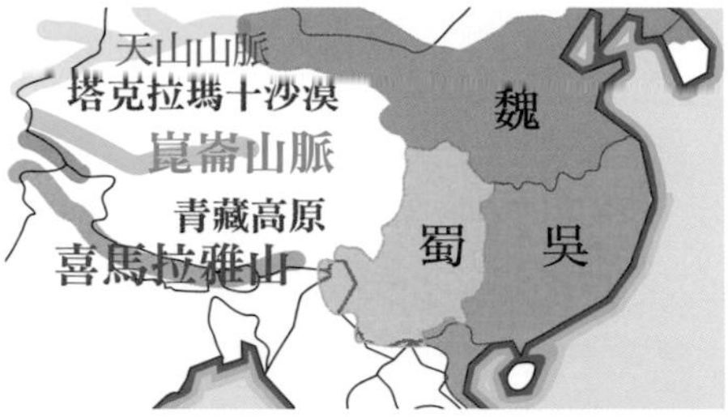

三國時代的吳國與實際的崑崙山脈

10 崑崙為中國傳說中的山脈，位於中國西方。崑崙為黃河的源頭、八仙（代表道教的八位先人）所居住處，也是西王母所居住的山脈。但實際上，「崑崙山脈」則是位於中國西部，也就是青藏高原北部的大山脈，共有超過兩百座標高6000m以上的高山連綿於此。

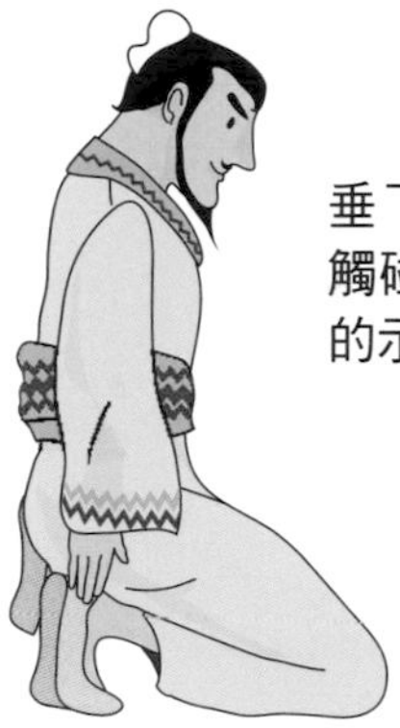
垂下的手指前端觸碰至**僕參**一帶的示意圖。

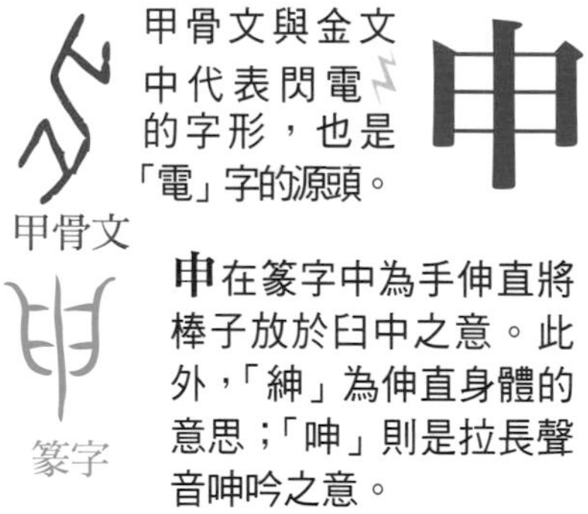

甲骨文與金文中代表閃電的字形，也是「電」字的源頭。

申在篆字中為手伸直將棒子放於臼中之意。此外，「紳」為伸直身體的意思；「呻」則是拉長聲音呻吟之意。

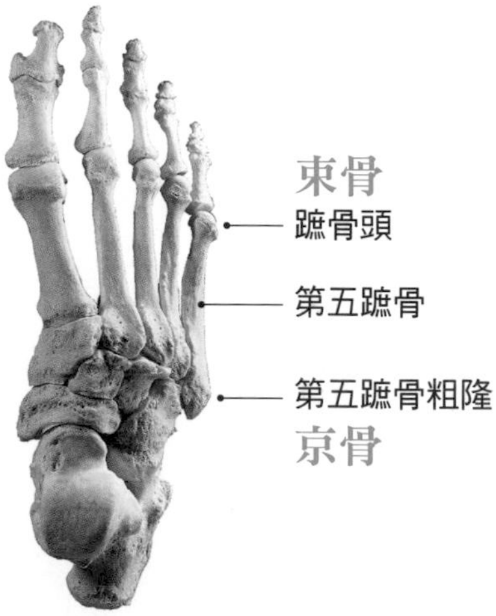

BL1 睛明

部位：位於顏面之內眼角內側上方與眼眶內側壁間的凹陷處

與此經穴有關的解剖學各部位：

- **滑車上神經**為眼神經的分支，屬於感覺神經，並通過額骨切跡
- **眼角動、靜脈**源自於外頸動脈之顏面動脈
- **眼輪匝肌**是由顏面神經所支配的表情肌，可閉合眼瞼
- **眼瞼內側韌帶**附著於內眼角的上頜骨眶突與眼瞼間

BL2 攢竹

部位：位於頭部，也就是眉毛內側的凹陷處

與此經穴有關的解剖學各部位：

- **滑車上神經**為眼神經的分支，屬於感覺神經，並通過額骨切跡
- **眼輪匝肌**、**額肌**與**皺眉肌**皆是由顏面神經所支配的表情肌，其中眼輪匝肌可閉合眼瞼，額肌可形成額部的橫向皺紋，而皺眉肌則可形成縱向皺紋
- **滑車上動、靜脈**源自內頸動脈之眼動、靜脈，並通過額骨切跡

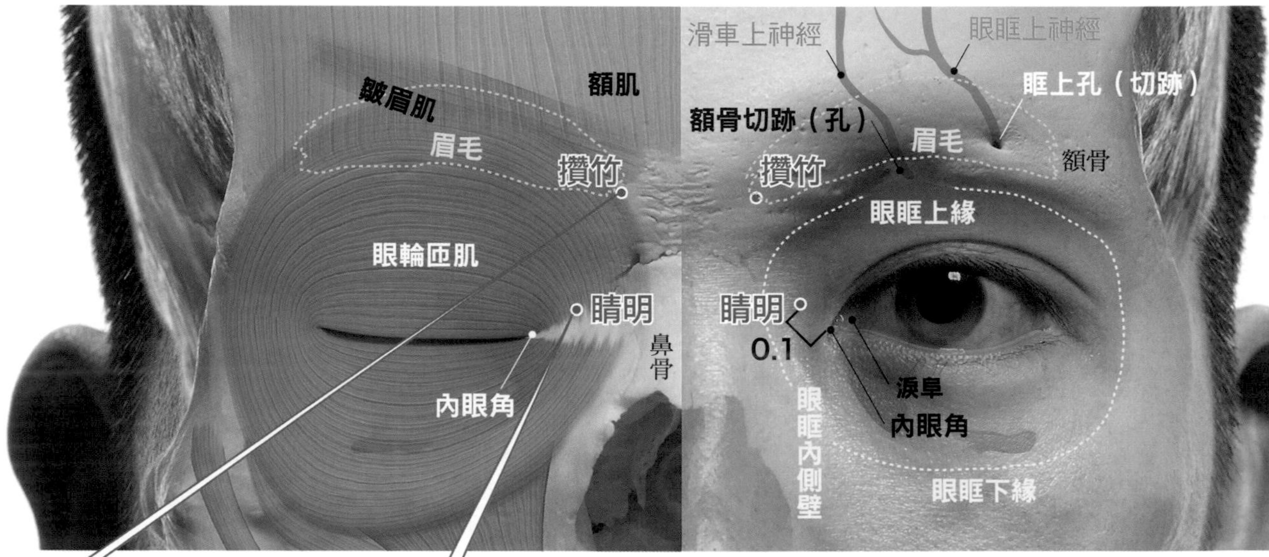

攢竹的取穴法

於額骨切跡的凹陷處，也就是**睛明**（BL1）的正上方之眉毛內側處可觸得。

睛明的取穴法

眼睛閉上時，於內眼角內側向上0.1寸的凹陷處取之。

額骨切跡（孔）與眶上孔（切跡）

額骨切跡（孔）位於眼眶上緣內側，並可於其外側觸得**框上孔（切跡）**。額骨切跡主要包括源自眼神經之額神經的滑車上神經，以及屬於眼動、靜脈的滑車上動、靜脈；至於眶上孔則包含源自額神經的眶上神經，以及屬於眼動、靜脈分支的眶上動、靜脈，而這些神經與動、靜脈皆分布於額部。

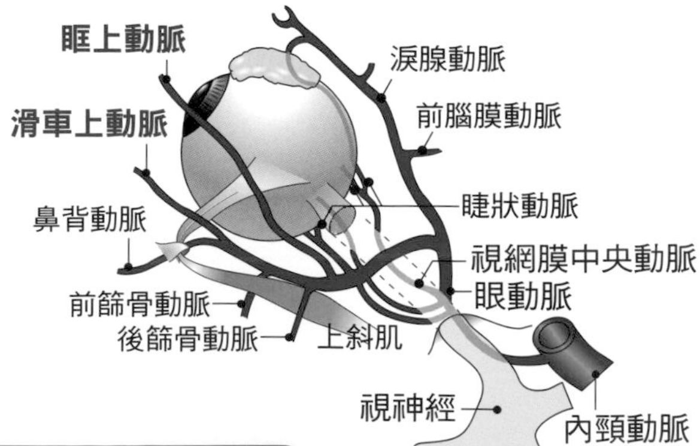

右眼動脈（俯瞰圖）

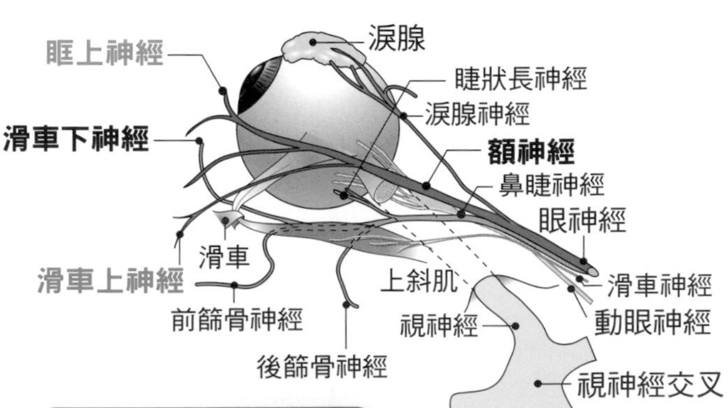

右眼神經（俯瞰圖）

攢竹可治療頭痛、眼部疾患、眼瞼下垂或眼瞼痙攣，但較少單獨使用，大多與其他經穴共同治療。而**眼神經**為三叉神經的第1支，負責掌控眼眶內、額部、鼻腔等處的**知覺**，與視覺毫無關係，請多加留意，避免與視神經（第Ⅱ腦神經）產生混淆。

BL3 眉衝

部位：位於頭部之額骨切跡上方，也就是前髮際向上**0.5寸**處

與此經穴有關的解剖學各部位：

- **滑車上神經**為眼神經的分支，屬於感覺神經，並通過額骨切跡
- **額肌**是由顏面神經所支配的表情肌，可形成額部的橫向皺紋
- 滑車上動、**靜脈**源自內頸動脈之眼動、靜脈，並通過額骨切跡
- 眶上動、**靜脈**源自內頸動脈之眼動、靜脈，並通過眶上孔

BL4 曲差

部位：位於頭部之前髮際向上**0.5寸**處，以及前正中線向外**1.5寸**處

與此經穴有關的解剖學各部位：

- **滑車上神經**為眼神經的分支，屬於感覺神經，並通過額骨切跡
- **額肌**是由顏面神經所支配的表情肌，可形成額部的橫向皺紋
- 滑車上動、**靜脈**源自內頸動脈之眼動、靜脈，並通過額骨切跡
- 眶上動、**靜脈**源自內頸動脈之眼動、靜脈，並通過眶上孔

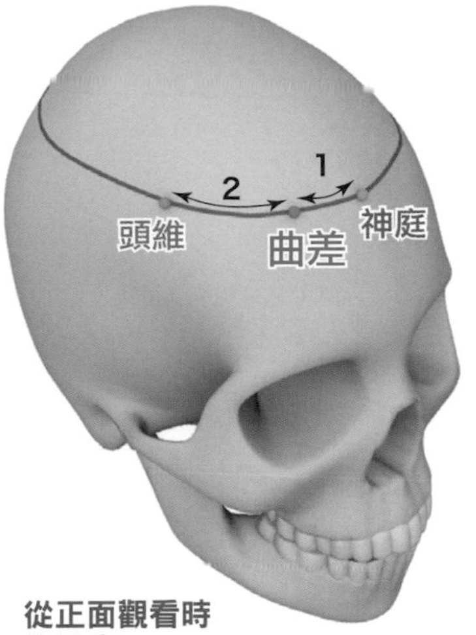

從正面觀看時的長度…

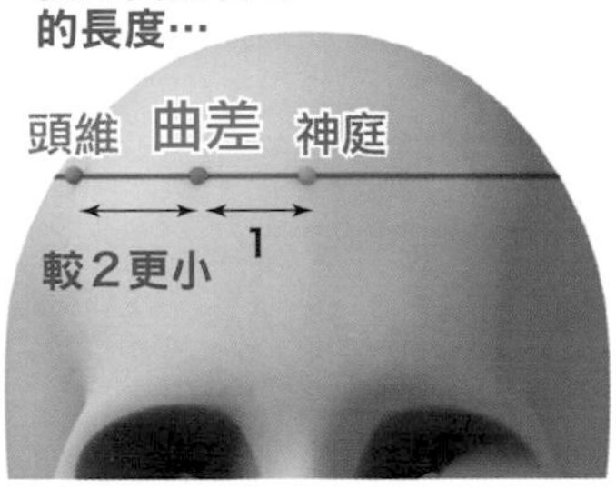

神庭與**頭維**的連接線位於頭部前方的曲面處，嚴格來說，**曲差**並不是位於2：1長度處。若想以平面圖完全呈現出頭部或胸廓上的曲面長度，是相當困難的問題。

曲差的取穴法

找出**神庭**（GV24・督）與**頭維**（ST8・胃）的連接線，並於距離**神庭**3分之1處取之。
＊將**神庭**、**曲差**、**本神**（GB13・膽）、**頭維**間的距離設為等長。

眉衝的取穴法

於**神庭**（GV24・督）與**曲差**（BL4）的中點處取之。

神庭的取穴法

若前髮際的界線較不明確時，可於眉間中點向上3.5寸處取之。

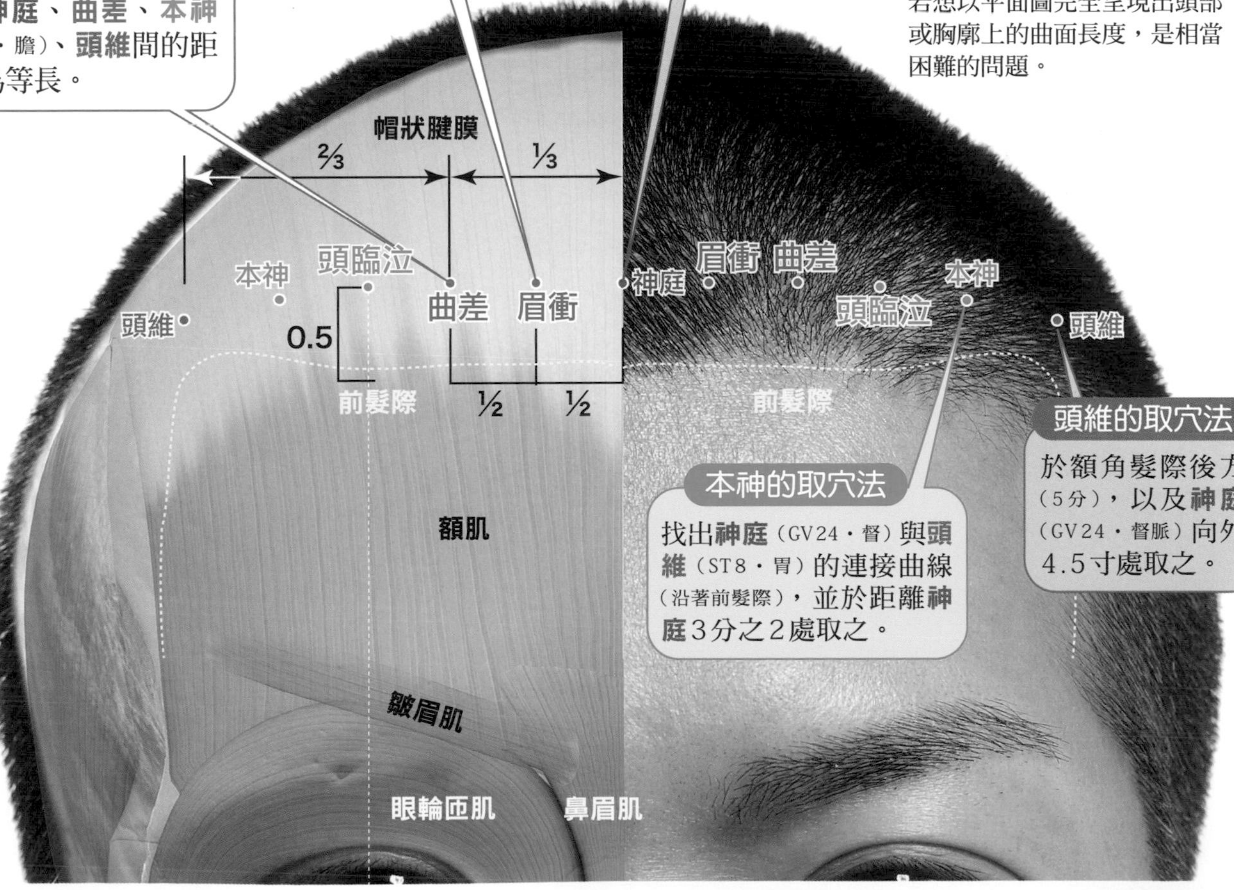

本神的取穴法

找出**神庭**（GV24・督）與**頭維**（ST8・胃）的連接曲線（沿著前髮際），並於距離**神庭**3分之2處取之。

頭維的取穴法

於額角髮際後方（5分），以及**神庭**（GV24・督脈）向外4.5寸處取之。

BL5 五處

部位：位於頭部之前髮際向上**1寸**處，以及前正中線向外**1.5寸**處

與此經穴有關的解剖學各部位：

- **滑車上神經**為眼神經的分支，屬於感覺神經，並通過額骨切跡
- **額肌**是由顏面神經所支配的表情肌，可形成額部的橫向皺紋
- **眶上動**、**靜脈**源自內頸動脈之眼動、靜脈，並通過眶上孔
- **帽狀腱膜**位於此穴位深處，並介於額肌與枕肌間

BL6 承光

部位：位於頭部之前髮際向上**2.5寸**處，以及前正中線向外**1.5寸**處

與此經穴有關的解剖學各部位：

- **滑車上神經**為眼神經的分支，屬於感覺神經，並通過額骨切跡
- **額肌**是由顏面神經所支配的表情肌，可形成額部的橫向皺紋
- **淺顳動脈分支**為外頸動脈的2終支之一，可於外聽道前方上側凹陷處觸得
- **帽狀腱膜**位於此穴位深處，並介於額肌與枕肌間

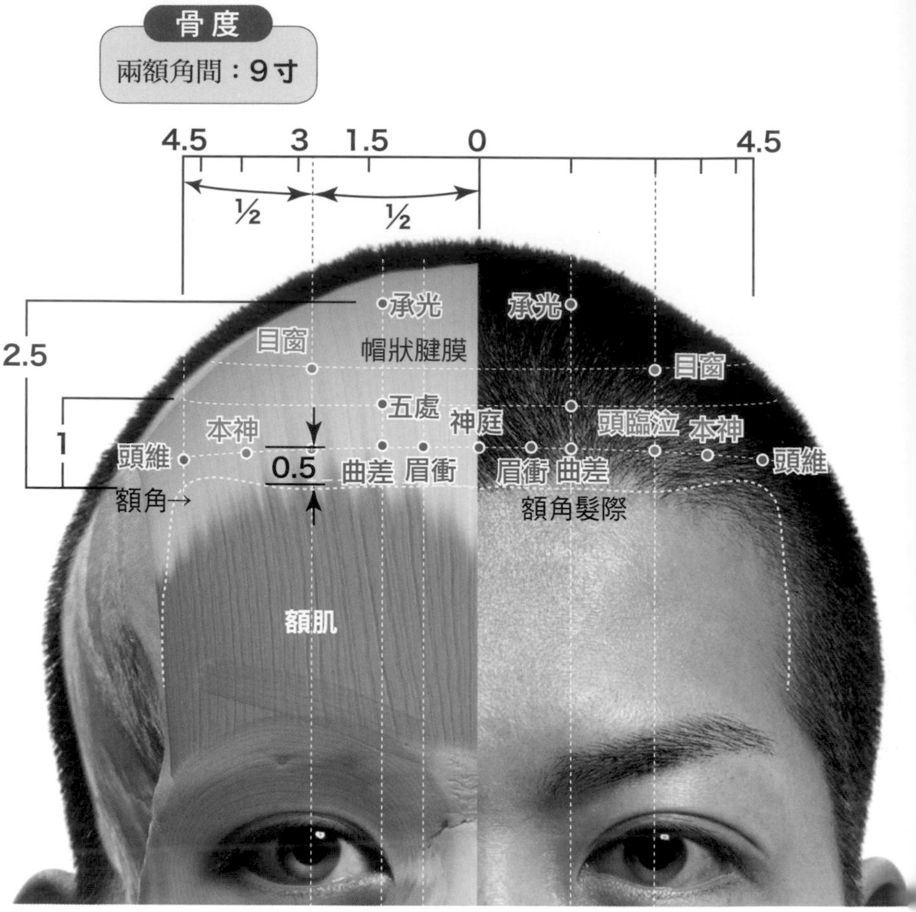

通天的取穴法

● 於**承光**（BL6）與**絡却**（BL8）的中點處取之。
● 將**五處**（BL5）與**絡却**的連接線均分為三等分，並於距離**絡却**3分之1長處取之。

絡却的取穴法

於**百會**（GV20・督）向後0.5寸，再向外1.5寸處取之。

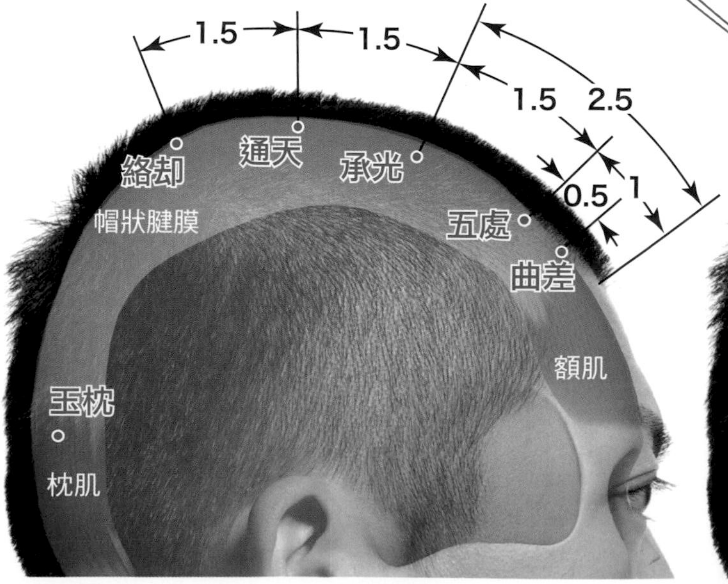

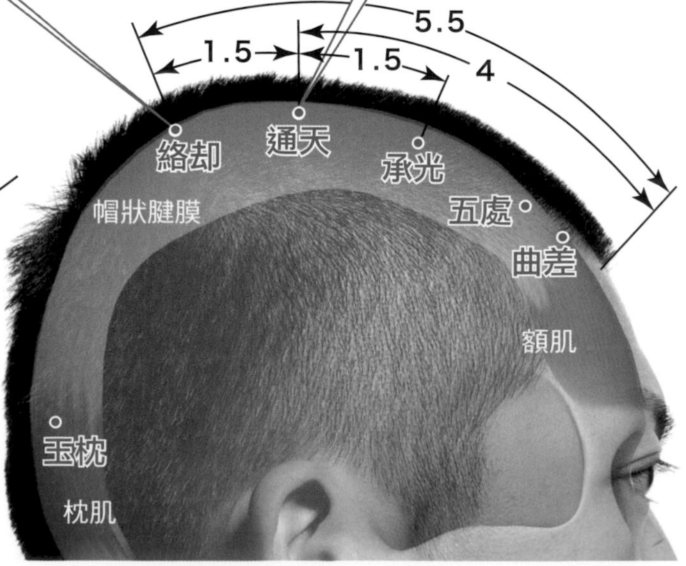

● **帽狀腱膜**起自枕骨，為介於枕肌與附著於眉毛附近皮膚的額肌間的肌腱，由於外形呈現寬闊膜狀，並如頭巾般包覆住頭頂，故有此名稱。而枕額肌則可幫助眉毛上提，並製造額部的橫向皺紋。

BL7 通天

部位：位於頭部之前髮際向上**4寸**處，以及前正中線向外**1.5寸**處

與此經穴有關的解剖學各部位：

- **滑車上神經**為眼神經的分支，屬於感覺神經，並通過額骨切跡
- **額肌**是由顏面神經所支配的表情肌，可形成額部的橫向皺紋
- **淺顳動脈分支**為外頸動脈的2終支之一，可於外聽道前方上側的凹陷處觸得
- **帽狀腱膜**位於此穴位深處，並介於額肌與枕肌間

BL8 絡却

部位：位於頭部之前髮際向上**5.5寸**處，以及前正中線向外**1.5寸**處

與此經穴有關的解剖學各部位：

- **枕大神經**（C2）為分布於枕部皮膚的感覺神經，屬於第二頸神經後支的內側支
- **枕動、靜脈**起自外頸動脈，分布於枕部皮膚
- **淺顳動脈分支**為外頸動脈的2終支之一，可於外聽道前方上側的凹陷處觸得
- **帽狀腱膜**位於此穴位深處，並介於額肌與枕肌間

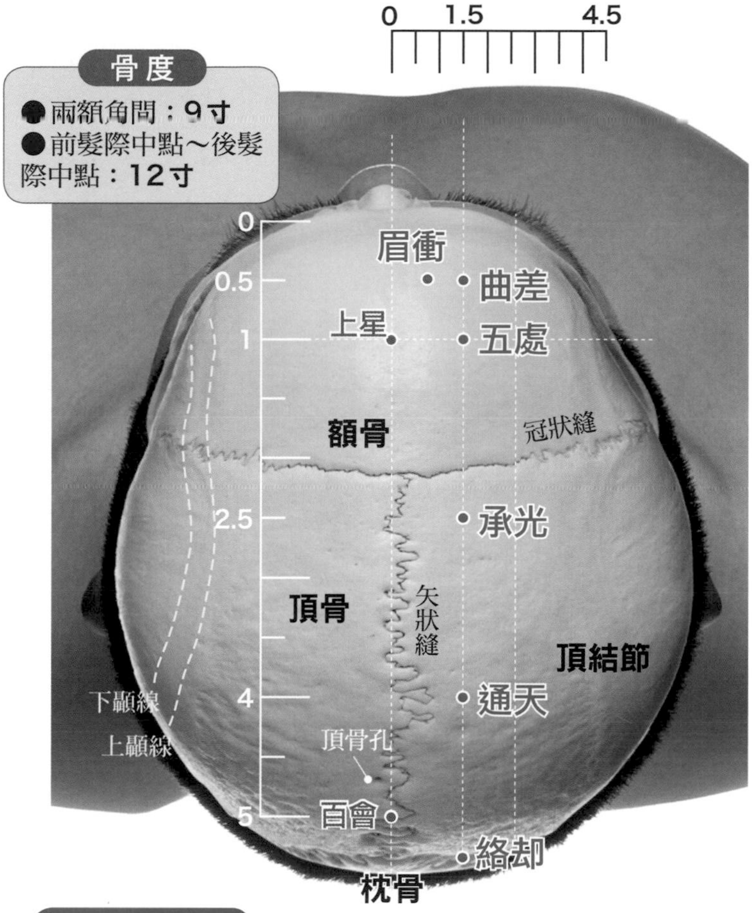

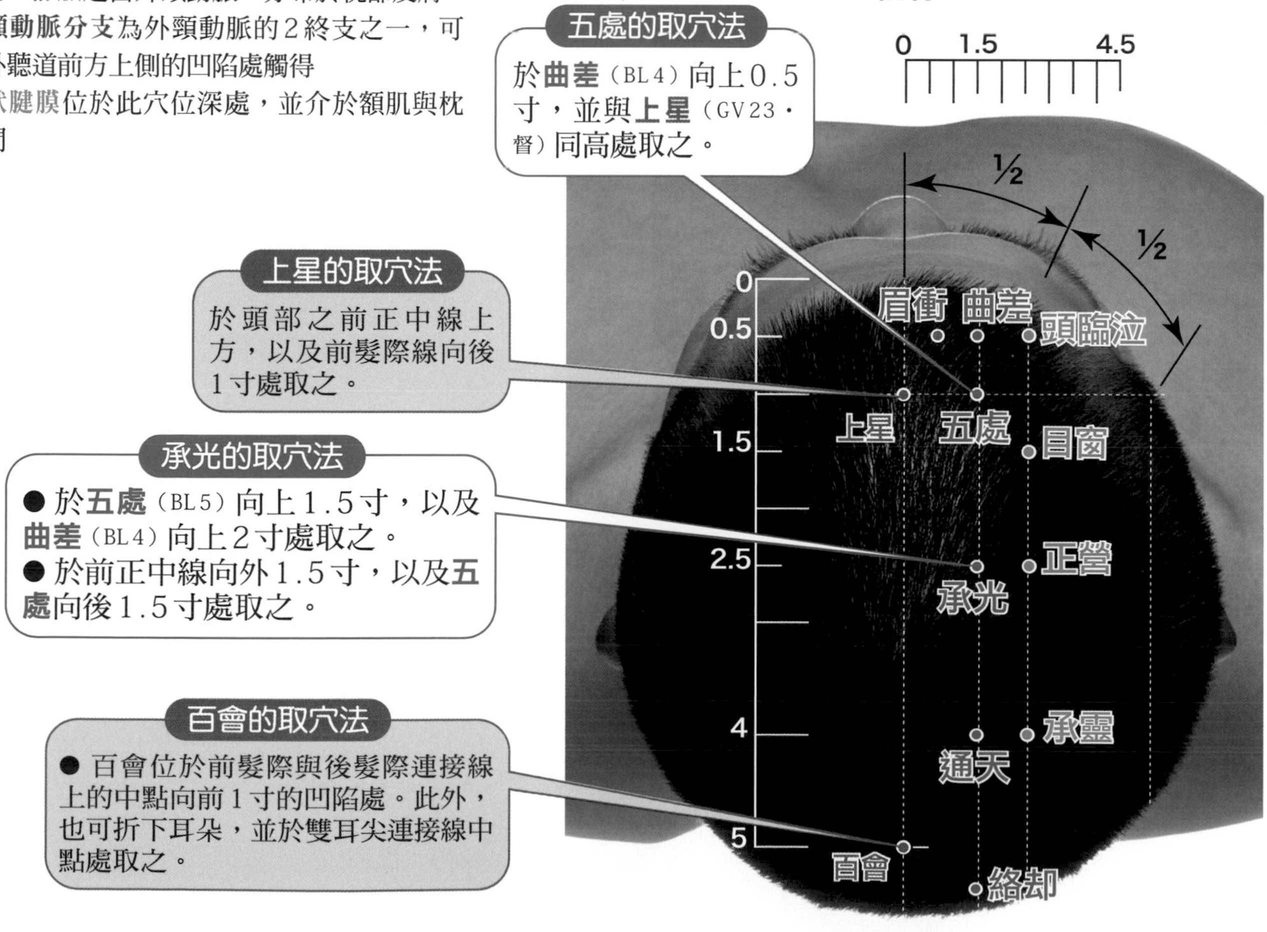

五處的取穴法
於曲差（BL4）向上0.5寸，並與上星（GV23・督）同高處取之。
0
1.5
4.5
½
½
上星的取穴法
於頭部之前正中線上方，以及前髮際線向後1寸處取之。
承光的取穴法
●於五處（BL5）向上1.5寸，以及曲差（BL4）向上2寸處取之。
●於前正中線向外1.5寸，以及五處向後1.5寸處取之。
百會的取穴法
●百會位於前髮際與後髮際連接線上的中點向前1寸的凹陷處。此外，也可折下耳朵，並於雙耳尖連接線中點處取之。
0
0.5
1.5
2.5
4
5
眉衝
曲差
頭臨泣
上星
五處
目窗
正營
承光
承靈
通天
百會
絡却

取穴法③ 玉枕、天柱

BL9 玉枕

部位：位於與頭部之枕外隆凸上緣同高處，以及後正中線向外**1.3寸**處

與此經穴有關的解剖學各部位：

- **枕大神經**（C2）為分布於枕部皮膚的感覺神經，屬於第二頸神經後支的內側支
- **枕肌**是由構成枕額肌的顏面神經所支配
- **枕動、靜脈**起自外頸動脈，並分布於枕部
- **淺顳動脈分支**為外頸動脈的2終支之一，可於外聽道前方上側的凹陷處觸得

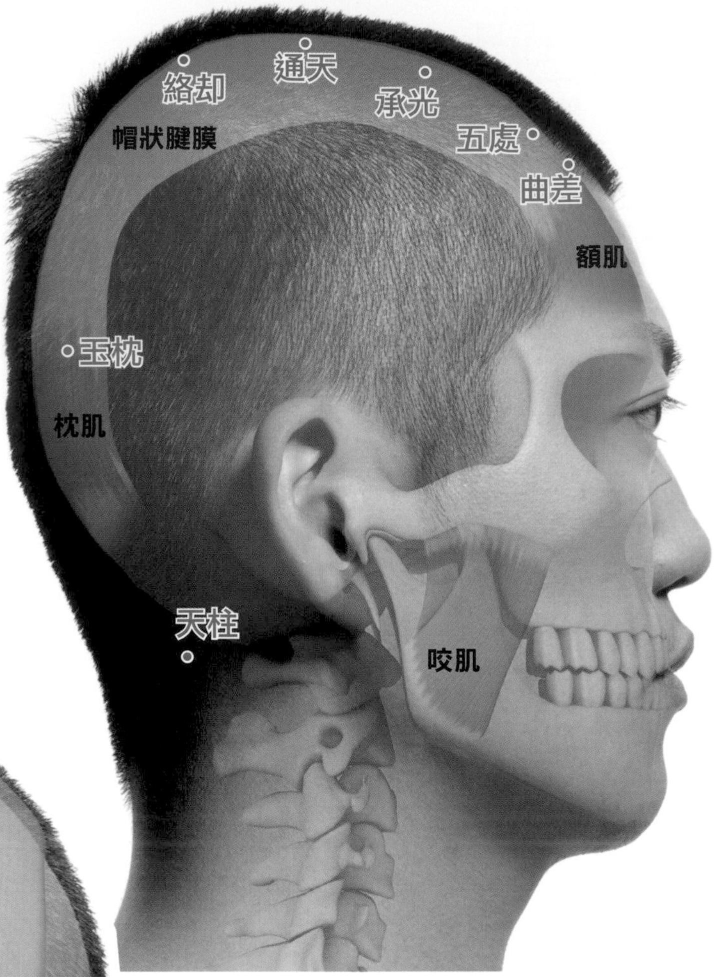

腦戶的取穴法

- 於後正中線的垂直線與枕外隆凸的水平線交點的凹陷處，且與**玉枕**（BL9・膀胱）同高處取之。
- 於枕外隆凸上方的凹陷處取之。

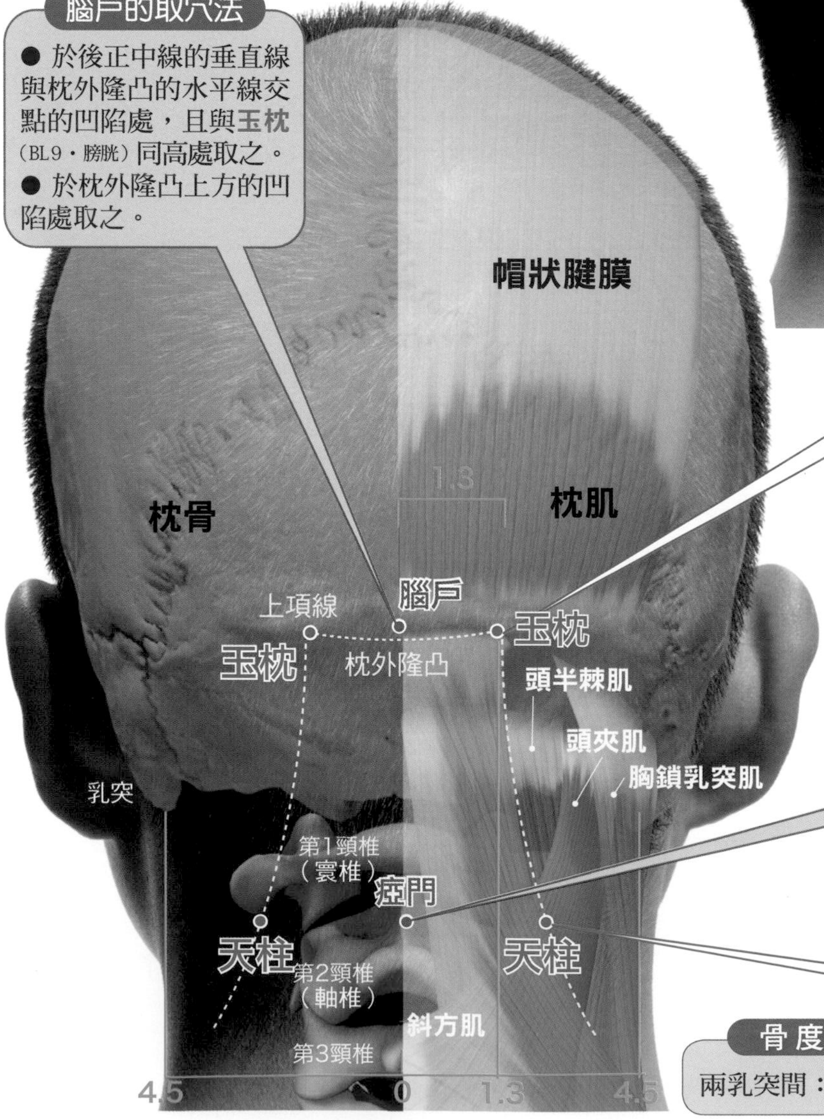

玉枕的取穴法

- 於斜方肌外緣的垂直線與枕外隆凸上緣的水平線交點，且與**腦戶**（GV17・督）同高處取之。
- 於**腦戶**向外1.3寸處，也就是通過頭半棘肌隆起處的垂直線與上項線的交點處取之。

瘂門的取穴法

於後頸部之後正中線上方，也就是第2頸椎棘突上方的凹陷處取之。

天柱的取穴法

於**瘂門**（GV15・督）外側，以及頭半棘肌隆起處外緣取之。

骨度

兩乳突間：9寸

①**枕大神經**、②**枕小神經**、③**耳大神經**等三條神經皆分布枕部。而枕神經痛較常發生於枕部下方至上方，或延伸至耳朵後側處，大多僅發作於枕部，並且常出現於單側。枕神經痛又可分為原因不明的原發性與繼發性神經痛，原發性較為罕見，繼發性則常因腫瘤、炎症、外傷、痙攣性斜頸、變形性頸椎症、頸椎椎間盤突出等疾病而引發，易因頸部運動、咳嗽、打噴嚏等行為增加疼痛感。

BL10 天柱

部位：與後頸之第2頸椎（C2）棘突上緣同高處，以及斜方肌外緣的凹陷處※1

與此經穴有關的解剖學各部位：

- **枕大神經**（C2）為分布於枕部皮膚的感覺神經，屬於第二頸神經後支的內側支
- **斜方肌**是由副神經與頸神經叢的肌支（C2～C4）所支配
- **頭半棘肌**受頸神經的後支所支配，可幫助頭部伸展、迴旋
- **枕動、靜脈**起自外頸動脈，並分布於枕部皮膚

※1 根據WHO／WPRO的經穴部位標記，天柱的定義為位於『斜方肌外緣凹陷處』的經穴，但其實亦有位於「頭半棘肌外緣」或「頭半棘肌隆起處」等說法。話雖如此，天柱穴周遭的斜方肌較薄，因此也較難觸得其外緣的正確位置。不過，只要多加練習，也可找出斜方肌的位置。

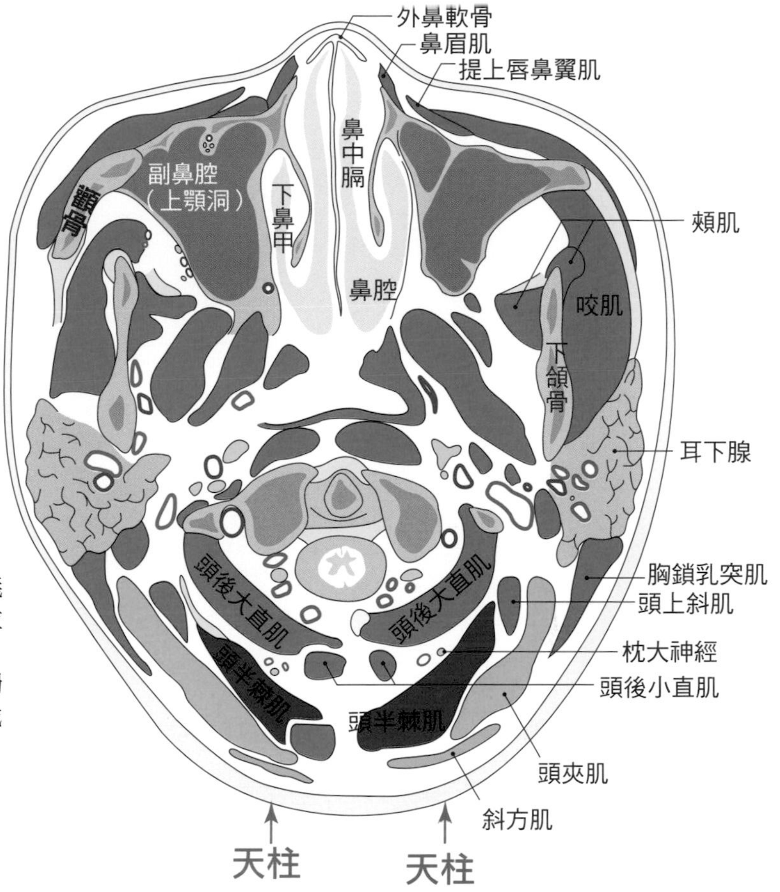

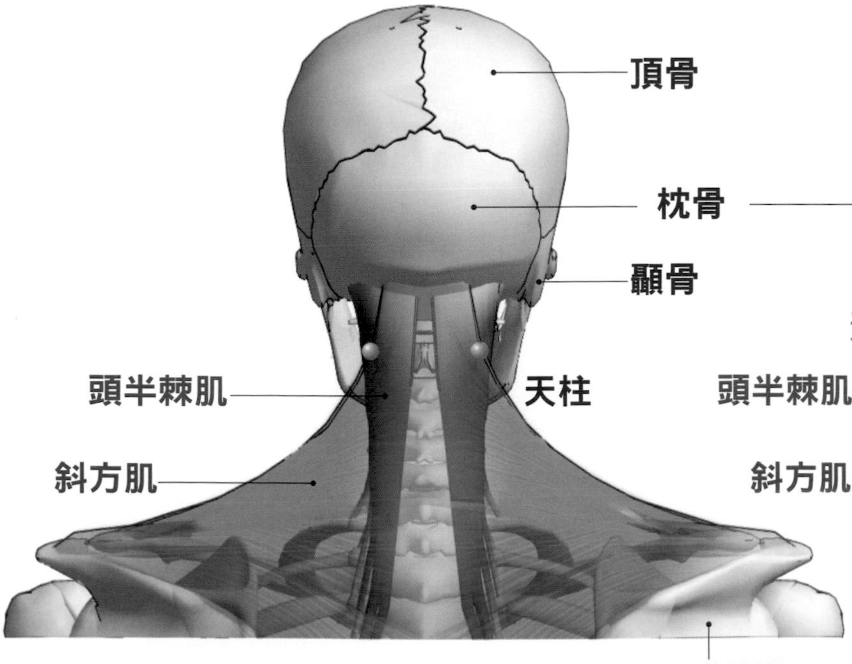

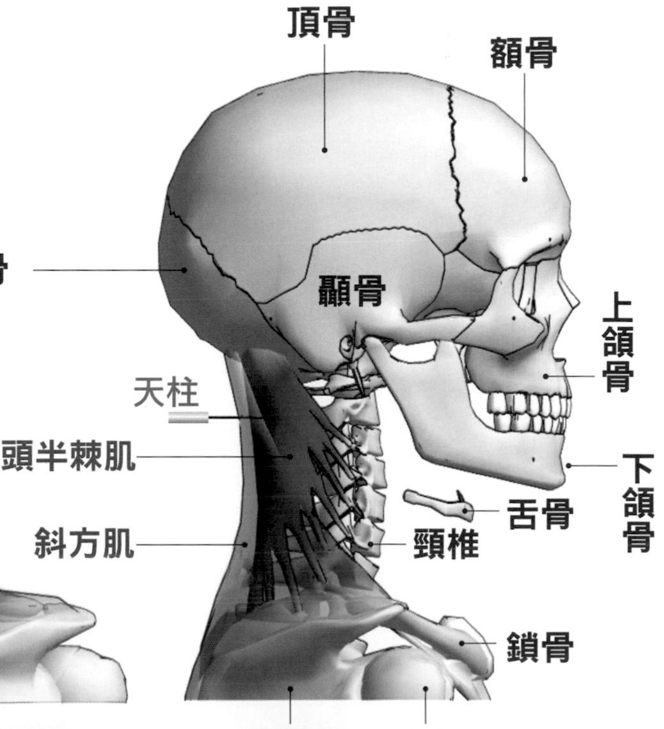

BL 11 大杼

部位：位於上背部，並與第1胸椎（T1）棘突下緣同高處，以及後正中線向外**1.5寸**處

與此經穴有關的解剖學各部位：

- **脊髓神經（胸神經）後支的內側皮支（C1）**分布於此處皮膚
- 斜方肌由副神經與頸神經叢的肌支（C2〜C4）所支配
- （大、小）菱形肌受肩胛背神經（C5）所支配
- 頸夾肌受頸神經後支所支配，可伸展、側屈以及迴旋頭部
- **肋間動脈的背支**為胸主動脈的壁支
- 注意：若沿著深處肋間肌→壁胸膜→胸膜腔→臟胸膜的順序下針，可能引發氣胸。

BL 12 風門

部位：位於上背部，並與第2胸椎（T2）棘突下緣同高處，以及後正中線向外**1.5寸**處

與此經穴有關的解剖學各部位：

- **脊髓神經（胸神經）後支的內側皮支（C2）**分布於此處皮膚
- 斜方肌是由副神經與頸神經叢的肌支（C2〜C4）所支配
- （大、小）菱形肌受肩胛背神經（C5）所支配
- 頸夾肌受頸神經後支所支配，可伸展、側屈以及迴旋頭部
- **肋間動脈的背支**為胸主動脈的壁支
- 注意：若沿著深處肋間肌→壁胸膜→胸膜腔→臟胸膜的順序下針，可能引發氣胸。

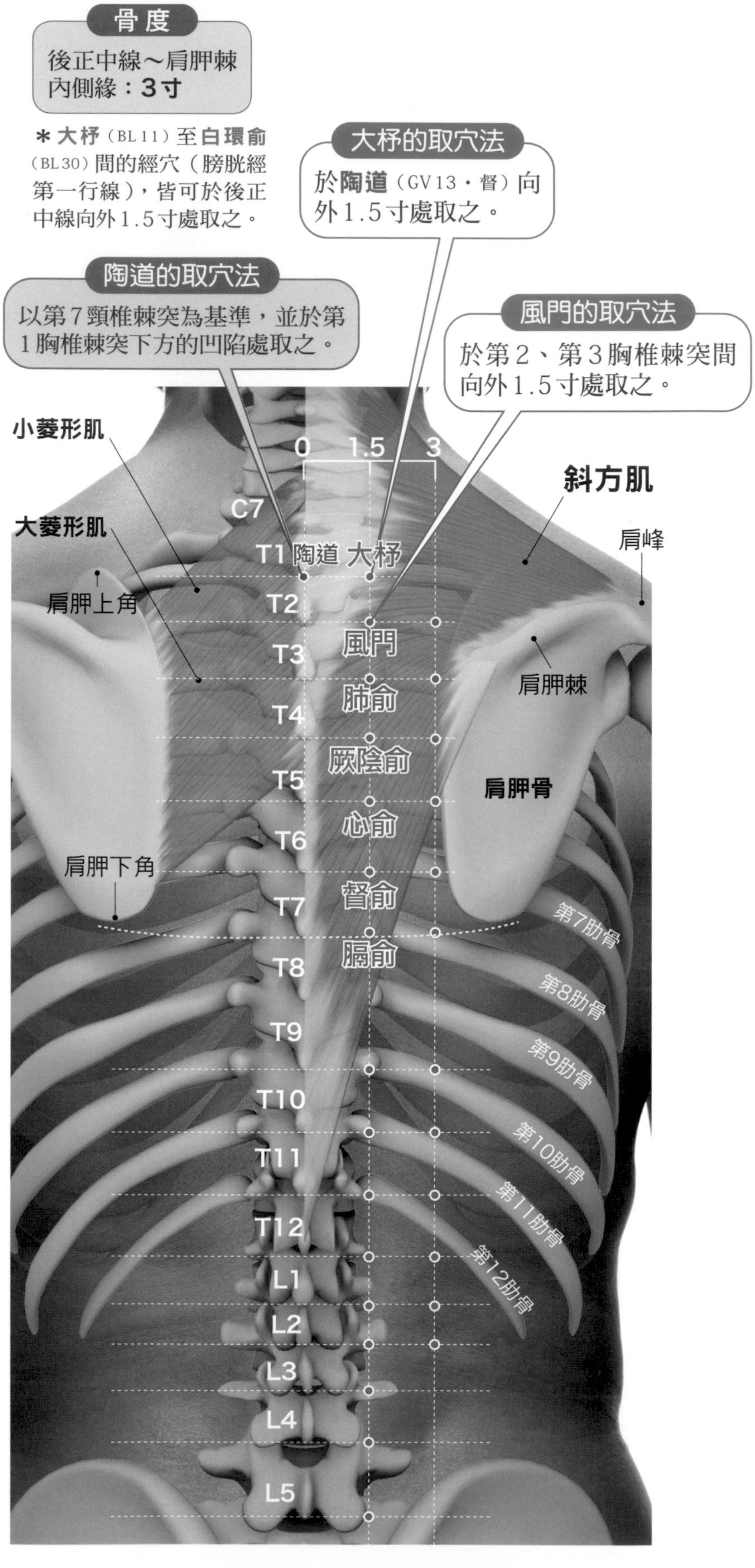

菱形肌為位於斜方肌下層，並呈現菱形或平行四邊形的肌肉。菱形肌又可分為大菱形肌與小菱形肌，主要可內轉肩胛骨。此外，菱形肌可與前鋸肌共同維持肩胛骨與胸廓的位置。

BL 13 肺俞

部位：位於上背部，並與第3胸椎（T3）棘突下緣同高處，以及後正中線向外**1.5寸**處

與此經穴有關的解剖學各部位：

- **脊髓神經（胸神經）後支的內側皮支（C3）**分布於此處皮膚
- 斜方肌由副神經與頸神經叢的肌支（C2～C4）所支配
- （大、小）菱形肌受肩胛背神經（C5）所支配
- **肋間動脈的背支為胸主動脈的壁支**

注意：若沿著深處肋間肌→壁胸膜→胸膜腔→臟胸膜的順序下針，可能引發氣胸。

BL 14 厥陰俞

部位：位於上背部，並與第4胸椎（T4）棘突下緣同高處，以及後正中線向外**1.5寸**處

與此經穴有關的解剖學各部位：

- **脊髓神經（胸神經）後支的內側皮支（C4）**分布於此處皮膚
- 斜方肌由副神經與頸神經叢的肌支（C2～C4）所支配
- （大、小）菱形肌受肩胛背神經（C5）所支配
- **肋間動脈的背支為胸主動脈的壁支**
- 注意：若沿著深處肋間肌→壁胸膜→胸膜腔→臟胸膜的順序下針，可能引發氣胸。

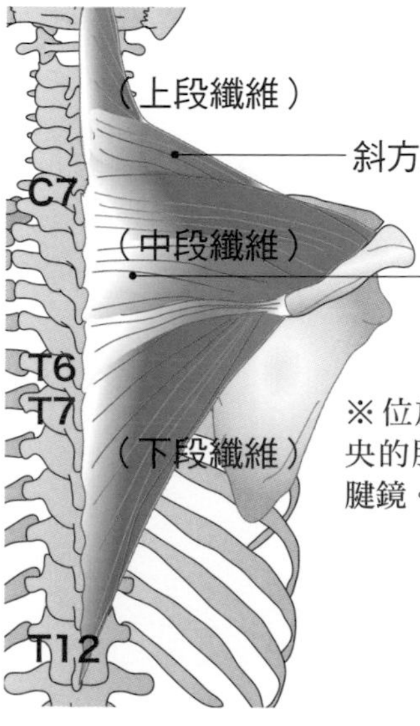

（上段纖維）
斜方肌
C7
（中段纖維）
腱鏡
T6
T7
（下段纖維）
T12

※位於斜方肌中央的肌腱又稱為腱鏡。

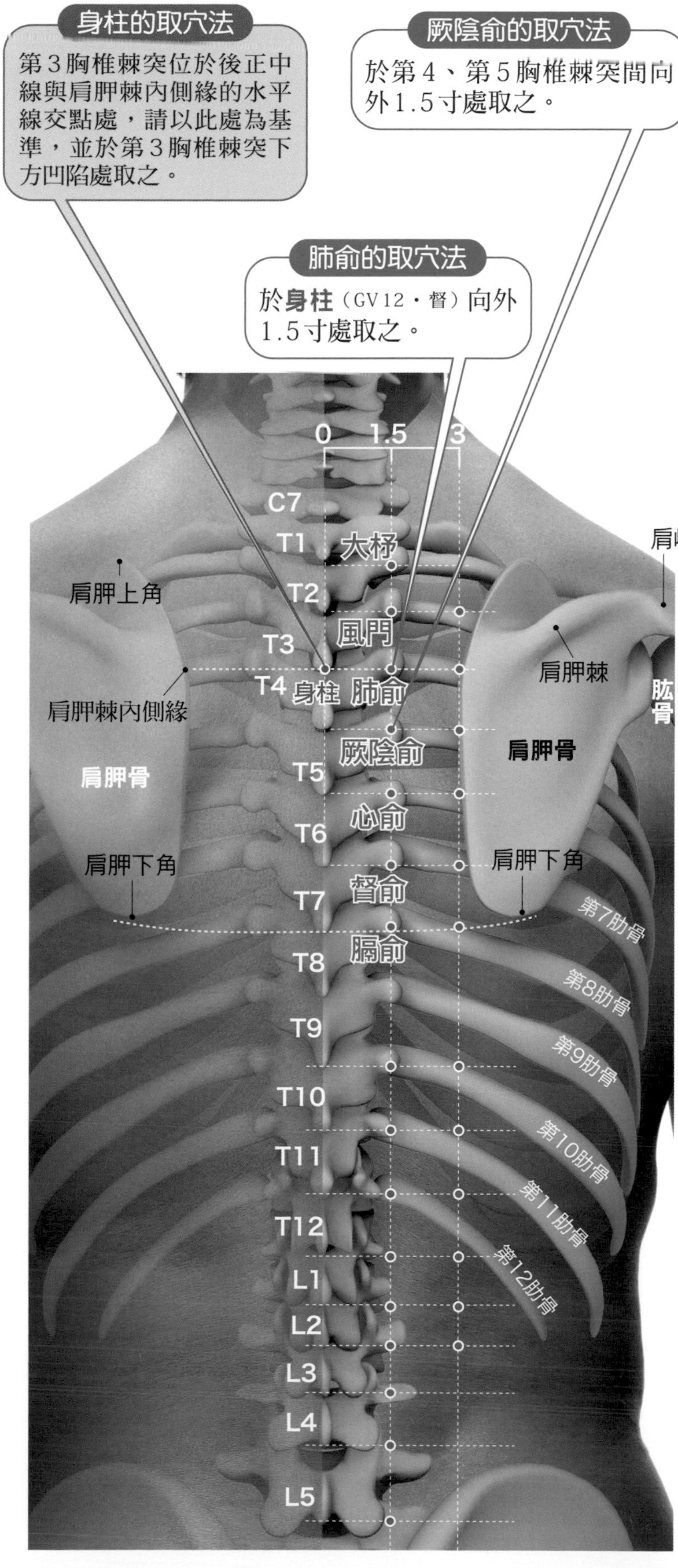

身柱的取穴法
第3胸椎棘突位於後正中線與肩胛棘內側緣的水平線交點處，請以此處為基準，並於第3胸椎棘突下方凹陷處取之。
厥陰俞的取穴法
於第4、第5胸椎棘突間向外1.5寸處取之。
肺俞的取穴法
於身柱（GV12・督）向外1.5寸處取之。
0 1.5 3
C7
T1 大杼
T2 風門
T3
T4 身柱 肺俞
厥陰俞
T5 心俞
T6
T7 督俞
T8 膈俞
T9
T10
T11
T12
L1
L2
L3
L4
L5
肩胛上角
肩胛棘內側緣
肩胛骨
肩胛下角
肩峰
肩胛棘
肱骨
肩胛骨
肩胛下角
第7肋骨
第8肋骨
第9肋骨
第10肋骨
第11肋骨
第12肋骨

取穴法⑤ 心俞、督俞、膈俞

BL 15 心俞

部位：位於上背部，與第5胸椎（T5）棘突下緣同高處，以及後正中線向外**1.5寸**處

與此經穴有關的解剖學各部位：

- **脊髓神經（胸神經）後支的內側皮支**（C5）分布於此處皮膚
- **斜方肌**由副神經與頸神經叢的肌支（C2～C4）所支配
- **豎脊肌群**受脊髓神經（胸神經）後支的內側支所支配，可後屈軀幹
- **肋間動脈的背支**為胸主動脈的壁支

注意：若沿著深處肋間肌→壁胸膜→胸膜腔→臟胸膜的順序下針，可能引發**氣胸**。

BL 16 督俞

部位：位於上背部，並與第6胸椎（T6）棘突下緣同高處，及後正中線向外**1.5寸**處

與此經穴有關的解剖學各部位：

- **脊髓神經（胸神經）後支的內側皮支**（C6）分布於此處皮膚
- **斜方肌**由副神經與頸神經叢的肌支（C2～C4）所支配
- **豎脊肌群**受脊髓神經（胸神經）後支的內側支所支配，可後屈軀幹
- **肋間動脈的背支**為胸主動脈的壁支
- 注意：若沿著深處肋間肌→壁胸膜→胸膜腔→臟胸膜的順序下針，可能引發**氣胸**。

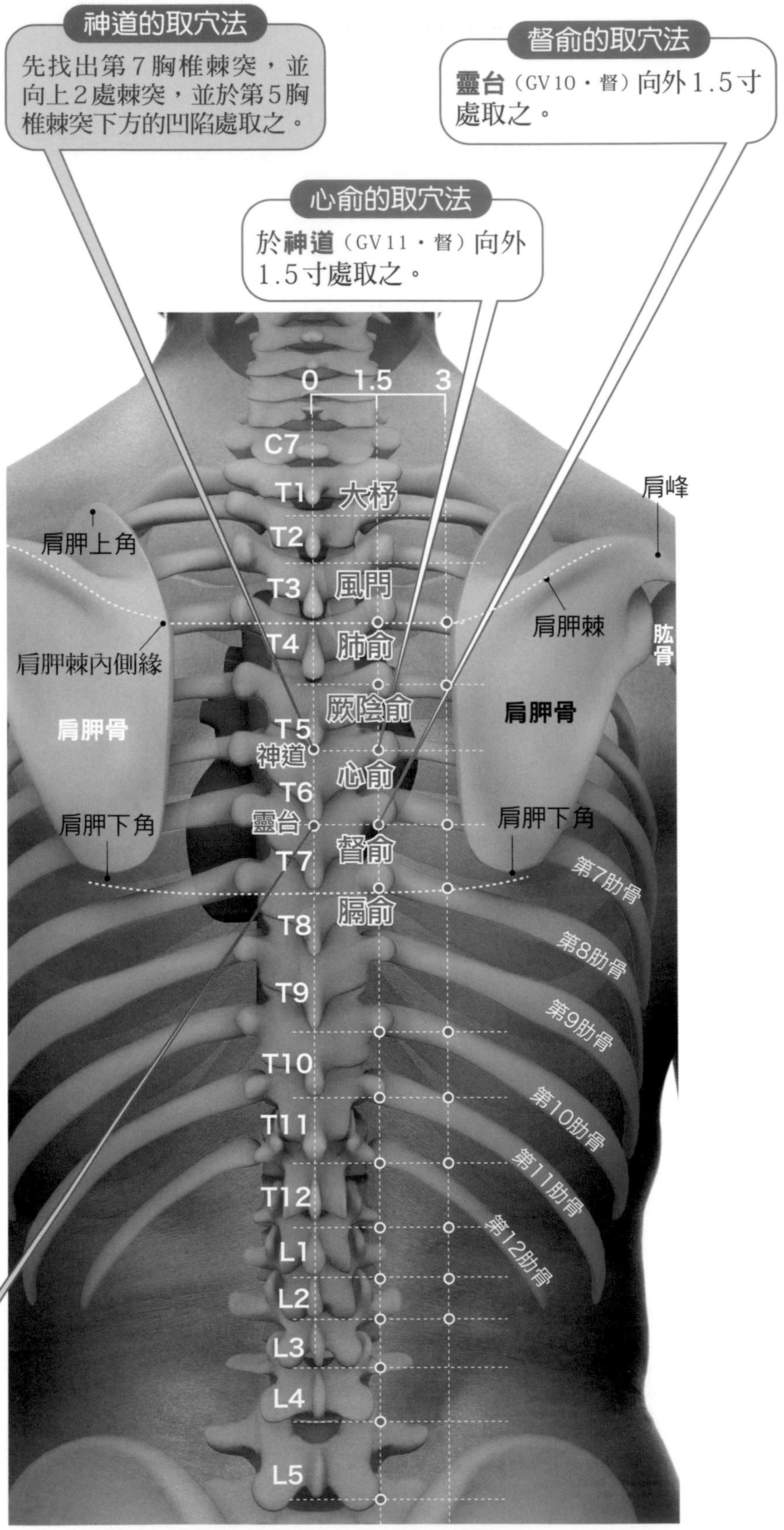

BL17 膈俞

部位：位於上背部，並與第7胸椎
（T7）棘突下緣同高處，以及後
正中線向外**1.5寸**處

與此經穴有關的解剖學各部位：
● **脊髓神經（胸神經）後支的內側皮支
（C6）**分布於此處皮膚
● **斜方肌**由副神經與頸神經叢的肌支
（C2～C4）所支配
● **闊背肌**受臂神經叢的胸背神經所支配，
可伸展與內旋肩關節
● **豎脊肌群**受脊髓神經（胸神經）後支的
內側支所支配，可後屈軀幹
● **肋間動脈的背支**為胸主動脈的壁支
注意：若沿著深處肋間肌→壁胸膜→胸膜
腔→臟胸膜的順序下針，可能引發
氣胸。

至陽的取穴法

將與肩胛下角同高處設定
為第7胸椎棘突，並於其
棘突下方的凹陷處取之。

膈俞的取穴法
● 至與肩胛下角及第7胸
椎（T7）棘突處取之。
● 於至陽（GV9・督）向外
1.5寸處取之。

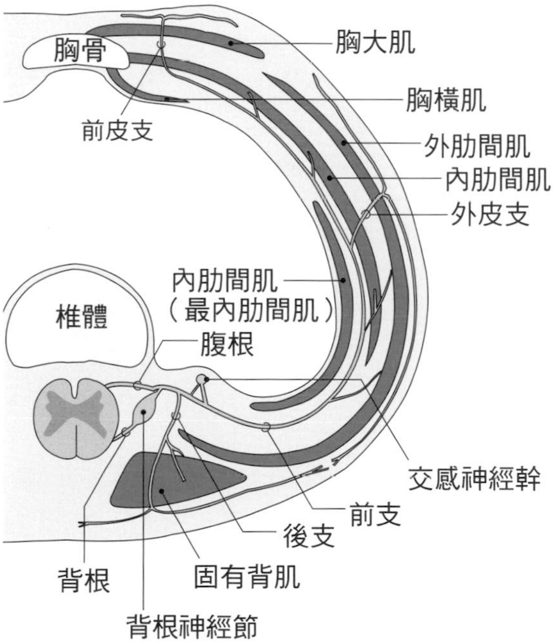

脊髓神經之前支與後支

腹根包含離心纖維（運動性、自律神經性），而背根
則含有向心纖維（知覺性）。另一方面，前支包
含軀幹、四肢的肌支（離心）與皮支（向心），而
後支則包含背部肌支（離心）與皮支（向心）。

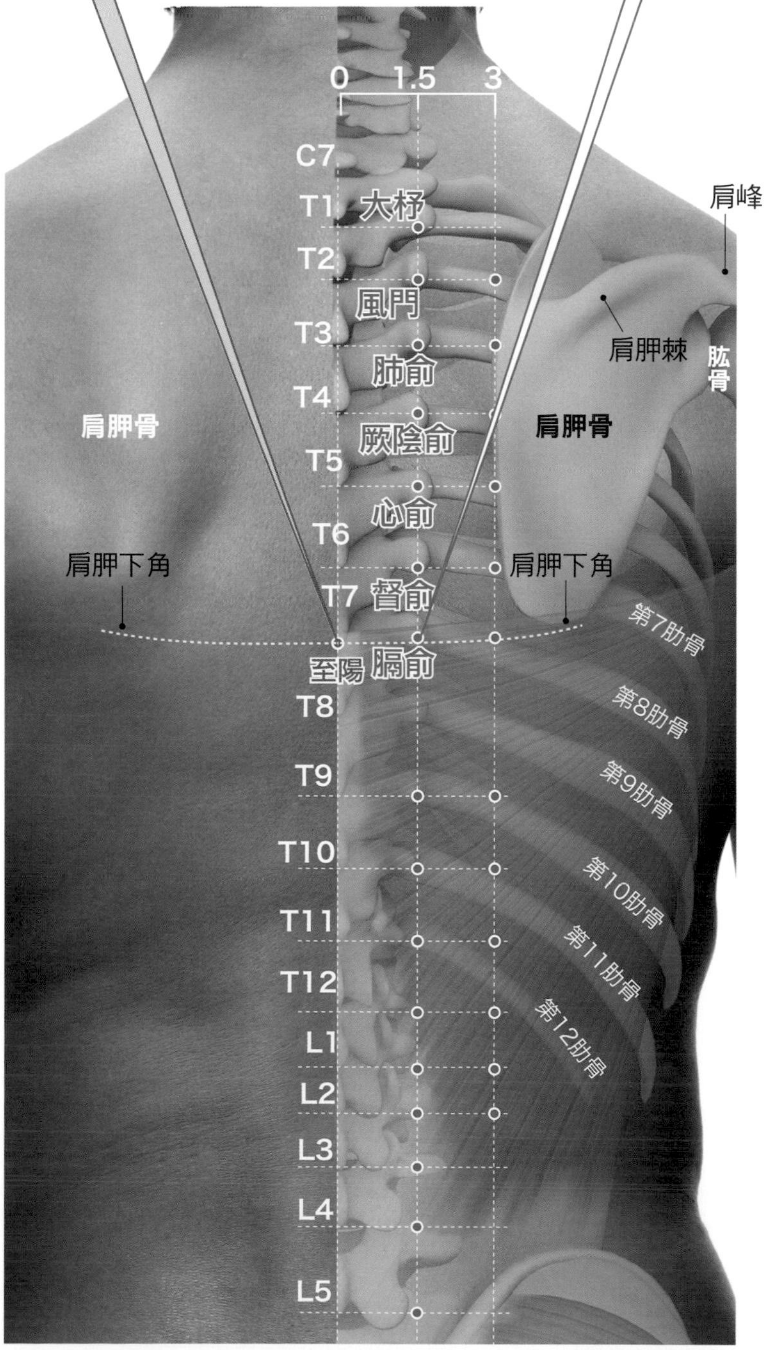

BL 18 肝俞

部位：位於上背部，並與第9胸椎（T9）棘突下緣同高處，以及後正中線向外**1.5寸**處

與此經穴有關的解剖學各部位：

- **脊髓神經（胸神經）後支的內側皮支**（C9）分布於此處皮膚
- **斜方肌**由副神經與頸神經叢的肌支（C2～C4）所支配
- **闊背肌**受臂神經叢的胸背神經所支配，可伸展與內旋肩關節
- **豎脊肌群**受脊髓神經（胸神經）後支的內側支所支配，可後屈軀幹
- **肋間動脈的背支**為胸主動脈的壁支

注意：若沿著深處肋間肌→壁胸膜→胸膜腔→臟胸膜的順序下針，可能引發**氣胸**。

筋縮的取穴法

找出第7胸椎棘突後，向下2處棘突，並於第9胸椎棘突下方的凹陷處取之。

中樞的取穴法

將與肩胛下角同高處設定為第7胸椎棘突後，向下3處棘突，並於第10胸椎棘突下方的凹陷處取之。

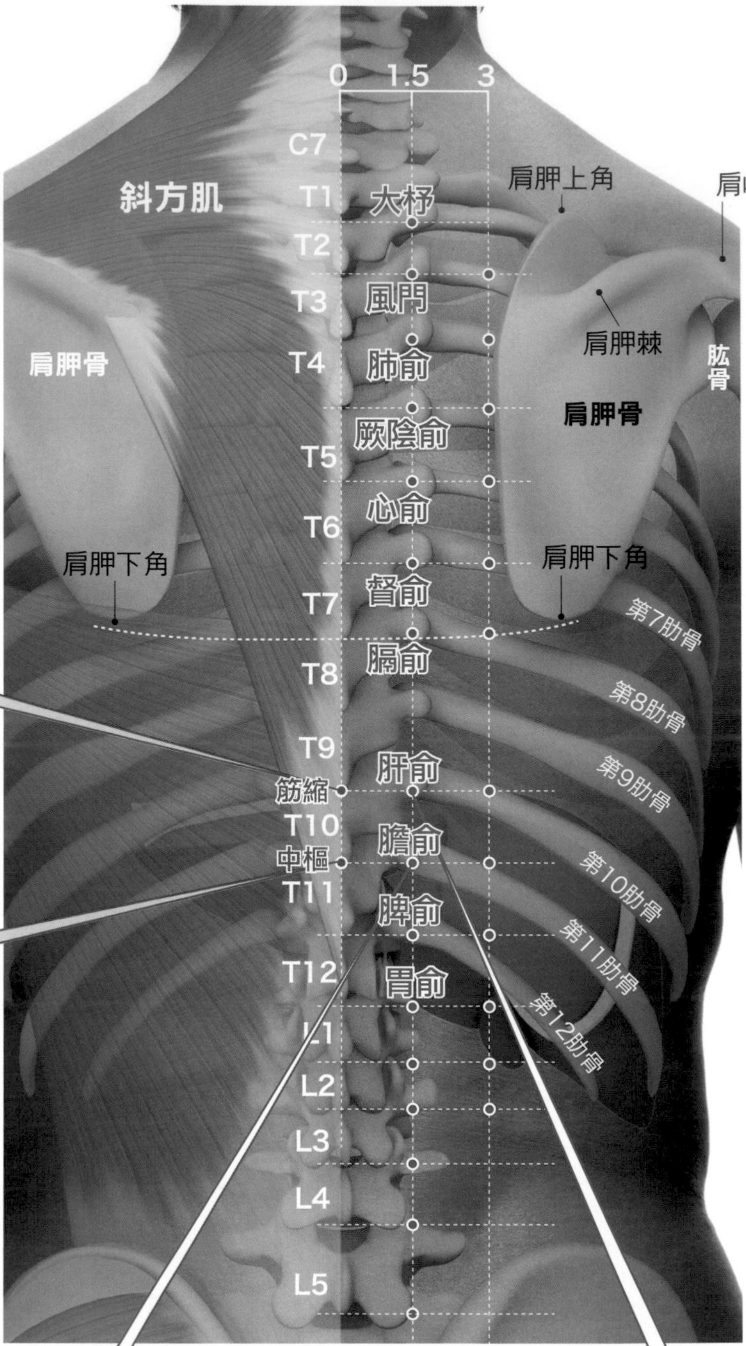

膽俞的取穴法

於**中樞**（GV7・督）向外1.5寸處取之。

肝俞的取穴法

於**筋縮**（GV8・督）向外1.5寸處取之。

BL 19 膽俞

部位：位於上背部，並與第10胸椎（T10）棘突下緣同高處，以及後正中線向外**1.5寸**處

與此經穴有關的解剖學各部位：

- **脊髓神經（胸神經）後支的內側皮支**（C10）分布於此處皮膚
- **斜方肌**是由副神經與頸神經叢的肌支（C2～C4）所支配
- **闊背肌**受臂神經叢的胸背神經所支配，可伸展與內旋肩關節
- **豎脊肌群**受脊髓神經（胸神經）後支的內側支所支配，可後屈軀幹
- **肋間動脈的背支**為胸主動脈的壁支

注意：若沿著深處肋間肌→壁胸膜→胸膜腔→臟胸膜的順序下針，可能引發**氣胸**。

● **豎脊肌群**由外至內分別為髂肋肌、最長肌，以及棘肌，並與脊椎平行。而豎脊肌群皆位於淺層，因此可於脊椎兩側的隆起處找出其位置。此外，豎脊肌群是由被稱為「胸腰筋膜」的薄膜所包覆。而「胸腰筋膜」更會與後下鋸肌、闊背肌的腱膜於共同於腰部構成較厚的「腰背腱膜」。

BL20 脾俞

部位：位於上背部，並與第11胸椎（T11）棘突下緣同高處，以及後正中線向外**1.5寸**處

與此經穴有關的解剖學各部位：

- **脊髓神經（胸神經）後支的內側皮支**（C11）分布於此處皮膚
- **斜方肌**由副神經與頸神經叢的肌支（C2～C4）所支配
- **闊背肌**受臂神經叢的胸背神經所支配，可伸展與內旋肩關節
- **豎脊肌群**受脊髓神經（胸神經）後支的內側支所支配，可後屈軀幹
- **肋間動脈的背支**為胸主動脈的壁支
- 注意：若沿著深處肋間肌→壁胸膜→胸膜腔→臟胸膜的順序下針，可能引發**氣胸**。

BL21 胃俞

部位：位於上背部，並與第12胸椎（T12）棘突下緣同高處，以及後正中線向外**1.5寸**處

與此經穴有關的解剖學各部位：

- **脊髓神經（胸神經）後支的內側皮支**（C12）分布於此處皮膚
- **闊背肌的腱膜**受臂神經叢的胸背神經所支配，可伸展與內旋肩關節
- **豎脊肌群**受脊髓神經（胸神經）後支的內側支所支配，可後屈軀幹
- 胸腰筋膜為前後包覆背固有肌（深背肌）的鞘狀筋膜，而其位於腰部的肥厚處則為**腰背腱膜**
- **肋間動脈的背支**為胸主動脈的壁支

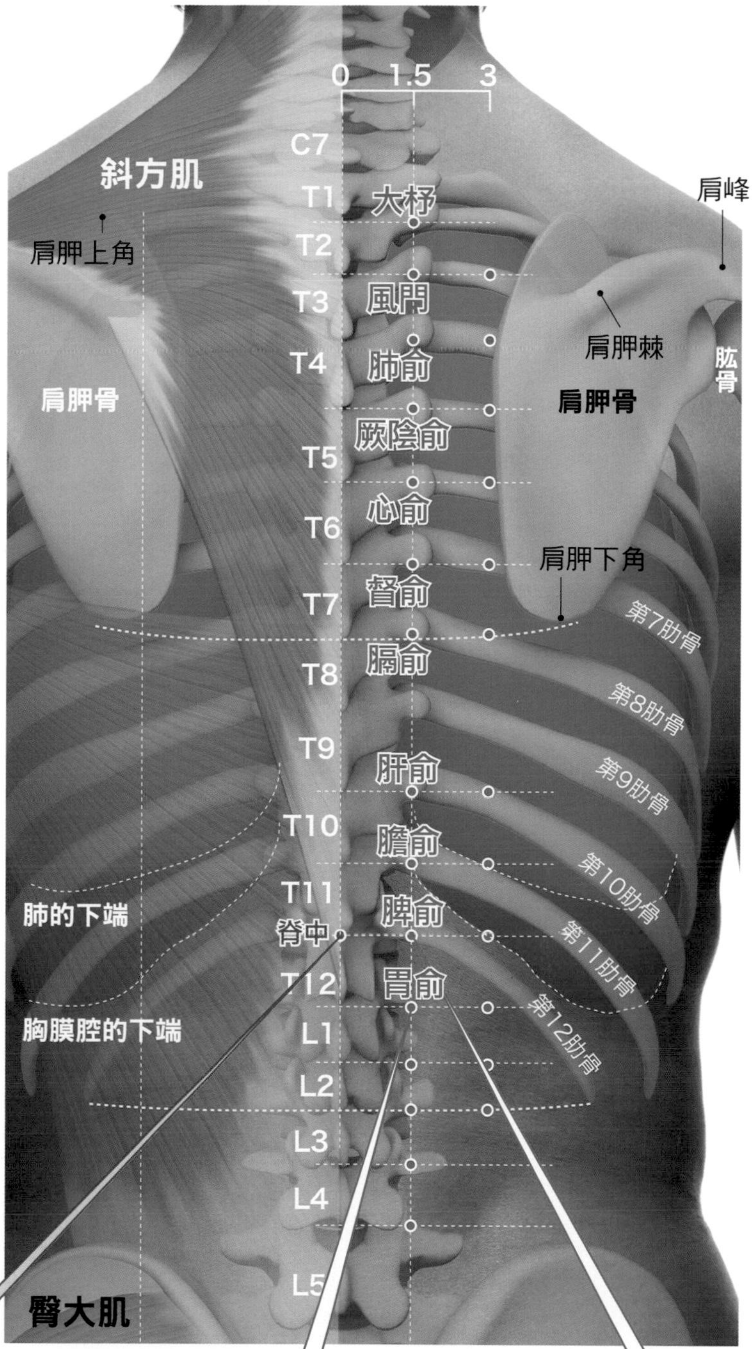

脊中的取穴法

找出第2腰椎棘突後，向上3處棘突，並於第11胸椎棘突下方的凹陷處取之。

胃俞的取穴法

於第12胸椎與第1腰椎棘突間向外1.5寸處取之。

脾俞的取穴法

於**脊中**（GV6・督）向外1.5寸處取之。

BL22 三焦俞

部位：位於腰部，並與第1腰椎（L1）棘突下緣同高處，以及後正中線向外**1.5寸**處

與此經穴有關的解剖學各部位：

- **脊髓神經（腰神經）後支**（L1）分布於此處皮膚
- **闊背肌的腱膜**受臂神經叢的胸背神經所支配，可伸展與內旋肩關節
- **豎脊肌群**受脊髓神經（胸神經）後支的內側支所支配，可後屈軀幹
- 胸腰筋膜為前後包覆背固有肌（深背肌）的鞘狀筋膜，而其位於腰部的肥厚處則為**腰背腱膜**
- **腰動脈的背支**為胸主動脈的壁支
- 此經穴深處為**腎臟**

胸腰筋膜 與腰背筋（腱）膜

豎脊肌群位於背部中央的兩側，而包覆住豎脊肌群的筋膜便稱為**胸腰筋膜**。其中位於腰部（髂嵴與第12肋骨間）較厚，且較為強韌的部分稱為**腰背筋（腱）膜***，也是腹內斜肌與腹橫肌的起端。

＊又稱為腰背腱膜。

BL23 腎俞

部位：位於腰部，並與第2腰椎（L2）棘突下緣同高處，以及後正中線向外**1.5寸**處

與此經穴有關的解剖學各部位：

- **脊髓神經（腰神經）後支**（L2）分布於此處皮膚
- **闊背肌的腱膜**受臂神經叢的胸背神經所支配，可伸展與內旋肩關節
- **豎脊肌群**受脊髓神經（胸神經）後支的內側支所支配，可後屈軀幹
- 胸腰筋膜為前後包覆背固有肌（深背肌）的鞘狀筋膜，而其位於腰部的肥厚處則為**腰背腱膜**
- **腰動脈的背支**為胸主動脈的壁支
- 此經穴深處為**升結腸**

BL24 氣海俞

部位：位於腰部，並與第3腰椎（L3）棘突下緣同高處，以及後正中線向外**1.5寸**處

與此經穴有關的解剖學各部位：

- **脊髓神經（腰神經）後支**（L3）分布於此處皮膚
- **闊背肌的腱膜**受臂神經叢的胸背神經所支配，可伸展與內旋肩關節
- **豎脊肌群**受脊髓神經（胸神經）後支的內側支所支配，可後屈軀幹
- 胸腰筋膜為前後包覆背固有肌（深背肌）的鞘狀筋膜，而其位於腰部的肥厚處則為**腰背腱膜**
- **腰動脈的背支**為胸主動脈的壁支

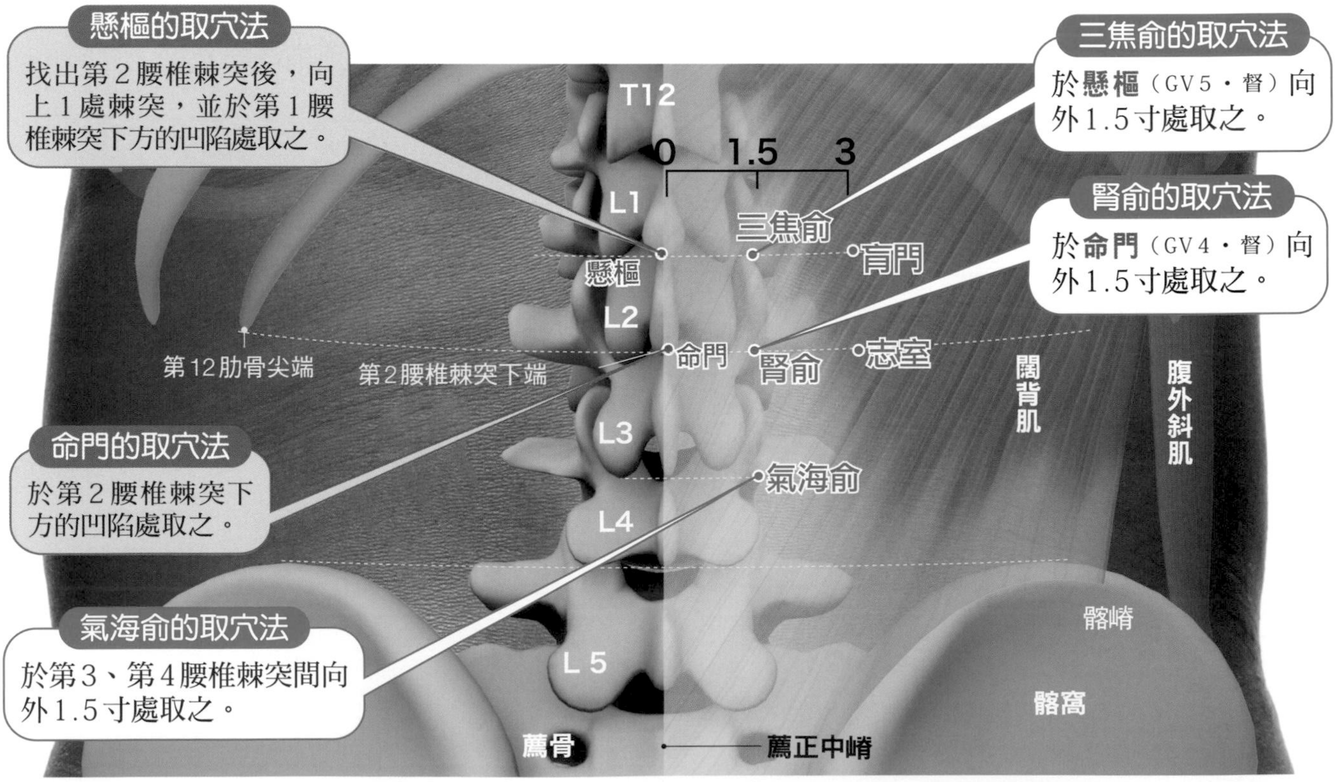
懸樞的取穴法
找出第2腰椎棘突後，向上1處棘突，並於第1腰椎棘突下方的凹陷處取之。
命門的取穴法
於第2腰椎棘突下方的凹陷處取之。
氣海俞的取穴法
於第3、第4腰椎棘突間向外1.5寸處取之。
三焦俞的取穴法
於懸樞（GV5・督）向外1.5寸處取之。
腎俞的取穴法
於命門（GV4・督）向外1.5寸處取之。
T12
0
1.5
3
L1
L2
L3
L4
L5
懸樞
三焦俞
肓門
命門
腎俞
志室
氣海俞
第12肋骨尖端
第2腰椎棘突下端
闊背肌
腹外斜肌
髂嵴
髂窩
薦骨
薦正中嵴

腰椎棘突呈水平延伸至身體後方，且每處棘突與腰椎高度大致相同。腰椎易引發多種疾患，其中30～40歲，且活動力較強的男性常罹患腰椎間盤突出。此種疾患好發於L4與L5間的椎間盤，其次則是L5與S1間的椎間盤。主要症狀為腰痛與單側下肢疼痛，通常坐骨神經痛也是腰椎間盤突出的症狀之一。

BL25 大腸俞

部位：位於腰部，並與第4腰椎（L4）棘突下緣同高處，以及後正中線向外**1.5寸**處

與此經穴有關的解剖學各部位：

- **脊髓神經（腰神經）後支**（L4）分布於此處皮膚
- **闊背肌的腱膜**受臂神經叢的胸背神經所支配，可伸展與內旋肩關節
- **豎脊肌群**受脊髓神經（胸神經）後支的內側支所支配，可後屈軀幹
- 胸腰筋膜為前後包覆背固有肌（深背肌）的鞘狀筋膜，而其位於腰部的肥厚處則為**腰背腱膜**
- **腰動脈的背支**為胸主動脈的壁支

BL26 關元俞

部位：位於腰部，並與第5腰椎（L5）棘突下緣同高處，以及後正中線向外**1.5寸**處

與此經穴有關的解剖學各部位：

- **脊髓神經（腰神經）後支**（L5）分布於此處皮膚
- **闊背肌的腱膜**受臂神經叢的胸背神經所支配，可伸展與內旋肩關節
- **豎脊肌群**受脊髓神經（胸神經）後支的內側支所支配，可後屈軀幹
- 胸腰筋膜為前後包覆背固有肌（深背肌）的鞘狀筋膜，而其位於腰部的肥厚處則為**腰背腱膜**
- **腰動脈的背支**為胸主動脈的壁支

米氏菱形窩（薦骨菱形區）

米氏菱形窩指的是由**第3腰椎**或**第4腰椎棘突**、左右兩側的**髂骨後上棘**，以及**股溝上端**等四處所連結的菱形區塊。對女性來說，此處的菱形尤其重要，菱形較為狹窄時，代表其骨盆較狹小；菱形未對稱時，則代表骨盆可能因佝僂病而產生變形。不過，較難於男性身上找出此菱形窩。

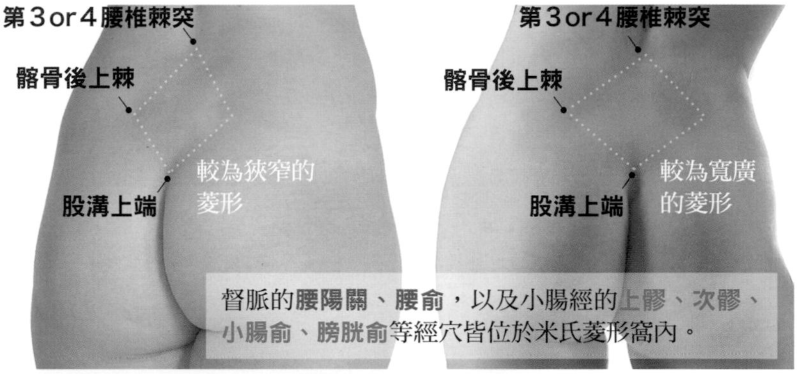

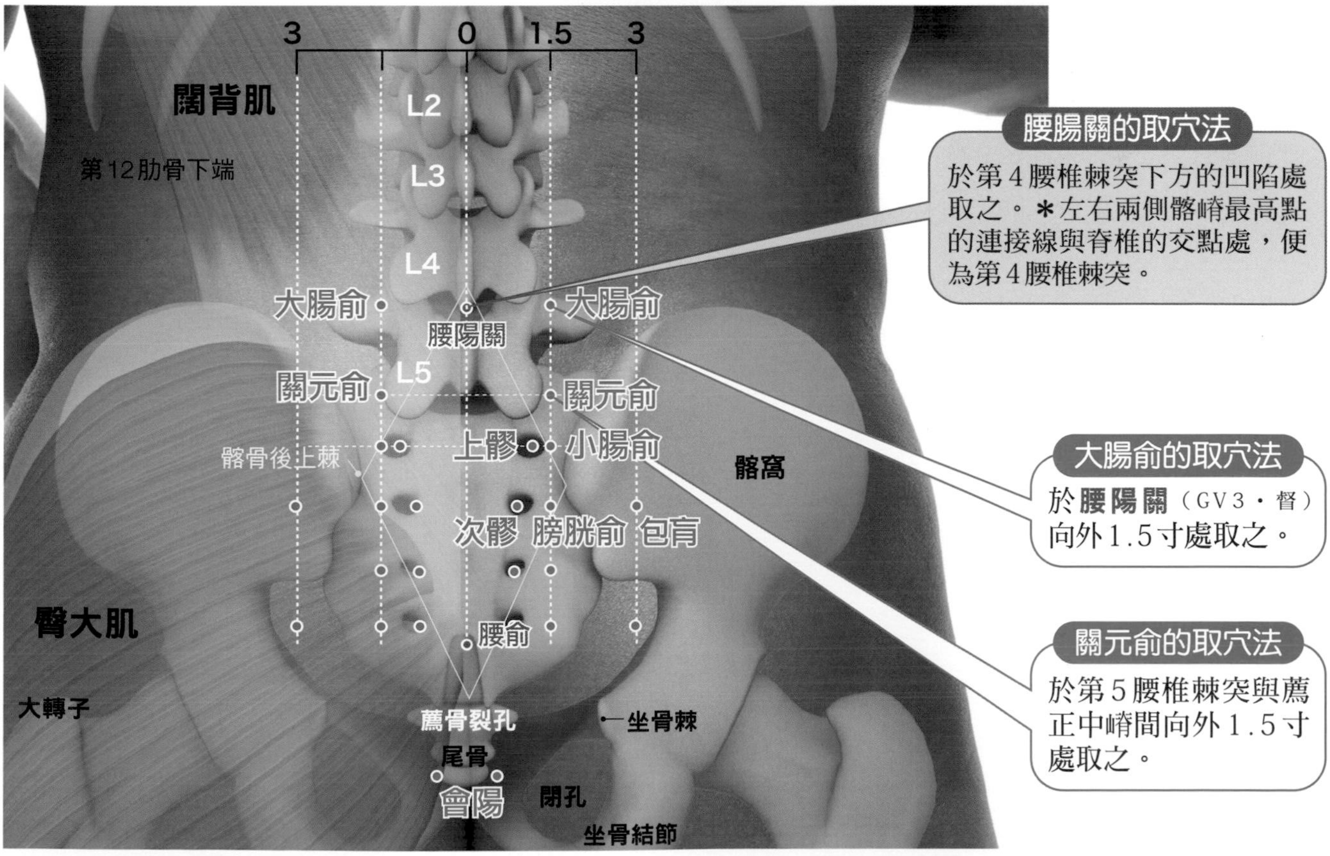

BL 27 小腸俞

部位：位於薦骨與第1後薦骨孔同高處，以及薦正中嵴向外**1.5寸**處

與此經穴有關的解剖學各部位：

- **臀中皮神經**（S1～S3）為薦骨神經後支的外側支，屬於感覺神經，並分布於此處皮膚
- **闊背肌的腱膜**受臂神經叢的胸背神經所支配，可伸展與內旋肩關節
- **豎脊肌群**受脊髓神經（胸神經）後支的內側支所支配，可後屈軀幹
- **薦外動、靜脈**為髂內動、靜脈的壁支

BL 28 膀胱俞

部位：位於薦骨與第2後薦骨孔同高處，以及薦正中嵴向外**1.5寸**處

與此經穴有關的解剖學各部位：

- **臀中皮神經**（S1～S3）為薦骨神經後支的外側支，屬於感覺神經，並分布於此處皮膚
- **臀大肌內側緣**受屬於薦神經叢，並出於梨狀肌下孔的臀下神經肌支（L5～S2）所支配
- **豎脊肌群起端**受脊髓神經（胸神經）後支的內側支所支配，可後屈軀幹
- **薦外動、靜脈**為髂內動、靜脈的壁支

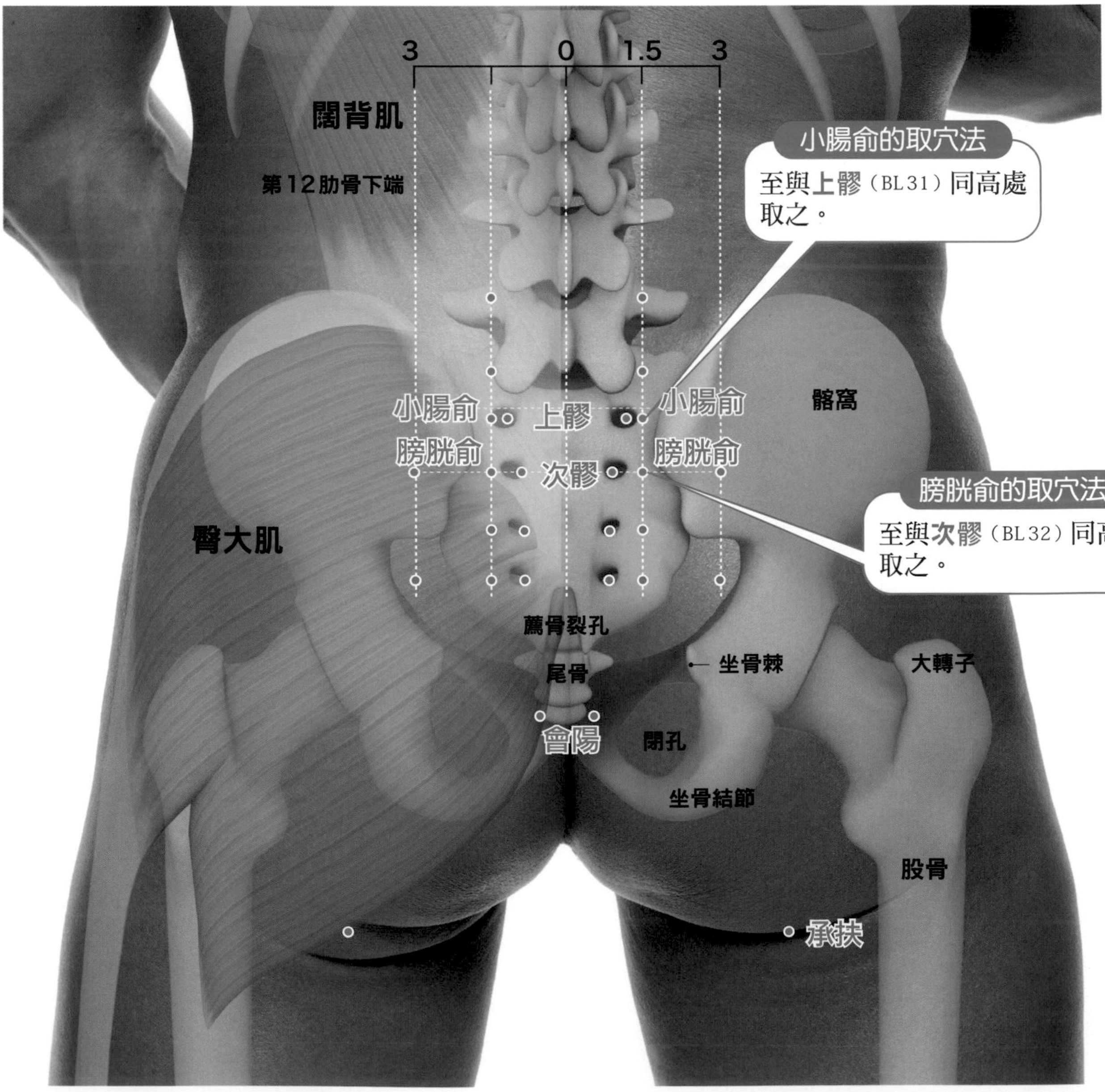

● 薦骨為支撐脊椎的基座，是由5處椎骨所癒合的巨大骨塊。因此，背側可見到由棘突所癒合的「薦正中嵴」、由上關節突所癒合的「薦中間嵴」，以及由橫突所癒合而成的「薦外側嵴」。薦骨外形類似於頂點朝下的三角形，並凸向後方，此外形可支撐腰部的脊椎，並可分散軀幹的負荷至骨盆與下肢。

BL 29 中膂俞

部位：位於薦骨與第3後薦骨孔同高處，以及薦正中嵴向外**1.5寸**處

與此經穴有關的解剖學各部位：

- **臀中皮神經**（S1～S3）為薦骨神經後支的外側支，屬於感覺神經，並分布於此處皮膚
- **臀大肌內側緣**受屬於薦神經叢，並出於梨狀肌下孔的臀下神經肌支（L5～S2）所支配
- **梨狀肌**受薦神經叢的梨狀肌支所支配，可外旋髖關節
- **薦外動**、**靜脈**為髂內動、靜脈的壁支

BL 30 白環俞

部位：位於薦骨與第4後薦骨孔同高處，以及薦正中嵴向外**1.5寸**處

與此經穴有關的解剖學各部位：

- **臀中皮神經**（S1～S3）為薦骨神經後支的外側支，屬於感覺神經，並分布於此處皮膚
- **臀大肌**受屬於薦神經叢，並出於梨狀肌下孔的臀下神經肌支（L5～S2）所支配
- **薦外動**、**靜脈**為髂內動、靜脈的壁支

腰俞的取穴法

先觸得股溝正上方的薦骨裂孔，並於其凹陷處取之。

中膂俞的取穴法

至與**中髎**（BL33）同高處取之。

白環俞的取穴法

- 於薦骨裂孔向外1.5寸，並與**上髎**（BL34）同高處取之。
- 於**腰俞**（GV2・督）向外1.5寸處取之。

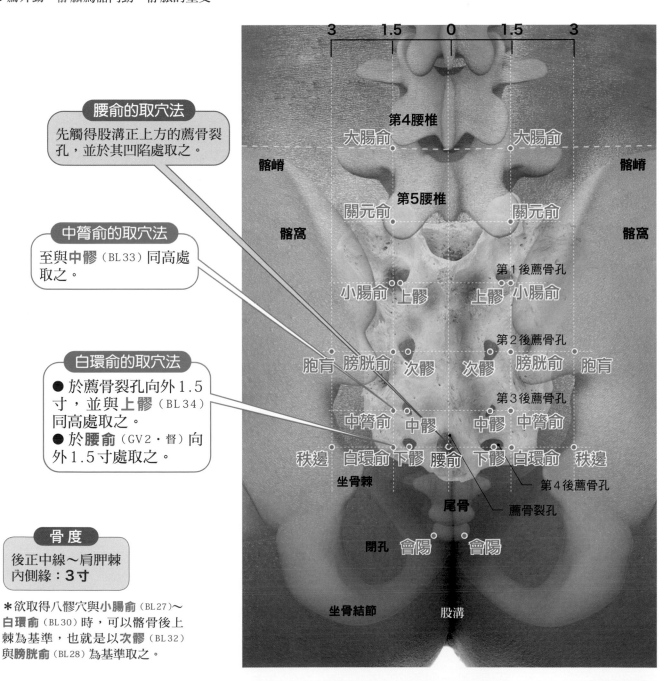

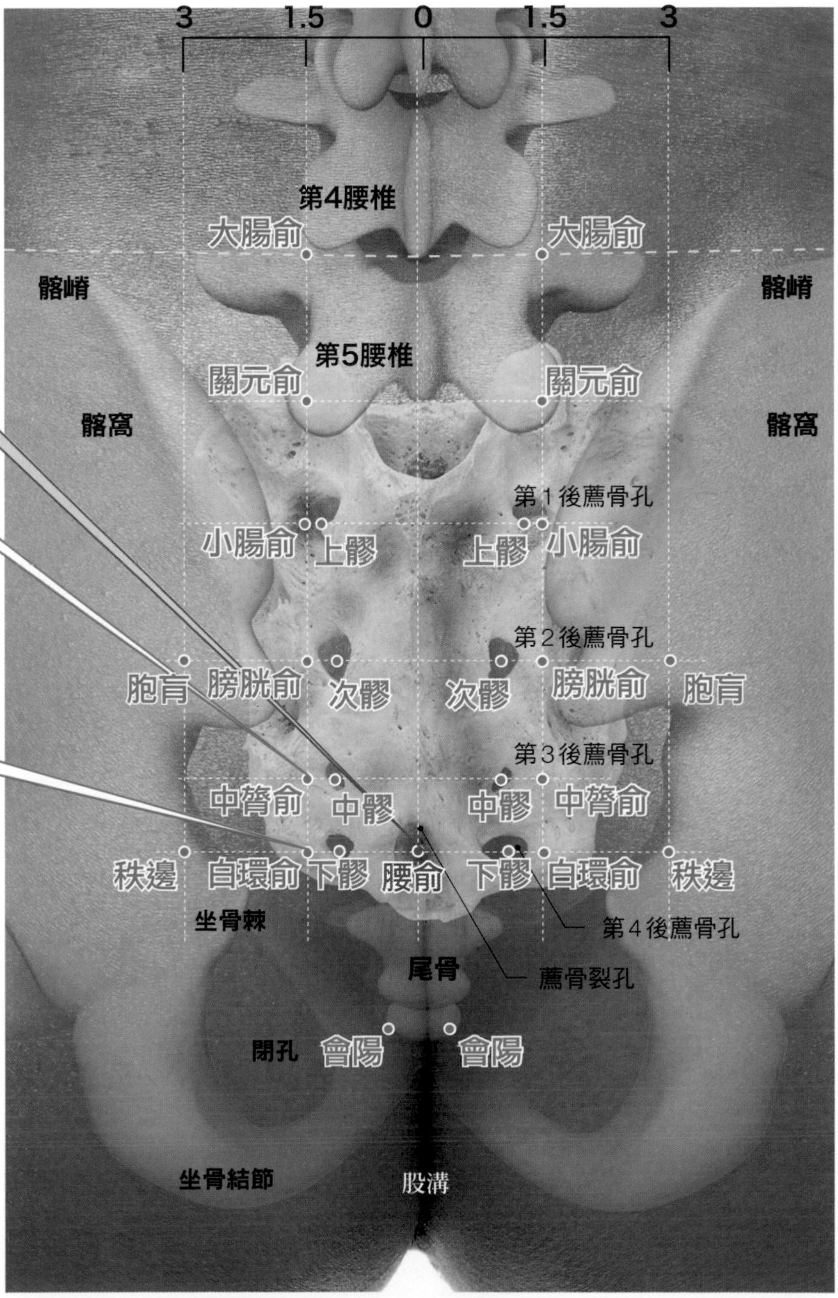

骨度

後正中線～肩胛棘內側緣：**3寸**

＊欲取得八髎穴與**小腸俞**（BL27）～**白環俞**（BL30）時，可以髂骨後上棘為基準，也就是以**次髎**（BL32）與**膀胱俞**（BL28）為基準取之。

BL 31 上髎

部位：位於薦骨之第1後薦骨孔處

與此經穴有關的解剖學各部位：

- **臀中皮神經**（S1）為第1薦骨神經後支的外側支，屬於感覺神經，並出於第1後薦骨孔
- 闊背肌的腱膜受臂神經叢之胸背神經所支配，可伸展或內旋肩關節
- 胸腰筋膜為前後包覆背固有肌（深背肌）的鞘狀筋膜，而其位於腰部的肥厚處則為腰背腱膜
- 豎脊肌群受脊髓神經（胸神經）後支的內側支所支配，可後屈軀幹
- **薦外動**、**靜脈**為髂內動、靜脈壁支

BL 32 次髎

部位：位於薦骨之第2後薦骨孔處

與此經穴有關的解剖學各部位：

- **臀中皮神經**（S2）為第2薦骨神經後支的外側支，屬於感覺神經，並出於第2後薦骨孔
- 胸腰筋膜為前後包覆背固有肌（深背肌）的鞘狀筋膜，而其位於腰部的肥厚處則為腰背腱膜
- 豎脊肌群受脊髓神經（胸神經）後支的內側支支配，可後屈軀幹
- **薦外動**、**靜脈**為髂內動、靜脈的壁支

BL 33 中髎

部位：位於薦骨之第3後薦骨孔處

與此經穴有關的解剖學各部位：

- **臀中皮神經**（S3）為第3薦骨神經後支的外側支，屬於感覺神經，並出於第3後薦骨孔
- 臀大肌內側緣受屬於薦神經叢，並出於梨狀肌下孔的臀下神經肌支（L5～S2）所支配
- 胸腰筋膜為前後包覆背固有肌（深背肌）的鞘狀筋膜，而其位於腰部的肥厚處則為腰背腱膜
- 豎脊肌群起端受脊髓神經（胸神經）後支的內側支所支配，可後屈軀幹
- **薦外動**、**靜脈**為髂內動、靜脈的壁支

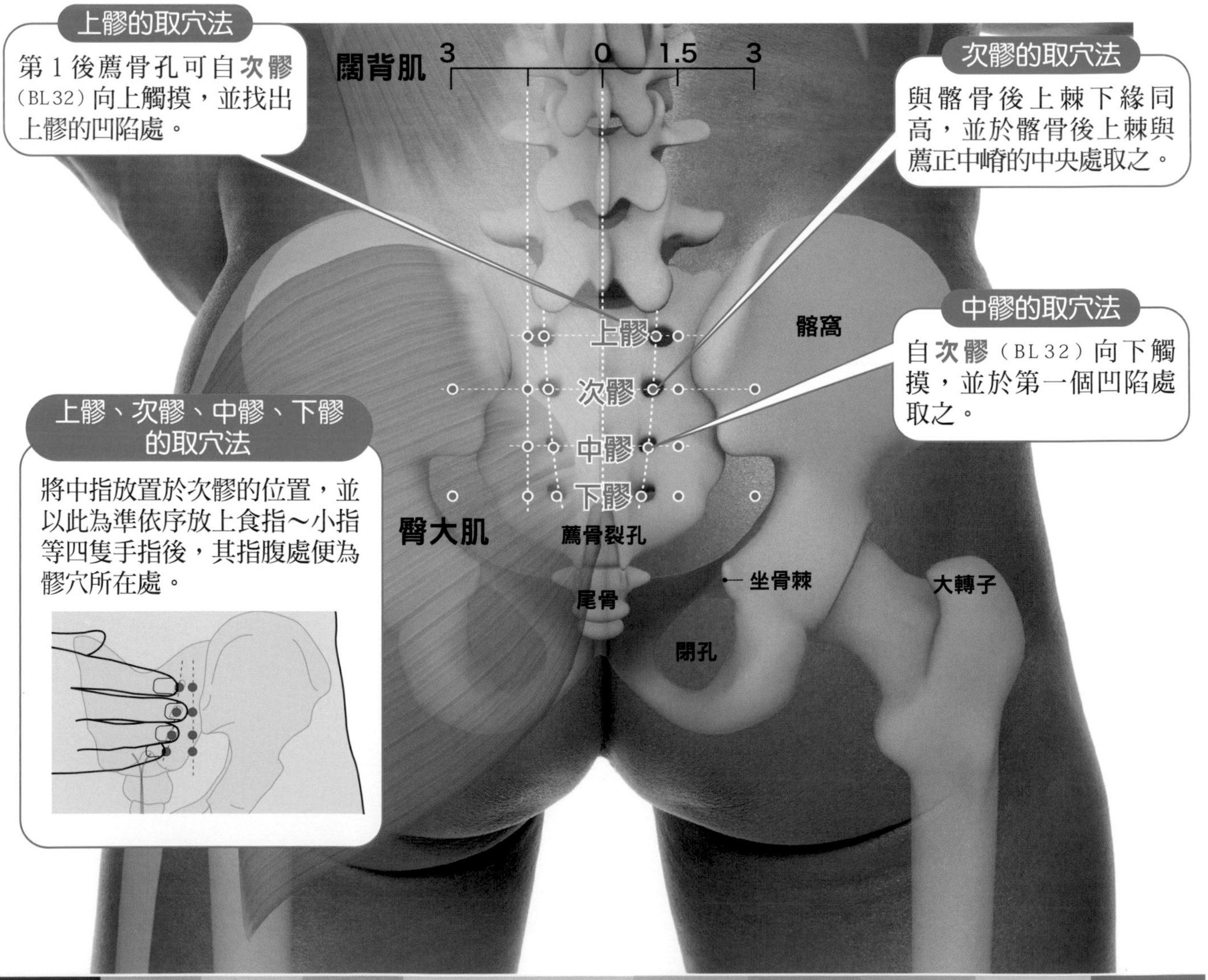
上髎的取穴法
第1後薦骨孔可自次髎（BL32）向上觸摸，並找出上髎的凹陷處。
次髎的取穴法
與髂骨後上棘下緣同高，並於髂骨後上棘與薦正中嵴的中央處取之。
中髎的取穴法
自次髎（BL32）向下觸摸，並於第一個凹陷處取之。
上髎、次髎、中髎、下髎的取穴法
將中指放置於次髎的位置，並以此為準依序放上食指～小指等四隻手指後，其指腹處便為髎穴所在處。
闊背肌
3
0
1.5
3
上髎
次髎
中髎
下髎
髂窩
臀大肌
薦骨裂孔
坐骨棘
大轉子
尾骨
閉孔

根據文獻顯示，解剖用語中曾出現一處稱為薦棘肌的肌肉，但最新的解剖學用語中已無使用。也就是說，薦棘肌為舊解剖學用語，因此肌肉受腰背腱膜所覆蓋，並為髂肋肌與最長肌下方之癒合處，故有此名稱。

BL34 下髎

部位：位於薦骨之第4後薦骨孔處

與此經穴有關的解剖學各部位：

- **臀中皮神經**（S3）屬於感覺神經
- **臀大肌內側緣**受屬於薦神經叢，並出於梨狀肌下孔的臀下神經肌支（L5～S2）所支配
- 胸腰筋膜為前後包覆背固有肌（深背肌）的鞘狀筋膜，而其位於腰部的肥厚處則為**腰背腱膜**
- **豎脊肌群**受脊髓神經（胸神經）後支的內側支所支配，可後屈軀幹
- **薦外動**、**靜脈**為髂內動、靜脈的壁支

BL35 會陽

部位：位於臀部之尾骨下端向外**0.5寸**處

與此經穴有關的解剖學各部位：

- **會陰神經**（S2～S4）為薦神經叢的陰部神經支，屬於感覺神經，並分布於會陰皮膚處
- **臀大肌內側緣**受屬於薦神經叢，並出於梨狀肌下孔的臀下神經肌支（L5～S2）所支配
- **直腸下動**、**靜脈**為髂內動、靜脈的臟支

下髎的取穴法

自**次髎**（BL32）向下觸摸，並於觸得的第二個凹陷處取之。
＊於**腰俞**（GV2・督）外側取之。

會陽的取穴法

- **會陽**可於尾骨下端外側（0.5寸）凹陷處取之。
- 患者若能擺出伏臥位姿勢，便可找出尾椎前端，並確認其向外0.5寸處。不過，難以確認穴位時，則可採用膝胸位。

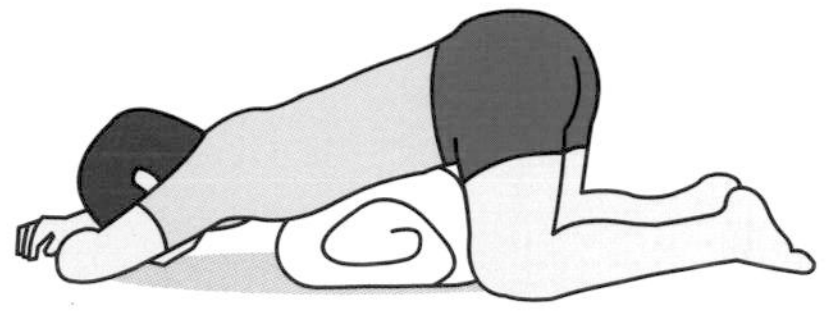

▲膝胸位

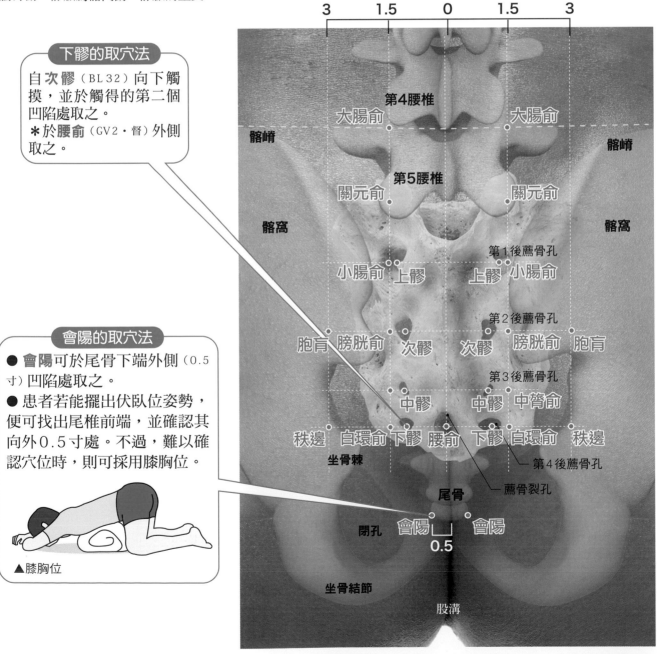

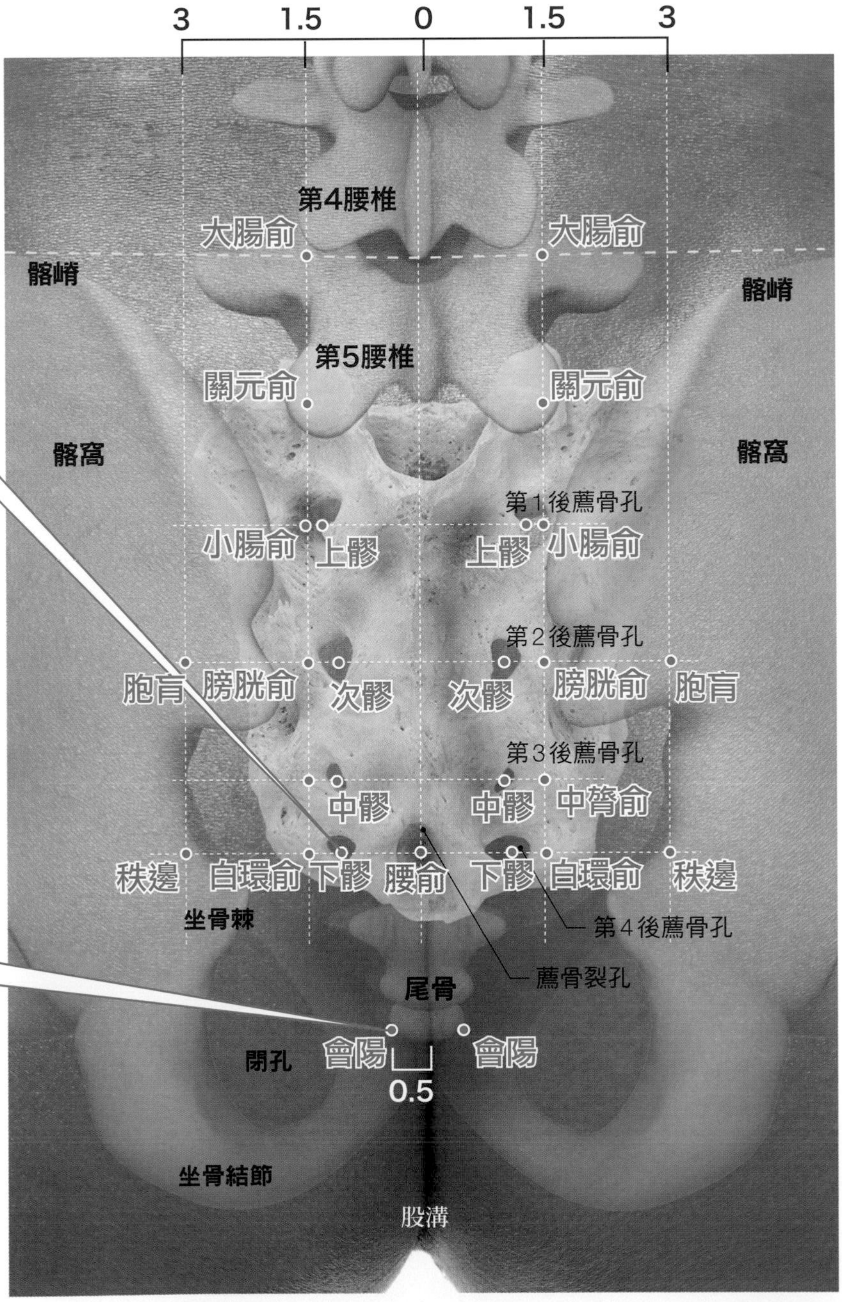

取穴法⑩ 承扶、殷門、浮郄、委陽等

BL36 承扶

部位：位於臀部之臀溝中點處

與此經穴有關的解剖學各部位：

- **股後皮神經**（S2）為薦神經叢皮支
- **臀大肌**受屬於薦神經叢，並出於梨狀肌下孔的臀下神經肌支（L5～S2）所支配
- **股二頭肌長頭**與**半腱肌**受坐骨神經的脛神經部（L4～S3）所支配，可伸展髖關節、屈曲髖股關節
- **臀下動**、**靜脈**為髂內動、靜脈的臟支，並出於梨狀肌下孔，負責提供臀大肌營養
- 此穴位深處為**坐骨神經**

BL37 殷門

部位：位於大腿後方之股二頭肌與半腱肌間，也就是臀溝向下**6寸**處

與此經穴有關的解剖學各部位：

- **股後皮神經**（S2）為薦神經叢的皮支
- **股二頭肌長頭**與**半腱肌**受坐骨神經的脛神經部（L4～S3）所支配，可伸展髖關節、屈曲髖股關節
- **臀下動**、**靜脈**為髂內動、靜脈的臟支，並出於梨狀肌下孔，負責提供臀大肌營養
- **穿通動脈**為股深動脈的終支，並源自股骨的營養動脈
- 此穴位深處為**坐骨神經**

BL38 浮郄

部位：位於膝蓋後方之股二頭肌肌腱內側緣，也就是膕窩橫紋向上**1寸**處

與此經穴有關的解剖學各部位：

- **股後皮神經**（S2）為薦神經叢的皮支
- **股二頭肌長頭**與**半腱肌**受坐骨神經的脛神經部（L4～S3）支配，可伸展髖關節、屈曲髖股關節
- **穿通動脈**為股深動脈的終支，並源自股骨的營養動脈
- 此穴位深處為坐骨神經2終支之一的**腓總神經**（L4～S2）

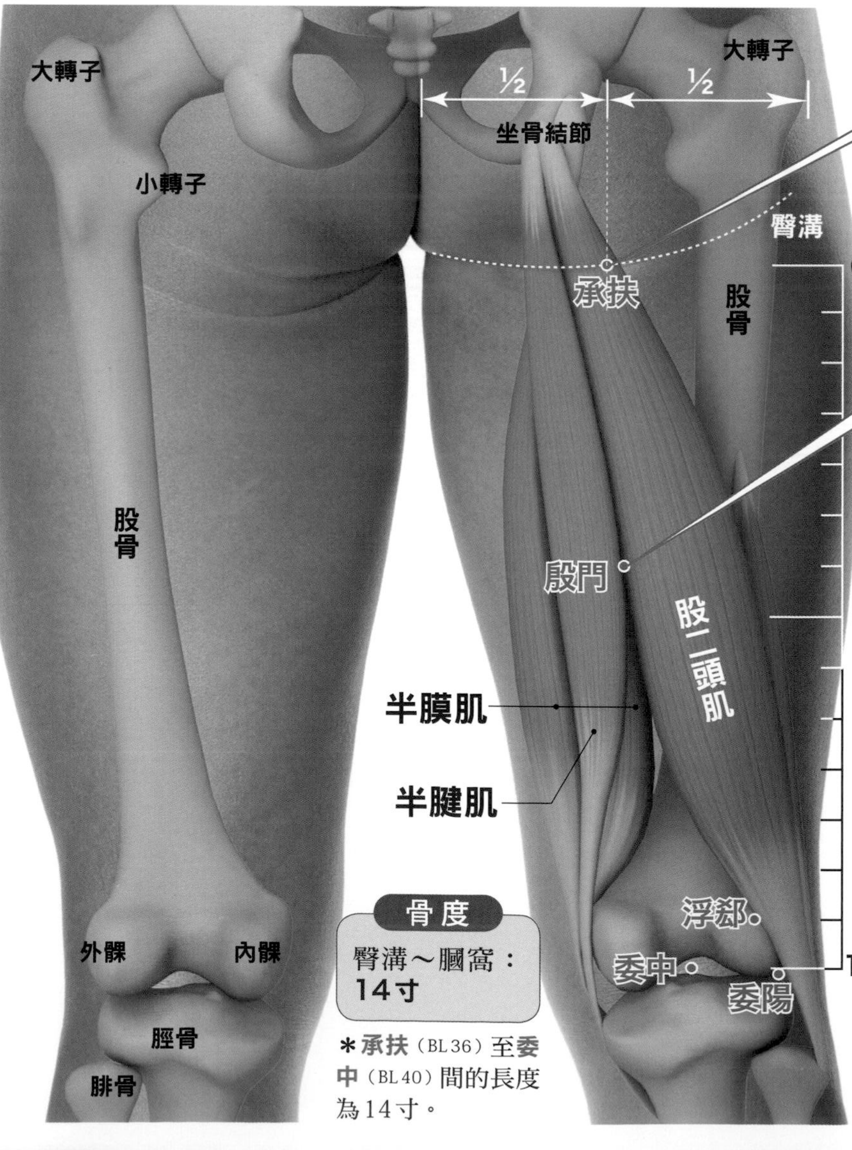

承扶的取穴法

於大腿後方中線與臀溝的交點取之。

殷門的取穴法

採伏臥位並使勁屈曲膝蓋時，可清楚見到半腱肌與股二頭肌的線條。若將髖關節朝內外兩側旋轉，就能使這兩條肌肉更加顯著。殷門則可於**承扶**（BL36）與**委中**（BL40）的連接線中點向上1寸處取之。

骨度

臀溝～膕窩：14寸

***承扶**（BL36）至**委中**（BL40）間的長度為14寸。

穿通動脈

髂外動脈若出於腹股溝韌帶下方的血管裂孔後，便形成**股動脈**。股動脈未於大腿處產生分支，並由**股深動脈**提供營養。而股深動脈所發出的終支，便為**第1**至**第3穿通動脈**，負責供給血液至膕旁肌（股二頭肌、半腱肌、半膜肌）。此外，若**股深動脈**結紮於較股動脈與股深動脈分支點更近位處時，易影響**側支循環**供給血液至下肢的狀況。

坐骨神經為末梢神經中最大也最長的神經，其於梨狀肌下方通過坐骨大孔，並於臀大肌下方下行至大腿後側。之後，在行至膕窩前便會分為腓總神經與脛神經。若坐骨神經於梨狀肌處受壓迫時，便會出現壓痛或放射痛感，稱為梨狀肌症候群。

膕旁肌群

膕旁肌群為位於大腿後側的肌肉，也是「股二頭肌、半腱肌、半膜肌」的總稱（又稱為「膕旁肌」）。原本此處應為膕旁**腱**，但較多人稱之為膕旁**肌**。此外，當人體於跑步，尤其是加速衝刺時會大量利用到膕旁肌群，因此又稱為**「跑步肌」**。若伸直膝蓋並前屈身體時，指尖無法碰觸到地板，代表膕旁肌群較僵硬。

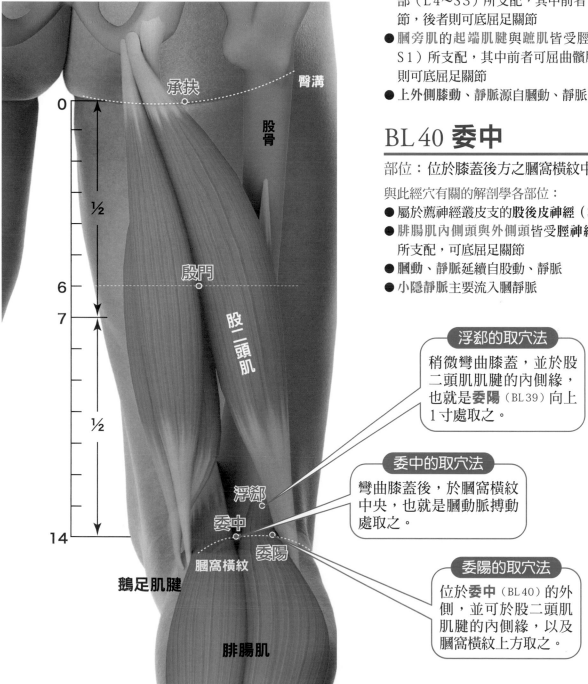

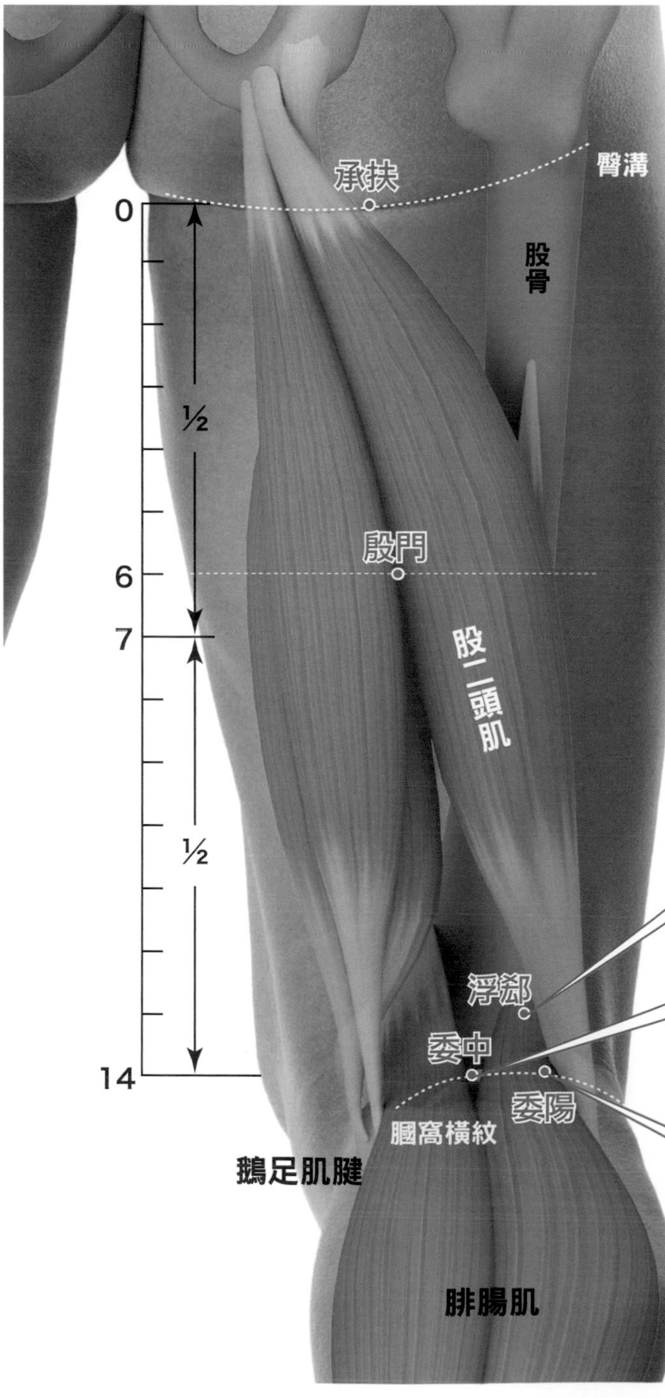

BL 39 委陽

部位：位於膝蓋後方外側之股二頭肌肌腱內側緣，也就是膕窩橫紋上

與此經穴有關的解剖學各部位：

- 屬於薦神經叢皮支的**股後皮神經**（S2）以及屬於**腓總神經**（L4～S2）皮支的腓腸外側皮神經皆分布於此處之皮膚
- **股二頭肌與腓腸肌外側頭**皆受坐骨神經的脛神經部（L4～S3）所支配，其中前者可屈曲髖股關節，後者則可底屈足關節
- **膕旁肌的起端肌腱與蹠肌**皆受脛神經（L5～S1）所支配，其中前者可屈曲髖股關節，後者則可底屈足關節
- **上外側膝動、靜脈**源自膕動、靜脈

BL 40 委中

部位：位於膝蓋後方之膕窩橫紋中點

與此經穴有關的解剖學各部位：

- 屬於薦神經叢皮支的**股後皮神經**（S2）
- **腓腸肌內側頭與外側頭**皆受**脛神經**（S1～S2）所支配，可底屈足關節
- **膕動、靜脈**延續自股動、靜脈
- **小隱靜脈**主要流入膕靜脈

浮郄的取穴法

稍微彎曲膝蓋，並於股二頭肌肌腱的內側緣，也就是**委陽**（BL 39）向上1寸處取之。

委中的取穴法

彎曲膝蓋後，於膕窩橫紋中央，也就是膕動脈搏動處取之。

委陽的取穴法

位於**委中**（BL 40）的外側，並可於股二頭肌肌腱的內側緣，以及膕窩橫紋上方取之。

BL 41 附分

部位：位於上背部，並與第2胸椎（T2）棘突下緣同高處，以及後正中線向外**3寸**處

與此經穴有關的解剖學各部位：
- **胸神經後支的內側皮支**（T2）分布於此處
- **斜方肌**是由副神經與頸神經叢的肌支（C3～C4）所支配，並起於第2胸椎棘突
- （大、小）**菱形肌**受肩胛背神經（C4～C5）所支配，並可上提肩胛骨
- **豎脊肌群**受脊髓神經（胸神經）後支的內側支所支配，可後屈軀幹
- **頸橫動脈之分支**源自鎖骨下動脈之甲狀頸幹

注意：若沿著深處肋間肌→壁胸膜→胸膜腔→臟胸膜的順序下針，可能引發**氣胸**。

附分的取穴法
- **附分**與**風門**（BL12）皆可至與第2胸椎棘突下緣同高處取之。
- 於第2、第3胸椎棘突間向外3寸處取之。

魄戶的取穴法
- **魄戶**、**肺俞**（BL13）與**身柱**（GV12）皆可至與第3胸椎（T3）棘突下緣同高處取之。
- 於**身柱**向外3寸處取之。

骨度
後正中線～肩胛棘內側緣：**3寸**

＊**附分**（BL41）至**志室**（BL52）間的經穴（膀胱經第二行線）皆位於後正中線向外3寸處。

身柱的取穴法
第3胸椎棘突位於後正中線與肩胛棘內側緣的水平線之交點，請以此處為基準，並於第3胸椎棘突下方的凹陷處取之。

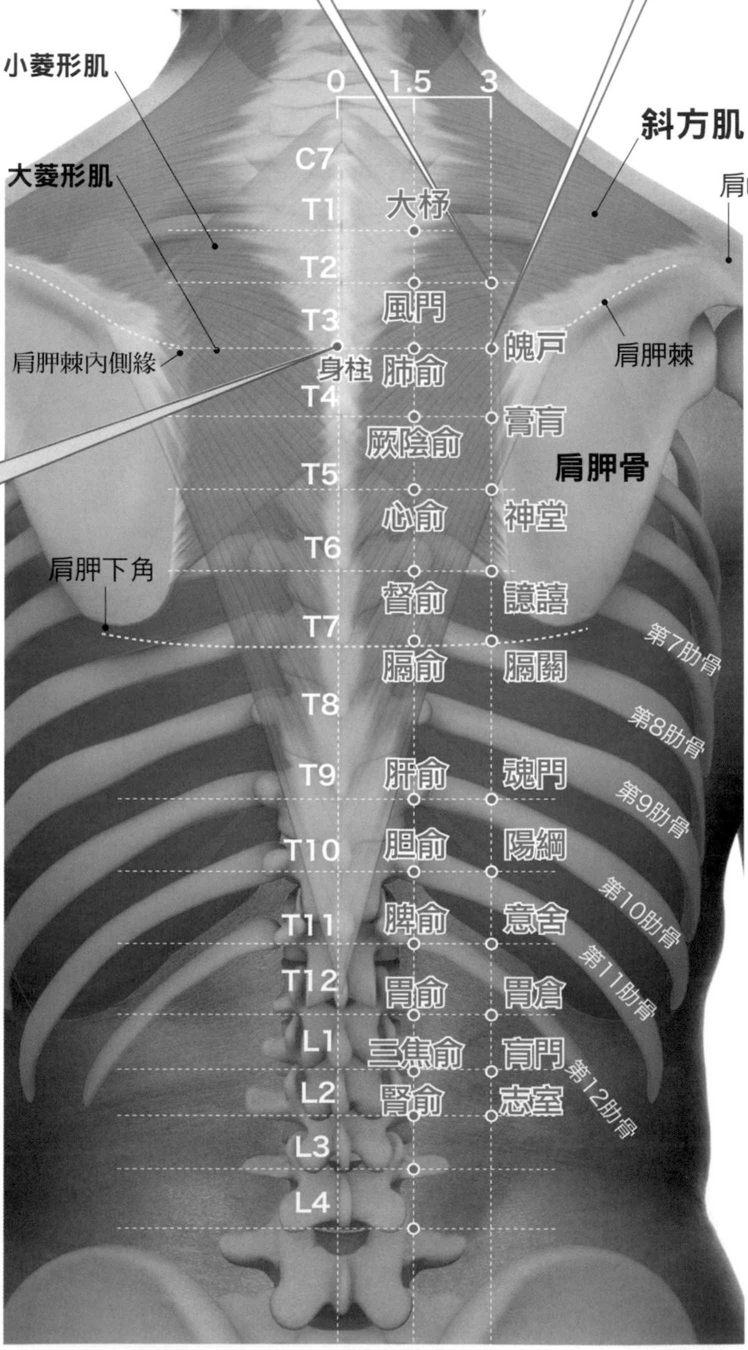

BL 42 魄戶

部位：位於上背部與第3胸椎（T3）棘突下緣同高處，以及後正中線向外**3寸**處

與此經穴有關的解剖學各部位：
- **胸神經後支的內側皮支**（T3）分布於此處
- **斜方肌**是由副神經與頸神經叢的肌支（C3～C4）所支配，並起於第2胸椎棘突
- （大、小）**菱形肌**受肩胛背神經（C4～C5）所支配，並可上提肩胛骨
- **豎脊肌群**受脊髓神經（胸神經）後支的內側支所支配，可後屈軀幹
- **頸橫動脈之分支**源自鎖骨下動脈之甲狀頸幹

注意：若沿著深處肋間肌→壁胸膜→胸膜腔→臟胸膜的順序下針，可能引發**氣胸**。

頸橫動脈起自前斜角肌外側的鎖骨下動脈，再穿過臂神經叢後抵達肩胛上角，並分為淺支與深支。淺支可延伸至斜方肌前緣，並分布於斜方肌的上段或中段纖維的上方，以及提肩胛肌與棘上肌一帶。此外，頸橫動脈可下壓肩胛骨內側緣，故又稱為下行肩胛動脈。

BL43 膏肓

部位：位於上背部，與第4胸椎（T4）棘突下緣同高，以及後正中線向外**3寸**處

與此經穴有關的解剖學各部位：

- **胸神經後支的內側皮支（T4）**分布於此處皮膚
- **斜方肌**是由副神經與頸神經叢的肌支（C3～C4）所支配，並起於第2胸椎棘突
- **（大、小）菱形肌**受肩胛背神經（C4～C5）所支配，並可上提肩胛骨
- **豎脊肌群**受脊髓神經（胸神經）後支的內側支所支配，可後屈軀幹
- **頸橫動脈之分支**源自鎖骨下動脈之甲狀頸幹

注意：若沿著深處肋間肌→壁胸膜→胸膜腔→臟胸膜的順序下針，可能引發氣胸。

膏肓的取穴法

- **膏肓與厥陰俞**（BL14）皆可至與第4胸椎（T4）棘突下方同高處取之。
- 於第4、第5胸椎棘突間向外3寸處取之。

神道的取穴法

找出第7胸椎棘突後，向上2處棘突，並於第5胸椎棘突下方的凹陷處取之。

神堂的取穴法

- **神堂、心俞**（BL15）與**神道**（GV11・督）皆可至與第5胸椎（T5）棘突下方同高處取之。
- 於**神道**向外3寸處取之。

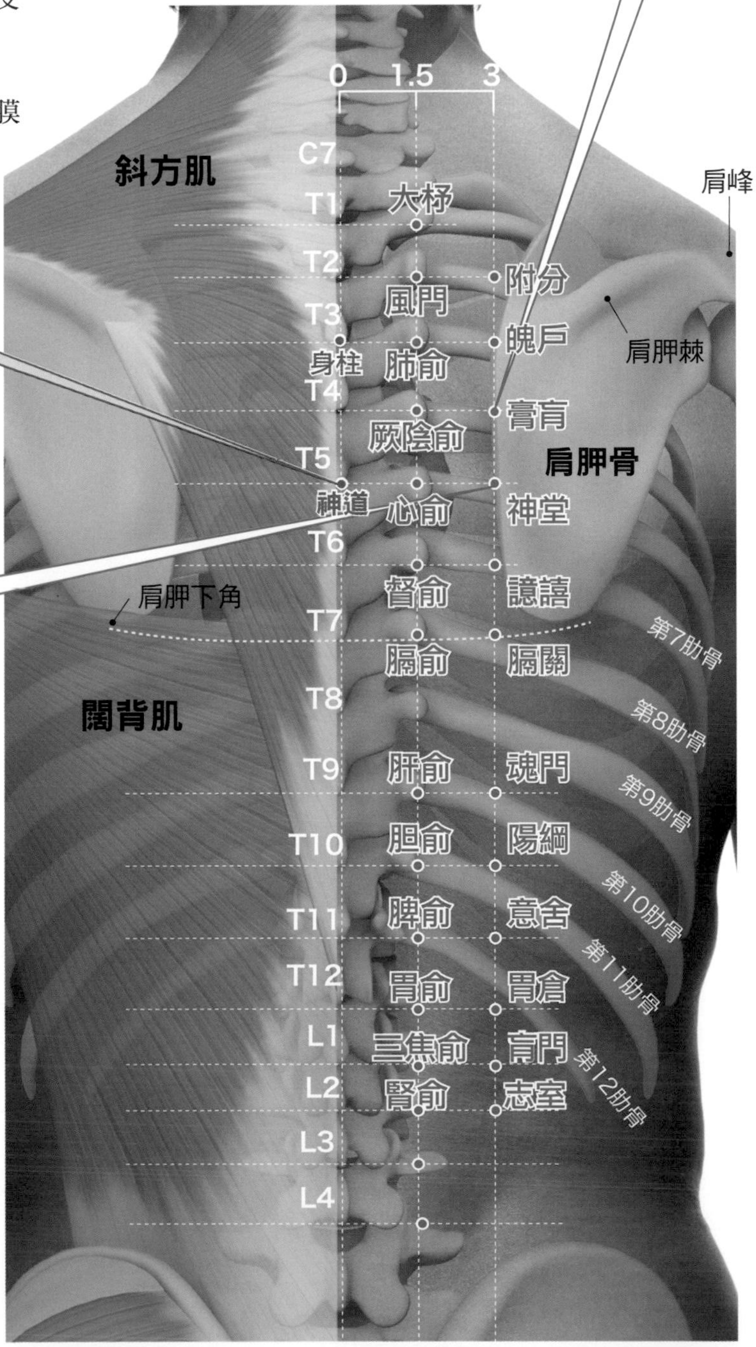

BL44 神堂

部位：位於上背部，並與第5胸椎（T5）棘突下緣同高處，以及後正中線向外**3寸**處

與此經穴有關的解剖學各部位：

- **胸神經後支的內側皮支（T5）**分布於此處皮膚
- **斜方肌**是由副神經與頸神經叢的肌支（C3～C4）所支配，並起於第2胸椎棘突
- **闊背肌**受臂神經叢的胸背神經（C6～C8）所支配，並可伸展與內旋肩關節
- **豎脊肌群**受脊髓神經（胸神經）後支的內側支所支配，可後屈軀幹
- **頸橫動脈之分支**源自鎖骨下動脈之甲狀頸幹

注意：若沿著深處肋間肌→壁胸膜→胸膜腔→臟胸膜的順序下針，可能引發氣胸。

BL45 譩譆

部位：位於上背部，並與第6胸椎（T6）棘突下緣同高處，以及後正中線向外**3寸**處

與此經穴有關的解剖學各部位：

- **胸神經後支的內側皮支（T6）**分布於此處皮膚
- **斜方肌**是由副神經與頸神經叢的肌支（C3～C4）所支配，並起於第2胸椎棘突
- **闊背肌**受臂神經叢的胸背神經（C6～C8）所支配，並可伸展與內旋肩關節
- **（大、小）菱形肌**受肩胛背神經（C4～C5）所支配，並可上提肩胛骨
- **頸橫動脈**之分支源自鎖骨下動脈之甲狀頸幹
- 此經穴可接觸至**聽診三角**

注意：若沿著深處肋間肌→壁胸膜→胸膜腔→臟胸膜的順序下針，可能引發**氣胸**。

聽診三角

由闊背肌上緣、肩胛骨內側緣，以及斜方肌外側緣等三邊所構成的三角型區域，稱為聽診三角。

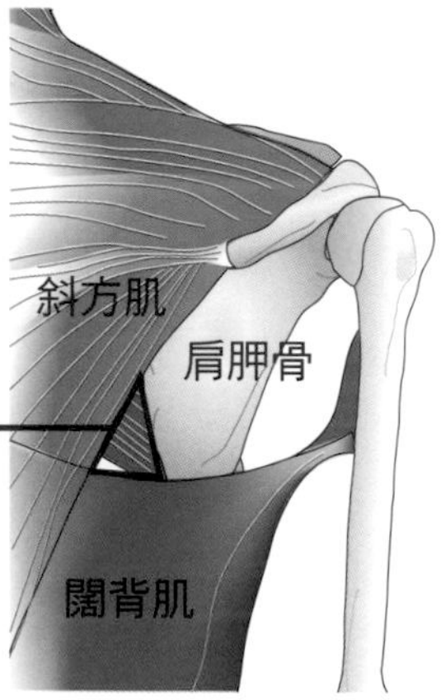

BL46 膈關

部位：位於上背部，並與第7胸椎（T7）棘突下緣同高處，以及後正中線向外**3寸**處

與此經穴有關的解剖學各部位：

- **胸神經後支的內側皮支（T7）**分布於此處皮膚
- **闊背肌**受臂神經叢的胸背神經（C6～C8）所支配，並可伸展與內旋肩關節
- **豎脊肌群**受脊髓神經（胸神經）後支的內側支所支配，可後屈軀幹
- **肋間動脈的背支**為胸主動脈的壁支

注意：若沿著深處肋間肌→壁胸膜→胸膜腔→臟胸膜的順序下針，可能引發**氣胸**。

膈關的取穴法

膈關、**膈俞**（BL17）與**至陽**（GV9・督）皆可至與第7胸椎（T7）棘突下方同高處，也就是**至陽**向外3寸處取之。

譩譆的取穴法

譩譆、**督俞**（BL16）與**靈台**（GV10・督）皆可至與第6胸椎（T6）棘突下方同高處，也就是**靈台**向外3寸處取之。

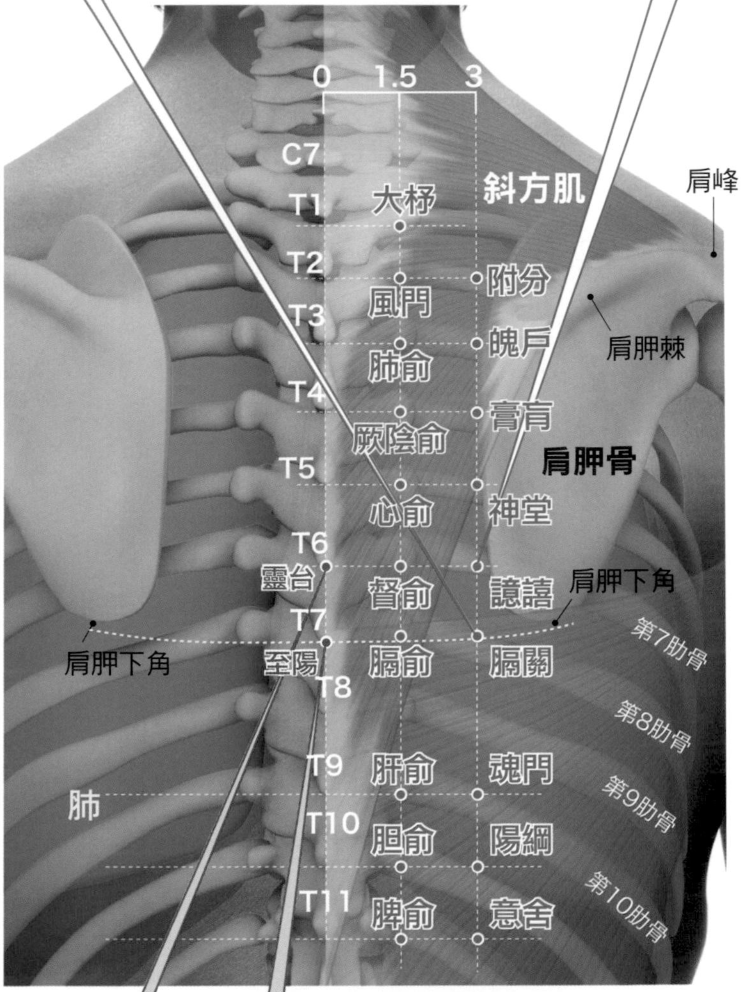

至陽的取穴法

於肩胛下角高度處找出第7胸椎棘突，並於該棘突下方的凹陷處取之。

靈台的取穴法

於肩胛下角高度處找出第7胸椎棘突後，向上1處棘突，並於第6胸椎棘突下方的凹陷處取之。

闊背肌顧名思義為附著於軀幹背部的肌肉，主要可伸展、內轉、內旋肩關節。闊背肌的起端也可大致分為下位胸椎以下的棘突、髂嵴、下位肋骨，以及肩胛下角等4處，並會合於肩胛下角外側，最後止於肱骨小結節嵴。若因投球障礙肩造成肩膀後側疼痛時，多是由肩胛下角一帶的闊背肌挫傷所引起。

BL47 魂門

部位：位於上背部，並與第9胸椎（T9）棘突下緣同高處及後正中線向外**3寸**處

與此經穴有關的解剖學各部位：

- **胸神經後支的內側皮支**（T9）分布於此處皮膚
- **闊背肌**受臂神經叢的胸背神經（C6～C8）所支配，並可伸展與內旋肩關節
- **豎脊肌群**受脊髓神經（胸神經）後支的內側支所支配，可後屈軀幹
- **肋間動脈的背支**為胸主動脈的壁支

注意：若沿著深處肋間肌→壁胸膜→胸膜腔→臟胸膜的順序下針，可能引發氣胸。

BL48 陽綱

部位：位於上背部，並與第10胸椎（T10）棘突下緣同高處，以及後正中線向外**3寸**處

與此經穴有關的解剖學各部位：

- **胸神經後支的內側皮支**（T10）分布於此處皮膚
- **闊背肌**受臂神經叢的胸背神經（C6～C8）所支配，並可伸展與內旋肩關節
- **豎脊肌群**受脊髓神經（胸神經）後支的內側支所支配，可後屈軀幹
- **肋間動脈的背支**為胸主動脈的壁支
- 注意：若沿著深處肋間肌→壁胸膜→胸膜腔→臟胸膜的順序下針，可能引發氣胸。

魂門的取穴法

- **魂門**、**肝俞**（BL18）與**筋縮**（GV8・督）皆可至與第9胸椎（T9）棘突下方同高處取之。
- 於**筋縮**向外3寸處取之。

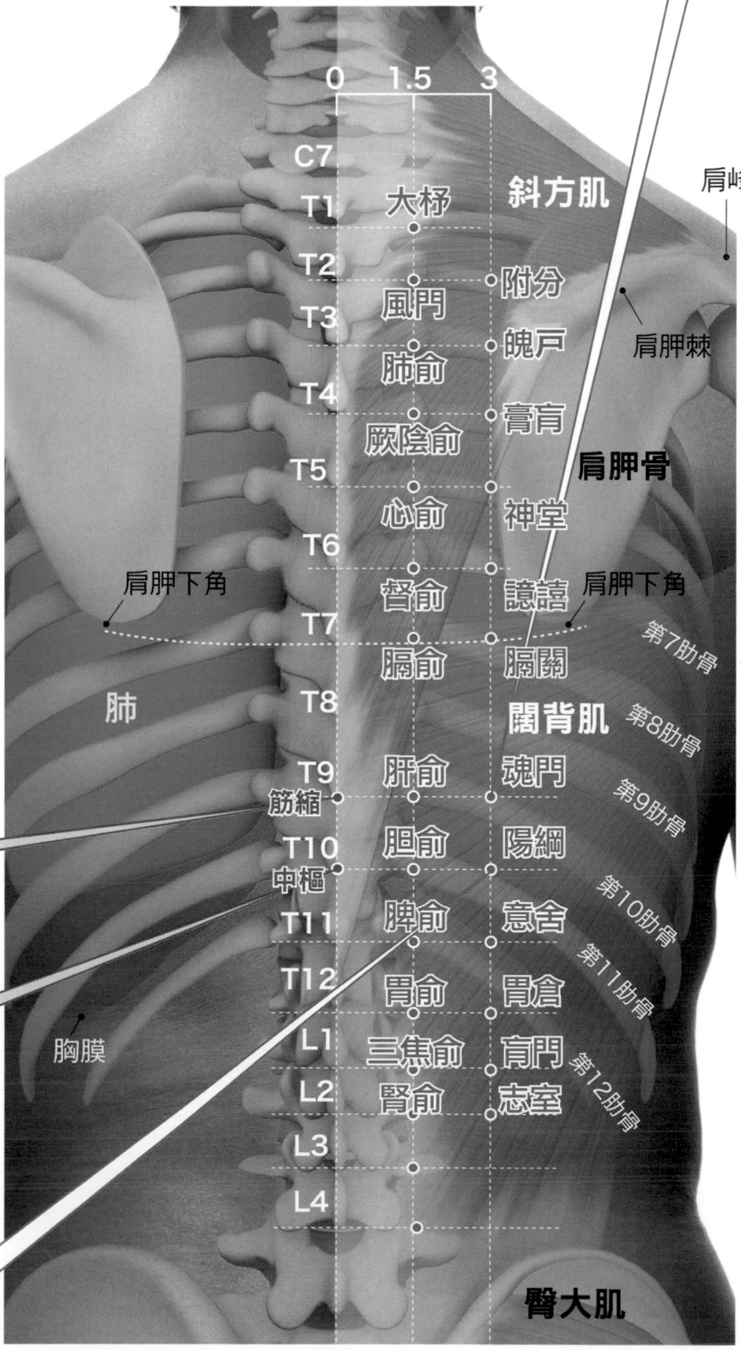

筋縮的取穴法

找出第7胸椎棘突後，向下2處棘突，並於第9腰椎棘突下方的凹陷處取之。

中樞的取穴法

於肩胛下角高度處找出第7胸椎棘突後，向下3處棘突，並於第10胸椎棘突下方的凹陷處取之。

陽綱的取穴法

- **陽綱**、**膽俞**（BL19）與**中樞**（GV7・督）皆可至與第10胸椎（T10）棘突下方同高處取之。
- 於**中樞**向外3寸處取之。

取穴法⑬ 意舍、胃倉、肓門、志室

BL49 意舍

部位：位於上背部，並與第11胸椎（T11）棘突下緣同高處，以及後正中線向外**3寸**處

與此經穴有關的解剖學各部位：

- **胸神經後支的內側皮支（T11）**分布於此處
- 闊背肌受臂神經叢的胸背神經（C6～C8）所支配，並可伸展與內旋肩關節
- 豎脊肌群受脊髓神經（胸神經）後支的內側支所支配，可後屈軀幹
- **肋間動脈的背支**為胸主動脈的壁支
- 此穴位深處右側為肝臟右葉，左側則是脾臟

BL50 胃倉

部位：位於上背部，並與第12胸椎（T12）棘突下緣同高處，以及後正中線向外**3寸**處

與此經穴有關的解剖學各部位：

- **胸神經後支的內側皮支（T12）**分布於此處
- 闊背肌受臂神經叢的胸背神經（C6～C8）所支配，並可伸展與內旋肩關節
- 豎脊肌群受脊髓神經（胸神經）後支的內側支所支配，可後屈軀幹
- 腰方肌受腰神經叢（T12～L4）所支配
- **肋間動脈的背支**為胸主動脈的壁支
- 此穴位深處右側為肝臟右葉，左側則是脾臟

意舍的取穴法

- **意舍**、**脾俞**（BL20）與**脊中**（GV6・督）皆可至與第11胸椎（T11）棘突下方同高處取之。
- 於**脊中**向外3寸處取之。

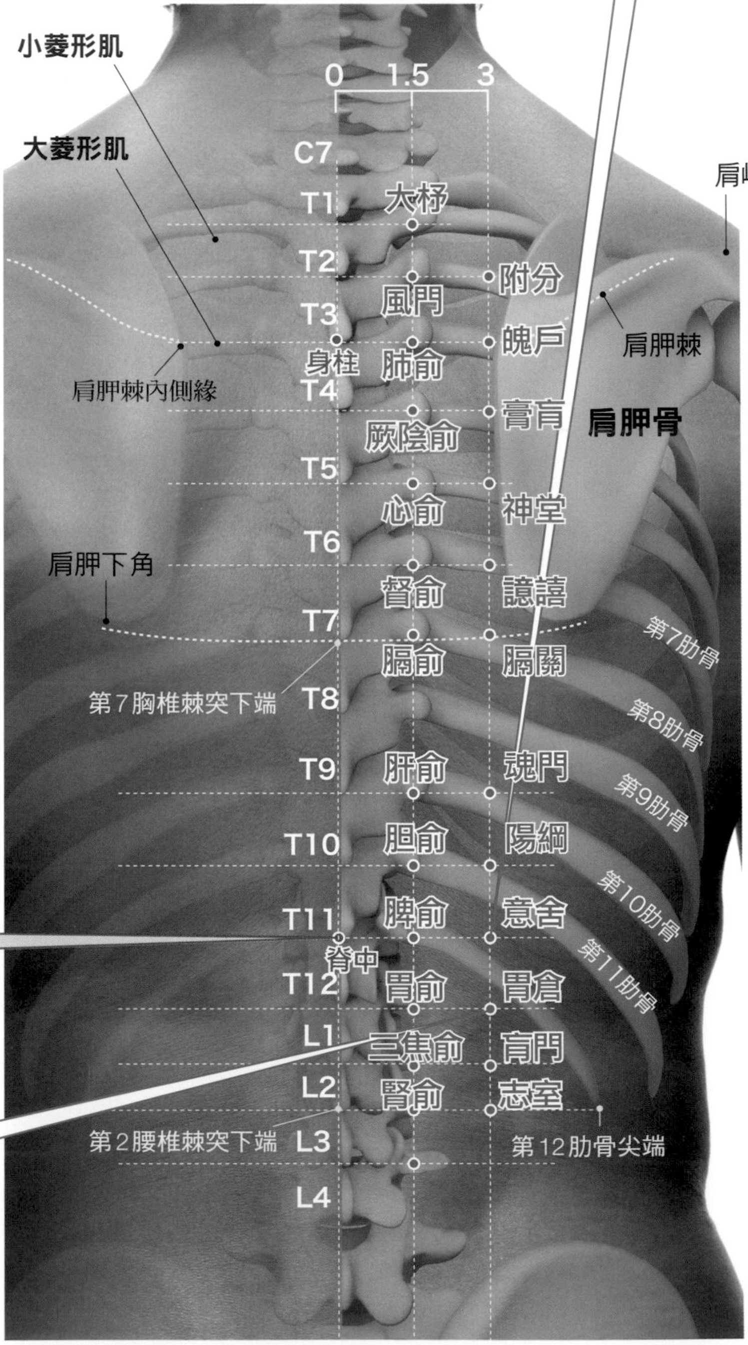

脊中的取穴法

找出第2腰椎棘突後，向上3處棘突，並於第11胸椎棘突下方的凹陷處取之。

胃倉、胃俞的取穴法

胃倉、**胃俞**（BL21）皆可至與第12胸椎（T12）棘突下方同高處取之。

肋間動脈屬於胸主動脈成對的壁支，共有10對，負責供給軀幹壁、胸部的皮膚以及脊髓血液。肋間動脈出自胸主動脈後，會間隔一定距離，並與第3肋間後的各肋間神經一同行走於肋溝間。此外，**腰動脈**則屬於腹主動脈的成對壁支，共有4對，與肋間動脈的走行模式相同，並分布於脊髓、腰部以及腹壁等處。另一方面，左右腰靜脈與左右肋間靜脈則會合流於奇靜脈系統，並經由上大靜脈回流至右心房。

BL51 肓門

部位：位於腰部，並與第1腰椎（L1）棘突下緣同高處，以及後正中線向外**3寸**處

與此經穴有關的解剖學各部位：

- **腰神經後支的內側皮支**（L1）分布於此處皮膚
- **闊背肌肌腱**受臂神經叢的胸背神經（C6～C8）所支配，並可伸展與內旋肩關節
- 胸腰筋膜為前後包覆背固有肌（深背肌）的鞘狀筋膜，而其位於腰部的肥厚處則為**腰背腱膜**
- **腰動脈的背支**為胸主動脈的壁支
- 肓門的右側與左側深處分別為**腎臟**、**橫結腸**或是**結腸左曲**

BL52 志室

部位：位於腰部，並與第2腰椎（L2）棘突下緣同高處，以及後正中線向外**3寸**處

與此經穴有關的解剖學各部位：

- **腰神經後支的內側皮支**（L2）分布於此處皮膚
- **闊背肌**受臂神經叢的胸背神經（C6～C8）所支配，並可伸展與內旋肩關節
- **腰背腱膜**為前後包覆背固有肌（深背肌）的鞘狀筋膜
- **豎脊肌群**（**髂肋肌**、**棘肌**）受脊髓神經（胸神經）後支的內側支所支配，可後屈軀幹
- **腰動脈的背支**為胸主動脈的壁支
- 志室的右側與左側深處分別為**升結腸**或是**結腸左曲**

腰三角

腰三角位於腹壁後側，為腹外斜肌後側緣、闊背肌外側緣，以及髂嵴所構成的三角形部位。此處構造較不堅固，易引發腰椎間盤突出。

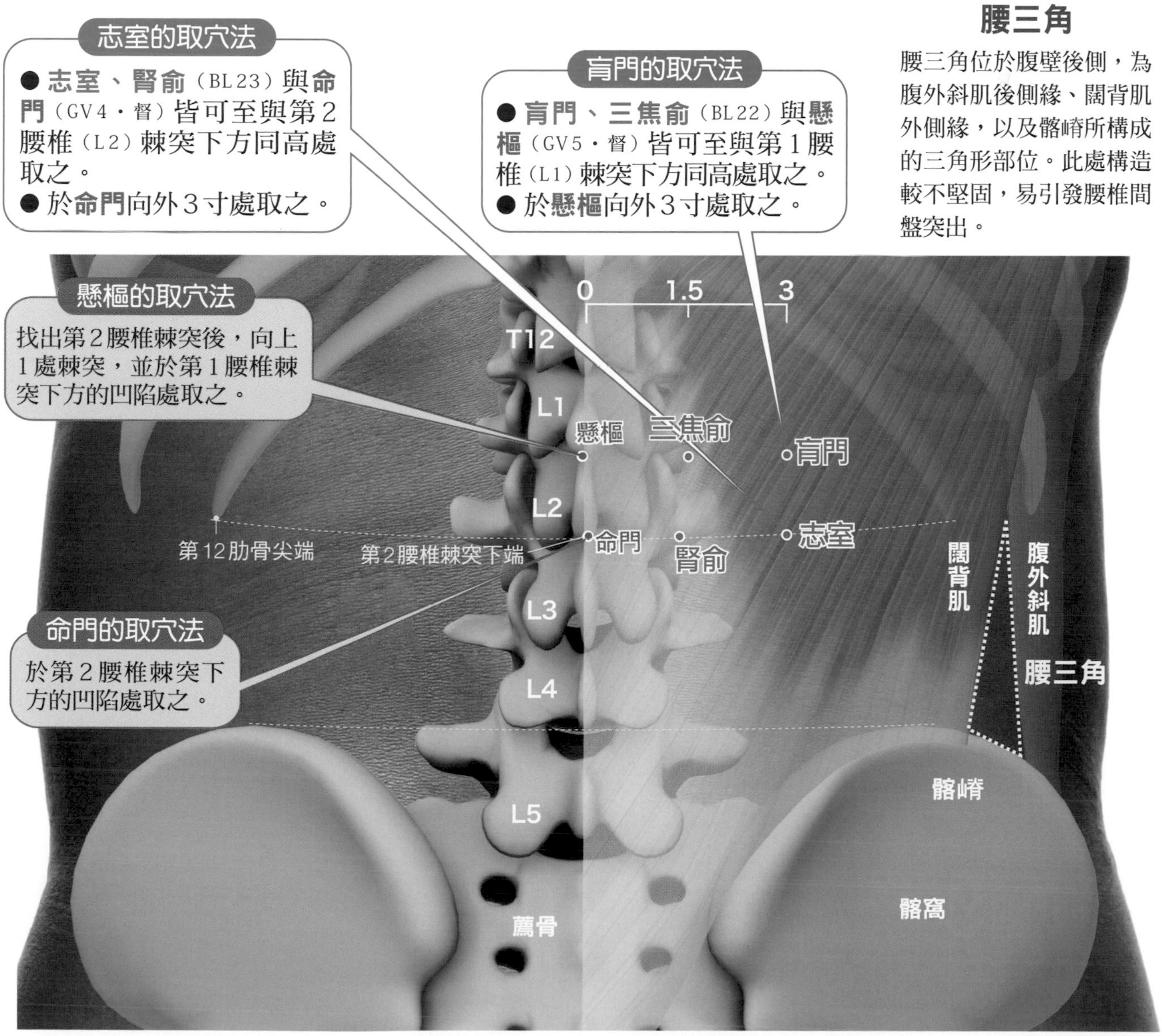

志室的取穴法
● 志室、腎俞（BL23）與命門（GV4・督）皆可至與第2腰椎（L2）棘突下方同高處取之。
● 於命門向外3寸處取之。
肓門的取穴法
● 肓門、三焦俞（BL22）與懸樞（GV5・督）皆可至與第1腰椎（L1）棘突下方同高處取之。
● 於懸樞向外3寸處取之。
懸樞的取穴法
找出第2腰椎棘突後，向上1處棘突，並於第1腰椎棘突下方的凹陷處取之。
命門的取穴法
於第2腰椎棘突下方的凹陷處取之。
0
1.5
3
T12
L1
L2
L3
L4
L5
懸樞
三焦俞
肓門
命門
腎俞
志室
第12肋骨尖端
第2腰椎棘突下端
闊背肌
腹外斜肌
腰三角
髂嵴
髂窩
薦骨

BL53 胞肓

部位：位於臀部，並與第2後薦骨孔同高處，以及薦正中嵴向外**3寸**處

與此經穴有關的解剖學各部位：

- **臀上皮神經**（L1～L3）為脊髓神經後支，並分布於此處皮膚
- 臀大肌受薦神經叢的臀下神經肌支（L5～S2）所支配，可外轉髖關節
- 臀中、小肌受薦神經叢的臀上神經肌支（L5～S1）所支配，可外轉髖關節
- 臀上動、靜脈為通過梨狀肌上孔的髂內動脈之壁支
- 此穴位深處為髖骨

BL54 秩邊

部位：位於臀部，並與第4後薦骨孔同高處，以及薦正中嵴向外**3寸**處

與此經穴有關的解剖學各部位：

- **臀中皮神經**（S1～S3）是由第1～第3薦骨神經所構成，主要分布於此處皮膚
- 臀大肌受薦神經叢的臀下神經肌支（L5～S2）所支配，可外轉髖關節
- 臀中、小肌受薦神經叢的臀上神經肌支（L5～S1）所支配，可外轉髖關節
- 臀下動、靜脈為通過梨狀肌下孔的髂內動脈之壁支
- 此穴位深處為髖骨

胞肓的取穴法

- **胞肓、膀胱俞**（BL28）與**次髎**（BL32）皆可至與第2後薦骨孔同高處取之。
- 與**次髎**同高，並於後正中線向外3寸處取之。

腰俞的取穴法

於股溝上方觸得薦骨裂孔後，於其凹陷處取之。

秩邊的取穴法

- 於薦骨裂孔向外3寸處，並與**白環俞**（BL30）同高處取之。
- 於**腰俞**（GV2・督）向外3寸處取之。＊至與**下髎**（BL34）同高處取之。

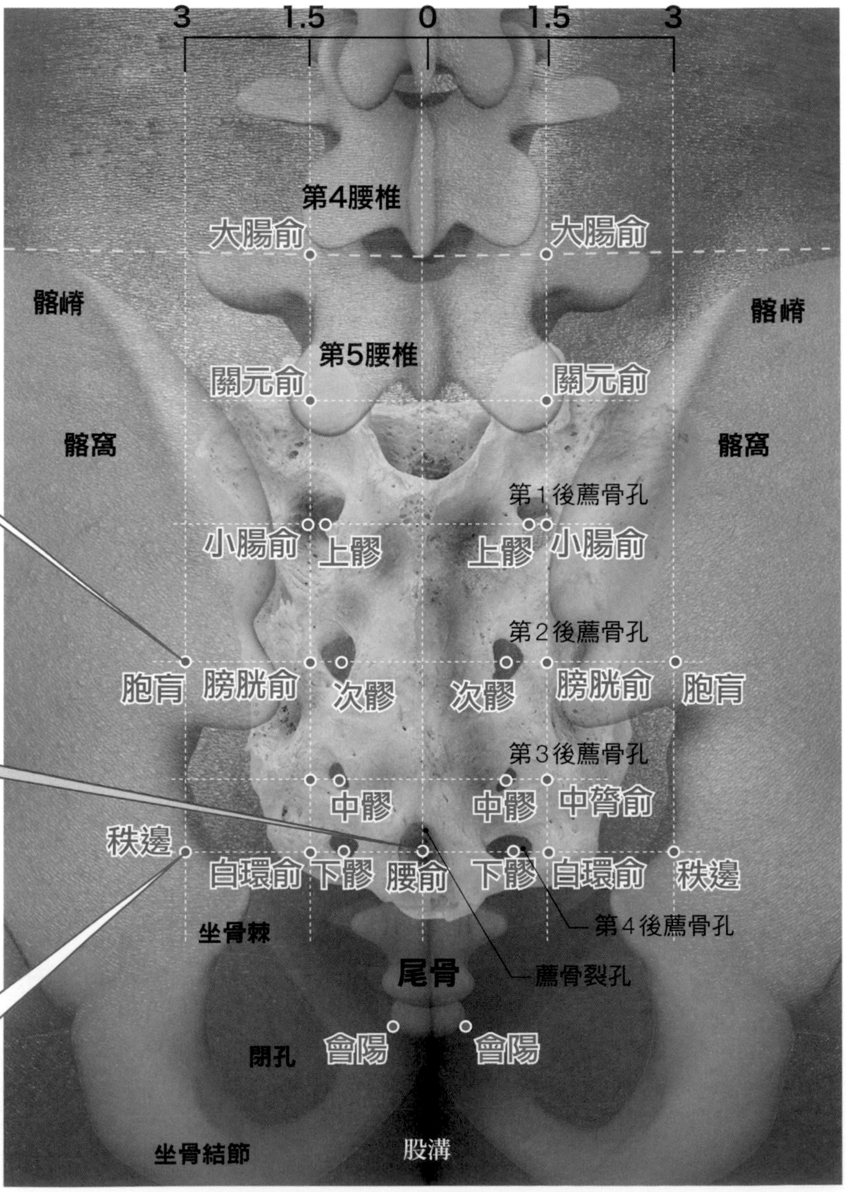

腓腸肌的內側頭、外側頭，以及比目魚肌合稱為小腿三頭肌。比目魚肌在英語中為soleus，並源自於拉丁語的solea，也就是「鞋底、涼鞋」之意，與英語的sole（足底、鞋跟）字根相同。此外，與涼鞋外形相似的「牛舌魚」在英語中也同樣為sole。也就是說，比目魚肌之所以稱作soleus，並不是因為外型類似「足底」，而是與「牛舌魚」外形相似，故有此名稱。

BL55 合陽

部位：小腿後側之腓腸肌外側頭與內側頭間，也就是膕窩橫紋向下**2寸**處

與此經穴有關的解剖學各部位：

- **腓腸內側皮神經**（S2）為脛神經的皮支
- **腓腸肌**受**脛神經**（S1~S2）所支配，並與**比目魚肌**同樣止於阿基里斯腱
- **脛後動、靜脈**源自膕動、靜脈
- **小隱靜脈**主要流入膕靜脈

合陽的取穴法

位於**委中**（BL40）與**承山**（BL57）的連接線上，並於**委中**向下2寸處取之。

BL58 飛揚

部位：小腿後方外側之腓腸肌外側頭下緣與阿基里斯腱間，也就是崑崙（BL60）向上**7寸**處

與此經穴有關的解剖學各部位：

- **腓腸外側皮神經**（L4~S2）為脛神經的皮支
- **小腿三頭肌**是由腓腸肌與比目魚肌所構成，主要受**脛神經**（L4~S3）肌支所支配，並止於阿基里斯腱
- **屈拇長肌**受脛神經肌支（L5~S2）所支配
- **腓骨動、靜脈**源自膕動脈之脛後動、靜脈

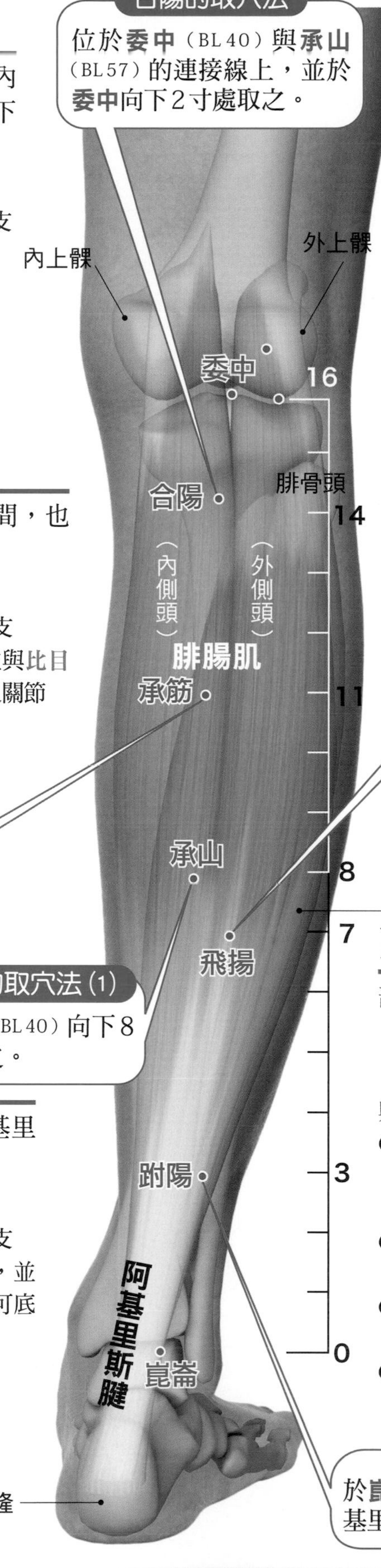

BL56 承筋

部位：小腿後側之腓腸肌的兩肌腹間，也就是膕窩橫紋向下**5寸**處

與此經穴有關的解剖學各部位：

- **腓腸內側皮神經**（L5）為脛神經的皮支
- **腓腸肌**受**脛神經**（S1~S2）支配，並與**比目魚肌**同樣皆止於阿基里斯腱，可底屈足關節
- **脛後動、靜脈**源自膕動、靜脈
- **小隱靜脈**主要流入膕靜脈

飛揚的取穴法

於**崑崙**（BL60）的上方，以及**承山**（BL57）的外側下方1寸處取之。

*於**崑崙**向上7寸處取之。

骨度

膕窩～外踝尖端：**16寸**

承筋的取穴法

於**合陽**（BL55）與**承山**（BL57）的中點處取之。

承山的取穴法 (1)

於**委中**（BL40）向下8寸處取之。

BL59 跗陽

部位：小腿後方外側之腓腸肌外側頭下緣與阿基里斯腱間，也就是崑崙（BL60）向上**3寸**處

與此經穴有關的解剖學各部位：

- **腓腸神經**（L4~S3）是由腓腸內側皮神經與腓腸外側皮神經互相吻合所構成的神經
- **腓骨短肌**受腓淺神經的肌支（L4~S1）所支配，可外翻或底屈足關節
- **屈拇長肌**受脛神經肌支（L5~S2）所支配
- **腓骨動、靜脈**源自膕動脈之脛後動、靜脈

BL57 承山

部位：小腿後側之腓腸肌肌腹與阿基里斯腱的交會處

與此經穴有關的解剖學各部位：

- **腓腸內側皮神經**（L5）為脛神經的皮支
- **腓腸肌**受**脛神經**（S1~S2）所支配，並與**比目魚肌**同樣皆止於阿基里斯腱，可底屈足關節
- **脛後動、靜脈**源自膕動、靜脈
- **小隱靜脈**主要流入膕靜脈
- 此經穴深處為**脛神經**（L4~S3）

跗陽的取穴法

於**崑崙**（BL60）向上3寸處，也就是阿基里斯腱與腓骨短肌肌腱間取之。

取穴法⑮ 崑崙、僕參、申脈、金門等

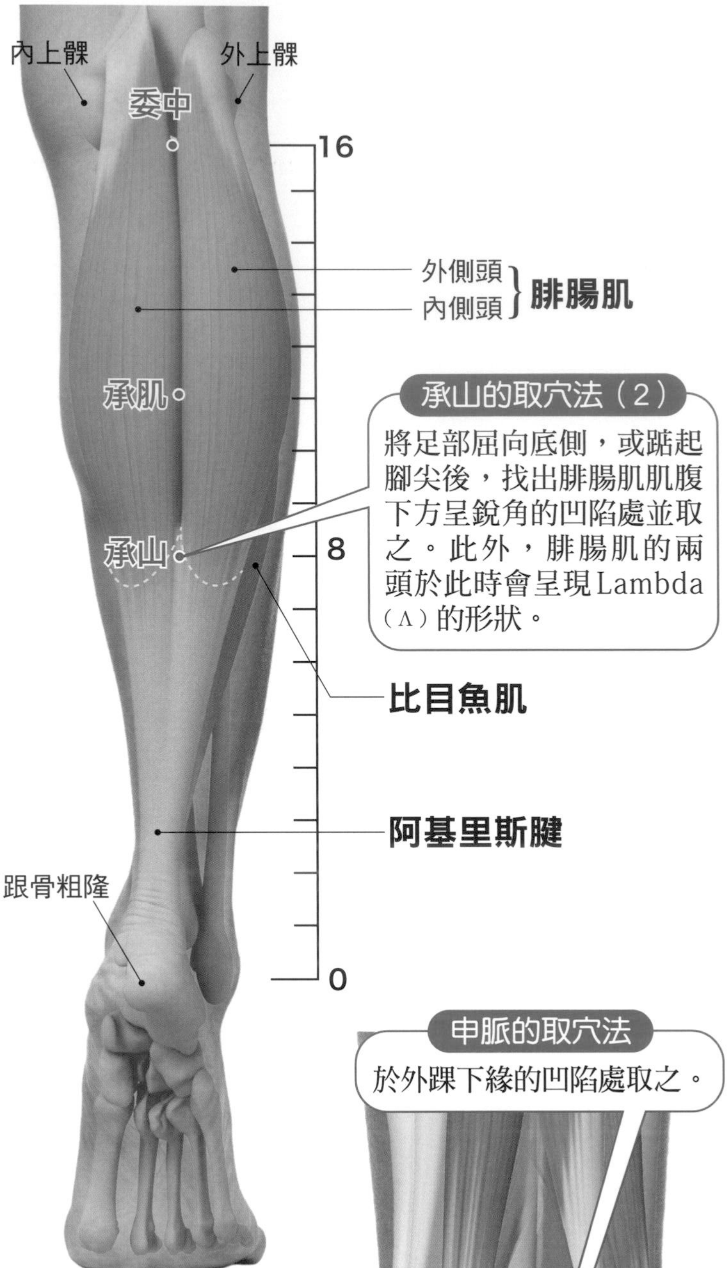
內上髁
外上髁
委中
16
8
0
外側頭
內側頭
腓腸肌
承肌
承山
承山的取穴法（2）
將足部屈向底側，或踮起腳尖後，找出腓腸肌肌腹下方呈銳角的凹陷處並取之。此外，腓腸肌的兩頭於此時會呈現Lambda（Λ）的形狀。
比目魚肌
阿基里斯腱
跟骨粗隆

BL60 崑崙

部位：位於足關節外側後方，也就是外踝尖端與阿基里斯腱間的凹陷處

與此經穴有關的解剖學各部位：

- **腓腸神經**（S1）是由腓腸內側皮神經與腓腸外側皮神經互相吻合所構成的神經
- **阿基里斯腱（跟腱）**附著於跟骨粗隆，並為受脛神經（S1～S2）所支配的小腿三頭肌之共通腱
- **腓骨動、靜脈**源自膕動脈之脛後動、靜脈
- **小隱靜脈**主要流入膕靜脈

BL61 僕參

部位：位於足部外側之崑崙（BL60）下方，也就是跟骨外側之赤白肉際處

與此經穴有關的解剖學各部位：

- 腓腸神經之跟骨外側支（S1）
- 此穴位深處為**跟骨**

BL62 申脈

部位：位於足部外側之外踝尖端下方，也就是外踝下緣與跟骨間的凹陷處

與此經穴有關的解剖學各部位：

- **足背外側皮神經**屬於腓腸皮神經，並分布於此處皮膚
- **腓骨長、短肌肌腱**受腓淺神經肌支（L4～S2）所支配
- 由外踝前動脈所構成的**外踝動脈網**
- 此穴位深處為**外距跟韌帶**
- **伸肌下支持帶**可維持小腿前側的伸肌肌腱狀態

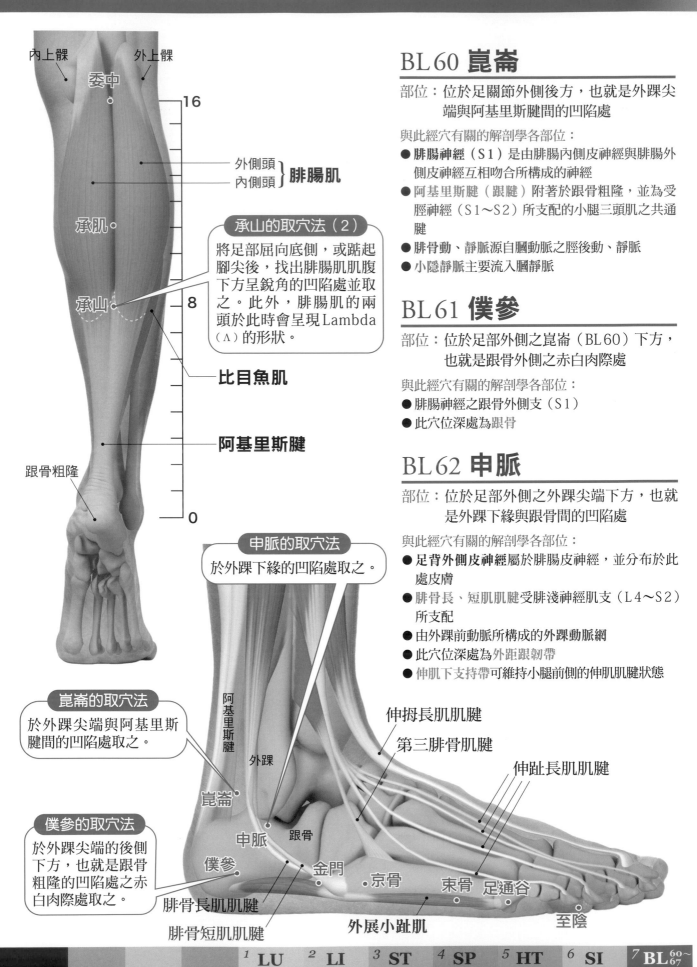

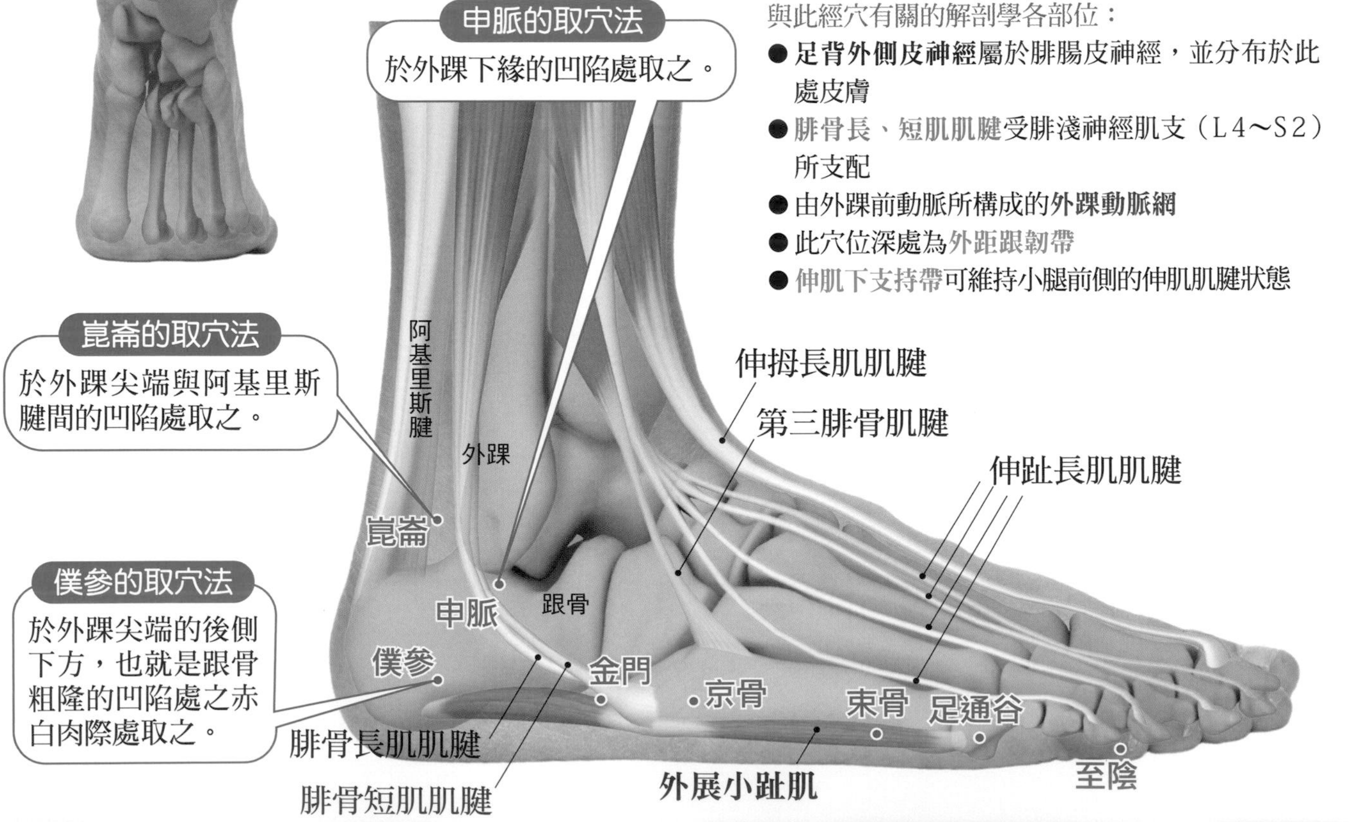
申脈的取穴法
於外踝下緣的凹陷處取之。
崑崙的取穴法
於外踝尖端與阿基里斯腱間的凹陷處取之。
僕參的取穴法
於外踝尖端的後側下方，也就是跟骨粗隆的凹陷處之赤白肉際處取之。
阿基里斯腱
外踝
崑崙
申脈
跟骨
僕參
金門
京骨
束骨
足通谷
至陰
伸拇長肌肌腱
第三腓骨肌肌腱
伸趾長肌肌腱
腓骨長肌肌腱
腓骨短肌肌腱
外展小趾肌

腓骨長肌起自腓骨外側面，並於外踝後側通過腓骨肌支持帶後，繞過足底，最後止於第一蹠骨基部以及內楔狀骨。至於**腓骨短肌**則起自腓骨外側下方，並止於第五蹠骨基部。當腓骨肌支持帶斷裂或鬆弛，造成腓骨肌肌腱超出外踝，稱為**腓骨長短肌腱滑脫**。若此症狀不斷重複發生，易引起腱鞘炎。此外，若腳踝翻向內側扭傷時，易因腓骨短肌肌腱的牽引力，造成**第五蹠骨基部之腱裂性骨折**。

BL63 金門

部位：位於足背之外踝前緣遠端，也就是第五蹠骨粗隆後側，以及骰骨下方的凹陷處

與此經穴有關的解剖學各部位：

- **足背外側皮神經**（S1）屬於腓腸神經，並分布於此處皮膚
- **腓骨長肌肌腱**受腓淺神經肌支（L4～S2）所支配
- **外展小趾肌**受脛神經之足底外側神經（S1～S2）所支配
- 由外踝前動脈構成的**外踝動脈網**
- 此穴位深處為**腓骨短肌肌腱**的止端，也就是**第五蹠骨粗隆**

BL64 京骨

部位：位於足部外側，也就是第五蹠骨粗隆遠端之赤白肉際處

與此經穴有關的解剖學各部位：

- **足背外側皮神經**（S1）屬於腓腸神經，並分布於此處皮膚
- **外展小趾肌**受脛神經之足底外側神經（S1～S2）所支配
- **足跟外動脈**源自足背動脈
- 此穴位深處為**腓骨長肌肌腱**的止端，也就是**第五蹠骨粗隆**

BL65 束骨

部位：位於足部外側之第五蹠趾關節的近位凹陷處，也就是赤白肉際處

與此經穴有關的解剖學各部位：

- **足背外側皮神經**（S1）屬於腓腸神經，並分布於此處皮膚
- **外展小趾肌**、**屈小趾短肌肌腱**受脛神經之足底外側神經（S1～S2）所支配
- **趾底固有動脈**源自足底動脈弓
- 此穴位深處為**腓骨長肌肌腱**的止端，也就是**第五蹠骨粗隆**

BL66 足通谷

部位：足部第五趾之第五蹠趾關節的遠端外側凹陷處，也就是赤白肉際處

與此經穴有關的解剖學各部位：

- **足背外側皮神經**（S1）屬於腓腸神經，並分布於此處皮膚
- **足背靜脈網之外側支**
- 此穴位深處為外展小趾肌的止端，也就是**第五趾近側趾骨基部**

BL67 至陰

部位：位於足部第五趾之遠側趾骨外側，甲板下角近端向外 **0.1寸**（指寸）處，也就是甲板外側緣的垂直線與甲板基部水平線的交點

與此經穴有關的解剖學各部位：

- **足背外側皮神經**（S1）屬於腓腸神經，並分布於此處皮膚
- **足底外側動**、**靜脈**源自脛後動、靜脈
- 此穴位深處為外展小趾肌的止端，也就是**第五趾遠側趾骨**

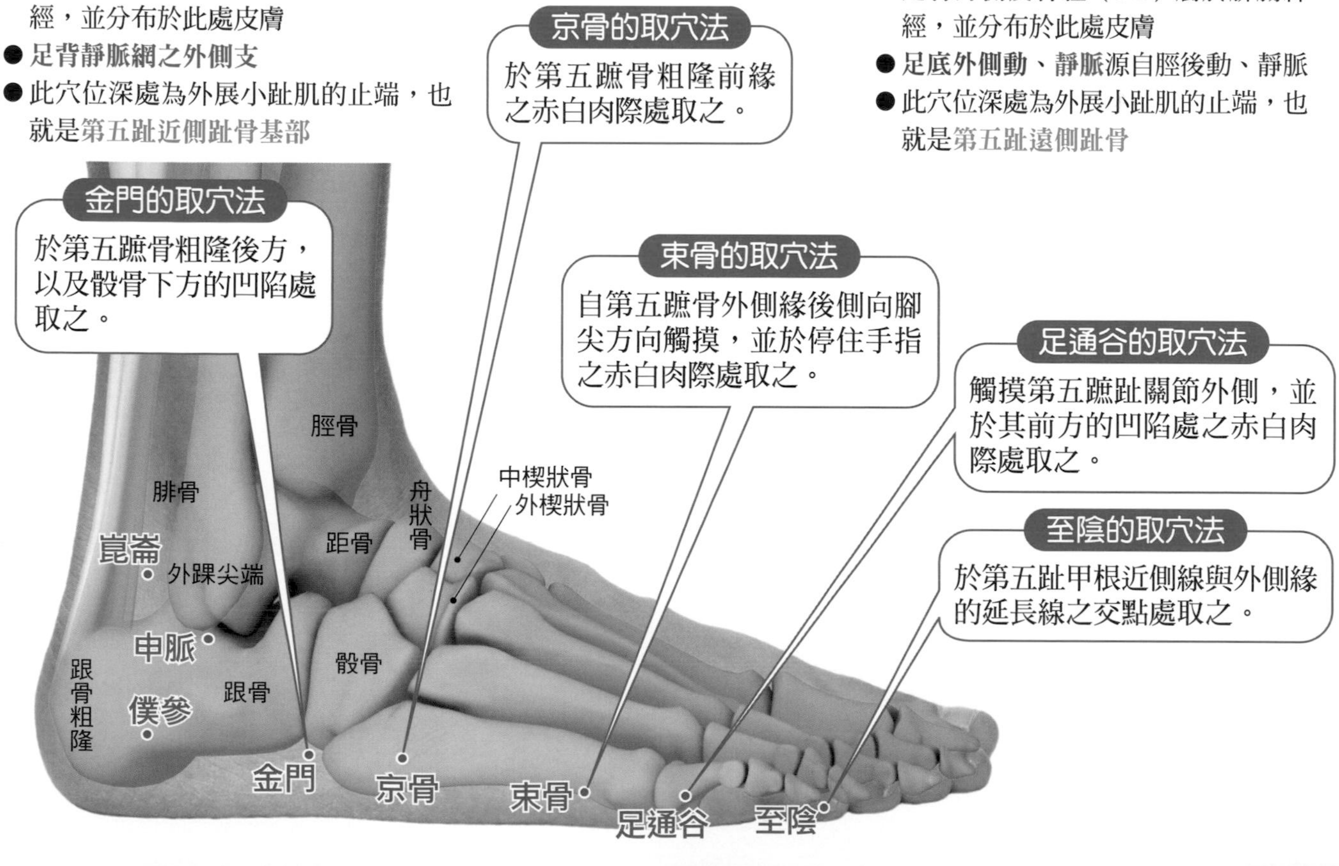

京骨的取穴法
於第五蹠骨粗隆前緣之赤白肉際處取之。
金門的取穴法
於第五蹠骨粗隆後方，以及骰骨下方的凹陷處取之。
束骨的取穴法
自第五蹠骨外側緣後側向腳尖方向觸摸，並於停住手指之赤白肉際處取之。
足通谷的取穴法
觸摸第五蹠趾關節外側，並於其前方的凹陷處之赤白肉際處取之。
至陰的取穴法
於第五趾甲根近側線與外側緣的延長線之交點處取之。
脛骨
腓骨
崑崙
外踝尖端
距骨
舟狀骨
中楔狀骨
外楔狀骨
申脈
骰骨
跟骨粗隆
僕參
跟骨
金門
京骨
束骨
足通谷
至陰

NOTE

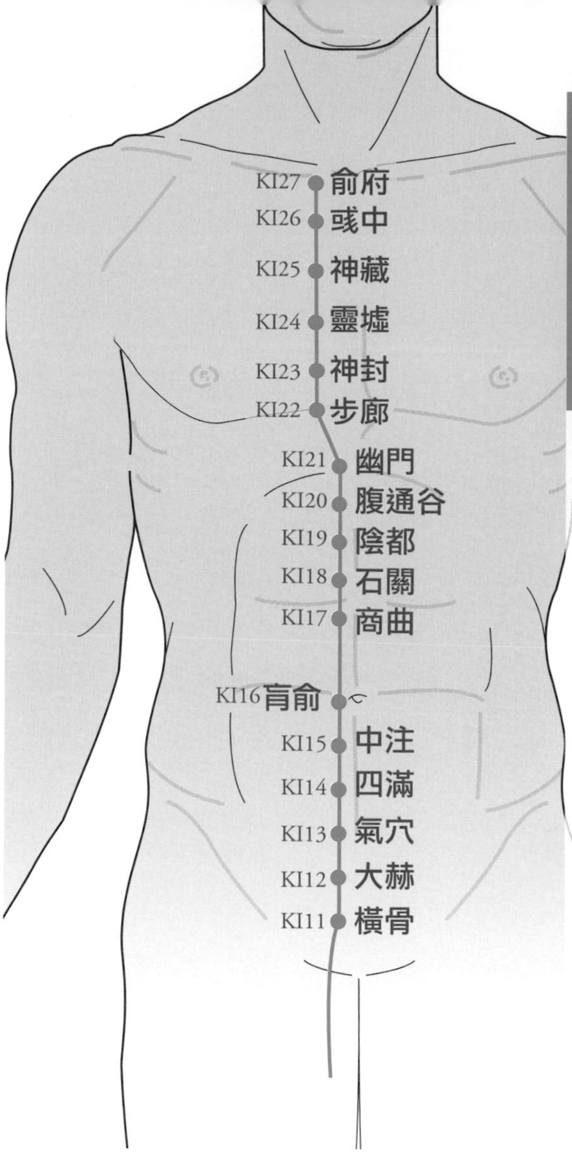
KI27 俞府
KI26 彧中
KI25 神藏
KI24 靈墟
KI23 神封
KI22 步廊
KI21 幽門
KI20 腹通谷
KI19 陰都
KI18 石關
KI17 商曲
KI16 肓俞
KI15 中注
KI14 四滿
KI13 氣穴
KI12 大赫
KI11 橫骨

Chapter 8
足少陰腎經
KI（Kidney Meridian）

腎主掌藏精

腎被稱為「**作強之官**」，負責維持人體的生命活動，儲藏（藏精）與成長、發育、生殖等行為息息相關的精氣，並供給精氣予五臟六腑，維持人體健全的運作。

腎主掌主水

腎具有可調節全身水分代謝的機能（**主水**）。一般來說，水分由胃而入，並經脾運送至肺，再輸送至全身各處。若水已髒污，便轉為汗或尿排泄出體外。

腎主掌納氣

腎亦可收納自肺所吸入的氣（**納氣**），並藉由納氣的機能，以活絡、活化精氣。

病證

是動病：雖有空腹感卻無食慾、臉色發黑、呼吸困難且咳嗽不止、痰中帶血、起立性暈眩、倦怠嗜睡、氣虛時易感到緊張煩躁。

所生病：口中灼熱感、舌乾、咽喉腫脹感、胸悶、胸痛、黃疸、下痢、經脈所過處（腰背部、大腿內側、足底）易感到疼痛、喜臥床、足底發熱。

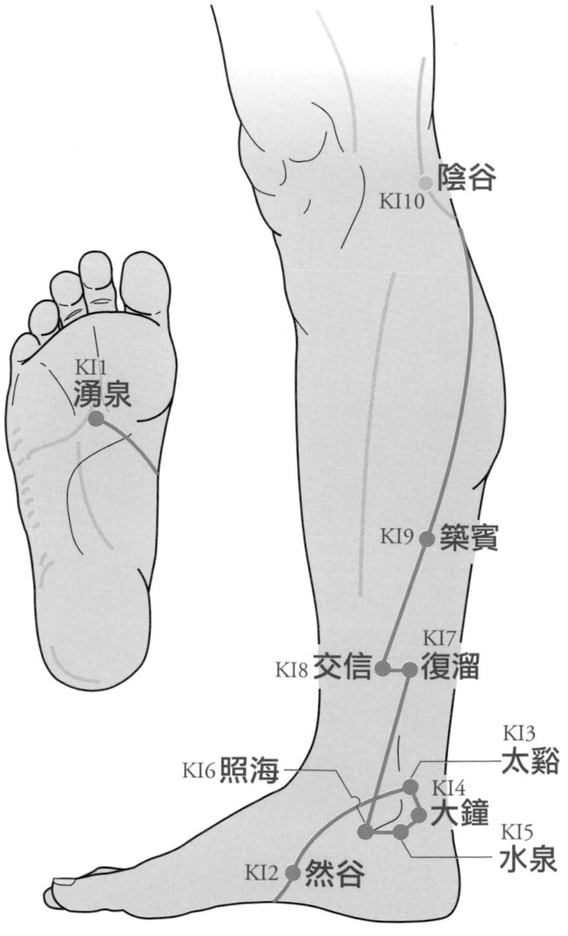
KI10 陰谷
KI1 湧泉
KI9 築賓
KI7 復溜
KI8 交信
KI3 太谿
KI6 照海
KI4 大鐘
KI5 水泉
KI2 然谷

KI1 **湧泉**
別名：**地衝**
要穴：腎經之井木穴
穴性：開竅、寧心

KI2 **然谷**
別名：**然骨、龍淵、龍泉**
要穴：腎經之滎（榮）火穴
穴性：滋陰補腎、清熱利濕

KI3 **太谿**
要穴：腎經之原穴、
腎經之俞土穴
穴性：益腎降火、通調衝任

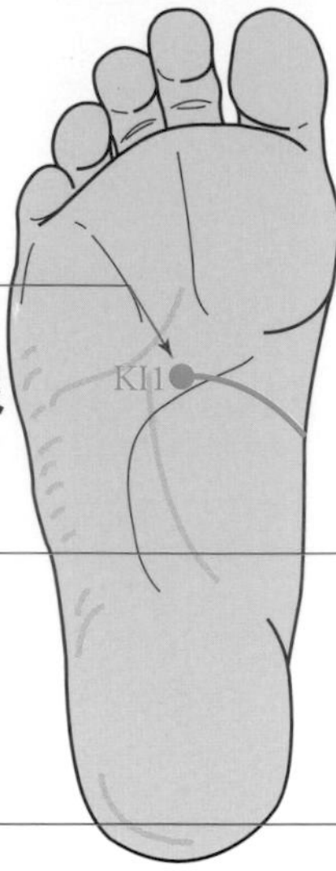

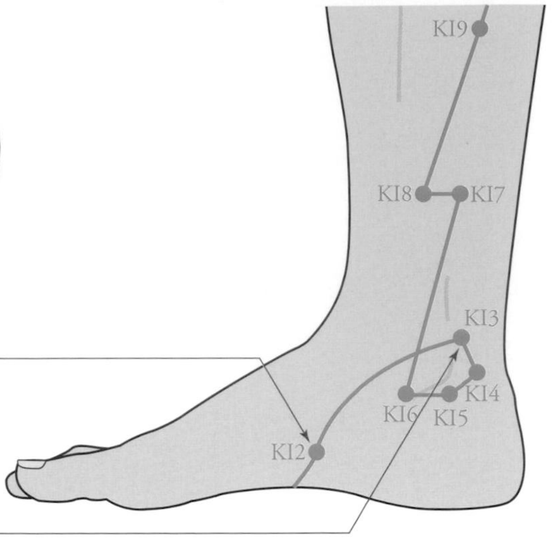

腳底（右腳）

KI4 **大鐘**
別字：鍾
要穴：腎經之絡穴
穴性：益腎、清熱、安神

KI5 **水泉**
別名：**大敦**
要穴：腎經之郄穴
穴性：通調經血、疏利下焦

KI6 **照海**
要穴：八脈交會穴
穴性：滋陰補腎、利咽明目

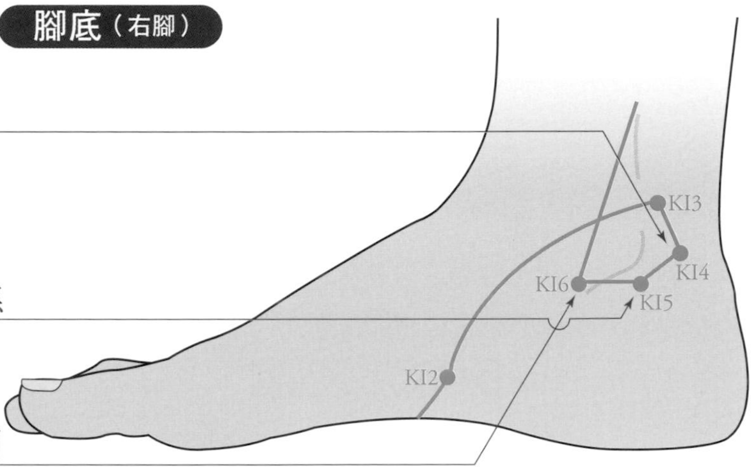

內側面

KI7 **復溜**
別名：**伏白、昌陽**
要穴：腎經之經金穴
穴性：滋腎去濕

KI8 **交信**
要穴：陰蹻經之郄穴
穴性：調經、利水、
理下焦

KI9 **築賓**
要穴：陰維脈之郄穴
穴性：理下焦、清神志

KI10 **陰谷**
要穴：腎經之合水穴
穴性：益元壯腎、除脹滿

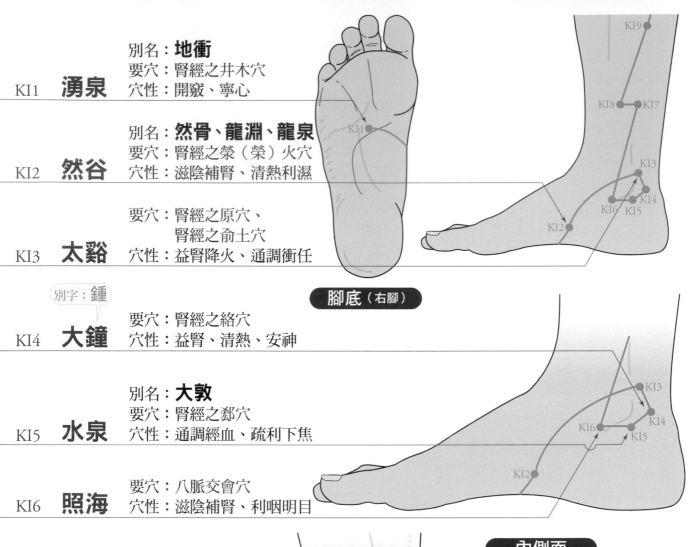

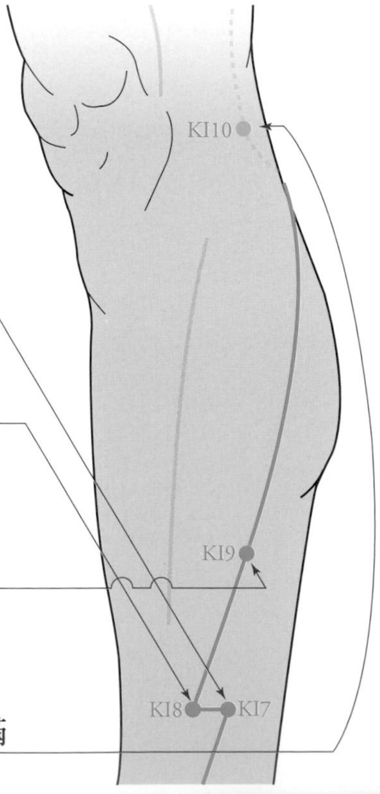

穴性解說

滋陰…補陰之意。
衝任…衝脈與任脈。
利水…排出多餘水分，調整體內水分平衡狀態。
理下焦…改善下焦的機能。
清神志…清明五神（魂、神、意、魄、精〔志〕）之意。
益元…補充人體活動來源之元氣，又稱為培元、壯元、補元。
除脹滿…緩和腹部的膨脹狀態。

足少陰腎經承接足太陽膀胱經的脈氣，起自足部第5趾下方，斜向行經足底中央（**湧泉**），並出於舟狀骨粗隆下方（**然谷**）後，繞過內踝後方（**太谿、大鐘、水泉**），再出現分支，進入足跟（**照海**）。至於繞過內踝上行的經脈則與足厥陰肝經一同於足太陰脾經後方向上行走，並在行經**復溜**與**交信**二穴後與三陰交（脾・SP6）交錯（肝經也一同交錯），再行經小腿內側後方（**築賓**）後，持續上行，進入膕窩內側（**陰谷**）。

- **湧泉**位於足底的凹陷處，也代表腎經氣血如地下**泉**水**湧**出的井木穴。
- **然谷**又稱為**然骨**。古中國人將（足部）**舟狀骨**稱為然骨，而然谷穴便是位於舟狀骨下緣凹陷處的經穴。此外，然字與「燃」同音，有一說指當針刺此穴時，易引起「內熱」，故有然谷之名稱。
- **太谿**指的是位於阿基里斯腱前方如溪谷般凹陷處的經穴。此外，「太」並無「粗大」的意思。
- **大鐘**的名稱源自於跟骨如**大鐘**般的外形，以及該經穴位於如釣鐘的部位等因素。此外，也有一說指鐘與**踵**（跟骨舊稱踵骨）讀音類似，故有此名稱。
- **水泉**為腎經的郄穴，且可治療如**水**腫、浮腫、月經不調等病症，故有此名稱。順帶一提，腎經中有多處經穴名稱與水息息相關。
- **照海**指的是經氣如海般匯集的經穴。此外，亦有一說指該經穴可**照**耀眼睛，治療眼部疾患，故有此名稱。
- **復溜**指的是經氣流至此處後便會**留**存之意。此外，亦可代表腎經的流注再繞過太谿、大鐘、水泉、照海與內踝處後，會再次向上行走之意。**復**與**伏**讀音相似，因此也代表此處為經氣於此「伏流」入深處之意。
- **交信**指的是位於三陰交下方，且與脾經**交**會的經穴。此外，古中國人將**月經稱為「信」**（或是月信），因此也代表此處可治療月經不調等症狀。
- **築賓**的**築**為**腓腸肌**（內側頭）收縮時變得較堅硬的部位。而**賓**則代表此經穴如迎接「賓」客般，將奇經八脈（→p.xxxii）中的陰維脈迎入迎賓館之意。
- **陰谷**為位於**膕窩橫紋陰側**（內側）**凹陷處**的經穴。此外，亦可指**半腱肌肌腱**與**半膜肌肌腱間如山谷般的縫隙**之意。

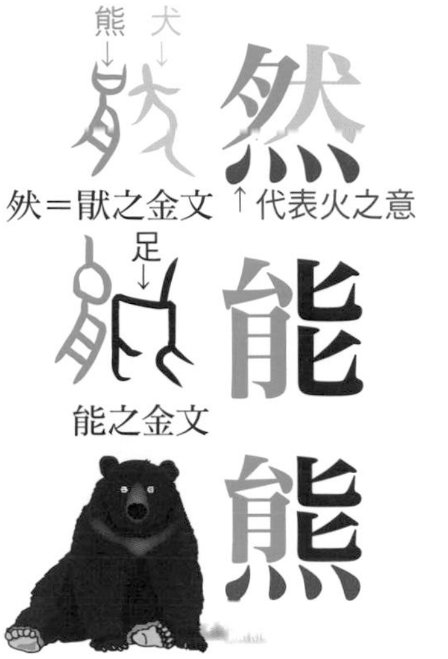

然是由**肰＝猒**（熊或犬的脂肪→p.185「厭」）的簡寫＋火所組成的字，代表以火燃燒脂肪之意，也是燃的原形。此外，「能」原先為熊的意思，並由「如熊般頑強」或「如燃燒熊肉般頑強燃燒」等意，逐漸衍伸出「能夠進行某事物」的意思。而然與熊字皆屬於灬部。

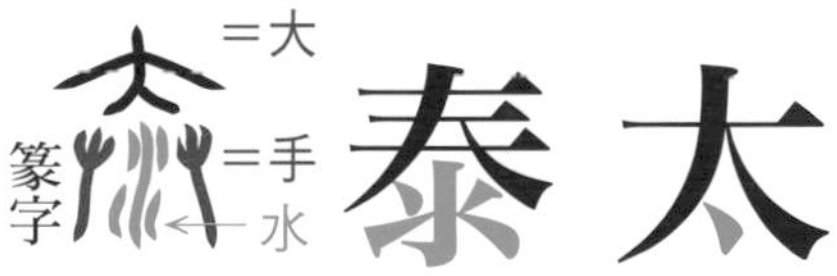

太為「**泰**」的異體字（或是簡字。不過也有認為泰與太字關係不同的說法。），通常代表「雙手潑出大量水的模樣」或「伸出雙手幫助落水者的樣貌」等意思。並由此衍伸出「安穩的樣子（泰平、太平洋）」、「非常、極為…」等意義。此外，日文中「太」代表「粗壯」之意，但在經穴名稱上，「太」並無「粗壯」的意思。

KI 足少陰腎經 ②腹部

KI11 **橫骨**
別名：**下極、屈骨**
穴性：清利下焦、益腎

KI12 **大赫**
別名：**陰維、陰關**
穴性：理下焦、益腎

KI13 **氣穴**
別名：**胞門、子戶**
穴性：調經、利氣、止瀉

KI14 **四滿**
別名：**髓府**
穴性：調經、利水、消脹滿

KI15 **中注**
穴性：調經、通便、理腸

KI16 **肓俞**
穴性：溫中理氣

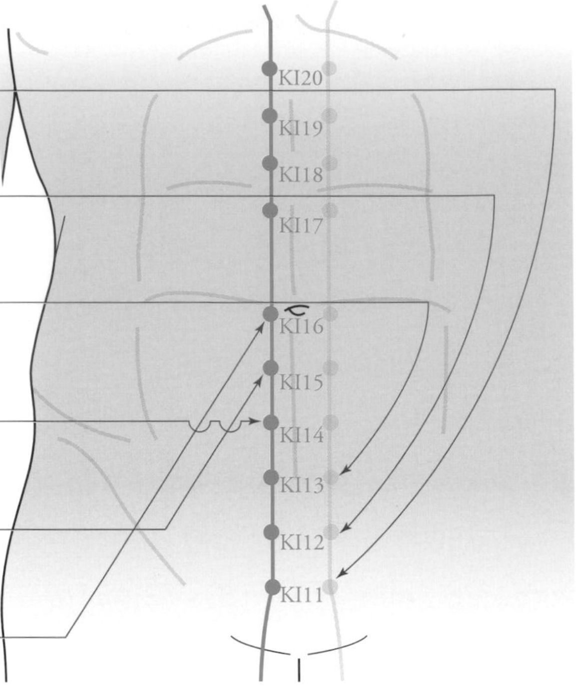

穴性解說

下焦…下腹部，包括腎、膀胱、小腸、大腸等部位。
益腎…增強腎臟機能。
止瀉…止住下痢情形。
消脹滿…消解腹部膨脹的狀態。
理氣…改善氣血流注。此外，也代表將氣恢復正常機能的治療方式。
散結…消解結塊、成塊處。
寬胸…拓展胸部，使胸口感到舒暢。

KI17 **商曲**
穴性：調理腸胃

KI18 **石關**
穴性：調胃、寬腸、理氣、散結

KI19 **陰都**
別名：**食宮**
穴性：調理腸胃、寬胸理氣

KI20 **腹通谷**
別名：**通谷**
穴性：調理中焦

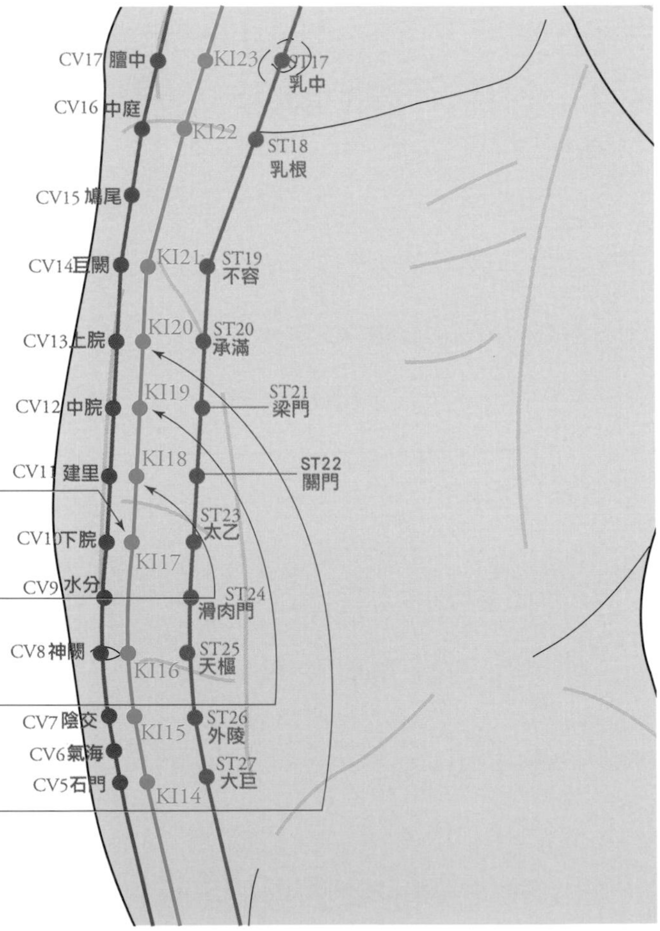

足少陰腎經自膕窩內側繼續向上行至大腿內側後方，並與長強（督・GV1）交會。接著，向前方行走，出於恥骨聯合後，再沿著腹部前正中線向外5分處（**橫骨、大赫、氣穴、四滿、中注、肓俞、商曲、石關、陰都、腹通谷**）向上行走。

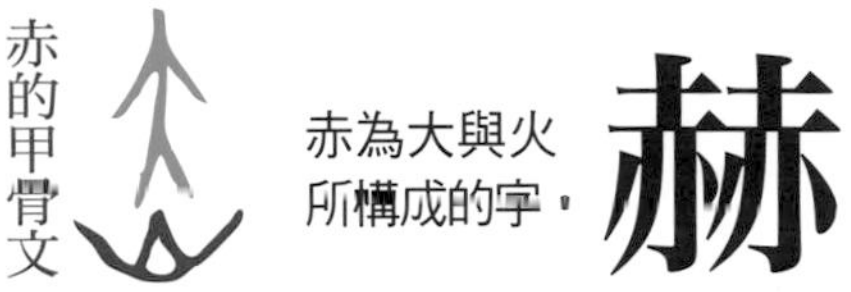
赤的甲骨文
赤為大與火所構成的字，
赫

赤為「大」與「火」所構成的字，代表猛烈燃燒時的火焰顏色。此外，也有一說指「大」的部分代表伸展手足的人，其透過火焰除去汙穢之物的意思。而**赫**為兩個赤所組成的字，代表赤紅、明亮的事物。至於威嚇的**嚇**字，則代表「臉色赤紅發怒」的意思，嚇加上口部後則代表指人在威嚇時所發出的聲音。

- **橫骨**為古中國人對**恥骨**的稱呼。橫骨穴則為位於恥骨一帶的經穴。此外，橫骨除了指恥骨外，也可代表**舌骨**、**鎖骨**。
- **大赫**的**赫**是由兩個「赤」所組成的字，也代表「赤紅、明亮、繁盛」等意思。而大赫穴的名稱由來，有一說是指此處為腎經與奇經八脈之衝脈匯流，並**聚集大量**陰氣的經穴。亦有一說指懷孕時此處會**因嬰兒而隆起**，故有此名稱。此外，因**錐肌或陰莖攣狀韌帶**的外形如**火焰**般上窄下寬，故有此名稱。
- **氣穴**為集合**氣**之經穴的意思（亦有其他不同說法）。
- **四滿**為集**滿四**肢之氣的經穴。此外，亦有一說指大腸、小腸、膀胱、精室四方受縫隙所包圍，或者表示此經穴可治療腹**滿**、脹**滿**等疾患之意。該經穴也是腎經於腹部的第**四**個經穴。

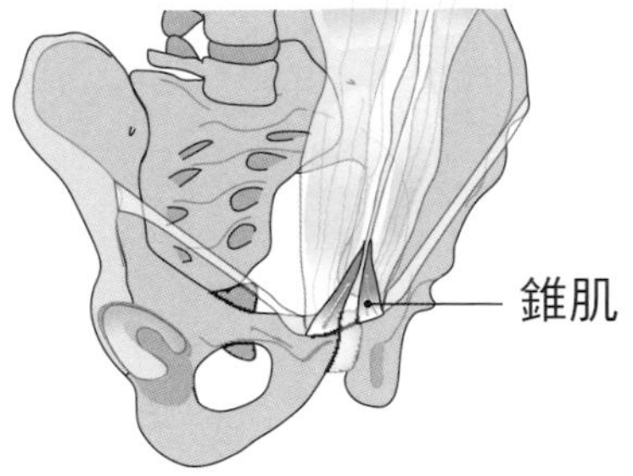
錐肌

- **中注**代表腎氣於此處**注**入胞**中**（腹腔內）之意。
- **肓俞**的**肓**指的是**肓膜**。而肓膜在**膏肓**（p.100）處代表**橫膈膜**之意，若於**肓俞**、**肓門**（p.102）或胞**肓**（p.102）則與**腸系膜**有關。此外，**肓**俞為位於腎氣深入腹腔處的經穴，並與肓門互為表裏。
- **商曲**的**商**為五音之一，代表金，並與肺與大腸有關。而**曲**則代表此經穴位於「呈曲折貌之**腸**子，也就是**橫結腸**」處，或指「**身體彎曲時便會曲起**」之處。而與商曲位於同高處的**太乙**（→p.28）之「乙」字，同樣也代表身體彎曲之意。
- **石關**的**石**代表此經穴位於**腹直肌**如**石**頭般堅硬且隆起處。此外，**石**常譬喻為便秘、不孕、脹滿等症狀，因此也代表可治療這些疾患的經穴。而**關**則代表疾患治癒時便會打通之意，或是食物通過的「關卡」之意。
- **陰都**為衝脈的交會穴，也是聚集**陰**氣的經穴。
- **腹通谷**為位於穀物所**通**過的**胃賁門**處之經穴。此外，也有一說指此處為腎經與衝脈（奇經八脈之一）所通過處，故有此名稱。

五行論中的五音

（下圖音階以黃鐘均之宮調為例）

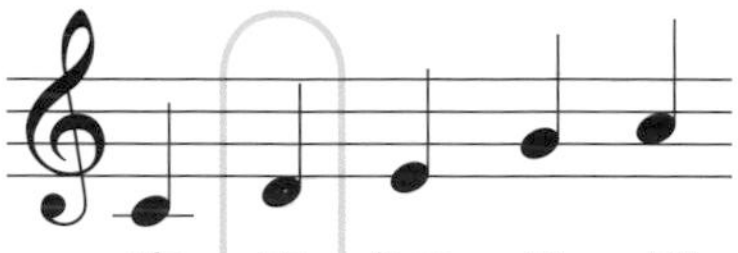

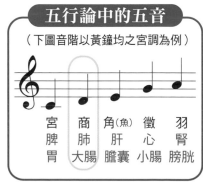

宮	商	角（魚）	徵	羽
脾	肺	肝	心	腎
胃	大腸	膽囊	小腸	膀胱

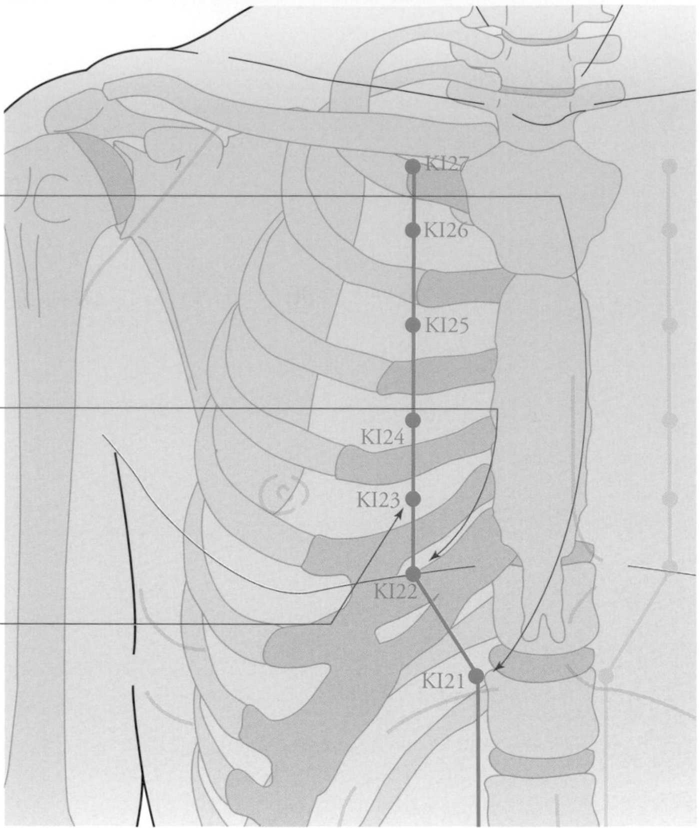

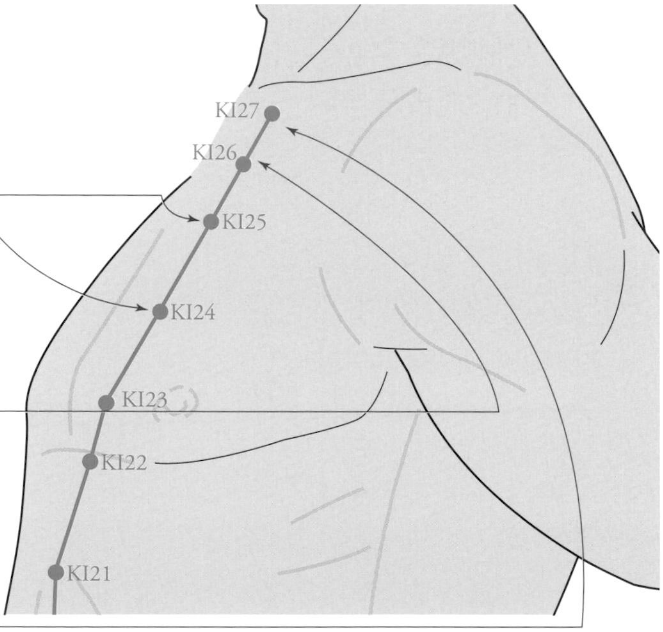

KI21 **幽門** 別名：**上門**
穴性：降逆和胃、利咽

KI22 **步廊** 別名：**步郎**
穴性：寬胸、理氣、降逆

KI23 **神封** 穴性：寬胸利氣、通乳

KI24 **靈墟** 別名：**靈牆、靈墻**
穴性：寬胸利氣

KI25 **神藏** 穴性：寬胸利氣

KI26 **彧中** 別名：**或中**（以或字取代彧使用）
穴性：利氣、止咳平喘

KI27 **俞府** 穴性：利氣、止咳平喘

穴性解說

和胃…改善胃氣不和的情形，與和中同義。
利咽…調整咽喉的狀態。
寬胸…拓展胸部，使胸口感到舒暢。
利氣…改善氣血流注。
平喘…改善呼吸困難與喘息等狀態。

足少陰腎經自肓俞起，於腹部沿著前正中線向外5分處向上行走（**幽門**），並於胸部沿著前正中線向外2寸處（**步廊**、**神封**、**靈墟**、**神藏**、**彧中**、**俞府**）繼續向上行走，再與本經匯流。而本經則貫穿脊椎，回至腎後再繞過膀胱。接著，自腎繼續上行，穿過肝、橫隔膜後，進入肺，繞過氣管後再行經舌根，最後終於廉泉（任・CV23）。而於胸部分流的支脈則繞過心，並於胸中（膻中[任・CV17]）連結手厥陰心包經。

- **幽門**的**幽**為「隱藏、藏匿、深」等意思。而幽門則是七衝門之一，「**七衝門**」為消化系統中七處重要關口，也就是**飛門**（唇）、**戶門**（齒）、**吸門**（會厭）、**賁門**（賁門，胃之上口）、**幽門**（胃之下口）、**闌門**（小腸與大腸之相通處）、**魄門**（肝門）等七處。而**幽門**穴則位於**心窩**（胸口），也就是腎氣出於胃與胸廓間的深縫處。現代解剖學中將胃的出口處稱為「**幽門**」，但出於西元年前的《難經》中，早已將胃的出口處稱作「幽門」，也是古中國解剖用語與西洋醫學譯文相同的一例。話雖如此，幽門穴與解剖學中所指的幽門並不相同，一般來說，幽門穴較接近於賁門。

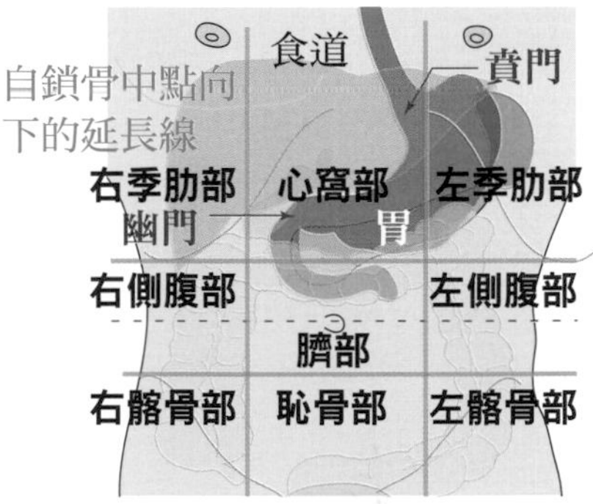

解剖學中腹部的分區圖

※胃的位置因人而異

- **步廊**的**廊**與兩側、兩端的「兩」字類似，代表連結兩間房間的通道，或是建造於本堂兩側的「小屋、側房」之意。而步廊指的便是位於「胸大肌」這處本堂下緣左右兩側的小屋，也就是位於第5肋間的經穴，或是位於銜接胸骨兩側的小屋，也就是「肋間」之長廊處的經穴。
- **神封**的**神**代表**心**（臟），也是古中國人認為人的精神寄宿之處。而神封便位於**封**住心（臟）處。心臟位於身體左側第2～第5肋間處，神封則位於第4肋間。此外，神封穴也代表可治療心臟疾患的經穴。
- **靈墟**為位於精神所寄宿的心臟處之經穴（第3肋間）。**墟**字中的**业**代表「凹陷處」，或是廢墟，並與「丘」字有關，故有文獻指出此穴位與胸大肌的隆起有關。
- **神藏**代表腎氣由此穴位進入心臟並儲存之意。
- **彧中**的**彧**為代表段落、範圍的「**或**」字，以及代表花紋的「**彡**」所構成的文字，指的是「物品畫上線條、圖框後美麗的樣貌」。而肺覆蓋於其他器官上的樣貌，則被譬喻為古中國覆蓋於戰車上的美麗雨傘，故有此名稱。亦有一說指**彧**為「色彩豐富的鮮豔內臟」，也就是肺的意思（順帶一提，人在幼年時，肺為淺粉紅色，而成人則是藍灰色，表面則受如花紋般的肺小葉所覆蓋）。此外，另有一說則稱彧代表肋骨並列的樣貌，故有此名稱。
- **俞府**代表腎經之經脈聚集於此部位之意。此外，也代表可治療胸部疾患的經穴。

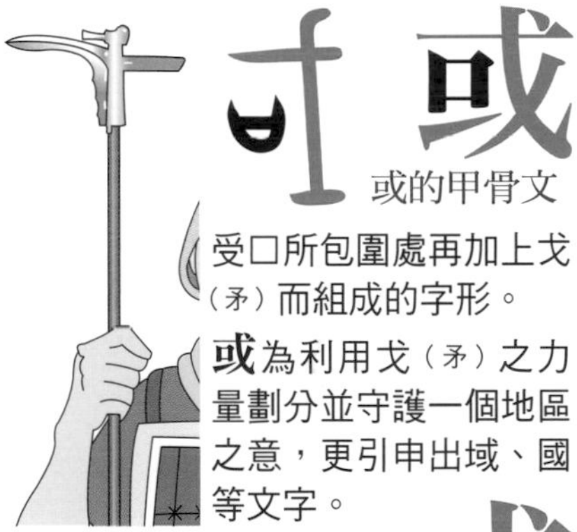

或的甲骨文

受口所包圍處再加上戈（矛）而組成的字形。

或為利用戈（矛）之力量劃分並守護一個地區之意，更引申出域、國等文字。

或＋彡＝彧

彧為**或**加上**彡**後所構成的文字。**彡**代表花紋、圖樣之意，並常用於與紋路或花樣有關的文字，如「形」、「彩」、「彫」等字。此外，彪指的是具有類似老虎的鮮明花紋之「豹」；「彥」常用於男性名字，以其該男子能擁有出眾外貌。

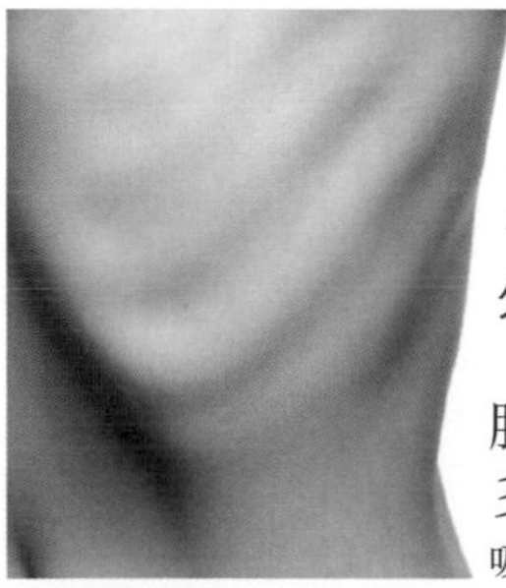

肋骨外形類似**彡**字（胸廓下側於吸氣時的模樣）

KI 1 湧泉

部位：當腳趾屈曲時，足底最深的凹陷處

與此經穴有關的解剖學各部位：

- **足底內側神經**（S1）分布於此處皮膚
- **第二蚓狀肌**受脛神經之足底內側神經所支配，可幫助第3趾的近側趾骨屈曲
- **足底筋膜**覆蓋屈趾短肌，為強韌的結締組織，可支持縱足弓
- **趾底總動脈**為足底動脈弓的分支

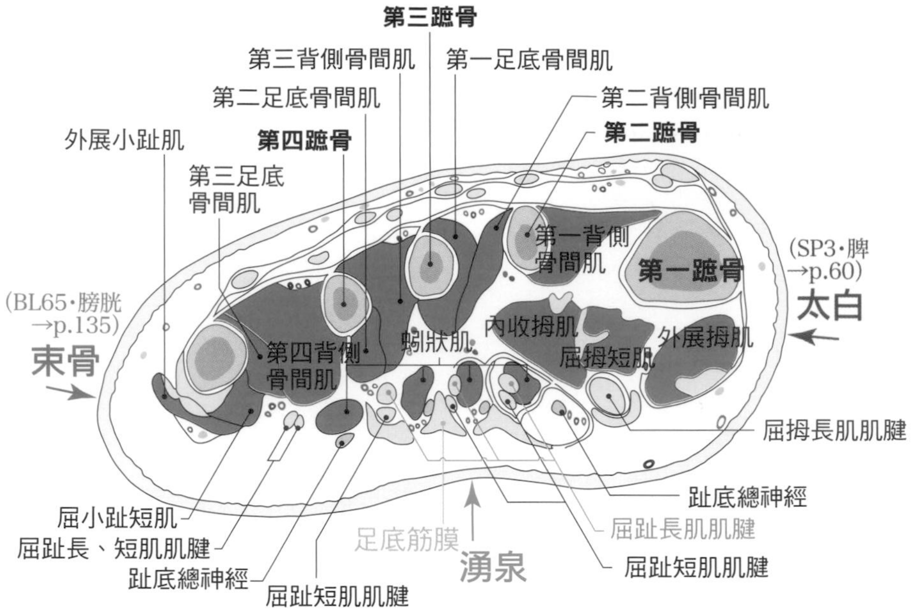
第三蹠骨
第三背側骨間肌
第一足底骨間肌
第二足底骨間肌
第二背側骨間肌
外展小趾肌
第四蹠骨
第二蹠骨
第三足底骨間肌
第一背側骨間肌
第一蹠骨
(SP3·脾→p.60)
太白
(BL65·膀胱→p.135)
束骨
第四背側骨間肌
蚓狀肌
內收拇肌
外展拇肌
屈拇短肌
屈拇長肌肌腱
趾底總神經
屈趾長肌肌腱
屈趾短肌肌腱
屈小趾短肌
屈趾長、短肌肌腱
趾底總神經
足底筋膜
湧泉
屈趾短肌肌腱

湧泉之穴位斷層圖

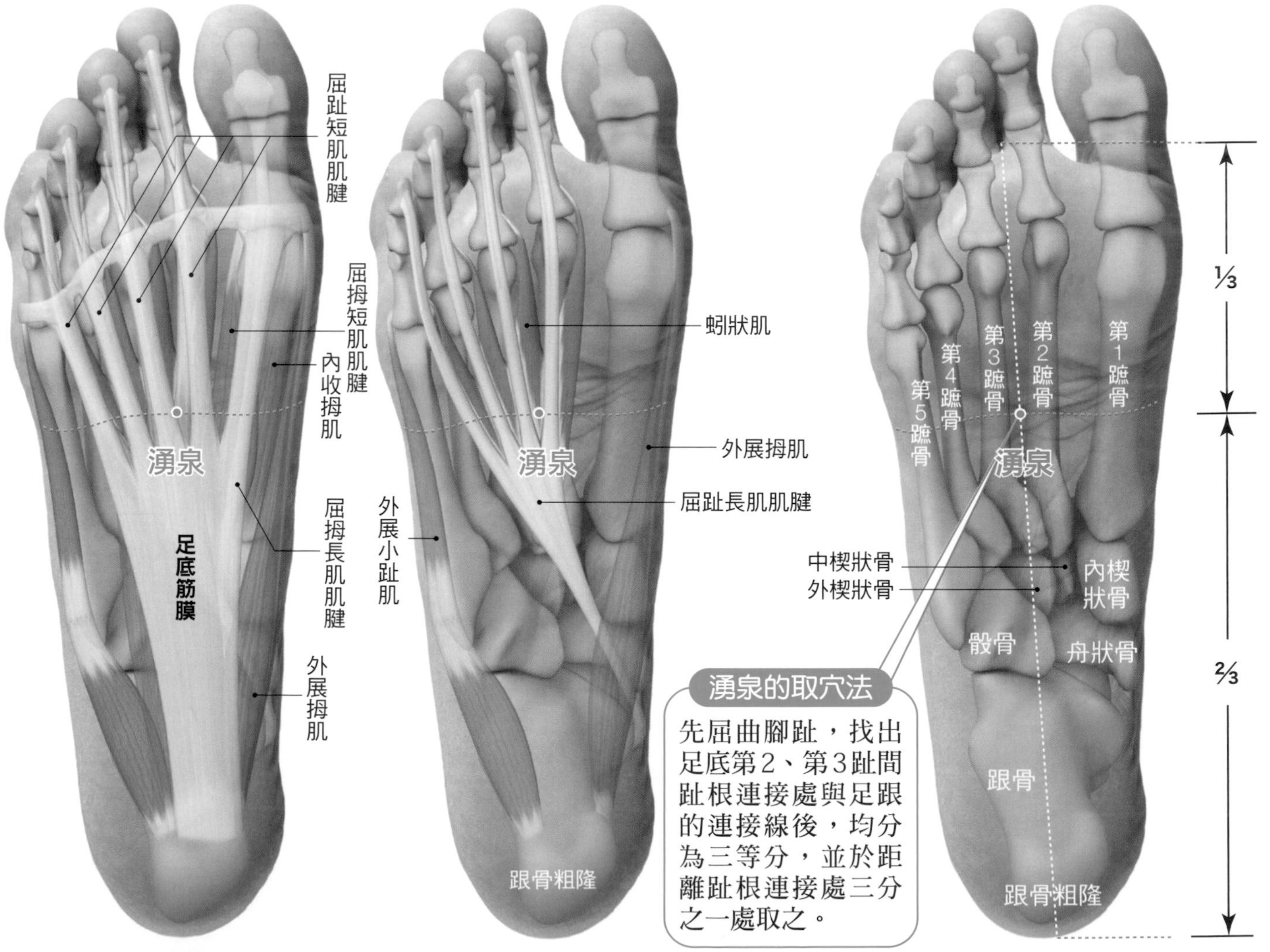
屈趾短肌肌腱
屈拇短肌肌腱
內收拇肌
湧泉
足底筋膜
屈拇長肌肌腱
外展拇肌
外展小趾肌
蚓狀肌
湧泉
外展拇肌
屈趾長肌肌腱
跟骨粗隆
第1蹠骨
第2蹠骨
第3蹠骨
第4蹠骨
第5蹠骨
湧泉
中楔狀骨
外楔狀骨
內楔狀骨
骰骨
舟狀骨
跟骨
跟骨粗隆
⅓
⅔

湧泉的取穴法

先屈曲腳趾，找出足底第2、第3趾間趾根連接處與足跟的連接線後，均分為三等分，並於距離趾根連接處三分之一處取之。

淺層　深層

跗骨通道位於內踝後側下方，是由**距骨**與**屈肌支持帶**所構成的腔室，自內踝側起依序為①脛骨後肌肌腱②屈趾長肌肌腱③脛後動、靜脈④脛神經⑤屈拇長肌肌腱。而**太谿**、**大鐘**、**水泉**等經穴便位於跗骨通道通道上。當跗骨通道內的脛神經受壓迫時，足底至腳趾處便會出現放射性疼痛或跗骨通道疼痛，以及足底知覺障礙等症狀（跗骨隧道症候群）。

KI2 然谷

部位：位於足部內側，也就是舟狀骨粗隆下方之赤白肉際處

與此經穴有關的解剖學各部位：

- **足底內側神經**（S1）分布於此處皮膚
- **外展拇肌**受脛神經之**足底內側神經**（L5～S1）肌支所支配
- **足底內側動、靜脈**為脛後動、靜脈的分支，並行走於**外展拇肌**外側
- **伸肌下支持帶**可支持小腿前方的伸肌肌腱

KI3 太谿

部位：位於足關節內側後方，也就是內踝尖端與阿基里斯腱間的凹陷處

與此經穴有關的解剖學各部位：

- **隱神經**（L4）為股神經最大的皮支
- **屈趾長肌（肌腱）**受**脛神經肌支**（L5～S1）所支配
- **阿基里斯腱（跟腱）**為小腿三頭肌的共通肌腱，並附著於跟骨粗隆
- **脛後動、靜脈**為膕動、靜脈的分支

KI4 大鐘

部位：位於足關節內側之內踝尖端後側下方與跟骨上方，也就是阿基里斯腱附著處之前方內側的凹陷處

與此經穴有關的解剖學各部位：

- **隱神經**（L4）為股神經最大的皮支
- **蹠肌**受脛神經肌支（L4～S1）所支配
- **阿基里斯腱（跟腱）**為小腿三頭肌的共通肌腱，並附著於跟骨粗隆
- **脛後動、靜脈**為膕動、靜脈的分支
- 此穴位深處為**跟骨**

KI5 水泉

部位：足部內側，也就是太谿（KI3）向下**1寸**，以及跟骨粗隆前方的凹陷處

與此經穴有關的解剖學各部位：

- **隱神經**（L4）為股神經最大的皮支，起自收肌管，出自廣肌肌筋膜
- 膕窩動脈分支之**脛後動脈的跟骨支**
- 此穴位深處為**跟骨**

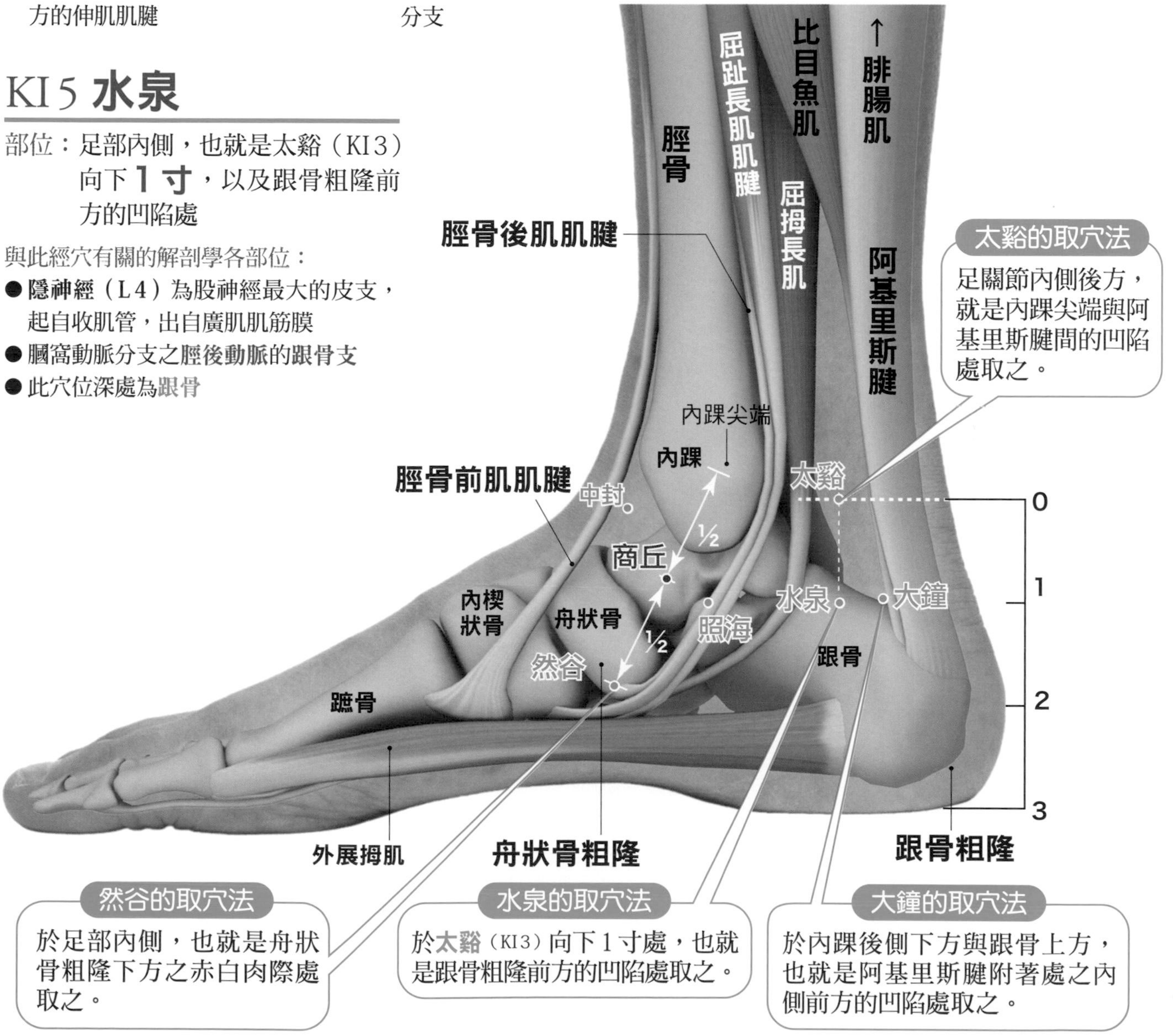

太谿的取穴法

足關節內側後方，就是內踝尖端與阿基里斯腱間的凹陷處取之。

然谷的取穴法

於足部內側，也就是舟狀骨粗隆下方之赤白肉際處取之。

水泉的取穴法

於太谿（KI3）向下1寸處，也就是跟骨粗隆前方的凹陷處取之。

大鐘的取穴法

於內踝後側下方與跟骨上方，也就是阿基里斯腱附著處之內側前方的凹陷處取之。

KI6 照海

部位：足部內側，也就是內踝尖端向下**1寸**處

與此經穴有關的解剖學各部位：

- **隱神經**（**L4**）為股神經最大的皮支，起自收肌管，出自廣肌肌筋膜
- **脛骨後肌肌腱**受脛神經肌支（L5～S1）所支配
- **脛後動**、**靜脈**為膕動、靜脈的分支
- 此穴位深處為**載距突**

KI7 復溜

部位：小腿內側後方之阿基里斯腱前緣，也就是**內踝尖端**向上**2寸**處

與此經穴有關的解剖學各部位：

- **隱神經**（**L4**）為股神經最大的皮支，起自收肌管，出自廣肌肌筋膜
- **蹠肌肌腱**與**屈拇長肌**受脛神經肌支（L5～S2）所支配
- **阿基里斯腱**（**跟腱**）為小腿三頭肌的共通肌腱，並附著於跟骨粗隆
- **脛後動**、**靜脈**為膕動、靜脈的分支

KI8 交信

部位：位於小腿內側之脛骨內緣後方的凹陷處，也就是**內踝尖端**向上**2寸**處

與此經穴有關的解剖學各部位：

- **隱神經**（**L4**）為股神經最大的皮支，起自收肌管，出自廣肌肌筋膜
- 受脛神經肌支（L5～S2）所支配的**屈趾長肌**、**脛骨後肌**、**屈拇長肌**
- **脛後動**、**靜脈**為膕動、靜脈的分支
- 此穴位深處為**腓骨**

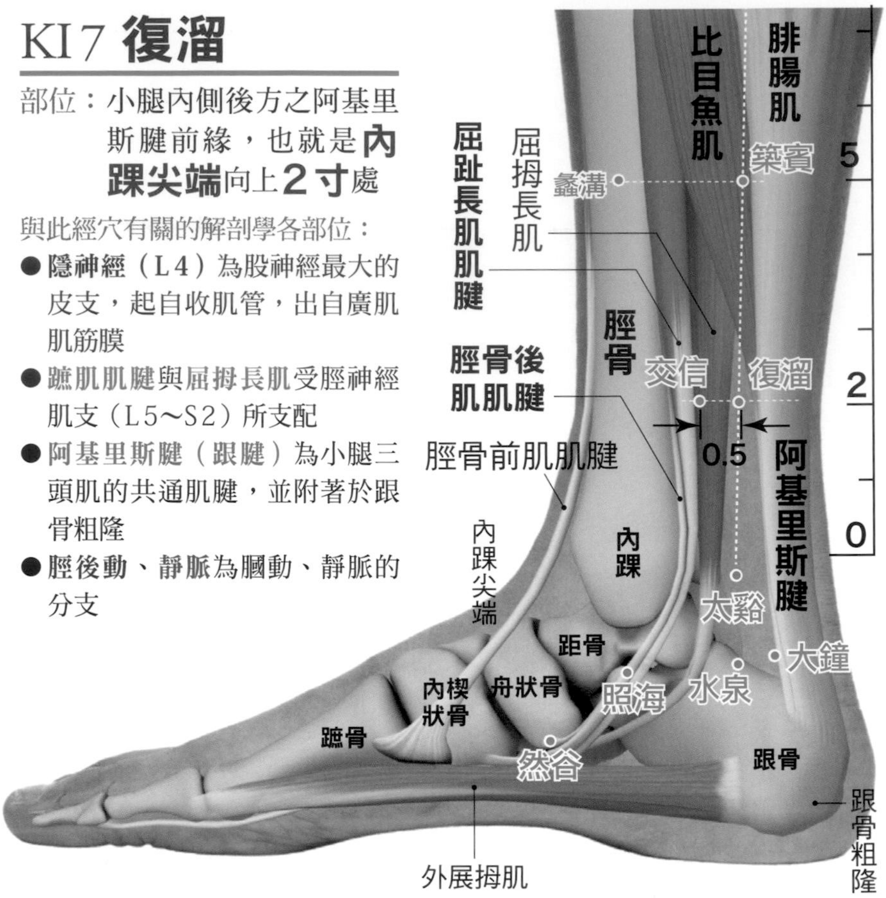

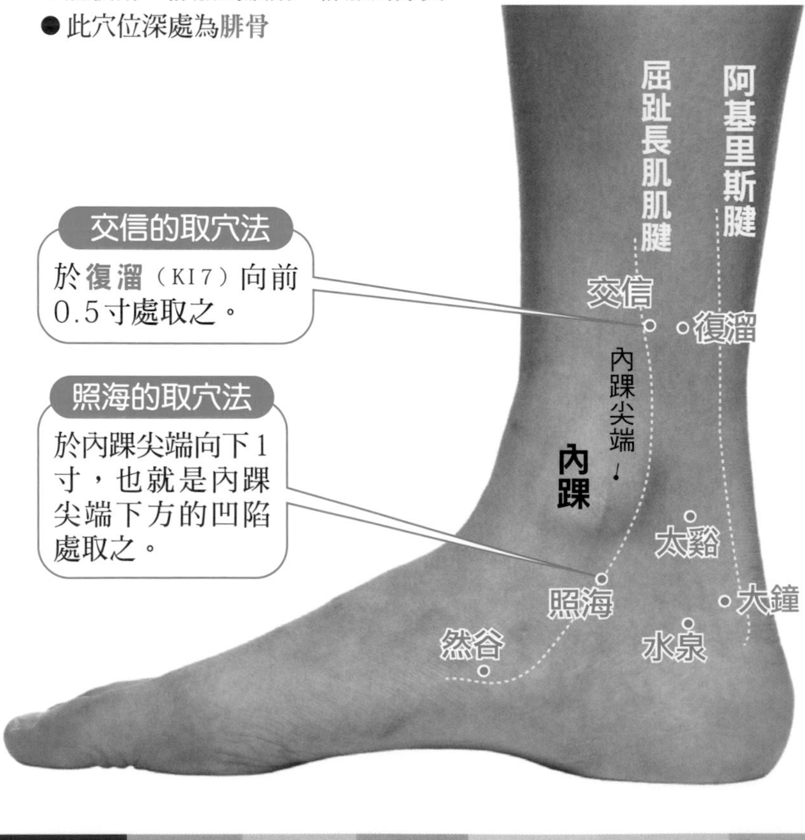

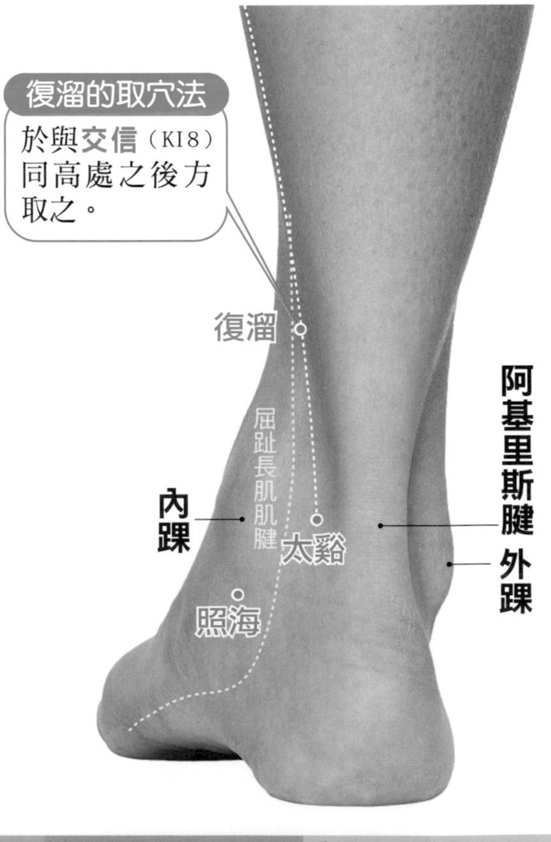

半膜肌肌腱的纖維連結至膝蓋內側半月軟骨，並在髖股關節屈曲時，將內側半月軟骨拉至後側。而半月軟骨可分散髖股關節的負擔，並加強關節的穩定性。具體來說，半月軟骨可吸收身體對髖股關節約⅓的衝擊力，因此當運動傷害造成半月軟骨損傷時，便會嚴重影響髖股關節的功用。此外，內側半月軟骨較不常活動，因此較外側半月軟骨容易受傷。

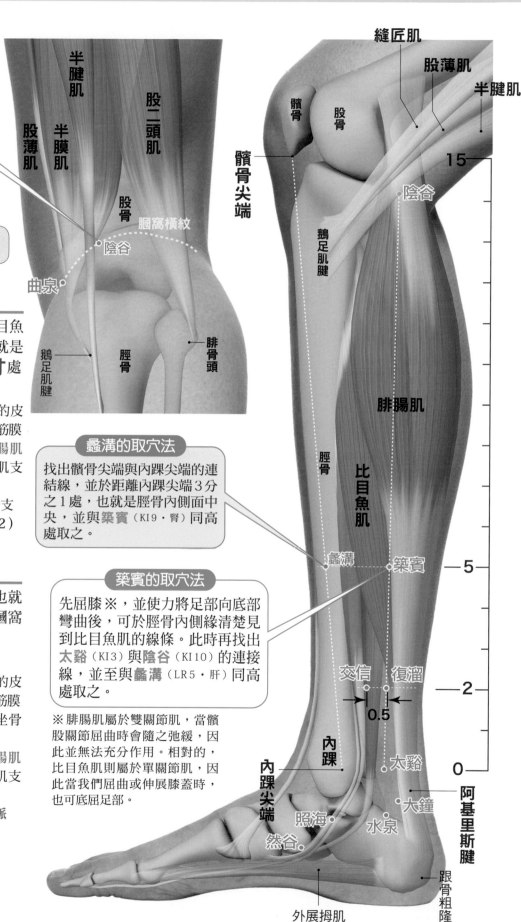

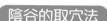

陰谷的取穴法

於膝蓋內側後方之半腱肌肌腱外緣，也就是膕窩橫紋上取之。

骨度

髕骨尖端～內踝尖端：**15寸**

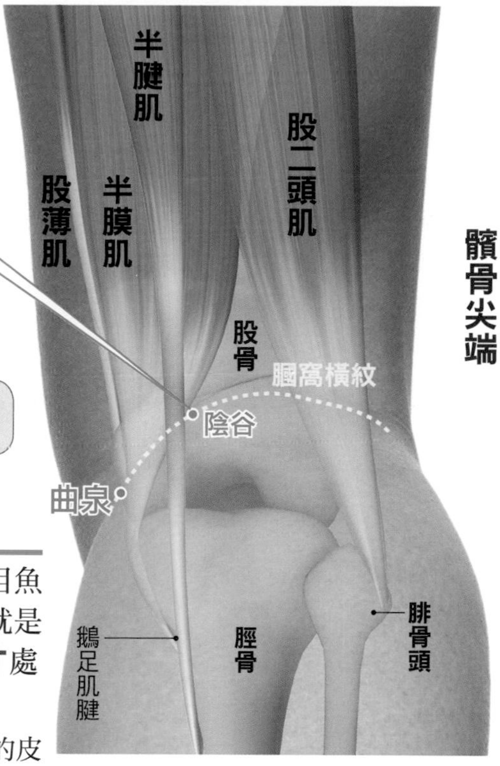

KI 9 築賓

部位：於小腿內側後方之比目魚肌與阿基里斯腱間，就是**內踝尖端**向上**5寸**處

與此經穴有關的解剖學各部位：

- **隱神經**（L4）為股神經最大的皮支，起自收肌管，出自廣肌肌筋膜
- **小腿三頭肌**（**比目魚肌**、**腓腸肌內側頭與外側頭**）受脛神經肌支（S1～S2）所支配
- **脛後動、靜脈**為膕動、靜脈分支
- 此穴位深處為**脛神經**（S1～S2）

KI 10 陰谷

部位：位於膝蓋內側後方，也就是半腱肌肌腱外緣之膕窩橫紋上方處

與此經穴有關的解剖學各部位：

- **隱神經**（L4）為股神經最大的皮支，起自收肌管，出自廣肌肌筋膜
- **半腱肌肌腱**、**半膜肌肌腱**受坐骨神經脛骨部所支配
- **小腿三頭肌**（**比目魚肌**、**腓腸肌內側頭與外側頭**）受脛神經肌支（S1～S2）所支配
- **膝下內動、靜脈**源自膕動、靜脈

蠡溝的取穴法

找出髕骨尖端與內踝尖端的連結線，並於距離內踝尖端3分之1處，也就是脛骨內側面中央，並與**築賓**（KI9・腎）同高處取之。

築賓的取穴法

先屈膝※，並使力將足部向底部彎曲後，可於脛骨內側緣清楚見到比目魚肌的線條。此時再找出**太谿**（KI3）與**陰谷**（KI10）的連接線，並至與**蠡溝**（LR5・肝）同高處取之。

※腓腸肌屬於雙關節肌，當髖股關節屈曲時會隨之弛緩，因此並無法充分作用。相對的，比目魚肌則屬於單關節肌，因此當我們屈曲或伸展膝蓋時，也可底屈足部。

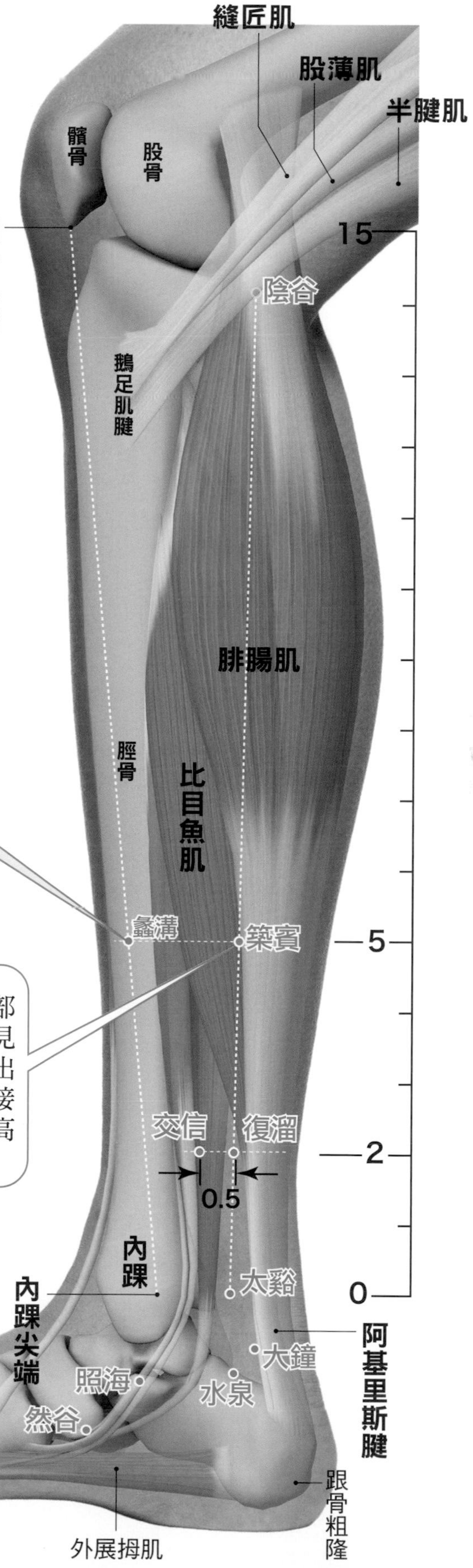

取穴法③ 橫骨、大赫、氣穴、四滿等

KI 11 橫骨

部位：於下腹部之臍中央向下**5寸**，以及前正中線向外**0.5寸**處

與此經穴有關的解剖學各部位：

- **髂下腹神經**之**前皮支**（T12～L1）分布於此處皮膚
- 受肋間神經（T6～T12）所支配，並可前屈軀幹的腹直肌，以及受肋下神經（T12）所支配的錐肌
- 源自股動、靜脈，並向上行走的**淺腹壁動、靜脈**，以及源自髂外動、靜脈，並向上行走的**腹壁下動、靜脈**
- 此穴位深處為恥骨肌

KI 12 大赫

部位：於下腹部之臍中央向下**4寸**，以及前正中線向外**0.5寸**處

與此經穴有關的解剖學各部位：

- **髂下腹神經前皮支**（L1）分布於此處皮膚
- 腹直肌受腹直肌鞘所包覆，並由**肋間神經**（T6～T7）與**髂下腹神經**（T12～L4）所支配
- 源自股動、靜脈，並向上行走的**淺腹壁動、靜脈**，以及源自髂外動、靜脈，並向上行走的**腹壁下動、靜脈**
- 此穴位深處為迴腸

KI 13 氣穴

部位：於下腹部之臍中央向下**3寸**，以及前正中線向外**0.5寸**處

與此經穴有關的解剖學各部位：

- **肋間神經前皮支**（T11）分布於此處
- 腹直肌受腹直肌鞘所包覆，並由**肋間神經**（T6～T7）與**髂下腹神經**（T12～L4）所支配
- 源自股動、靜脈，並向上行走的**淺腹壁動、靜脈**，以及源自髂外動、靜脈，並向上行走的**腹壁下動、靜脈**
- 此穴位深處為空、迴腸

關元的取穴法
於**神闕**（CV8・任）與**曲骨**（CV2）連結線中點向下0.5寸處取之。

中極的取穴法
於**神闕**（CV8・任）向下4寸，以及**曲骨**（CV2）向上1寸處取之。

氣穴的取穴法
於**關元**（CV4・任）向外0.5寸處取之。

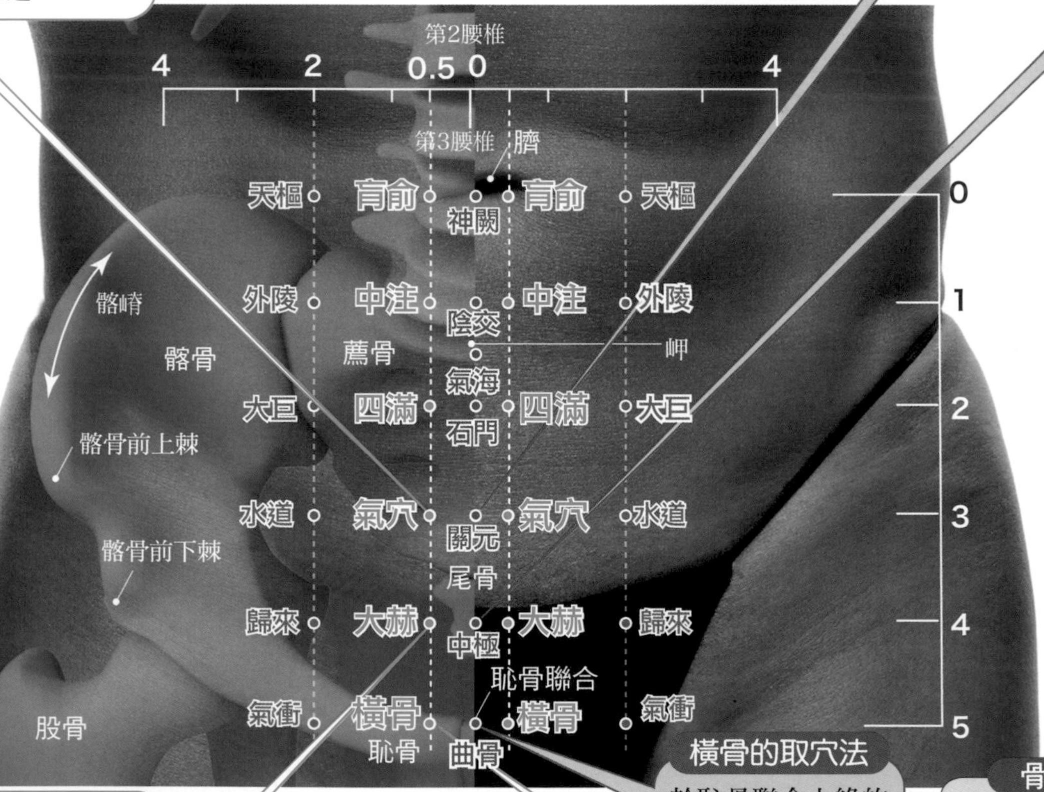

橫骨的取穴法
於恥骨聯合上緣的中點處取之。

骨度
臍中央～恥骨聯合上緣：**5寸**

大赫的取穴法
於**中極**（CV3・任）向外0.5寸處取之。

橫骨的取穴法
於**曲骨**（CV2・任）向外0.5寸處取之。

＊位於腹部的腎經經穴，皆可於前正中線向外0.5寸處取之。

小腸為接續於胃之後的器官，長約6～7m左右，是人體消化、吸收的部位。小腸是由十二指腸、空腸以及迴腸所構成，其中**十二指腸**主要負責分泌膽汁與胰液，長度約等於12指橫向並排的長度，故有此名稱；**空腸**約佔據整個腹腔的左上方（自小腸口側起約²/₅長），而**迴腸**則占據腹腔的右下方（自小腸肛門側起約³/₅長），但兩者間並無明確分界處。

KI 14 四滿

部位：於下腹部之臍中央向下**2寸**，以及前正中線向外**0.5寸**處

與此經穴有關的解剖學各部位：

- **肋間神經前皮支**（T11）分布於此處皮膚
- 腹直肌受腹直肌鞘所包覆，並由**肋間神經**（T6～T7）與**髂下腹神經**（T12～L4）所支配
- 源自股動、靜脈，並向上行走的**淺腹壁動、靜脈**，以及源自髂外動、靜脈，並向上行走的**腹壁下動、靜脈**
- 此穴位深處為空、迴腸

KI 15 中注

部位：於下腹部之臍中央向下**1寸**，以及前正中線向外**0.5寸**處

與此經穴有關的解剖學各部位：

- **肋間神經前皮支**（T10）分布於此處皮膚
- 腹直肌受腹直肌鞘所包覆，並由**肋間神經**（T6～T7）與**髂下腹神經**（T12～L4）所支配
- 源自股動、靜脈，並向上行走的**淺腹壁動、靜脈**，以及源自髂外動、靜脈，並向上行走的**腹壁下動、靜脈**
- 此穴位深處為空腸或迴腸

KI 16 肓俞

部位：於上腹部之臍中央向外**0.5寸**處

與此經穴有關的解剖學各部位：

- **肋間神經前皮支**（T10）分布於此處皮膚
- 腹直肌受腹直肌鞘所包覆，並由**肋間神經**（T6～T7）與**髂下腹神經**（T12～L4）所支配
- 源自股動、靜脈，並向上行走的**淺腹壁動、靜脈**，以及源自髂外動、靜脈，並向上行走的**腹壁下動、靜脈**
- 此穴位深處為空腸或迴腸

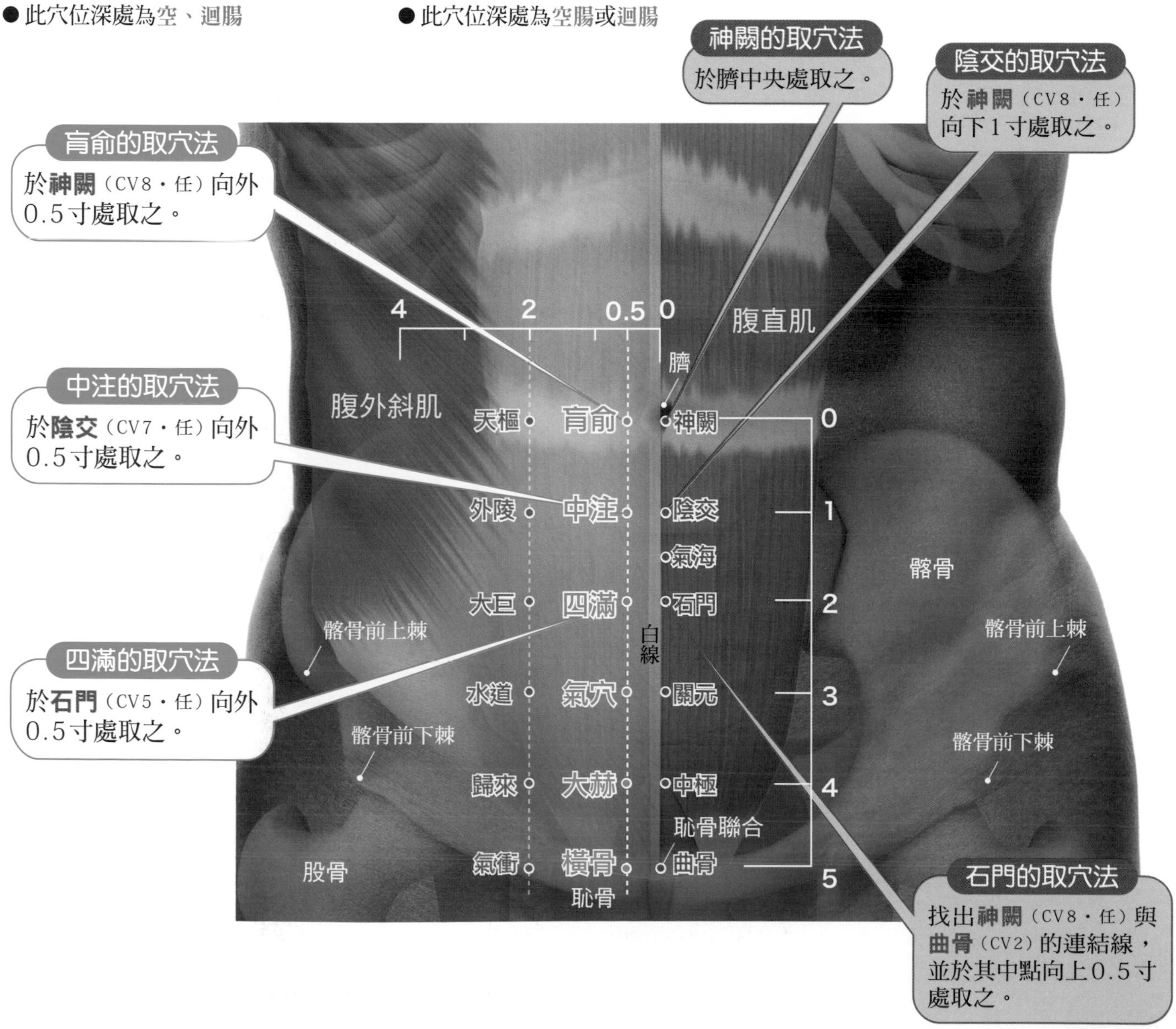

神闕的取穴法
於臍中央處取之。
陰交的取穴法
於**神闕**（CV8・任）向下1寸處取之。
肓俞的取穴法
於**神闕**（CV8・任）向外0.5寸處取之。
中注的取穴法
於**陰交**（CV7・任）向外0.5寸處取之。
四滿的取穴法
於**石門**（CV5・任）向外0.5寸處取之。
石門的取穴法
找出**神闕**（CV8・任）與**曲骨**（CV2）的連結線，並於其中點向上0.5寸處取之。
4
2
0.5
0
腹直肌
臍
腹外斜肌
天樞
肓俞
神闕
外陵
中注
陰交
氣海
大巨
四滿
石門
白線
水道
氣穴
關元
歸來
大赫
中極
氣衝
橫骨
曲骨
恥骨聯合
恥骨
股骨
髂骨
髂骨前上棘
髂骨前下棘
0
1
2
3
4
5

KI 17 商曲

部位：於上腹部之臍中央向上**2寸**，以及**前正中線**向外**0.5寸**處

與此經穴有關的解剖學各部位：

- **肋間神經前皮支**（T9）分布於此處皮膚
- 腹直肌受腹直肌鞘所包覆，並由**肋間神經**（T6～T7）與**髂下腹神經**（T12～L4）所支配
- 源自股動、靜脈，並向上行走的淺腹壁動、靜脈，以及源自髂外動、靜脈，並向上行走的腹壁下動、靜脈
- 此穴位深處為空腸或迴腸

KI 18 石關

部位：於上腹部之臍中央向上**3寸**，以及**前正中線**向外**0.5寸**處

與此經穴有關的解剖學各部位：

- **肋間神經前皮支**（T9）分布於此處皮膚
- 腹直肌受腹直肌鞘所包覆，並由**肋間神經**（T6～T7）與**髂下腹神經**（T12～L4）所支配
- 源自股動、靜脈，並向上行走的淺腹壁動、靜脈，以及源自髂外動、靜脈，並向上行走的腹壁下動、靜脈
- 此穴位深處為空腸、迴腸或是橫結腸

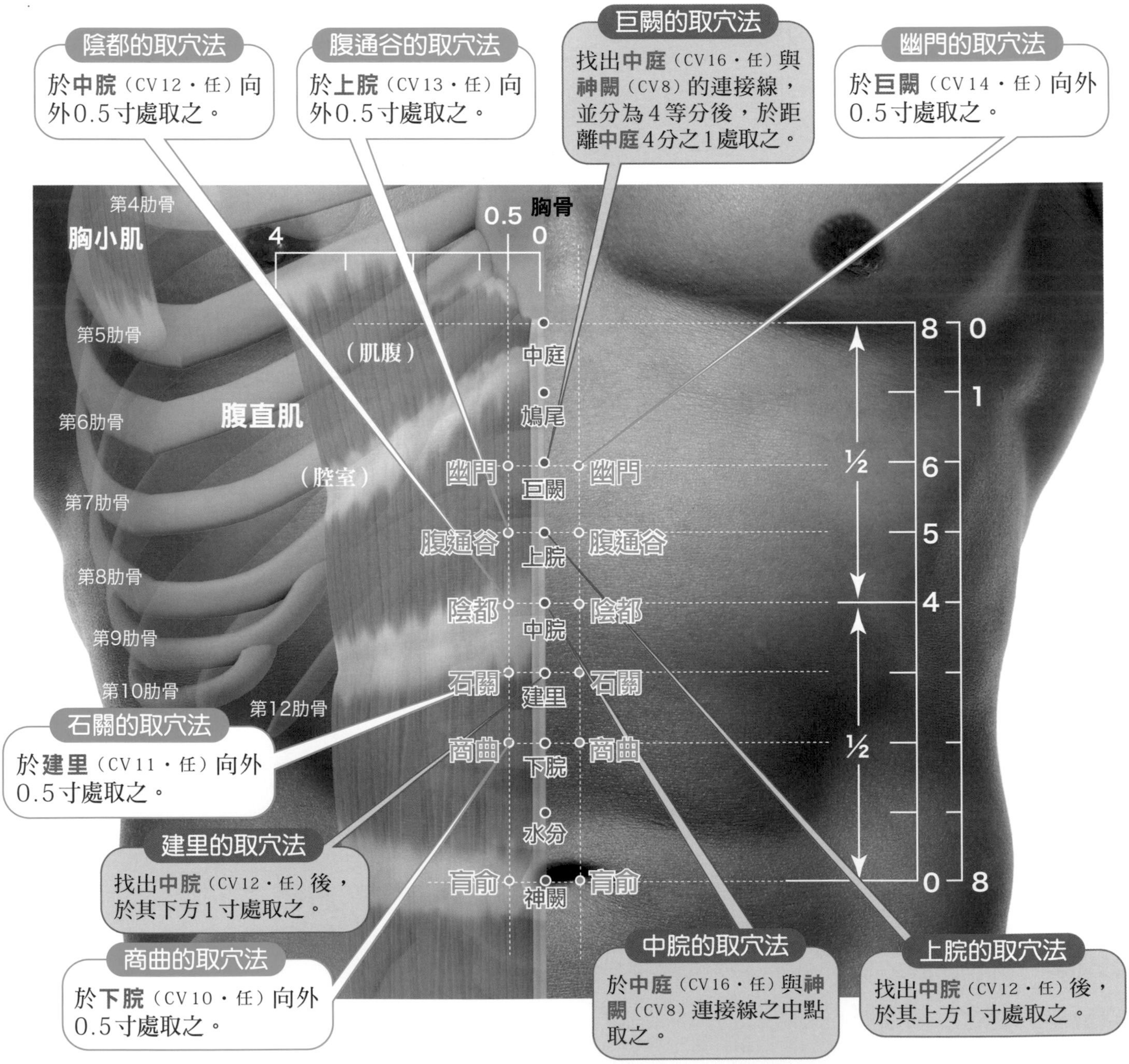
陰都的取穴法
於中脘（CV12・任）向外0.5寸處取之。
腹通谷的取穴法
於上脘（CV13・任）向外0.5寸處取之。
巨闕的取穴法
找出中庭（CV16・任）與神闕（CV8）的連接線，並分為4等分後，於距離中庭4分之1處取之。
幽門的取穴法
於巨闕（CV14・任）向外0.5寸處取之。
第4肋骨
胸小肌
4
0.5
胸骨
0
第5肋骨
（肌腹）
中庭
鳩尾
第6肋骨
腹直肌
（腱室）
幽門
巨闕
幽門
第7肋骨
腹通谷
上脘
腹通谷
第8肋骨
陰都
中脘
陰都
第9肋骨
第10肋骨
石闕
建里
石闕
第12肋骨
商曲
下脘
商曲
水分
肓俞
神闕
肓俞
8
0
1
6
½
5
4
½
0
8
石關的取穴法
於建里（CV11・任）向外0.5寸處取之。
建里的取穴法
找出中脘（CV12・任）後，於其下方1寸處取之。
商曲的取穴法
於下脘（CV10・任）向外0.5寸處取之。
中脘的取穴法
於中庭（CV16・任）與神闕（CV8）連接線之中點取之。
上脘的取穴法
找出中脘（CV12・任）後，於其上方1寸處取之。

腹部的肌群收縮時，會提升**腹內壓**，並縮短位於腹部的內臟間距，於**排便**、**排尿或嘔吐**時相當重要，也是**分娩**時對母體相當重要的功能。此外，當腹內壓上升時，可降低上腰椎支椎間盤約50%的壓力，亦可降低下腰椎所承受的壓力約30%。

KI 19 陰都

部位：於上腹部之臍中央向上**4寸**，以及**前正中線**向外**0.5寸**處

與此經穴有關的解剖學各部位：

- **肋間神經前皮支**（T8）分布於此處皮膚
- 腹直肌受腹直肌鞘所包覆，並由**肋間神經**（T6～T7）與**髂下腹神經**（T12～L4）所支配
- 源自股動、靜脈，並向上行走的**淺腹壁動**、**靜脈**，以及源自髂外動、靜脈，並向上行走的**腹壁下動**、**靜脈**
- 此穴位深處為空腸、迴腸或是橫結腸

KI 20 腹通谷

部位：於上腹部之臍中央向上**5寸**，以及**前正中線**向外**0.5寸**處

與此經穴有關的解剖學各部位：

- **肋間神經前皮支**（T7、T8）分布於此處皮膚
- 腹直肌受腹直肌鞘所包覆，並由**肋間神經**（T6～T7）與**髂下腹神經**（T12～L4）所支配
- 源自股動、靜脈，並向上行走的**淺腹壁動**、**靜脈**，以及源自髂外動、靜脈，並向上行走的**腹壁下動**、**靜脈**
- 此穴位深處為胃或是橫結腸

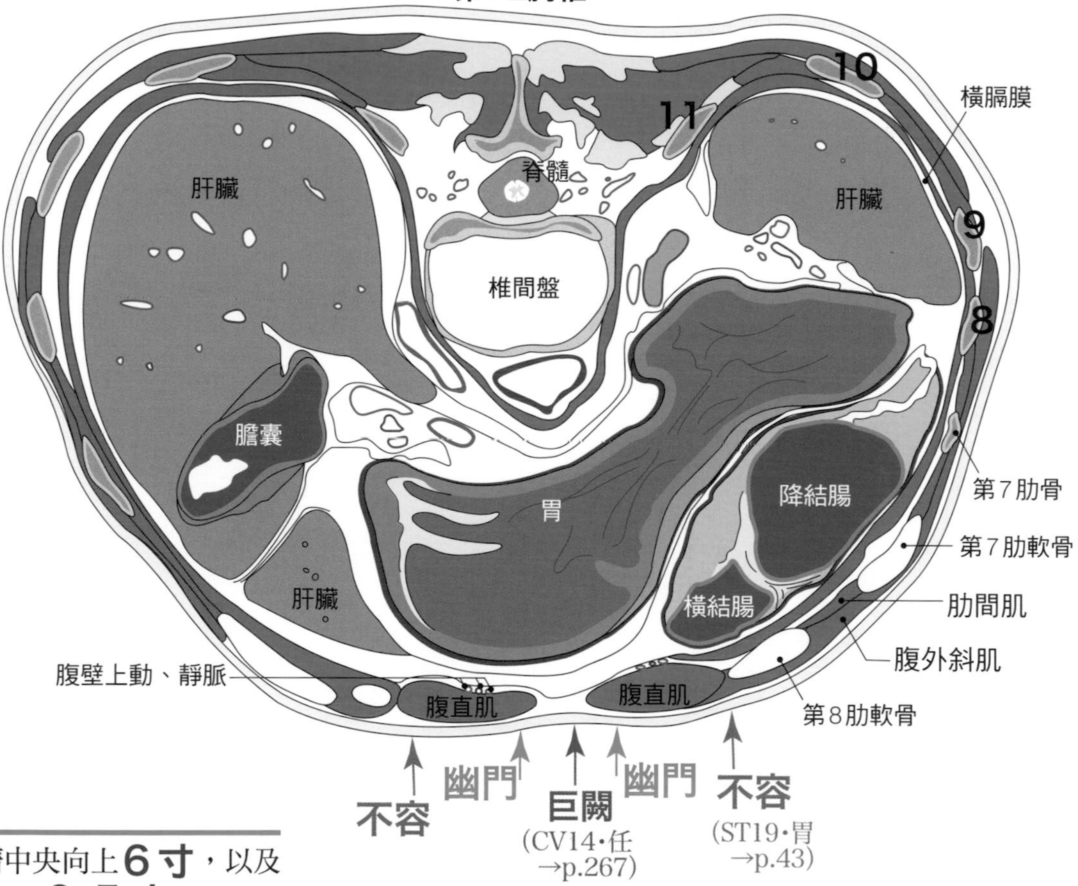

幽門之穴位水平斷層圖

KI 21 幽門

部位：於上腹部之臍中央向上**6寸**，以及**前正中線**向外**0.5寸**處

與此經穴有關的解剖學各部位：

- **肋間神經前皮支**（T7）分布於此處皮膚
- 腹直肌受腹直肌鞘所包覆，並由**肋間神經**（T6～T7）與**髂下腹神經**（T12～L4）所支配
- 源自股動、靜脈，並向上行走的**淺腹壁動**、**靜脈**，以及源自髂外動、靜脈，並向上行走的**腹壁下動**、**靜脈**
- 此穴位深處為胃

KI22 步廊

部位：位於前胸部之第5肋間，以及**前正中線**向外**2寸**處

與此經穴有關的解剖學各部位：

- **肋間神經前皮支（T5）**分布於此處皮膚
- 胸大肌受內側（C8～T1）、胸外側神經的肌支（C5～C7）所支配，可內轉肩關節
- 胸肩峰動、靜脈的胸肌支為腋動、靜脈之分支
- 肋間動脈為胸主動脈的壁支，其前方並與內胸動脈相吻合

注意：步廊兩側的深處分別為右肺與心臟。

KI23 神封

部位：位於前胸部之第4肋間，以及**前正中線**向外**2寸**處

與此經穴有關的解剖學各部位：

- **肋間神經前皮支（T4）**分布於此處皮膚
- 胸大肌受內側（C8～T1）、胸外側神經的肌支（C5～C7）所支配，可內轉肩關節
- 胸肩峰動、靜脈的胸肌支為腋動、靜脈之分支
- 肋間動脈為胸主動脈的壁支，其前方並與內胸動脈相吻合

注意：此穴位深處為肺，因此易有引發氣胸的可能性。左側穴位也須注意心臟位置。

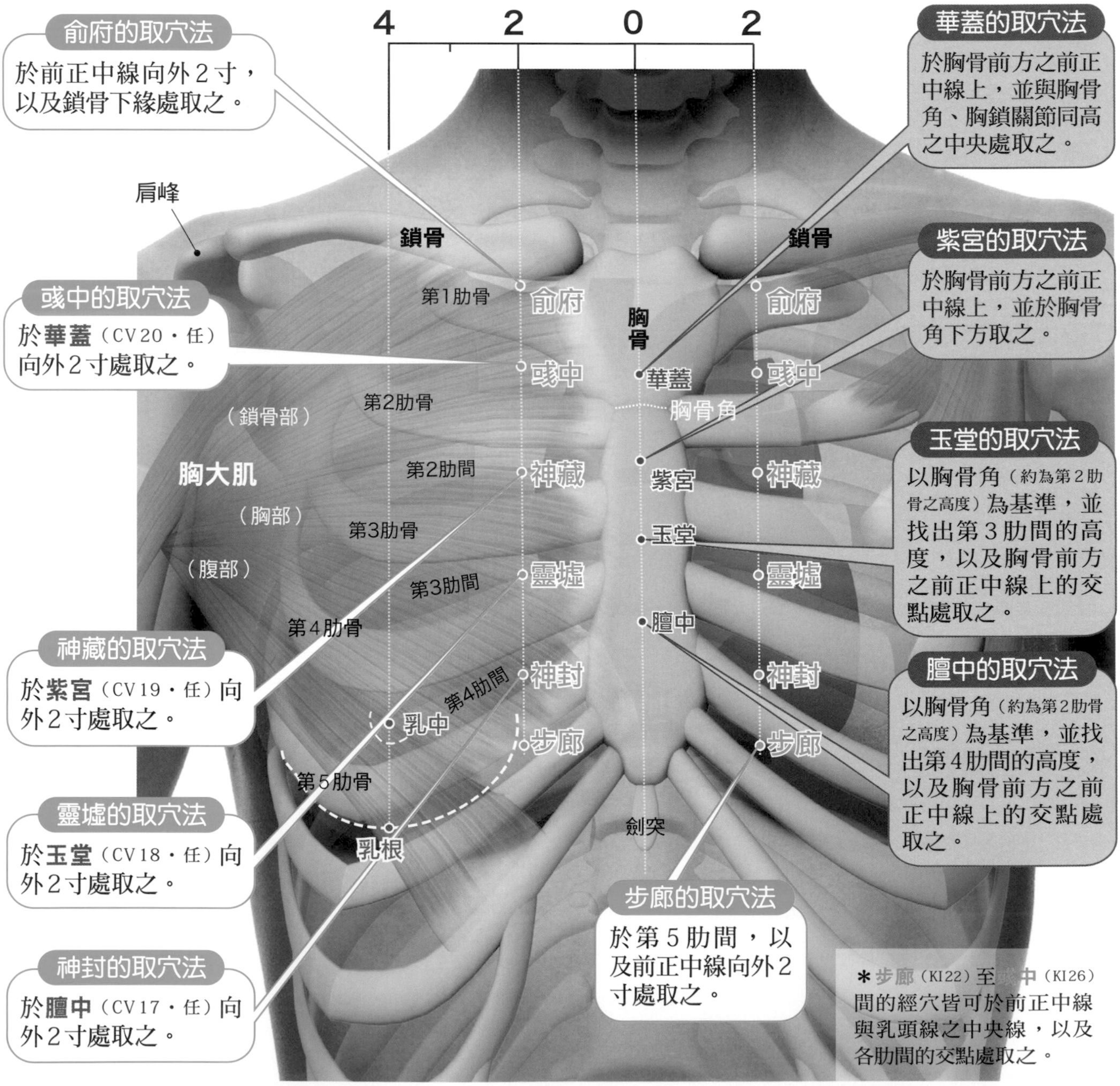
4 2 0 2
俞府的取穴法
於前正中線向外2寸，以及鎖骨下緣處取之。
華蓋的取穴法
於胸骨前方之前正中線上，並與胸骨角、胸鎖關節同高之中央處取之。
肩峰
鎖骨
鎖骨
第1肋骨
俞府
俞府
胸骨
紫宮的取穴法
於胸骨前方之前正中線上，並於胸骨角下方取之。
彧中的取穴法
於華蓋（CV20・任）向外2寸處取之。
彧中
華蓋
彧中
第2肋骨
胸骨角
（鎖骨部）
玉堂的取穴法
以胸骨角（約為第2肋骨之高度）為基準，並找出第3肋間的高度，以及胸骨前方之前正中線上的交點處取之。
胸大肌
第2肋間
神藏
紫宮
神藏
（胸部）
第3肋骨
玉堂
（腹部）
靈墟
靈墟
第3肋間
第4肋骨
膻中
神藏的取穴法
於紫宮（CV19・任）向外2寸處取之。
膻中的取穴法
以胸骨角（約為第2肋骨之高度）為基準，並找出第4肋間的高度，以及胸骨前方之前正中線上的交點處取之。
第4肋間
神封
神封
乳中
步廊
步廊
第5肋骨
靈墟的取穴法
於玉堂（CV18・任）向外2寸處取之。
劍突
乳根
步廊的取穴法
於第5肋間，以及前正中線向外2寸處取之。
神封的取穴法
於膻中（CV17・任）向外2寸處取之。
＊步廊（KI22）至彧中（KI26）間的經穴皆可於前正中線與乳頭線之中央線，以及各肋間的交點處取之。

神藏所在的第2肋間，約與胸骨角（胸骨體與胸骨柄的關節處）同高。而胸神經前支之肋間神經前皮支，以及內胸動脈皆分布於此處。若糖尿病造成末梢神經障礙發病於末梢神經遠端時，易造成軀幹前方之神藏穴周遭及軀幹正中央的疼痛與麻痺感。

KI 24 靈墟

部位：位於前胸部之第3肋間，以及**前正中線**向外**2寸**處

與此經穴有關的解剖學各部位：

- **肋間神經前皮支**（T3）分布於此處皮膚
- **胸大肌**受內側（C8～T1）、胸外側神經的肌支（C5～C7）所支配，可內轉肩關節
- **胸肩峰動**、**靜脈**的胸肌支為腋動、靜脈之分支
- 肋間動脈為胸主動脈的壁支，其前方並與**內胸動脈**相吻合

注意：此穴位深處為肺，因此可能引發氣胸。左側穴位也須注意心臟位置。

KI 25 神藏

部位：位於前胸部之第2肋間，以及**前正中線**向外**2寸**處

與此經穴有關的解剖學各部位：

- **肋間神經前皮支**（T2）分布於此處皮膚
- **胸大肌**受內側（C8～T1）、胸外側神經的肌支（C5～C7）所支配，可內轉肩關節
- （外、內、最內）**肋間肌**受肋間神經（T2，胸神經）所支配
- **胸肩峰動**、**靜脈**的胸肌支為腋動、靜脈之分支
- 肋間動脈為胸主動脈的壁支，其前方並與**內胸動**脈相吻合
- 注意：此穴位深處為肺，因此可能引發氣胸。

KI 26 彧中

部位：位於前胸部之第1肋間，以及**前正中線**向外**2寸**處

與此經穴有關的解剖學各部位：

- **鎖骨上神經**（C3～C4）為頸部至肩部的頸神經叢皮支，並分布於此處皮膚
- **闊頸肌**是由顏面神經肌支所支配的表情肌
- **胸大肌**受內側（C8～T1）、胸外側神經的肌支（C5～C7）所支配，可內轉肩關節
- （外、內、最內）**肋間肌**受肋間神經（T2，胸神經）所支配
- **胸肩峰動**、**靜脈**的胸肌支為腋動、靜脈之分支
- 肋間動脈為胸主動脈的壁支，其前方並與**內胸動**脈相吻合

注意：此穴位深處為肺，因此可能引發氣胸。

KI 27 俞府

部位：位於前胸部之鎖骨下緣，以及**前正中線**向外**2寸**處

與此經穴有關的解剖學各部位：

- **鎖骨上神經**（C3～C4）為頸部至肩部的頸神經叢皮支，並分布於此處皮膚
- **闊頸肌**是由顏面神經肌支所支配的表情肌
- **胸大肌**受內側（C8～T1）、胸外側神經的肌支（C5～C7）所支配，可內轉肩關節
- （外、內、最內）**肋間肌**受肋間神經（T2，胸神經）所支配
- **胸肩峰動**、**靜脈**的胸肌支為腋動、靜脈之分支
- 肋間動脈為胸主動脈的壁支，其前方並與**內胸動**脈相吻合

注意：此穴位深處為主動脈弓與肺，因此可能引發氣胸。

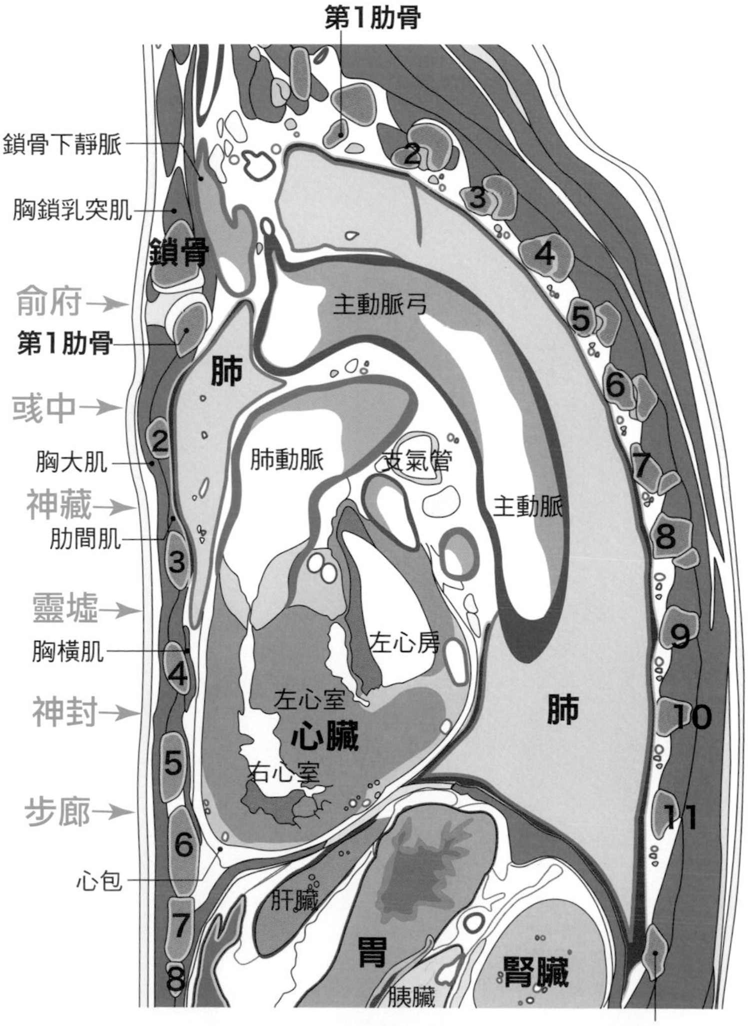

左側步廊至俞府間的矢狀切面圖

扎針治療是否會疼痛！？

一提到「針」，想必多數人腦海中立刻會浮現的是注射針或縫衣針吧！由於針刺入皮膚的印象過於強烈，不少人認為中醫治療中所使用的針也等於「疼痛」。不過，治療用的針至今已經歷多次改良，也調整為較不易感到疼痛的款式。若將針灸的針與注射用針的粗度相比較，一般醫院抽血時常用的針外徑為0.70mm，內徑則是0.48mm；皮下注射用的針外徑為0.50mm，內徑則為0.32mm。另一方面，常用於針灸治療的針直徑約為0.14～0.2mm左右，與成人的毛髮粗度相近，甚至可通過一般皮下注射用的針孔中，可見其之精細。以位於表皮，可感覺出痛覺的自由神經末支來說，只要針頭越細，就能將痛覺受器的刺激降到最低，也可成功降低痛覺的傳達能力。順帶一提，目前全球最細的注射用針常用於整形美容界，其外徑為0.15mm，內徑則是0.10mm，與針灸治療用針粗度相當，治療時所產生的疼痛感也較低。

而針頭的形狀也各有其特色，注射用針的尖端為能將液體注入靜脈或肌肉等處，採用可貫穿血管壁的銳利構造。另一方面，日本的針灸治療用針外形則如松葉般銳利，但前端呈微微圓弧狀。治療時，則會將針的前端以壓入的方式插進組織內，較易刺入，且較無疼痛感。

總而言之，針灸用針已大幅改善，就連針尖端的形狀也在修改時作足功夫。此外，臨床治療中也常見針頭極短，且可橫向刺入皮下的皮內針，以及外形如圖釘般的圓皮針。無論何種針頭皆相當細，刺入後不易感到疼痛。不過，要將這些如毛髮般細微的針頭筆直刺入皮下，又能減低疼痛，除了針的形狀外，扎針者的技術也舉足輕重。在日本，必須取得國家執照，並擁有一定程度的知識與技術才能成為「針灸師」，但如何減少治療時的疼痛感，就因針灸師的技術而異了。（坂）

注射用針與針灸治療用針

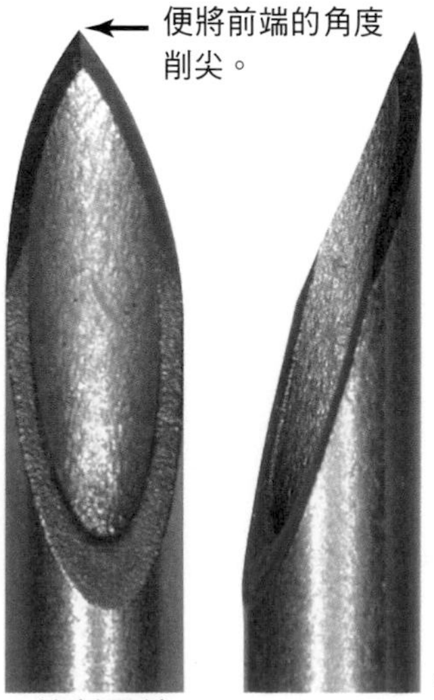
為減輕疼痛感，便將前端的角度削尖。
▶注射用針內部呈現管狀。
×10

▲注射用針（18G）
外徑為1.2mm，屬於較粗的針，常作為輸血用。

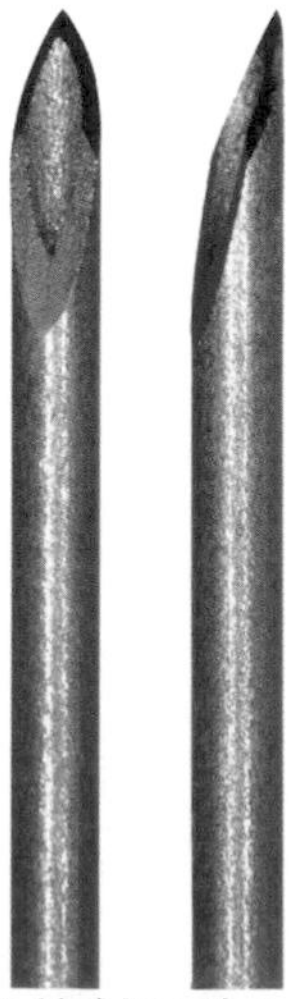
×10

▲注射用針（27G）
外徑為0.4mm，是一般注射用針中最細的針頭。

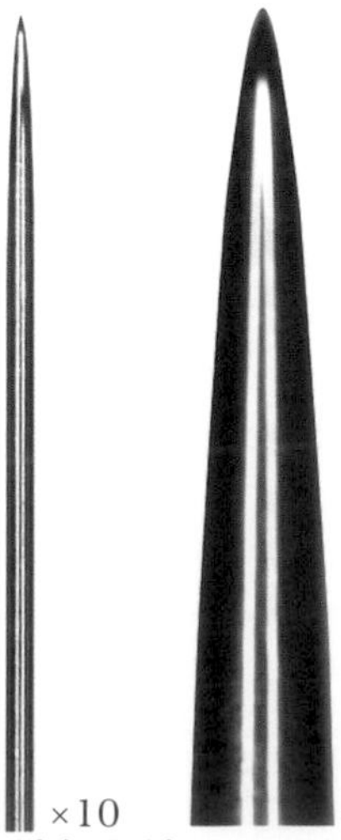
×10
×50

▲針灸用針（0.14mm）的前端
中間並非採管狀設計，因此可減少刺入皮膚時造成的抵抗力。

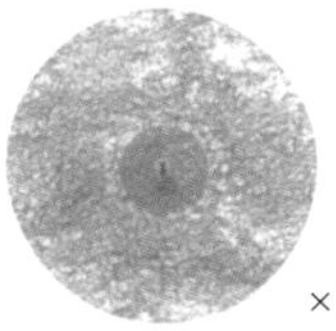
×1

▲圓皮針
突起的針頭約為數mm。治療時可直接將圓皮針刺入皮膚後，以OK繃或透氣膠帶貼覆於整個圓皮針上方，並於2～3日後再取下。下圖為圓形OK繃貼覆住圓皮針之照片。

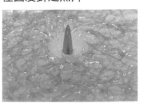

×10

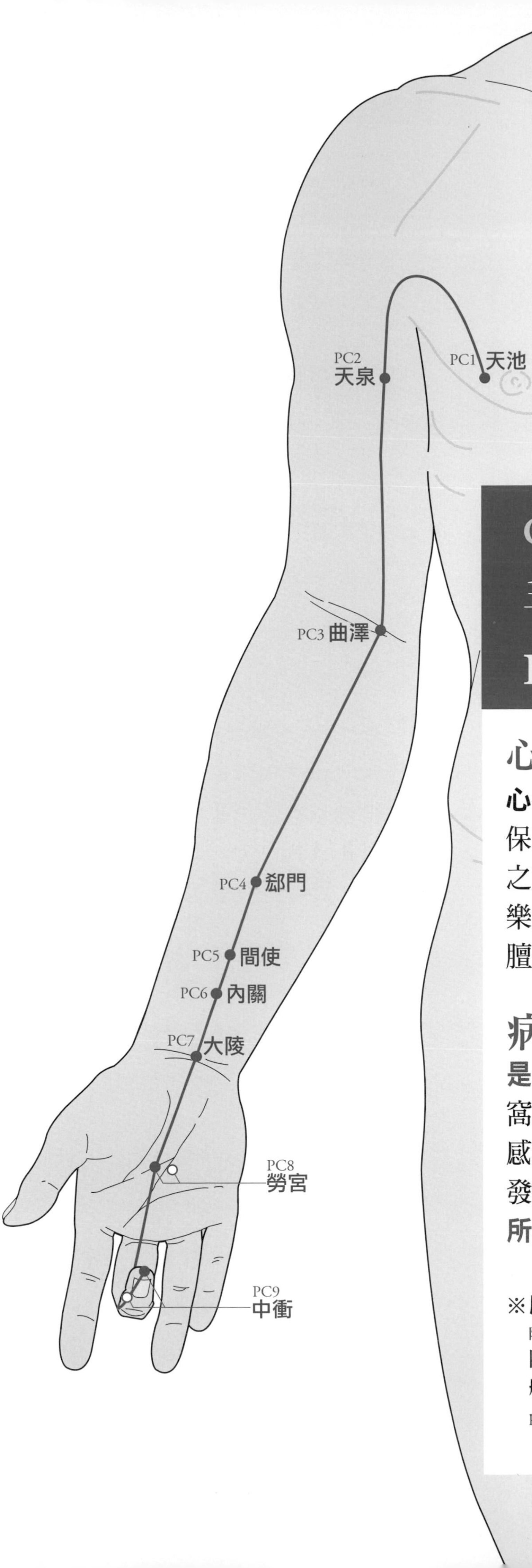

Chapter 9

手厥陰心包經

PC（Pericardium Meridian）

心包為包覆心的膜（袋）

心包被稱為**「臣使之官」**，可包覆並保護心，並負責隔離心與身體內外之邪（外衛）。此外，亦可傳達心中喜樂之意。心包又稱為心包絡，或是膻中。

病證

是動病：手掌發熱、上肢痙攣、腋窩腫脹、嚴重時易造成季肋部阻塞感，並引發動悸。臉色發紅、眼色發黃，且時常發笑

所生病：胸悶、胸痛、手掌發熱

※**厥陰**為陰氣減至最弱的程度（太陰〉少陰〉厥陰），為症狀最嚴重的時候，也是欲轉變為陽的時期。此外，「厥」字為「身體呈ㄇ字般彎曲並嘔吐的樣貌」，故有此名稱（→請參照p.97右下方說明）。

Pericardium Meridian

PC 手厥陰心包經

PC1 天池

別名：**天會**
穴性：開胸、清肺、止咳、平喘

PC2 天泉

別名：**天溫**
穴性：開胸利氣、活血通脈

PC3 曲澤

要穴：心包經之合水穴
穴性：清營活血、降逆止嘔、除煩鎮痙

PC4 郄門

要穴：心包經之郄穴
穴性：寧心安神、清營涼血

PC5 間使

要穴：心包經之經金穴
穴性：寧心安神、通經活絡、和胃去痰

PC6 內關

要穴：心包經之絡穴、八脈交會穴
穴性：寧心安神、鎮靜止痛、理氣和胃

PC7 大陵

別名：**手心主**
要穴：心包經之原穴、心包經之俞土穴
穴性：清心寧神、和胃寬胸

PC8 勞宮

別名：**五里、鬼路**
要穴：心包經之滎（榮）火穴
穴性：清心瀉熱、安神涼血、和胃

PC9 中衝

要穴：心包經之井木穴
穴性：開竅蘇厥、清心退熱

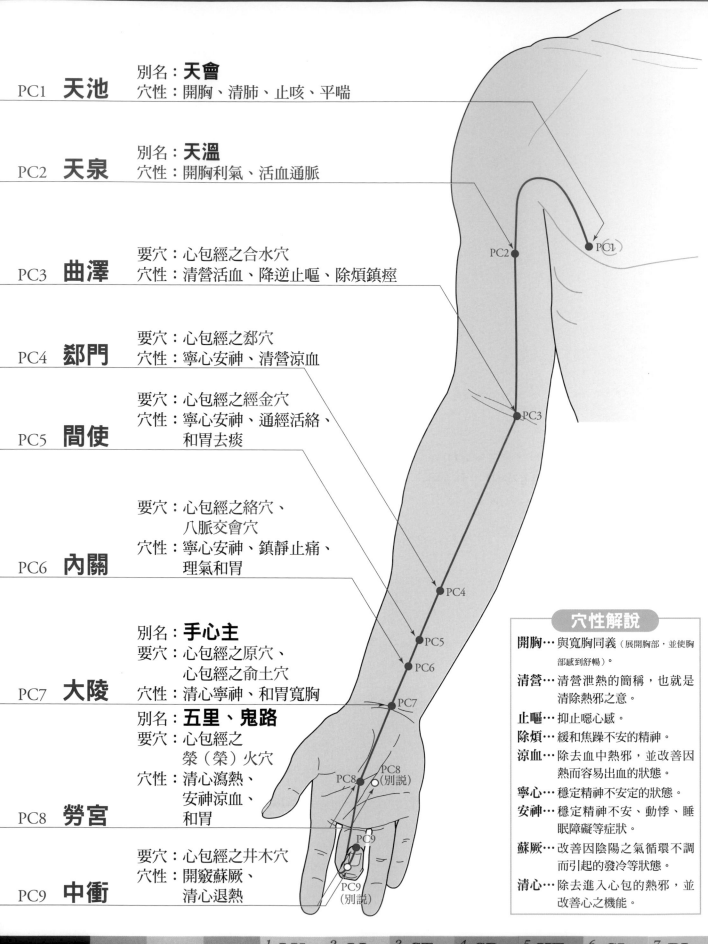

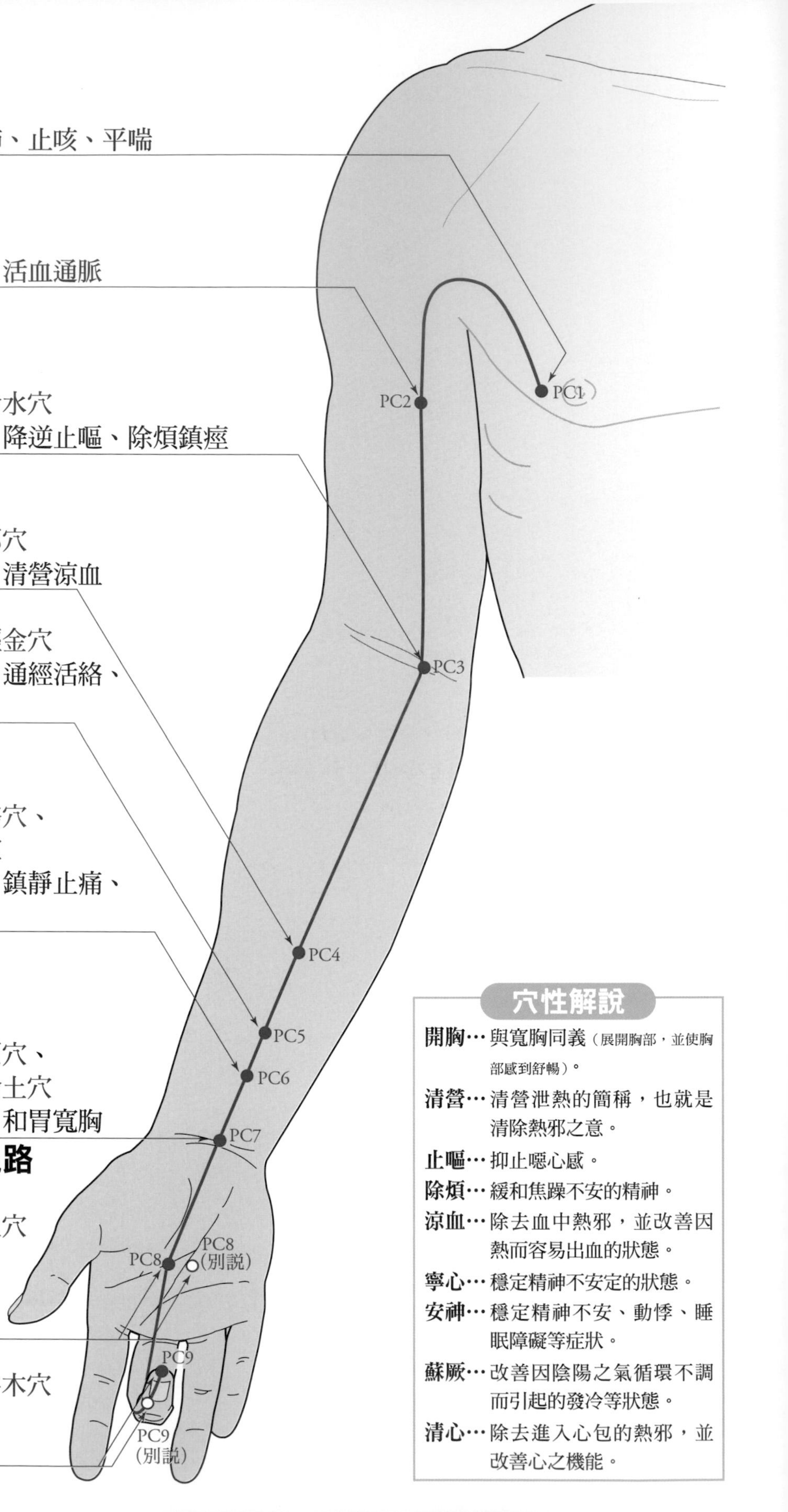

穴性解說

開胸…與寬胸同義（展開胸部，並使胸部感到舒暢）。
清營…清營泄熱的簡稱，也就是清除熱邪之意。
止嘔…抑止噁心感。
除煩…緩和焦躁不安的精神。
涼血…除去血中熱邪，並改善因熱而容易出血的狀態。
寧心…穩定精神不安定的狀態。
安神…穩定精神不安、動悸、睡眠障礙等症狀。
蘇厥…改善因陰陽之氣循環不調而引起的發冷等狀態。
清心…除去進入心包的熱邪，並改善心之機能。

- **天**為身體上半部的「胸」之意，而**池**則是儲存乳汁以流向外側之處，也可代表心氣於此流向腋窩之意。此外，另有一說則是將池比喻為儲存血液的「心臟」。
- **天泉**為心包經的氣血於接近身體上半部的「胸」處，如**泉**水般湧出體表之意。
- **曲澤**指的是屈**曲**手肘時，位於**肘窩橫紋**內側端如沼澤般凹陷處的經穴。此外，**澤**字也代表氣血滋潤手肘附近關節或肌肉的作用。
- **郄門**為位於前臂肌肉縫隙處的經穴。此外，也有一說指該經穴位於橈骨與尺骨間的骨骼間隙處，故有此名稱。而郄門則是心包經的**郄**穴（→p.72「陰郄」）。
- **間使**的**間**為橈骨與尺骨間的骨骼間隙，**使**則是接受指令、行**使**命令之意。因此，也可代表「心包」為臣使之官，負責保護心臟並協助心臟運作。
- **內關**為位於橈骨與尺骨相合且閉合處之經穴。此外，也代表此經穴與少陽三焦經之**外關**（→p.166）為互為表裡（背腹）的絡穴之意。
- **大陵**則是指**月狀骨**與手腕處肌腱（**橈側屈腕肌肌腱或掌長肌肌腱**）等處，如巨**大**丘**陵**般隆起之意。
- **勞宮**的**勞**代表此經穴位於負責勞動的手部。亦有一說指手握住器具時，中指尖端便會碰觸到此穴位，故有此名稱。此外，也代表身體疲**勞**時，心或心包便會產生病變之意。
- **中衝**為位於中指頂端處之經穴。此外，**衝**也可代表中指指動脈之搏動處。

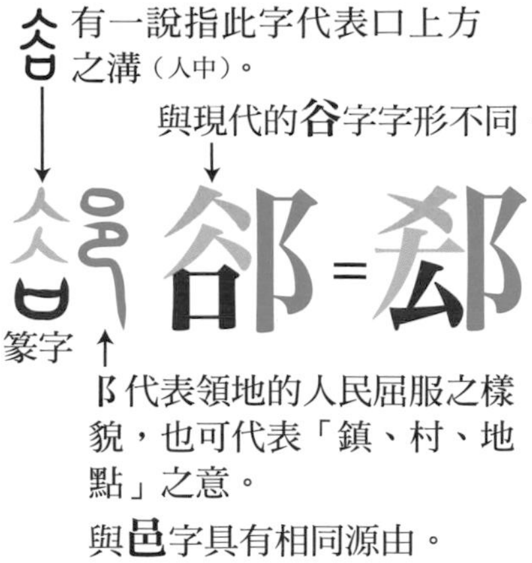
有一說指此字代表口上方之溝（人中）。
與現代的谷字字形不同。
郤
=
郄
篆字
阝代表領地的人民屈服之樣貌，也可代表「鎮、村、地點」之意。
與邑字具有相同源由。

郄為**郤**的異體字。若將兩者的金文字體互相比較，便可發現郄與郤之源由相同。此外，郄與間隙的「隙」字發音相同，意義也相近。

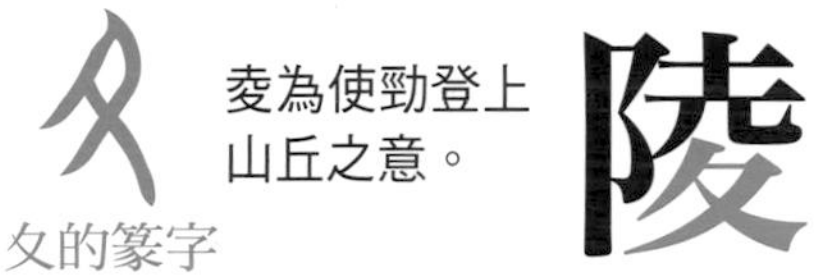
夊的篆字
夌為使勁登上山丘之意。
陵

夌字上方的**𡕒**字為「山地、較高的山丘」之意，下方的**夊**字則有「雙足向下」之意。因此，集合這兩個字的**夌**便代表登上高處之意。此外，力與肋讀音類似，故同樣具有「出力、使勁」的意思。而**陵**則是「夌」字加上代表山丘的阝（阜部）所構成的文字，代表山的紋理，也就是山之稜線。順帶一提，**綾**則是指具有紋路的絹布；**菱**為具有紋理的草。而**稜**則是由禾（禾部，為稻穗的象形字，代表穀物）＋夌所構成的文字，指的是穀物果實具有紋理的角，尤其是指具有三條稜線的蕎麥。

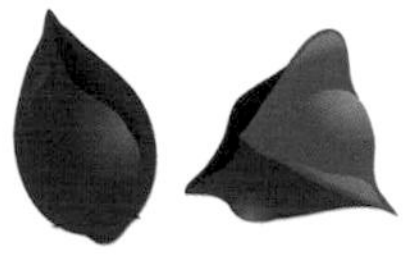

「蕎麥之果」亦可稱為「稜果」。

取穴法①
天池、天泉、曲澤、郄門

PC1 天池

部位：位於前胸部之第4肋間，以及**前正中線**向外**5寸**處

與此經穴有關的解剖學各部位：

- **肋間神經外側皮支（T4）**分布於此處皮膚
- 受內側（C8～T1）、胸外側神經的肌支（C5～C7）所支配，可內轉肩關節的**胸大肌**，以及可將肩胛骨拉向前方的**胸小肌**
- （外、內、最內）**肋間肌**受肋間神經（T2，胸神經）所支配
- 肋間動脈為胸主動脈的壁支，其前方並與內胸動脈相吻合
- **胸外側動、靜脈與胸肩峰動、靜脈的胸肌支**為腋動、靜脈之分支

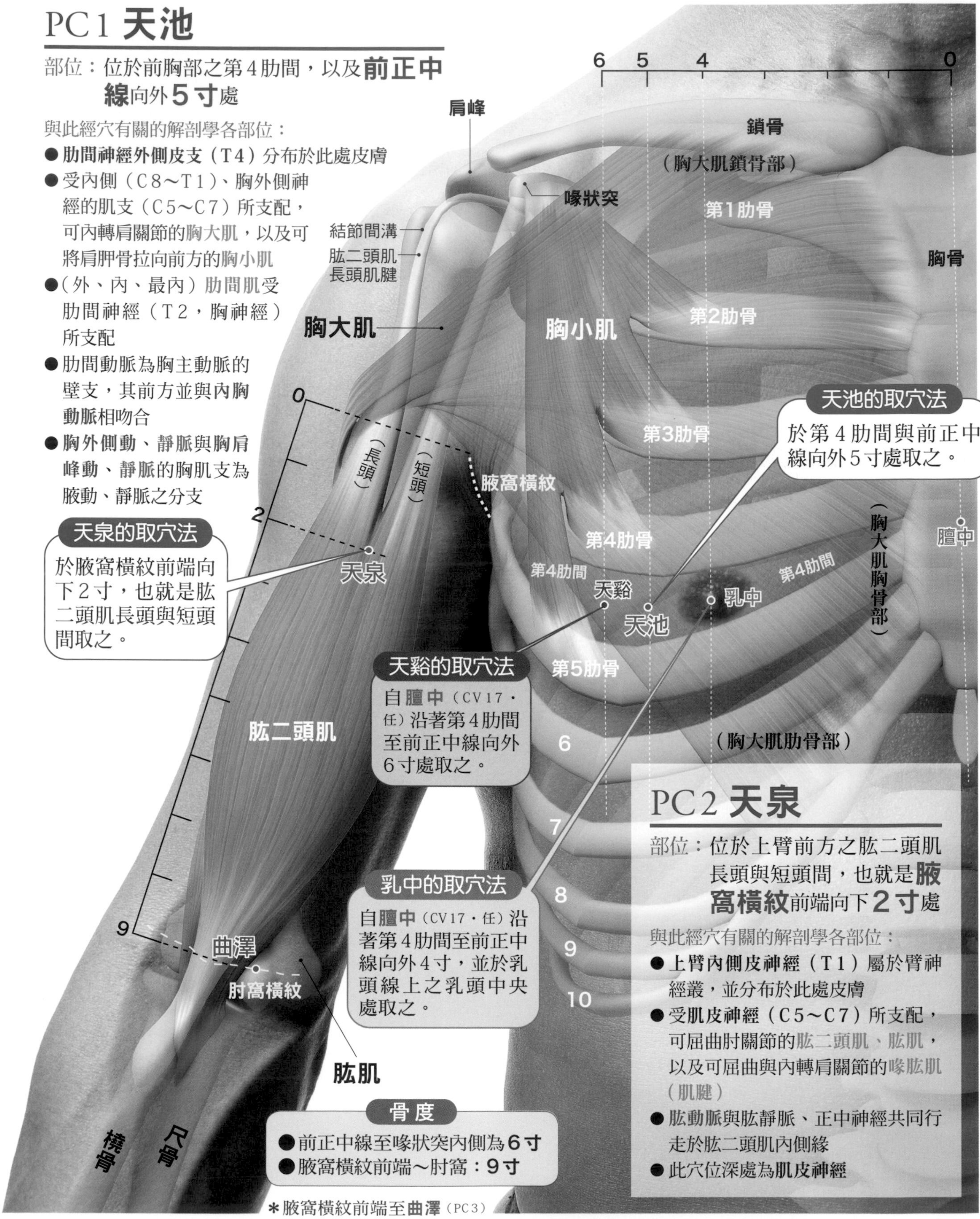

天池的取穴法

於第4肋間與前正中線向外5寸處取之。

天泉的取穴法

於腋窩橫紋前端向下2寸，也就是肱二頭肌長頭與短頭間取之。

天谿的取穴法

自**膻中**（CV17・任）沿著第4肋間至前正中線向外6寸處取之。

乳中的取穴法

自**膻中**（CV17・任）沿著第4肋間至前正中線向外4寸，並於乳頭線上之乳頭中央處取之。

骨度

- 前正中線至喙狀突內側為**6寸**
- 腋窩橫紋前端～肘窩：**9寸**

＊腋窩橫紋前端至**曲澤**（PC3）的長度為9寸。

PC2 天泉

部位：位於上臂前方之肱二頭肌長頭與短頭間，也就是**腋窩橫紋**前端向下**2寸**處

與此經穴有關的解剖學各部位：

- **上臂內側皮神經（T1）**屬於臂神經叢，並分布於此處皮膚
- 受**肌皮神經（C5～C7）**所支配，可屈曲肘關節的**肱二頭肌、肱肌**，以及可屈曲與內轉肩關節的**喙肱肌**（肌腱）
- 肱動脈與肱靜脈、正中神經共同行走於肱二頭肌內側緣
- 此穴位深處為**肌皮神經**

在日語中，尺骨的「尺」字原先代表伸展手指測量長度的模樣（→p.3），也是拇指與中指（或食指）間的長度。之後隨著時代的變遷，尺骨的長度也隨之增加，明治時代時則訂為30.3㎝。而骨度法中，肘窩～掌關節橫紋間的長度過去為1尺，但後經WHO改訂為1尺2寸。

PC3 曲澤

部位：位於手肘前方之**肘窩橫紋**上，也就是**肱二頭肌肌腱**內側的凹陷處

與此經穴有關的解剖學各部位：

- **內側前臂皮神經**（T1）屬於臂神經叢，並分布於此處皮膚
- **肱肌**受**肌皮神經**（C5～C6）所支配，可屈曲肘關節
- **肱動脈**與**肱靜脈**、**正中神經**共同行走於肱二頭肌內側緣
- **貴要靜脈**主要流入**肱靜脈**

曲澤的取穴法

將手肘屈曲45度後，於肱二頭肌肌腱之內側取之。
＊於肱動脈搏動處，並介於**尺澤**（LU5・肺）與**少海**（HT3・心）之中點處。

郄門的取穴法

手握拳，並外旋掌關節後微屈肘關節，便可清楚見到掌長肌肌腱與橈側屈腕肌肌腱的線條。接著，可於**曲澤**（PC3）與**大陵**（PC7）的連結線中點向下1寸處取之。若掌長肌肌腱較不明顯時，則可於橈側屈腕肌肌腱內側取之。

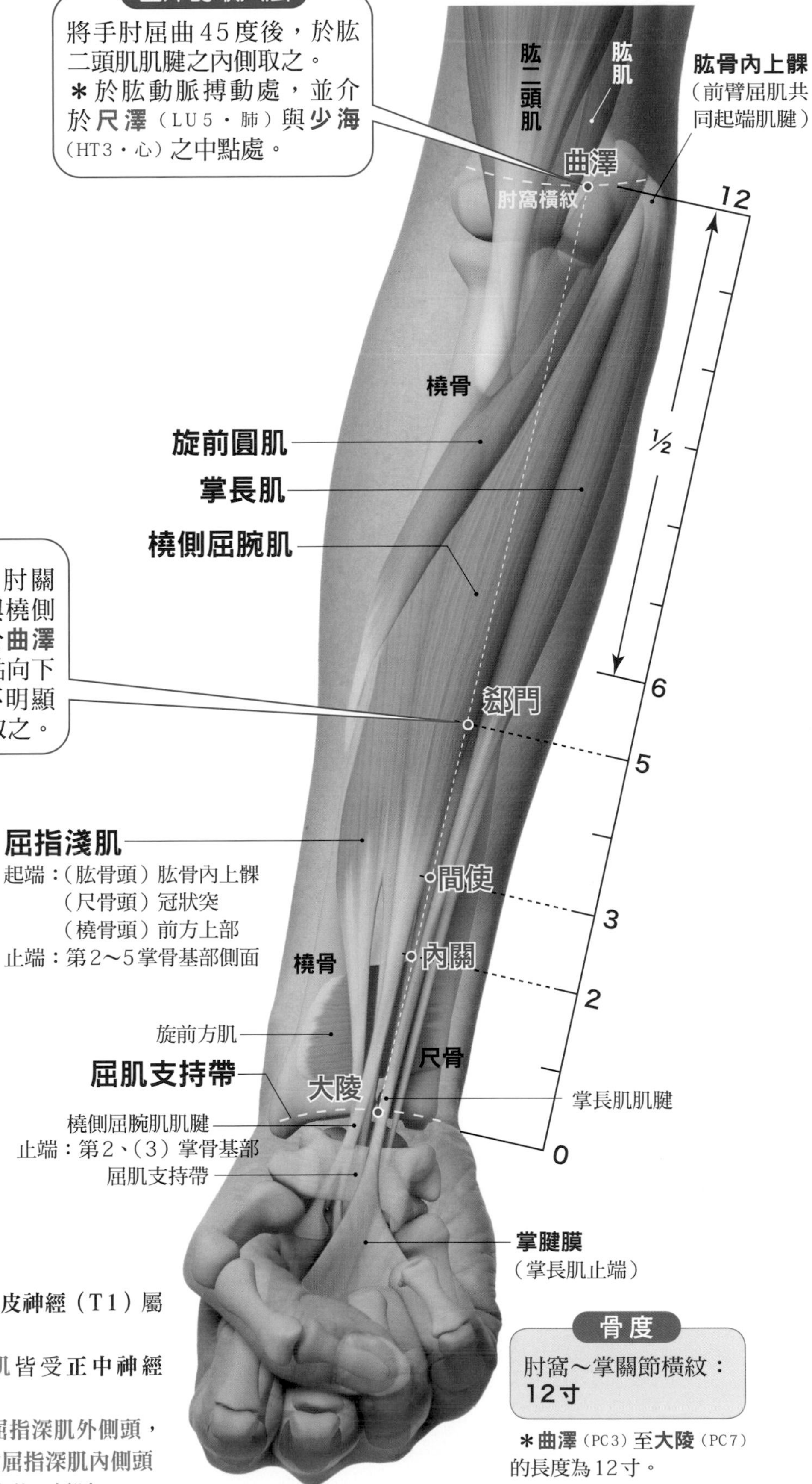

肱二頭肌
肱肌
肱骨內上髁
（前臂屈肌共同起端肌腱）
曲澤
肘窩橫紋
12
橈骨
旋前圓肌
掌長肌
橈側屈腕肌
½
6
郄門
5
屈指淺肌
起端：（肱骨頭）肱骨內上髁
（尺骨頭）冠狀突
（橈骨頭）前方上部
止端：第2～5掌骨基部側面
間使
3
橈骨
內關
2
旋前方肌
尺骨
屈肌支持帶
大陵
掌長肌肌腱
橈側屈腕肌肌腱
止端：第2、(3) 掌骨基部
屈肌支持帶
0
掌腱膜
（掌長肌止端）

骨度

肘窩～掌關節橫紋：**12寸**

＊**曲澤**（PC3）至**大陵**（PC7）的長度為12寸。

PC4 郄門

部位：位於前臂前方之掌長肌肌腱與橈側屈腕肌肌腱間，也就是**掌側掌關節橫紋**向上**5寸**處

與此經穴有關的解剖學各部位：

- **外側前臂皮神經**（C6）與**內側前臂皮神經**（T1）屬於臂神經叢，並分布於此處皮膚
- **橈側屈腕肌**、**掌長肌**、**屈指淺肌**皆受**正中神經**（C6～T1）所支配
- 受**正中神經**（C6～T1）所支配的**屈指深肌外側頭**，以及受尺神經（C8～T1）所支配的**屈指深肌內側頭**
- **前骨間動**、**靜脈**源自尺動脈之骨間總動、靜脈

間使、內關

PC5 間使

部位：位於前臂前方之掌長肌肌腱與橈側屈腕肌肌腱間，也就是**掌側掌關節橫紋**向上**3寸**處

與此經穴有關的解剖學各部位：

- **內側前臂皮神經**（C8）屬於臂神經叢，並分布於此處皮膚
- 橈側屈腕肌、掌長肌（肌腱）、屈指淺肌皆受**正中神經**（C5～T1）所支配
- 受**正中神經**（C6～T1）所支配的屈指深肌外側頭，以及受尺神經（C8～T1）所支配的屈指深肌內側頭
- **前骨間動**、**靜脈**源自尺動脈之骨間總動、靜脈

間使的取穴法

手握拳，並外旋掌關節後微屈肘關節，便可清楚見到掌長肌肌腱與橈側屈腕肌肌腱的線條。接著，可於**大陵**（PC7）向上3寸處取之。若掌長肌肌腱較不明顯時，則可於橈側屈腕肌肌腱內側取之。

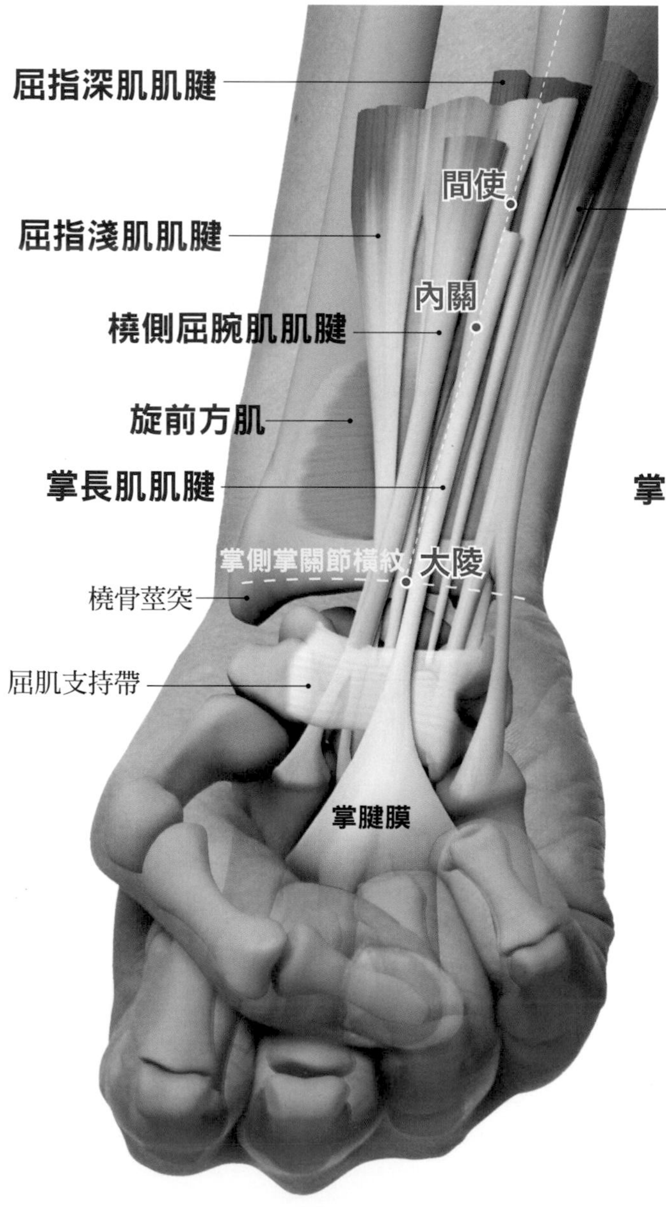

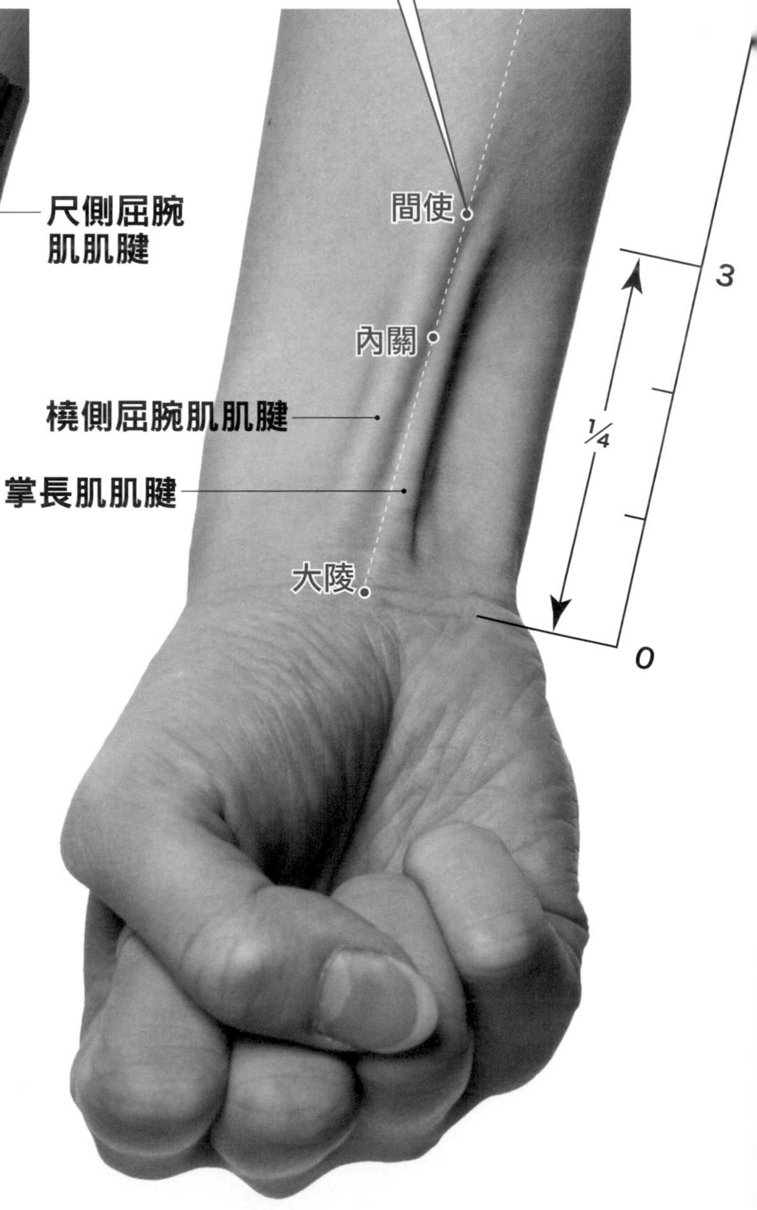

內關穴與外關[三・TE5]位置相對，常用於治療心包經的病證（心臟、循環系統或精神障礙[神經症]），亦可消除氣滯、調整胃機能，可治療暈車、暈船、暈機、嘔吐、孕吐等症狀。

PC6 **內關**

部位：位於前臂前方之掌長肌肌腱與橈側屈腕肌肌腱間，也就是**掌側掌關節橫紋**向上**2寸**處

與此經穴有關的解剖學各部位：

- 肌皮神經之**外側前臂皮神經**（C7）與臂神經叢之**內側前臂皮神經**（C7）分布於此處皮膚
- 橈側屈腕肌、掌長肌（肌腱）、屈指淺肌、旋前方肌皆受**正中神經**（C5～T1）所支配
- 受**正中神經**（C6～T1）所支配的屈指深肌外側頭，以及受尺神經（C8～T1）所支配的屈指深肌內側頭
- **前骨間動、靜脈**源自尺動脈之骨間總動、靜脈

肱骨內上髁炎

肱骨內上髁為前臂的淺層屈肌群（橈側、尺側屈腕肌、掌長肌、屈指淺肌）之起端。進行以高爾夫球為主的運動時，常反覆收縮與放鬆屈指淺、深肌，造成肱骨內上髁慢性發炎。因此，肱骨內上髁炎又稱為**高爾夫球肘**。

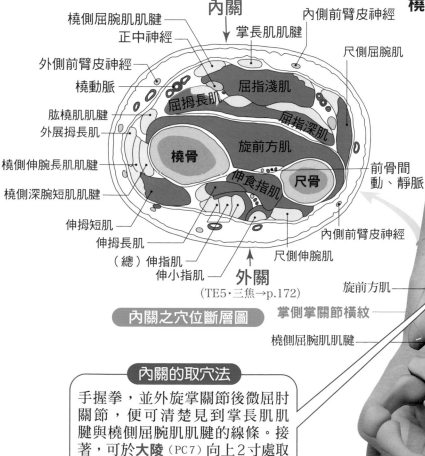

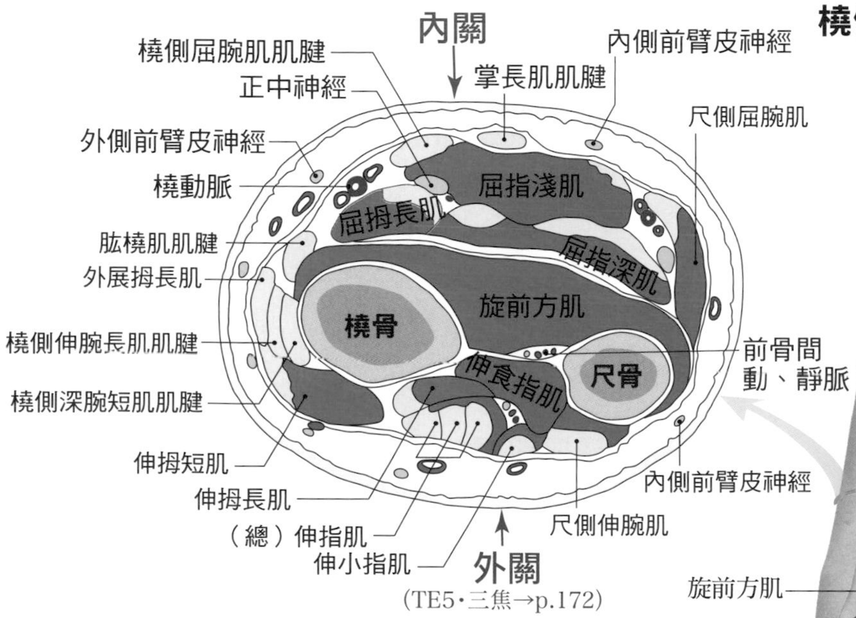

內關之穴位斷層圖

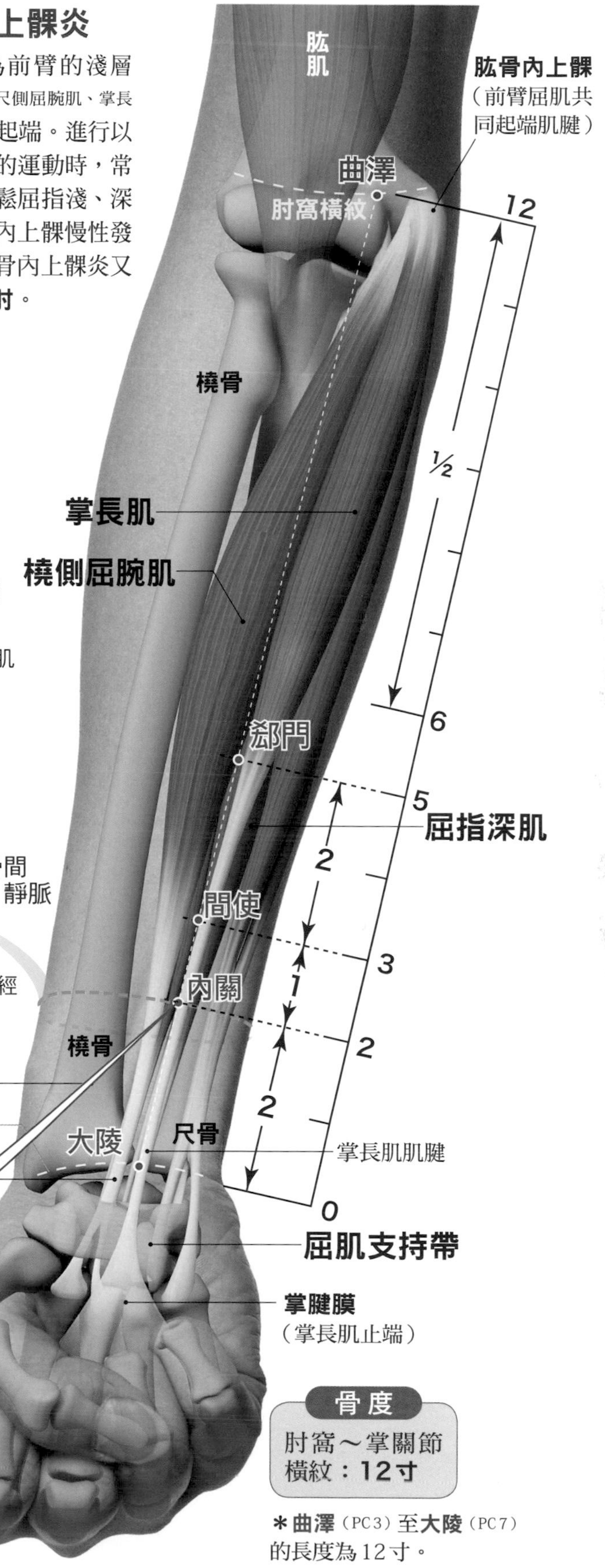

內關的取穴法

手握拳，並外旋掌關節後微屈肘關節，便可清楚見到掌長肌肌腱與橈側屈腕肌肌腱的線條。接著，可於**大陵**（PC7）向上2寸處取之。而**內關**相對，位於後側的經穴便為**外關**（TE5・三焦）。若掌長肌肌腱較不明顯時，則可於橈側屈腕肌肌腱內側取之。

骨度

肘窩～掌關節橫紋：**12寸**

＊**曲澤**（PC3）至**大陵**（PC7）的長度為12寸。

世界所認可的扎針治療

早在2000年以前誕生於中國的針灸治療，今日已開支散葉，成為全球各地常見的治療方式。根據WHO（世界衛生組織）的資料顯示，全球仰賴近代西洋醫學的人口約占總人口的20～35％，其中以先進國家為主。但全球共有約65～80％的人相當仰賴整合輔助醫療（CAM）進行健康管理，其中包括民俗療法與針灸治療等傳統醫學。至於以近代西洋醫學為主的歐美各國之CAM發展現況，請參照以下說明：

美國：1997年由NIH（美國國際衛生研究院）所發表的針灸相關協議書中，已針對扎針治療的效果給予相關評價。於此聲明發表之後，將扎針治療納入醫療保險範圍的保險公司逐漸增加。此外，美國自1992～2010年的19年間，也已投入13億3,950萬美元的巨額研究費用，以研究包括扎針治療的整合輔助醫療。而美國也致力於推動相關國家計畫，以縮減未來美國國民的醫療費用，並鼓勵健康、醫療類產業成長。

英國：相當盛行扎針治療，且提供CAM的治療者人數也逐漸增加。而英國的CAM中，扎針治療是最廣泛的治療法，甚至有多數配有全民健康醫療服務（NHS，英國之健保）的醫院會使用扎針治療以輔助生產或進行疼痛管理。此外，根據調查，英國有高達三分之一的癌症患者會使用CAM進行輔助治療，因此英國衛生署也投入大量資金於CAM研究上，並致力於發展有根據的CAM技術。

德國：為主要先進國家與歐洲國家中，最盛行CAM的國家，有高達四分之三的近代西洋醫學醫師會搭配CAM進行治療。而進行疼痛治療時，更有多達77％的醫師會以扎針治療為主要治療方式。此外，德國更有被稱為Heilpraktiker（民俗療法治療師）的獨特職業，可進行CAM治療。而Heilpraktiker受德國法律所保護，即使未持有醫師執照也可開業進行診療，其治療範圍相當廣泛，舉凡順勢療法、中國傳統醫學、指壓、針灸治療等，皆為民俗療法治療師的執業範圍。

總而言之，歐美各國所進行的CAM知識與技術不僅以高度醫學為基準，更受各國獨特的文化與風俗影響。日本則於2010年，由厚生勞動省成立計劃小組，以推動「綜合醫療」。雖然起步比前述的歐美國家晚，但若考慮到日本目前的各種問題（高齡少子化社會、醫療費高漲、慢性病患者增加、憂鬱症等情緒障礙患者增加），想必往後日本的針灸治療應會更加盛行吧。（坂）

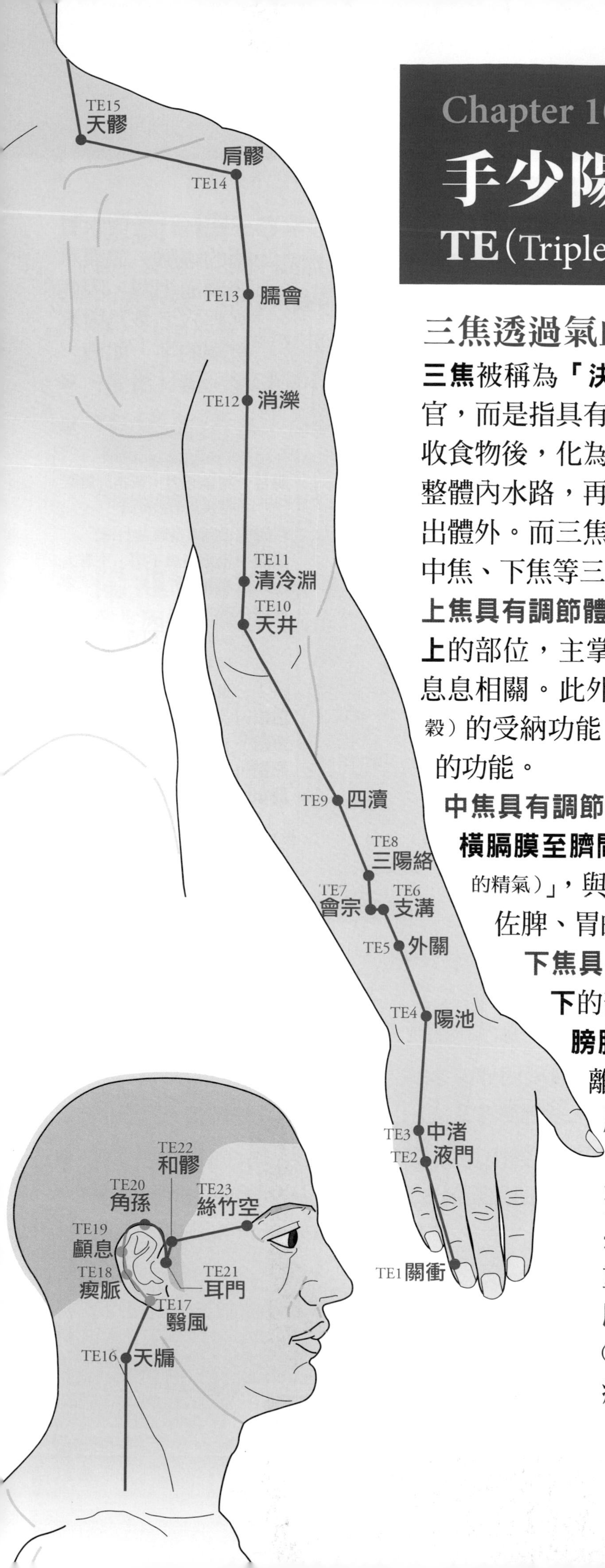

Chapter 10

手少陽三焦經

TE（Triple Energizer Meridian）

三焦透過氣血、津液循環於全身

三焦被稱為**「決瀆之官」**。三焦不是特定的器官，而是指具有綜合性功能的腑，可於消化吸收食物後，化為氣血、津液循環至全身，並調整體內水路，再將老廢物質化為尿、便後排泄出體外。而三焦又可依部位與機能分為上焦、中焦、下焦等三處。

上焦具有調節體溫作用：上焦作用於**橫膈膜以上**的部位，主掌「天之氣」，並與**心**、**肺**機能息息相關。此外，可輔佐呼吸運動、食物（水穀）的受納功能，並產生體熱，進行調節體溫的功能。

中焦具有調節氣血津液的作用：中焦作用於**橫膈膜至臍間**的部位，主掌「地之氣（食物的精氣）」，與**脾**、**胃**息息相關。此外，可輔佐脾、胃的消化與運化等作用。

下焦具有輸瀉作用：下焦作用於**臍以下**的部位，並與**腎**、**小腸**、**大腸**、**膀胱**等部位息息相關。主要可分離體內不必要的水分，並化為尿或便排出體外。

病證

是動病：耳鳴、重聽、喉嚨嚴重腫脹

所生病：出汗、經脈所過處（眼角、顴、耳後、肩上、上肢後方）疼痛、手第4指麻痺

TE 手少陽三焦經 ②頭部

TE13 **臑會** 穴性：清鬱熱、通經絡、利關節

TE14 **肩髎** 穴性：疏風濕、通經絡

TE15 **天髎** 穴性：去風濕、通經絡

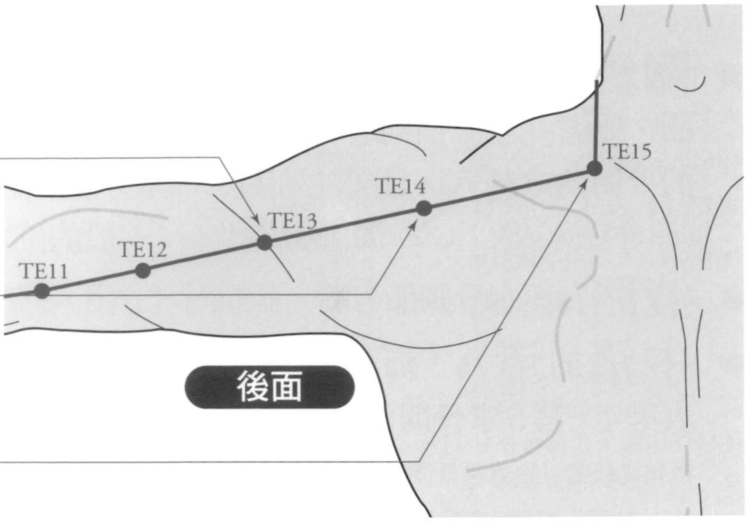

TE16 **天牖** 穴性：清頭明目、利諸竅

TE17 **翳風** 穴性：散風熱、聰耳竅、通經絡

TE18 **瘈脈** 別名：**資脈**
穴性：清熱、解痙、通竅

TE19 **顱息** 穴性：散風、通竅、鎮驚

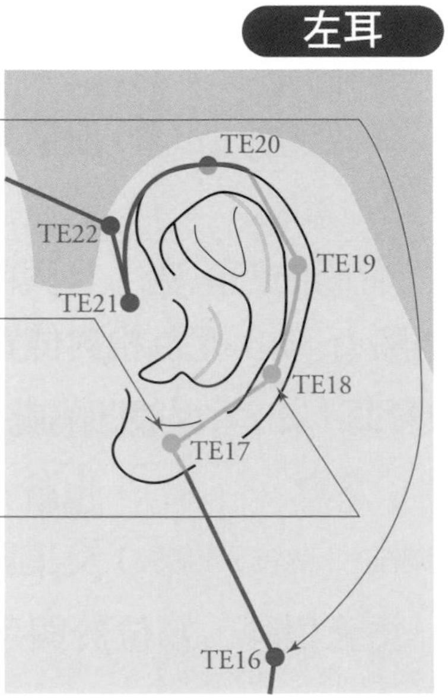

穴性解說

利諸竅…改善目、鼻、口、耳等孔洞的通透性。

聰耳竅…改善耳朵的通透性，並提升聽力。

通竅…使意識清楚，或開通九竅之意，與開竅相同。

鎮驚…緩和緊張、易受驚等不安情緒。

清頭…使頭腦清醒。

益聰…改善耳朵聽力。

TE20 **角孫** 穴性：清熱散風、清頭明目

TE21 **耳門** 穴性：開竅益聰、疏通經絡

TE22 **和髎** 穴性：去風、通絡

TE23 **絲竹空** 穴性：散風止痛、清頭明目

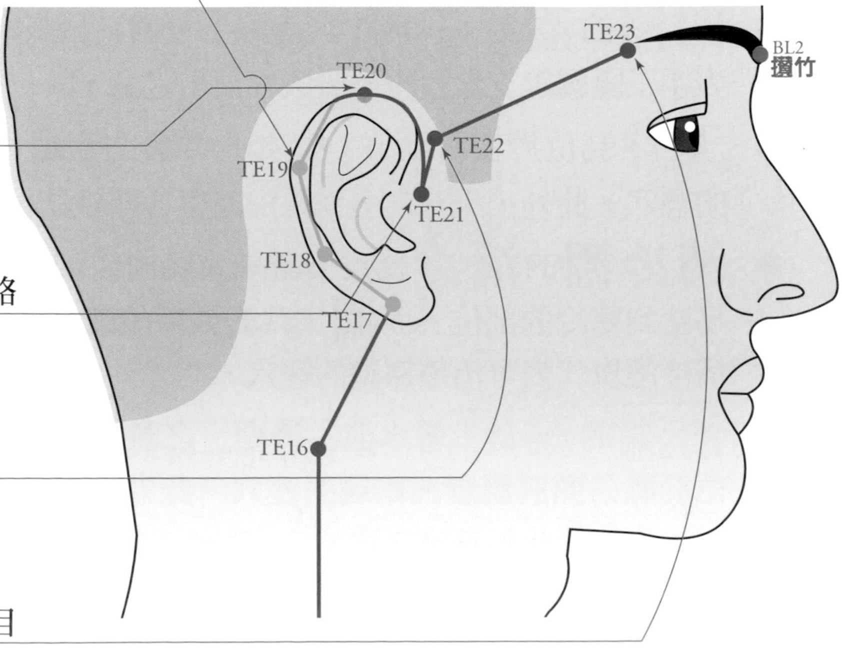

手少陽三焦經自消濼繞過上臂後方（**臑會**），上至肩部（**肩髎、天髎**）與膽經相交後，進入鎖骨上大窩，再於胸中拓展開，繞過心包，貫穿橫膈膜，再回歸至三焦。自胸口分出的支脈則向上行，出於鎖骨上大窩，並自項部（**天牖**）沿著耳朵後方（**翳風、瘈脈、顱息**）至耳朵上方（**角孫**）後，行經顳窩（懸顱[膽・GB5]）、頷厭[膽・GB5]，抵達眼部下方（顴髎[小・SI18]）。至於出自耳朵下方的支脈則由耳朵後方行至耳朵中部（**耳門、和髎**）後出之，再經眉毛外端（**絲竹空**）行至外眼角（瞳子髎[膽GB1]），並連接足少陽膽經。

- **臑會**的**臑**為「上臂」或「柔軟的肌肉」之意。代表臑會位於**上臂之三角肌後下緣與肱三頭肌間**。此外，也代表此經穴位於三焦經與陽維脈交**會**處。
- **天髎**的**髎**為「凹陷處」。軀幹上部的肩膀為**天**，故肩胛骨的**棘上窩**便代表巨大的凹陷處。
- **天牖**的**牖**為「採光之窗」或「門戶」，代表位於頭部下方，並可治療頭部、耳朵、眼睛疾患的經穴。
- **翳風**的**翳**為「羽毛製成的扇子」之意。而**風**則帶有「聲、音」之義，並可引申為「耳」，故翳風便是將耳朵外形譬喻為「扇子」。此外，也可代表防止**風**邪侵入，並可治療耳部疾患的經穴。
- **瘈脈**的**瘈**為「痙攣、抽搐」之意，代表此穴為可治療小兒痙攣等疾患。另有一說指出**瘈**為「雞之後爪」之意，指耳朵後方的血**脈**外形如鳥後爪般。
- **顱息**的**顱**為「頭」之意，顱**息**可治療喘**息**等疾患。
- **角孫**的**角**為「一角、角落、前端」的意思，亦代表「耳上角」。而**孫**為「孫絡」，也就是「微細血管」的意思。此外，由於該經脈於此分出支脈，並形成往顳部行進的「孫脈」，故有此名稱。
- **和髎**的**和**為「緩和」之意， 則為「凹陷處」，代表此經穴位於**顳窩**的凹陷處。此外，**和**亦有調和的意思，代表此經穴可調和聽力。
- **絲竹空**的**絲竹**為「細竹葉」的意思，並可將竹葉外形引申為眉毛。也就是說，此經穴名稱與「攢竹」(p.95)的源由相同。此外，**空**代表凹陷處，意即此經穴位於眉毛外側端的凹陷處。

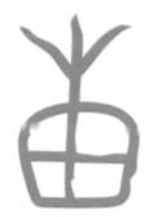

甫的甲骨文

甫為田中初出的新芽，亦代表「育苗之田」。

牖

牖為片（「板」之意）＋戶＋甫（「打開、展開」）所構成的文字，代表「外形如小門般的窗戶」、「用於採光之窗」等意。此外，**甫**指的是「打開、展開」之意，因此捕獲的**捕**為「張開雙手確實抓住某物」之意；補足的**補**則有「鋪平並補齊破布上的缺口」的意思。

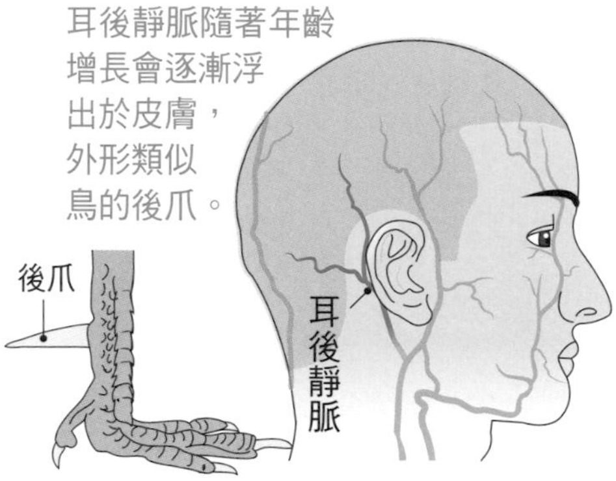

耳後靜脈隨著年齡增長會逐漸浮出於皮膚，外形類似鳥的後爪。
後爪
耳後靜脈

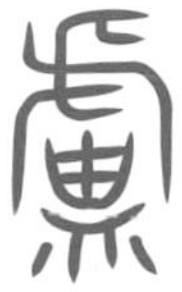

盧的篆字

顱

盧指的是具有圓形凹洞的餐具，若加上與「頭」有關的頁部時，便代表呈圓形的頭部，或是「骷髏」等意。此外，俘虜的「虜」或思慮的「慮」等字，其組成結構並非虍＋男或虍＋思等方式，而是虜＋力或慮＋心。

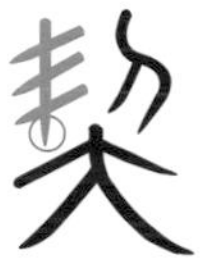

契的篆字

丯為刻上彡紋路的甲骨片或木片。而㓞則是以刀刻出紋路之意。

瘈

瘈代表以刀刻出紋路之意，並衍伸出刻下約定的誓言或標記等意思，或有「約定、誓約」之意。**瘈**是由疒＋契所組成的文字，屬於形聲字，其中刻於骨片上的甲骨文則稱為「契文」。此外，「**外楔狀骨、楔形文字**」等詞中的**楔**字，指的是刻於木頭等處的「楔子」。而「**齧齒類**」的**齧**則為於木頭上以牙齒咬出印子等意。

中文的契中，左上方的**丯**字下方需突出於第三劃之後，但日文則不須突出。

契 日本的字形　契 中國、韓國的字形

若以這些文字的源由看來，寫作「契」的字才是正體字。不過，日文漢字中，**楔瘈齧**等字皆須寫作丯。

取穴法① 關衝、液門、中渚、陽池

TE1 關衝

部位：位於無名指遠側指骨之甲板下角近側向內**0.1寸**（指寸），也就是甲板尺側垂直線與甲板底部水平線的交點處

與此經穴有關的解剖學各部位：

- **尺神經之背側指神經**（C7）分布於此處皮膚
- 源自掌背動脈的**指背動脈**，或是源自掌側總指動脈的掌側固有指動脈之指背支
- 第4指尺側之甲板下角

TE2 液門

部位：位於手背之無名指與小指間，也就是其指根連接處上方凹陷處的赤白肉際

與此經穴有關的解剖學各部位：

- **尺神經之背側指神經**（C7）分布於此處皮膚
- 第4背側骨間肌受尺神經深支（C8～T1）所支配，可幫助第4、5指外展
- **指背動脈**源自掌背動脈
- 此穴位深處為第4、5指的近側指骨基部

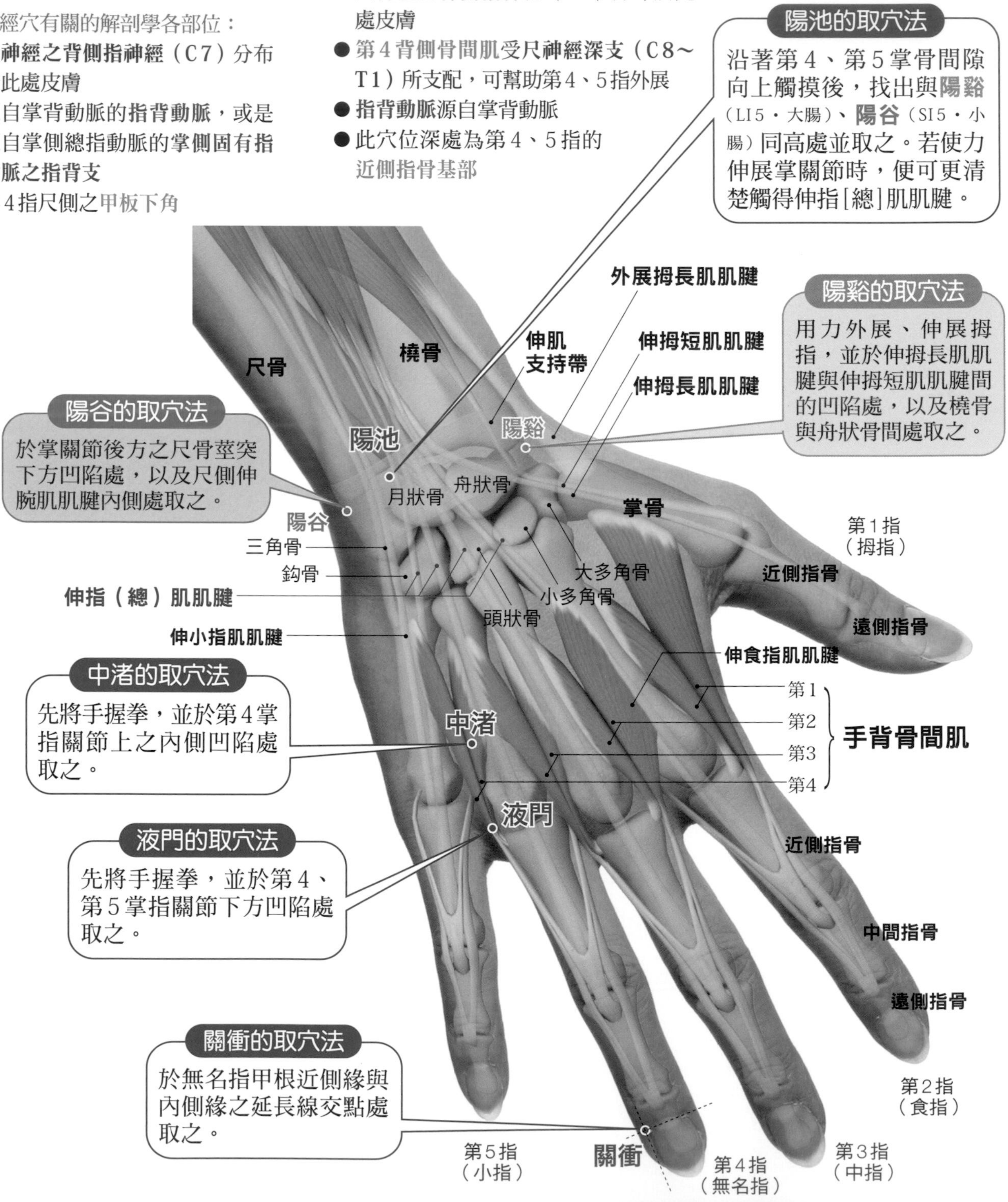
陽池的取穴法
沿著第4、第5掌骨間隙向上觸摸後，找出與**陽谿**（LI5・大腸）、**陽谷**（SI5・小腸）同高處並取之。若使力伸展掌關節時，便可更清楚觸得伸指[總]肌肌腱。
陽谿的取穴法
用力外展、伸展拇指，並於伸拇長肌肌腱與伸拇短肌肌腱間的凹陷處，以及橈骨與舟狀骨間處取之。
陽谷的取穴法
於掌關節後方之尺骨莖突下方凹陷處，以及尺側伸腕肌肌腱內側處取之。
中渚的取穴法
先將手握拳，並於第4掌指關節上之內側凹陷處取之。
液門的取穴法
先將手握拳，並於第4、第5掌指關節下方凹陷處取之。
關衝的取穴法
於無名指甲根近側緣與內側緣之延長線交點處取之。
外展拇長肌肌腱
伸拇短肌肌腱
伸拇長肌肌腱
伸肌支持帶
尺骨
橈骨
陽池
陽谿
陽谷
月狀骨
舟狀骨
掌骨
三角骨
鉤骨
伸指（總）肌肌腱
伸小指肌肌腱
大多角骨
小多角骨
頭狀骨
第1指（拇指）
近側指骨
遠側指骨
伸食指肌肌腱
第1
第2
第3
第4
手背骨間肌
中渚
液門
近側指骨
中間指骨
遠側指骨
第2指（食指）
第3指（中指）
第4指（無名指）
第5指（小指）
關衝

- **伸指（總）肌**可伸展食指至小指的MP關節。此外，在伸展PIP關節與DIP關節時，雖是仰賴伸指（總）肌與手部肌肉的共同作用，但僅在MP關節處於屈曲位時，（總）伸指肌才會於優位協助PIP關節與DIP關節伸展。

TE3 **中渚**

部位：位於手背之第4、第5掌骨間，也就是第4掌指關節近側凹陷處

與此經穴有關的解剖學各部位：

- **尺神經**之**背側指神經**（C8）分布於此處皮膚
- **第4背側骨間肌**受**尺神經深支**（C8～T1）所支配，可外展第4、5指
- **指背動脈**為背側中手動脈的分支

TE4 **陽池**

部位：位於掌關節後面之伸指〔總〕肌肌腱的尺側凹陷處，也就是**背側掌關節橫紋**上

與此經穴有關的解剖學各部位：

- **前臂後側皮神經**（C7～C8）分布於此處皮膚，屬於橈神經的皮支
- **伸指[總]肌（肌腱）**、**伸小指肌（肌腱）**受橈神經（C6～C8）所支配
- **伸肌支持帶**行走於手腕背側，可抑制前臂的伸肌肌腱浮起，並協助手臂順暢運動
- **貴要靜脈**主要流入肱靜脈
- 此穴位深處為**月狀骨**及**三角骨**

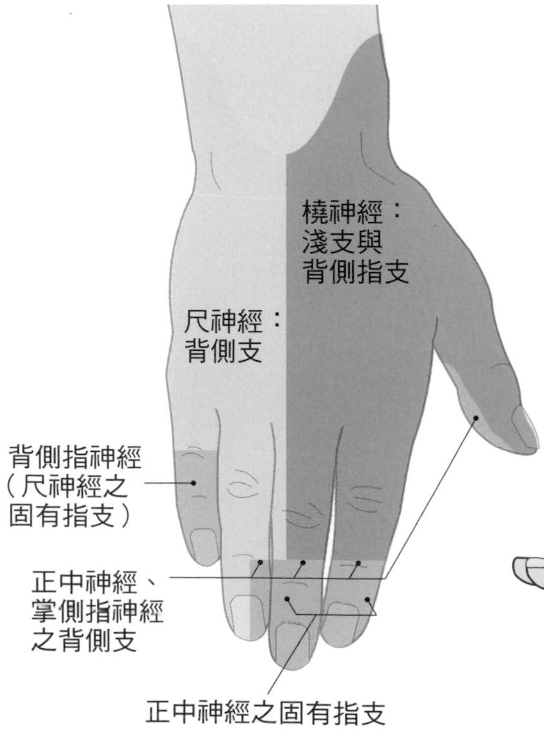

橈神經：
淺支與
背側指支
尺神經：
背側支
背側指神經
（尺神經之
固有指支）
正中神經、
掌側指神經
之背側支
正中神經之固有指支

手背皮膚的感覺神經支配

伸肌支持帶與腱腔室

伸肌支持帶為橫向行走於尺骨與橈骨間的韌帶，主要可固定行走於前臂至手腕背側的伸肌肌腱，使其不致浮起，並可充分發揮肌力。伸肌支持帶共包含九條受腱鞘所包覆的肌鍵，並自橈側起劃分為六個腔室：

第1腔室：外展拇長肌肌腱、伸拇短肌肌腱
第2腔室：橈側伸腕長、短肌肌腱
第3腔室：伸拇長肌肌腱
第4腔室：伸指（總）肌肌腱
第5腔室：伸小指肌肌腱
第6腔室：尺側伸腕肌肌腱

此外，過度外展或伸展拇指易引起腱鞘炎，造成第1腔室的腫脹與壓痛感，稱為狹窄性肌腱滑膜炎。

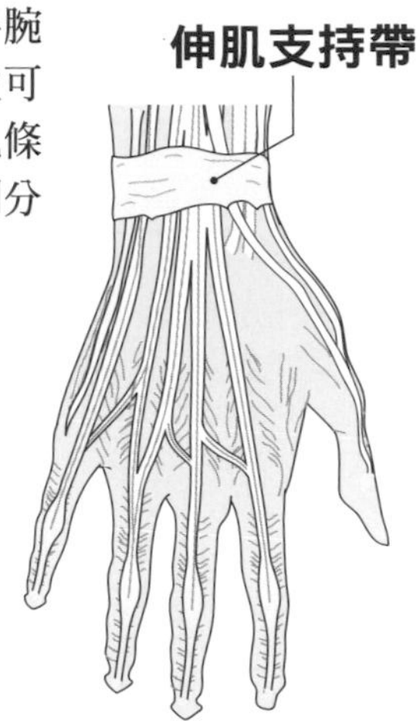

右前臂伸肌支持帶

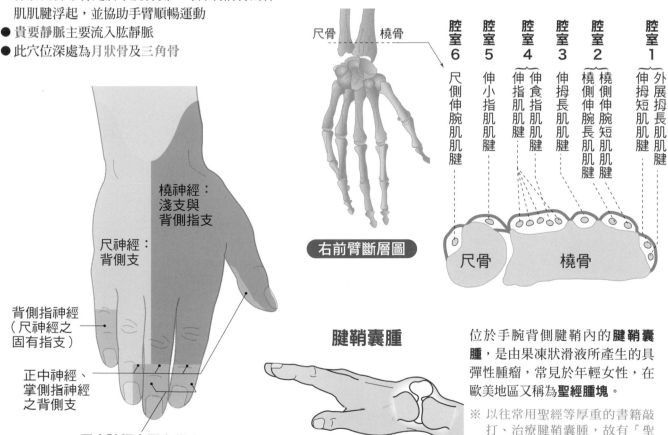

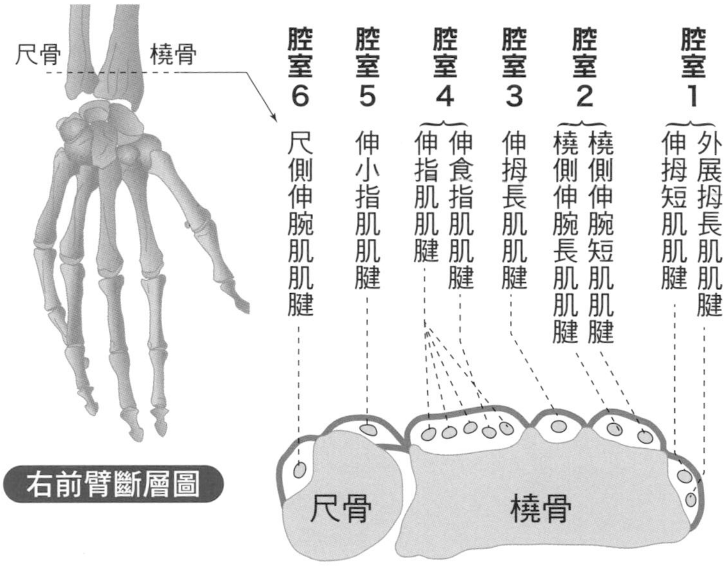

尺骨
橈骨
腔室6
腔室5
腔室4
腔室3
腔室2
腔室1
尺側伸腕肌肌腱
伸小指肌肌腱
伸指肌肌腱
伸食指肌肌腱
伸拇長肌肌腱
橈側伸腕長肌肌腱
橈側伸腕短肌肌腱
伸拇短肌肌腱
外展拇長肌肌腱
尺骨
橈骨

右前臂斷層圖

腱鞘囊腫

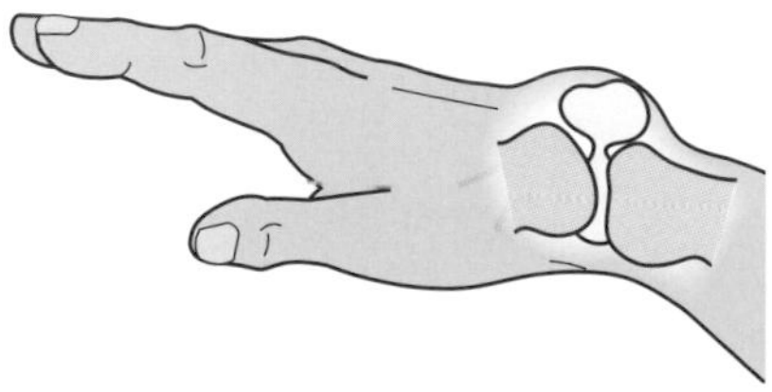

位於手腕背側腱鞘內的**腱鞘囊腫**，是由果凍狀滑液所產生的具彈性腫瘤，常見於年輕女性，在歐美地區又稱為**聖經腫塊**。

※ 以往常用聖經等厚重的書籍敲打、治療腱鞘囊腫，故有「聖經腫塊」之名稱。

TE5 外關

部位：位於前臂後方之橈骨與尺骨的中點，也就是**背側掌關節橫紋**向上**2寸**處

與此經穴有關的解剖學各部位：

- **前臂後側皮神經**（C7）分布於此處皮膚，屬於橈神經的皮支
- **伸指[總]肌（肌腱）、伸小指肌（肌腱）、伸食指肌、伸拇長肌**皆受橈神經（C6～C8）所支配
- 前骨間動脈與後骨間動、靜脈為尺動脈之總骨間動、靜脈的分支
- 頭靜脈主要流入腋靜脈

TE6 支溝

部位：位於前臂後方之橈骨與尺骨的中點，也就是**背側掌關節橫紋**向上**3寸**處

與此經穴有關的解剖學各部位：

- **前臂後側皮神經**（C7）分布於此處皮膚，屬於橈神經的皮支
- **伸指[總]肌（肌腱）、伸小指肌（肌腱）、伸拇長肌**皆受橈神經（C6～C8）所支配
- **後骨間動、靜脈**為尺動脈之總骨間動、靜脈的分支

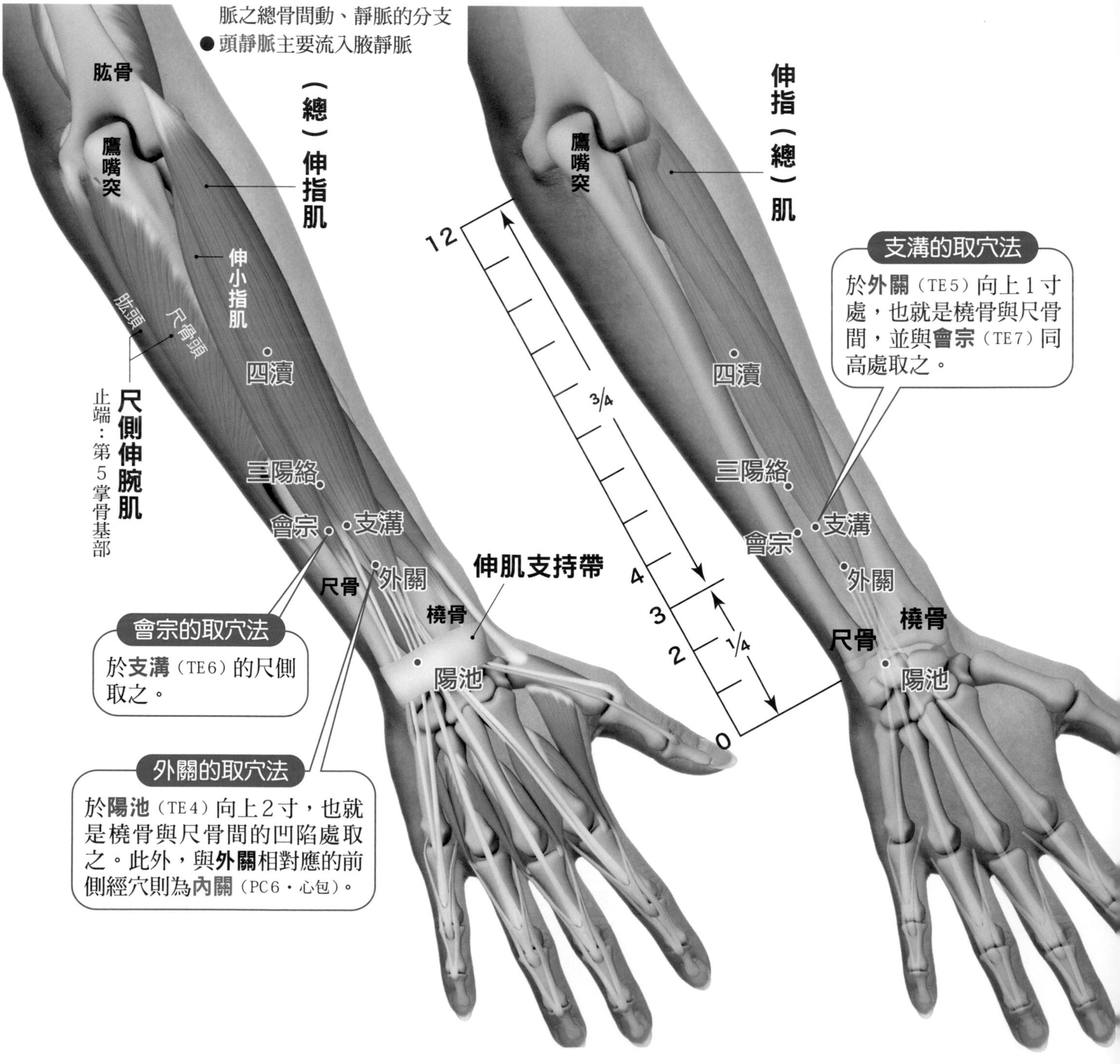
肱骨
鷹嘴突
（總）伸指肌
伸小指肌
肱頭
尺骨頭
尺側伸腕肌
止端：第5掌骨基部
四瀆
三陽絡
會宗
支溝
外關
尺骨
橈骨
伸肌支持帶
陽池
會宗的取穴法
於**支溝**（TE6）的尺側取之。
外關的取穴法
於**陽池**（TE4）向上2寸，也就是橈骨與尺骨間的凹陷處取之。此外，與**外關**相對應的前側經穴則為**內關**（PC6・心包）。
12
3/4
4
3
2
1/4
0
鷹嘴突
伸指（總）肌
支溝的取穴法
於**外關**（TE5）向上1寸處，也就是橈骨與尺骨間，並與**會宗**（TE7）同高處取之。
四瀆
三陽絡
支溝
會宗
外關
橈骨
尺骨
陽池

● **橈神經**支配所有的伸肌，易受外傷或壓迫產生障礙，但其臨床症狀則依障礙部位而異。一般來說，產生障礙的部位越接近近位，就會影響越多條肌肉。其中，**垂手**為近位橈神經損傷時最常見的症狀，常造成患者難以伸展手腕及MP關節（掌指關節）。

TE7 會宗

部位：位於前臂後方之尺骨橈側緣，也就是**背側掌關節橫紋**向上**3寸**處

與此經穴有關的解剖學各部位：

- **前臂後側皮神經**（C8）分布於此處皮膚，屬於橈神經的皮支
- **尺側伸腕肌**、**伸食指肌**皆受橈神經（C6～C8）所支配
- 前骨間動脈與後骨間動、靜脈為尺動脈之總骨間動、靜脈的分支

骨度

肘窩～掌關節橫紋：**12寸**

TE8 三陽絡

部位：位於前臂後方之橈骨與尺骨的中點，也就是**背側掌關節橫紋**向上**4寸**處

與此經穴有關的解剖學各部位：

- **前臂後側皮神經**（C7）分布於此處皮膚，屬於橈神經的皮支
- **伸指［總］肌**（**肌腱**）、**外展拇長肌**皆受橈神經（C6～C8）所支配
- 前骨間動脈與後骨間動、靜脈為尺動脈之總骨間動、靜脈的分支

TE9 四瀆

部位：位於前臂後方之橈骨與尺骨的中點，也就是**喙狀突**向下**5寸**處

與此經穴有關的解剖學各部位：

- **前臂後側皮神經**（C7）分布於此處皮膚，屬於橈神經的皮支
- **伸小指肌**、**尺側伸腕肌**、**伸拇長肌**、**外展拇長肌**皆受橈神經（C6～C8）所支配
- 前骨間動脈與後骨間動、靜脈為尺動脈之總骨間動、靜脈的分支

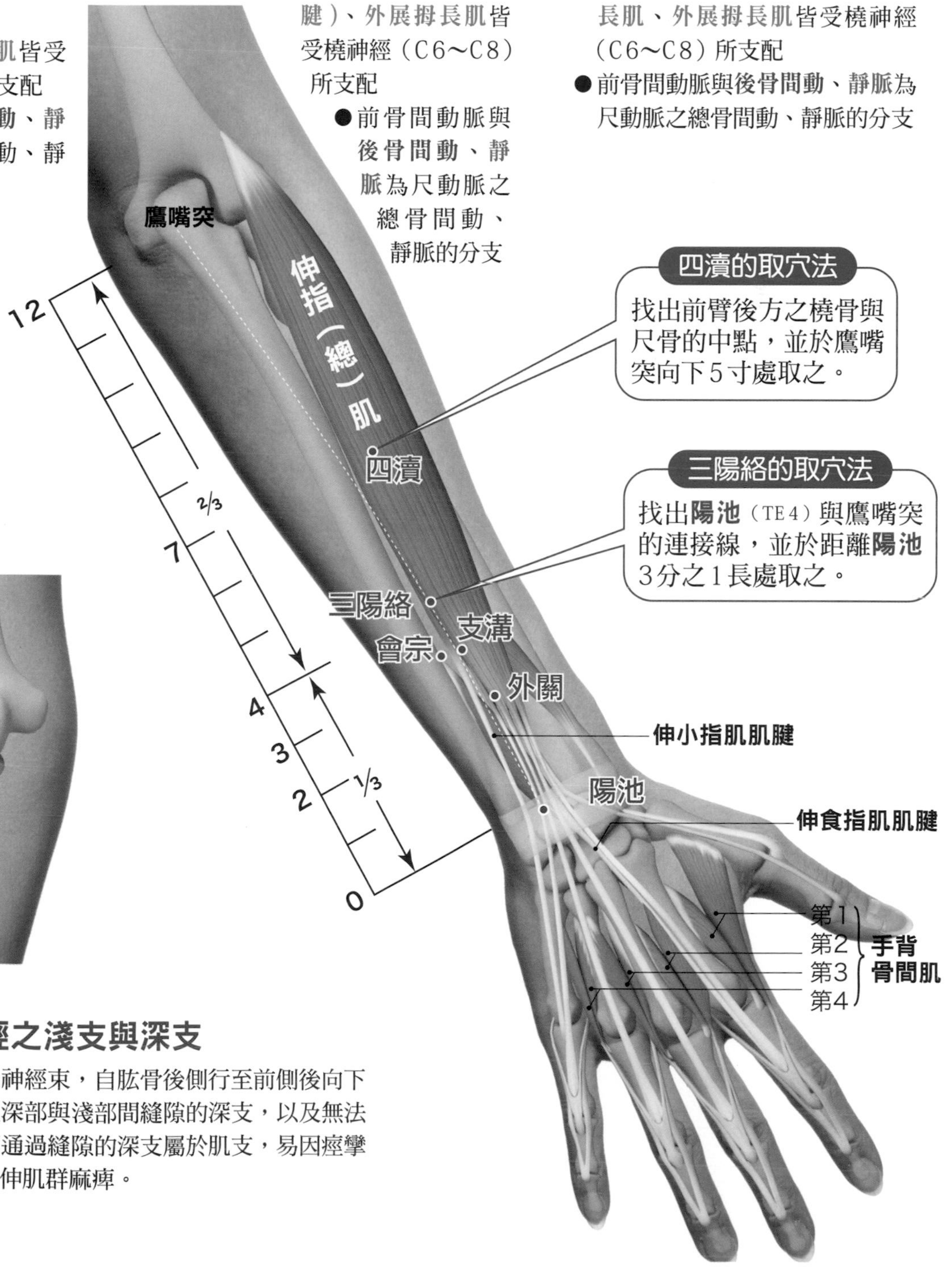

鷹嘴突
12
伸指（總）肌
四瀆
2/3
7
三陽絡
支溝
會宗
外關
4
3
2
1/3
0
伸小指肌肌腱
陽池
伸食指肌肌腱
第1
第2
第3
第4
手背骨間肌
四瀆的取穴法
找出前臂後方之橈骨與尺骨的中點，並於鷹嘴突向下5寸處取之。
三陽絡的取穴法
找出**陽池**（TE4）與鷹嘴突的連接線，並於距離**陽池**3分之1長處取之。

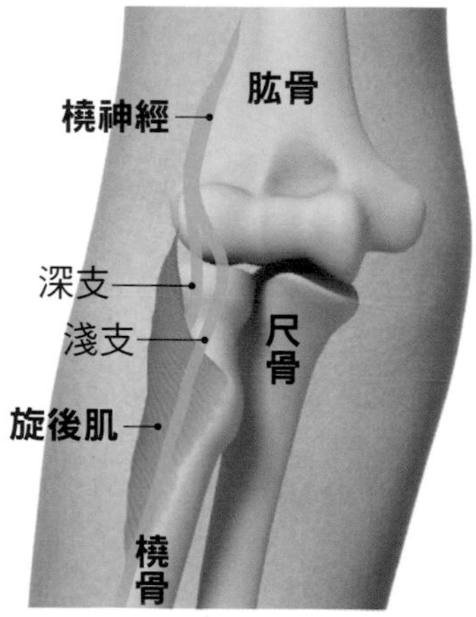

橈神經
肱骨
深支
淺支
尺骨
旋後肌
橈骨

橈神經之淺支與深支

橈神經源自臂神經叢的後神經束，自肱骨後側行至前側後向下行走，再分為通過旋後肌深部與淺部間縫隙的深支，以及無法通過縫隙的淺支。其中可通過縫隙的深支屬於肌支，易因痙攣或壓迫造成深支所支配的伸肌群麻痺。

取穴法③ 天井、清冷淵、消濼、臑會

骨度
腋窩橫紋後端～肘窩：9寸

TE 10 天井

部位：位於手肘後方，也就是鷹嘴突向上**1寸**的凹陷處

與此經穴有關的解剖學各部位：

- **前臂後側皮神經**（C6）分布於此處皮膚，屬於橈神經的皮支
- **肱三頭肌**（長頭、外側頭、內側頭）之共通肌腱皆受橈神經肌支（C6～C8）所支配
- **中側副動、靜脈**源自肱動、靜脈之**肱深動、靜脈**

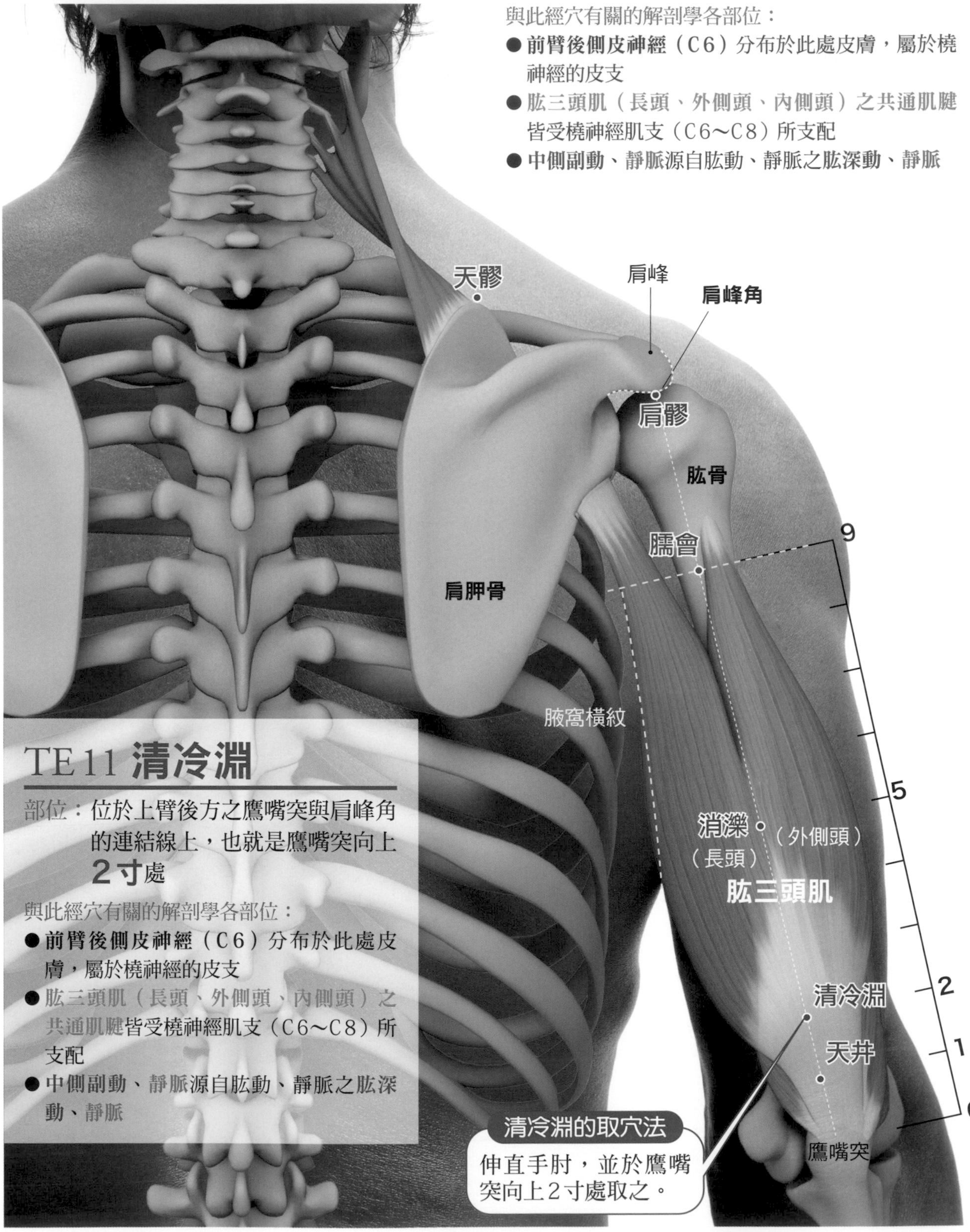

TE 11 清冷淵

部位：位於上臂後方之鷹嘴突與肩峰角的連結線上，也就是鷹嘴突向上**2寸**處

與此經穴有關的解剖學各部位：

- **前臂後側皮神經**（C6）分布於此處皮膚，屬於橈神經的皮支
- **肱三頭肌**（長頭、外側頭、內側頭）之共通肌腱皆受橈神經肌支（C6～C8）所支配
- **中側副動**、**靜脈**源自**肱動**、**靜脈**之**肱深動**、**靜脈**

清冷淵的取穴法
伸直手肘，並於鷹嘴突向上2寸處取之。

肱三頭肌受橈神經所支配，是位於上臂後方的強壯伸肌，主要分為長頭、外側頭、內側頭，其中只有長頭屬於雙關節肌。肱三頭肌可伸展肘關節，而長頭還可伸展肩關節。而由小圓肌、大圓肌，以及肱三頭肌長頭所圍成的三角形區域稱為**三角區間**，並有旋肩胛動脈通過。此外，由肱骨、肱三頭肌長頭、大圓肌、小圓肌，以及肩胛下肌所圍成的四邊形區域則稱為四角區間，並有旋肱後動脈與腋神經通過（請參照p.177）。

TE12 消濼

部位：位於上臂後方之鷹嘴突與肩峰角的連結線上，也就是鷹嘴突向上**5寸**處

與此經穴有關的解剖學各部位：

- **前臂後側皮神經**（C5）分布於此處皮膚，屬於橈神經的皮支
- 肱三頭肌（長頭、外側頭、內側頭）之共通肌腱皆受橈神經肌支（C6～C8）所支配
- **中側副動、靜脈源自肱動、靜脈之肱深動、靜脈**

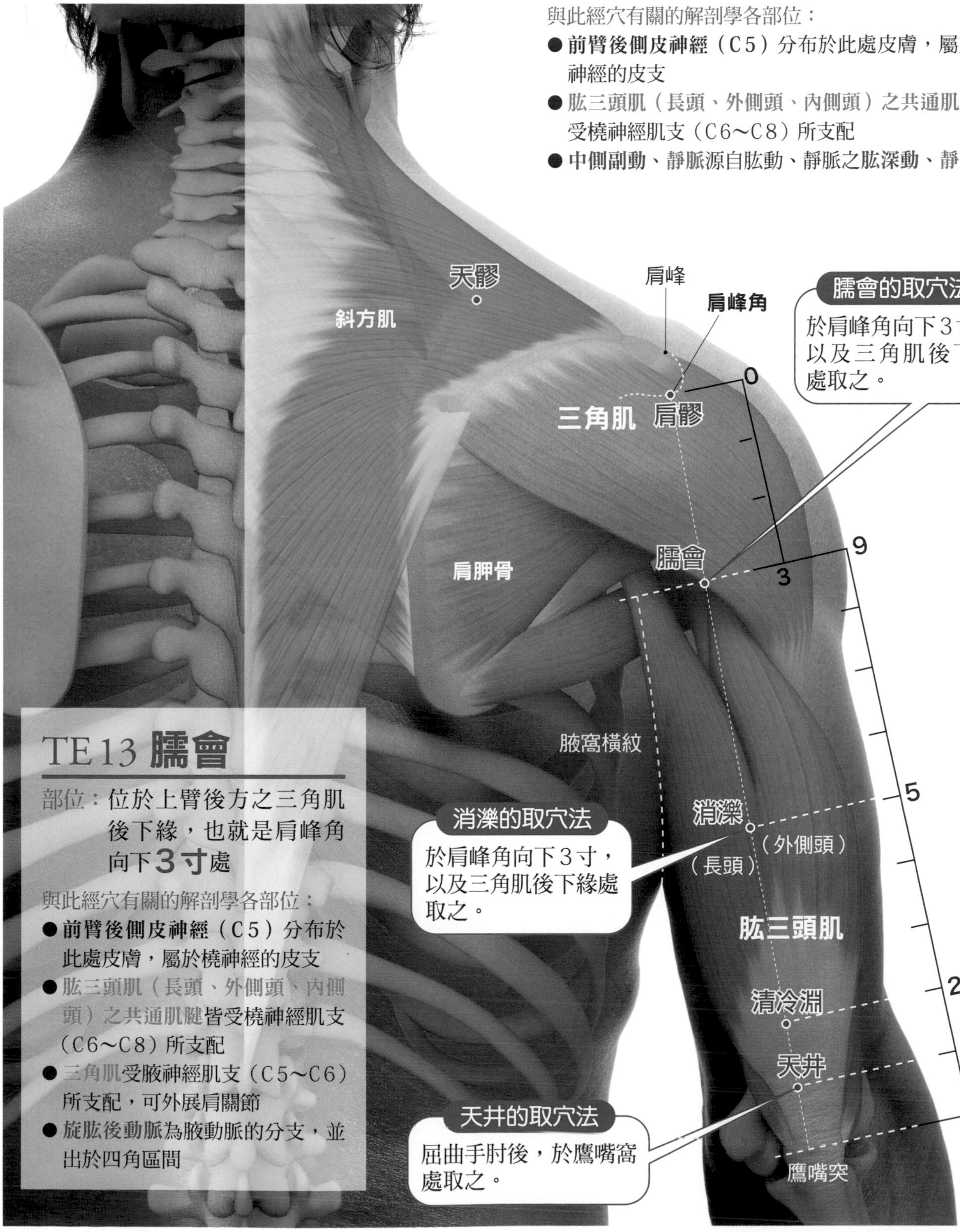

天髎
斜方肌
肩峰
肩峰角
臑會的取穴法
於肩峰角向下3寸，以及三角肌後下緣處取之。
0
三角肌
肩髎
臑會
肩胛骨
3
9
腋窩橫紋
5
消濼
（外側頭）
（長頭）
消濼的取穴法
於肩峰角向下3寸，以及三角肌後下緣處取之。
肱三頭肌
2
清冷淵
1
天井
0
天井的取穴法
屈曲手肘後，於鷹嘴窩處取之。
鷹嘴突

TE13 臑會

部位：位於上臂後方之三角肌後下緣，也就是肩峰角向下**3寸**處

與此經穴有關的解剖學各部位：

- **前臂後側皮神經**（C5）分布於此處皮膚，屬於橈神經的皮支
- 肱三頭肌（長頭、外側頭、內側頭）之共通肌腱皆受橈神經肌支（C6～C8）所支配
- 三角肌受腋神經肌支（C5～C6）所支配，可外展肩關節
- 旋肱後動脈為腋動脈的分支，並出於四角區間

TE 14 肩髎

部位：位於肩膀上側，也就是肩峰角與肱骨大結節間的凹陷處

與此經穴有關的解剖學各部位：

- **鎖骨上神經**（C4）分布於頸部至肩膀的皮膚，屬於頸神經叢的皮支
- 可伸展肩關節的三角肌後部，以及可外展肩關節的小圓肌皆受**腋神經肌支**（C5～C6）所支配
  - 旋肱後動、靜脈為腋動脈的分支，並出於四角區間

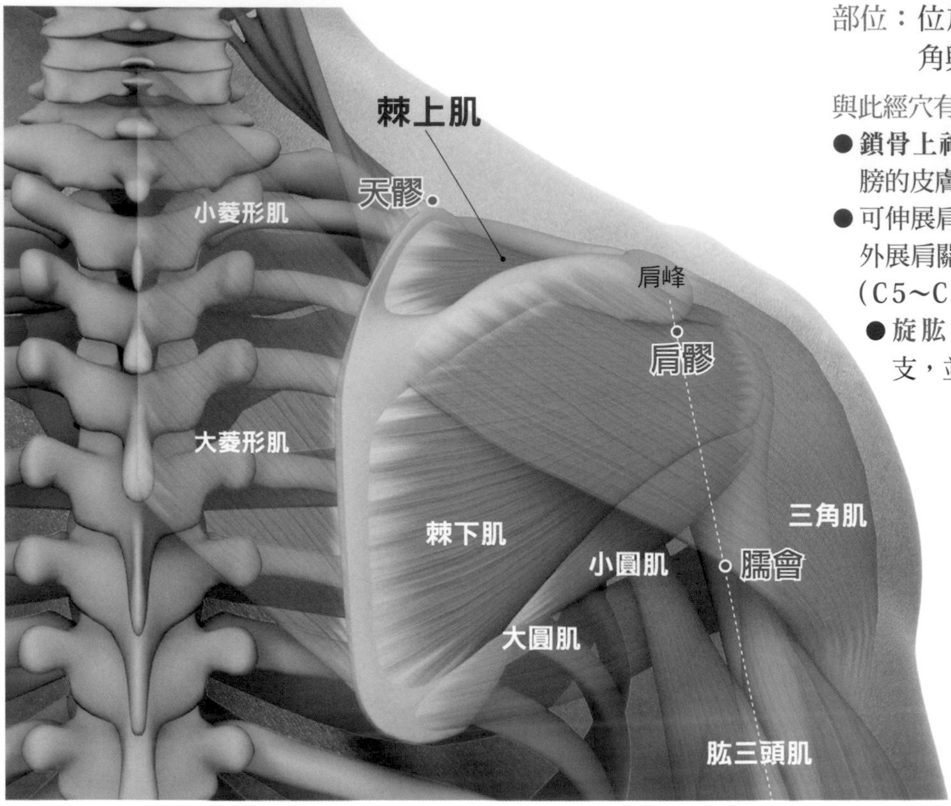

三角區間、四角區間、三角間隙

三角區間為大圓肌、小圓肌以及肱三頭肌長頭所構成的三角形區域，並有旋肩胛動、靜脈通過；而**四角區間**則是由大圓肌、小圓肌、肱三頭肌長頭，以及肱骨所構成的四邊形區域，並有旋肱後動、靜脈以及腋神經通過。此外，**三角間隙**則是由大圓肌、肱三頭肌長頭，以及肱骨所構成的三角形區域，並有肱深動脈以及橈神經通過。

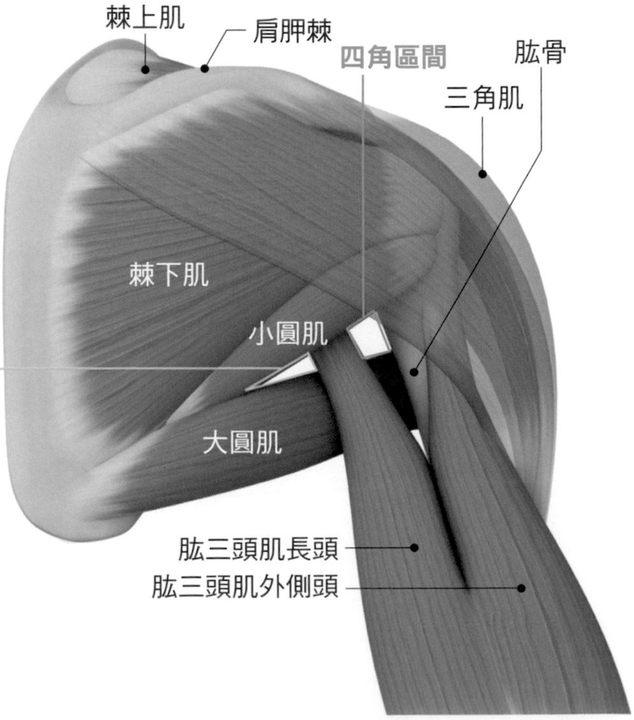

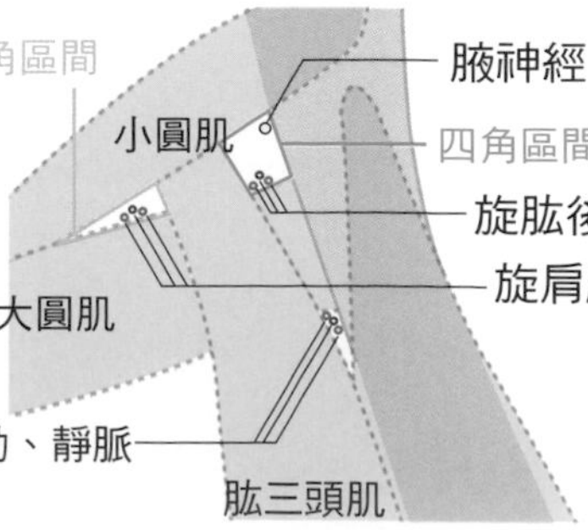

● 肩髎位於三角肌的中段纖維與後面纖維的交界處。有些幼童因頻繁注射三角肌，阻礙三角肌中段纖維，導致肩關節外展時易攣縮，稱為「**三角肌攣縮症**」。

TE 15 天髎

部位：位於肩胛上角上方的凹陷處

與此經穴有關的解剖學各部位：

- **鎖骨上神經**（C4）屬於頸神經叢皮支，主要分布於頸部至肩膀的皮膚
- 斜方肌受副神經、頸神經叢肌支（C3〜C4）所支配
- 棘上肌受通過肩胛上切跡的臂神經叢之肩胛上神經所支配，可外展肩關節
- 此穴位深處為肩胛棘

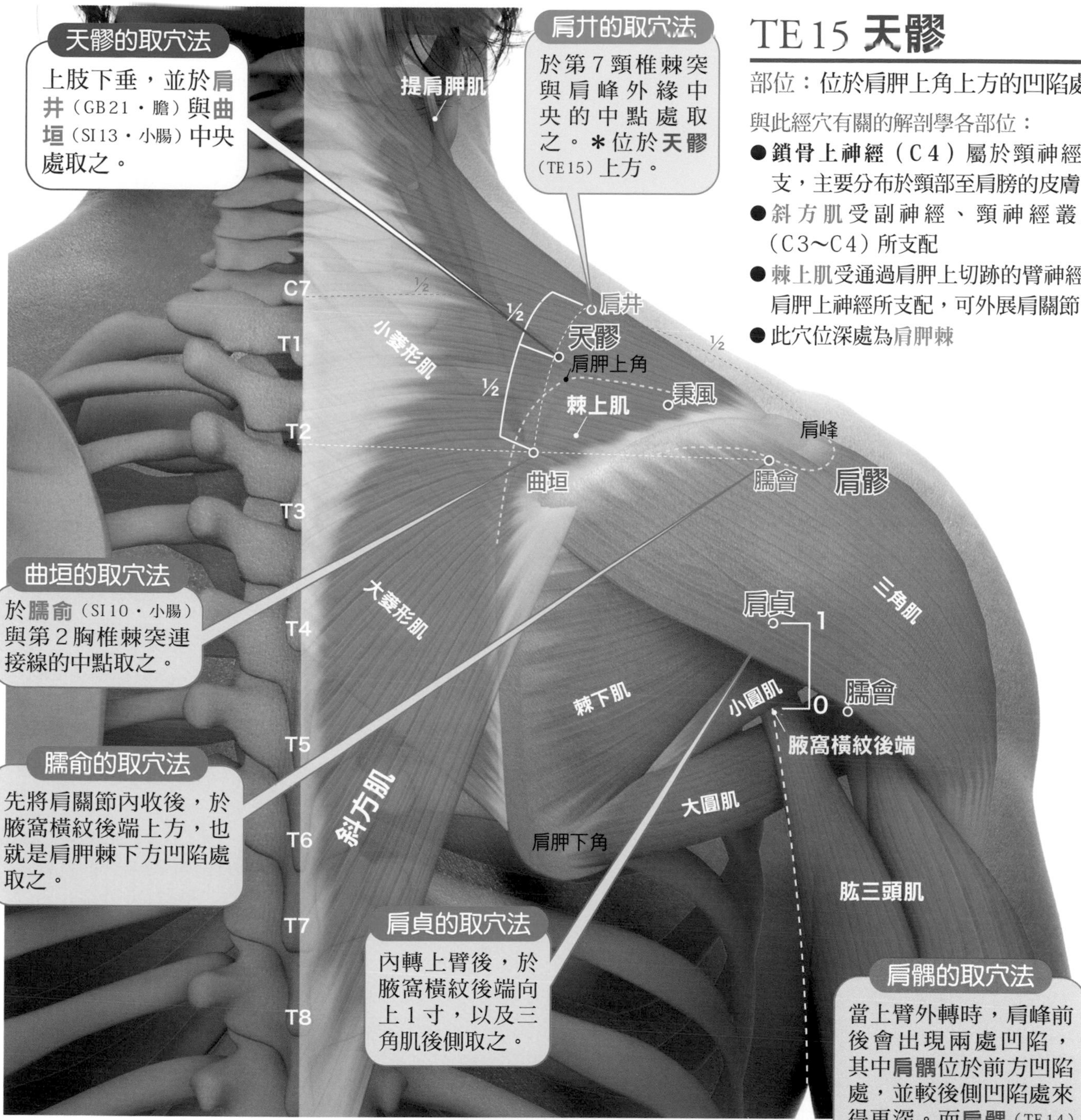

天髎的取穴法
上肢下垂，並於**肩井**（GB21・膽）與**曲垣**（SI13・小腸）中央處取之。
肩井的取穴法
於第7頸椎棘突與肩峰外緣中央的中點處取之。＊位於**天髎**（TE15）上方。
提肩胛肌
C7
T1
T2
T3
T4
T5
T6
T7
T8
½
小菱形肌
肩井
天髎
肩胛上角
秉風
棘上肌
肩峰
曲垣
臑會
肩髎
大菱形肌
肩貞
1
三角肌
棘下肌
小圓肌
0
臑會
腋窩橫紋後端
大圓肌
肩胛下角
斜方肌
肱三頭肌
曲垣的取穴法
於**臑俞**（SI10・小腸）與第2胸椎棘突連接線的中點取之。
臑俞的取穴法
先將肩關節內收後，於腋窩橫紋後端上方，也就是肩胛棘下方凹陷處取之。
肩貞的取穴法
內轉上臂後，於腋窩橫紋後端向上1寸，以及三角肌後側取之。
肩髃的取穴法
當上臂外轉時，肩峰前後會出現兩處凹陷，其中**肩髃**位於前方凹陷處，並較後側凹陷處來得更深。而**肩髃**（TE14）則位於後側的凹陷處。

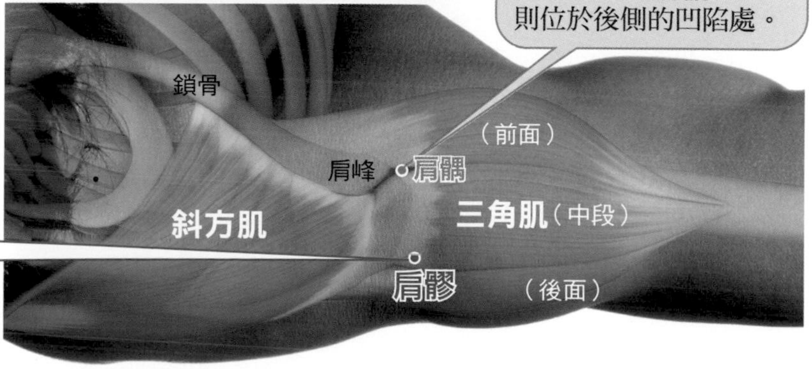

肩髎的取穴法
當手肘屈曲，且外展上臂時，肩峰前後會出現兩處凹陷。其中**肩髃**（LI15・大腸）便位於前方凹陷處，並較後側凹陷處來得更深。而**肩髎**則可於後側凹陷處取之。
鎖骨
（前面）
肩峰
肩髃
斜方肌
三角肌（中段）
肩髎
（後面）

TE 16 天牖

部位：位於前頸，並與下頜角同高處，也就是**胸鎖乳突肌**後方凹陷處

與此經穴有關的解剖學各部位：

- **耳大神經**與**枕小神經**（C2~C3）皆為頸神經叢皮支，並分布於頸部至肩膀的皮膚
- **胸鎖乳突肌**、**斜方肌**皆受副神經、頸神經叢肌支（C2~C4）所支配
- **頭夾肌**受脊髓（頸）神經後支所支配（→請參照p.111）
- **淺頸動**、**靜脈**為頸橫動、靜脈的淺支

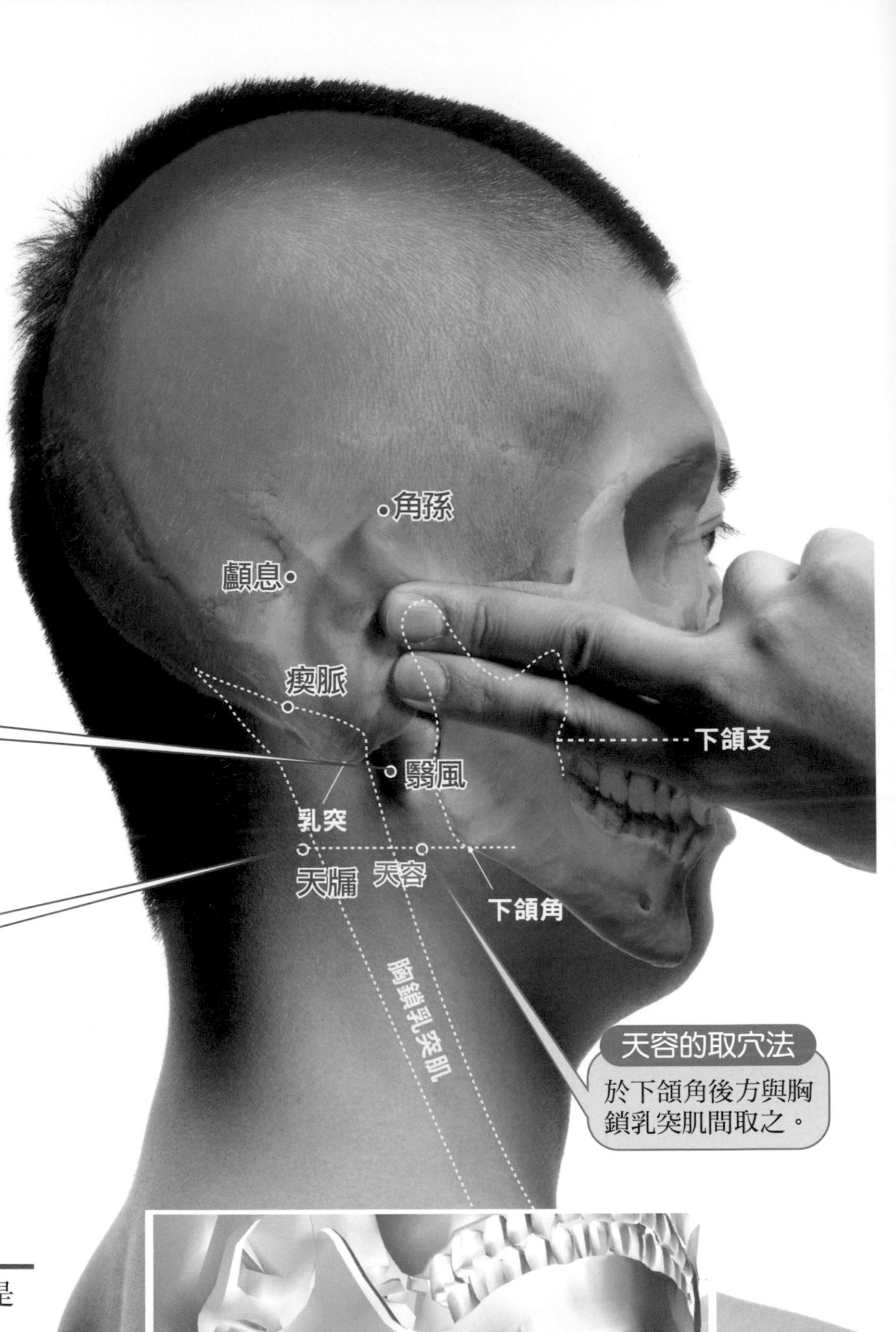

翳風的取穴法

於**天容**（SI17・小腸）上方，也就是乳突下端與下頜支間的凹陷處取之。

天牖的取穴法

找出與下頜角同高處，並於胸鎖乳突肌後方的凹陷處取之。＊**天容**（SI17・小腸）與天牖中間隔著胸鎖乳突肌，並互為相對位置。

TE 17 翳風

部位：位於前頸之耳垂後方，也就是**乳突**下端前方的凹陷處

與此經穴有關的解剖學各部位：

- **耳大神經**（C2~C3）為頸神經叢皮支，並分布於頸部至肩膀的皮膚
- **二腹肌**屬於舌骨上肌群，其中前側腹肌是由**顏面神經（幹）**所支配；而後側腹肌則是由下頜神經所支配
- **耳後動**、**靜脈**源自外頸動、靜脈的後壁
- **耳下腺**屬於唾腺之一，並受咬肌筋膜所包覆，其內部有顏面神經之運動神經通過

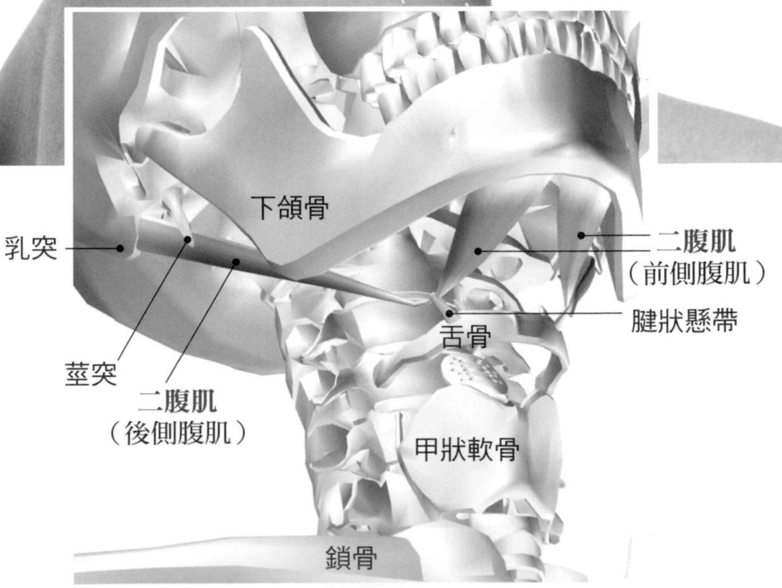

耳殼為包圍住外聽道的貝殼狀部位，負責收集聲音，並傳入外聽道。動物耳部的肌肉相當發達，通常可自由活動耳殼，但人類的耳殼卻因肌肉退化而難以活動。不過，耳部肌肉包含受顏面神經支配的橫紋肌，因此有些人可經由通電刺激或訓練，幫助耳殼進行一定程度的運動。

TE 18 瘈脈

部位：位於頭部之乳突中央，也就是翳風（TE 17）與角孫（TE 20）連接線（沿著耳朵輪廓）上，並距離翳風⅓處

與此經穴有關的解剖學各部位：

- **耳大神經**（C2～C3）為頸神經叢皮支，並分布於頸部至肩膀的皮膚
- **耳後肌**是由顏面神經所支配的表情肌
- **耳後動、靜脈**源自外頸動、靜脈的後壁
- 此穴位深處為**乳突**

TE 20 角孫

部位：位於頭部，也就是耳朵尖端處

與此經穴有關的解剖學各部位：

- **枕小神經**（C3）源自第3頸神經，並分布於此處
- **顳肌**為受下頜神經運動根所支配的咀嚼肌
- **耳上肌**是由顏面神經所支配的表情肌
- **淺顳動、靜脈**為外頸動、靜脈的2終支之一，可於外聽道前側上方的凹陷處觸得

顱息的取穴法

找出**翳風**（TE 17）至**角孫**（TE 20）間的圓弧線，並於距離**角孫**3分之1處取之。

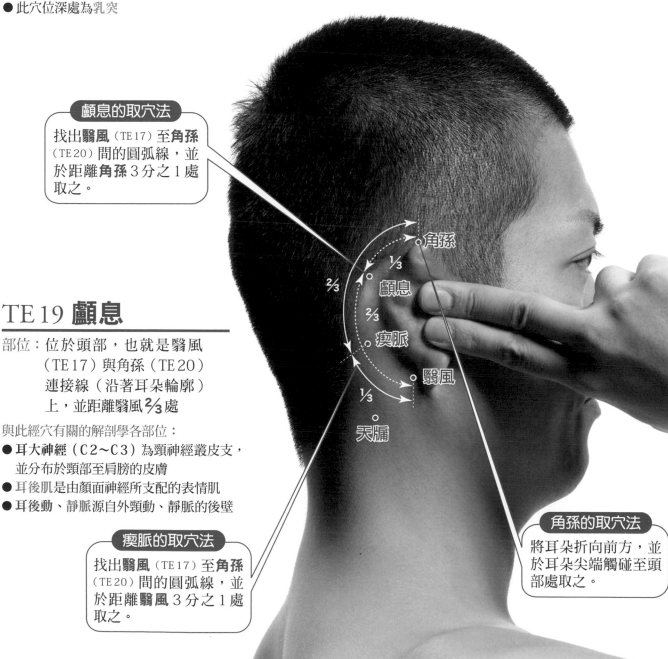

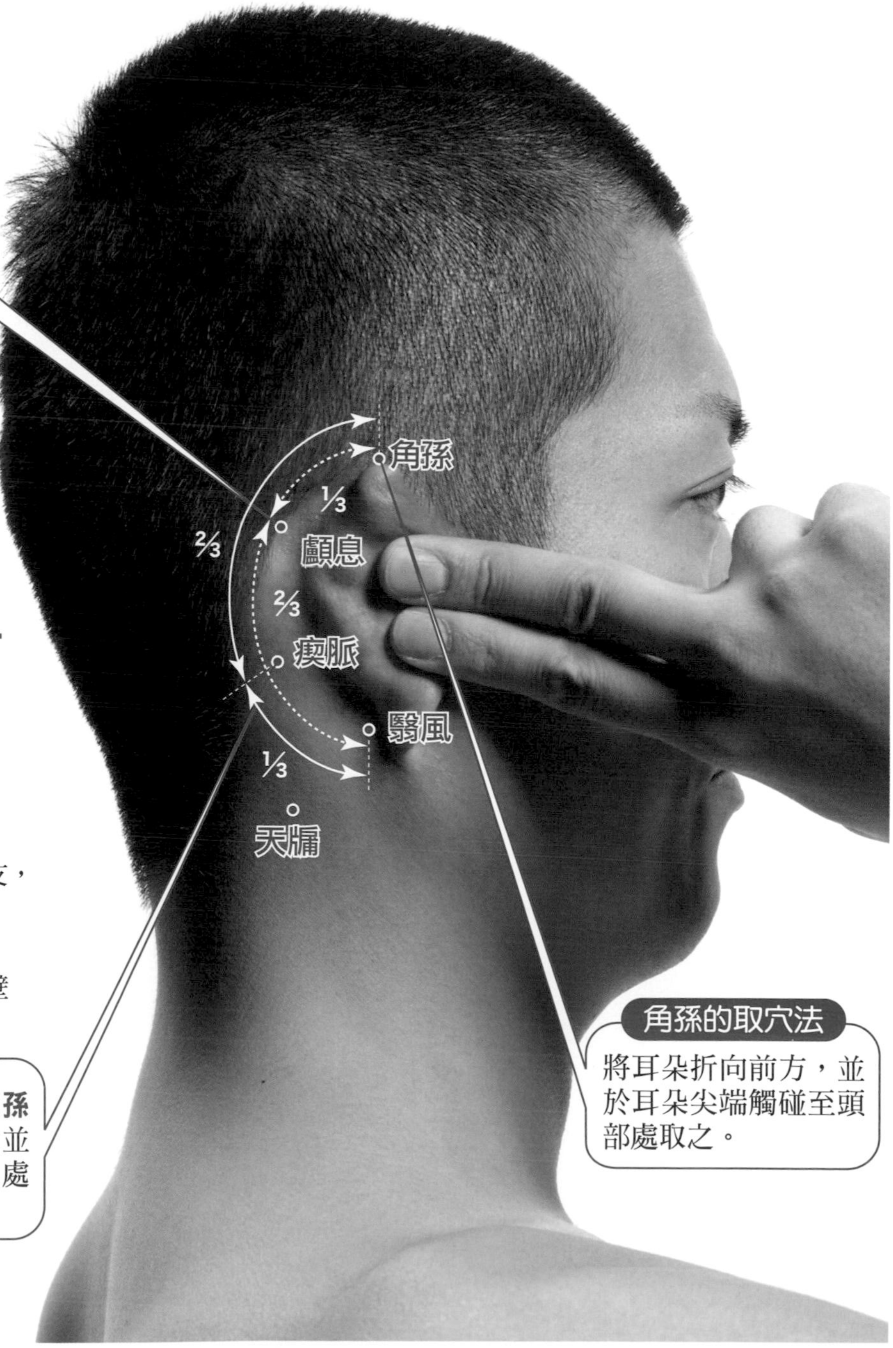

TE 19 顱息

部位：位於頭部，也就是翳風（TE 17）與角孫（TE 20）連接線（沿著耳朵輪廓）上，並距離翳風⅔處

與此經穴有關的解剖學各部位：

- **耳大神經**（C2～C3）為頸神經叢皮支，並分布於頸部至肩膀的皮膚
- **耳後肌**是由顏面神經所支配的表情肌
- **耳後動、靜脈**源自外頸動、靜脈的後壁

瘈脈的取穴法

找出**翳風**（TE 17）至**角孫**（TE 20）間的圓弧線，並於距離**翳風**3分之1處取之。

角孫的取穴法

將耳朵折向前方，並於耳朵尖端觸碰至頭部處取之。

TE21 耳門

部位：位於顏面，也就是耳珠上切跡與顳下頜關節突起間的凹陷處

與此經穴有關的解剖學各部位：

- **耳顳神經**源自三叉神經第3支之下頜神經，並分布於此處皮膚
- **淺顳動**、**靜脈**為外頸動、靜脈的2終支之一，可於外聽道前側上方的凹陷處觸得
- 耳下腺屬於唾腺之一，並受咬肌筋膜所包覆，其內部有顏面神經之運動神經通過
- 此穴位深處為外聽道軟骨

耳門的取穴法

- 微微開口後，找出耳珠上切跡前的凹陷處，並於**聽宮**（SI19・小腸）上方取之。

註：本書將WHO所定的supratragic notch譯為「耳珠上切跡」，指的是介於耳珠與耳輪間的切跡。

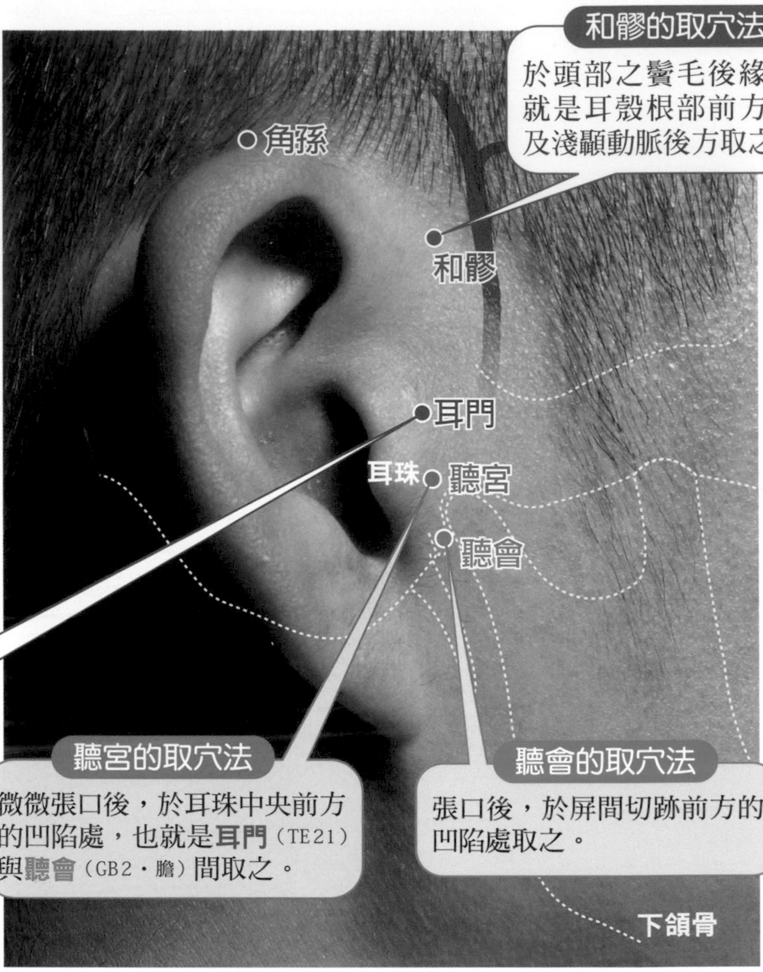

和髎的取穴法

於頭部之鬢毛後緣，也就是耳殼根部前方，以及淺顳動脈後方取之。

聽宮的取穴法

微微張口後，於耳珠中央前方的凹陷處，也就是**耳門**（TE21）與**聽會**（GB2・膽）間取之。

聽會的取穴法

張口後，於屏間切跡前方的凹陷處取之。

絲竹空的取穴法

- 於**瞳子髎**（GB1・膽）上方取之。
- 於眉毛外端的凹陷處（骨骼凹陷處）取之。

瞳子髎的取穴法

於外眼角向外0.5寸的凹陷處取之。

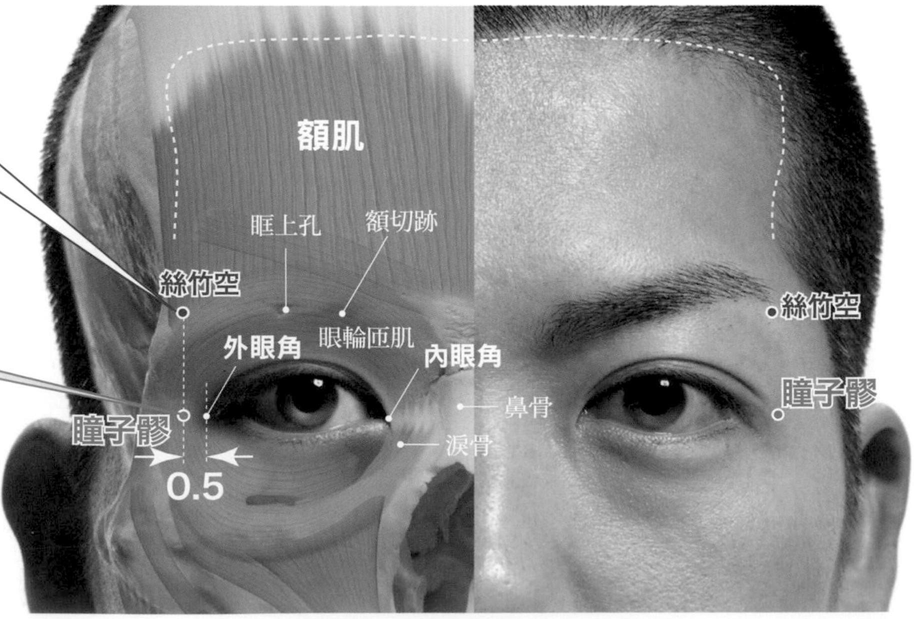

耳門與聽宮、聽會等經穴常用來治療耳鳴、聽覺障礙等與耳朵相關的疾患。聽力減弱稱為聽覺障礙，並分為三類：因外耳、中耳的聲音傳導構造障礙所造成的傳導性聽障；因耳蝸等內耳部位障礙所產生的感音性聽障；因聲音傳導構造以及感覺構造障礙所產生的混合型聽障。此外，未接受外界聲音刺激，卻產生的聽覺感覺稱為耳鳴，常伴隨聽覺障礙、暈眩、耳朵閉塞感等症狀，有時耳朵疾患也會造成耳鳴。

TE 22 和髎

部位：位於頭部之鬢毛後方，也就是耳殼根部前方以及淺顳動脈後方

與此經穴有關的解剖學各部位：

- **耳顳神經**源自三叉神經第 3 支之下頜神經，並分布於此處皮膚
- **耳前肌**是由顏面神經所支配的表情肌
- **淺顳動**、**靜脈**為外頸動、靜脈的 2 終支之一，可於外聽道前側上方的凹陷處觸得

TE 23 絲竹空

部位：位於頭部，也就是眉毛外端的凹陷處

與此經穴有關的解剖學各部位：

- **眶上神經**屬於三叉神經第 1 支的眼神經，並出於眶上孔
- **眼輪匝肌**是由顏面神經所支配的表情肌
- **淺顳動**、**靜脈**為外頸動、靜脈的 2 終支之一，可於外聽道前側上方的凹陷處觸得

外頸動脈（紅色）主要分布於頭骨外側；內頸動脈（紫色）則負責供給位於頭骨內的大腦營養。至於椎動脈（綠色）則位於大腦底部，並連接內頸動脈的分支。此外，本圖中頭骨內的血管，則以淡透明色標示。

可於頭頸部觸得的動脈

頭臂動脈幹之右總頸動脈、主動脈弓之左總頸動脈、外頸動脈 2 終支之一的淺顳動脈，以及屬於外頸動脈第 3 支的顏面動脈。

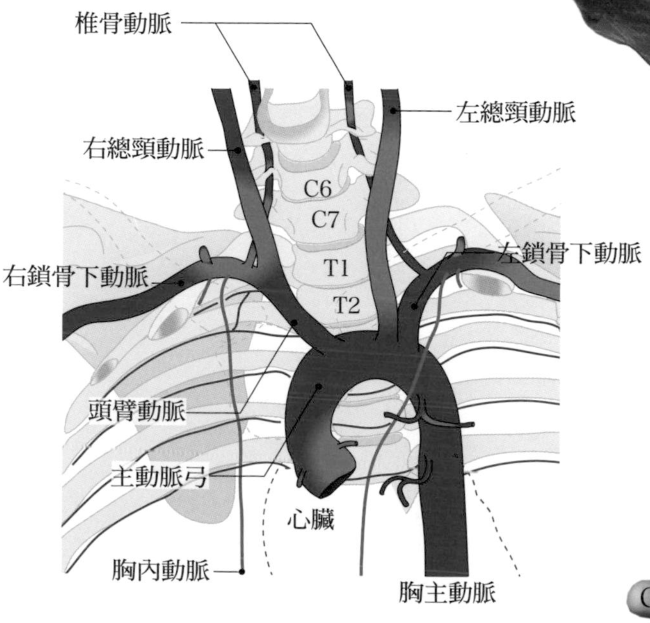

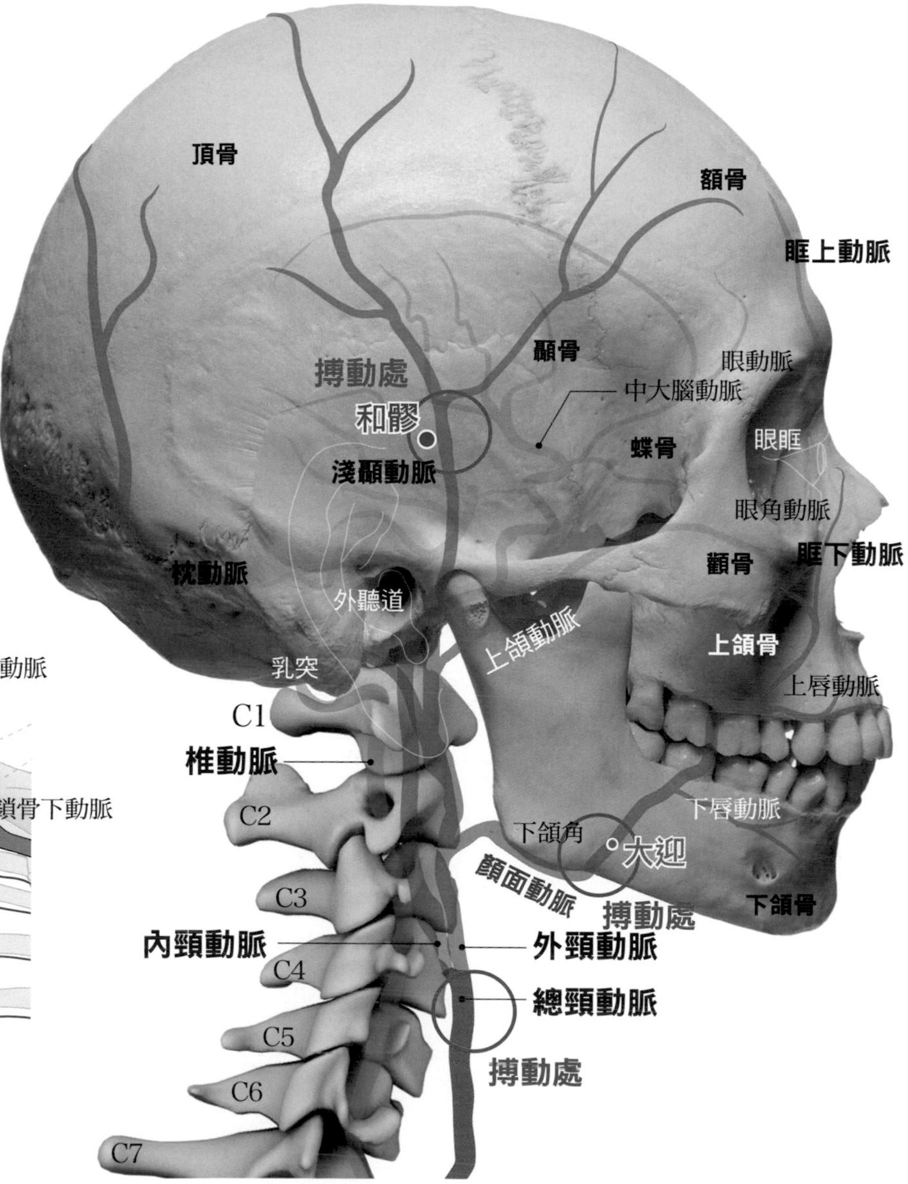

NOTE

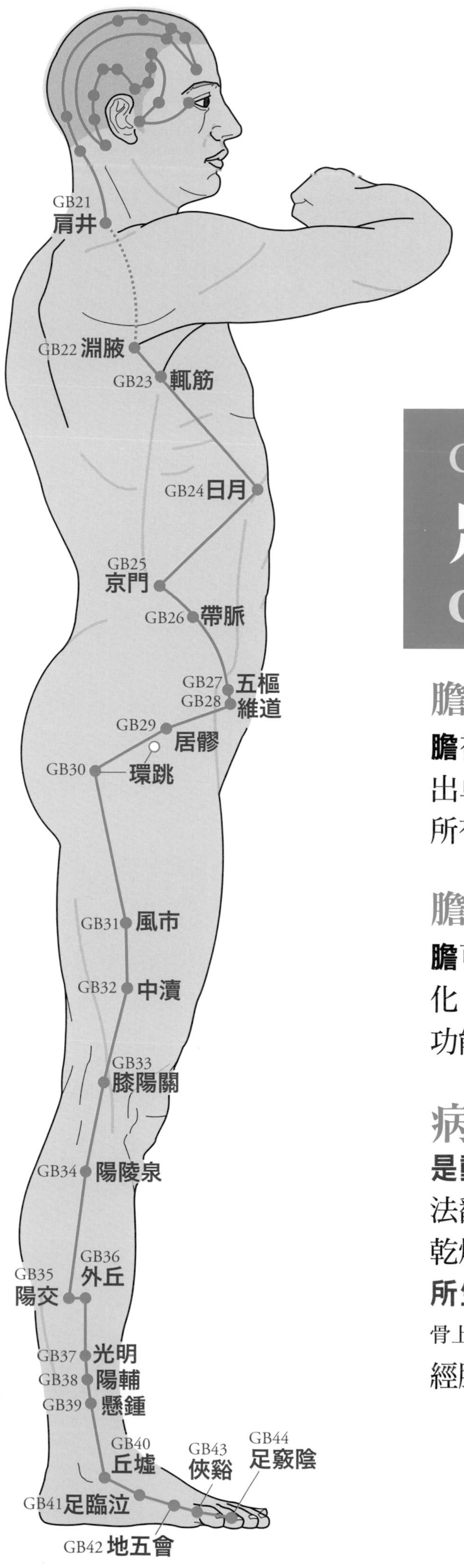

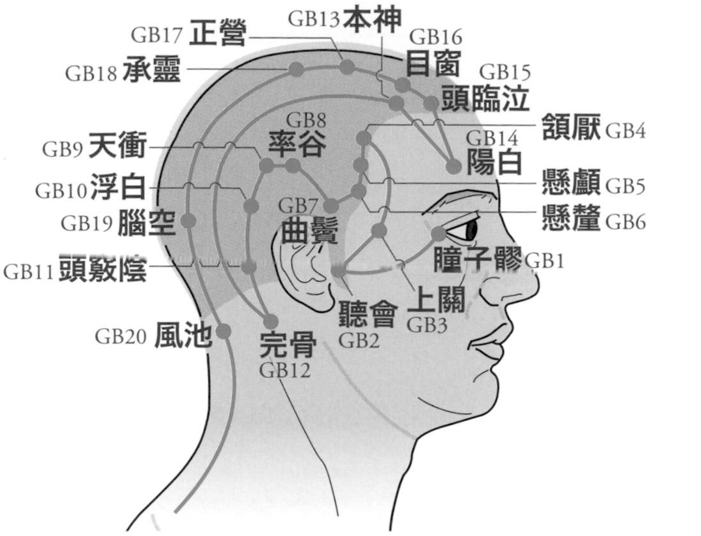

Chapter 11

足少陽膽經

GB（Gallbladder Meridian）

膽為決斷之腑

膽被稱為**「中正**（公正不偏頗）**之官」**，可做出卓越的決斷。也就是說，膽也負責創造所有人的膽識與見識。

膽負責儲藏、排泄膽汁

膽可儲藏、排泄膽汁，並幫助脾、胃的消化、吸收。而腑中，也僅有膽擁有儲藏的功能。

病證

是動病：口苦、易嘆息、側胸部疼痛，無法翻轉身體、嚴重時臉色較為黯淡、臉部乾燥無血色、足部外側發熱

所生病：經脈所過處（頭角至額部、外眼角、鎖骨上窩、腋窩）之疼痛、頸部腫脹、位於膽經經脈上的關節疼痛、足部第4趾痲痺

Gallbladder Meridian

GB 足少陽膽經 ①頭部

GB1 **瞳子髎** 穴性：疏散風熱、明目止痛

GB2 **聽會**
別名：**聽呵**
穴性：疏經活絡、開竅益聰

GB3 **上關**
別名：**客主人**
穴性：清熱散風、開竅牙關

GB4 **頷厭** 穴性：清熱散風、止痛

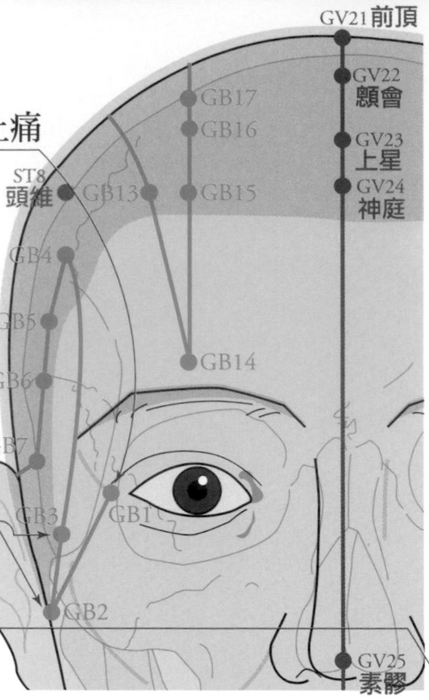

穴性解說

明目…增加視力，或指針對眼部疾患的治療方式。

益聰…增加聽力。

牙關…下頜骨與臼齒。

利口頰…可治療口部與頰部疾病的經穴。

去風…發散（除去）風邪。

定驚…改善精神不安或意識障礙（意識含糊、不清的狀態），並恢復正常狀態。

清頭目…清明頭部與眼部之意。

GB5 **懸顱** 穴性：清熱散風、止痛

GB6 **懸釐** 穴性：清熱散風、止痛

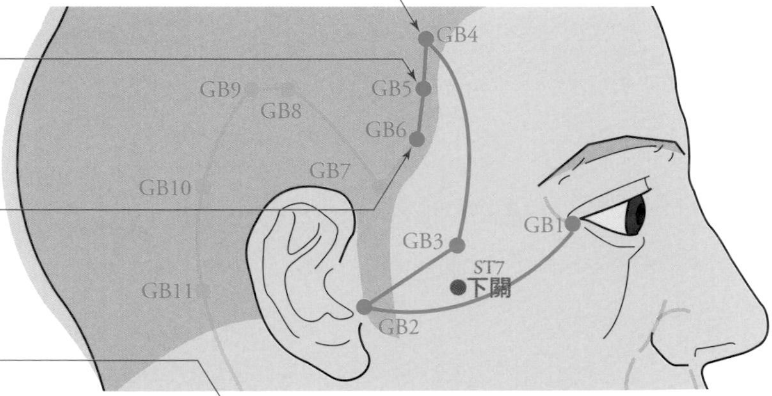

GB7 **曲鬢** 穴性：去頭風、利口頰

GB8 **率谷** 穴性：去風熱、利胸膈

GB9 **天衝**
別名：**天衢**
穴性：去風、定驚

GB10 **浮白** 穴性：去風活絡、清頭目

GB11 **頭竅陰**
別名：**竅陰**
穴性：清熱散風、通關開竅

GB12 **完骨** 穴性：去風清熱、止痛明目

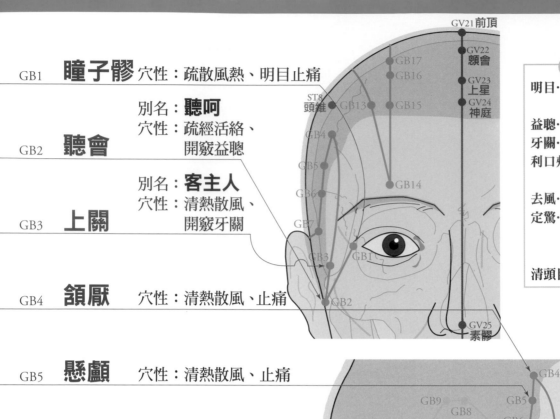

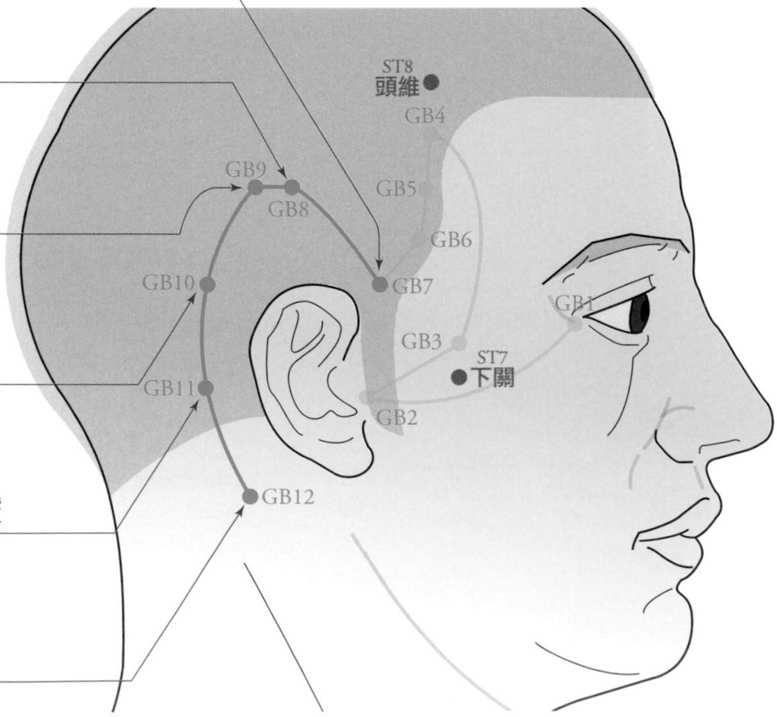

- **瞳子**代表眼瞳，**髎**則代表骨骼凹陷處。
因此，**瞳子髎**便為位於**眶外緣凹陷處**的經穴。
- **聽會**的**會**為「匯集」之意。也就是說，聽會為匯集耳之氣的經穴，也是可增強**聽**力，並可治療耳朵相關疾患的經穴。
- **上關**的**關**代表**顴弓或顳下頜關節**，也就是位於顴弓之**上**的經穴。此外，上關與下關（→p.26）相同，可治療下頜骨的關節運動障礙。
- **頷**為**顎**、**下頜骨**的意思。而咀嚼時，位於**顳肌**（咀嚼肌之一）隨著下頜動作隆起處的經穴，便為**頷厭**。**厭**則如右側說明所示，源自於「咀嚼食物」的意思。
- **懸顱**的**懸**有「倒吊」之意，而**顱**則代表**顱骨**、**圓形頭部**等意思。因此，懸顱指的便是位於頭維（→p.26）之下，經脈走行倒吊處的經穴。
- **懸釐**的**釐**為「治療、改善」之意，是倒吊於頭維之下，且位於髮際轉折處的經穴。此外，懸釐也代表可治療頭痛、暈眩的經穴。
- **曲鬢**為位於**鬢**（耳朵前方的頭髮，鬢毛）之前方，且使經絡開始彎**曲**向上行走處的經穴。
- **率谷**的**率**為「沿著」之意，而**谷**則代表凹窩。也就是說，率谷為沿著耳朵周圍的髮際觸摸時，位於太陽穴附近凹陷處的經穴。
- **天衝**的**天**為「頭」，**衝**則為「要衝」之意。也就是說，天衝為通往大腦的重要經穴。此外，天衝亦為星星之名。
- **浮白**的**白**為酒杯之意，並引申為「耳」。而浮白便為位於耳朵「浮起處」，也就是上部的經穴。此外，**白**與百字相通，代表此穴可將脈氣與百會相通。
- **竅陰**的**竅**為「洞穴」之意，意指耳洞後側的經穴。
- **完骨**在古中國指的是位於耳朵後側的**乳突**。

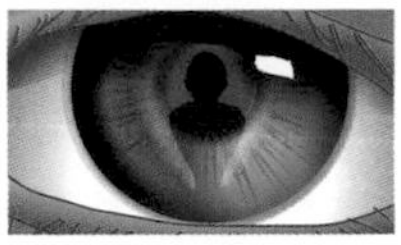

童代表被大針戳入眼睛的（年幼）奴隸，並衍伸出「穿透」之意。

瞳

瞳是由目＋童（穿透）所構成的字，代表「貫穿眼球的孔洞」，也就是「瞳孔」。此外，「**瞳子**」則代表在相視的人眼中見到自己的身影，並引伸出「眼瞳」之意。

猒字中，「日＋月」處為代表熊的象形字。

篆字

厭

厂為「懸崖、秤陀」之意，**猒**字左側則有**熊**的意思。而**厭**則可代表「飽食」熊或犬油膩的肉後，感到相當厭煩的意思。此外，**厭世**則代表厭倦人世的意思。

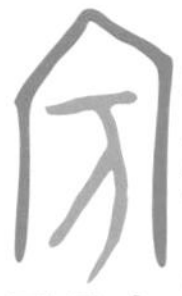

甲骨文

由宀「屋頂」＋豕「豬」所組成的字，代表豬隻並排於小屋內的意思。而賓則是帶著貝（財物）的主人與並排的客人之意。

鬢

髟為毛髮長長垂落的模樣，而**鬢**則代表排列於臉頰，並交錯生長的毛髮，或是耳際的毛髮。

縣的篆字

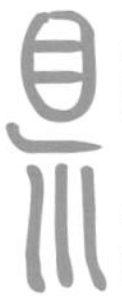

縣代表上下顛倒的頸部，而下方的三條直線指的便是垂落的頭髮。

懸

縣為首的顛倒字形，代表切斷頸部後懸空的模樣，並具有倒吊的意思，之後又衍伸出如倒吊般依存於中央政府的地方「縣」。而**懸**則為「心＋縣」，代表心如倒吊般難以安定之意。

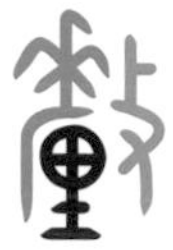

金文

綠色部分為「拿著鋤頭」的象形字，而里字則代表已整理完畢的田地。

釐

釐為耕作時，確實劃出田地上的紋理並通過的意思。因此也衍伸出藉由打通筋絡，「改善」、「治療」疾患的意思。

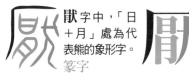

GB 足少陽膽經 ②頭部、腋窩

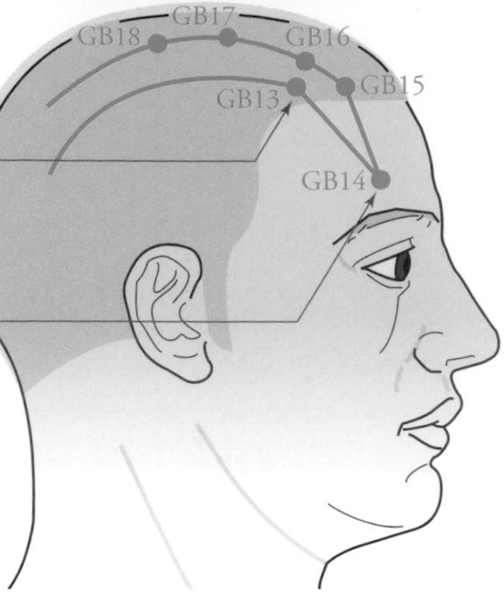

GB13 **本神** 穴性：疏風清熱、止痛鎮驚

GB14 **陽白** 穴性：去風散火、宣氣明目

GB15 **頭臨泣** 別名：**臨泣**
穴性：散風、清熱、明目

GB16 **目窗** 別名：**至榮**
穴性：散風熱、清頭明目

GB17 **正營** 穴性：疏風、活絡、止痛

GB18 **承靈** 穴性：清熱散風

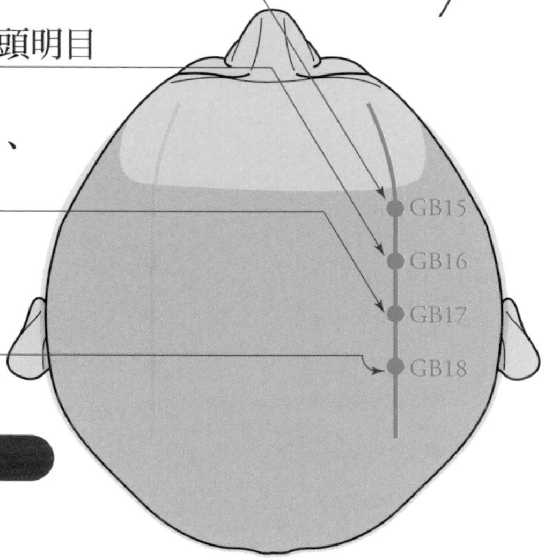

穴性解說

止痛鎮驚…止住疼痛，並改善精神不安或意識障礙（意識模糊不清的狀態）的意思。

散火…攻散火之意。

解表…透過發汗，去除外感初期時體表的邪氣，又稱為疏表。

利官竅…改善目、鼻、口、耳、二陰（尿道與肛門）的功能。

平喘…改善呼吸困難或喘息。

GB19 **腦空** 別名：**顳顬**
穴性：去頭風、通鼻竅

GB20 **風池** 穴性：去風解表、清頭明目、利官竅

GB21 **肩井** 穴性：理氣降痰、疏經活絡

GB22 **淵腋** 穴性：理氣活血

GB23 **輒筋** 別字：輙
穴性：理氣活血、平喘降逆

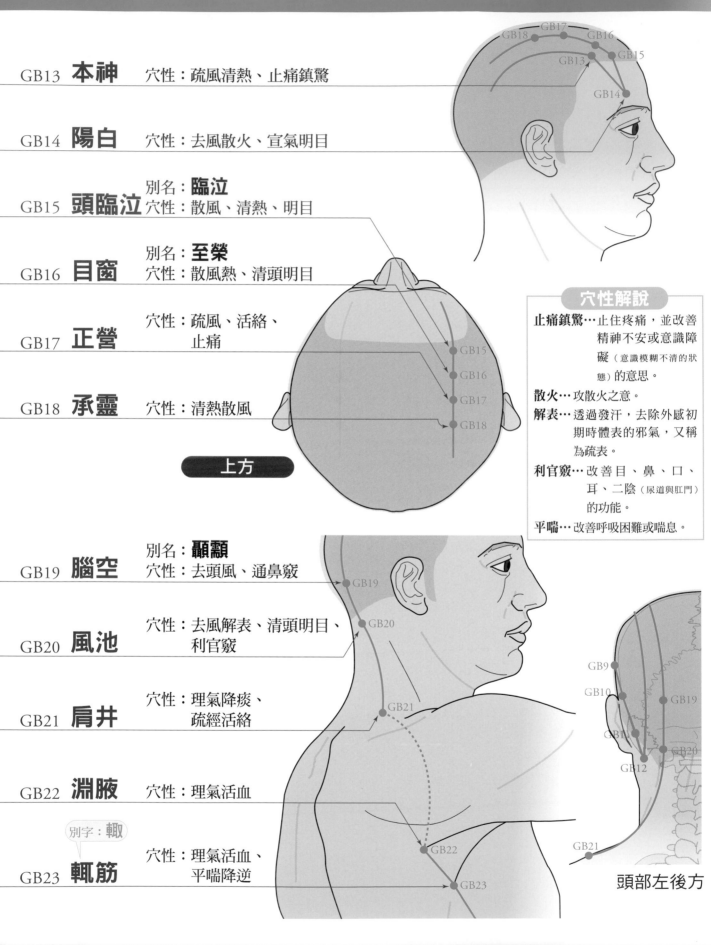

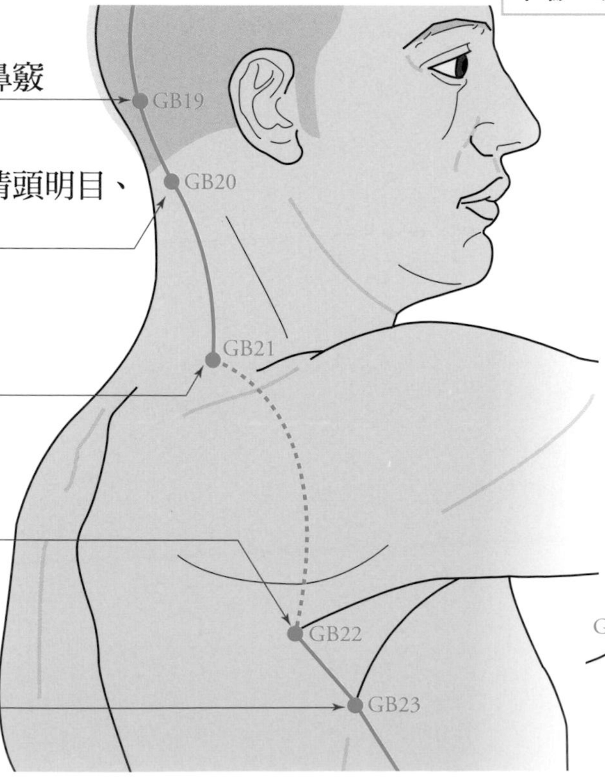

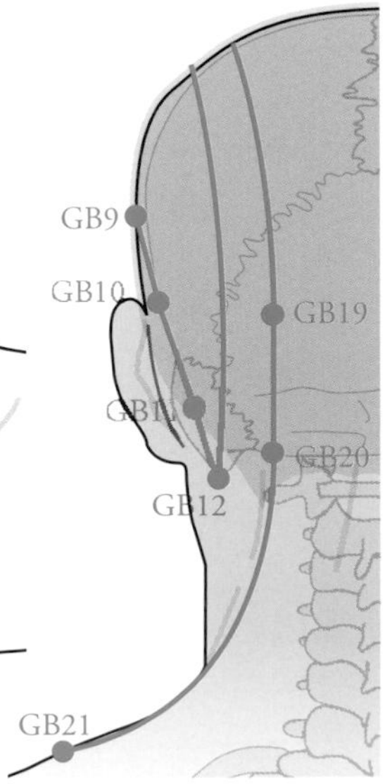

頭部左後方

足少陽膽經於後頸部（完骨）反轉後向上行走，經過前額（**本神**）後抵達眉毛上方（**陽白**），交會於睛明（膀・BL 1）。接著再行至後方（**頭臨泣**、**目窗**、**正營**、**承靈**、**腦空**、**風池**），並向下經過肩背部（**肩井**），再行入鎖骨上大窩。而由風池分出的支脈則會進入耳中，並出於耳朵前側後行至外眼角。於外眼角又分出的支脈則會於大迎（胃・ST 5）向下行後，與三焦經交合，並於眼睛下方下至頸部，再於鎖骨上大窩匯流，繼續行至胸中，接著穿過橫膈膜，繞過肝後回歸至膽。本經則於鎖骨上大窩下至腋窩（**淵腋**、**輒筋**），前往季肋部。

- **本神**為位於精神所寄宿之腦內的經穴。（位於頭部的經穴大多以「神、腦、靈」等字命名）。
- **陽白**為位於少**陽**膽經上之「**眼眶**」上的經穴（→p.27）。此外，也代表可治療眼部疾患，或者可使視野變得更清楚的經穴。
- **臨泣**為**臨**近於可流出眼淚的眼睛上方之經穴。此外，也代表可治療眼部疾患的經穴。
- **目窗**也代表可治療眼部疾患的經穴。
- **正營**的**營**為「集結」之意，代表少陽膽經與陽維脈於此穴位交會、集結的意思（亦有不同說法）。
- **承靈**為可治療腦部或精神疾患的經穴（請參考「本神」）。
- **腦空**為位於**枕部凹陷處**的經穴。
- **風池**代表**風**邪易由此穴位進入腦，或者滯留於此穴位之意。此外，也代表可治療風邪、通風的經穴。至於**池**則代表此經穴位於**胸鎖乳突肌與斜方肌間的凹陷處**。
- **肩井**指的是肩膀上方的凹窩（請參照p.167「天井」的說明），而**井**則代表此經穴位於**鎖骨窩**（→p. 27「缺盆」）上，也就是肩胛骨上側前方。
- **淵腋**的**淵**為「**深淵、水深不見底處**」之意。也就是說，淵腋為位於**腋**窩（腋下的凹窩處）內的經穴，或是指深深隱藏於腋窩下方的經穴。
- **輒筋**的**輒**代表「馬車等車輛兩側的扶手」，並延伸為側腹的**肋骨弓**之意。不過，另有一說則指**輒**為馬車的輪輻。由於**前鋸肌**呈鋸齒狀，與輪輻類似，故輒筋亦代表其位置相當於輪軸中心處。

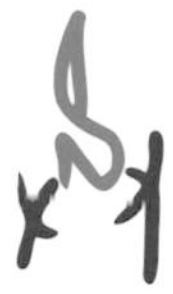
人以雙手接受物品，或者奉上物品的樣貌。
甲骨文

承

承為雙手接受物品，或者將物品奉獻給上位者的模樣，因此又引申為承受、繼承、同意（承認、承諾）等意。若用於經穴名也代表承接某物的樣貌，如承漿（p.260）、承泣（p.26）。

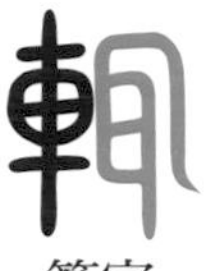
右邊代表「耳朵」的形狀。
篆字

輒

輒代表古代車上憑扶用的木頭，其外型與耳垂類似。此外，亦包含「僅僅靠住；輕靠住，且容易移動」等意思。

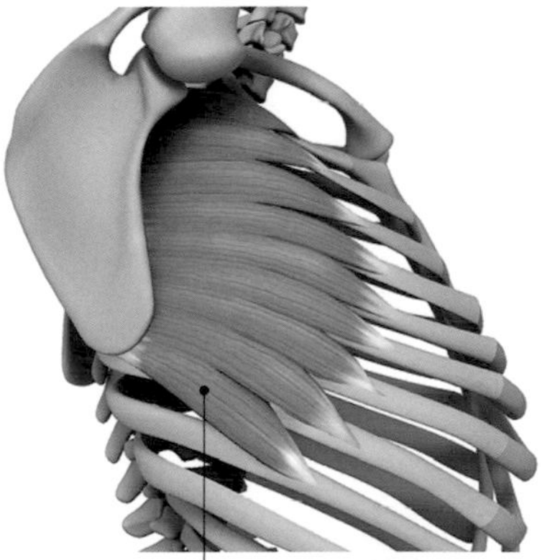
前鋸肌

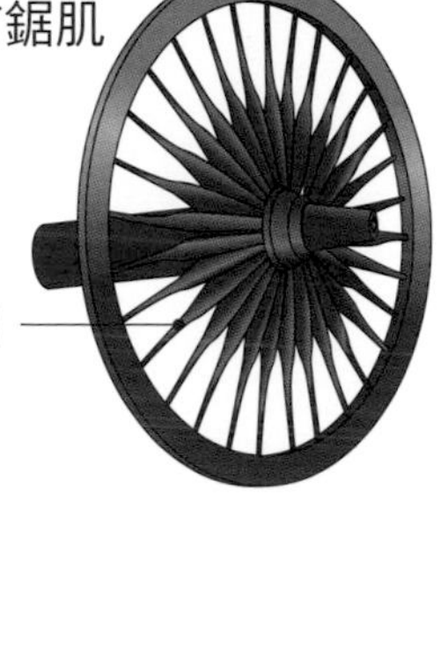
兵車的輪輻

GB 足少陽膽經 ③腹部、腰部、大腿

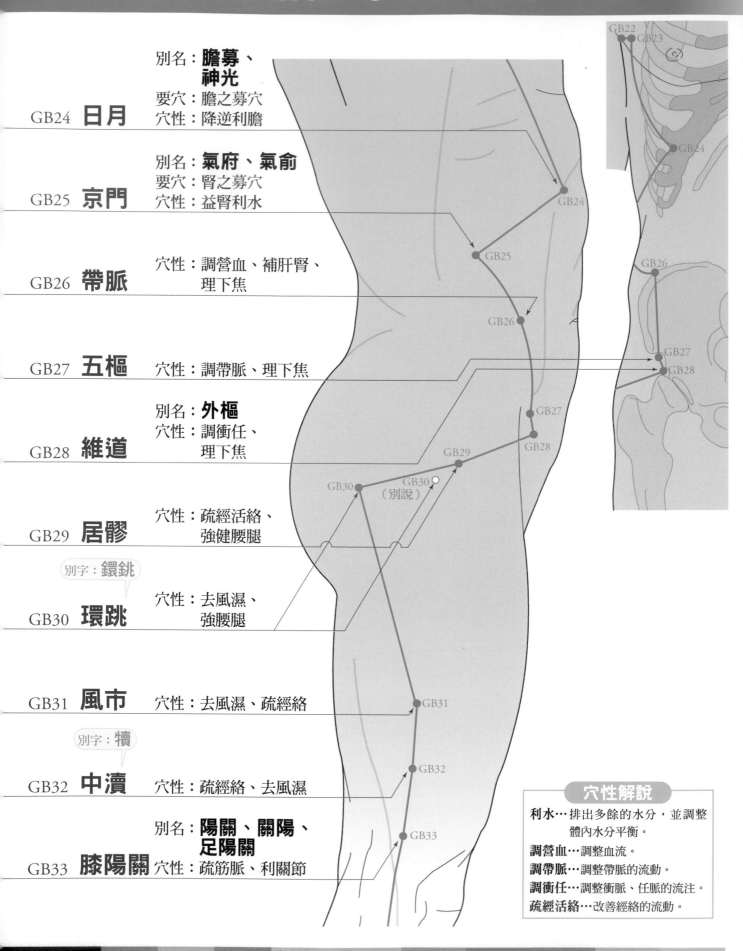

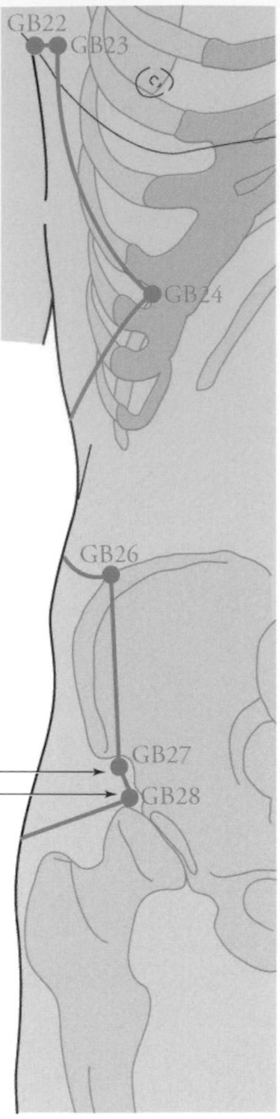

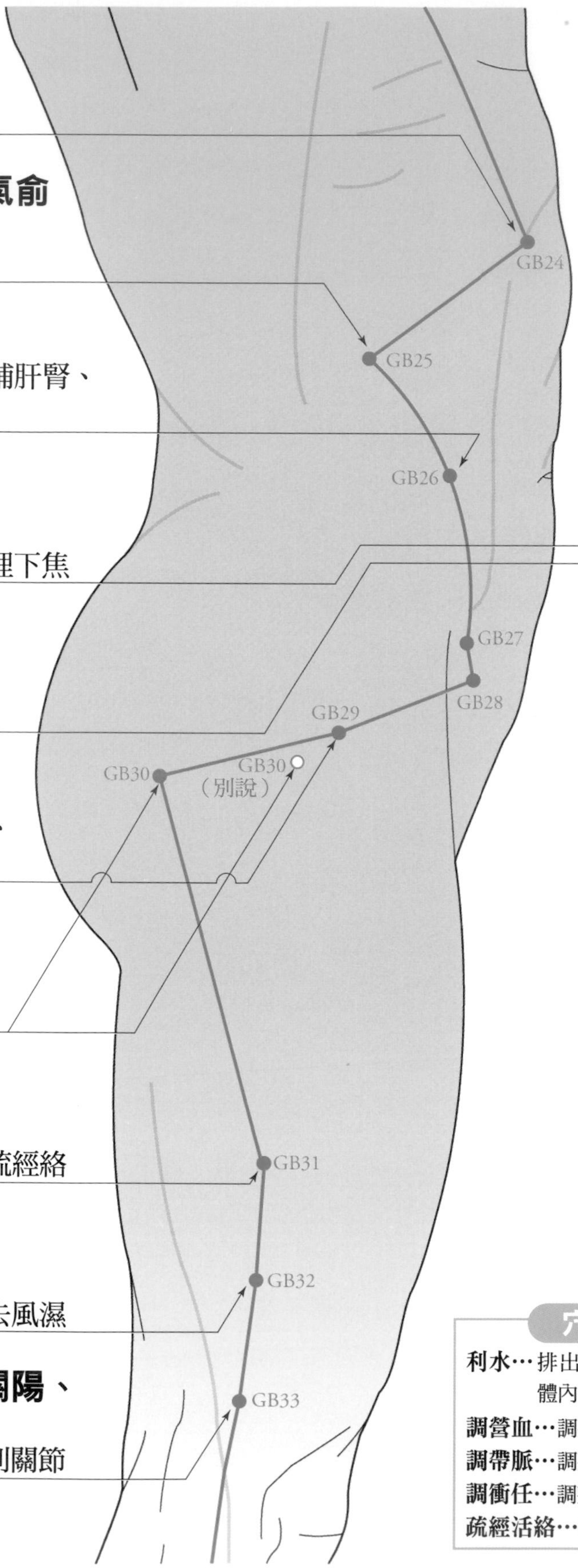

GB24 日月
別名：**膽募、神光**
要穴：膽之募穴
穴性：降逆利膽

GB25 京門
別名：**氣府、氣俞**
要穴：腎之募穴
穴性：益腎利水

GB26 帶脈
穴性：調營血、補肝腎、理下焦

GB27 五樞
穴性：調帶脈、理下焦

GB28 維道
別名：**外樞**
穴性：調衝任、理下焦

GB29 居髎
穴性：疏經活絡、強健腰腿

別字：鐶銚
GB30 環跳
穴性：去風濕、強腰腿

GB31 風市
穴性：去風濕、疏經絡

別字：犢
GB32 中瀆
穴性：疏經絡、去風濕

GB33 膝陽關
別名：**陽關、關陽、足陽關**
穴性：疏筋脈、利關節

穴性解說

利水…排出多餘的水分，並調整體內水分平衡。
調營血…調整血流。
調帶脈…調整帶脈的流動。
調衝任…調整衝脈、任脈的流注。
疏經活絡…改善經絡的流動。

足少陽膽經之本經自鎖骨上大窩行至腋窩後，繼續下行至側胸部（**日月**），並繞過側腹（**京門、帶脈**）後，出於鼠蹊部（**五樞、維道**）。接著，再向外側行走（**居髎**），並於髖關節（**環跳**）與支脈匯流，再繼續下至大腿外側（**風市、中瀆、膝陽關**）。

- **日月**為中正（公正不偏）之宮，也就是「膽」的募穴。也就是說，日月（組合起來便為「明」，也就是明亮之意）與膽作出決斷時有關。此外，日月也代表可治療眼部疾患，或是月經不調的經穴。
- **京門**的**京**為人群聚集之處。也就是說，京門為位於氣血出入、聚集處的經穴。此外，京亦有「較高的地點」之意，因此也有一說指京門位於第11肋骨下方的凹陷處，且其周圍皆向上隆起，故有此名稱。
- **帶脈**位於腰**帶**繫於腰處。此外，帶脈為少陽膽經與奇經八脈之「**帶脈**」（與帶脈穴不同）交會或交叉處。
- **五樞**位於**五**臟之氣聚集的**樞**紐。
- **維道**的**維**有「連接、連結」之意，代表此穴位負責可連結少陽膽經與帶脈。
- **居髎**的**居**為蹲伏、屈曲之意；**髎**則為骨骼的凹陷處。因此，膝蓋屈曲時，可於凹陷處（髂骨前上棘與股骨大轉子間的凹窩）取得居髎穴。
- **環跳**代表取穴時須深屈膝蓋，類似**跳**起前的模樣，且需如**環**般彎曲腰部，故有此名稱。此外，也代表可於如**環**般的凹窩處取得之經穴。亦有一說指髖關節於**跳**躍時，如環般成為小腿的軸心，故有此名稱。
- **風市**的**市**為氣「聚集」處，也代表可治療**風**邪的經穴。此外，風市也是可治療下肢麻痺、半身不遂等中**風**症狀的經穴。
- **中瀆**的**瀆**為「水流、較大的溝渠」（→p.167）。此外，中瀆的**瀆**代表**骼脛束與股二頭肌**間的溝槽，或是**股外側肌與股二頭肌**間的溝槽。
- **陽關**的**陽**為「陽側」，也就是足部外側之意；**關**則代表**髕股關節**。因此，陽關便位於髕股關節外側。

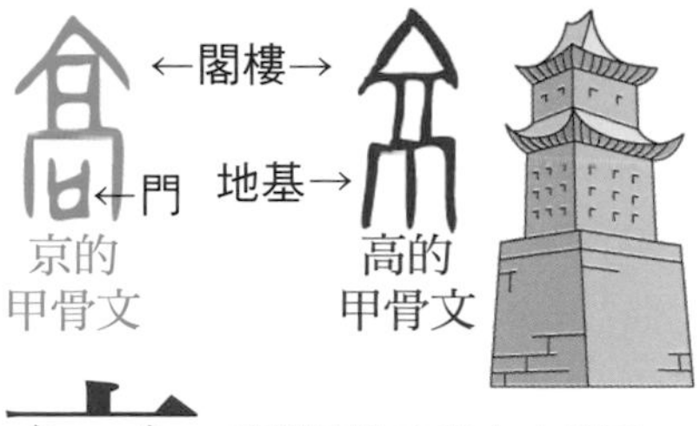

京 京與高的文字上方相同，皆代表閣樓，而下方也同樣代表微高的地基。

古代的達官貴族大多居住於日曬充足的丘陵上，因此**京**又有「高、明亮、巨大」等意思，如鯨便為「巨大的魚」。此外，景色的「景」則代表丘陵上的陽光因高度落差所造成的差異，以及明暗之間所呈現的景色。

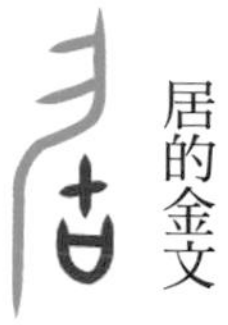

部首「尸」代表人死後蜷曲的模樣。**居**

居的尸部為蜷曲的樣貌。而居則代表「替身（紙人、人形模特兒）」坐於板凳上的樣貌，並衍伸出「蜷曲、彎曲」的意思。之後，「居」又演變出其他意義，如居住。此外，尸部若用於屍體的屍時，代表人死去的屍體。不過，尸又有「彎曲身體時突出的部位」之意，如尻、尾、屎、尿、屁等字。

GB 足少陽膽經 ④下腿、足部

GB34 **陽陵泉**
要穴：膽經之合土穴、八會穴之筋會、膽之下合穴
穴性：清肝膽、疏筋絡、利關節

GB35 **陽交**
別名：**別陽**
要穴：陽維脈之郄穴
穴性：疏肝膽、通經絡

GB36 **外丘**
要穴：膽經之郄穴
穴性：清肝解毒、疏經活絡

GB37 **光明**
要穴：膽經之絡穴
穴性：通絡明目、活絡明目

GB38 **陽輔**
要穴：膽經之經火穴
穴性：清肝膽、疏經絡

GB39 **懸鍾**
別名：**絕骨**
要穴：八會穴之髓會
穴性：去風濕、利筋骨、降氣逆

GB40 **丘墟**
要穴：膽之原穴
穴性：清膽熱、利關節

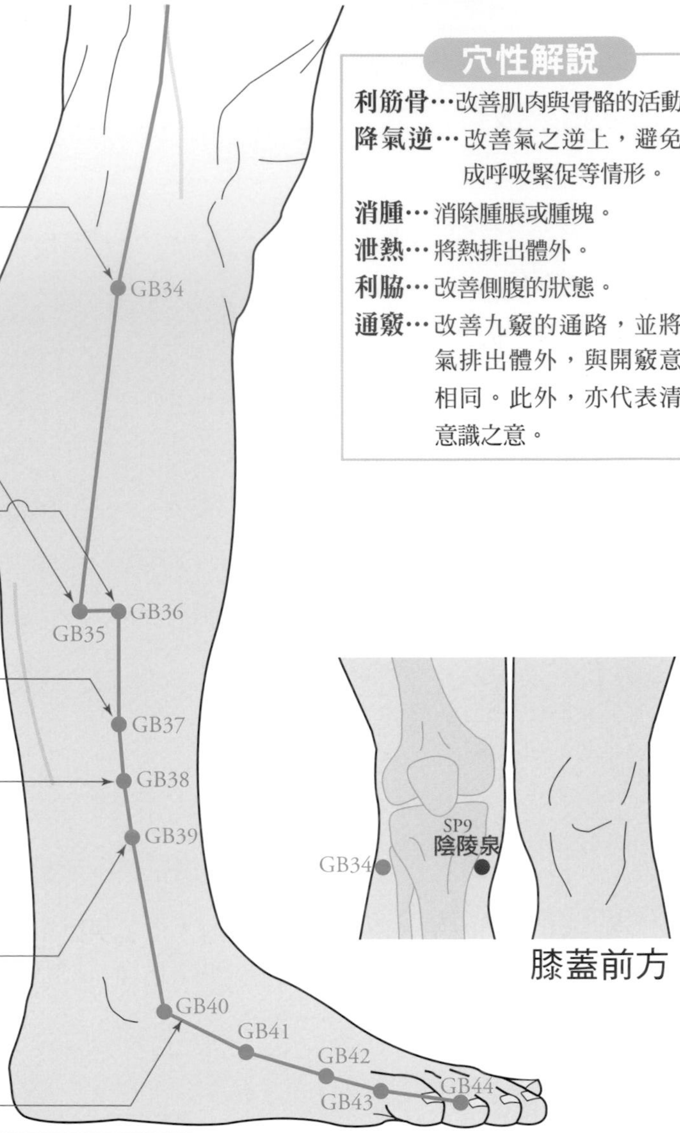

穴性解說
利筋骨…改善肌肉與骨骼的活動。
降氣逆…改善氣之逆上，避免造成呼吸緊促等情形。
消腫…消除腫脹或腫塊。
泄熱…將熱排出體外。
利脇…改善側腹的狀態。
通竅…改善九竅的通路，並將邪氣排出體外，與開竅意義相同。此外，亦代表清明意識之意。

膝蓋前方

右側面

GB41 **足臨泣**
要穴：膽經之俞木穴、八脈交會穴
穴性：清頭利目、利胸脇

GB42 **地五會**
穴性：清肝膽、疏筋絡

GB43 **俠谿**
要穴：膽經之滎（榮）水穴
穴性：清頭明目、利胸脇、消腫止痛

GB44 **足竅陰**
要穴：膽經之井金穴
穴性：泄熱、利脇、通竅

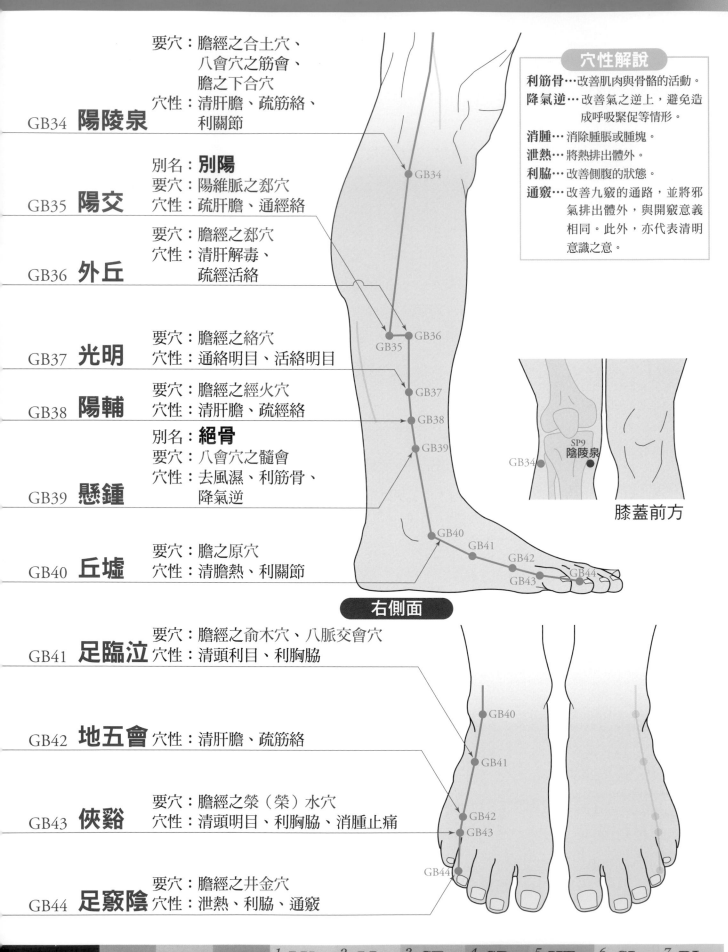

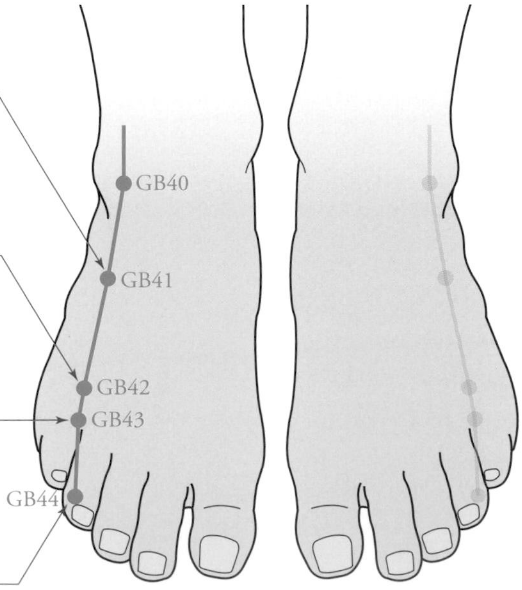

足少陽膽經自大腿外側下至膝蓋外側，以及腓骨前方（**陽陵泉**），再行至腓骨下端（**陽交、外丘、光明、陽輔、懸鐘**）後，出於外踝前方（**丘墟**），並繞過足背（**足臨泣、地五會、俠谿**），最後終於足部第4趾外側端（**足竅陰**）。而於足背所分出的支脈，則出於足部第1趾前端，並連接足厥陰肝經。

- **陽陵泉**的**陽**為膝蓋的「陽側」（也就是外側）；**陵**指的是腓骨頭，而其前側下方的凹陷處則被稱為**泉**。此外，陽陵泉並與位於**脛骨內髁**下方的**陰陵泉**（太陰脾經）互相對應。
- **陽交**位於少陽膽經與奇經八脈之**陽**維脈**交**會處。
- **外丘**位於小腿**外**側，且肌肉（腓骨長肌）如**丘**陵般隆起處。
- **光明**為可治療眼部疾患的經穴。
- **陽輔**的**陽**為陽側（外側）之意。而古代中國人則將腓骨稱為**輔**骨（或外輔骨）。
- **懸鍾**的**鍾**亦可寫作**鐘**。舞者與孩童常以此穴位倒吊如**鐘**形鈴鐺般，故有此名稱。此外，因**腓骨長、短肌與腓骨後緣間**的溝槽看似「骨骼斷絕處」，故又有「絕骨」之別稱。
- **丘墟**的**墟**為「巨大的丘陵」，**丘**與**墟**皆代表「**外踝**」的隆起處。**墟**字的**业**原為「凹窩」的意思，而**墟**則為山頂中央凹陷的山丘，也代表丘墟位於外踝前方下側的凹陷處。
- **足臨泣**與**頭臨泣**（p.186）互相對應。
- **地五會**的**地**為足部，五會則代表**五**經與**五**臟之氣匯流於此。此外，亦有一說指地五會可治療足部**五**趾的疾患。
- **俠谿**為第4、第5趾之近側趾骨間的「狹窄」溝渠。
- **足竅陰**與**頭竅陰**（p.184）相通，並與頭竅陰相同，可治療與眼、耳、鼻、口等孔洞有關的疾患。

經穴名的「陰」與「陽」

有不少經穴名中皆有「陰陽」兩字，其中「陽」側為軀幹背部或四肢外側；「陰」側則是腹部或四肢內側。

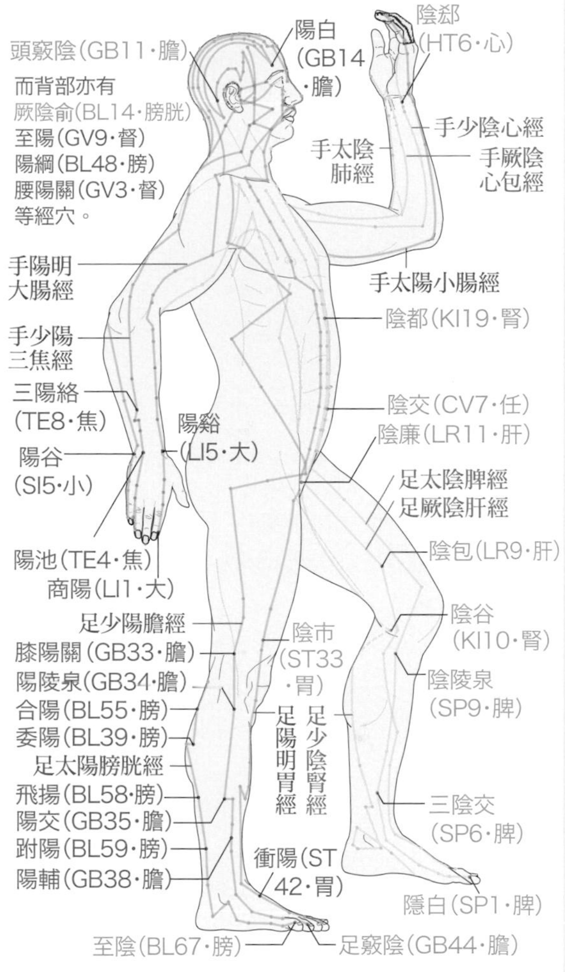

會陰(CV1·任)、會陽(BL35·膀)的說明請參照p.257

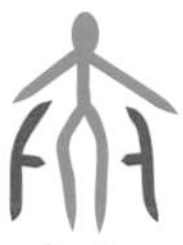

金文

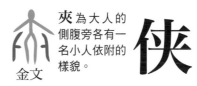

夾為大人的側腹旁各有一名小人依附的樣貌。

俠

俠指的是「首領」兩側皆帶著部下的模樣（如任俠、俠客）。而**挾**則是「以手夾住某物」之意。此外，**峽**為夾在山兩側的山谷；**頰**為臉部左右兩側的「臉頰」；**鋏**為以金屬夾斷某物的「剪刀」；**狹**則是「犬（野獸）字兩旁逼近，相當狹隘的樣子」，或是「犬隻被其他動物包夾的模樣」。

取穴法① 瞳子髎、聽會、上關

GB 1 瞳子髎

部位：位於頭部之外眼角向外**0.5寸**的凹陷處

與此經穴有關的解剖學各部位：

- **眶下神經**屬於三叉神經第2支的上顎神經支，並出於眶下孔
- **眼輪匝肌**是由顏面神經所支配的表情肌，可閉合眼睛
- **淺顳動、靜脈**為外頸動、靜脈的2終支之一，可於外聽道前側上方的凹陷處觸得

GB 2 聽會

部位：位於顏面，也就是屏間切跡與顳下頜關節突起間的凹陷處

與此經穴有關的解剖學各部位：

- **耳顳神經**源自三叉神經第3支之下頜神經，並分布於此處皮膚
- **淺顳動、靜脈**為外頸動、靜脈的2終支之一，可於外聽道前側上方的凹陷處觸得
- **耳下腺**屬於唾腺之一，並受咬肌筋膜所包覆，其內部有顏面神經之運動神經通過

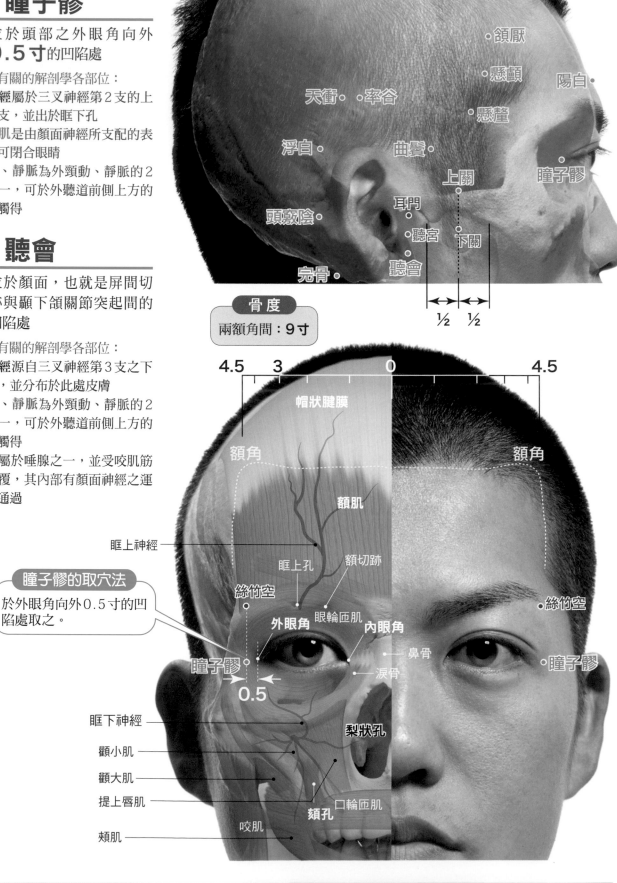

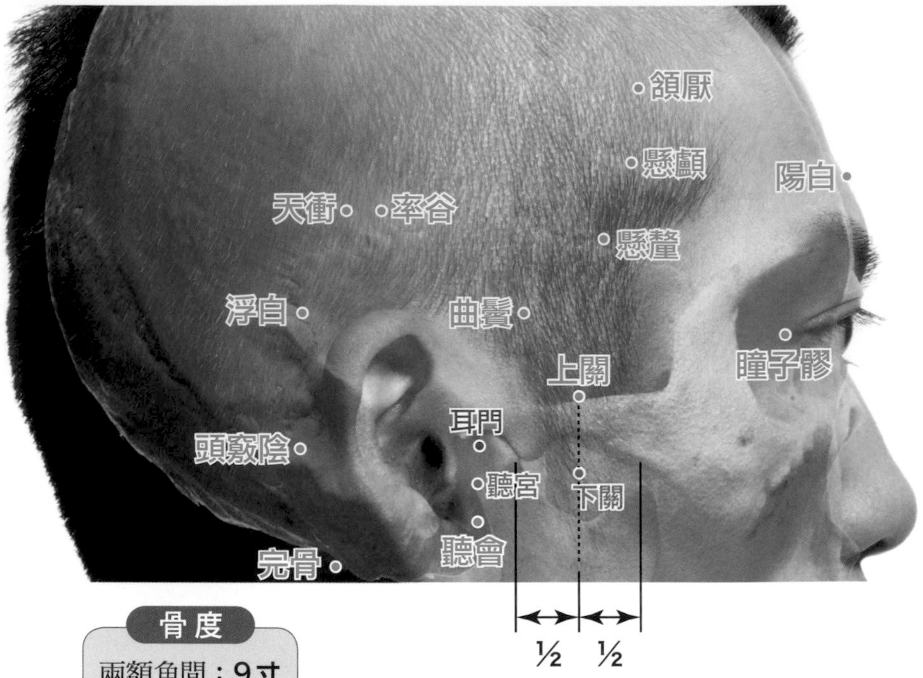

骨度
兩額角間：9寸

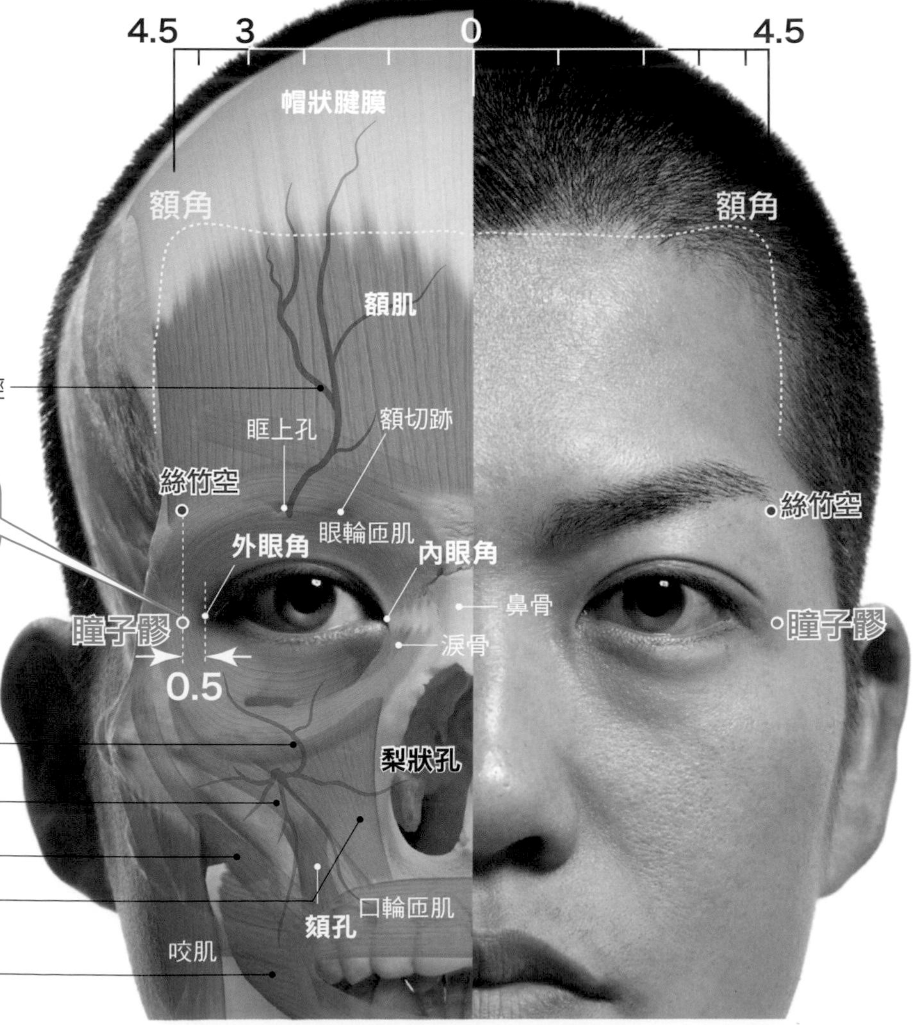

瞳子髎的取穴法
於外眼角向外0.5寸的凹陷處取之。

聽會為顳頷關節症的壓痛點。顳頷關節為介於顳骨下頷窩與顳下頷關節突起間的關節，具有較和緩的關節囊，並可透過關節盤自由活動關節。肉食性動物的顳頷關節皆為樞紐關節，僅能進行開合運動；松鼠或老鼠等齧齒類動物的顳頷關節則僅能前後進行水平運動；至於草食性動物則能於水平面上朝任一方向活動。而人類或猴子等雜食性動物的顳頷關節，則可進行上述三種運動。也就是說，顳頷關節的構造差異，與動物特有的食性息息相關。

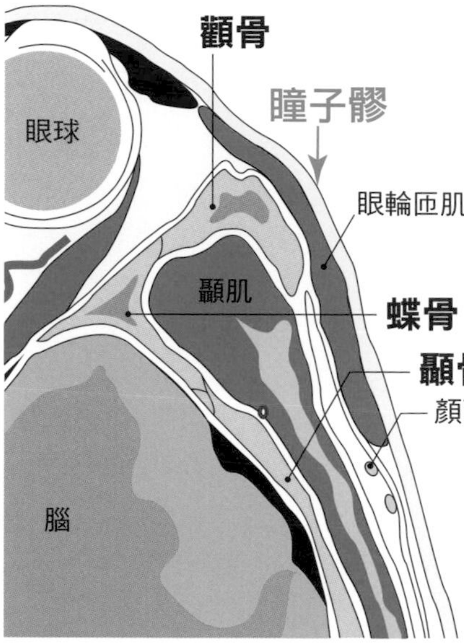

GB3 上關

部位：位於頭部，也就是顴弓中點上緣的凹陷處

與此經穴有關的解剖學各部位：

- **耳顳神經**源自三叉神經第3支之下頷神經，並分布於此處皮膚
- **淺顳動**、**靜脈**為外頸動、靜脈的2終支之一，可於外聽道前側上方的凹陷處觸得
- 此穴位深處為形成顴弓的**顴骨顳突**

聽宮的取穴法

微微張口後，於耳珠中央前方的凹陷處，也就是**耳門**（TE21・三焦）與**聽會**（GB2）間取之。

上關的取穴法

於顴弓上緣的凹陷處，以及**下關**（ST7・胃）上方取之。

下關的取穴法

閉口後，於顴弓下方的凹陷處，以及**上關**（GB3）下方取之。

聽會的取穴法

張口時，於屏間切跡前的凹陷處取之。

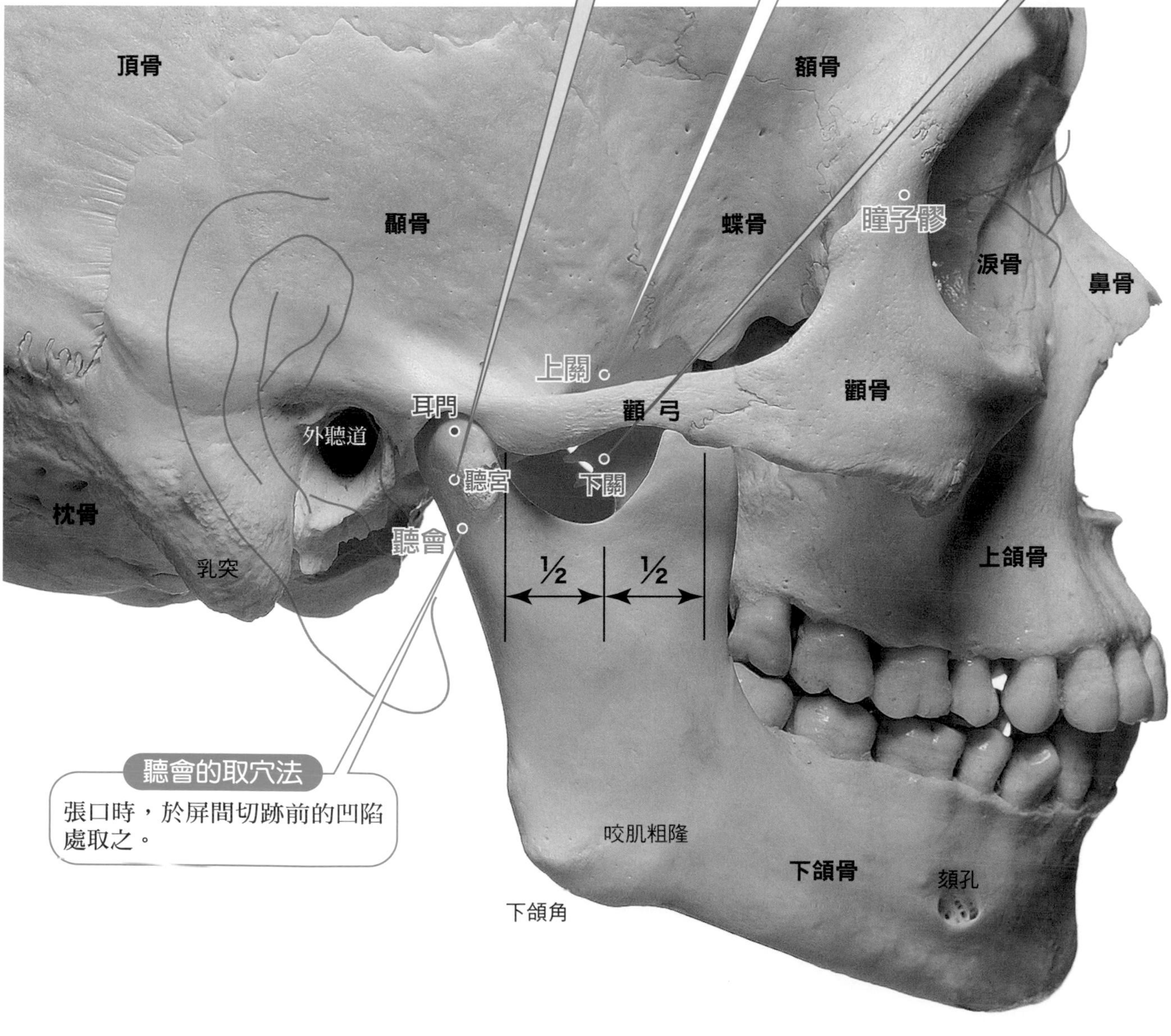

GB4 頷厭

部位：位於頭部，也就是頭維（ST8・胃）與曲鬢（GB7）的連接曲線（沿著顳部髮際）上，並距離頭維¼處

與此經穴有關的解剖學各部位：

- **耳顳神經**源自三叉神經第3支之下頜神經，並分布於此處皮膚
- **顳頂肌**是由顏面神經所支配的表情肌
- **顳肌**是由下頜神經運動根所支配的咀嚼肌之一
- **淺顳動、靜脈之前頭支**為外頸動、靜脈的2終支之一，可於外聽道前側上方的凹陷處觸得

GB5 懸顱

部位：位於頭部，也就是頭維（ST8・胃）與曲鬢（GB7）的連接曲線（沿著顳部髮際）線的中點

與此經穴有關的解剖學各部位：

- **耳顳神經**源自三叉神經第3支之下頜神經，並分布於此處皮膚
- **顳頂肌**是由顏面神經支配的表情肌
- **顳肌**是由下頜神經運動根支配的咀嚼肌之一
- **淺顳動、靜脈之前頭支**為外頸動、靜脈的2終支之一，可於外聽道前側上方的凹陷處觸得

GB6 懸釐

部位：位於頭部，也就是頭維（ST8・胃）與曲鬢（GB7）的連接曲線（沿著顳部髮際）上，並距離頭維¾處

與此經穴有關的解剖學各部位：

- **耳顳神經**源自三叉神經第3支之下頜神經，並分布於此處皮膚
- **顳頂肌**是由顏面神經所支配的表情肌
- **顳肌**是由下頜神經運動根所支配的咀嚼肌之一
- **淺顳動、靜脈之前頭支**為外頸動、靜脈的2終支之一，可於外聽道前側上方的凹陷處觸得

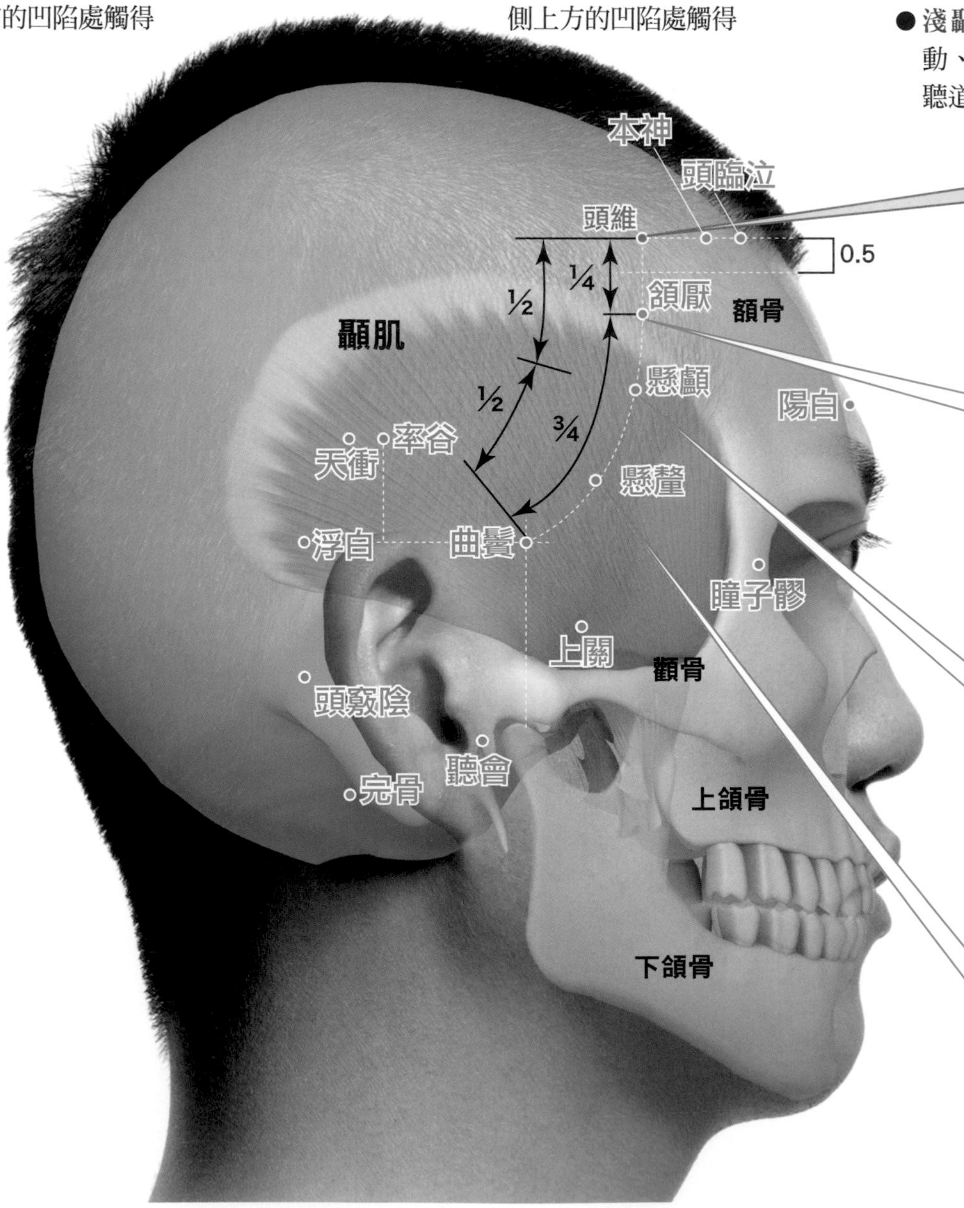

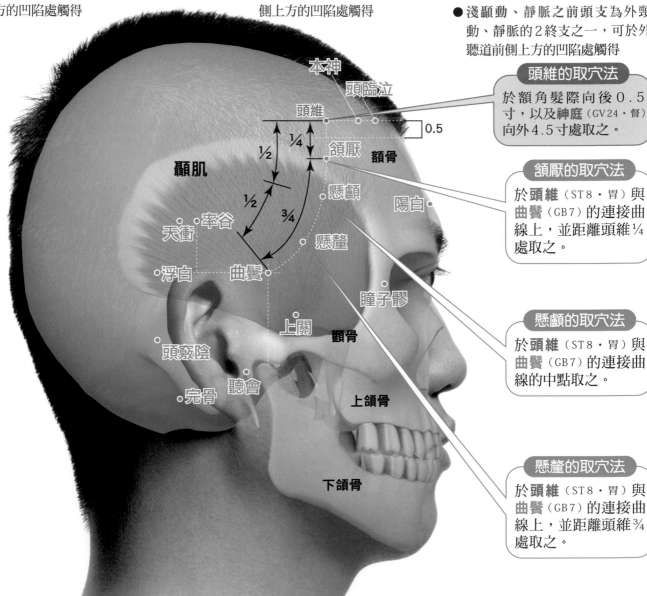

頭維的取穴法

於額角髮際向後0.5寸，以及神庭（GV24・督）向外4.5寸處取之。

頷厭的取穴法

於**頭維**（ST8・胃）與**曲鬢**（GB7）的連接曲線上，並距離頭維¼處取之。

懸顱的取穴法

於**頭維**（ST8・胃）與**曲鬢**（GB7）的連接曲線的中點取之。

懸釐的取穴法

於**頭維**（ST8・胃）與**曲鬢**（GB7）的連接曲線上，並距離頭維¾處取之。

顳肌為咀嚼肌之一，可在下頜運動時於顳部觸得。

GB7 曲鬢

部位：位於頭部，也就是鬢角後緣垂直線與耳朵尖端的水平線之交點

與此經穴有關的解剖學各部位：

- **耳顳神經**源自三叉神經第3支之下頜神經，並分布於此處皮膚
- **顱頂肌**是由顏面神經所支配的表情肌
- **顳肌**是由下頜神經運動根所支配的咀嚼肌之一
- **淺顳動、靜脈之前頭支**為外頸動、靜脈的2終支之一，可於外聽道前側上方的凹陷處觸得

GB8 率谷

部位：位於頭部之耳朵尖端上方，以及髮際向上**1.5寸**處

與此經穴有關的解剖學各部位：

- 源自三叉神經第3支之下頜神經**耳顳神經**，以及屬於頸神經叢皮支的**枕小神經**（C3）皆分布於此處皮膚
- **顱頂肌**是由顏面神經所支配的表情肌
- **顳肌**是由下頜神經運動根所支配的咀嚼肌之一
- **淺顳動、靜脈之前頭支**為外頸動、靜脈的2終支之一，可於外聽道前側上方的凹陷處觸得

GB9 天衝

部位：位於頭部之耳殼根部後緣上方，以及髮際向上**2寸**處

與此經穴有關的解剖學各部位：

- **枕小神經**（C3）屬於頸神經叢皮支，並分布於此處皮膚
- **耳上肌**是由顏面神經肌支所支配的表情肌
- **顳肌**是由下頜神經運動根所支配的咀嚼肌之一
- **淺顳動、靜脈之前頭支**為外頸動、靜脈的2終支之一，可於外聽道前側上方的凹陷處觸得

懸釐
角孫

浮白
瞳子髎
上關
頭竅陰
聽會
完骨

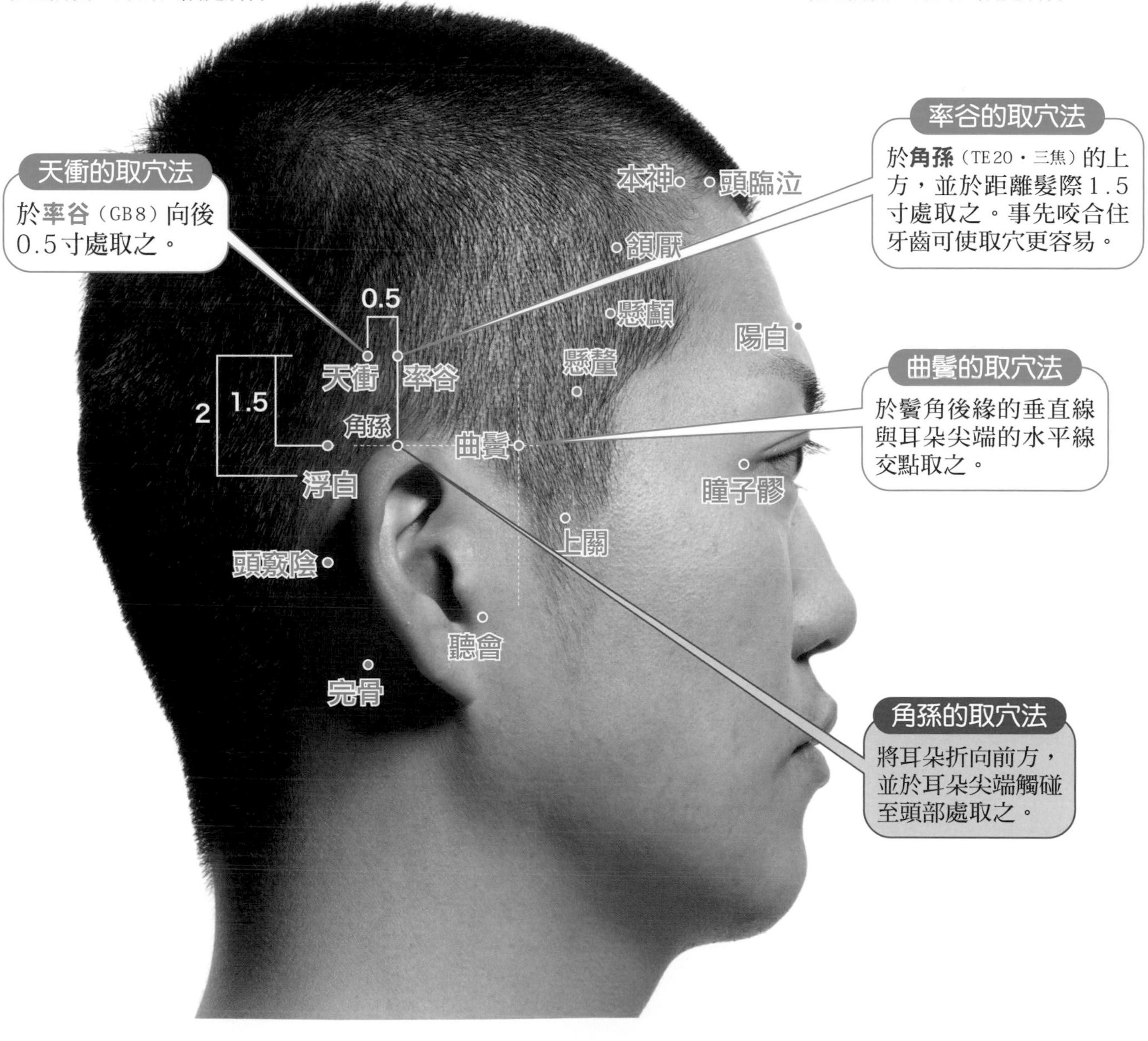

天衝的取穴法
於率谷（GB8）向後0.5寸處取之。
率谷的取穴法
於角孫（TE20・三焦）的上方，並於距離髮際1.5寸處取之。事先咬合住牙齒可使取穴更容易。
曲鬢的取穴法
於鬢角後緣的垂直線與耳朵尖端的水平線交點取之。
角孫的取穴法
將耳朵折向前方，並於耳朵尖端觸碰至頭部處取之。
本神
頭臨泣
頷厭
懸顱
陽白
0.5

GB10 浮白

部位：位於頭部之乳突後側上方，也就是天衝（GB9）與完谷（GB12）所連接的曲線（沿著耳朵輪廓）上，並距離天衝（GB9）⅓處

與此經穴有關的解剖學各部位：

- **枕小神經**（C3）屬於頸神經叢皮支，並分布於此處皮膚
- **枕肌**位於後側，是由顏面神經肌支所支配的表情肌
- **顳肌**是由下頜神經運動根所支配的咀嚼肌之一
- **耳後動、靜脈**為外頸動、靜脈的2終支之一，並於上頜動脈後方分支

GB11 頭竅陰

部位：位於頭部之乳突後側上方，也就是天衝（GB9）與完谷（GB12）所連接的曲線（沿著耳朵輪廓）上，並距離天衝（GB9）⅔處

與此經穴有關的解剖學各部位：

- **枕小神經**（C3）屬於頸神經叢皮支，並分布於此處皮膚
- **枕肌**位於後側，是由顏面神經肌支所支配的表情肌
- **耳後動、靜脈**為外頸動、靜脈的2終支之一，並於上頜動脈後方分支

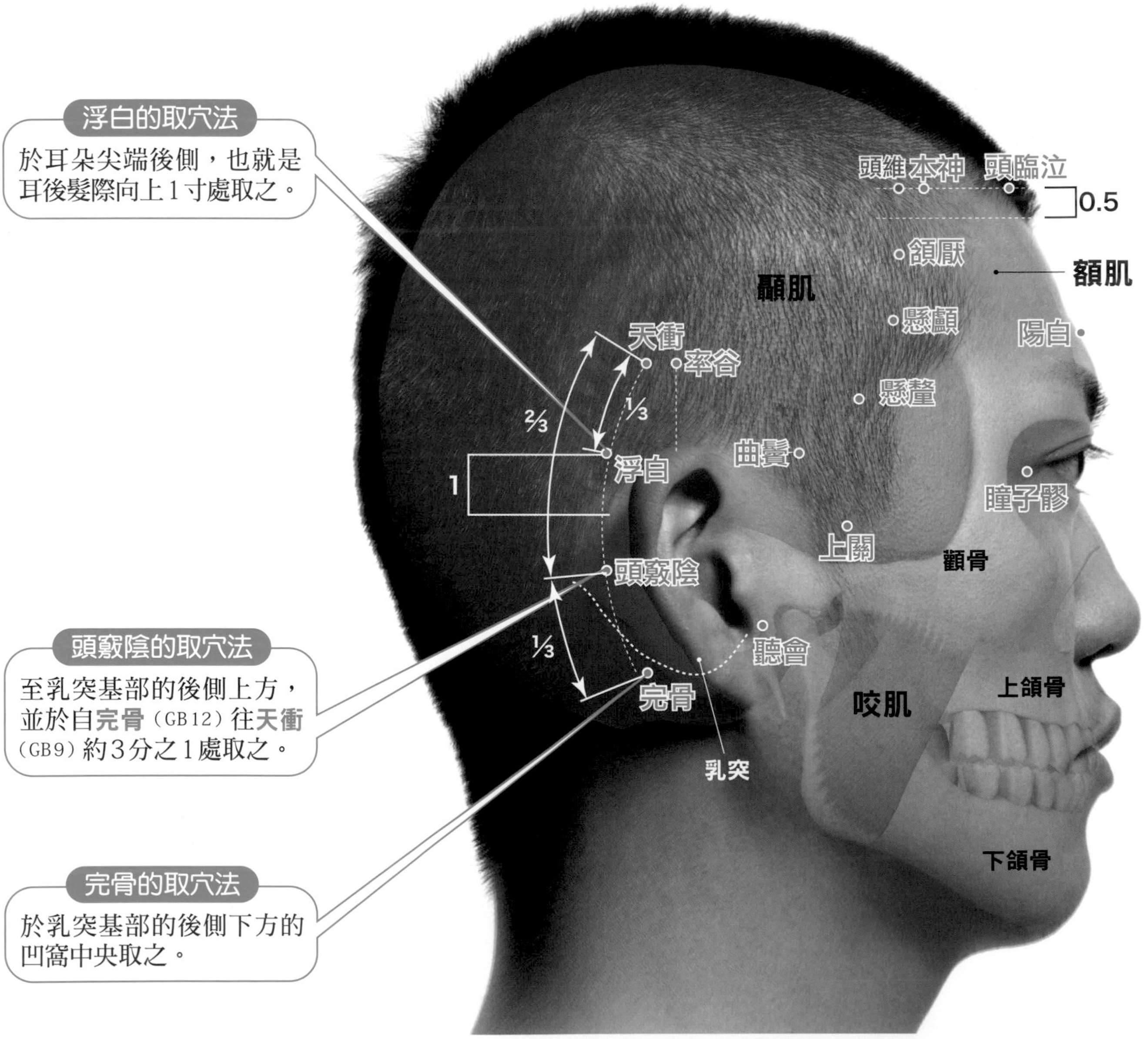

枕小神經為頸神經叢（C2～C3）的（感覺性）分支，自胸鎖乳突肌與斜方肌間往身體後側上方行走，主要分布於耳朵後側與枕部皮膚。

GB12 完骨

部位：位於前頸部，也就是乳突後側下方的凹陷處

與此經穴有關的解剖學各部位：

- **枕小神經**（C3）屬於頸神經叢皮支，並分布於此處皮膚
- **胸鎖乳突肌**受副神經、頸神經叢肌支（C2～C4）所支配（→請參照p.111）
- **頭夾肌**受頸神經的後支所支配
- **枕動、靜脈**是由頸外動、靜脈之顏面動脈向後延伸的分支

GB13 本神

部位：位於頭部，也就是前髮際向上0.5寸，以及正中線向外**3寸**處

與此經穴有關的解剖學各部位：

- **眶上神經**為眼神經的分支，並出於眶上孔
- **額肌**是由顏面神經肌支所支配的表情肌，可形成前額的橫向皺紋
- **眶上動、靜脈**屬於眼動、靜脈，出自眶上孔

GB14 陽白

部位：位於頭部的眉毛向上1寸及瞳孔線的交點處

與此經穴有關的解剖學各部位：

- **眶上神經**為眼神經的分支，並出於眶上孔
- **額肌**是由顏面神經肌支所支配的表情肌，可形成前額的橫向皺紋
- **眶上動、靜脈**屬於眼動、靜脈，出自眶上孔

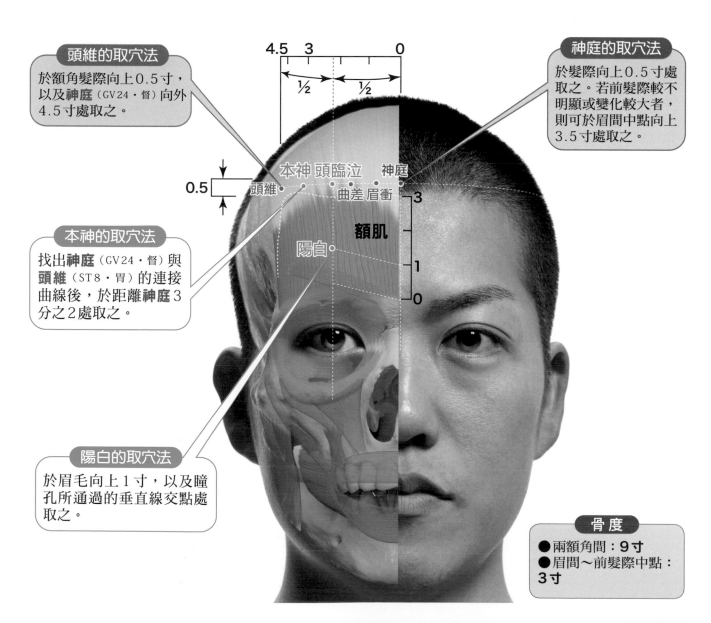

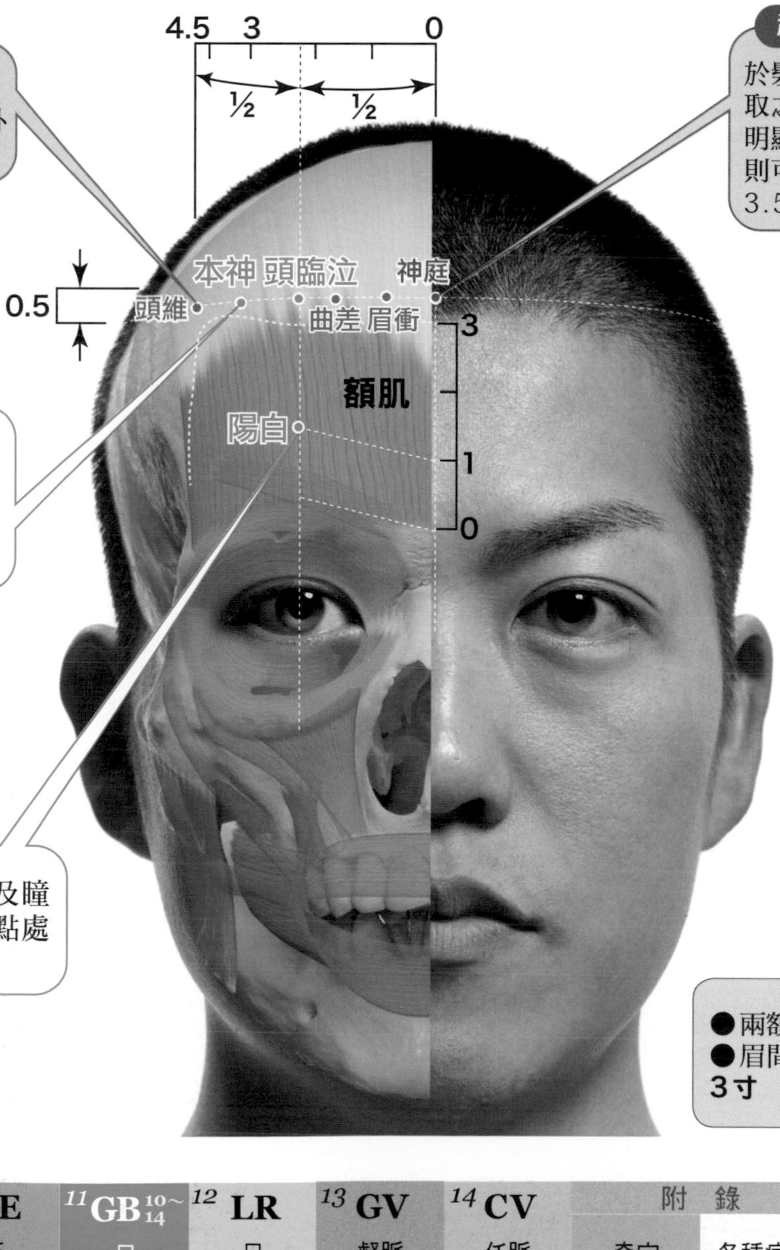

頭維的取穴法

於額角髮際向上0.5寸，以及**神庭**（GV24・督）向外4.5寸處取之。

神庭的取穴法

於髮際向上0.5寸處取之。若前髮際較不明顯或變化較大者，則可於眉間中點向上3.5寸處取之。

本神的取穴法

找出**神庭**（GV24・督）與**頭維**（ST8・胃）的連接曲線後，於距離**神庭**3分之2處取之。

陽白的取穴法

於眉毛向上1寸，以及瞳孔所通過的垂直線交點處取之。

骨度

- 兩額角間：**9寸**
- 眉間～前髮際中點：**3寸**

GB 15 頭臨泣

部位：位於頭部的前髮際向頭部約**0.5寸**，以及瞳孔線的交點處

與此經穴有關的解剖學各部位：

- **眶上神經**為眼神經的分支，並出於眶上孔
- **帽狀腱膜**屬於表情肌，可伸展額肌與枕肌間的皮膚
- **額肌**是由顏面神經肌支所支配的表情肌，可形成前額的橫向皺紋
- **眶上動、靜脈**屬於眼動、靜脈，出自眶上孔

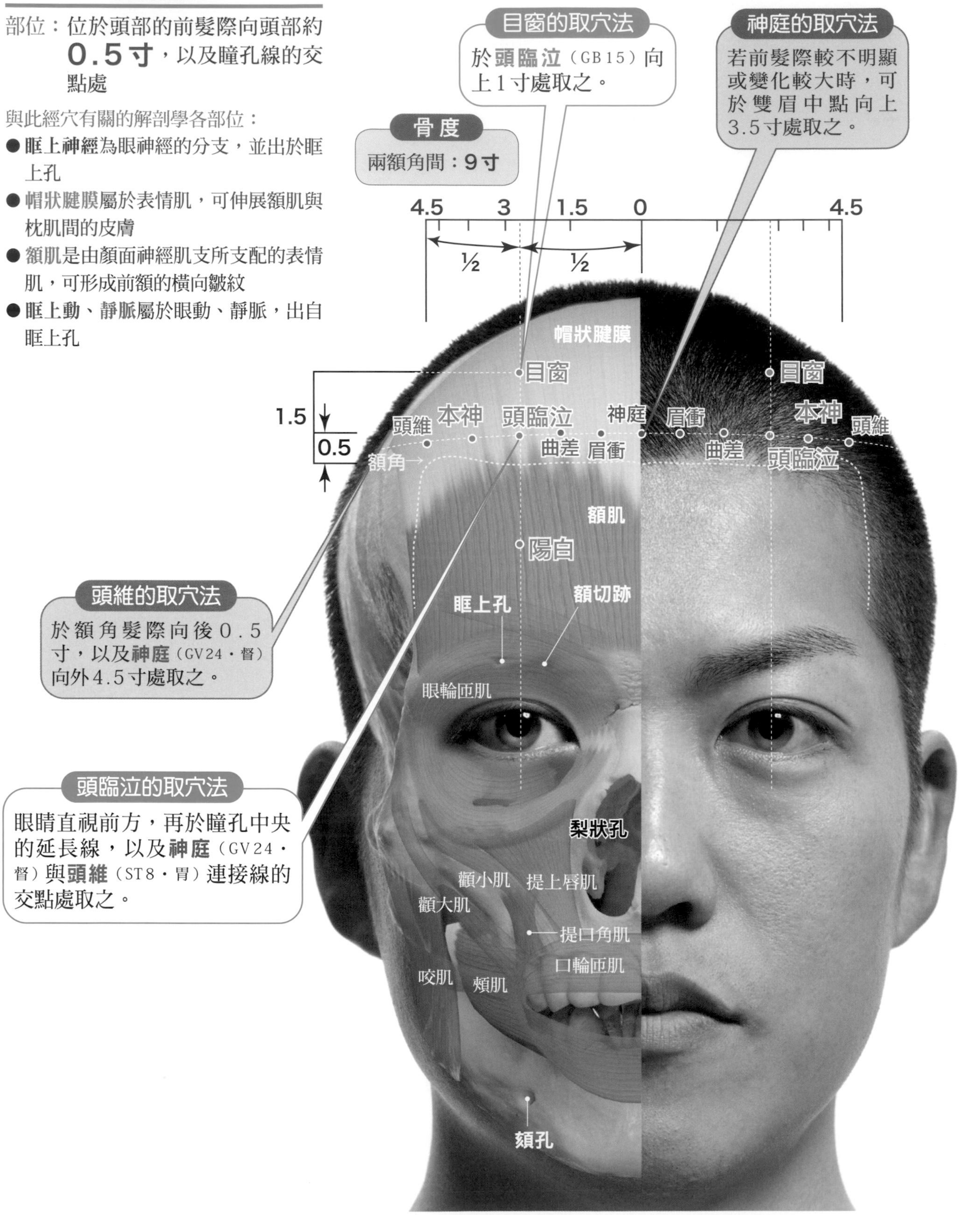
目窗的取穴法
於頭臨泣（GB15）向上1寸處取之。
神庭的取穴法
若前髮際較不明顯或變化較大時，可於雙眉中點向上3.5寸處取之。
骨度
兩額角間：9寸
4.5 3 1.5 0 4.5
½ ½
1.5
0.5
帽狀腱膜
目窗
本神
頭臨泣
神庭
眉衝
頭維
曲差
額角→
額肌
陽白
眶上孔
額切跡
眼輪匝肌
梨狀孔
顴小肌
提上唇肌
顴大肌
提口角肌
口輪匝肌
咬肌
頰肌
頦孔
頭維的取穴法
於額角髮際向後0.5寸，以及神庭（GV24・督）向外4.5寸處取之。
頭臨泣的取穴法
眼睛直視前方，再於瞳孔中央的延長線，以及神庭（GV24・督）與頭維（ST8・胃）連接線的交點處取之。

瞳孔為虹膜中央的圓形孔洞，光線強烈（明亮）時收縮（縮瞳），在夜晚或昏暗處則會放大（散瞳），以調整進入眼睛的光線強度。而近觀物體時瞳孔會縮小以清楚掌握物體成像，因此虹膜的作用則類似於相機的光圈。此外，瞳孔括約肌受副交感神經所支配，可進行縮瞳；而受交感神經所支配的瞳孔放大肌則負責散瞳。

GB 16 目窗

部位：位於頭部的前髮際向頭部約**1.5寸**，以及瞳孔線的交點處

與此經穴有關的解剖學各部位：

- **眶上神經**為眼神經的分支，並出於眶上孔
- **帽狀腱膜**屬於表情肌，可伸展額肌與枕肌間的皮膚
- **眶上動、靜脈**屬於眼動、靜脈，出自眶上孔

GB 17 正營

部位：位於頭部的前髮際向頭部約**2.5寸**，以及瞳孔線的交點處

與此經穴有關的解剖學各部位：

- **眶上神經**為眼神經的分支，並出於眶上孔
- **帽狀腱膜**屬於表情肌，可伸展額肌與枕肌間的皮膚
- **眶上動、靜脈**屬於眼動、靜脈，出自眶上孔
- **淺顳動、靜脈之前頭支**為外頸動、靜脈的2終支之一，可於皮膚觸得

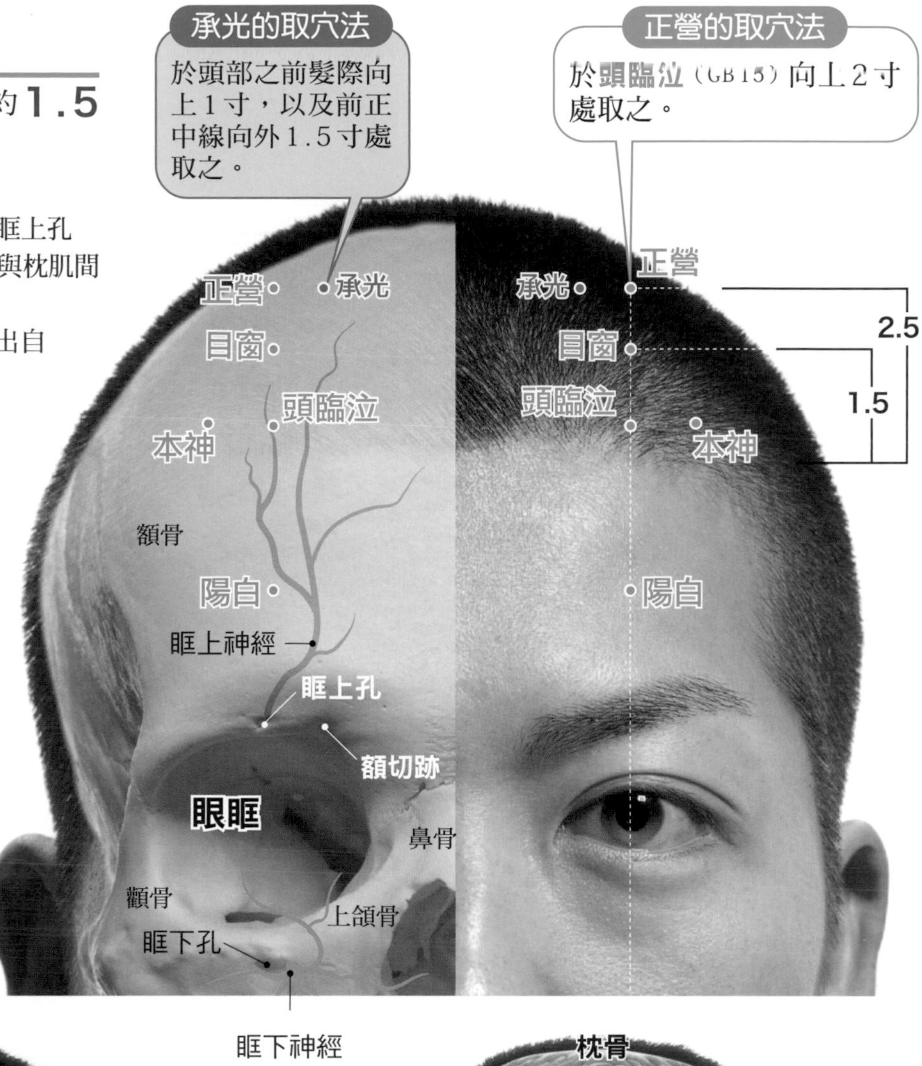

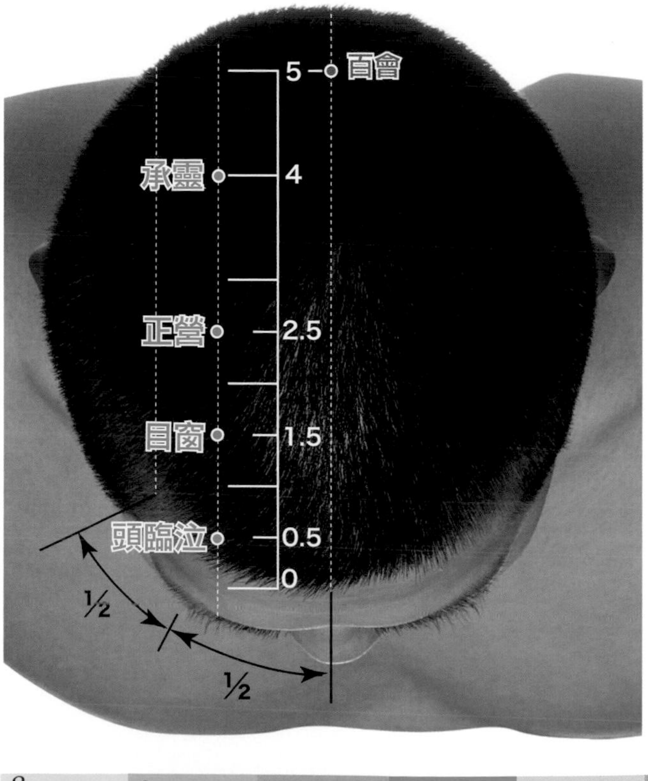

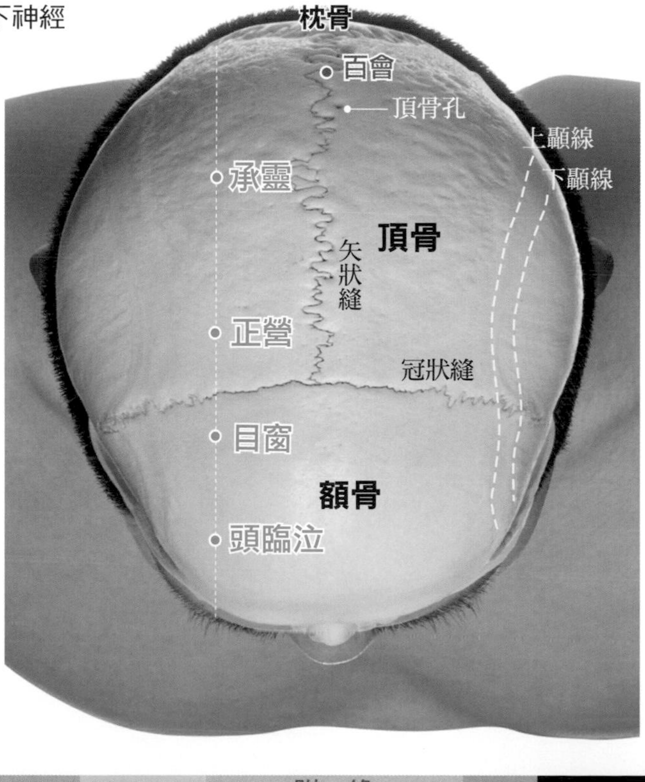

GB 18 承靈

部位：位於頭部的前髮際向頭部約**4寸**，以及瞳孔線的交點處

與此經穴有關的解剖學各部位：

- **枕大神經**（C2）屬於第2頸神經後支，分布於枕部皮膚
- **帽狀腱膜**屬於表情肌，可伸展額肌與枕肌間的皮膚
- **淺顳動脈之前頭支**為外頸動脈的2終支之一，可於皮膚觸得
- **枕動**、**靜脈**是由頸外動、靜脈之顏面動脈向後延伸的分支

GB 19 腦空

部位：位於頭部，與枕外隆凸上緣同高，以及風池（GB20）的正上方

與此經穴有關的解剖學各部位：

- **枕大神經**（C2）屬於第2頸神經後支，分布於枕部皮膚
- **枕肌**是由顏面神經肌支所支配的表情肌
- **枕動**、**靜脈**是由頸外動、靜脈之顏面動脈向後延伸的分支

承靈的取穴法

於**正營**（GB17）向後1.5寸，並與**通天**（BL7・膀胱）同高處取之。

通天的取穴法

於頭部之前髮際向上4寸，以及前正中線向外1.5寸處取之。

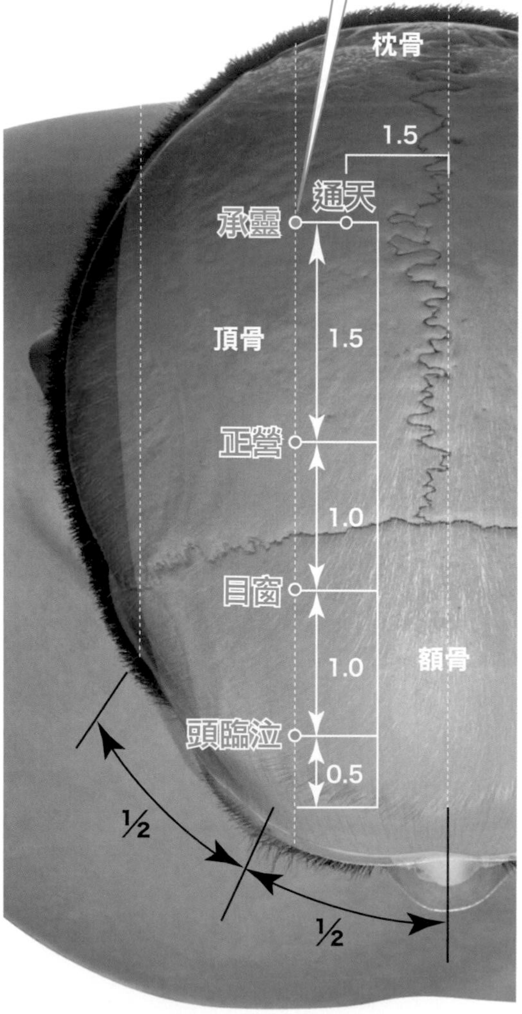

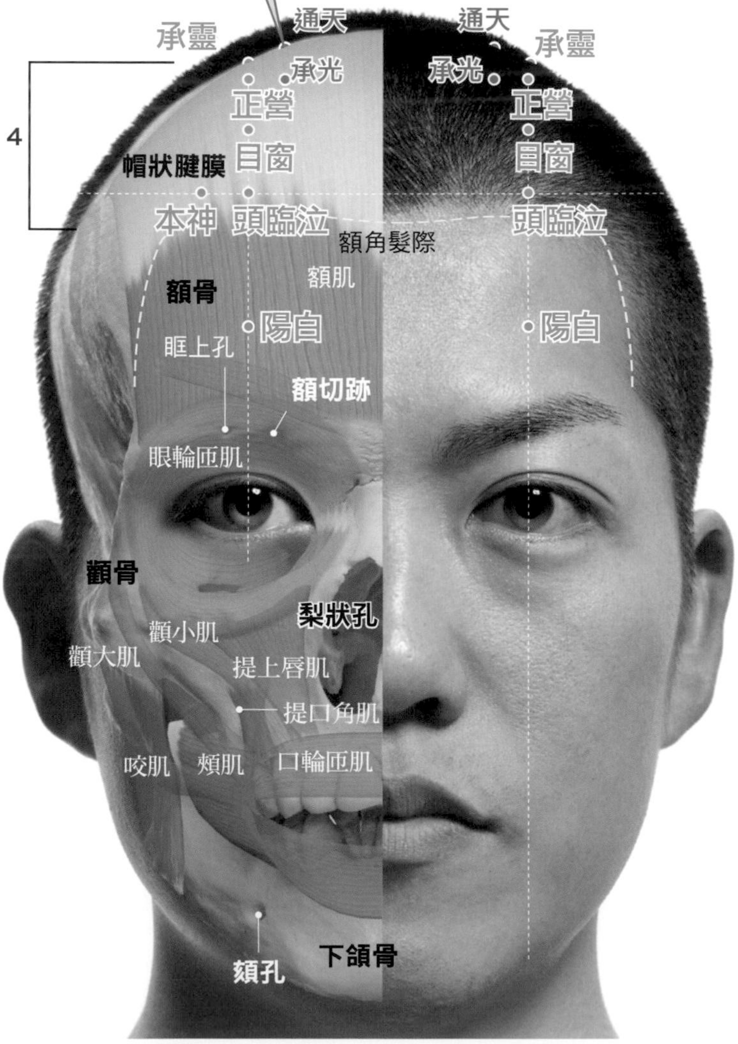

枕下肌群位於枕部下方至上部頸椎深處，可調整**寰枕關節**與**寰樞關節**的活動，並協助上部頸椎與頭部的活動，使臉部得以朝向目標物。枕下肌群由頭後小直肌、頭後大直肌、頭上斜肌、頭下斜肌所構成，其中頭後大直肌、頭上斜肌，以及頭下斜肌所構成的三角形範圍稱為枕下三角或椎動脈三角。此外，椎動脈位於枕下三角深處，屬於提供腦部營養的兩對動脈（內頸動脈與椎動脈）之一。

GB 20 **風池**

部位：位於前頸之枕骨下方，也就是胸鎖乳突肌與斜方肌起端間的凹陷處

與此經穴有關的解剖學各部位：

- **枕小神經**（C3）屬於第3頸神經後支，分布於此處皮膚
- **胸鎖乳突肌**、**斜方肌**皆受副神經、頸神經叢肌支（C2～C3）所支配
- **頭夾肌**、**頭半棘肌**受頸神經後支（C3～C8）所支配
- **枕動**、**靜脈**是由頸外動、靜脈之顏面動脈向後延伸的分支
- **椎動**、**靜脈**位於此穴位深處，並通過頸椎橫突孔，可供給腦部營養

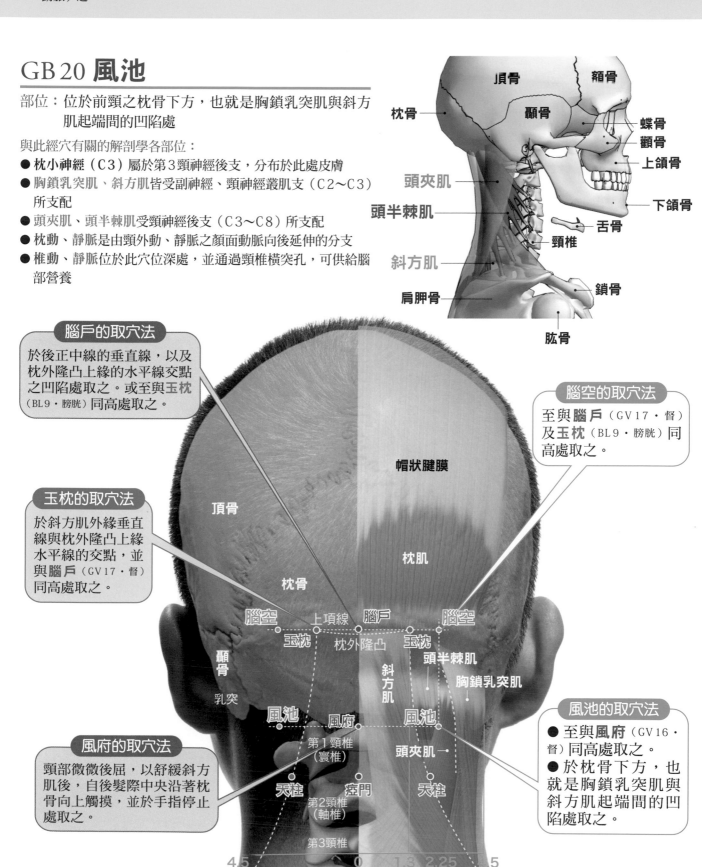

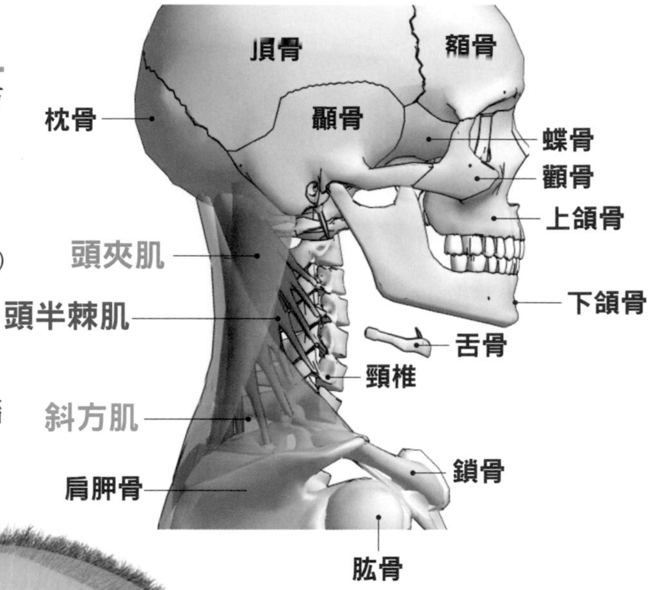

頂骨
額骨
枕骨
顳骨
蝶骨
顴骨
上頜骨
下頜骨
舌骨
頸椎
鎖骨
肱骨
肩胛骨
頭夾肌
頭半棘肌
斜方肌

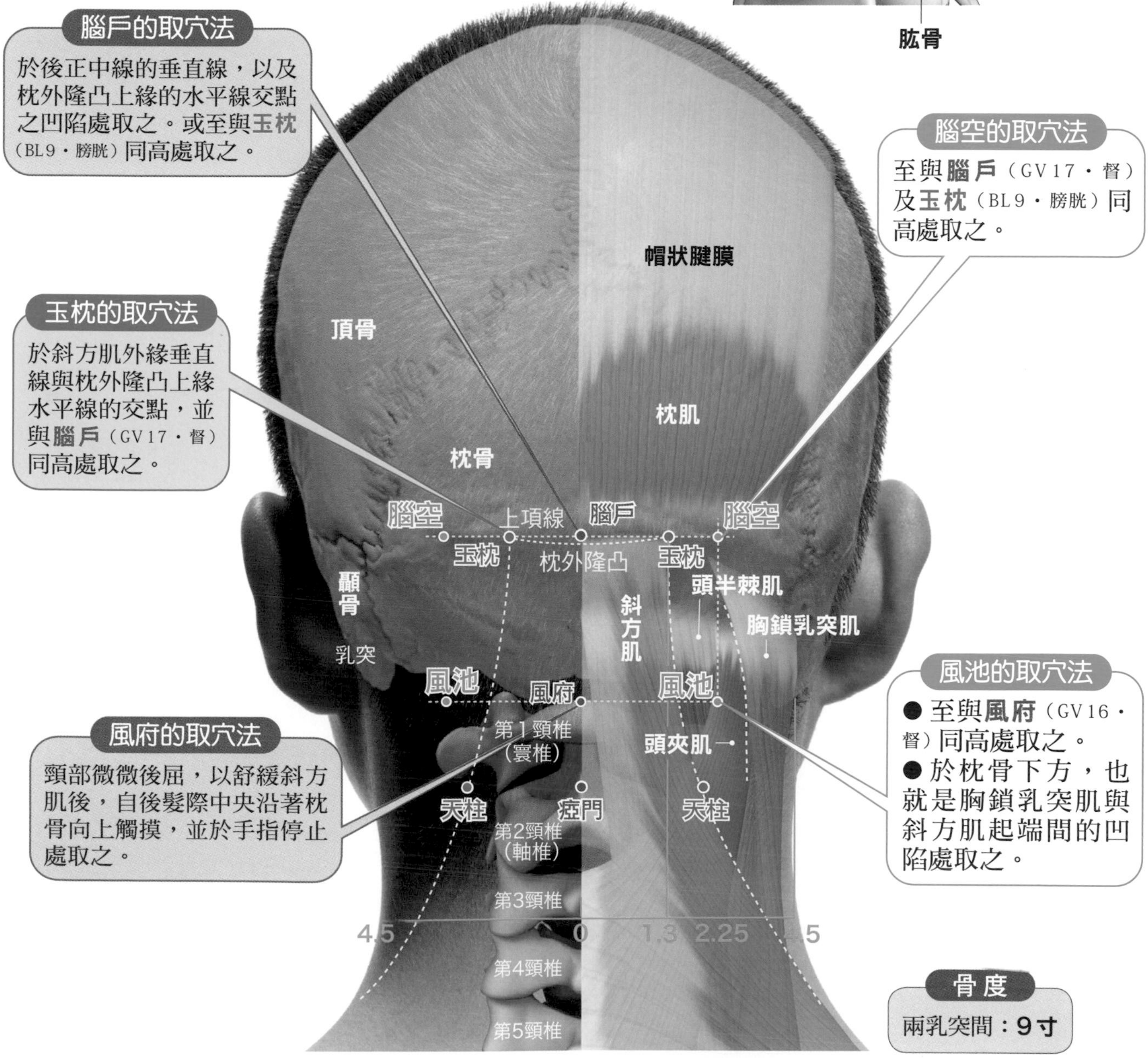

腦戶的取穴法
於後正中線的垂直線，以及枕外隆凸上緣的水平線交點之凹陷處取之。或至與玉枕（BL9・膀胱）同高處取之。
腦空的取穴法
至與腦戶（GV17・督）及玉枕（BL9・膀胱）同高處取之。
玉枕的取穴法
於斜方肌外緣垂直線與枕外隆凸上緣水平線的交點，並與腦戶（GV17・督）同高處取之。
風府的取穴法
頸部微微後屈，以舒緩斜方肌後，自後髮際中央沿著枕骨向上觸摸，並於手指停止處取之。
風池的取穴法
● 至與風府（GV16・督）同高處取之。
● 於枕骨下方，也就是胸鎖乳突肌與斜方肌起端間的凹陷處取之。
帽狀腱膜
頂骨
枕肌
枕骨
腦空
上項線
腦戶
腦空
玉枕
枕外隆凸
玉枕
顳骨
頭半棘肌
斜方肌
胸鎖乳突肌
乳突
風池
風府
風池
第1頸椎（寰椎）
頭夾肌
天柱
瘂門
天柱
第2頸椎（軸椎）
第3頸椎
4.5
0
1.3
2.25
4.5
第4頸椎
第5頸椎
骨度
兩乳突間：9寸

取穴法⑥ 肩井、淵腋、輒筋

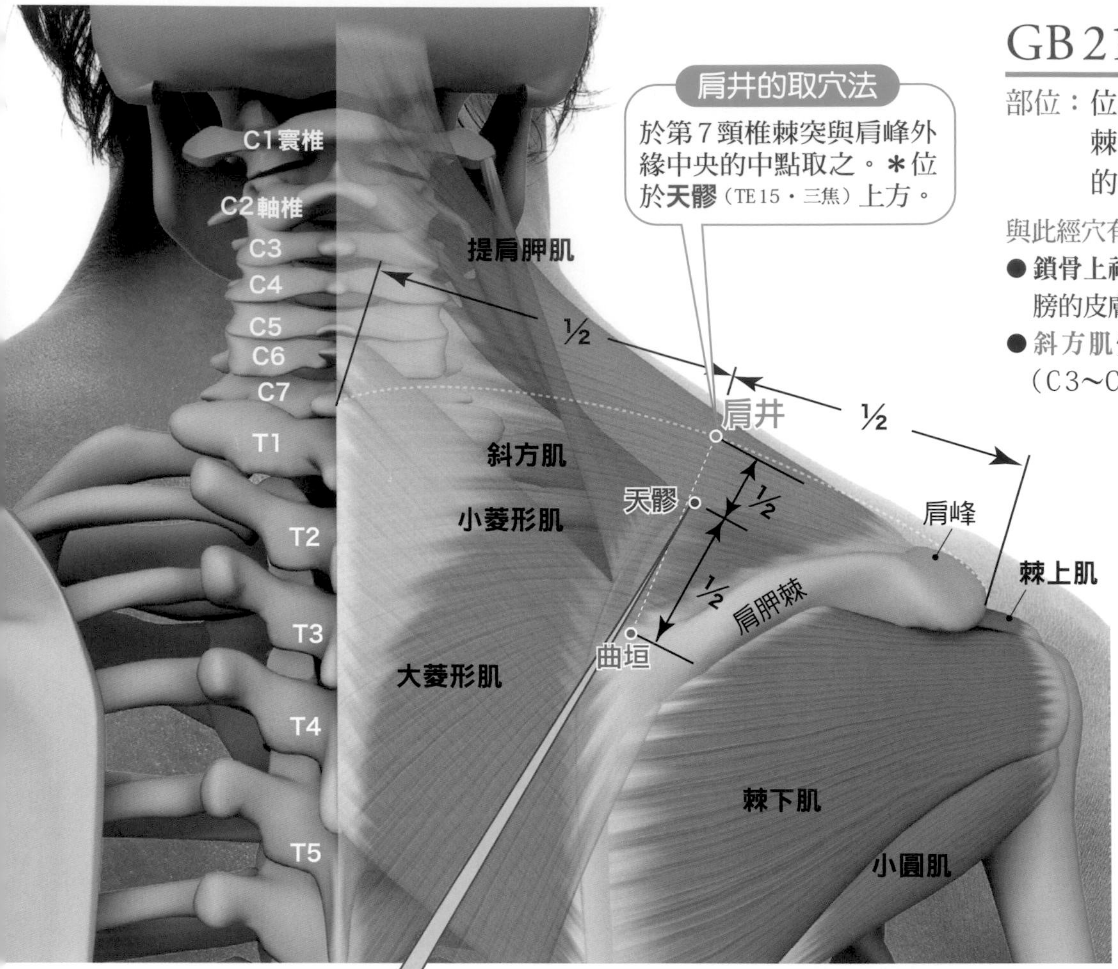

GB21 肩井

部位：位於後頸，也就是第7頸椎棘突與肩峰外緣連接線上的中點

與此經穴有關的解剖學各部位：

- **鎖骨上神經**（C4）分布於頸部至肩膀的皮膚，屬於頸神經叢的皮支
- **斜方肌**受副神經、頸神經叢肌支（C3～C4）所支配
- **棘上肌**受通過肩胛上切跡的臂神經叢之肩胛上神經（C5～C6）所支配，可外展肩關節
- **頸橫動、靜脈**為鎖骨下動脈之甲狀頸幹的分支

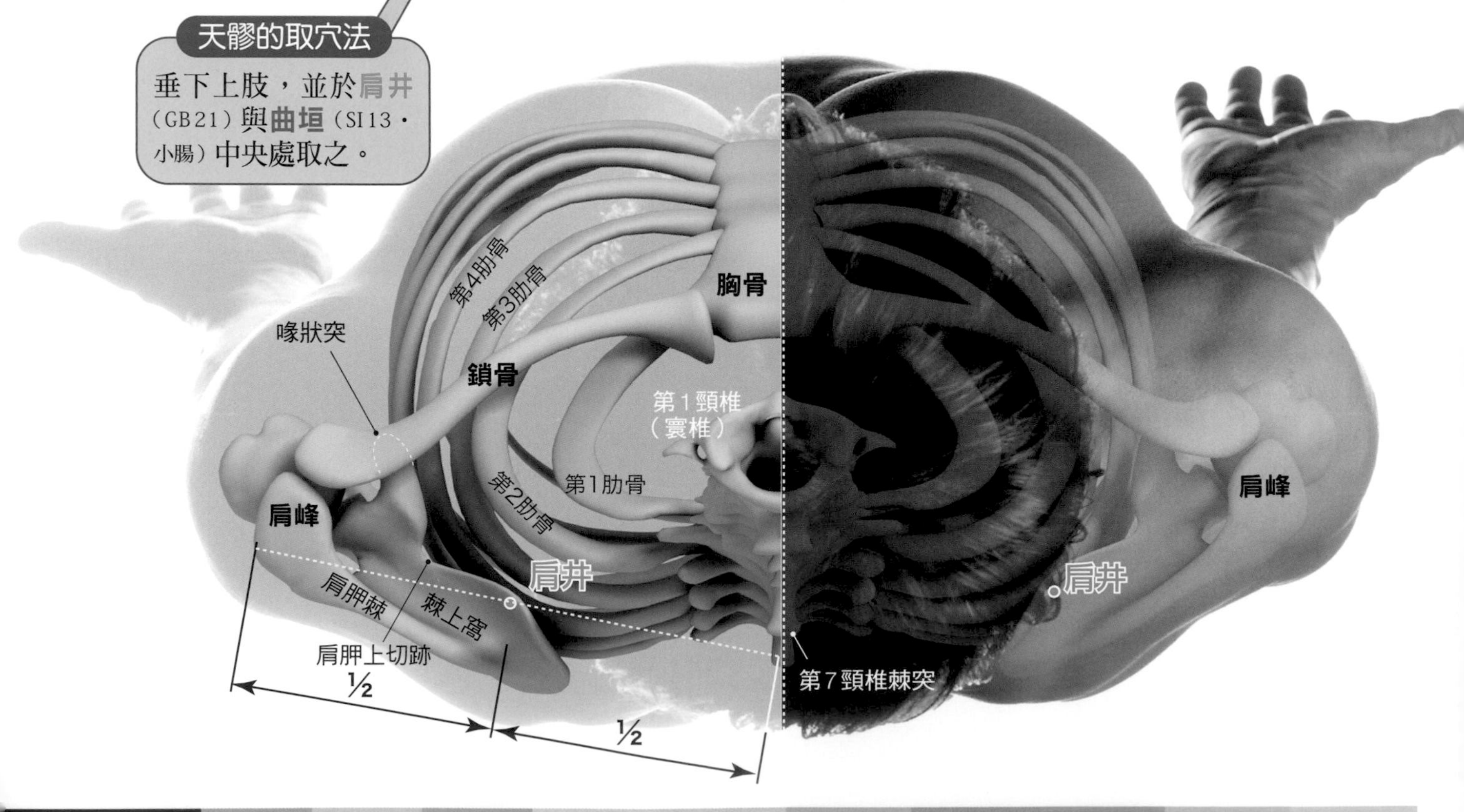

肩峰位於肩胛棘外側，是一處扁平狀的骨骼隆起，並形成鎖骨與關節（肩鎖關節），可於體表觸得。進行橄欖球或柔道等運動，並以肩膀著地時，易造成肩鎖關節脫臼。一旦脫臼，鎖骨便會向上突起，但通常不會影響其功能。

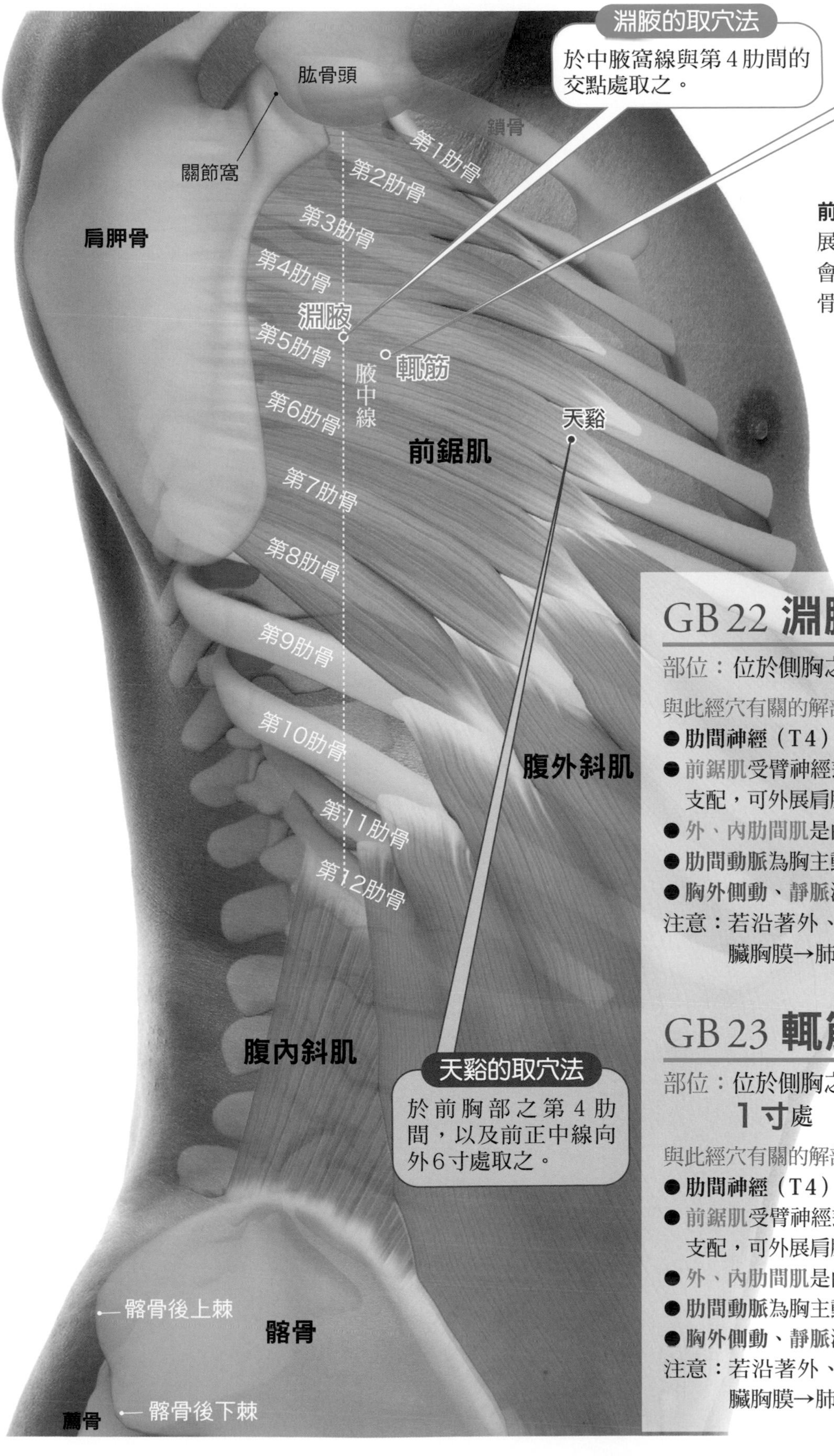

翼狀肩

前鋸肌受胸長神經所支配，可外展肩胛骨。但胸長神經麻痺時，會減弱前鋸肌的作用，導致肩胛骨向背側突起，形成翼狀肩。

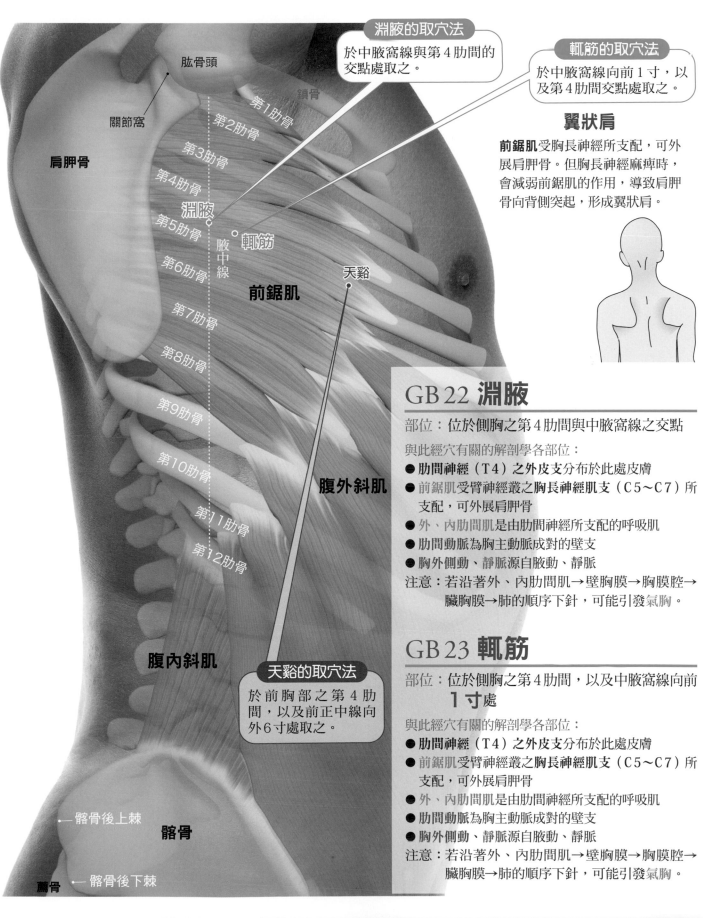

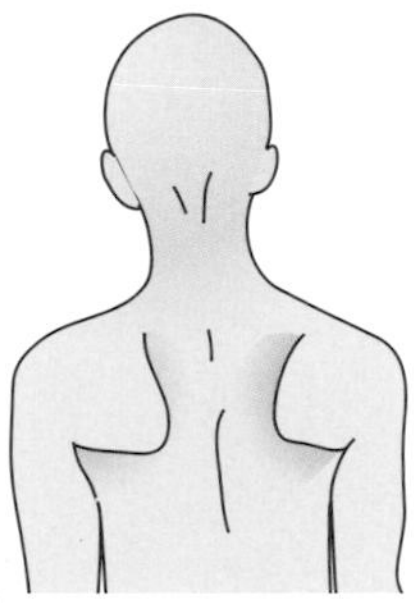

GB 22 淵腋

部位：位於側胸之第4肋間與中腋窩線之交點

與此經穴有關的解剖學各部位：

- **肋間神經**（T4）**之外皮支**分布於此處皮膚
- 前鋸肌受臂神經叢之**胸長神經肌支**（C5～C7）所支配，可外展肩胛骨
- 外、內肋間肌是由肋間神經所支配的呼吸肌
- **肋間動脈**為胸主動脈成對的壁支
- **胸外側動**、靜脈源自腋動、靜脈

注意：若沿著外、內肋間肌→壁胸膜→胸膜腔→臟胸膜→肺的順序下針，可能引發氣胸。

GB 23 輒筋

部位：位於側胸之第4肋間，以及中腋窩線向前**1寸**處

與此經穴有關的解剖學各部位：

- **肋間神經**（T4）**之外皮支**分布於此處皮膚
- 前鋸肌受臂神經叢之**胸長神經肌支**（C5～C7）所支配，可外展肩胛骨
- 外、內肋間肌是由肋間神經所支配的呼吸肌
- **肋間動脈**為胸主動脈成對的壁支
- **胸外側動**、靜脈源自腋動、靜脈

注意：若沿著外、內肋間肌→壁胸膜→胸膜腔→臟胸膜→肺的順序下針，可能引發氣胸。

GB 24 日月

部位：位於前胸部之第7肋間，以及前正中線向外**4寸**處

與此經穴有關的解剖學各部位：

- **肋間神經（T11）之外皮支**分布於此處皮膚
- 腹外斜肌受胸神經（T7～T12）前支所支配
- 外、內肋間肌是由肋間神經所支配的呼吸肌
- **肋間動脈**為胸主動脈成對的壁支
- **胸外側動、靜脈**源自腋動、靜脈
- 此穴位深處之右側為第7、8肋軟骨，左側則是橫結腸

GB 25 京門

部位：位於側腹之第12肋骨尖端下緣

與此經穴有關的解剖學各部位：

- **肋間神經（T7）之外皮支**分布於此處皮膚
- 腹外斜肌、腹內斜肌受肋間神經（T1～T12）、髂腹下神經（T12～L1）、髂腹股溝神經（L1）所支配
- **肋間動脈**為胸主動脈成對的壁支
- 此穴位深處為肝臟與升結腸

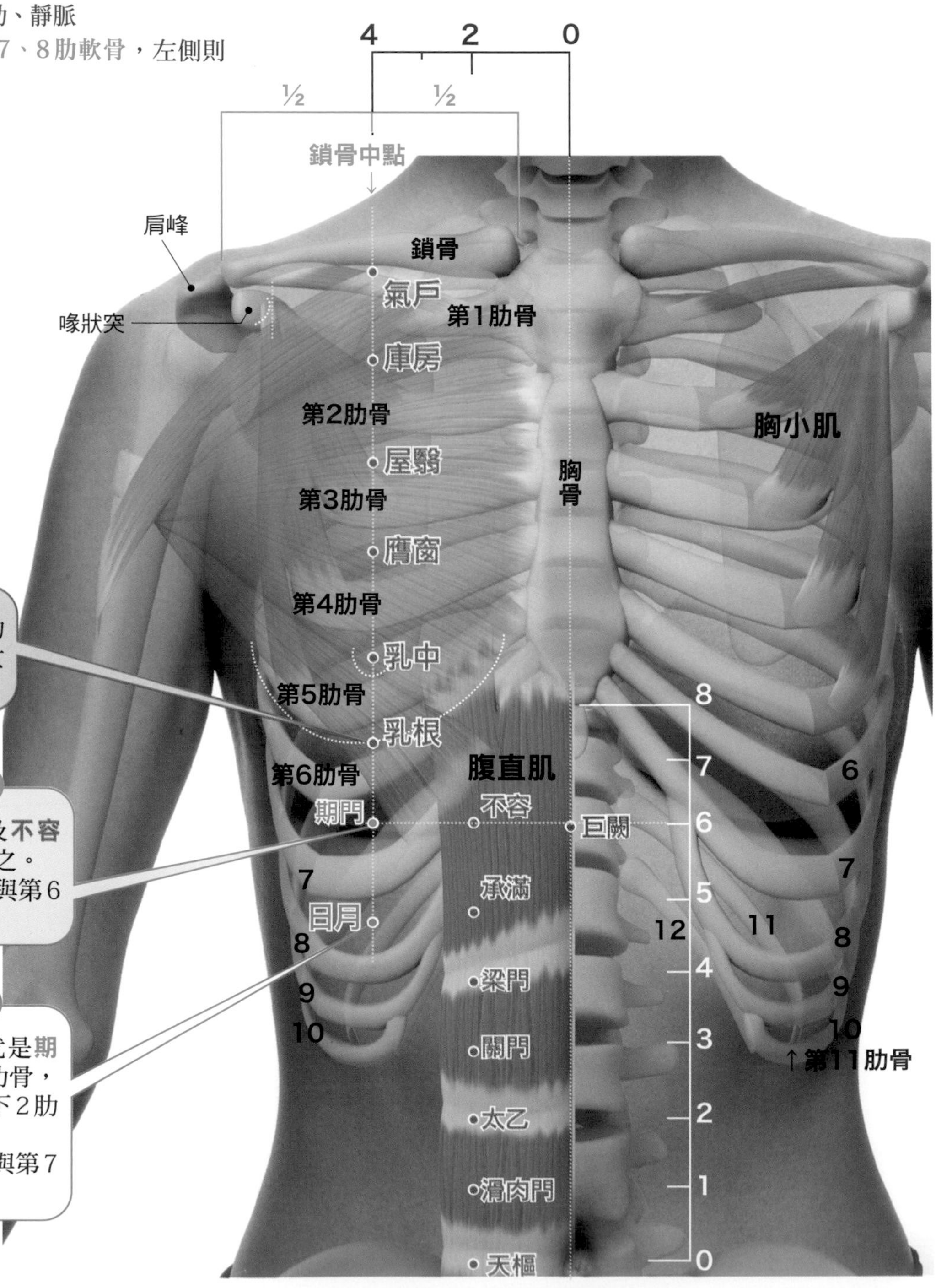

乳根的取穴法

於男性的乳頭線與第5肋間交點處取之；或於女性乳房下緣中點處取之。

期門的取穴法

於乳頭中央下方，以及**不容**（ST19・胃）向外2寸處取之。
＊可於女性的鎖骨中線與第6肋間交點處取之。

日月的取穴法

於乳頭中央下方，也就是**期門**（LR14・肝）向下1根肋骨，以及**乳根**（ST18・胃）向下2肋間處取之。
＊可於女性的鎖骨中線與第7肋間交點處取之。

肋骨共有12對，並與胸骨、胸椎一同構成胸廓。其中，上部的7對肋骨直接連接胸骨，稱為**真肋**；下部的5對肋骨則透過肋軟骨連接胸骨，稱為假肋。此外，第11肋骨與第12肋骨主要由腹外斜肌、腹內斜肌，以及腰方肌所附著，且未直接或間接與胸骨連接，故又稱為**懸肋**。

GB26 帶脈

部位：位於側腹之第11肋骨尖端下緣，並與臍中央同高處

與此經穴有關的解剖學各部位：

- **肋間神經（T10）之外皮支**分布於此處
- **腹外斜肌**、**腹內斜肌**受肋間神經（T1～T12）、髂腹下神經（T12～L1）、髂腹股溝神經（L1）所支配
- **肋間動脈**為胸主動脈成對的壁支
- 此穴位深處之右側為**升結腸**，左側則是**降結腸**

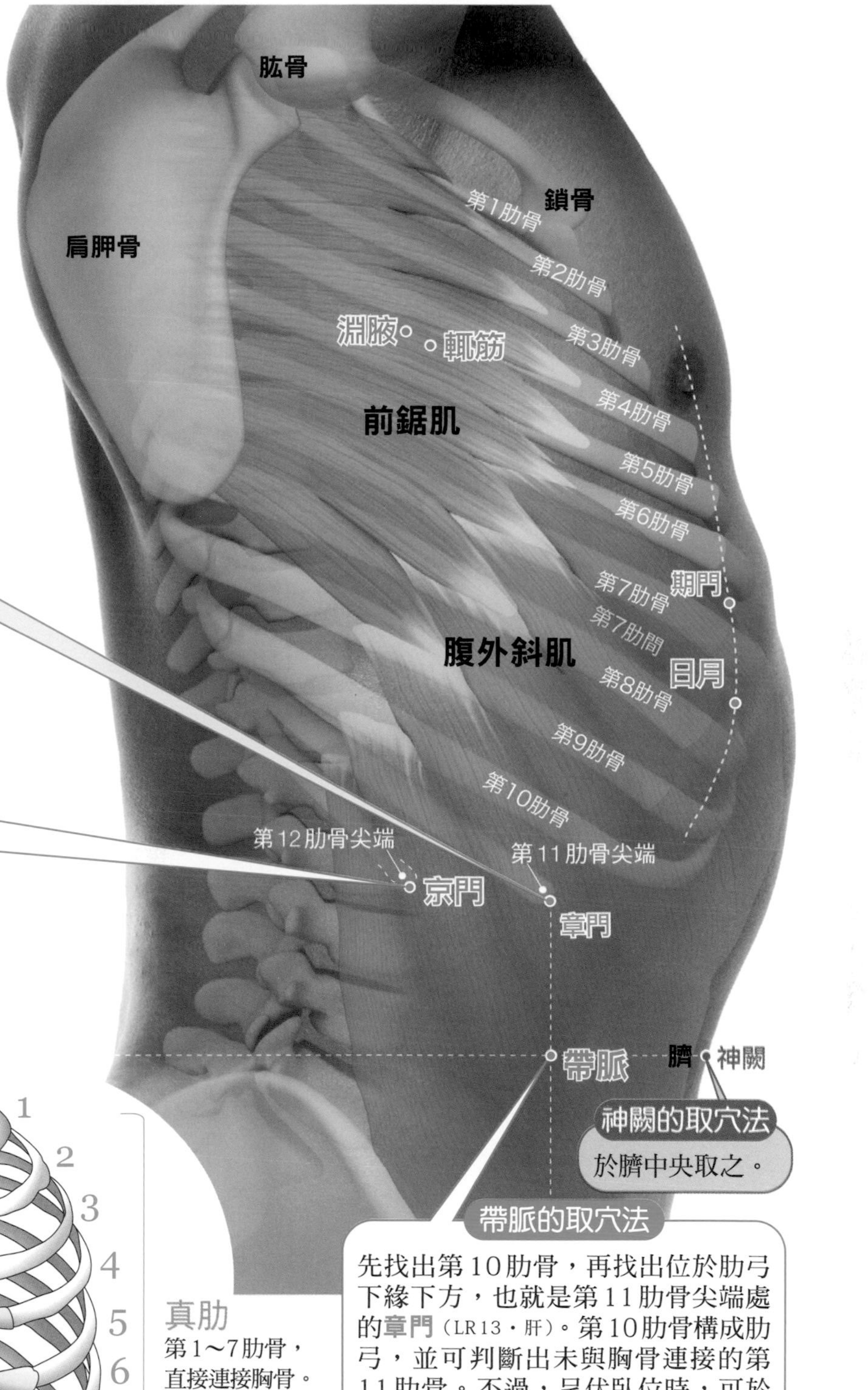

章門的取穴法

- 側臥後屈曲肩關節，再於肋弓下緣下方的第11肋骨尖端取之。
- 側臥後，自脊椎向前觸摸，找出第11肋骨下緣並取之。

京門的取穴法

側臥後，上舉肩關節，再於後腋窩線後側的肋弓下緣下方觸得第12肋骨尖端後，於第12肋骨尖端下緣取之。

神闕的取穴法

於臍中央取之。

帶脈的取穴法

先找出第10肋骨，再找出位於肋弓下緣下方，也就是第11肋骨尖端處的**章門**（LR13・肝）。第10肋骨構成肋弓，並可判斷出未與胸骨連接的第11肋骨。不過，呈伏臥位時，可於側腹觸得第12肋骨，只要向前尋找第11肋骨即可。而帶脈便可於**章門**下方，並與臍中央之**神闕**（CV8・任）同高處取之。

胸廓是由12個胸椎、12對肋骨，以及1組胸骨所構成，可保護心臟、肺臟等內臟，並支撐上肢。肋骨通常為12對，但有時也會出現11對或13對等情形。

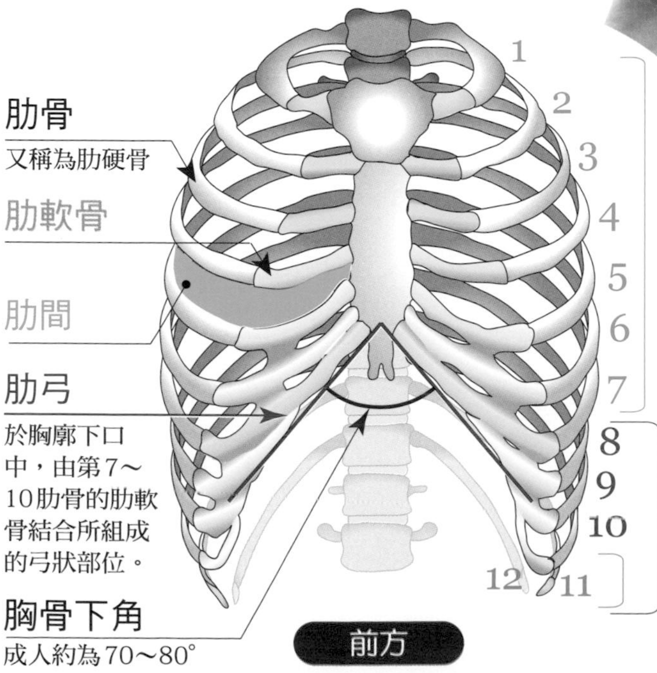

取穴法⑧ 五樞、維道、居髎

GB 27 五樞

部位：位於下腹部之臍中央向下3寸，以及髂骨前上棘內側

與此經穴有關的解剖學各部位：

- **髂腹下神經（L1）之外皮支**分布於此處皮膚
- **腹外斜肌**、**腹內斜肌**受肋間神經（T1～T12）、髂腹下神經（T12～L1）、髂腹股溝神經（L1）所支配
- **淺髂旋動**、**靜脈**出於血管裂孔後便與股動、靜脈分支，並延伸至髂骨後方

GB 28 維道

部位：位於下腹部之髂骨前上棘內側向下**0.5寸**處

與此經穴有關的解剖學各部位：

- **髂腹下神經（L1）之外皮支**分布於此處皮膚
- **腹外斜肌**、**腹內斜肌**受肋間神經（T1～T12）、髂腹下神經（T12～L1）、髂腹股溝神經（L1）所支配
- 源自股動、靜脈，並延伸至髂骨後方的**淺髂旋動**、**靜脈**，以及延伸至髂骨內側的**深髂旋動**、**靜脈**

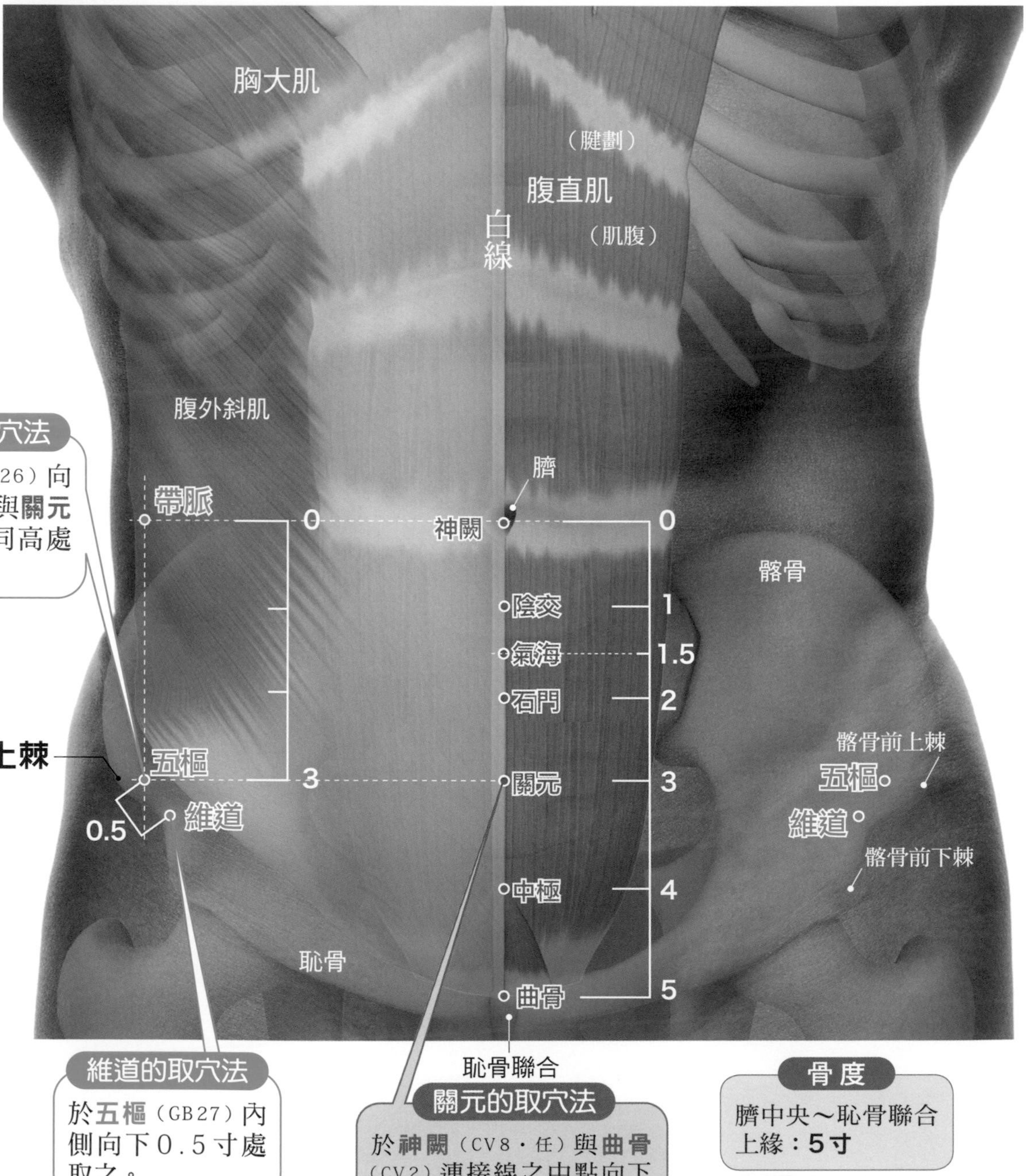

五樞的取穴法

於**帶脈**（GB26）向下3寸，並與**關元**（CV4・任）同高處取之。

維道的取穴法

於**五樞**（GB27）內側向下0.5寸處取之。

關元的取穴法

於**神闕**（CV8・任）與**曲骨**（CV2）連接線之中點向下0.5寸處取之。

骨度

臍中央～恥骨聯合上緣：**5寸**

＊**神闕**（CV8）至**曲骨**（CV2）的距離為5寸。

「**轉子**」為「旋轉工具」的意思，股骨可藉由附著於此的肌肉作用旋轉，故有此名稱。其中梨狀肌、臀中肌、臀小肌附著於大轉子，可幫助髖關節進行各種旋轉動作：梨狀肌可外旋髖關節；臀中肌的前段與後段纖維可分別內旋與外旋髖關節；而臀小肌則可內旋髖關節。當髖關節屈曲至45° 時，大轉子便位於坐骨結節與骼骨前上棘的連接線（Nelaton線）上。

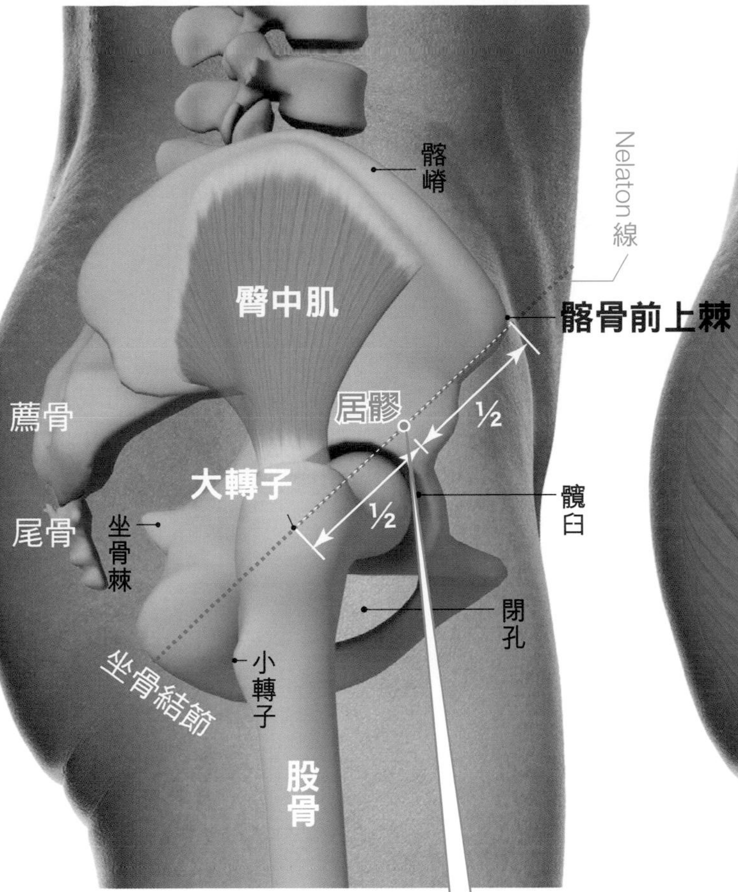

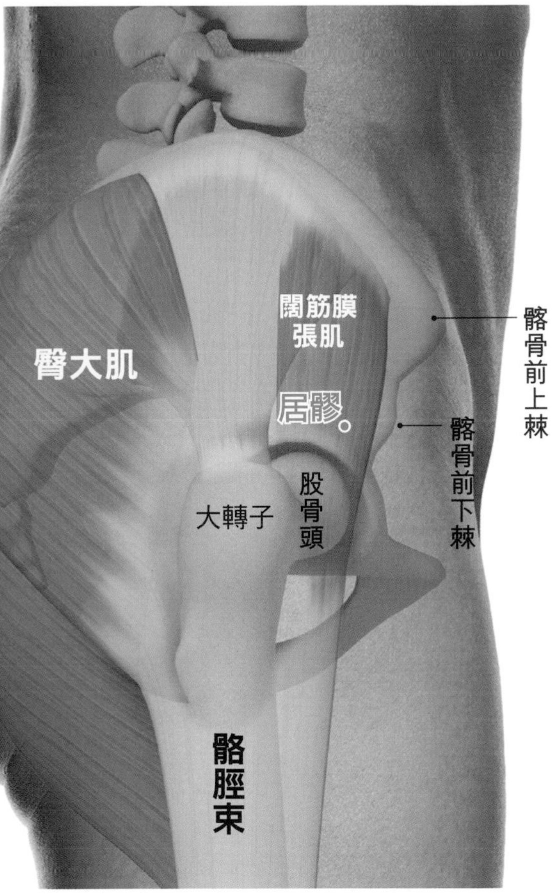

居髎的取穴法

於骼骨前上棘與股骨大轉子頂點的中點取之。

GB 29 居髎

部位：位於臀部，也就是骼骨前上棘與大轉子頂點的中點處

與此經穴有關的解剖學各部位：

- **骼腹下神經（L1）的外皮支、股外側皮神經、骼腹下神經外皮支**皆分布於此處皮膚
- **闊筋膜張肌**、**臀中肌**出於梨狀肌上孔，並受臀上神經（L4～S1）所支配
- **外側旋股動脈的上行支為臀上動脈之股深動脈的分支**

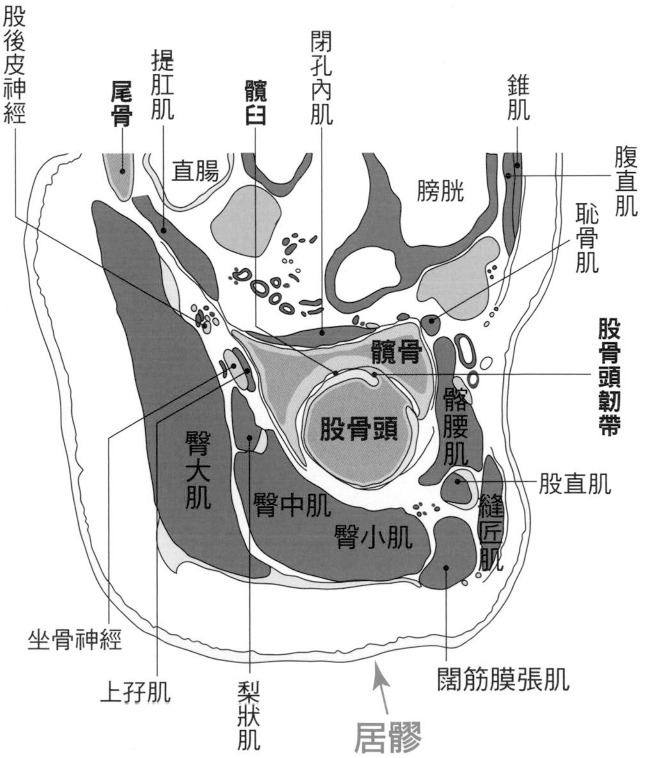

居髎之穴位斷層圖

闊筋膜張肌與股四頭肌群

股四頭肌群雖然是髖股關節的伸展肌，可輔助腿部直立，但主要幫助腿部直立的肌肉仍是**闊筋膜張肌**。因此，腿部直立時若使勁壓住髖股關節後側，便可能造成膝蓋突然彎下。

GB 30 環跳

部位：位於臀部之大轉子頂點與薦骨孔的連接線上，並距離大轉子頂點⅓處

別說：位於臀部之大轉子頂點與髂骨前上棘間，並距離大轉子頂點⅓處

與此經穴有關的解剖學各部位：

- **臀上皮神經**（L2）源自腰神經的後支，並分布於此處皮膚
- **臀大肌**出於梨狀肌下孔，並由臀下神經（L5～S2）所支配
- 臀上動脈出於梨狀肌上孔，而臀下動脈則出於梨狀肌下孔，兩者皆為髂內動脈的壁支
- 此穴位深處為受**坐骨神經**與薦神經叢所支配的股方肌

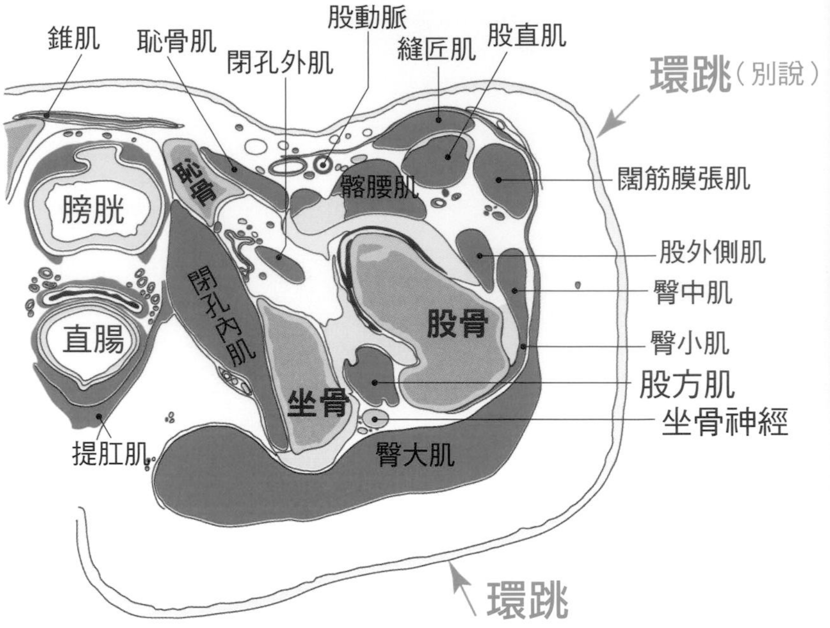

環跳之穴位斷層圖

環跳的取穴法

將薦骨孔（督脈之腰俞穴）與大轉子頂點的連結線均分為3等分，並於距離大轉子頂點3分之1處取之。
＊可側臥並屈曲髖關節，以利取穴。

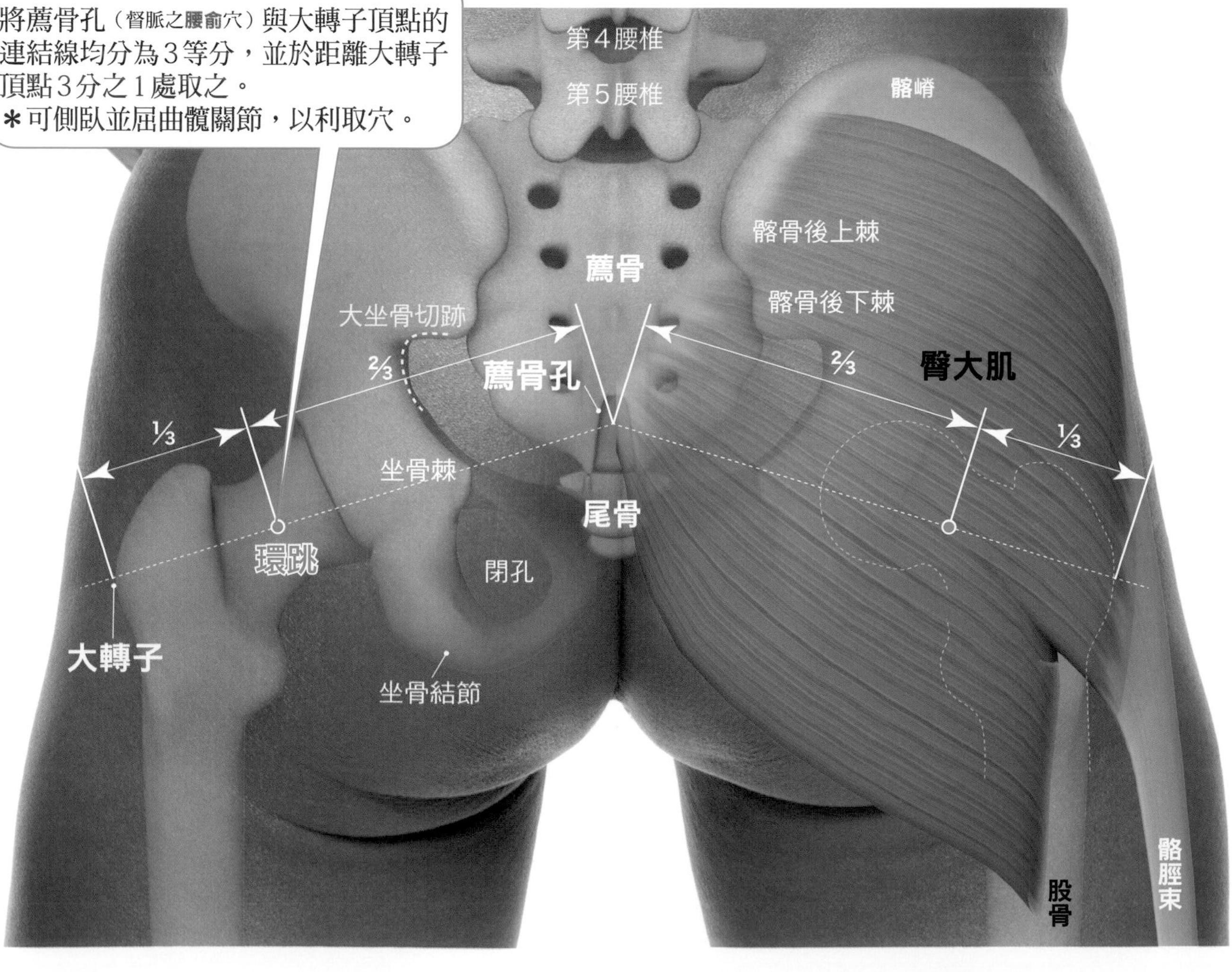

環跳具有「改善跳躍功能」的效果，故有此名稱。而臀中肌則是髖關節的外展肌，可於單腳站立時保持骨盆的水平高度。採單腳站立時，若臀中肌肌力減弱，另一側的骨盆便會傾斜，稱為**特倫伯氏徵象**。

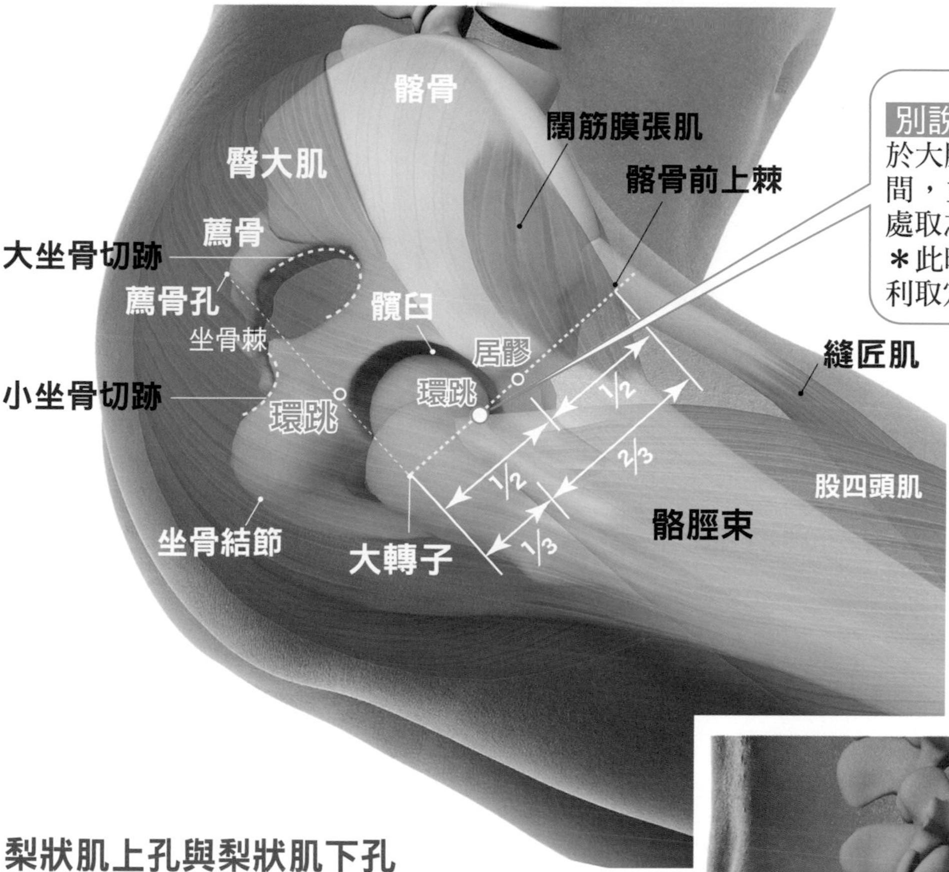

環跳的取穴法

別說

於大腿之大轉子頂點與髂骨前上棘間，並於距離大轉子頂點３分之１處取之。

＊此時也可側臥並屈曲髖關節，以利取穴。

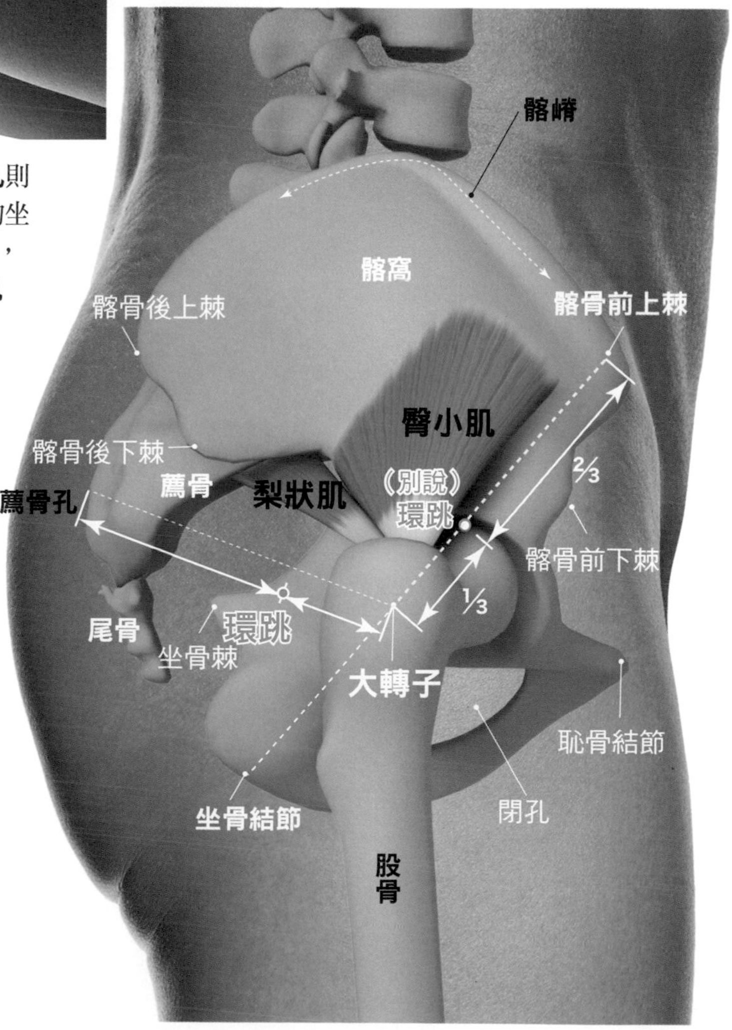

梨狀肌上孔與梨狀肌下孔

大坐骨切跡位於髂骨後下棘與坐骨棘間，而**坐骨大孔**則是由大坐骨切跡與薦棘韌帶薦所形成的部位，女性的坐骨大孔較寬於男性。此外，**梨狀肌**橫向通過坐骨大孔，並於梨狀肌上方形成**梨狀肌上孔**，下方則形成**梨狀肌下孔**。其中，屬於薦神經叢的臀上神經，以及髂內動脈之臀上動脈通過梨狀肌上孔；而臀下神經、臀下動、靜脈、陰部內動、靜脈、陰部神經、坐骨神經，以及股後皮神經皆通過梨狀肌下孔。

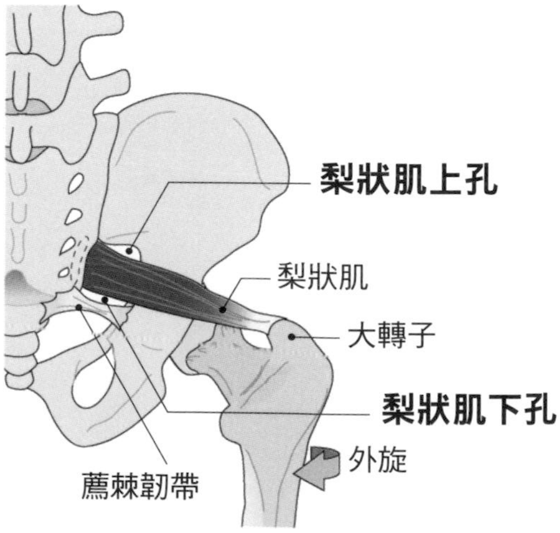

取穴法⑩ 風市、中瀆、膝陽關、陽陵泉

GB 31 風市

部位：當腿部直立、手臂垂下並接觸至大腿時，便位於中指前端，也就是髂脛束後方的凹陷處

與此經穴有關的解剖學各部位：

- **股外側皮神經**（L2）屬於腰神經叢，並分布於此處皮膚
- **股外側肌**屬於股四頭肌之一，受股神經（L2～L4）所支配，可伸展髖股關節
- **股二頭肌短頭**受脛神經肌支所支配，可屈曲髖股關節
- **外側旋股動脈的下行支**為股深動脈的分支
- **髂脛束**為髂嵴延續至外踝的強健韌帶，可補強闊筋膜

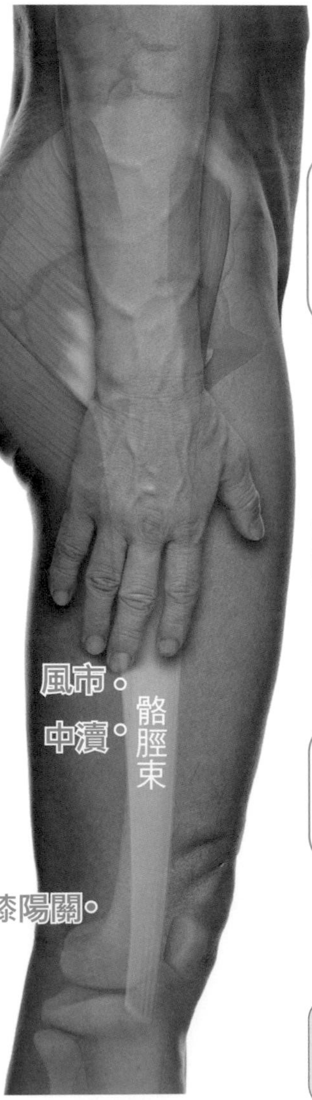

風市的取穴法

腿部直立並垂下手臂後，於中指前端觸碰至大腿外側處，也就是髂脛束後方的凹陷處取之。

中瀆的取穴法

於膕窩橫紋向上7寸，以及髂脛束後側取之。

膝陽關的取穴法

於股二頭肌肌腱與髂脛束間的凹陷處，也就是股骨外上髁後側上緣處取之。

骨度

股骨大轉子外側最頂端～膕窩：19寸

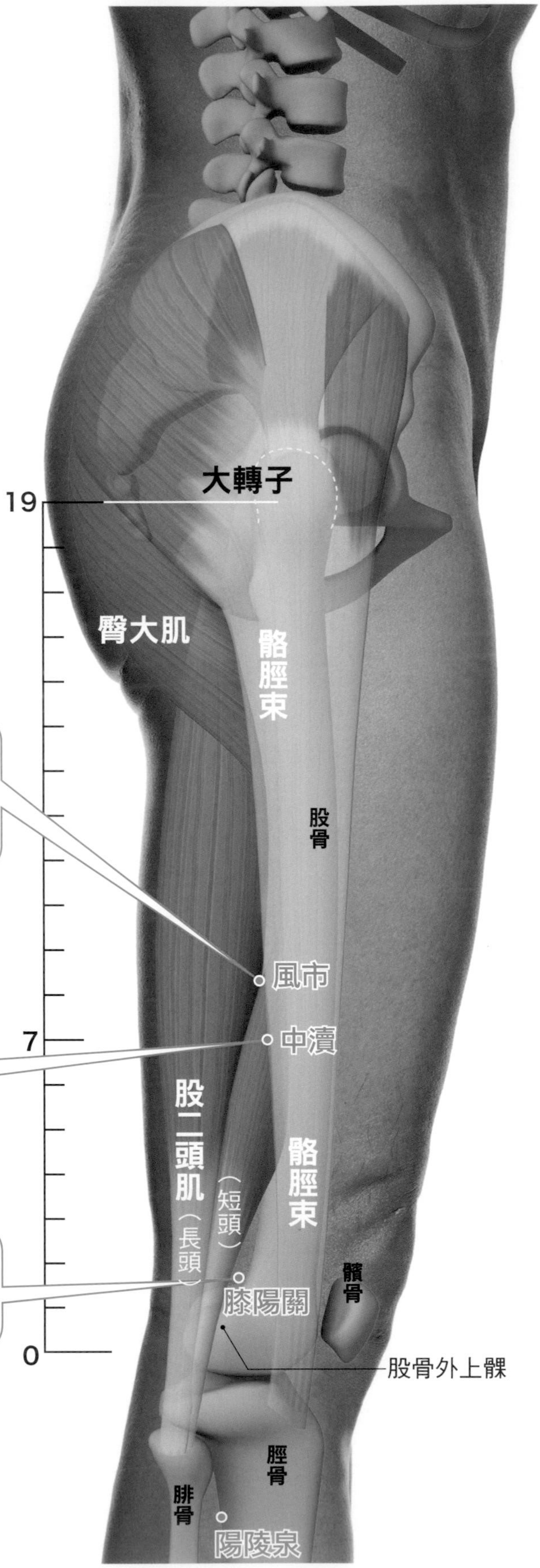

髂脛束位於闊筋膜外側，為較厚的腱膜，近側連接闊筋膜張肌與臀大肌，遠側則附著於脛骨上端的外側前方（Gerdy結節）。此外，**髂脛束摩擦症候群**為反覆伸縮膝蓋，使髂脛束與股骨外上髁互相摩擦後發炎的症狀，與O型腿或身體結構排列異常有關，好發於長跑等田徑選手。

GB 32 中瀆

部位：位於大腿外側的髂脛束後方，以及**膕窩橫紋**向上**7寸**處

與此經穴有關的解剖學各部位：

- **股外側皮神經**（L2）屬於腰神經叢，並分布於此處皮膚
- 股外側肌屬於股四頭肌之一，受股神經（L2～L4）所支配，可伸展髖股關節
- 股二頭肌短頭受脛神經肌支所支配，可屈曲髖股關節
- **外側旋股動脈的下行支**為股深動脈的分支
- 髂脛束為髂嵴延續至外踝的強健韌帶，可補強闊筋膜

大腿中央斷層圖

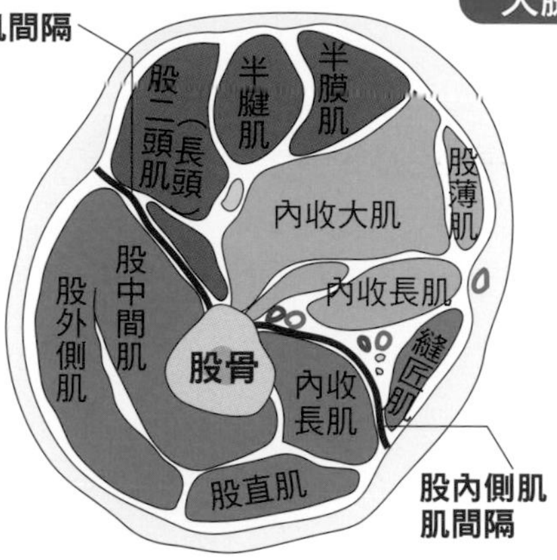

闊筋膜與髂脛束

闊筋膜包覆住大腿的所有肌肉，並於大腿外側形成特別肥厚的**髂脛束**，闊筋膜張肌與臀大肌皆附著於此。而闊筋膜內側與外側淺層至深層以及股骨間，則會形成**股內側、外側肌肌間隔**，並劃分出前方肌群與後方肌群。

GB 33 膝陽關

部位：位於膝蓋外側，也就是股二頭肌肌腱與髂脛束間的凹陷處，以及股骨外上髁後側上緣

與此經穴有關的解剖學各部位：

- **股外側皮神經**（L3）屬於腰神經叢，並分布於此處皮膚
- 腓腸肌外側頭受脛神經（S1～S2）所支配，可底屈足關節
- 股二頭肌受脛神經所支配，可屈曲髖股關節
- **膝上外側動、靜脈**源自膕動、靜脈
- 髂脛束為髂嵴延續至外踝的強健韌帶，可補強闊筋膜
- 股骨外上髁位於此穴位深處，也是腓腸肌外側頭與足底肌肉的起端

GB 34 陽陵泉

部位：位於小腿外側，也就是腓骨頭前側下方的凹陷處

與此經穴有關的解剖學各部位：

- **腓腸外側皮神經**（L5）為腓總神經的皮支，並分布於此處皮膚
- 腓骨長肌受腓總神經之腓淺神經（L4～S2）所支配，可外翻足關節
- **脛後動脈之腓骨回旋支**與膝下外側動脈相吻合

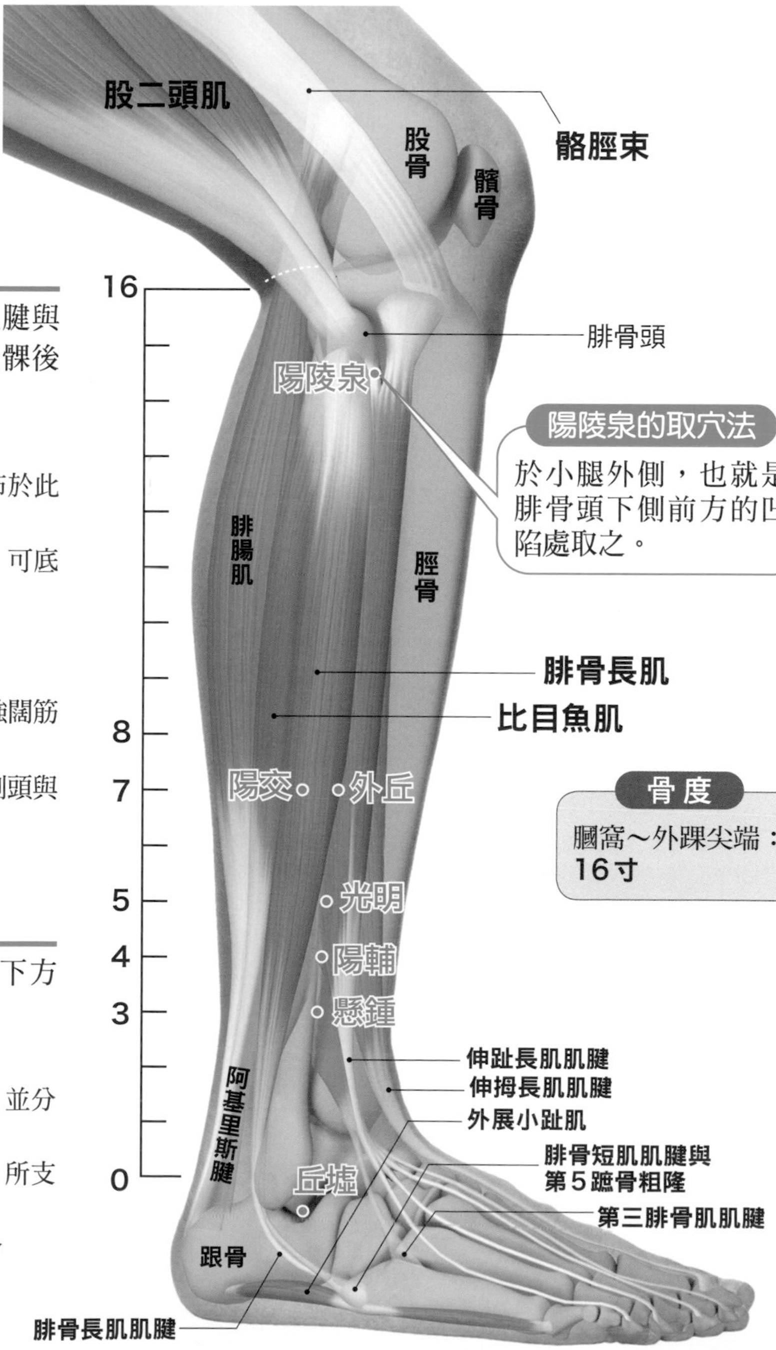

陽陵泉的取穴法

於小腿外側，也就是腓骨頭下側前方的凹陷處取之。

骨度

膕窩～外踝尖端：16寸

GB 35 陽交

部位：位於小腿外側，也就是腓骨後側，以及外踝尖端向上**7寸**處

與此經穴有關的解剖學各部位：
- **腓腸外側皮神經**（L5）為腓總神經的皮支，並分布於此處皮膚
- **小腿三頭肌**（腓腸肌、比目魚肌）受脛神經（S1～S2）所支配，可底屈足關節
- **屈拇長肌**受脛神經（L5～S1）所支配，可屈曲拇趾
- **腓骨長肌**受腓總神經之腓淺神經（L4～S2）所支配，可外翻足關節
- **脛前動脈**源自膕動脈

GB 36 外丘

部位：位於小腿外側，也就是腓骨前側，以及外踝尖端向上**7寸**處

與此經穴有關的解剖學各部位：
- **腓腸外側皮神經**（L5）為腓總神經的皮支，並分布於此處皮膚
- **腓骨長、短肌**皆受腓總神經之腓淺神經（L4～S1）所支配
- **伸趾長肌**受腓深神經所支配，可伸展第2～5趾
- **伸拇長肌**受脛神經（L5～S1）所支配，可伸展拇趾
- **脛前動脈**源自膕動脈

骨度

膕窩～外踝尖端：
16寸

＊外踝尖端至膕窩橫紋外側端的長度為16寸。

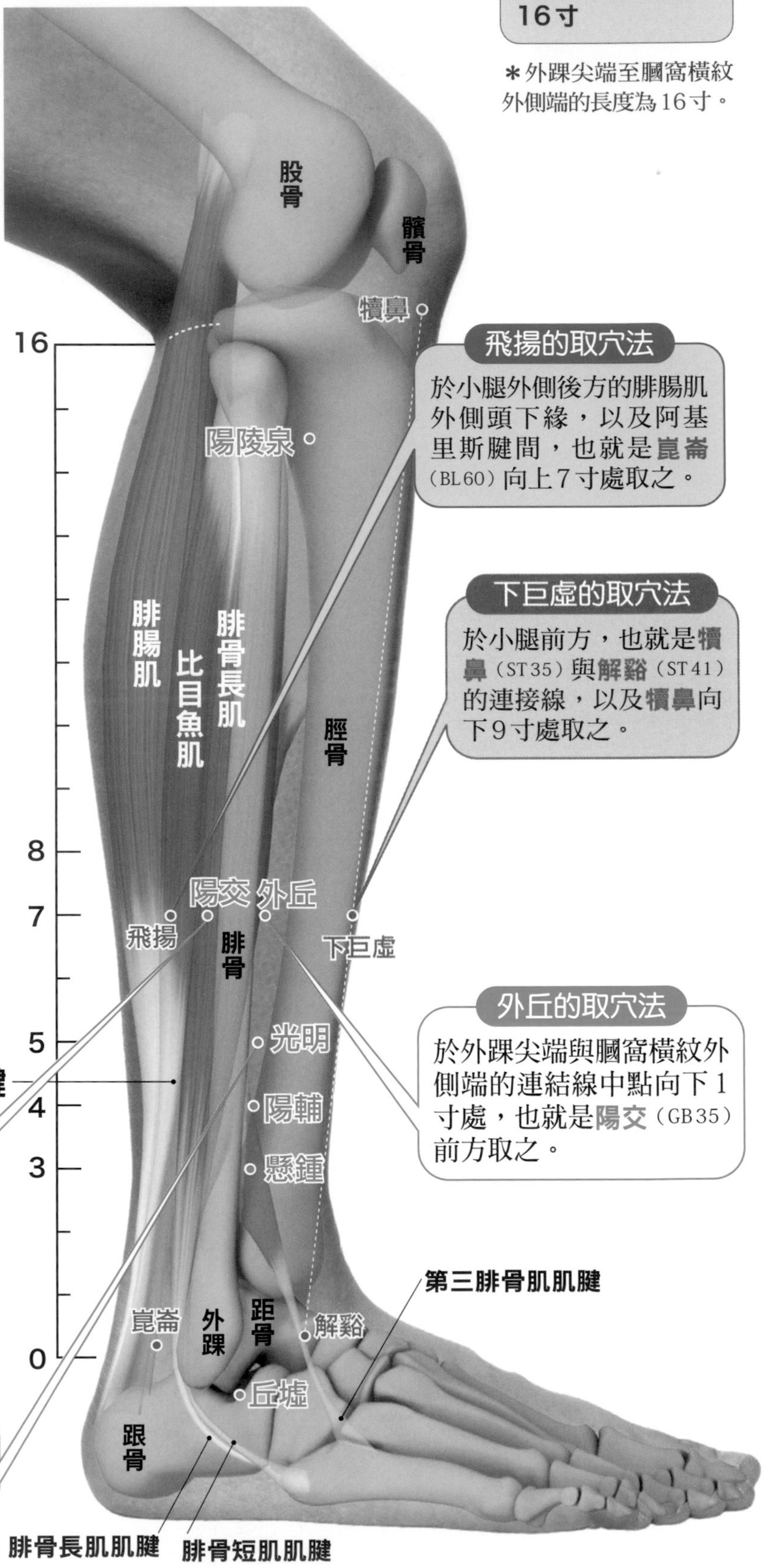

飛揚的取穴法

於小腿外側後方的腓腸肌外側頭下緣，以及阿基里斯腱間，也就是**崑崙**（BL60）向上7寸處取之。

下巨虛的取穴法

於小腿前方，也就是**犢鼻**（ST35）與**解谿**（ST41）的連接線，以及**犢鼻**向下9寸處取之。

外丘的取穴法

於外踝尖端與膕窩橫紋外側端的連結線中點向下1寸處，也就是**陽交**（GB35）前方取之。

陽交的取穴法

於外踝尖端與膕窩橫紋外側端的連結線中點向下1寸處，也就是**外丘**（GB36）後方取之。

光明的取穴法

於腓骨前方，以及外踝尖端向上5寸處取之。

位於腓骨遠側的骨骼隆起處稱為**外踝**，具有滑車的功能，可轉換足部的方向。而**腓骨長**、**短肌肌腱**則行走於外踝後側，可外翻足關節。若肌腱摩擦過於頻繁，易造成肌腱炎或肌腱脫臼。

GB 37 光明

部位：位於小腿外側，也就是腓骨前側，以及外踝尖端向上**5寸**處

與此經穴有關的解剖學各部位：

- **腓腸外側皮神經**（L5）為腓總神經的皮支，並分布於此處皮膚
- **腓骨長**、**短肌**皆受腓總神經之腓淺神經（L4～S1）所支配
- **伸趾長肌**受腓深神經所支配，可伸展第2～5趾
- 可伸展拇趾的**伸拇長肌**，以及可內轉、底屈足關節的**後脛肌**皆受脛神經（L5～S1）所支配
- 脛前動脈源自膕動脈

GB 38 陽輔

部位：位於小腿外側，也就是腓骨前側，以及外踝尖端向上**4寸**處

與此經穴有關的解剖學各部位：

- **腓腸外側皮神經**（L5）為腓總神經的皮支，並分布於此處皮膚
- **伸趾長肌**受腓深神經所支配，可伸展第2～5趾
- **伸拇長肌**受脛神經（L5～S1）所支配，可伸展拇趾
- 脛前動脈源自膕動脈

GB 39 懸鍾

部位：位於小腿外側，也就是腓骨前側，以及外踝尖端向上**3寸**處

與此經穴有關的解剖學各部位：

- **腓腸外側皮神經**（L5）為腓總神經的皮支，並分布於此處皮膚
- **伸趾長肌**受腓深神經所支配，可伸展第2～5趾
- 脛前動脈源自膕動脈
- 此穴位深處為**小腿骨間膜**

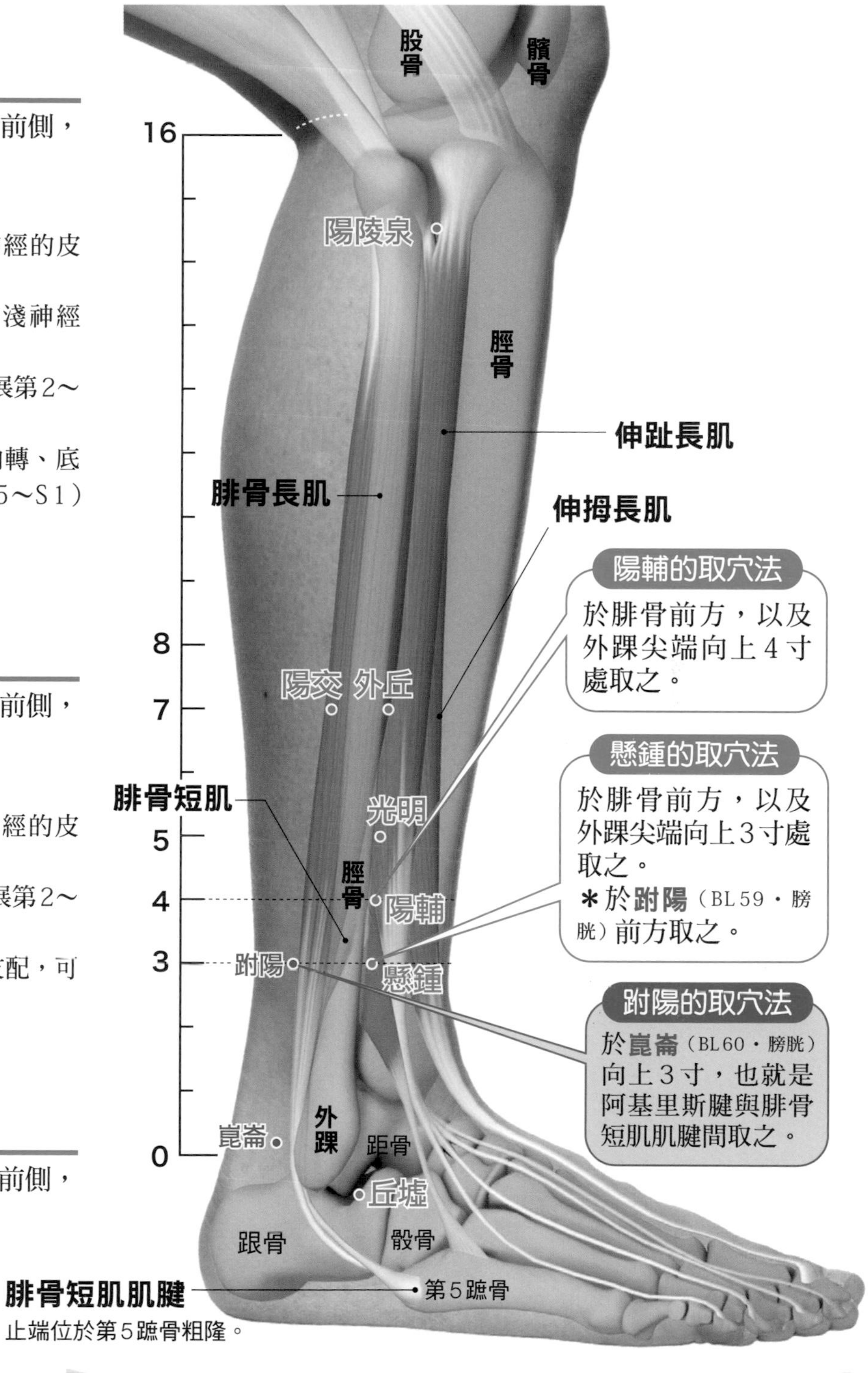

股骨
髕骨
16
8
7
5
4
3
0
陽陵泉
脛骨
伸趾長肌
腓骨長肌
伸拇長肌
陽交
外丘
腓骨短肌
光明
脛骨
陽輔
跗陽
懸鍾
崑崙
外踝
距骨
丘墟
跟骨
骰骨
第5蹠骨
腓骨短肌肌腱
止端位於第5蹠骨粗隆。

陽輔的取穴法

於腓骨前方，以及外踝尖端向上4寸處取之。

懸鍾的取穴法

於腓骨前方，以及外踝尖端向上3寸處取之。
＊於**跗陽**（BL59・膀胱）前方取之。

跗陽的取穴法

於**崑崙**（BL60・膀胱）向上3寸，也就是阿基里斯腱與腓骨短肌肌腱間取之。

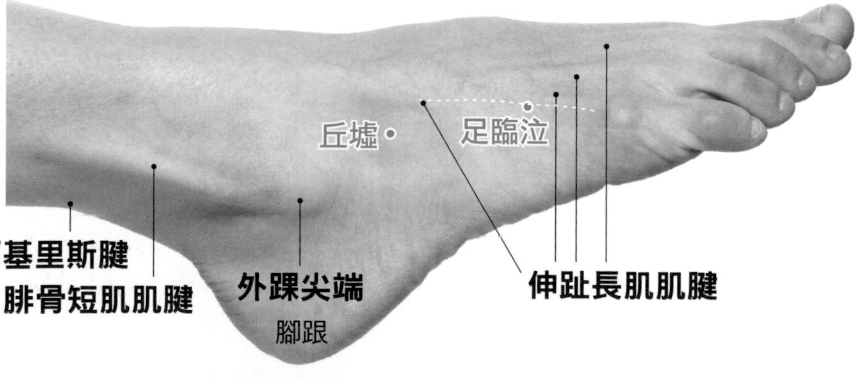

丘墟
足臨泣
阿基里斯腱
腓骨短肌肌腱
外踝尖端
腳跟
伸趾長肌肌腱

GB40 丘墟

部位：位於足關節外側前方，也就是伸趾長肌肌腱外側的凹陷處，以及外踝尖端前側下方

與此經穴有關的解剖學各部位：

- 屬於腓淺神經皮支的足背中間皮神經（L5）為腓總神經的皮支，並分布於此處皮膚
- 伸趾短肌受腓總神經之腓深神經（L4～S2）所支配，可伸展第2～4趾
- 外踝動脈網是由外踝前動脈所構成
- 伸肌下支持帶可維持小腿前側的伸肌肌腱位置

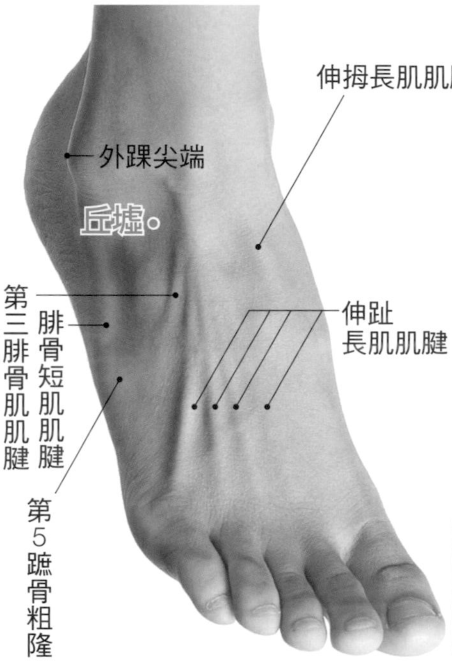

丘墟的取穴法

使勁伸展足部第2趾至第5趾時，便可清楚見到伸趾長肌肌腱，再於其外側凹陷處內取之。＊於外踝尖端的下側前方取之。

足臨泣的取穴法

於第4、第5蹠骨基部連接處遠側，以及第5趾的伸趾長肌肌腱外側凹陷處取之。

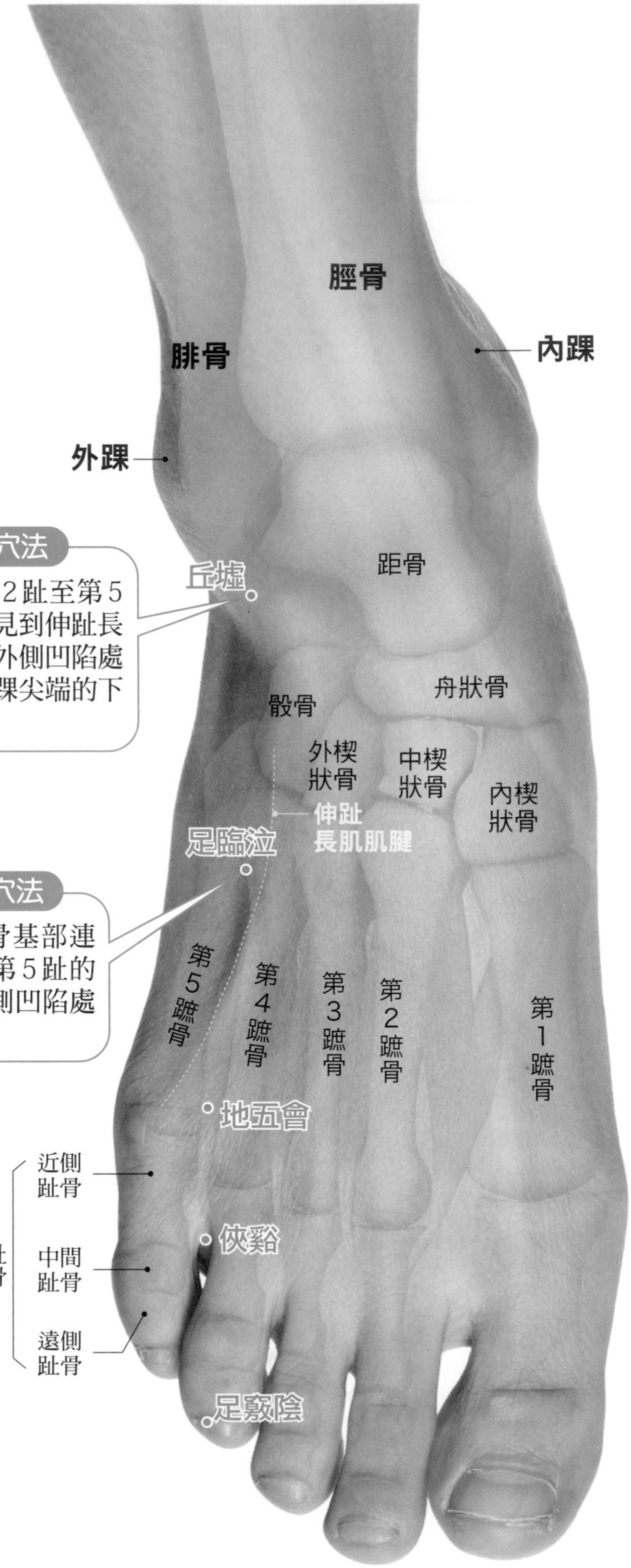

GB41 足臨泣

部位：位於足背之第4、第5蹠骨基部連接處遠側，以及第5趾的伸趾長肌肌腱外側凹陷處

與此經穴有關的解剖學各部位：

- 屬於腓淺神經皮支的足背中間皮神經（L5）為腓總神經的皮支，並分布於此處皮膚
- 第4背側骨間肌受脛神經之足底外側神經（L4～S3）所支配，可外轉第4趾
- 第3背側骨間肌受脛神經之足底外側神經（L4～S3）所支配，可內轉第3趾
- 第4背側蹠動、靜脈源自足背動脈與跗外側動脈所構成的弓動、靜脈
- 此穴位深處為第4、第5蹠骨基部

● **伸趾長肌**是由腓深神經所支配的肌肉，可伸展第2～5趾，並與足部的背屈或旋前等動作有關，亦可個別伸展第1趾。此外，第4、5腰椎的椎間盤突出為常見的椎間盤突出部位，易減弱伸趾長肌的肌力。嚴重時，腳尖無法於步行時提起，甚至無法跨過地面些微的差距，或無法穿上拖鞋。

GB 42 **地五會**

部位：位於足背之第4、第5蹠骨間，也就是第4蹠趾關節近側凹陷處

與此經穴有關的解剖學各部位：

- 屬於**腓淺神經皮支的足背中間皮神經**（L5）為腓總神經的皮支，並分布於此處皮膚
- 可伸展第2～5趾的**伸趾長肌〔肌腱〕**，以及可伸展第2～4趾的**伸趾短肌〔肌腱〕**皆受腓深神經（L4～S1）所支配
- **第4背側骨間肌**受脛神經之**足底外側神經**（L4～S3）所支配，可外轉第4趾
- **第3背側骨間肌**受脛神經之**足底外側神經**（L4～S3）所支配，可內轉第3趾
- **第4背側蹠動、靜脈**源自足背動脈與跗外側動脈所構成的弓動、靜脈
- 此穴位深處為第4、第5蹠骨頭

GB 43 **俠谿**

部位：位於足背之第4、第5趾間趾根連接處近側的赤白肉際

與此經穴有關的解剖學各部位：

- 屬於**腓淺神經皮支的足背中間皮神經**（L5）為腓總神經的皮支，並分布於此處皮膚
- 可伸展第2～5趾的**伸趾長肌〔肌腱〕**，以及可伸展第2～4趾的**伸趾短肌〔肌腱〕**皆受腓深神經（L4～S1）所支配
- **背側趾動、靜脈**源自弓動脈之第4背側蹠動脈
- 此穴位深處為第4、第5 近側趾骨

GB 44 **足竅陰**

部位：位於足部第4趾遠端趾骨外側的甲板下角近側向外**0.1寸**（指寸），也就是甲板外側緣垂直線與甲板底部水平線的交點

與此經穴有關的解剖學各部位：

- 屬於**腓淺神經皮支的足背中間皮神經**（S1）為腓總神經的皮支，並分布於此處皮膚
- **背側趾動、靜脈**源自弓動脈之第4背側蹠動脈
- 第4趾的甲板下角

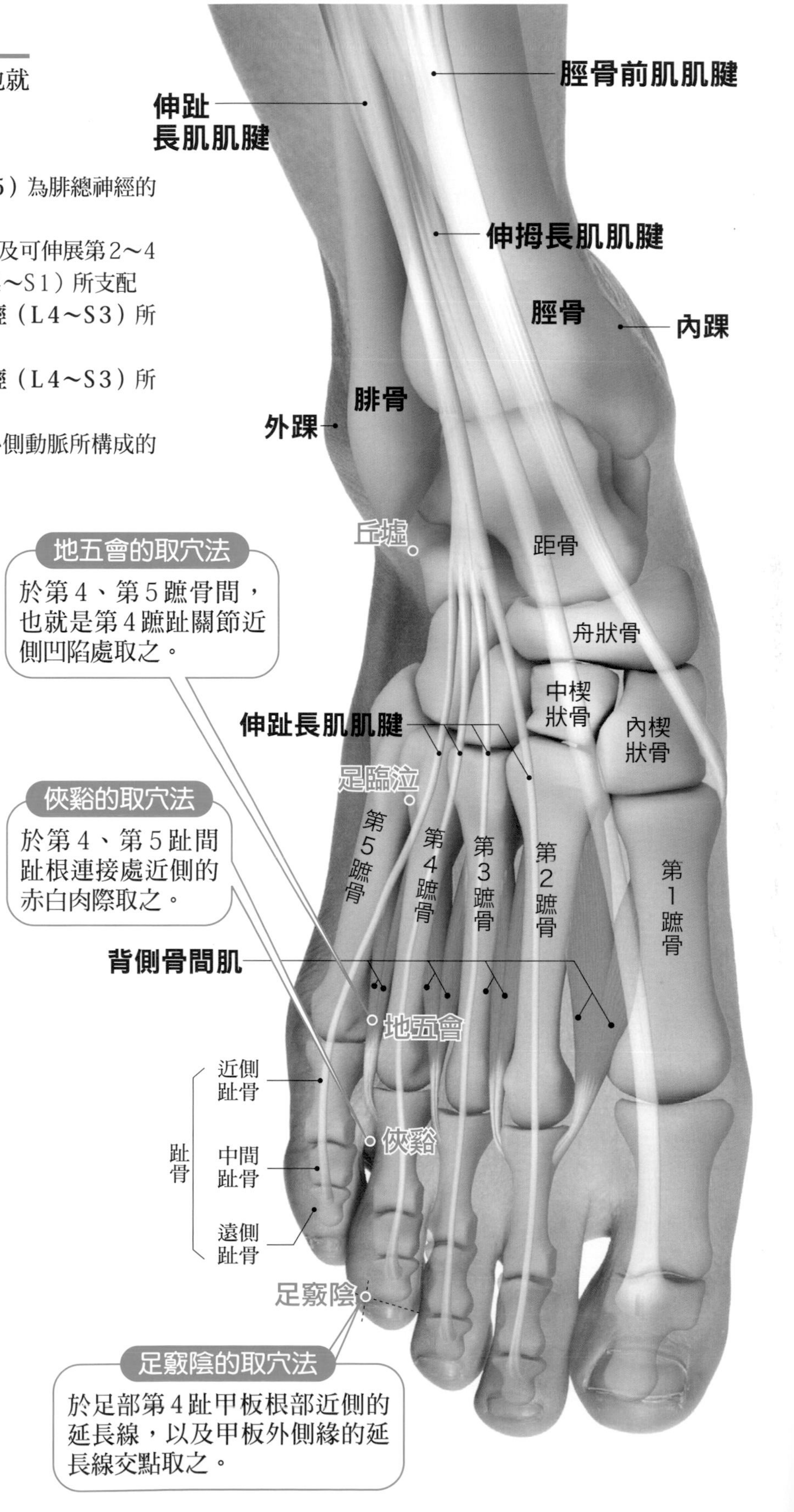

脛骨前肌肌腱
伸趾長肌肌腱
伸拇長肌肌腱
脛骨
內踝
腓骨
外踝
丘墟
距骨
地五會的取穴法
於第4、第5蹠骨間，也就是第4蹠趾關節近側凹陷處取之。
舟狀骨
中楔狀骨
內楔狀骨
伸趾長肌肌腱
足臨泣
第5蹠骨
第4蹠骨
第3蹠骨
第2蹠骨
第1蹠骨
俠谿的取穴法
於第4、第5趾間趾根連接處近側的赤白肉際取之。
背側骨間肌
地五會
近側趾骨
中間趾骨
遠側趾骨
趾骨
俠谿
足竅陰
足竅陰的取穴法
於足部第4趾甲板根部近側的延長線，以及甲板外側緣的延長線交點取之。

NOTE

Chapter 12

足厥陰肝經

LR（Liver Meridian）

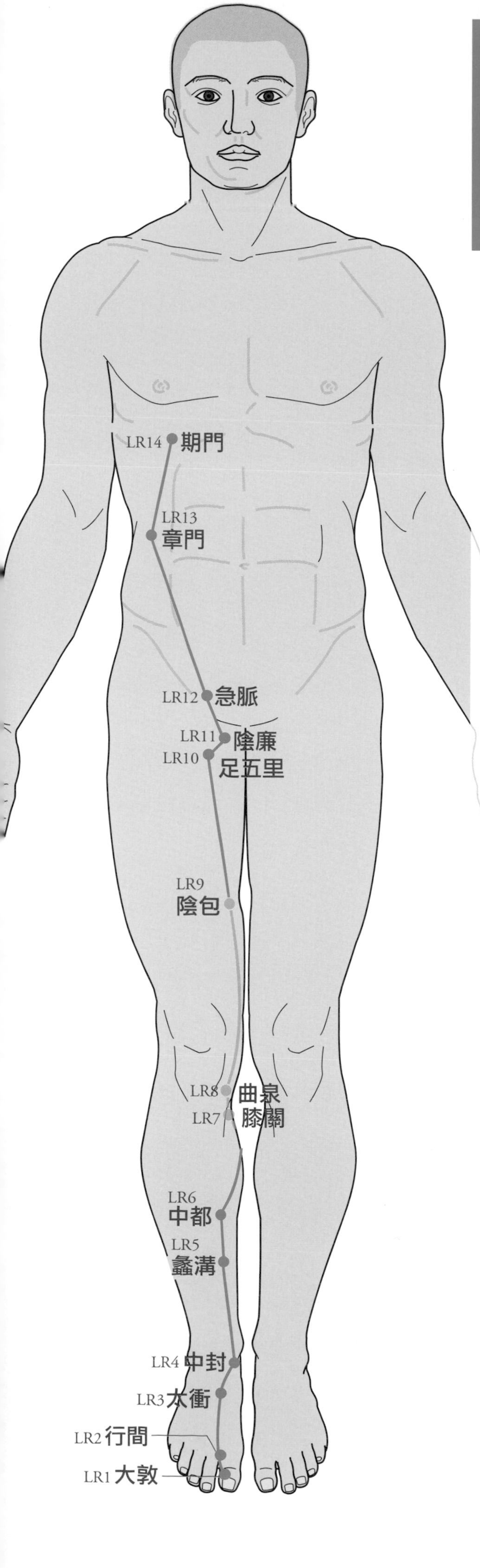

肝為思維（深思熟慮）之中樞

肝為**「將軍之官」**，可防禦外敵（病邪），並掌管一切的思慮、計謀。也就是說，肝為所有思維活動的中心，人也因肝而得以思考、思索。

肝主掌疏泄（調節氣機）

肝可擴散並移動氣（**疏泄**）。氣可上下流動於體內，並出入各個組織。肝則負責調節氣的流動（**氣機**）。

肝主掌藏血

肝可儲存血液，並調解體內血量（**藏血**）。不過，若肝引發過度怒氣時，便無法正常運作。

病證

是動病：因腰痛而無法俯仰；男性疝氣（睪丸腫脹、疼痛）、女性下腹部腫脹、腰部疼痛；病情嚴重時臉色則會發黑、灰暗。

所生病：胸滿（胸部堵塞感）、嘔吐、排出未消化便、遺尿（無意識漏尿）、尿閉（小便不通）

LR 足厥陰肝經 ①足部、小腿

LR1 **大敦**

別名：**水泉**
要穴：肝經之井木穴
穴性：泄熱解痙、理氣調血、通經活絡

LR2 **行間**

要穴：肝經之滎（榮）火穴
穴性：瀉肝火、疏氣滯、清熱鎮驚

LR3 **太衝**

要穴：肝之原穴、肝經之俞土穴
穴性：平肝鎮惊、瀉熱理血、清頭目、理下焦、疏肝理氣

LR4 **中封**

別名：**懸泉**
要穴：肝經之經金穴
穴性：清肝膽、理下焦

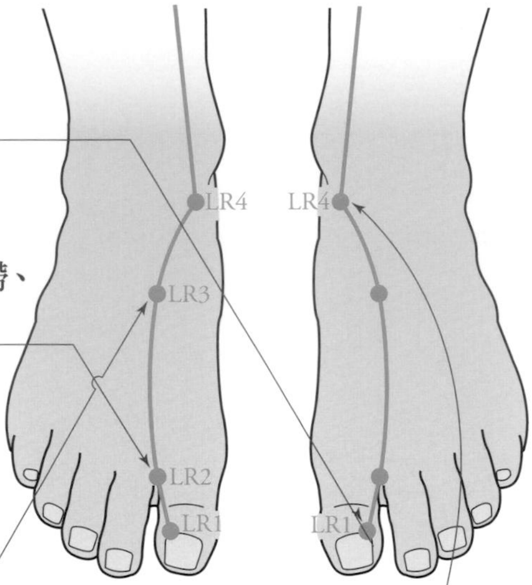

穴性解說

瀉肝火…去除肝火。
鎮驚…緩和戰戰兢兢、易受驚等不安感。
平肝…調整肝機能。
鎮惊（驚）…改善精神不安或意識障礙（意識渾沌不清的狀態）。「惊」為「驚」的簡體字，帶有頭腦模糊不清的意思。
理血…改善氣的流動，或指將氣恢復正常機能的治療方式。
理下焦…改善下焦的功能。
清濕熱…冷卻濕熱之意。

LR5 **蠡溝**

別名：**交儀**
要穴：肝經之絡穴
穴性：疏肝理氣、調經活絡

LR6 **中都**

要穴：肝經之郄穴
穴性：調經血、理下焦

LR7 **膝關**

穴性：散風濕、利關節

LR8 **曲泉**

要穴：肝經之合水穴
穴性：清濕熱、理下焦、舒筋活絡

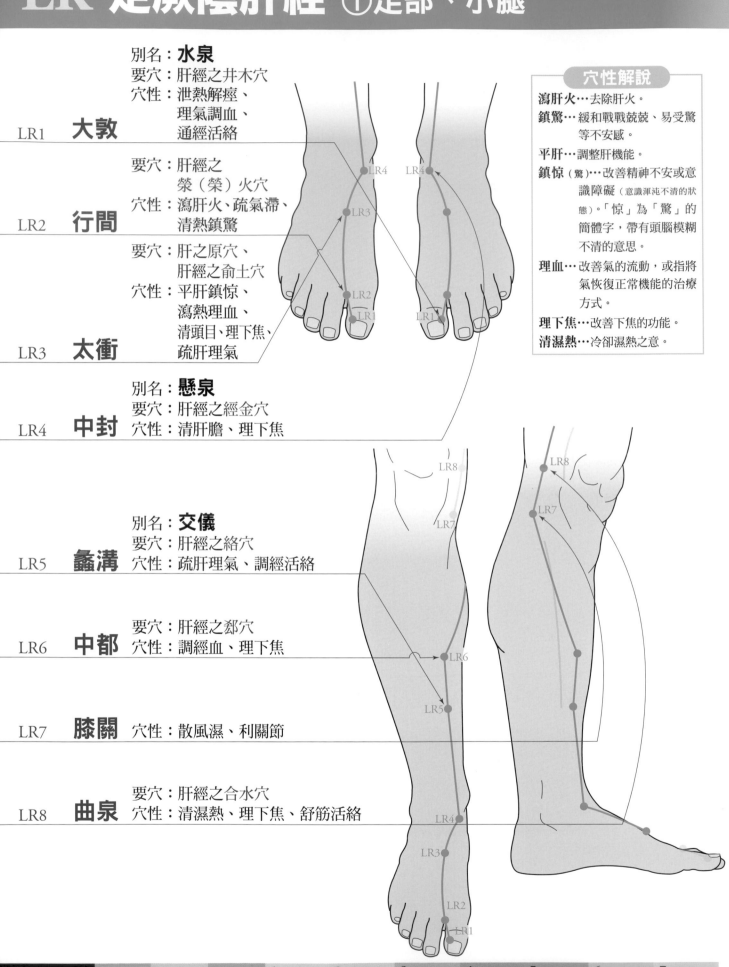

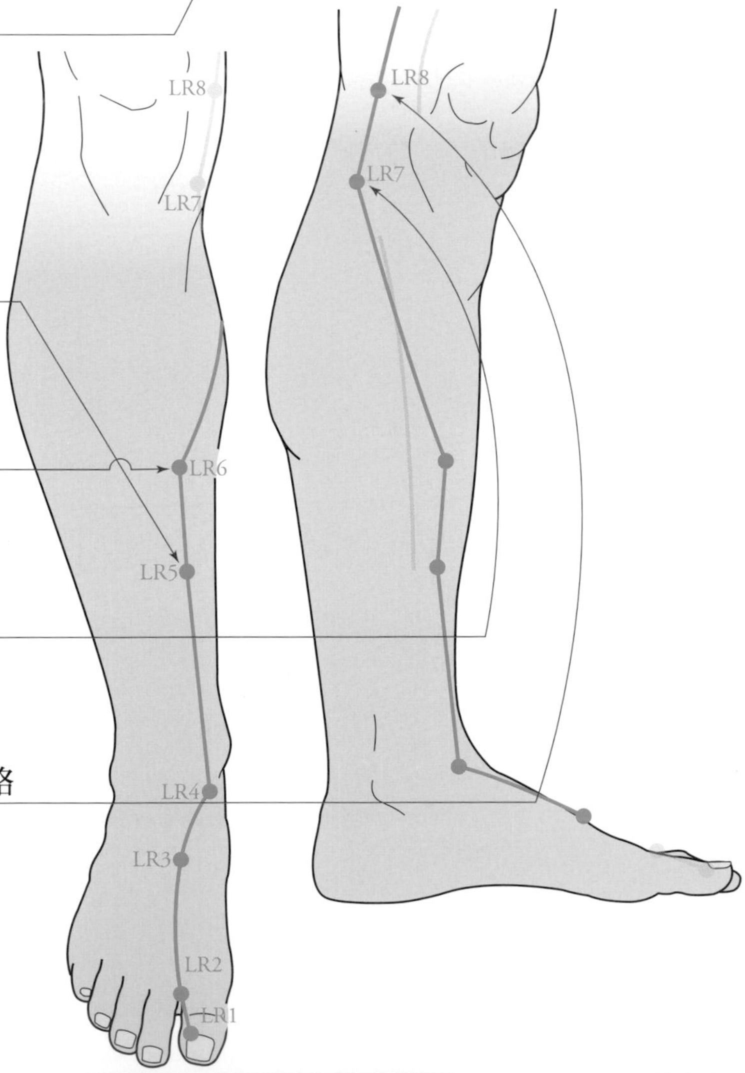

足厥陰肝經承接足少陽膽經的脈氣，起自足部第1趾外側端（**大敦**），行經足背（**行間、太衝**），至內踝前方（**中封**），再上至小腿內側前方（**蠡溝、中都**）。接著，於內踝向上8寸處與足太陰脾經交會，再行至膕窩內側（**膝關、曲泉**）。

- 大敦的敦為「厚」之意。而大敦便代表巨大、厚實的足部第一趾[拇趾]。
- 行間為位於足部（人可透過足部「行走」）第一趾（拇趾）與第二趾（食趾）間的經穴。
- 太衝的衝常用來形容可直接自皮膚觸得的動脈搏動處（→p.59）。此外，古中國人將足背動脈稱為「太動脈」，因此太衝便代表位於足背動脈搏動處的經穴。
- 中封的中為「精神」之意，封則有「收藏」之意，故代表「收藏精神，並與情動有關」的經穴。此外，封亦有以土堆劃分的「領土交界」之意，因此中封也可代表其位於**伸拇長肌肌腱與脛骨前肌肌腱間**的「交界處」，或是足根與小腿的交界處。
- 蠡溝的名稱源由眾說紛紜，如取蠡的「蛀蝕木頭的蟲子」之意，將脛骨比喻為木頭，而蠡溝則位於脛骨與**脛骨後肌**等小腿屈肌間，如被蟲子蛀過的小溝渠。此外，也代表可治療陰部搔癢感（如蟲子爬過般的搔癢感）的經穴。另有一說則認為蠡具有「水瓢、葫蘆」之意，並將「葫蘆」（或貝製的勺子）譬喻為**腓腸肌**與**脛骨後肌**的肌腹，故有此名稱。
- 中都為位於小腿內側中央，可「聚集」氣血處的經穴。
- 膝關為接近膝蓋關節的經穴。
- 曲泉位於膝蓋屈曲時，膝蓋內側的凹陷處。此外，也可代表氣血於此如泉水般聚集之意。

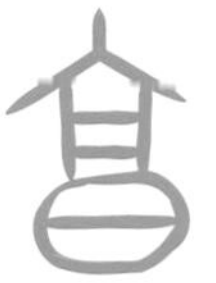
亯的金文

亯為建築物沉重的地基或城牆。

敦

敦為「厚實、厚重、沉重且安定」等意。此外，位於中國西域的「敦煌」則是藉由絲路促進東西貿易，「相當繁榮」的都市（煌為「輝煌、繁榮」之意）。

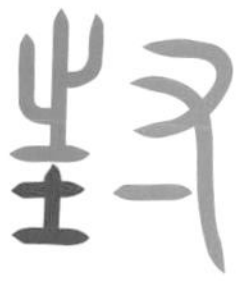
封的篆字

的部分（丰）代表草呈圓錐形的尖端，而寸則代表手。

封

封為「將土堆疊成圓錐形」之意，並引申出「閉合三角形（圓錐形）頂點處」（或透過土堆封閉領土）的意思。之後，更轉變為「閉鎖、隱藏」的意思（如密封、封筒等）。

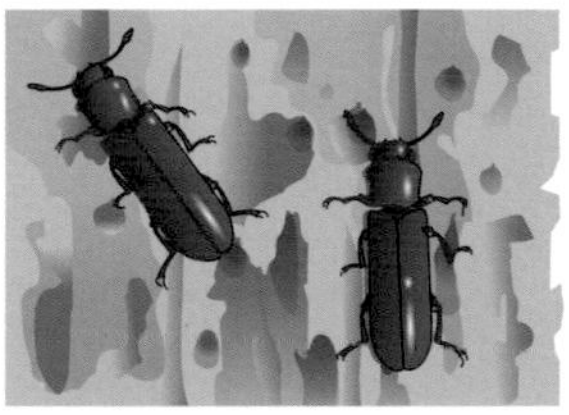

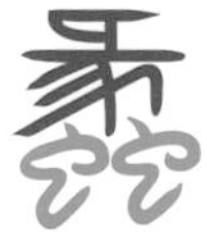
篆字 蠡

彖為頭部巨大的豬隻（口部突出的豬），或是腹部垂下的豬隻。

蠡為蛀蝕木頭的蟲子，或是淡水小螺。此外，經蟲子蛀蝕過的樹木會產生空洞，故蠡又引申出中空的「葫蘆」等意。

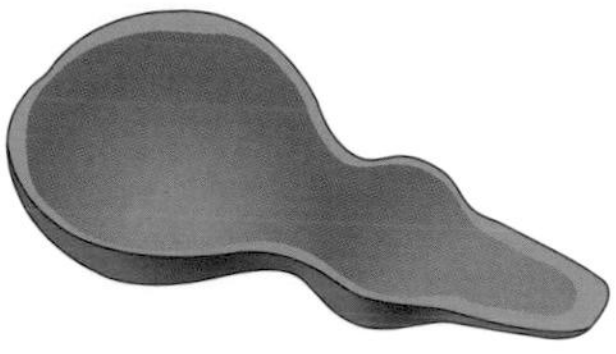
瓢指的是割開葫蘆所製成的器具、勺子。

Liver Meridian

LR 足厥陰肝經 ②小腿、軀幹

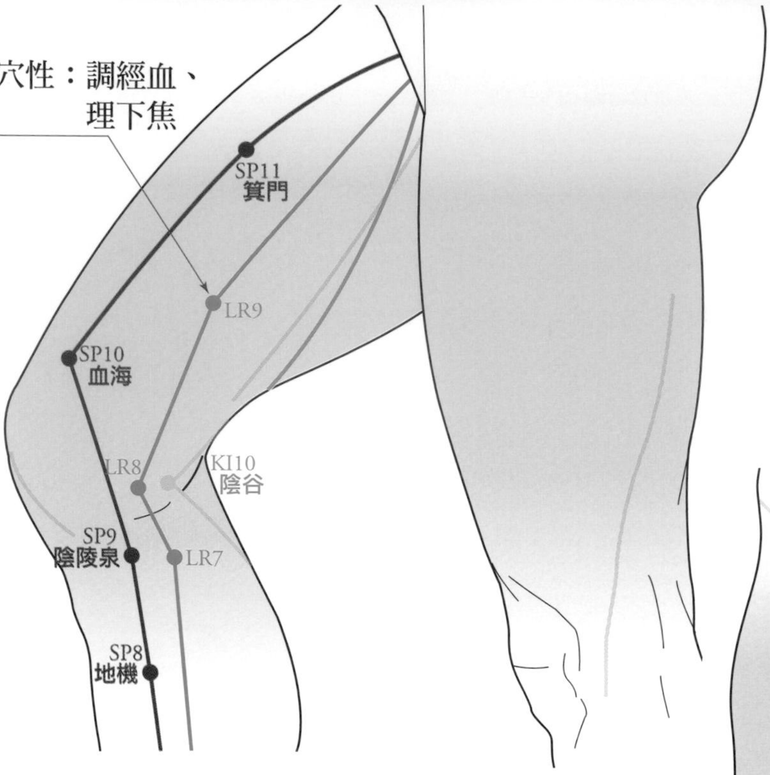

穴性解說

理下焦… 改善下焦的機能。

清濕熱… 冷卻濕熱之意。

利下焦… 改善下焦機能以及水分的流動。

健脾… 改善脾的機能（運化、昇清、統血）。

活血化瘀… 消除血流滯礙，改善血流。

LR9 **陰包** 穴性：調經血、理下焦

LR10 **足五里**
別名：**五里**
穴性：清濕熱、利下焦

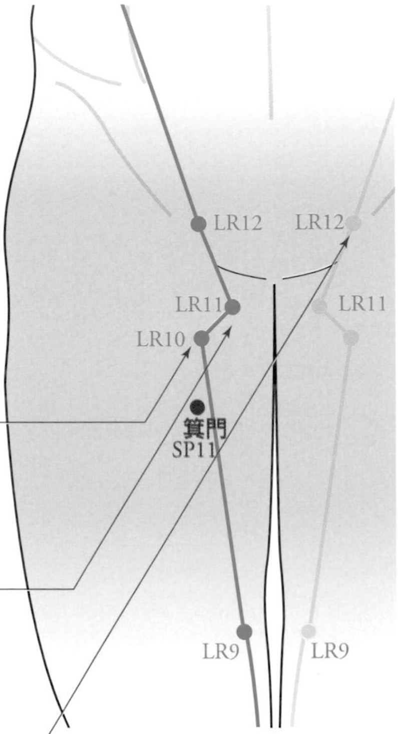

LR11 **陰廉** 穴性：調經血、理下焦

LR12 **急脈** 穴性：疏肝理氣、止痛

LR13 **章門**
別名：**長平、脾募**
要穴：脾之募穴、八會穴之臟會
穴性：疏肝健脾、活血利濕、活血化瘀

LR14 **期門**
要穴：肝之募穴
穴性：疏肝調脾、理氣活血、活血化瘀

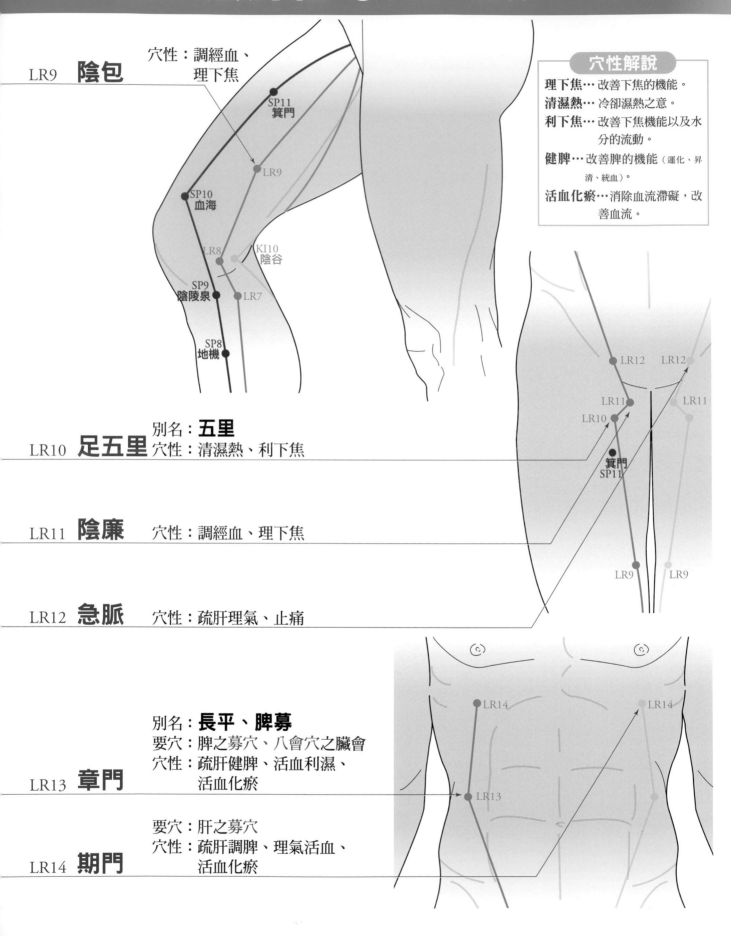

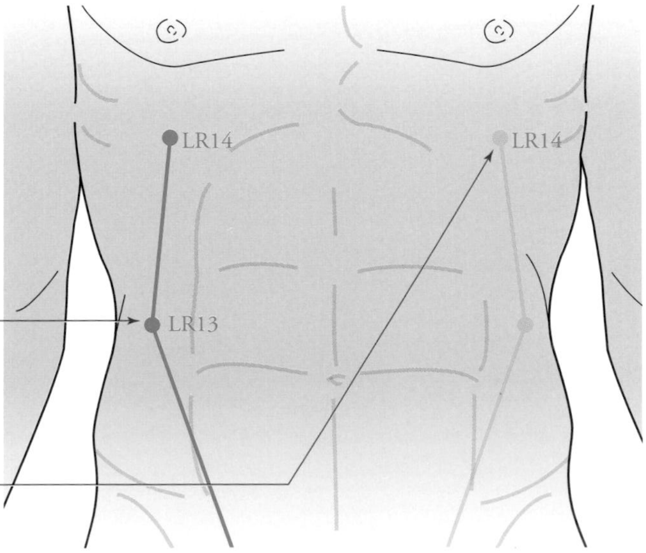

足厥陰肝經自曲泉沿著大腿內側上行（**陰包、足五里、陰廉**），於鼠蹊部（**急脈**）進入陰毛內側，再繞過生殖器行經下腹、側腹（**章門、期門**）。接著再繞過胃，回歸至肝，並連接至膽。之後，又貫穿橫隔膜延伸至季肋，再沿著食道、氣管、咽喉、眼部（眼球、視神經），出於額頭後，於頭頂（百會［督・GV 20］）與督脈相交。至於自眼部所分出的支脈，則沿著臉頰內側下行，抵達唇部內側；而自肝分出的支脈則再貫穿橫隔膜，並通過肺後，行至中焦（肺・LU 1），最後連接手太陰肺經。

- **陰包**為位於**陰**部受**包**覆處的經穴，另有一說則認為陰包位於大腿**陰**側，也就是內側，並受足太陰脾經與足少陰腎經所**包**圍。此外，**包**代表「包覆胎兒的子宮」之意（→p.103），並代表脈氣可通子宮的經穴。
- **足五里**位於箕門（p.56）上方約五寸（＝里）處，並與**手五里**互相對應。
- **陰廉**為位於**陰**部「一旁」的經穴。此外，也代表其位於大腿**陰**側，也就是內側之**內收長肌肌腱**外緣。
- **急脈**位於可明確觸得股動**脈**的搏動處。
- **章門**的**章**為「區域、段落、尚未明確處」的意思。另有一說，則指十二經脈的流注於此接近終點之意。
- **期門**為肝經最後的經穴。其中**期**為「週期」之意，代表十二經脈的流注始於肺經脈的中府，並終於肝經脈之期門。

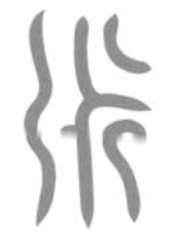

脈的篆字

脈代表河川分出支流的樣貌。

脈

脈字以河川流動比喻為血流的樣貌，而分派的派原先也代表水分流的樣子。若將縱走於人體內的12條「經脈」視為主流，則源自於經脈，並橫向行走於人體的15條分流便稱為「絡脈」。

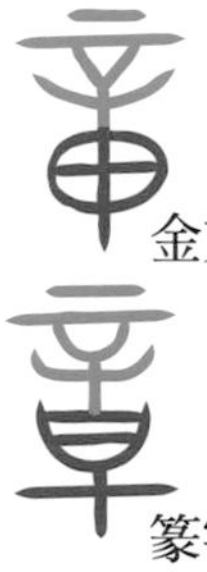

金文

章於金文中的下半部為㊉字。

篆字

章的篆字由「音」與「＋」所組成。

章

章字的上方源自「辛」字，代表尖銳的刀刃（並引申出如刀刃刺入般的疼痛、如刺入舌頭般的辛辣感等意義）。章的金文可明顯看出其代表尖銳刀刃之意，而篆字則由「音」與「＋」所構成，代表曲子的一個段落（如樂章），或是文字的一個段落（如文章、第1章）等意思。

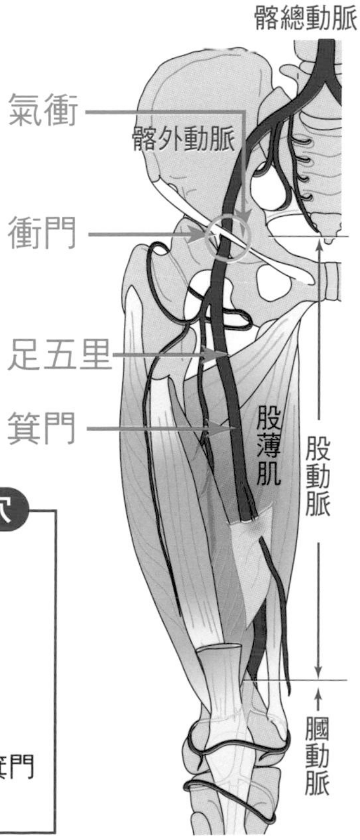

位於動脈搏動處的主要經穴

- 淺顳動脈 和髎
- 顏面動脈 大迎
- 總頸動脈 人迎
- 腋動脈 極泉
- 橈動脈 經渠、太淵
- 股動脈 衝門、足五里、氣衝、箕門
- 足背動脈 衝陽、太衝

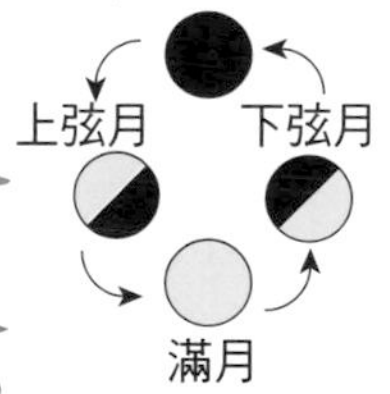

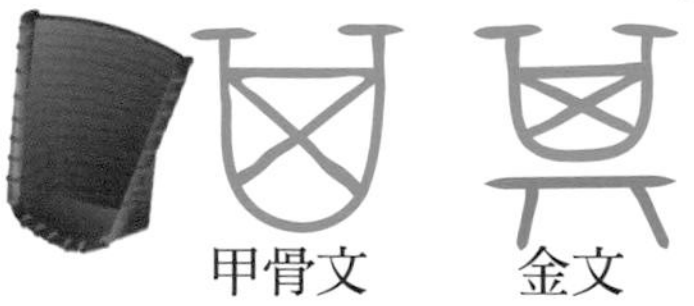

甲骨文

其為用於脫殼的器具「箕」之象形字。

金文

其的金文多了下方的基座。

期

其原先指的是四角形的農具「箕」（p.57「箕門」、p.167「中渚」），並引申出「四方形、確實」等意思。**箕**是由竹子所編成的農具，因此為竹部。而**期**則代表月亮確實不斷重複「新月（朔）→上弦月→滿月→下弦月」的陰晴圓缺狀態。此外，**旗**指的是掛於旗杆上的四方形軍旗；**棋**則代表四方形的棋盤。

取穴法① 大敦、行間、太衝、中封

LR1 大敦

部位：位於足部第1趾的遠側趾骨外側之甲板下角近側向外**0.1寸**（指寸）處，也就是甲板外側垂直線與甲板底部水平線的交點

與此經穴有關的解剖學各部位：

- **背側趾神經**〔S1〕屬於腓總神經之腓深神經皮支，並分布於拇趾外側皮膚
- **背側趾動**、**靜脈**源自弓動脈之第1背側蹠動脈
- 此穴位深處為第1趾之遠側趾骨基部

LR2 行間

部位：位於足背之第1、第2趾間的趾根連接處近側，也就是赤白肉際處

與此經穴有關的解剖學各部位：

- **背側趾神經**〔S1〕屬於腓總神經之腓深神經皮支，並分布於拇趾外側皮膚
- **背側趾動**、**靜脈**源自弓動脈之第1背側蹠動脈
- 下針時會通過第1、第2趾的近側趾骨間

LR3 太衝

部位：位於足背之第1、第2蹠骨間，也就是蹠骨基部連接處遠側的凹陷處，並能觸得足背動脈搏動處

與此經穴有關的解剖學各部位：

- **背側趾神經**〔S1〕屬於腓總神經之腓深神經皮支，並分布於拇趾外側皮膚
- 伸拇長、短肌受腓深神經（L4～S1）所支配，可伸展第1趾
- 伸趾長肌〔肌腱〕受腓深神經（L4～S1）所支配，可伸展第2～5趾
- 第1背側骨間肌受脛神經之外側足底神經（L4～S3）所支配，可外轉第1趾
- 足背動、靜脈源自前脛動、靜脈，可直接觸得

中封的取穴法

於商丘（SP5・脾）與解谿（ST41・胃）的中央處取之。

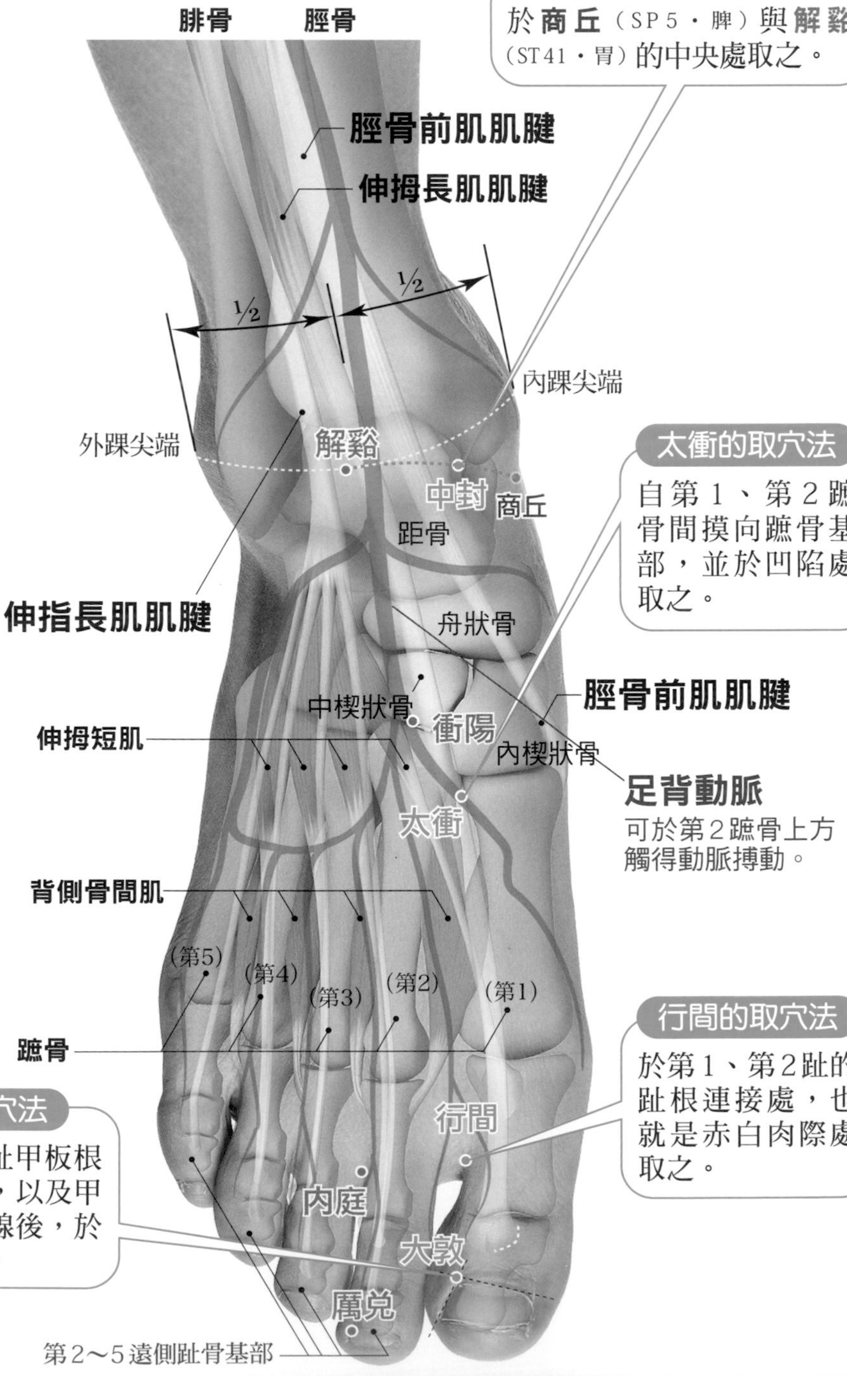
腓骨
脛骨
脛骨前肌肌腱
伸拇長肌肌腱
½
½
內踝尖端
外踝尖端
解谿
中封
商丘
距骨
伸指長肌肌腱
舟狀骨
中楔狀骨
衝陽
脛骨前肌肌腱
伸拇短肌
內楔狀骨
足背動脈
可於第2蹠骨上方觸得動脈搏動。
太衝
背側骨間肌
(第5)
(第4)
(第3)
(第2)
(第1)
蹠骨
行間
內庭
大敦
厲兌
第2～5遠側趾骨基部

太衝的取穴法

自第1、第2蹠骨間摸向蹠骨基部，並於凹陷處取之。

行間的取穴法

於第1、第2趾的趾根連接處，也就是赤白肉際處取之。

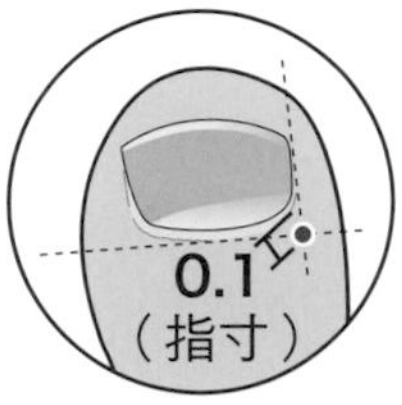
0.1
(指寸)

大敦的取穴法

找出足部第1趾甲板根部近側延長線，以及甲板外側的延長線後，於其交點處取之。

- 診察小腿動脈病變時，必須觸診**足背動脈**，並確認皮膚的溫度。其中足背動脈可於太衝（伸拇長肌外側）之穴位觸得，且左右兩側的足背動脈皆須進行觸診以便比較。此外，足部浮腫時則較難觸得足背動脈。

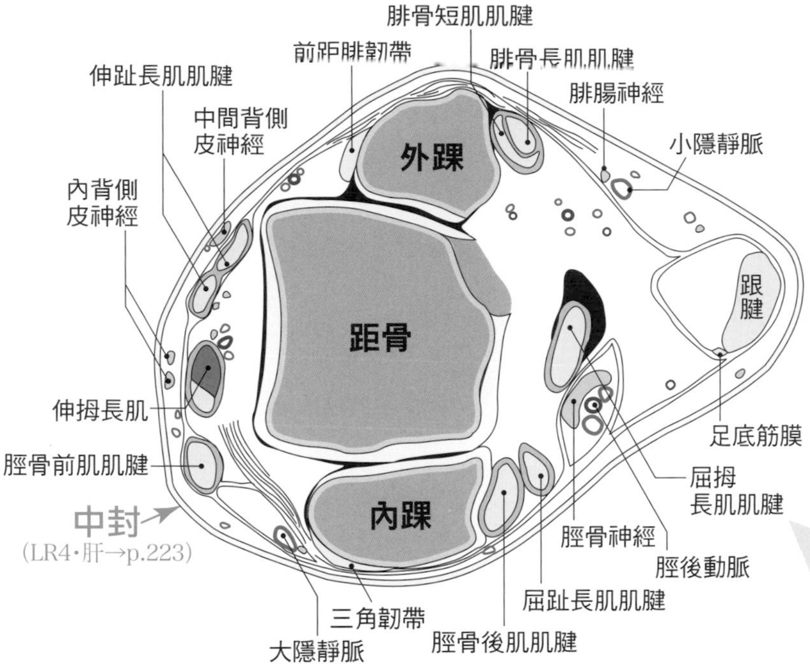

中封之穴位斷層圖

LR4 中封

部位：位於足關節側前方，也就是脛骨前肌肌腱內側凹陷處，以及內踝尖端前方

與此經穴有關的解剖學各部位：

- 隱神經（L2～L4）的**小腿內側皮支**為股神經的皮支，並分布於此處皮膚
- 脛骨前肌（肌腱）受腓總神經之腓深神經（L4～S1）肌支所支配
- **內踝前動**、靜脈源自脛前動、靜脈
- 此穴位深處為脛骨內踝與距骨

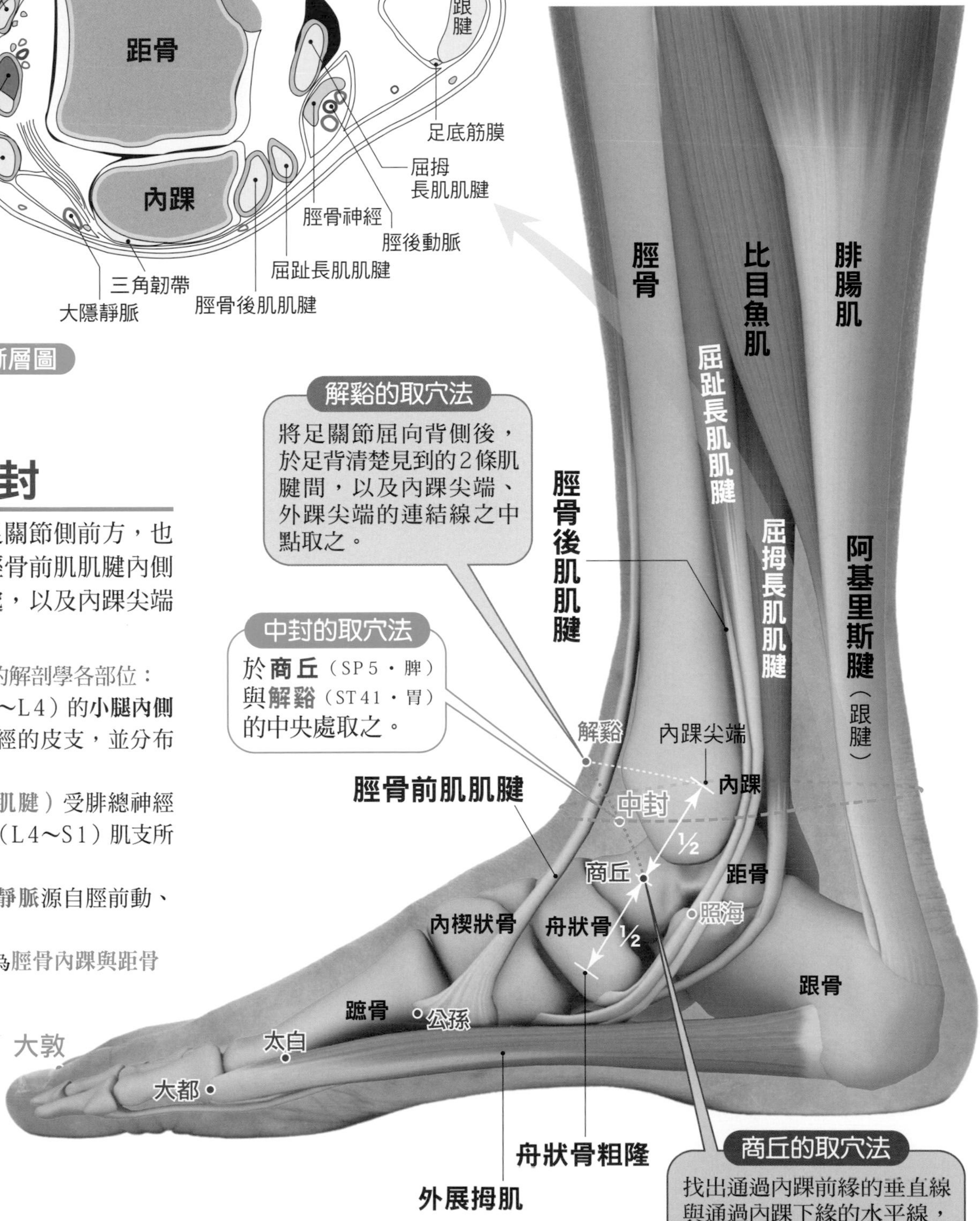

解谿的取穴法

將足關節屈向背側後，於足背清楚見到的2條肌腱間，以及內踝尖端、外踝尖端的連結線之中點取之。

中封的取穴法

於**商丘**（SP5・脾）與**解谿**（ST41・胃）的中央處取之。

商丘的取穴法

找出通過內踝前緣的垂直線與通過內踝下緣的水平線，並於其交點取之。

取穴法②
蠡溝、中都、膝關、曲泉

LR5 蠡溝

部位：位於小腿內側前方，也就是脛骨內側中央與內踝尖端向上**5寸**處

與此經穴有關的解剖學各部位：

- **隱神經**（L2～L4）的**小腿內側皮支**為股神經的皮支，並分布於此處皮膚
- 屈趾長肌可屈曲第2～5趾，脛骨後肌則可內轉、底屈足關節，兩者皆受脛神經（L5～S1）所支配
- **脛前動脈**
- **大隱靜脈**自隱靜脈裂孔流入股靜脈
- 此穴位深處為脛骨內側面

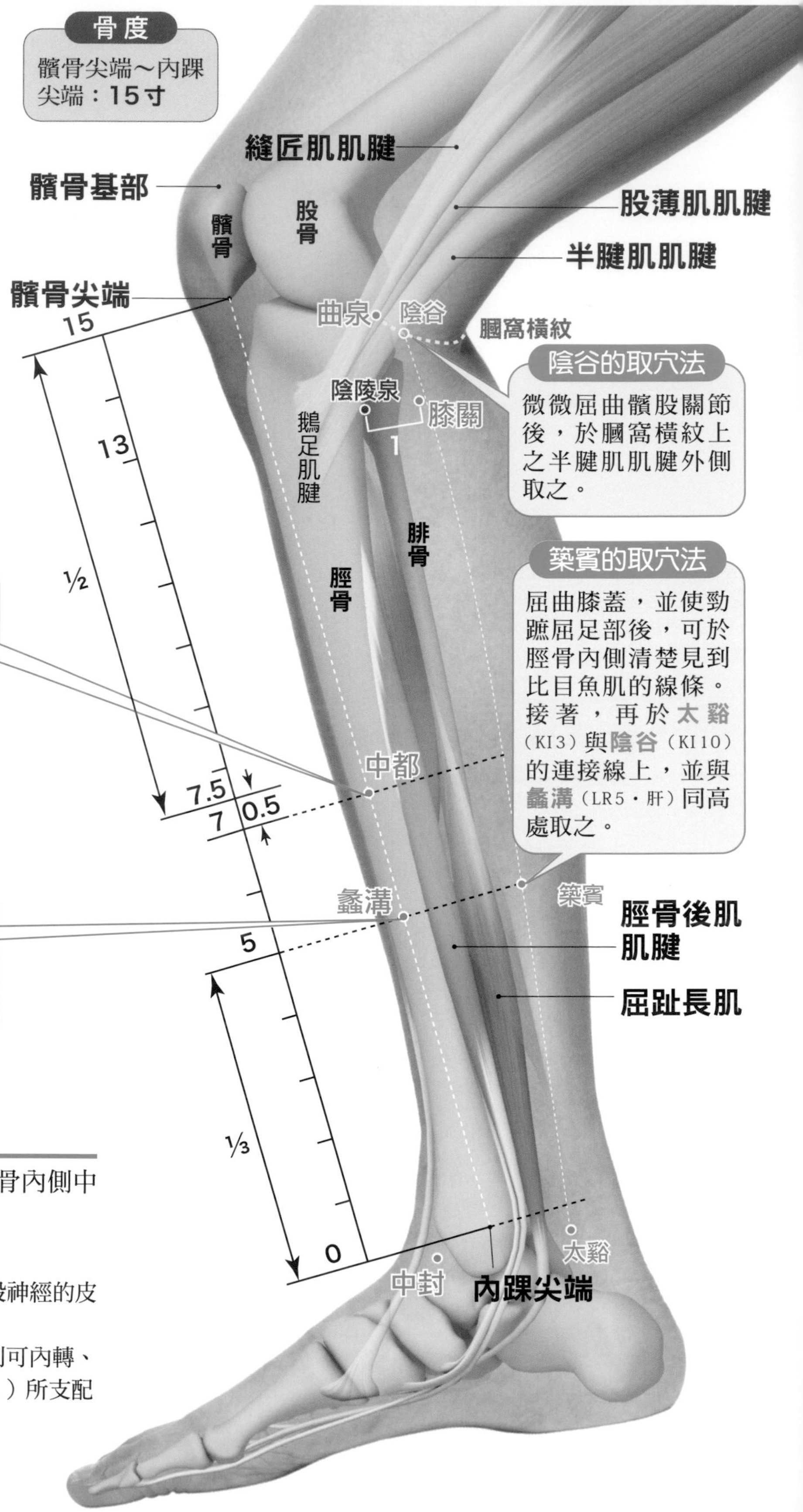
骨度
髕骨尖端～內踝尖端：15寸
縫匠肌肌腱
髕骨基部
髕骨
股骨
股薄肌肌腱
半腱肌肌腱
髕骨尖端
曲泉
陰谷
膕窩橫紋
陰谷的取穴法
微微屈曲髖股關節後，於膕窩橫紋上之半腱肌肌腱外側取之。
陰陵泉
膝關
鵝足肌腱
1
15
13
½
7.5
7
0.5
5
⅓
0
腓骨
脛骨
築賓的取穴法
屈曲膝蓋，並使勁蹠屈足部後，可於脛骨內側清楚見到比目魚肌的線條。接著，再於太谿（KI3）與陰谷（KI10）的連接線上，並與蠡溝（LR5・肝）同高處取之。
中都的取穴法
於脛骨內側中央，以及髕骨尖端與內踝尖端連接線之中點向下0.5寸取之。
中都
蠡溝的取穴法
找出髕骨尖端與內踝尖端的連接線，並於脛骨內側中央距離內踝尖端3分之1處，並與築賓（KI9・腎）同高處取之。
蠡溝
築賓
脛骨後肌肌腱
屈趾長肌
太谿
中封
內踝尖端

LR6 中都

部位：位於小腿內側前方，也就是脛骨內側中央與內踝尖端向上**7寸**處

與此經穴有關的解剖學各部位：

- 隱神經（L2～L4）的**小腿內側皮支**為股神經的皮支，並分布於此處皮膚
- 屈趾長肌可屈曲第2～5趾，脛骨後肌則可內轉、底屈足關節，兩者皆受脛神經（L5～S1）所支配
- **膝降動**、**靜脈**為股動、靜脈的分支
- **大隱靜脈**自隱靜脈裂孔流入股靜脈
- 此穴位深處為脛骨後方

● **股薄肌**起於恥骨聯合外側，為髖關節內收肌群中唯一的雙關節肌，位於大腿最內側，並與**縫匠肌肌腱**、**半腱肌肌腱**一同附著於脛骨粗隆內側，形成**鵝足肌腱**。此外，股薄肌在拉丁語中為gracilis，為「細長」之意，而非「薄」的意思。

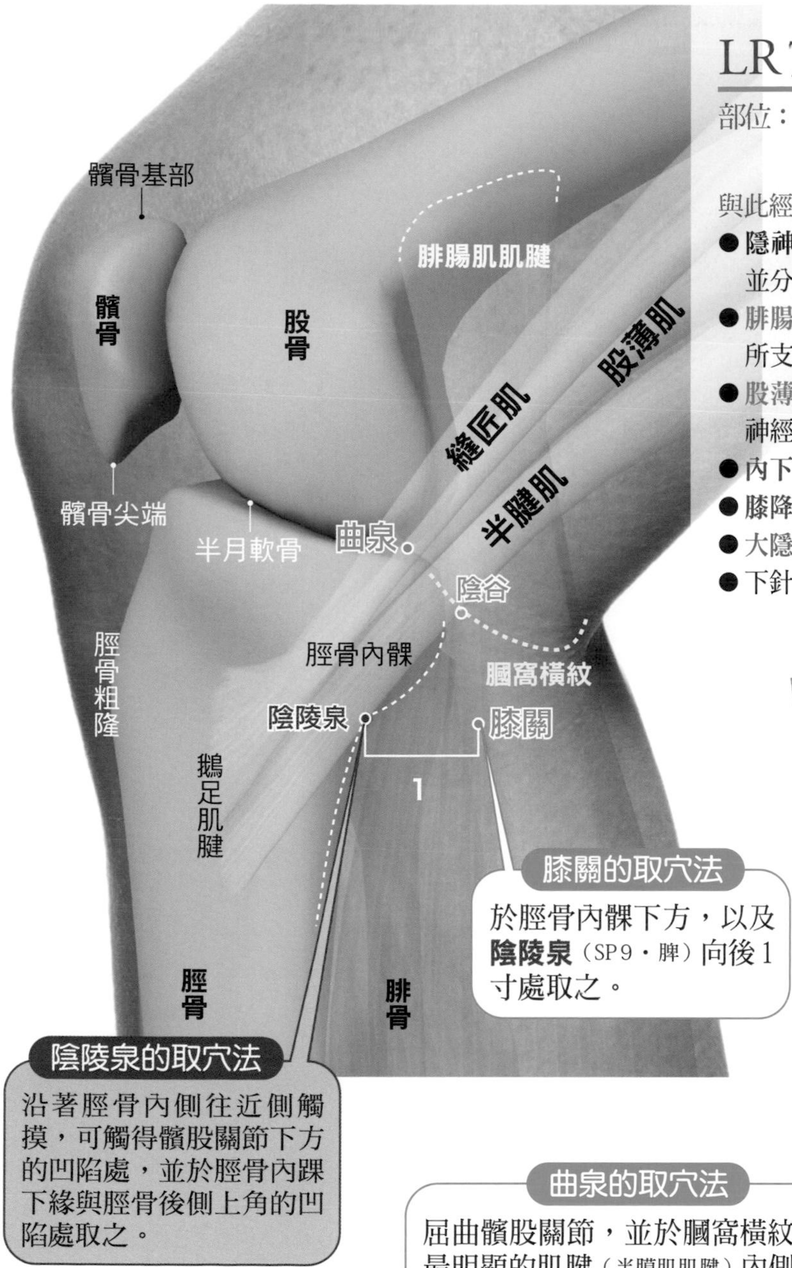

LR7 膝關

部位：位於小腿的脛骨面，也就是脛骨內踝下方，以及陰陵泉（SP9・脾）向後**1寸**處

與此經穴有關的解剖學各部位：

- **隱神經**（L4）的**小腿內側皮支**為股神經的皮支，並分布於此處皮膚
- 腓腸肌屬於小腿三頭肌之一，受脛神經（L5～S1）所支配，並可蹠屈足關節
- 股薄肌與半腱肌分別受閉鎖神經（L2～L4）與脛神經（L4～S3）所支配，並形成鵝足肌腱
- 內下膝動、靜脈源自膕動脈，並行向膝蓋前方
- 膝降動、靜脈的隱支為股動、靜脈的分支
- 大隱靜脈自隱靜脈裂孔流入股靜脈
- 下針時會通過脛骨後方

膝關的取穴法

於脛骨內髁下方，以及**陰陵泉**（SP9・脾）向後1寸處取之。

陰陵泉的取穴法

沿著脛骨內側往近側觸摸，可觸得髕股關節下方的凹陷處，並於脛骨內踝下緣與脛骨後側上角的凹陷處取之。

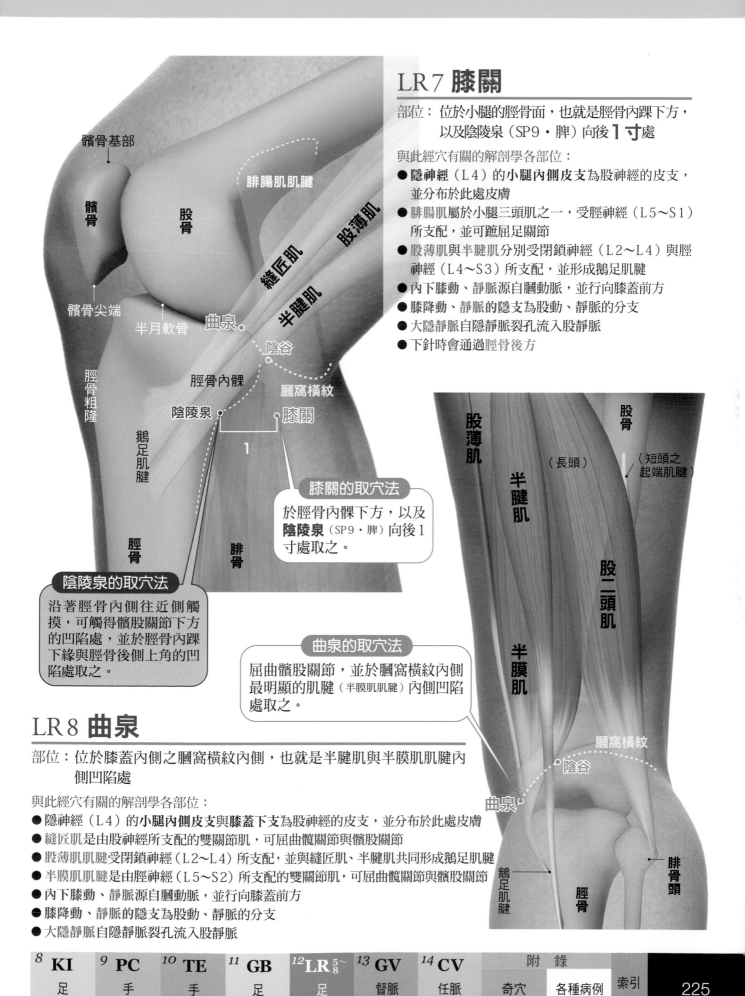

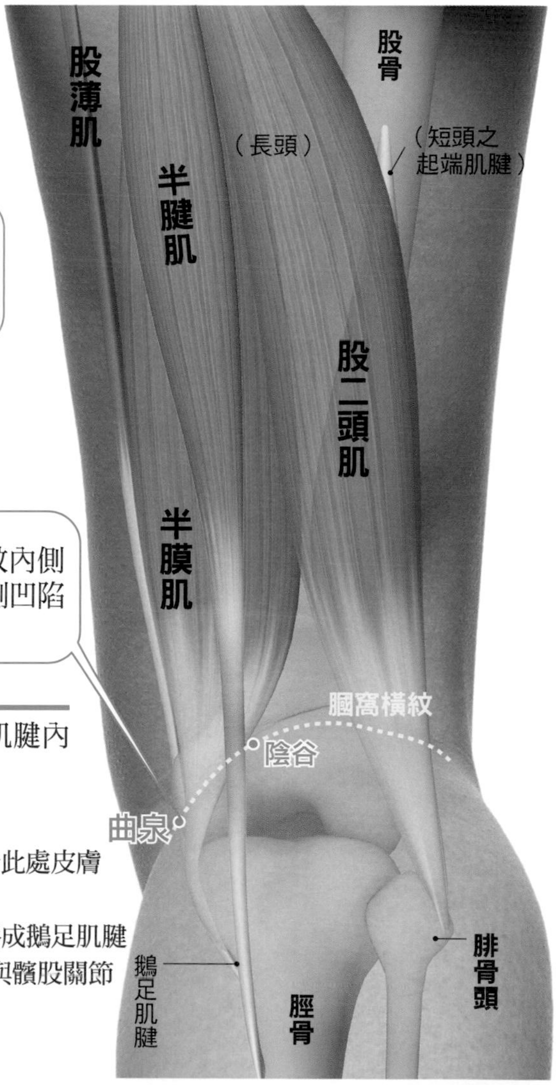

曲泉的取穴法

屈曲髕股關節，並於膕窩橫紋內側最明顯的肌腱（半膜肌肌腱）內側凹陷處取之。

LR8 曲泉

部位：位於膝蓋內側之膕窩橫紋內側，也就是半腱肌與半膜肌肌腱內側凹陷處

與此經穴有關的解剖學各部位：

- 隱神經（L4）的**小腿內側皮支**與**膝蓋下支**為股神經的皮支，並分布於此處皮膚
- 縫匠肌是由股神經所支配的雙關節肌，可屈曲髖關節與髕股關節
- 股薄肌肌腱受閉鎖神經（L2～L4）所支配，並與縫匠肌、半腱肌共同形成鵝足肌腱
- 半膜肌肌腱是由脛神經（L5～S2）所支配的雙關節肌，可屈曲髖關節與髕股關節
- 內下膝動、靜脈源自膕動脈，並行向膝蓋前方
- 膝降動、靜脈的隱支為股動、靜脈的分支
- 大隱靜脈自隱靜脈裂孔流入股靜脈

LR9 陰包

部位：位於大腿內側之薄肌與縫匠肌間，以及髕骨基部向上**4寸**處

與此經穴有關的解剖學各部位：

- **閉鎖神經的皮支**（L3～L4）分布於此處皮膚
- **縫匠肌**是由股神經（L2～L3）所支配的雙關節肌，可屈曲髖關節與髕股關節
- **股薄肌**是由閉鎖神經（L3～L4）所支配的雙關節肌，可屈曲髖關節與髕股關節
- **半膜肌**是由脛神經（L4～S2）所支配的雙關節肌，可屈曲髖關節與髕股關節
- **膝降動**、**靜脈的隱支**為股動、靜脈的分支
- **大隱靜脈**自隱靜脈裂孔流入股靜脈

陰包的取穴法

微微屈曲並外轉髖關節，使肌肉收縮後，可清楚觸得縫匠肌，再於縫匠肌後方取之。

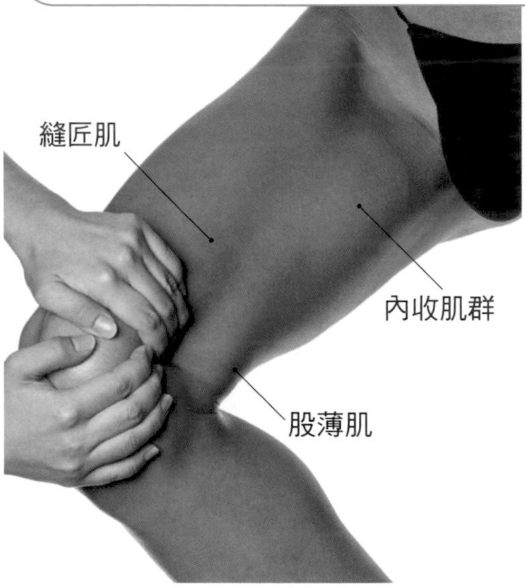

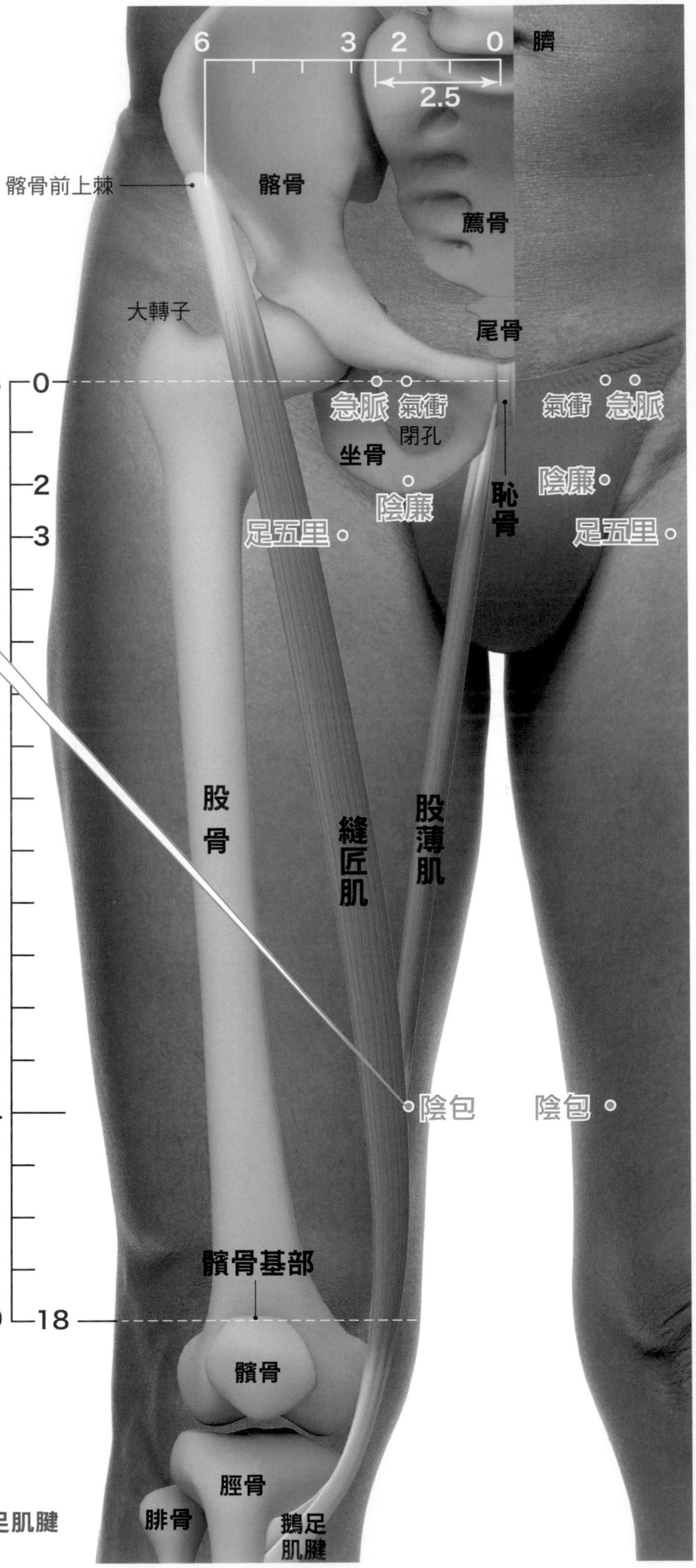

鵝足肌腱

Anserinus 源自於拉丁語的 anser，也就是**「鵝」**的意思。縫匠肌、股薄肌、半腱肌等三條位於大腿內側肌肉的肌腱止端皆位於脛骨粗隆內側，形似鵝足上的蹼，故有此名稱。

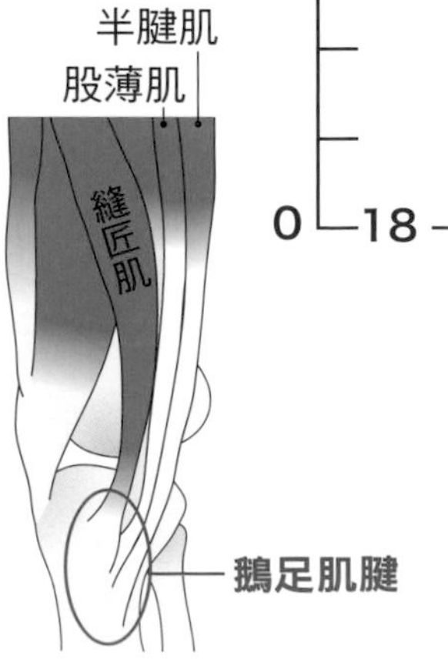

縫匠肌始於髂骨前上棘，再自大腿前方下行至大腿內側下方，並止於脛骨粗隆內側，形成鵝足肌腱。縫匠肌可屈曲、外轉、外旋髖關節，以及屈曲髕股關節。此外，縫匠肌急速收縮時，易引起髂骨前上棘的剝離性骨折。

LR 10 足五里

部位：位於大腿內側，也就是氣衝（ST30・胃）向下**3寸**之動脈搏動處

與此經穴有關的解剖學各部位：

- **閉鎖神經的皮支**（L3~L4）分布於此處皮膚
- **內收長**、**短**、**大肌**受閉鎖神經（L2~L5）所支配，而**恥骨肌**則受股神經所支配，兩者皆可內旋髖關節
- **股動**、**靜脈**出自血管裂孔，可於體表觸得
- **大隱靜脈**自隱靜脈裂孔流入股靜脈

LR 11 陰廉

部位：位於大腿內側，也就是氣衝（ST30・胃）向下**2寸**處

與此經穴有關的解剖學各部位：

- **股神經前皮支**（L2）與**生殖股神經的大腿支**（L2）皆分布於此處皮膚
- **內收長**、**短**、**大肌**受閉鎖神經（L2~L5）所支配，可內旋髖關節
- **股動**、**靜脈**出自血管裂孔，可於體表觸得
- **大隱靜脈**自隱靜脈裂孔流入股靜脈

LR 12 急脈

部位：位於鼠蹊部，與恥骨聯合上緣同高，以及前正中線向外**2.5寸**處

與此經穴有關的解剖學各部位：

- **股神經前皮支**分布於此處皮膚
- **恥骨肌**受**閉鎖神經**（L2~L5）與股神經的雙重支配，可內旋髖關節
- **閉孔外肌**受**閉鎖神經**（L3~L4）所支配，可外旋髖關節
- **股動**、**靜脈**出自血管裂孔，可於體表觸得
- **大隱靜脈**自隱靜脈裂孔流入股靜脈

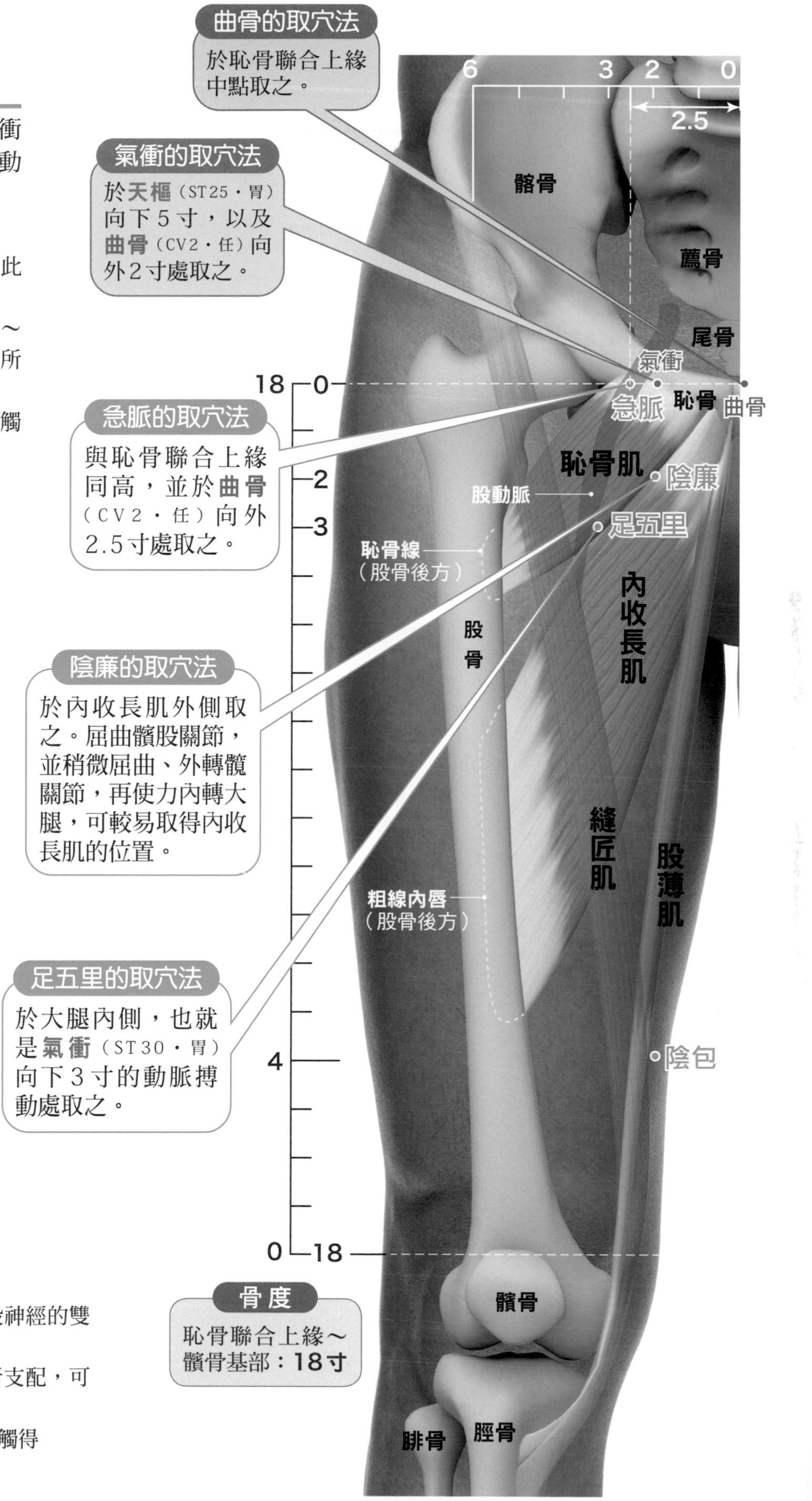

曲骨的取穴法
於恥骨聯合上緣中點取之。
氣衝的取穴法
於天樞（ST25・胃）向下5寸，以及曲骨（CV2・任）向外2寸處取之。
急脈的取穴法
與恥骨聯合上緣同高，並於曲骨（CV2・任）向外2.5寸處取之。
陰廉的取穴法
於內收長肌外側取之。屈曲髖股關節，並稍微屈曲、外轉髖關節，再使力內轉大腿，可較易取得內收長肌的位置。
足五里的取穴法
於大腿內側，也就是氣衝（ST30・胃）向下3寸的動脈搏動處取之。
骨度
恥骨聯合上緣～髕骨基部：18寸
6
3
2
0
2.5
髂骨
薦骨
尾骨
氣衝
急脈
恥骨
曲骨
恥骨肌
陰廉
股動脈
足五里
恥骨線（股骨後方）
內收長肌
股骨
縫匠肌
股薄肌
粗線內唇（股骨後方）
陰包
18
0
2
3
4
0
18
髕骨
腓骨
脛骨

LR13 章門

部位：位於側腹部的第11肋骨尖端下緣

與此經穴有關的解剖學各部位：

- **肋間神經外皮支（T10）**分布於此處皮膚
- **腹內、外斜肌**受肋間神經（T6）所支配
- **肋間動脈**為胸主動脈成對的壁支

LR14 期門

部位：位於前胸，也就是第6肋間與前正中線向外**4寸**處

與此經穴有關的解剖學各部位：

- **肋間神經前、外皮支**（T6）分布於此處皮膚
- **腹內、外斜肌**受肋間神經（T6）所支配
- **肋間動脈**為胸主動脈成對的壁支
- **胸肩峰動、靜脈**的胸肌支源自腋動、靜脈
- 此穴位深處為**肺**、**橫結腸**、**胃**，而下針時則會通過**第6、7肋骨間隙**

期門的取穴法

於乳頭中央下方，以及**不容**（ST19・胃）向外2寸處取之。女性則可於鎖骨中線與第6肋間的交點取之。

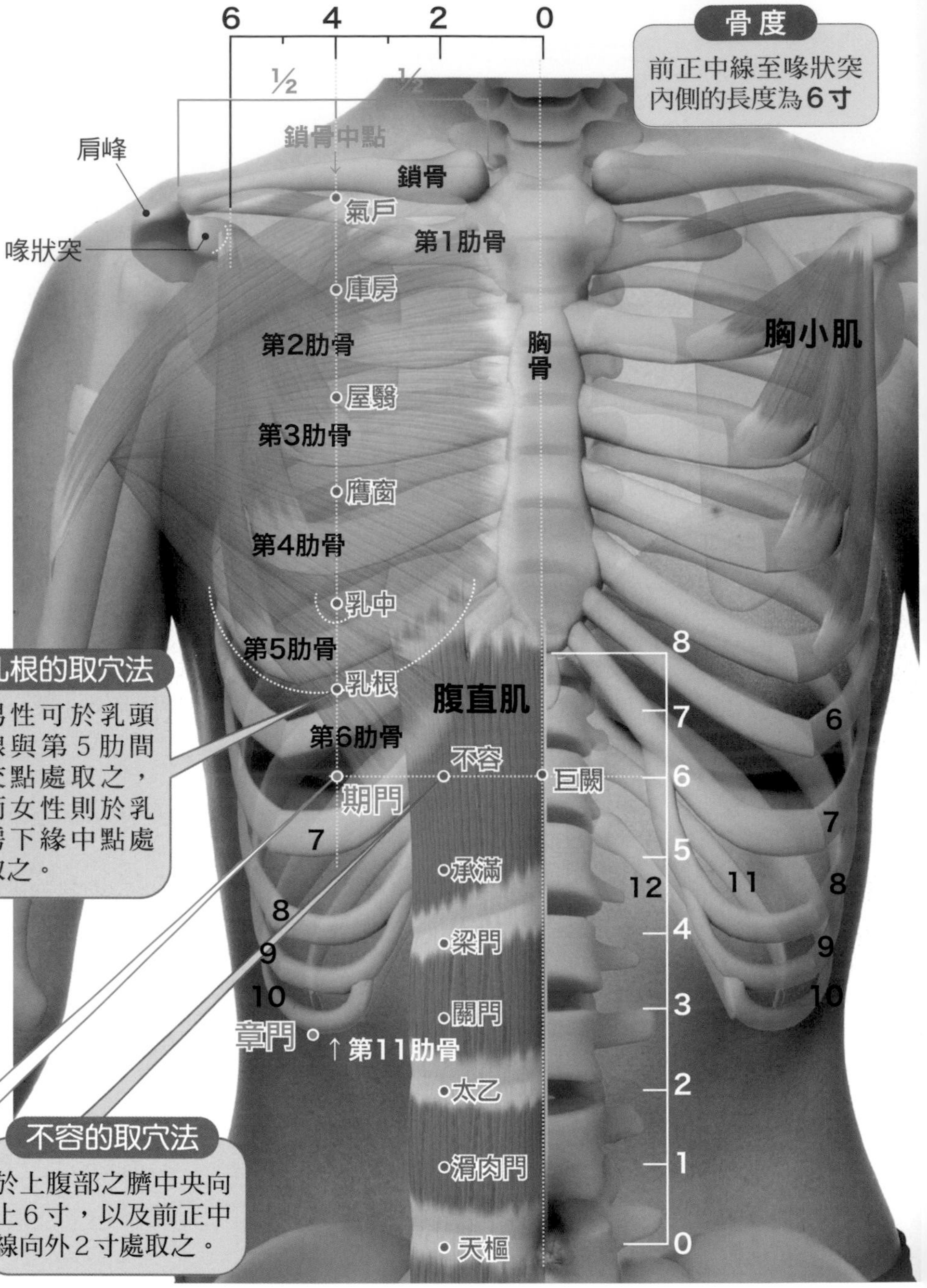

乳根的取穴法

男性可於乳頭線與第5肋間交點處取之，而女性則於乳房下緣中點處取之。

不容的取穴法

於上腹部之臍中央向上6寸，以及前正中線向外2寸處取之。

坎珀爾氏筋膜（腹壁淺筋膜淺層）、斯卡帕氏筋膜（腹壁淺筋膜深層）、科勒斯氏筋膜（會陰淺膜深層）

坎珀爾氏筋膜富含脂肪，為腹壁皮下的淺筋膜，尤其肥胖者更加肥厚。位於坎珀爾氏筋膜深處，富含彈性纖維的筋膜則是**斯卡帕氏筋膜**，牛、馬等四足動物的斯卡帕氏筋膜較人類來得厚，以保護內臟。而位於外陰部的斯卡帕氏筋膜則稱為**科勒斯氏筋膜**。此外，斯卡帕氏筋膜於腹股溝韌帶下方會與大腿前方的闊筋膜癒合，即使尿道破裂，尿液或血液滲至會陰部時，也不會浸潤至大腿以下的部位。

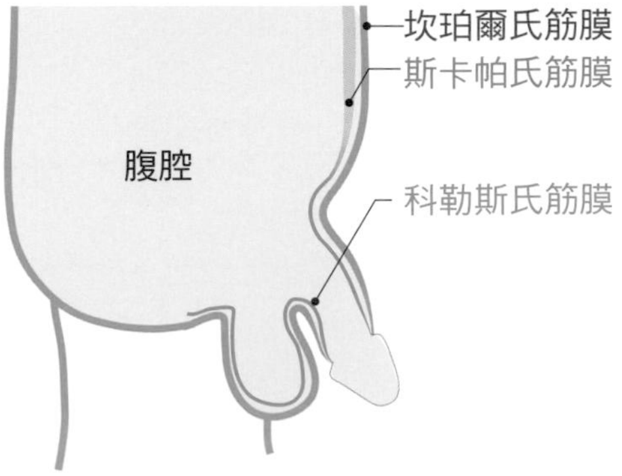

胸大肌是位於胸部最表層的強韌肌肉，起端分別位於①鎖骨、②胸骨與上部肋軟骨③腹直肌鞘等三處，並集中於外側上方，最後止於肱骨大結節脊。胸大肌可內收、屈曲、水平內收、內旋肩關節，並可在用力吸氣時提高肋骨與擴大胸廓。

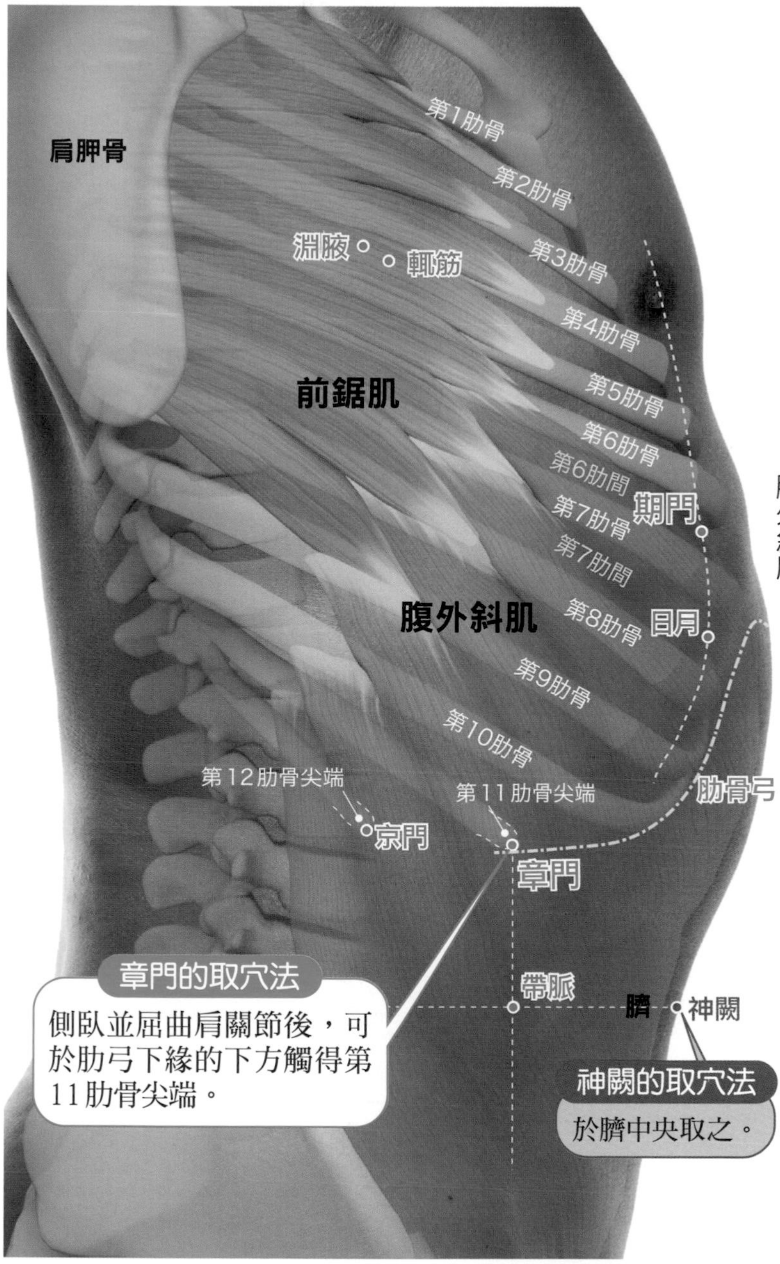

肩胛骨
第1肋骨
第2肋骨
淵腋
輒筋
第3肋骨
第4肋骨
前鋸肌
第5肋骨
第6肋骨
第6肋間
期門
第7肋骨
第7肋間
腹外斜肌
第8肋骨
日月
第9肋骨
第10肋骨
第12肋骨尖端
第11肋骨尖端
肋骨弓
京門
章門
章門的取穴法
側臥並屈曲肩關節後，可於肋弓下緣的下方觸得第11肋骨尖端。
帶脈
臍
神闕
神闕的取穴法
於臍中央取之。

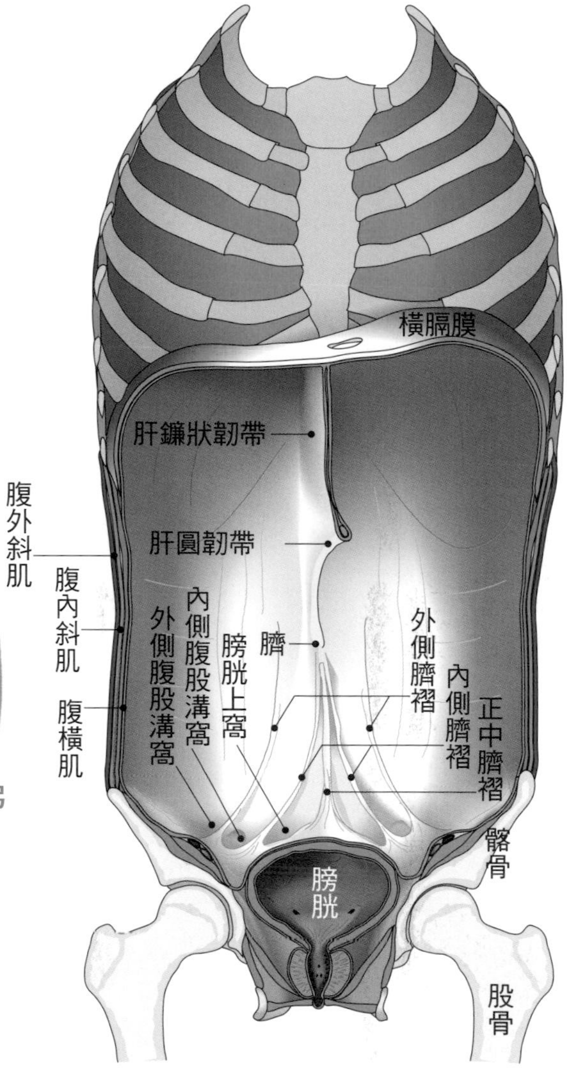

橫膈膜
肝鐮狀韌帶
腹外斜肌
肝圓韌帶
腹內斜肌
內側腹股溝窩
外側腹股溝窩
膀胱上窩
臍
外側臍褶
內側臍褶
正中臍褶
腹橫肌
髂骨
膀胱
股骨

腹腔斷層圖

腹壁

腹壁內側自臍向正中、外側下方依序為**正中臍褶、內側、外側臍褶**等三處臍褶。由於腹膜相當肥厚，故形成三處分界清楚的臍褶，其中正中臍褶內部為自臍行至膀胱尖端的臍尿管索；內側臍褶內部則為臍動脈索；而外側臍褶內部則為下腹壁動、靜脈。此外，內側腹股溝窩為內疝氣的**疝氣孔**。

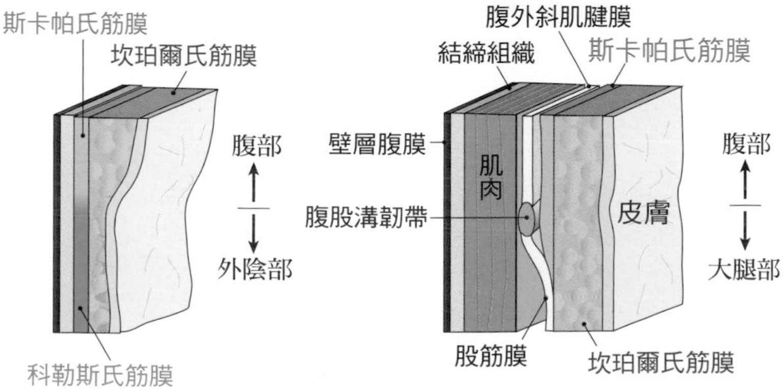

斯卡帕氏筋膜
坎珀爾氏筋膜
腹部
外陰部
科勒斯氏筋膜
腹外斜肌腱膜
結締組織
斯卡帕氏筋膜
壁層腹膜
肌肉
腹股溝韌帶
皮膚
腹部
大腿部
股筋膜
坎珀爾氏筋膜

腹壁構造圖

過度情緒化也會成為病因！？

現代有不少表達情緒的形容詞，如「怒氣直衝腦門」、「驚慌失措」、「煩惱鬱悶」、「悲傷而意志消沉」等說法。而在中醫的觀念中，認為這些情緒一旦過多或過少，便會影響五臟的作用，並將情感分為怒、喜、思、悲（、憂）、恐（、驚）等七種（七情），且依序與肝、心、脾、肺、腎互相連結。

若以「怒」與「肝」的關係來看，中醫觀念的肝不同於現代醫學的肝臟，是自律神經的中樞，也是人體機能之一。自律神經掌管生命的基本機能，由交感神經與副交感神經所構成，可在無意識間調節循環、消化、排泄等功能。其中交感神經為緊張、興奮時作用的神經，可促進心跳加速、氣管擴張、抑制消化器官的機能、升高血壓；副交感神經主要則作用於一般情形與放鬆時，具有減緩心跳、收縮氣管、促進消化液分泌、降低血壓等作用。現代人生活在充滿壓力的環境下，最常出現的情緒便是怒氣與焦躁感，這都是因「肝」機能失調所引起的情緒，更會引發腹痛、血壓升高、頭痛等各種身體症狀。舉例來說，當上司如煮滾的熱水般對著下屬發怒時，不是只有部下承接了上司的怒氣，就連上司也損害了自己的身體。發怒之初，肝氣上升，並引發臉部發紅、失眠、肩膀僵硬（肝陽上亢）。接著則會引發眼睛充血、頭痛、暈眩等症狀（肝火上炎），最後肝火更會引出內風，並產生腦血管障礙（中風）。也就是說，「怒」的情緒是會使自身（以肝臟為首的內臟）與對方兩敗俱傷的雙刃劍。因此，請盡量維持平穩的生活，以免引發自律神經失調。

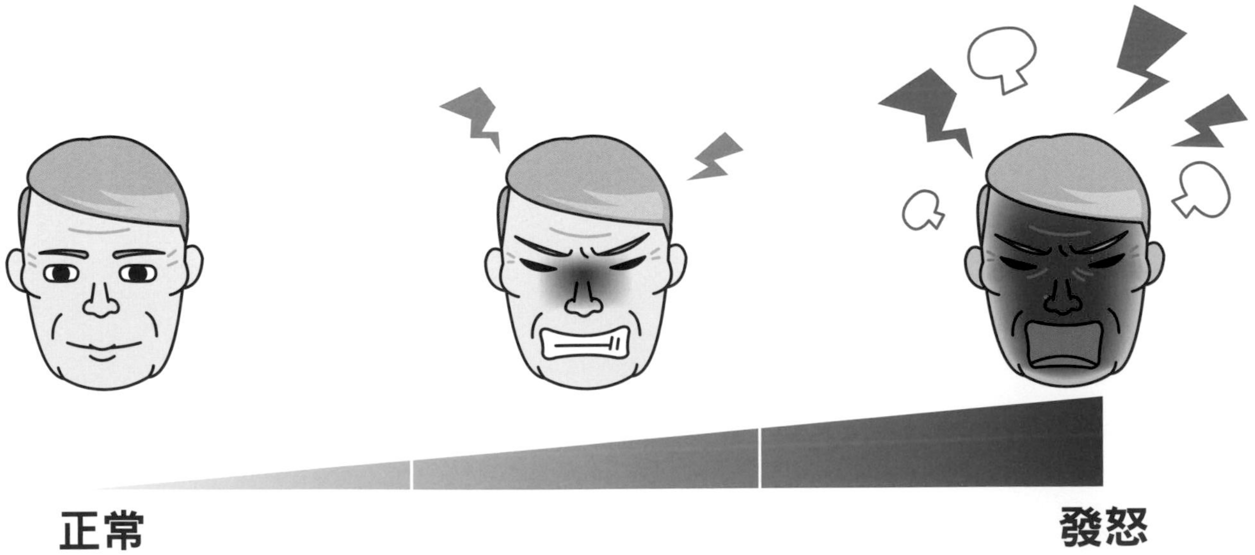

請避免發怒。

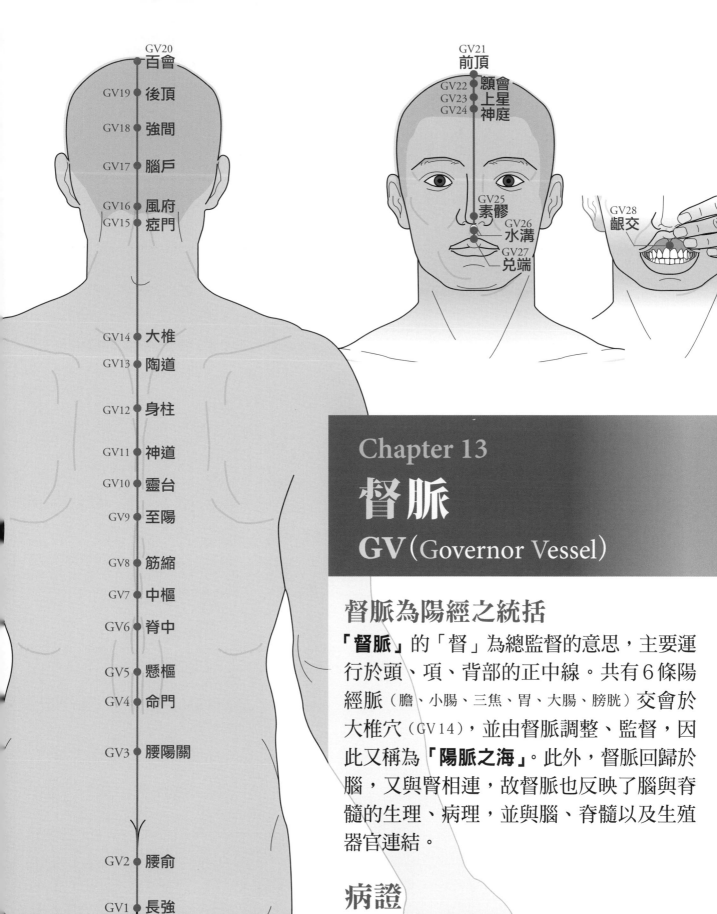

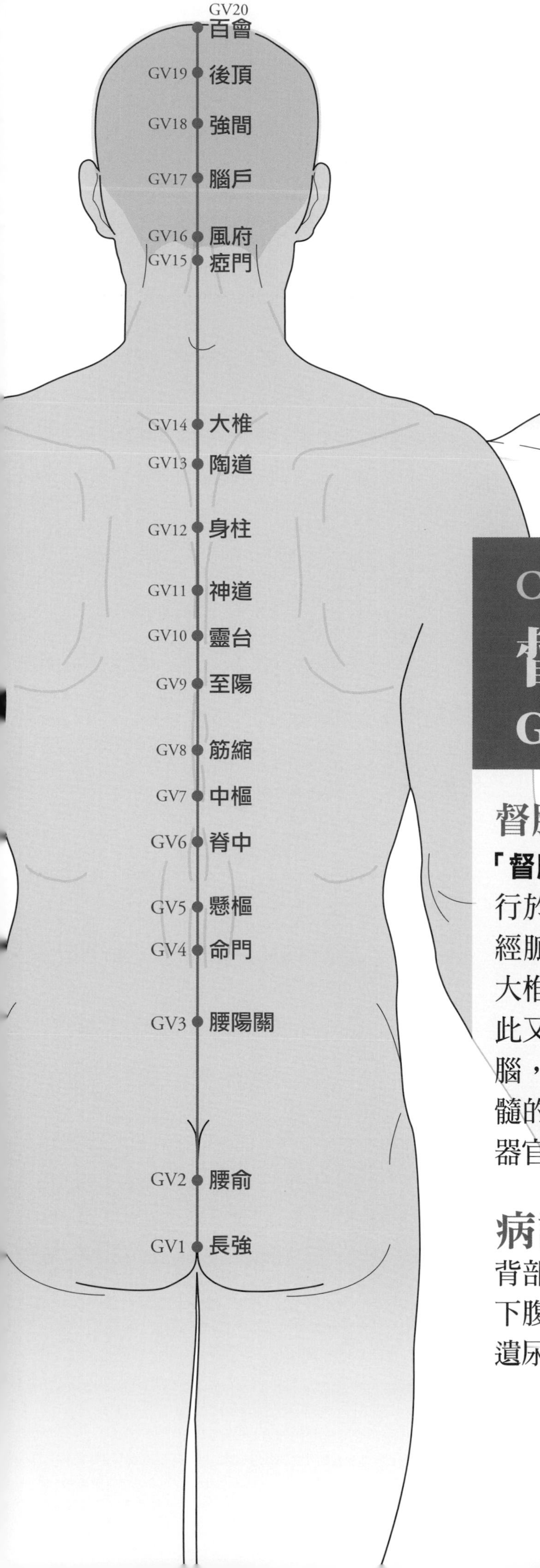

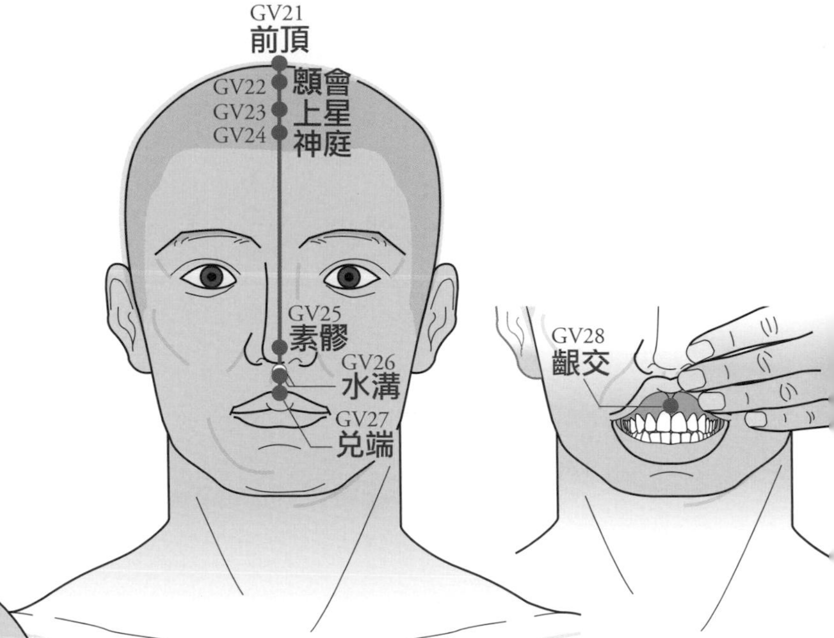

Chapter 13

督脈

GV（Governor Vessel）

督脈為陽經之統括

「督脈」的「督」為總監督的意思，主要運行於頭、項、背部的正中線。共有6條陽經脈（膽、小腸、三焦、胃、大腸、膀胱）交會於大椎穴（GV14），並由督脈調整、監督，因此又稱為**「陽脈之海」**。此外，督脈回歸於腦，又與腎相連，故督脈也反映了腦與脊髓的生理、病理，並與腦、脊髓以及生殖器官連結。

病證

背部僵硬、頭痛、足部發冷、發痛、痔、下腹部湧至胸部的疼痛感、心痛、浮腫、遺尿、不孕

穴性解說

昇提…提高脾氣。
溫下元…溫腎。
培元…補充人體能量來源之元氣，又稱益元、壯元、補元。
固本…保養活力來源。
調中…調整中焦的功能。

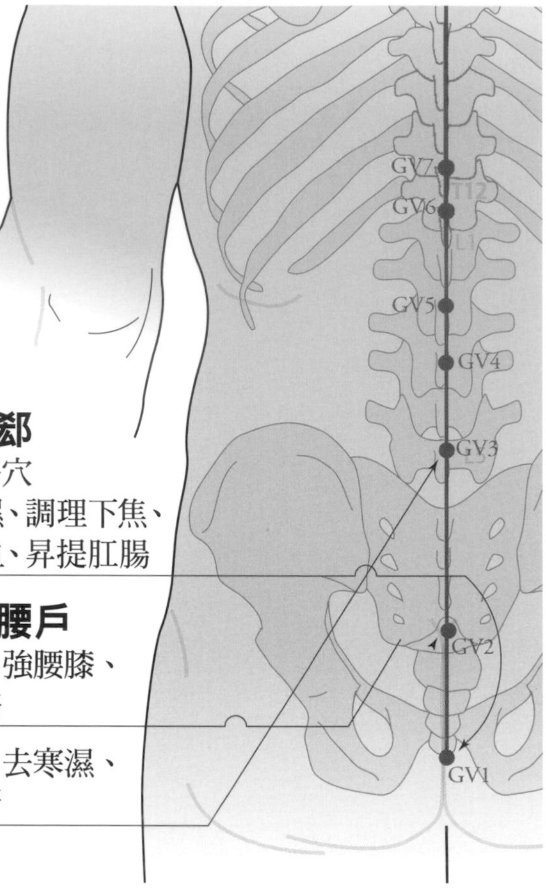

GV1 **長強**
別名：**氣之陰郄**
要穴：督脈之絡穴
穴性：清熱利濕、調理下焦、清熱止血、昇提肛腸

GV2 **腰俞**
別名：**背解、腰戶**
穴性：溫下元、強腰膝、去濕通絡

GV3 **腰陽關**
穴性：強腰膝、去寒濕、壯腰補腎

GV4 **命門**
別名：**屬累**
穴性：培元固本、溫陽補腎、疏調經氣、強健腰膝

GV5 **懸樞**
穴性：溫腎健脾、強健腰膝

GV6 **脊中**
穴性：溫腎健脾

GV7 **中樞**
穴性：強腰補腎、和胃止痛

GV8 **筋縮**
穴性：緩急止痙、通絡止痙

GV9 **至陽**
穴性：寬胸利膈、健脾調中、利氣寬胸

GV10 **靈台**
穴性：清熱解毒、宣肺通絡

GV11 **神道**
別名：**臟俞**
穴性：寧神、清熱、通經止痛

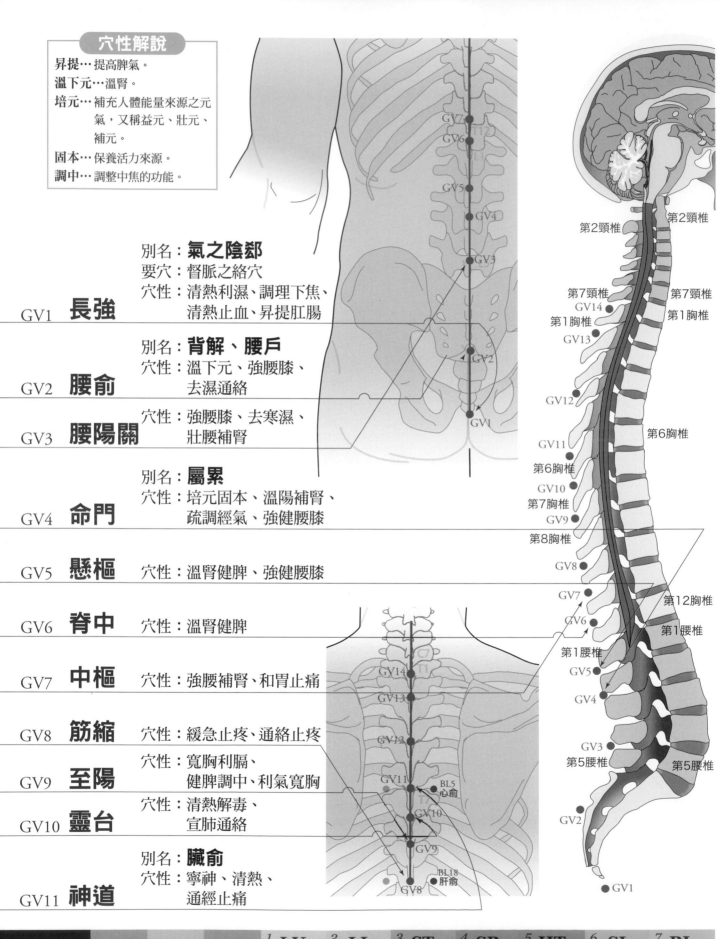

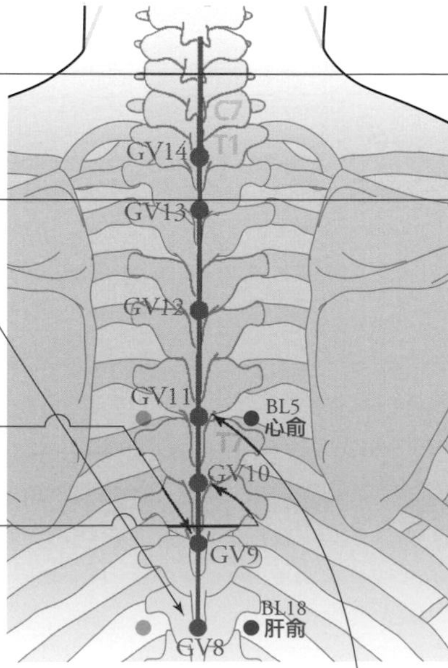

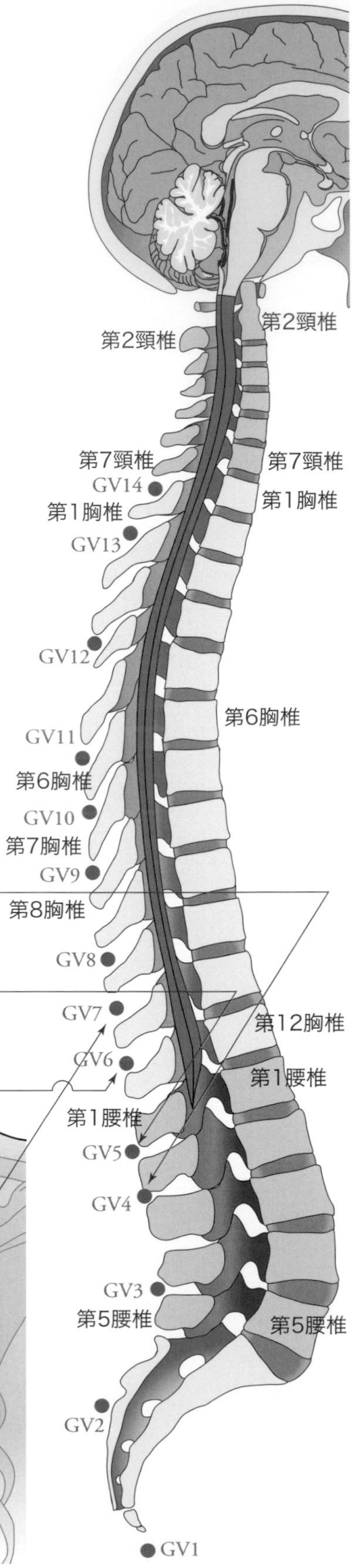

- **長強**為督脈的第一個經穴，為督脈之「長」，並可改善脊**強**（背脊僵硬）的情形。因督脈較長，並分布至頭部，故有此名稱。另有一說指此經穴作用極「強」，而有此名稱。此外，還有一說認為人的尾骨形似「既強壯又長的蟲」，故有此名稱。

- **腰俞**可治癒**腰**部障礙，故有此名稱。

- **腰陽關**位於氣上行的**關**卡處，故有此名稱。

- **命門**在古中國代表位於左右腎臟間的「生命重要之門」或「生命力的中心」（詳情請參照右側說明）。而命門穴便位於此處，故有此名稱。

- **懸樞**的**樞**為負責屈曲軀幹的樞要處，代表此經穴為督脈的樞要穴。

- **脊中**的名稱源自古中國，由於構成脊椎的椎骨共有21塊（脊椎包括12塊胸椎＋5塊腰椎＋4塊薦椎＝21塊），而脊中便位於其**中**央，也就是第11塊椎骨。

- **中樞**是位於脊椎**中**央的**樞**要穴。

- **筋縮**與肝俞（p.96）並排，而肝主掌**肌**肉，故有此名稱。此外，也代表可治療痙攣的經穴。

- **至陽**位於第7胸椎與第8胸椎棘突間，並與橫膈膜同高※，也就是分隔上焦與中焦處。若將軀幹分為前後二等分時，**陽**側便代表背側；若將軀幹分為上下二等分時，則橫膈膜以上為陽，橫膈膜以下為陰。接著，再將軀幹劃分為四等分時，則軀幹背側於橫膈膜以上為「陽中之陽」，橫膈膜以下則是「陽中之陰」。因督脈之氣升至「陽中之陽」，且「陽中之陽」為至上之「陽」，故稱為至陽。

- **靈台**的**靈**為心之意，**台**則是住處之意。也代表可治療心疾患、精神疾患的經穴。

- **神道**的**神**為心之意，神道則代表心氣通道之意。神道位於兩肋的心俞（p.96）間，可治療精神與情緒。

代表箭抵達目標的模樣。

甲骨文

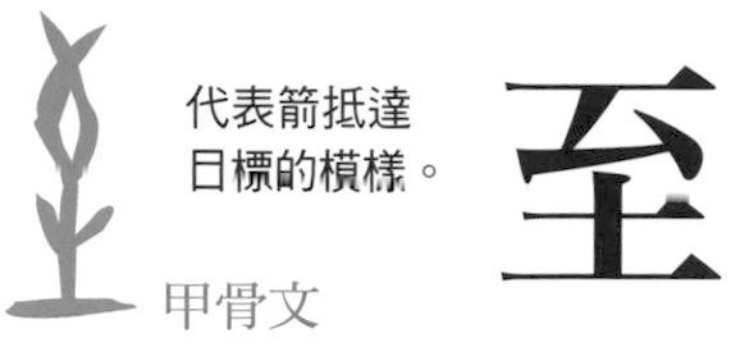

至代表抵達目標的樣貌。此外，「室」為位於家中最深處，且已無法再向前進的房間；窒息的窒為洞穴阻塞的樣貌；姪指的則是血緣關係末端之意。

——命門與右腎——

根據東晉《難經》記載：「左者為腎，右者為命門。命門者，諸神精之所舍，元氣之所繫也。故男子以藏精，女子以繫胞。」之後便衍生出命門位於兩腎間的說法，以及命門為左右兩腎的總稱等說法。不過，明朝之後，命門便多指兩腎之間。

陽中之陽　陰中之陽　橫膈膜　陽中之陰　陰中之陰

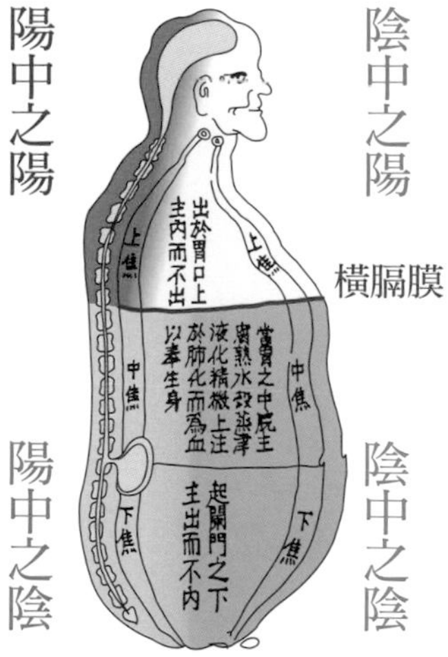

※嚴格說來，橫膈膜的高度會隨著呼吸上下移動。
上圖摘自《類經圖翼》。

GV 督脈 ② 頭頸部後方

GV12 身柱
穴性：宣肺止咳、清心寧神、去風活絡、理氣降逆、止咳平喘

GV13 陶道
穴性：清熱、解表

GV14 大椎
穴性：疏風解表、清熱通陽、疏風散寒、理氣降逆、鎮靜安神、醒腦解痙

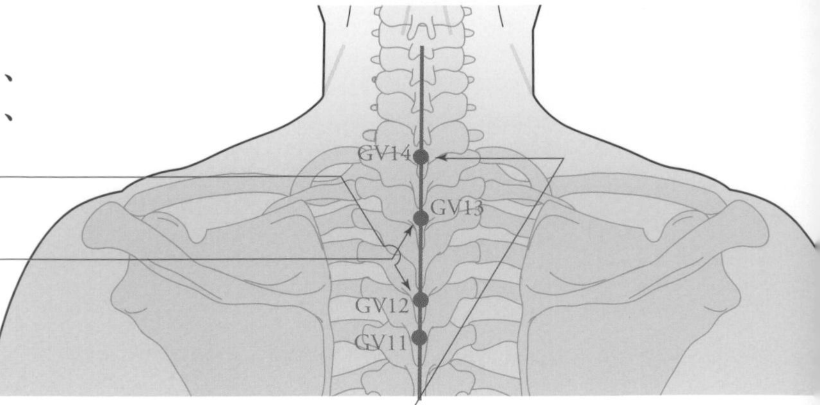

GV15 瘂門
別名：**舌橫、舌厭、暗門**
穴性：開竅醒神、安神

GV16 風府
別名：**舌本、鬼枕、鬼穴**
穴性：清熱散風、通關開竅、疏開腦府

GV17 腦戶
別名：**匝風、會額**
穴性：清熱散風、疏解腦府、開竅

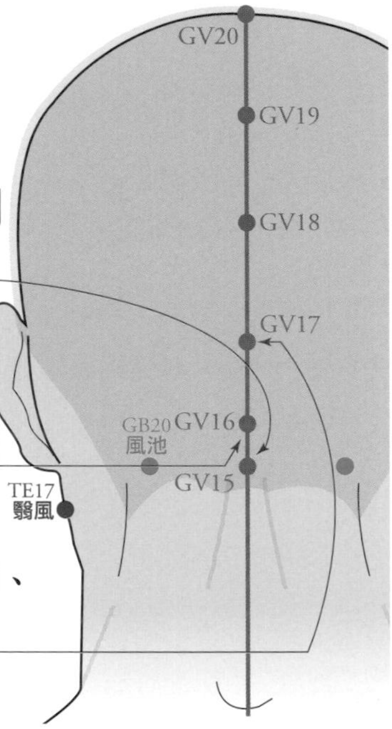

穴性解說

宣肺…可宣通肺氣的治療法，又稱為宣白。
解表…除去外感初期時體表的邪氣，又稱為疏表。
醒腦…使意識清醒。
疏開…伸展、疏通之意。
腦府…腦機能之意。
熄風…改善眩暈、顫抖、痙攣等狀態。
昇陽固脫…提升陽氣，改善便秘或尿閉。

GV18 強間
別名：**大羽**
穴性：清頭目、安神志

GV19 後頂
別名：**交衝**
穴性：清頭目、安神志

GV20 百會
別名：**三陽五會**
穴性：蘇厥熄風、清熱開竅、昇陽固脫、健腦寧神、回陽固脫、平肝熄風

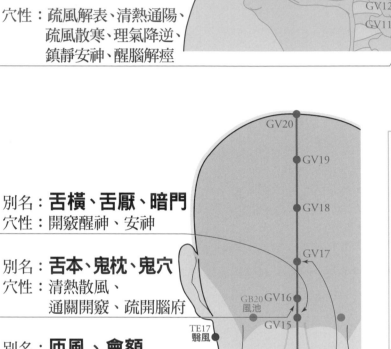

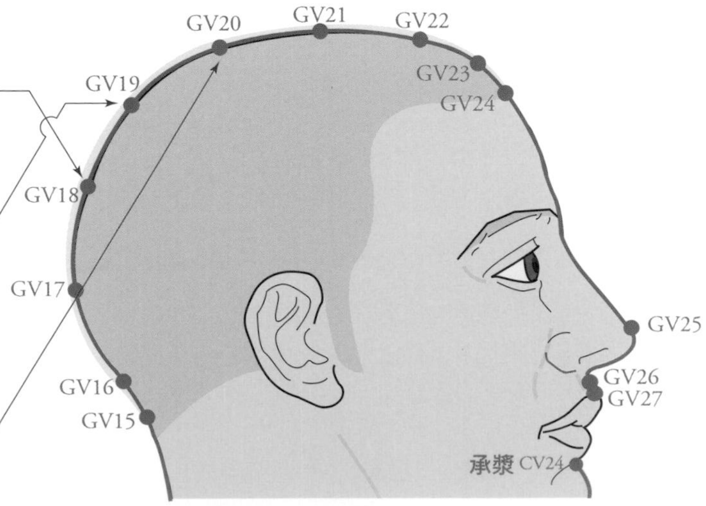

督脈自神道上至背部（**身柱、陶道、大椎**），並與手足的三陽脈（手陽明大腸經、手太陽小腸經、手少陽三焦經、足太陽膀胱經、足陽明胃經、足少陽膽經）交會後，上行至後頸（瘂門），再於枕外隆凸下方（風府）進入腦。接著，再通過頭部正中（腦戶、強間、後頂）後，抵達頭頂（**百會**）。

- **身柱**指的是**身**體的支**柱**，也就是脊椎。
- **陶道**位於**第1與第2胸椎棘突間**。而**陶**字與「燒製陶器的窯」或「山丘」有關，並被比喻為**棘突**。
- **大椎**在古中國為頸椎中最大的**第7頸椎**（**隆椎**）**棘突**，故有此名稱。
- **瘂門**的**瘂**為「啞、語言障礙」之意。瘂門則代表可治療失語症的經穴。
- **風府**的**府**為「集結處」之意，也是位於**風邪**侵入處的經穴，與**風池**（p.186）、**翳風**（p.168）意義相同。
- **腦戶**指的是位於枕部，負責保護腦部的**枕外隆凸**。此外，亦代表此經穴接近自腦轉移至脊髓的**枕骨大孔**。
- **強間**的**間**代表新生兒的小泉門，也就是骨骼與骨骼之「間」。此外，也代表可治療後頸僵硬的經穴。**強**指的是顱骨中較堅固的枕骨。
- **後頂**位於頭頂的百會穴**後**方。
- **百會**位於頭頂，是陽氣於頭部集結處，也是太陽膀胱經、少陽膽經、少陽三焦經、督脈，以及厥陰肝經的交會處。此外，也代表可治療頭部各種疾患的經穴。

篆字

缶為瓶身大、瓶口小，且可倒入冷、熱水的陶器。

陶

代表陶器的缶加上勹後為「捏製陶器放入模型」或「燒製陶器的窯」等意思。若再加上代表丘陵、土、階梯的　部後，便組成**陶**字。之後，又引申出燒製物、陶器等意。

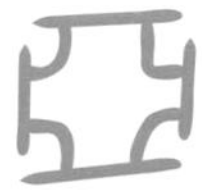

金文

亞代表將地底四邊形的四個角落挖起之貌。

瘂

瘂為疒＋亞所構成的字。亞字為將地底挖成四邊形，以建造建築物的地基或墳墓之意。並由亞代表的「下方的支柱、在下方支撐」等意，引申為瘂的「喉嚨受壓制而無法說話」之意，或是「身體下方受壓制，使胸部感到堵塞」等意。此外，亞也由「位於下方」之意引申出「第二號、次等」的意思（如亞流、亞熱帶）。

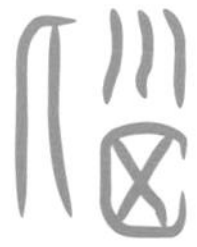

篆字

右側為帶有毛髮的頭部，或是顱骨之意。

腦

腦是由代表顱骨的腦（右半部）加上肉部所構成的文字，代表顱骨中柔軟的部分，也就是「大腦」。囟中的×代表顱骨上的縫，尤其是大泉門（囟門，也就是隨著新生兒的脈搏而活動的部分）。另有一說則指×代表腦迴。此外，惱則是代表「苦惱」之意。

GV 督脈 ③ 頭部前方

GV21 **前頂** 穴性：清頭目、散風

GV22 **顖會** 別名：**顖上、鬼門**
穴性：清頭目、散風

GV23 **上星** 別名：鬼堂
穴性：清熱散風、宣肺通竅

GV24 **神庭** 穴性：清熱散風、通竅、
鎮驚安神、鎮靜醒腦

GV25 **素髎** 別名：**面王、面上**
穴性：清熱、通竅

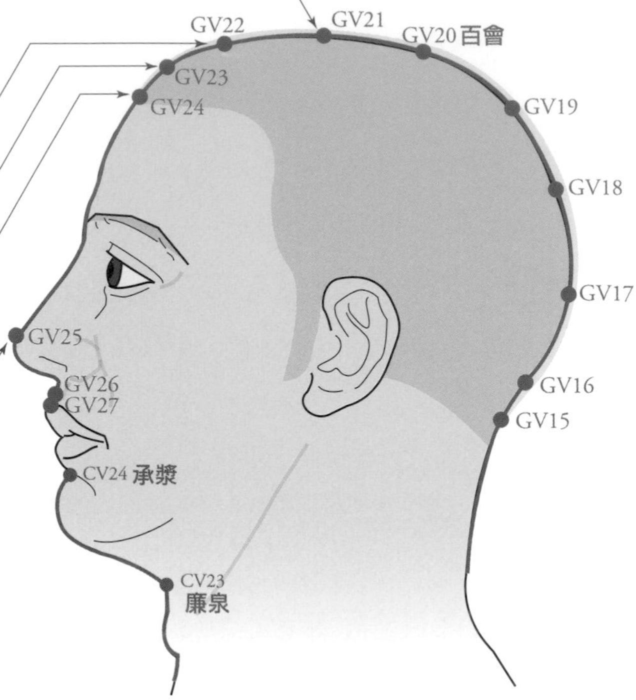

GV26 **水溝** 別名：**鬼宮、鬼客廳、人中**
穴性：清熱開竅、回陽救逆、
鎮靜寧神

GV27 **兌端** 別名：**兌骨、壯骨**
穴性：清熱、止驚

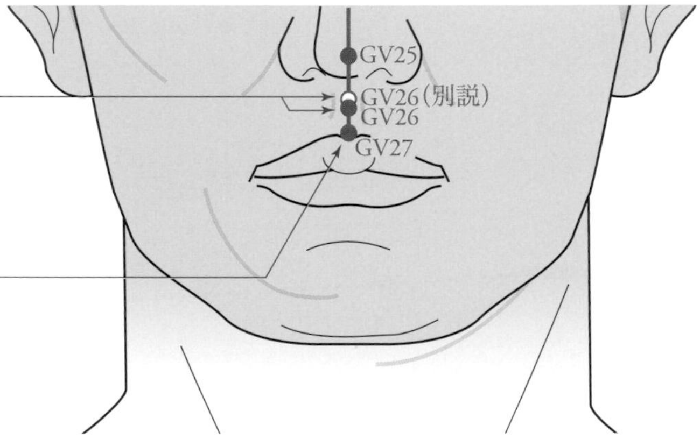

穴性解說

鎮驚… 緩和緊張、易受驚等不安情緒。
安神… 緩和精神不安、動悸、睡眠障礙等症狀。
醒腦… 使意識清楚之意。
回陽救逆… 恢復陽氣之意。
寧神… 穩定精神不安定的狀態。

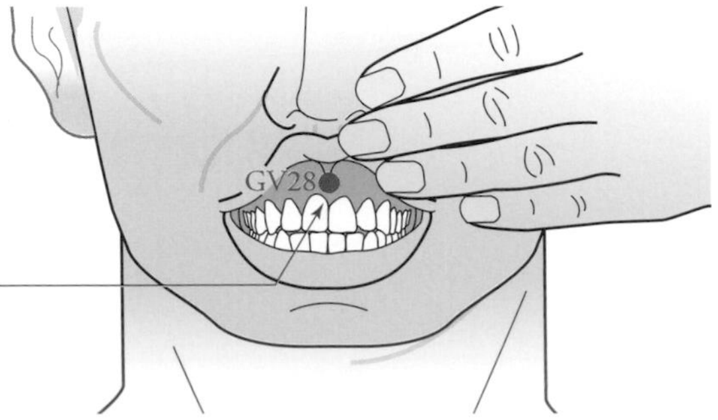

GV28 **齦交** 穴性：清熱、疏經、寧神

督脈於百會與足太陽膀胱經與足厥陰肝經交會，並行經顏面部正中（**前頂**、**顖會**、**上星**、**神庭**、**素髎**、**水溝**、**兌端**），最後終於上齒齦與上唇繫帶的連接處（**齦交**）。

- **前頂**位於頭頂的百會穴**前**方。
- **顖會**的**顖**代表**大泉門**，並位於冠狀縫。
- **上星**位於額部髮際，代表向**上**觀**星**時，位於最高處的經穴。此外，「星」也代表「高處」，因此也代表此經穴位於頭部高處之意。
- **神**為掌管精神的腦，而**庭**則代表**額**、**前額**之意。
- **素髎**的**髎**為「凹陷處、洞穴」之意。**素**原與「垂下的線」有關，在此引申為筆直的鼻樑。也就是說，素髎穴位於鼻樑下方的**鼻尖**凹陷處。此外，鼻樑下方的凹陷處為壓住鼻尖時凹下的部位，並不是鼻孔。
- **水溝**為鼻水所流通的溝渠。而其別名「**人中**」則代表此經穴位於吸入天氣（空氣）之鼻，以及吸入地氣（食物）之口中間，故有此名稱（人介於天與地之間）。
- **兌端**的**兌**為銳（尖銳、尖端）之意，也就是位於口部上**端**的經穴，亦代表此經穴位於督脈的末**端**。此外，如右側所示，**兌**字具有「洞穴」之意，並被比喻為口。
- **齦交**的**齦**指的是「**齒根**」，也代表**齦交**位於**上齒根與上唇繫帶**的相**交**處。

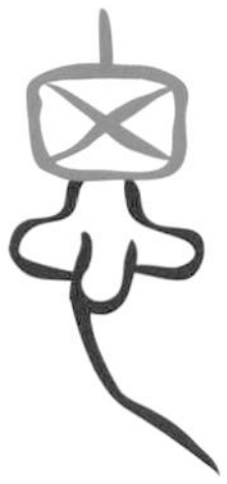

思的篆字

下方的「心」為左右心房、心室（雖然只有一個心室）與主動脈的象形字，代表心臟之意。

顖

囟與「腦」相同，皆代表顱骨的縫合處，也就是大泉門。

顖字中的頁代表「臉部」。此外，**細**原先並非糸＋田所構成的字，而是由糸＋**囟**所構成，代表幼兒大泉門的「細小縫隙」。至於**思**原本也並非田＋心所組成，而是囟＋心所構成的字。

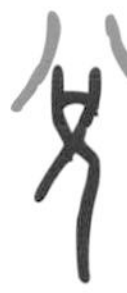

甲骨文

兌

兌＝八＋兄（頭部較大的人），但八有多種語源解釋。

兌為「掉落」之意，代表人脫去衣服的樣貌，或是放鬆心情後呆滯的狀態。此外，**脫**為「脫除」之意，若將肉部改為表達情緒的心部，便成為**悅**字，代表「除去心中芥蒂」。**銳**則是除去金屬外側，並削尖製成錐或矛之意，也引申出「除去、拔除」，以及「洞穴、漏洞」之意。順帶一提，**蛻變**的**蛻**則代表「蟬脫殼」之意。

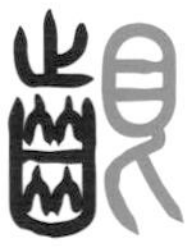

篆字

齦

齒字上方的止代表發音，並具有「咬住物品」的意思。

艮是由目＋匕（匕首、刀具）所組成的字，代表以小刀將無法去除的墨水刻入眼部周圍，或是如小刀刺入眼中般的銳利視線等意（亦有其他說法），並引申出「靜止不動、停留於某處」之意。此外，**根**為「樹木靜止不動處」，也就是「樹根」；**齦**為「牙齒的根部」，也就是「齒根」；**銀**為「不易腐化的金屬」；**限**為「靜止不動處」；**痕**為「永不消失的傷」。至於與**艮**相似的**良**，則代表經沖洗後不再髒污的穀物，或是自升中倒出穀物的樣貌，無論發音或意義皆與艮大相逕庭。

命門、懸樞、脊中、中樞、筋縮

GV4 命門

部位：位於腰部之後正中線上，也就是第2腰椎棘突下方的凹陷處

與此經穴有關的解剖學各部位：

- **腰神經後支（L2）的內皮支**分布於此處皮膚
- （腰）**棘突間肌**為構成豎脊肌群的背部內側深層肌之一，並受腰神經後支所支配
- **棘上韌帶**位於第7頸椎棘突至第4腰椎棘突前端間
- **棘間韌帶**位於第2、3腰椎棘突間
- **腰動脈的背支**為腹主動脈成對的壁支

GV5 懸樞

部位：位於腰部之後正中線上，也就是第1腰椎棘突下方的凹陷處

與此經穴有關的解剖學各部位：

- **腰神經後支（L1）的內皮支**分布於此處皮膚
- （腰）**棘突間肌**為構成豎脊肌群的背部內側深層肌之一，並受腰神經後支所支配
- **棘上韌帶**位於第7頸椎棘突至第4腰椎棘突前端間
- **棘間韌帶**位於第1、2腰椎棘突間
- **腰動脈的背支**為腹主動脈成對的壁支

GV6 脊中

部位：位於上背部之後正中線上，也就是第11胸椎棘突下方的凹陷處

與此經穴有關的解剖學各部位：

- **胸神經後支（T11）的內皮支**分布於此處皮膚
- **豎脊肌群**受脊髓神經後支所支配，可後屈軀幹
- **棘上韌帶**位於第7頸椎棘突至第4腰椎棘突前端間
- **棘間韌帶**位於第11、12胸椎棘突間
- **肋間動脈的背支**為腹主動脈成對的壁支

懸樞的取穴法

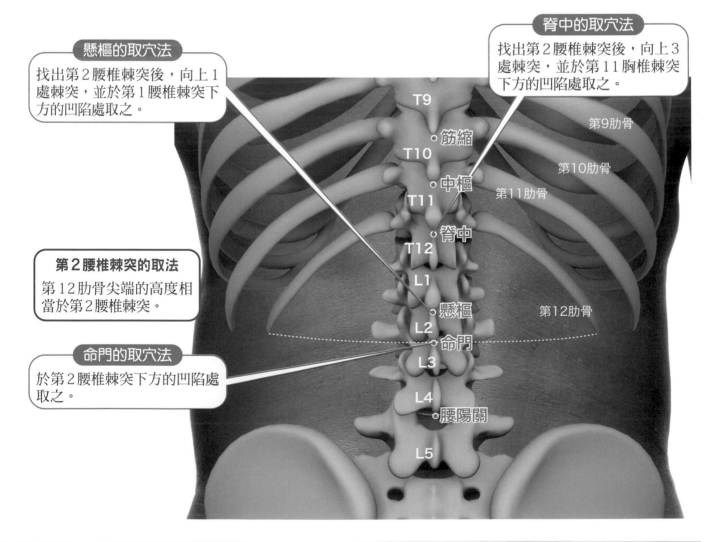

找出第2腰椎棘突後，向上1處棘突，並於第1腰椎棘突下方的凹陷處取之。

脊中的取穴法

找出第2腰椎棘突後，向上3處棘突，並於第11胸椎棘突下方的凹陷處取之。

第2腰椎棘突的取法

第12肋骨尖端的高度相當於第2腰椎棘突。

命門的取穴法

於第2腰椎棘突下方的凹陷處取之。

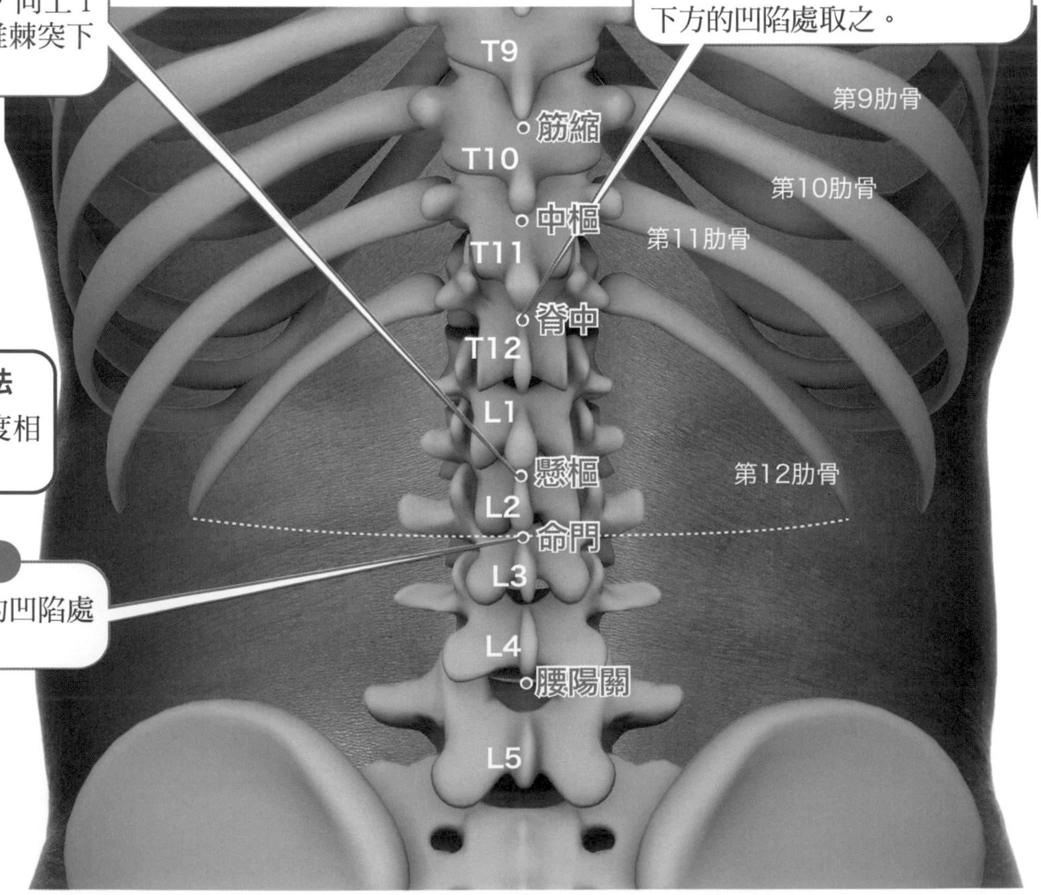

交感神經屬於自律神經，主要作用於緊張、興奮時，可使身體轉為適合運動的狀態。交感神經的節前神經元位於脊髓的胸節與腰節側邊，故又稱為胸腰神經。此外，副交感神經的神經傳導物質為乙醯膽鹼，交感神經則是去甲腎上腺素（新腎上腺素）；在生理學上並各自稱為膽鹼激性以及腎上腺素激性。

GV7 中樞

部位：位於上背部之後正中線上，也就是第10胸椎棘突下方的凹陷處

與此經穴有關的解剖學各部位：

- **胸神經後支（T10）的內皮支**分布於此處皮膚
- **豎脊肌群**受脊髓神經後支所支配，可後屈軀幹
- **棘上韌帶**位於第7頸椎棘突至第4腰椎棘突前端間
- **棘間韌帶**位於第10、11胸椎棘突間
- **肋間動脈的背支**為腹主動脈成對的壁支

GV8 筋縮

部位：位於上背部之後正中線上，也就是第9胸椎棘突下方的凹陷處

與此經穴有關的解剖學各部位：

- **胸神經後支（T9）的內皮支**分布於此處皮膚
- **豎脊肌群**受脊髓神經後支所支配，可後屈軀幹
- **棘上韌帶**位於第7頸椎棘突至第4腰椎棘突前端間
- **棘間韌帶**位於第9、10胸椎棘突間
- **肋間動脈的背支**為腹主動脈成對的壁支

筋縮的取穴法

先找出第7胸椎棘突，並向下2處棘突後，於第9胸椎棘突下方的凹陷處取之。

中樞的取穴法

先至與肩胛下角同高處找出第7胸椎棘突，並向下3處棘突，於第10胸椎棘突下方的凹陷處取之。

第7胸椎棘突

兩側肩胛骨下緣的高度相當於第7胸椎棘突。

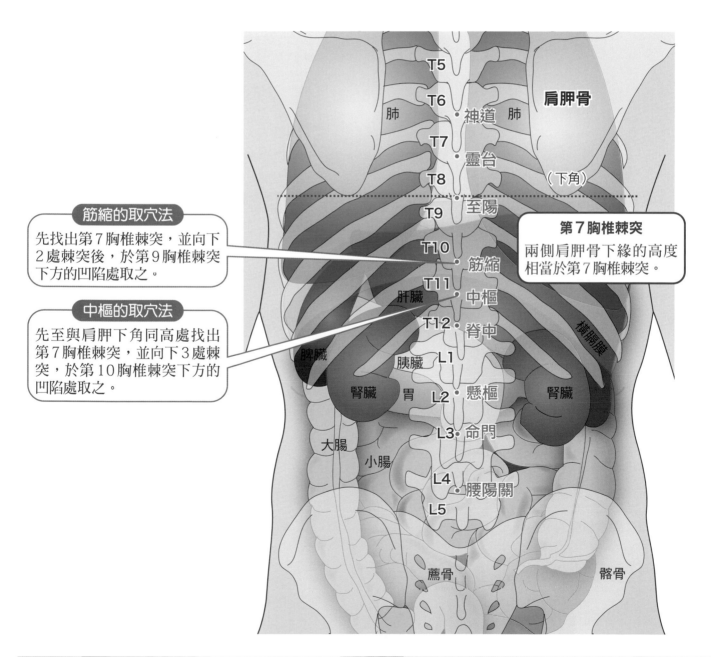

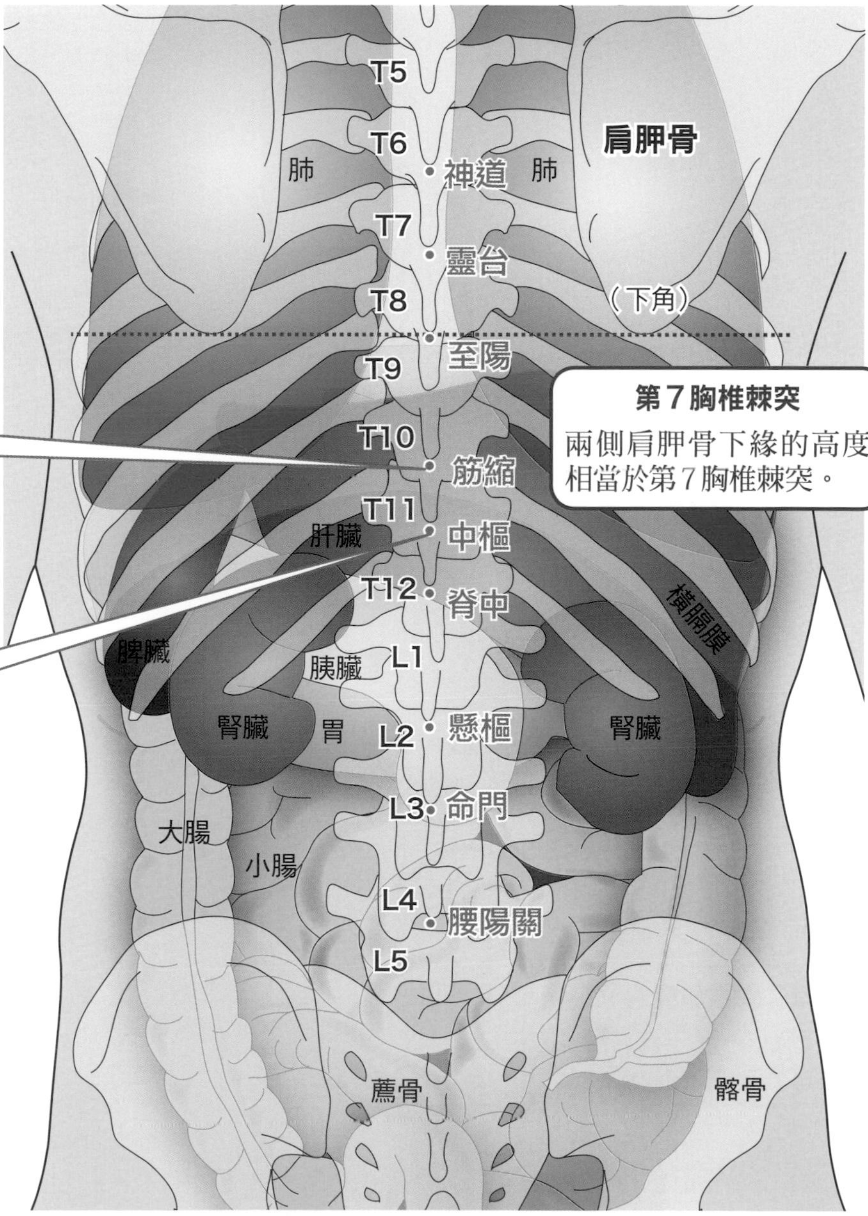

V12 身柱

部位：位於上背部之後正中線上，也就是第3胸椎棘突下方的凹陷處

與此經穴有關的解剖學各部位：

- **胸神經後支（T3）的內皮支**分布於此處皮膚
- **斜方肌**受腹神經、頸神經叢肌支（C2～C4）所支配
- **豎脊肌群**受脊髓神經後支所支配，可後屈軀幹
- **棘上韌帶**位於第7頸椎棘突至第4腰椎棘突前端間
- **棘間韌帶**位於第3、4胸椎棘突間
- **肋間動脈的背支**為腹主動脈成對的壁支

GV13 陶道

部位：位於上背部之後正中線上，也就是第1胸椎棘突下方的凹陷處

與此經穴有關的解剖學各部位：

- **胸神經後支（T1）的內皮支**分布於此處皮膚
- **斜方肌**受腹神經、頸神經叢肌支（C2～C4）所支配
- **豎脊肌群**受脊髓神經後支所支配，可後屈軀幹
- **棘上韌帶**位於第7頸椎棘突至第4腰椎棘突前端之間
- **棘間韌帶**位於第1、2胸椎棘突間
- **肋間動脈的背支**為腹主動脈成對的壁支

陶道的取穴法

先在後頸部找出最突出的第7頸椎棘突後，於第1胸椎棘突下方的凹陷處取之。

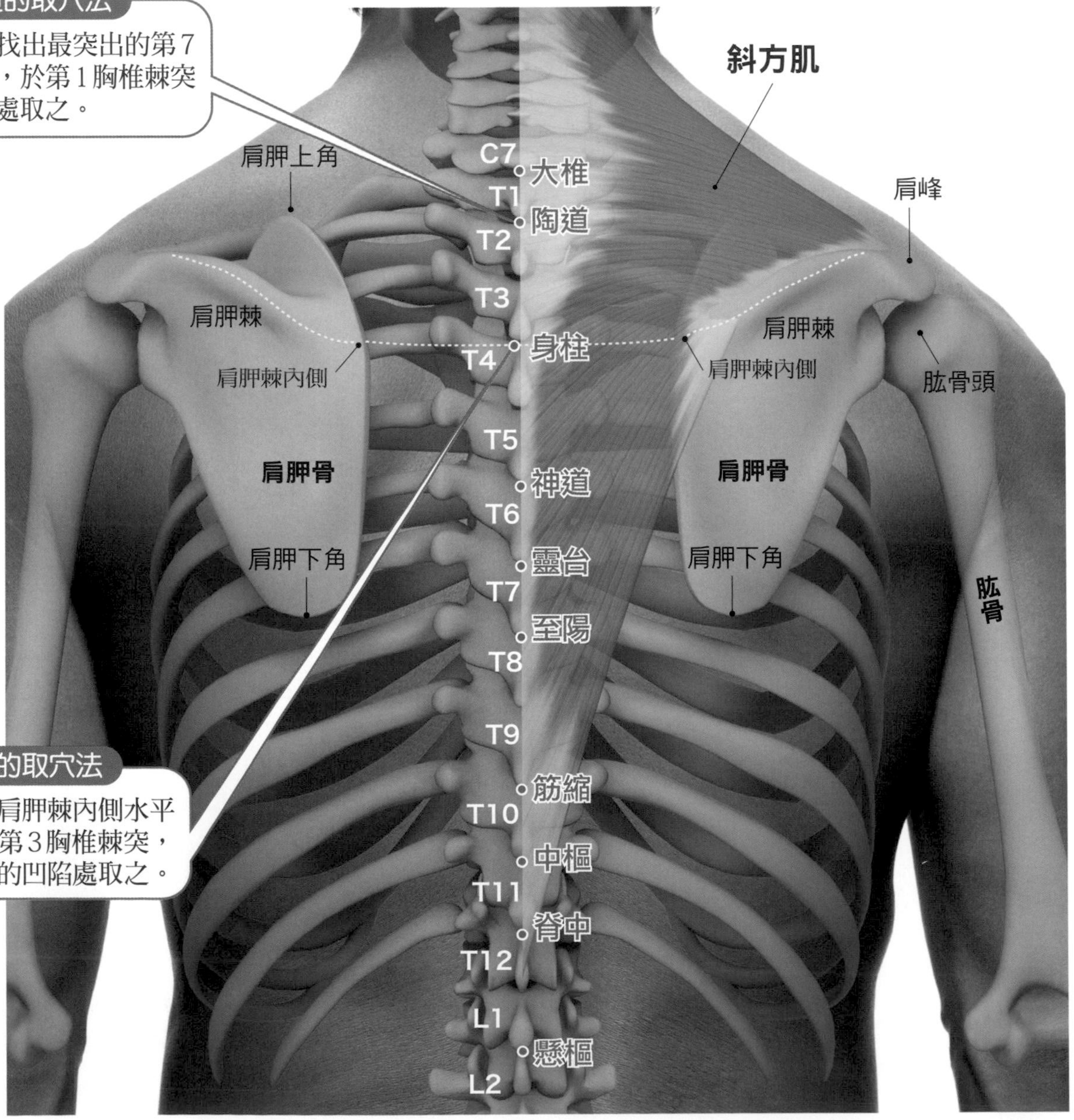

身柱的取穴法

後正中線與肩胛棘內側水平線的交點為第3胸椎棘突，並於其下方的凹陷處取之。

頸椎向前彎曲，而棘突則自椎體水平向後延伸。也就是說，椎體與棘突幾乎同高。尤其C3～C5的棘突長度較短於其他頸椎的棘突，因此C7（隆椎）棘突也較為明顯，並向後方突起，可於皮膚觸得。

GV14 大椎

部位：位於後頸部之後正中線上，也就是第7頸椎棘突下方的凹陷處

與此經穴有關的解剖學各部位：

- **頸神經後支（C8）的內皮支**分布於此處皮膚
- **斜方肌**受腹神經、頸神經叢肌支（C2～C4）所支配
- （**頸**）**棘突間肌**為構成豎脊肌群的背部內側深層肌之一，並受**頸神經後支**所支配
- **棘上韌帶**位於第7頸椎棘突至第4腰椎棘突前端間
- **棘間韌帶**位於第7頸椎與第1胸椎棘突間
- **頸橫動、靜脈**源自鎖骨下動脈之甲狀頸動、靜脈

大椎的取穴法

於第7頸椎棘突下方的凹陷處取之。
＊第7頸椎棘突為後頸部最突出的部位。

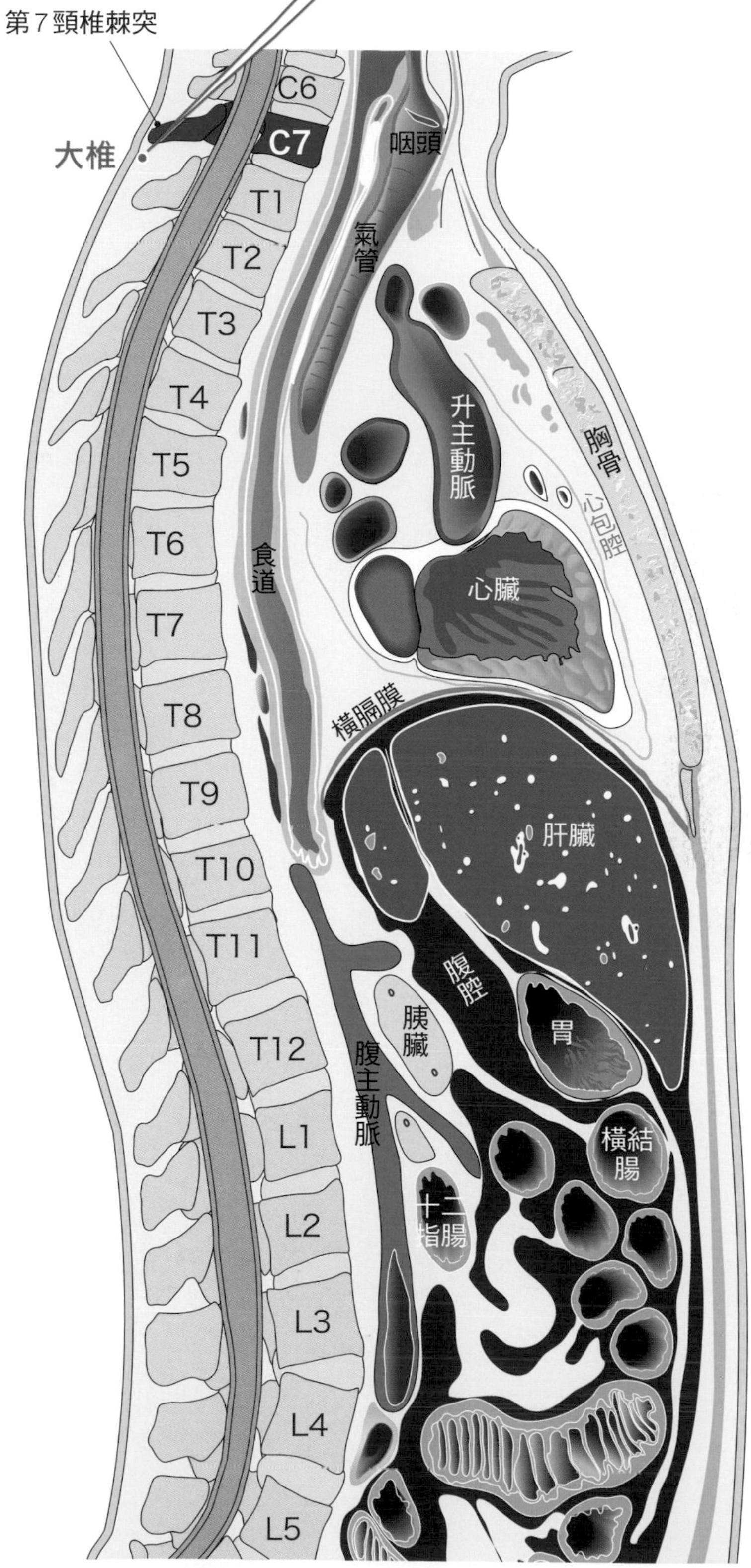

第7頸椎棘突的取法

將中指放置於第7頸椎棘突一帶，並以食指與無名指找出上下兩處棘突。接著，微微前屈頸部，並旋轉頭部。此時，會隨著轉動的棘突便為頸椎棘突，不會轉動的便是胸椎棘突。

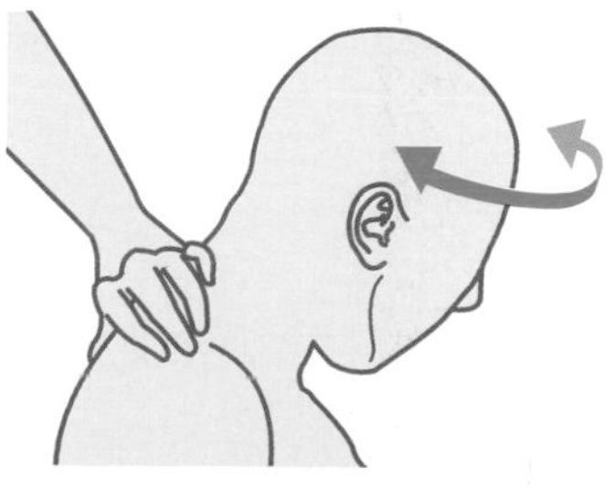

取穴法⑤ 瘂門、風府、腦戶

GV15 瘂門

部位：位於後頸部之後正中線上，也就是第2頸椎棘突下方的凹陷處

與此經穴有關的解剖學各部位：

- **第3枕神經**（C3）為第3頸神經後支，分布於枕部
- **項韌帶**由彈性纖維所組成，並分布於枕外隆凸至第7頸椎棘突間
- **頭夾肌**受頸神經後支（C3～C8）所支配，可伸展、外側屈曲、旋轉頭部
- （**頸**）**棘突間肌**為構成豎脊肌群的背部內側深層肌之一，並受**頸神經後支**所支配
- **頭半棘肌**受頸神經後支所支配，可伸展、旋轉頭部
- **頸橫動**、**靜脈的上行支**源自鎖骨下動脈之甲狀頸動、靜脈
- 此穴位深處為**脊髓**

GV16 風府

部位：位於後頸部之後正中線上，也就是枕外隆凸下方，以及左右斜方肌間的凹陷處

與此經穴有關的解剖學各部位：

- **枕大神經**（C2）為第2頸神經後支，分布於枕部
- **項韌帶**由彈性纖維所組成，受副神經、頸神經叢的肌支（C2～C4）所支配，分布於枕外隆凸至第7頸椎棘突間，是**斜方肌**的起端
- **頭半棘肌**受頸神經後支所支配，可伸展、旋轉頭部
- **頭後大**、**小直肌**受第1頸神經後支之枕下神經所支配，可旋轉頭部
- **枕動**、**靜脈**源自外頸動脈，並於顏面動、靜脈之後產生分支
- **頸橫動**、**靜脈的上行支**源自鎖骨下動脈之甲狀頸動、靜脈

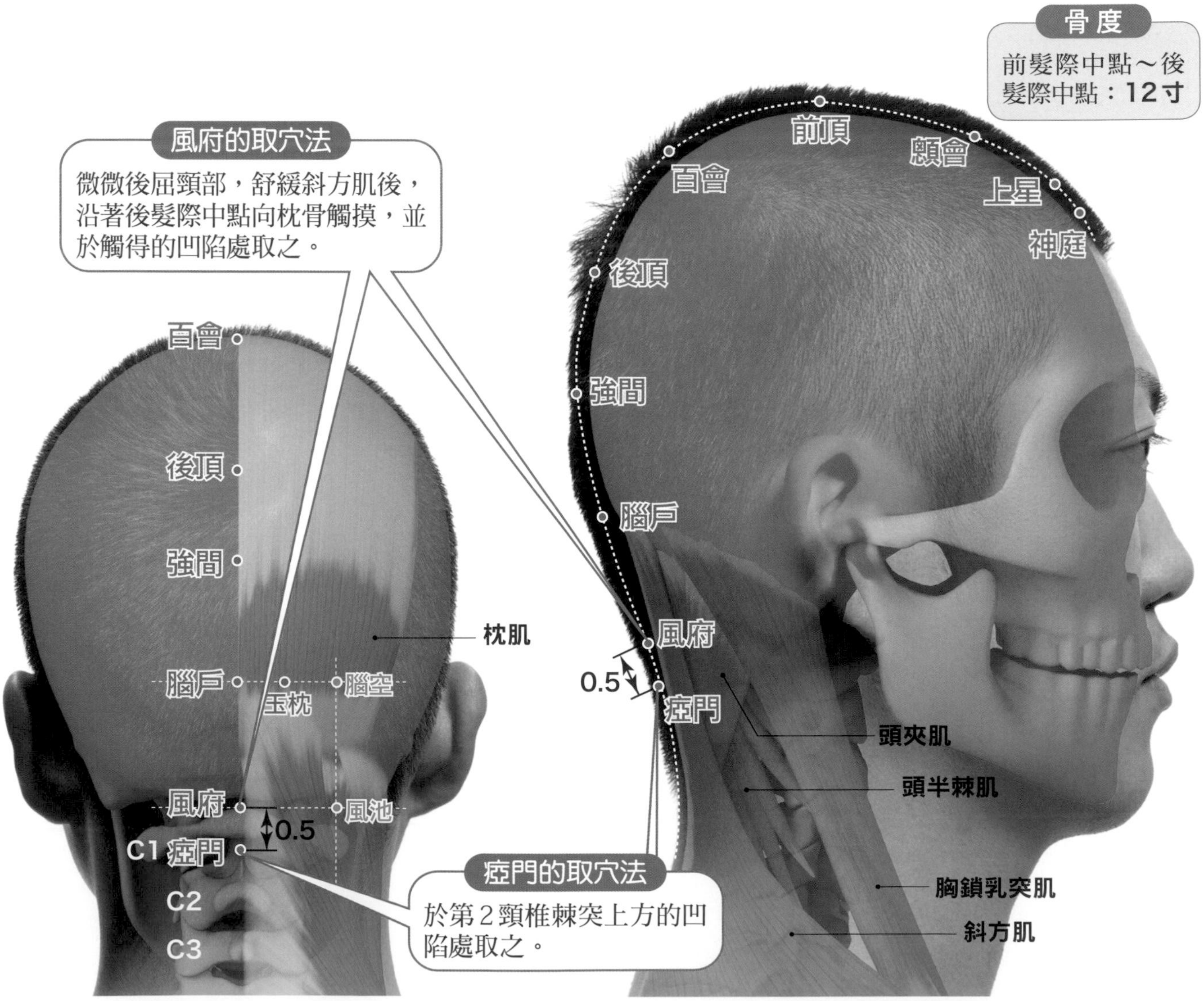

枕外隆凸為手掌輕輕壓迫枕部時，可觸得的最突出骨骼。位於枕外隆凸左右的線條為上項線，其上方為最上項線，而上項線下方則是下項線，並各自由斜方肌、頭夾肌、頭半棘肌所附著。此外，手指於枕外隆凸摸向下方（遠側）時，最先觸得的棘突便為第2頸椎棘突，其上方便是瘂門穴。

GV 17 **腦戶**

部位：位於頭部的枕外隆凸上方之凹陷處

與此經穴有關的解剖學各部位：

- **枕大神經**（C2）為第2頸神經後支，分布於枕部皮膚
- **枕肌**位於帽狀腱膜後方，是由顏面神經所支配的表情肌
- **枕動**、**靜脈**源自外頸動脈，並於顏面動、靜脈之後產生分支

腦戶的取穴法

- 於後正中線的垂直線，以及枕外隆凸上緣水平線交點的凹陷處，並與**玉枕**（BL9・膀胱）同高處取之。
- 於枕外隆凸上方的凹陷處取之。

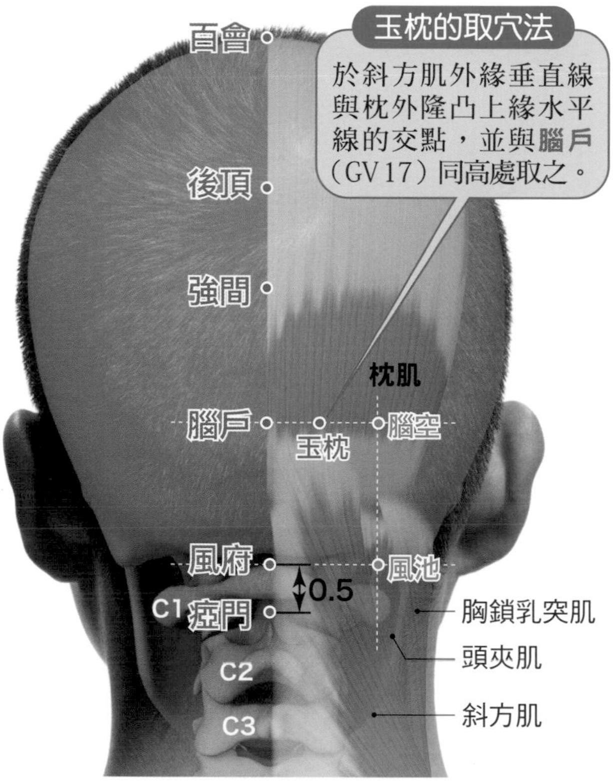

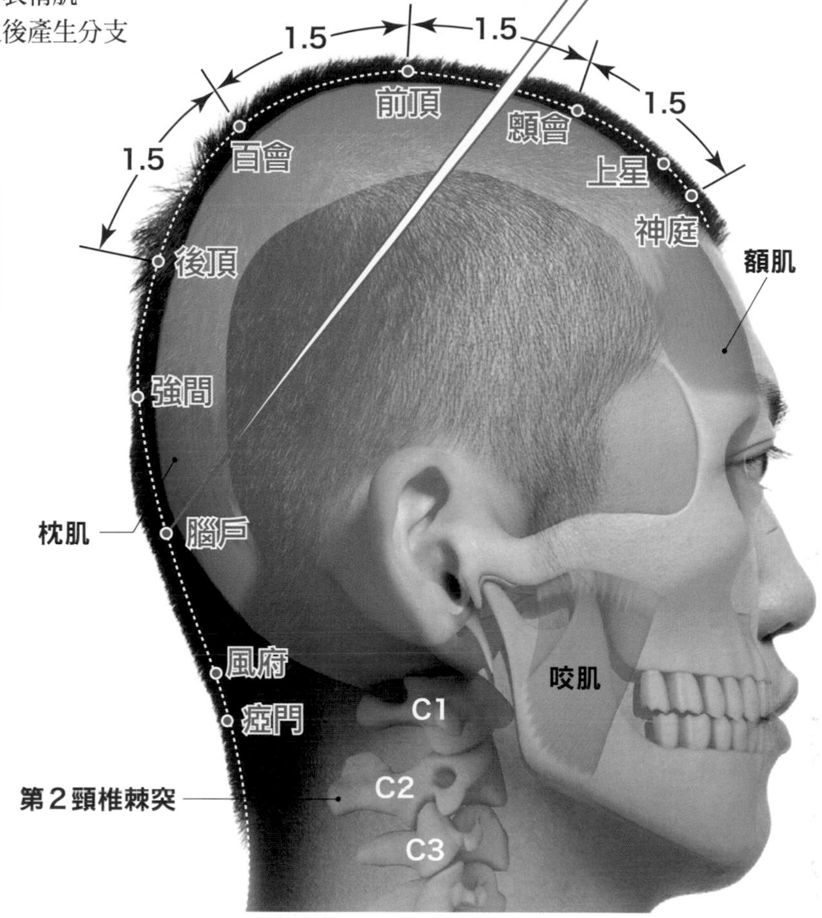

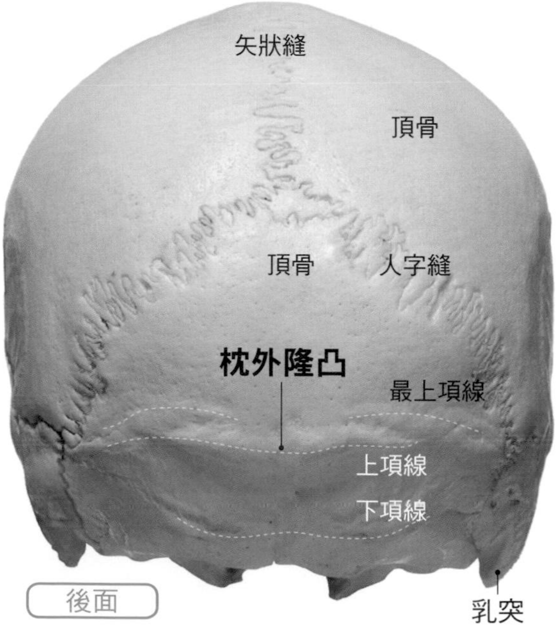

枕外隆凸

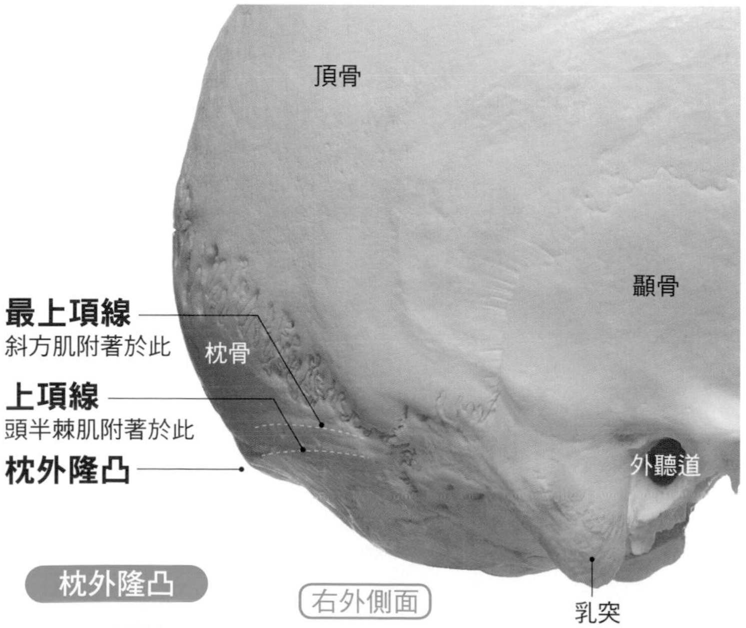

取穴法⑥ 強間、後頂、百會

GV18 強間

部位：位於頭部後正中線上，也就是後髮際向上**4寸**處

與此經穴有關的解剖學各部位：

- **枕大神經**（C2）為第2頸神經後支，分布於枕部皮膚
- **帽狀腱膜**位於額肌與枕肌之間
- **枕動、靜脈**源自外頸動脈，並於顏面動、靜脈之後產生分支

GV19 後頂

部位：位於頭部後正中線上，也就是後髮際向上**5.5寸**處

與此經穴有關的解剖學各部位：

- **枕大神經**（C2）為第2頸神經後支，分布於枕部皮膚
- **帽狀腱膜**位於額肌與枕肌之間
- **枕動、靜脈**源自外頸動脈，並於顏面動、靜脈之後產生分支

後頂的取穴法

於**百會**（GV20）向後1.5寸處取之。

強間的取穴法

於**腦戶**（GV17）向上1.5寸的凹陷處取之。

骨度

前髮際中點～後髮際中點：**12寸**

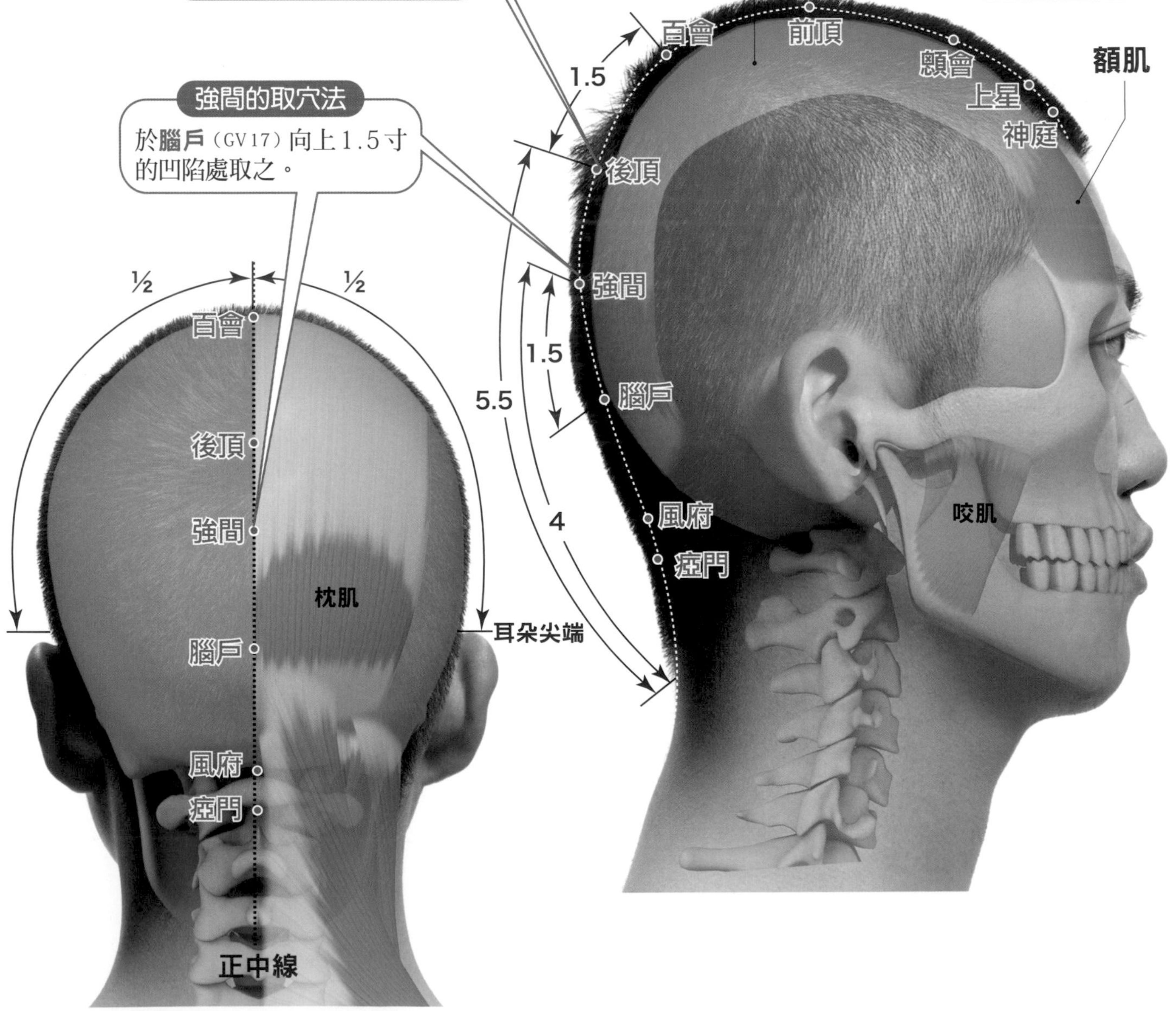

枕大神經為第２頸神經的後支，屬於感覺神經，主要貫穿斜方肌，並分布於枕部至頭頂的皮膚。此外，**枕大神經三叉神經症候群**會同時出現枕部疼痛、眼部深處疼痛，以及眼部疲勞等症狀。

GV 20 百會

部位：位於頭部前正中線上，也就是前髮際向後**5寸**處

與此經穴有關的解剖學各部位：

- **枕大神經**（C2）為第２頸神經後支，分布於枕部皮膚；**眶上神經**源自眼神經，並通過眶上孔
- **帽狀腱膜**位於額肌與枕肌之間
- **淺顳動脈**、**靜脈**為外頸動脈的２終支之一，可於外聽道前方上側的凹陷處觸得
- **眶上動**、**靜脈**源自內頸動脈之眼動、靜脈，並通過眶上孔

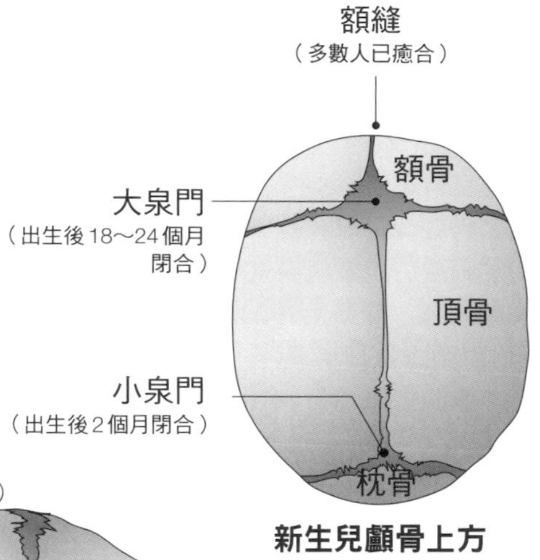

新生兒顱骨上方

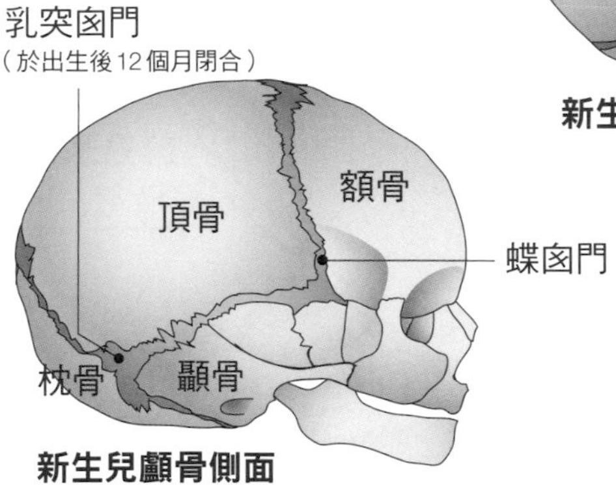

新生兒顱骨側面

泉門

百會的取穴法

位於前髮際與後髮際連接線的中點向前１寸之凹陷處。可於反摺耳朵時，於兩耳尖端連接線中點取之。

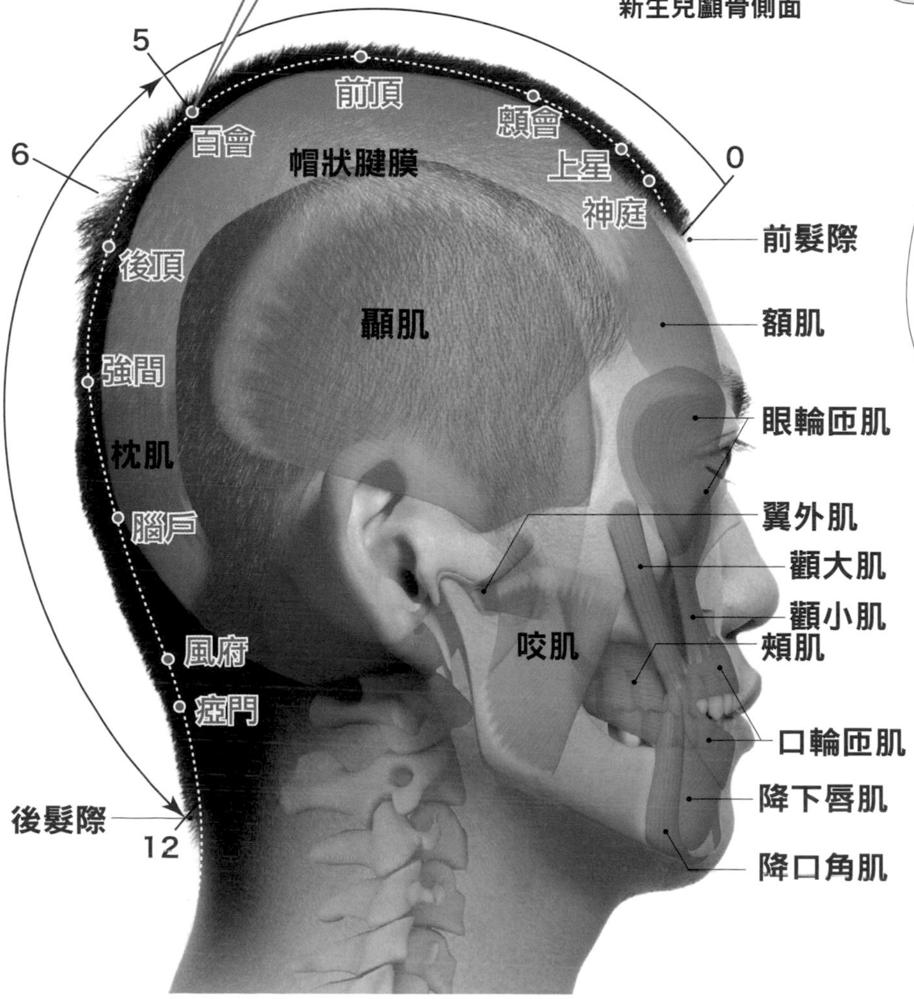

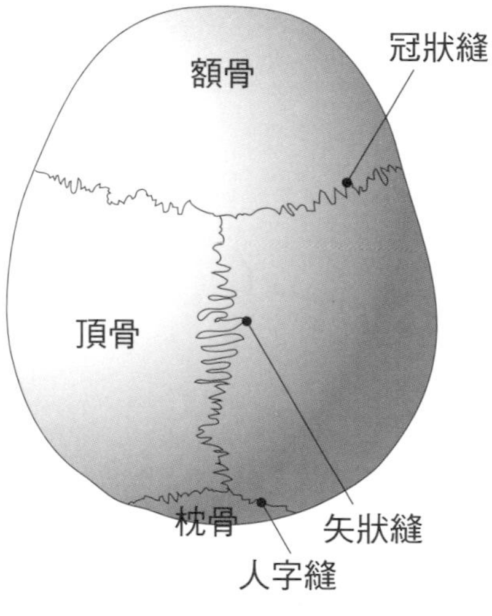

縫合

成人顱骨上方

令人在意的「氣」

我們在日常生活中，其實常用到「氣」這個字。

「人氣、元氣、根氣、天氣、空氣、病氣……」等，與氣有關的字不勝枚舉，可見我們的生活與「氣」密不可分。氣的「**气**」代表天文、自然；下方的「**米**」則代表人類光芒射向八處的樣貌（雖然也代表食物的米）。也就是說，「氣」的由來為**人吸收天地自然的能量，以進行各種活動**。此外，古中國的哲學或思想認為世界是由「氣」所組成，**人凝結「氣」以構成外型，並維持生命活動**。

在中醫的觀念中，也認為心或身體等各種病證皆源自「氣」的異常。也就是說，只要氣繞行全身的通路「經絡」之流動順暢，人就會健康；但經絡流動出現異常時，人便會生病。常聽見「**百病由氣而生**」這句話，但與其將其中的「氣」解釋為「元氣或心氣」，不妨解釋為「流動於經絡之氣」較理想。因此，中醫在治療疾病時，多使用針或灸治療經絡上的經穴，以調整「氣」的流動，提高人體與生俱來的自癒能力，創造出不易罹病的身體。此外，亦可打造出即使罹病，也較易治癒的體質。

總之，「**人**」就是自然中的一部分，必須取得源自自然的「氣」，否則無法維持正常活動。不過，隨著經濟發展，全球諸如森林面積減少、水資源不足、二氧化碳等溫室氣體排放量增加、地球暖化等環境破壞問題與日俱增。以中醫的角度看來，人類為了追求私利，卻破壞了自然環境，並損害人的「氣」，引發各種疾病。隨著醫療技術發達，西醫的治療方式雖然廣受眾人矚目，但注重源自自然的「氣」（與自然共生共存）也是相當重要的治療方式。（坂）

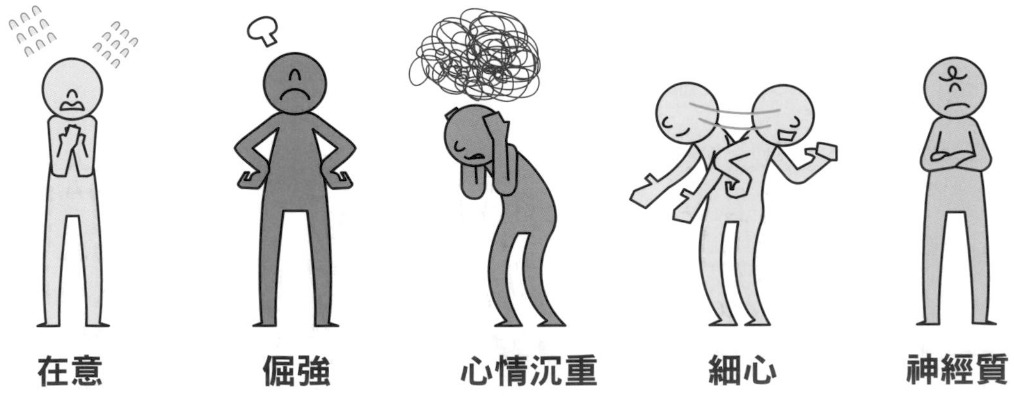

Chapter 14

任脈

CV（Conception Vessel）

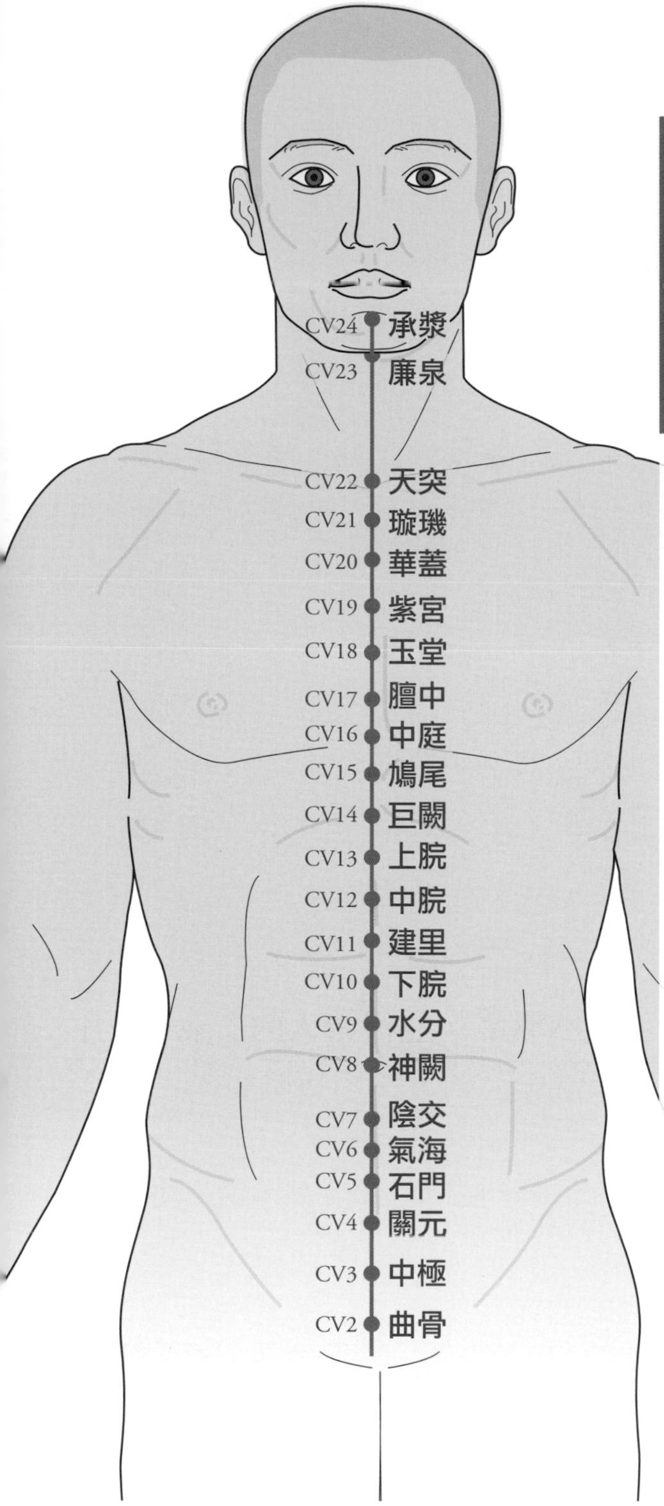

任脈為陰經之統括

「任脈」的「任」具有總管之意。任脈運行於身體前正中線，於下腹部與3條足陰經脈（脾、腎、肝）交叉，並與左右兩側的陰經脈相互連結，以調整全身的陰經脈（肝、心、心包、脾、肺、腎）。因此，任脈又稱**「陰脈之海」**。此外，任脈的「任」與「妊」字義相通，與月經或妊娠有關。

病證

疝氣※1、帶下※2、月經異常、腹部皮膚疼痛或發癢

※1 疝氣：出現於男性下腹部至睪丸的劇烈疼痛

※2 帶下：女性體內流出的黏液稱為「白帶」，通常透明無色、無臭，且量較稀少。但若量、色、氣味出現異常時則稱為「帶下病」。

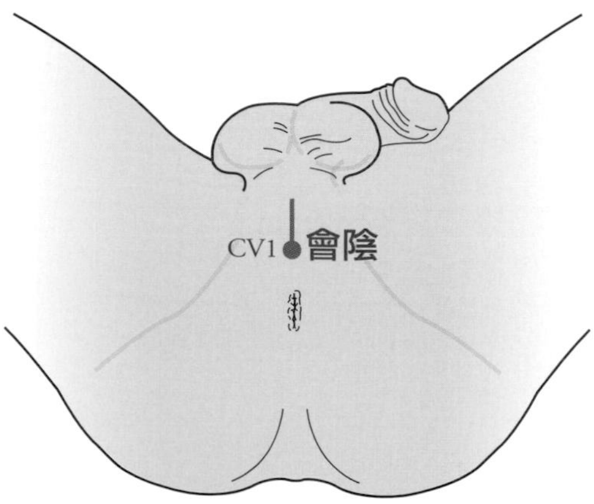

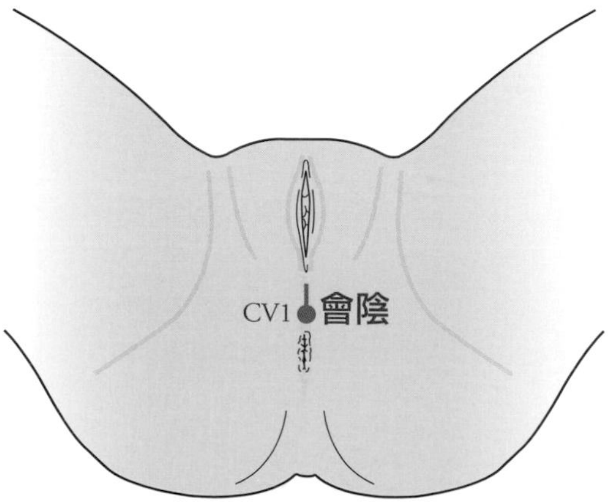

Conception Vessel

CV 任脈 ①下腹部

CV1 會陰

別名：**屏翳、金門**
穴性：調經強腎、清利濕熱、回陽固脫

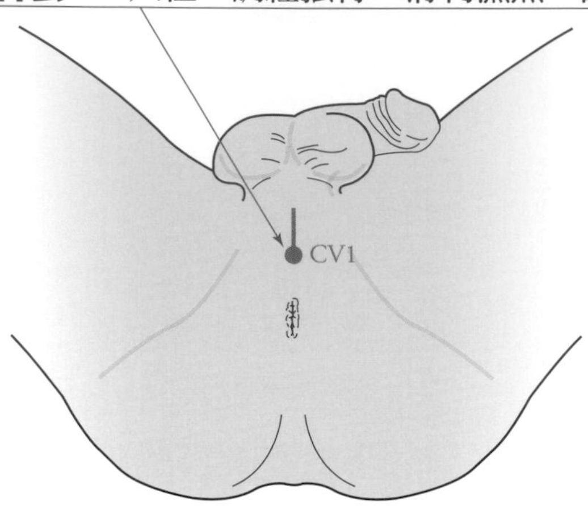

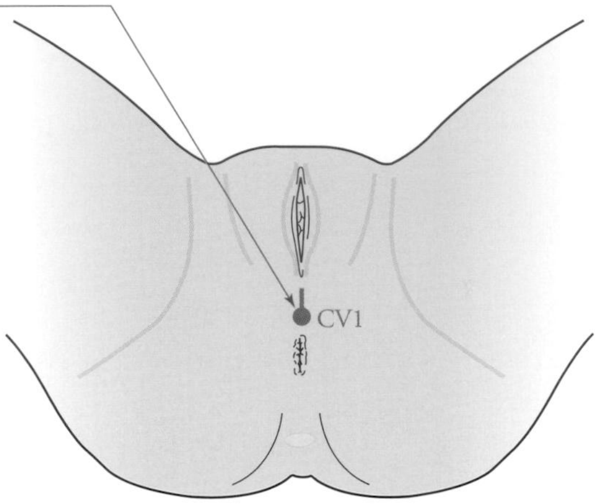

CV2 曲骨

別名：**尿胞、屈骨、屈骨端**
穴性：溫補腎陽、調經止帶

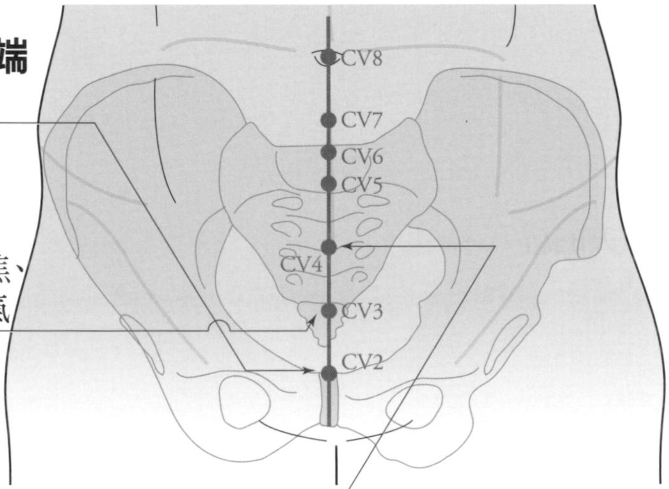

CV3 中極

別名：**氣原、玉泉**
要穴：膀胱之募穴
穴性：助陽調經、利膀胱、理下焦、培元氣、助氣化、補腎調氣

CV4 關元

別名：**次門、丹田**
要穴：小腸之募穴
穴性：溫腎壯陽、培補元氣、通調衝任、培腎固本

穴性解說

培補… 補充養分。
元氣… 生命活動基本之氣，又稱為原氣、真氣。
固本… 養足活力來源。
固精止遺… 避免精液漏出體外。

CV5 石門

別名：**利機、精露、丹田、命門**
要穴：三焦之募穴
穴性：調經止帶、溫腎壯陽

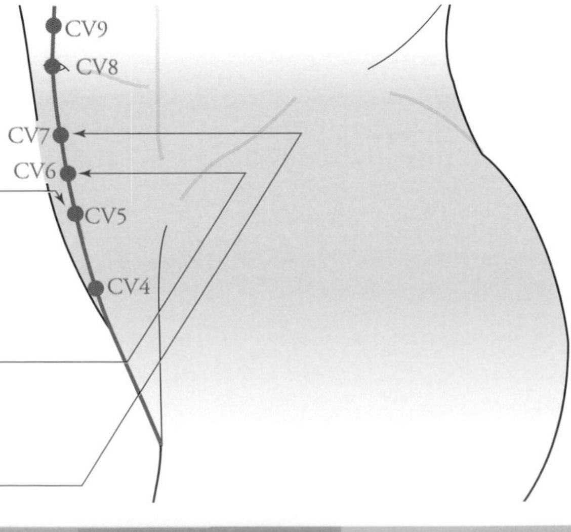

CV6 氣海

別名：**脖胦、下肓**
穴性：昇陽補氣、益腎固精、調補下焦、補腎虛、益元氣、固精止遺

CV7 陰交

別名：**少關、橫戶**
穴性：調經血、溫下元

任脈為奇經八脈之一，起自胞中（小骨盆腔），出於會陰部（**會陰**），並沿著腹部前正中線向上行走（**曲骨、中極、關元、石門、氣海、陰交**）。

- **會陰**位於足太陽膀胱經與督脈的陽經交**會**處，並代表**陰側**（軀幹腹側）。相對的，位於陽側（軀幹背側）相同位置的經穴則稱為「會陽」。會陽為太陽膀胱經的經穴，位於尾骨下端外側（BL35，p.98）。此外，解剖學用語的**會陰**（拉丁語Perineum）便源於此經穴名稱。不過，解剖學中的「會陰」，狹義上位於「**外陰部與肛門間**」，廣義來說則是指「**由恥骨聯合下緣、左右坐骨結節，以及尾骨尖端所構成的菱形區域**」，也就是骨盆的出口處（詳情可見→p.262），又稱為「會陰部」。此外，解剖學用語的「會陰（無論狹義、廣義）」皆代表一個區域，並非「會陰穴」的單一位置，請多加留意。
- **曲骨**的**曲**代表**恥骨上緣**（也就是恥骨嵴）的曲線。因此，曲骨為位於**恥骨上緣**中央，也就是恥骨聯合中央的經穴。
- **中極**位於頭頂至腳跟中間，也就是身體的根部，是元氣的重要之源。此外，別名「玉泉」指的是膀胱儲存尿液之意。
- **關元**位於**元**氣（原氣、生命各種活動的原動力）集結處。此外，別名「丹田」的「丹」也代表「元氣」。
- **石門**的**石**為石女，也就是不孕的婦女。此經穴易導致不孕，故針灸時禁用於孕婦。另一方面，石門可幫助水分調節、造精、王臟等作用，並可暢通陰陽。
- **氣海**的**海**為「集結處」之意。因此，聚集元**氣**或腎**氣**的部位便稱為**氣海**。
- **陰交**位於陰側（軀幹腹側），也就是任脈（歸於陰經）、衝脈，以及少陰腎經相交處。

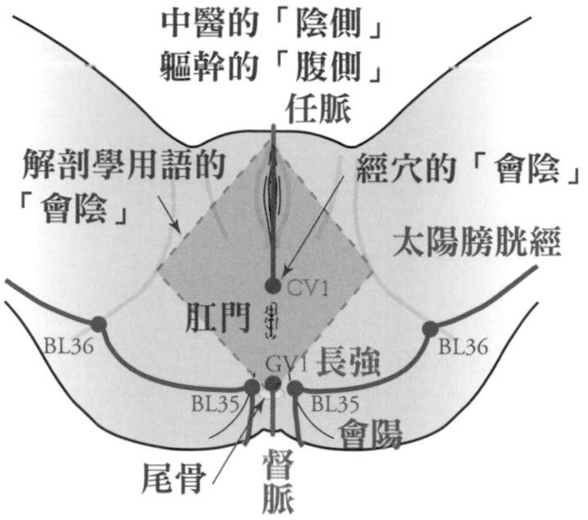

中醫的「陽側」為軀幹的「背側」

解剖學的會陰與會陰穴

任脈與太陽膀胱經交會處為會陰與會陽，而解剖學用語中的「**會陰**」不僅用於中醫，也廣泛用於全球西醫中。此外，同為解剖學用語的經穴名稱還有「**人中**（p.237）」與「**鳩尾**（p.259）」。

CV 任脈 ②上腹部

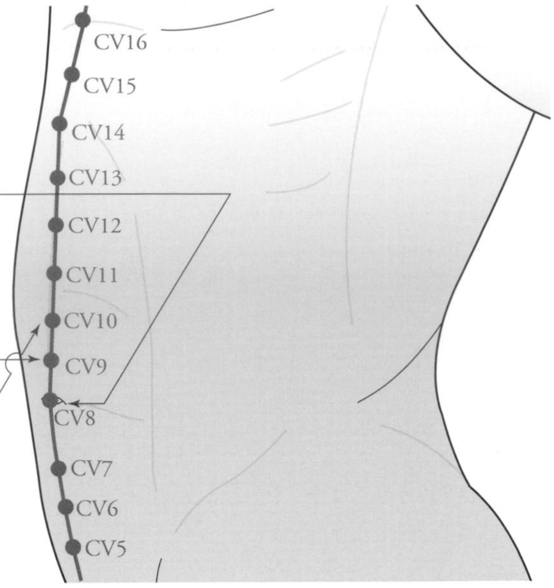

CV8 神闕

別名：**臍中、氣舍、氣合**
穴性：健運脾陽、和胃理腸、溫陽救逆、開竅復蘇、理腸止瀉

CV9 水分

別名：**中守**
穴性：健脾胃、分利水濕、和中理氣

CV10 下脘

別名：**下管**
穴性：健脾和胃、消食化滯

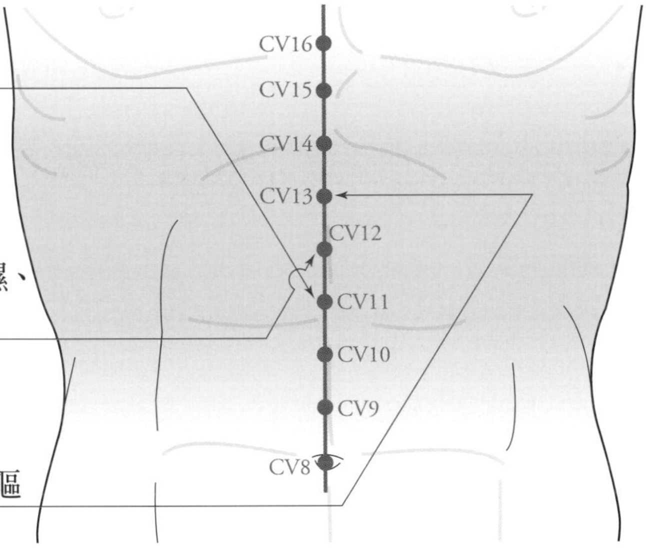

CV11 建里

穴性：健脾化濕、消食化滯

CV12 中脘

別名：**胃募、中管**
要穴：胃之募穴、八會穴之腑會
穴性：調理中焦、健脾化濕、和胃降逆

CV13 上脘

別名：**上管**
穴性：健胃理氣、降逆止嘔

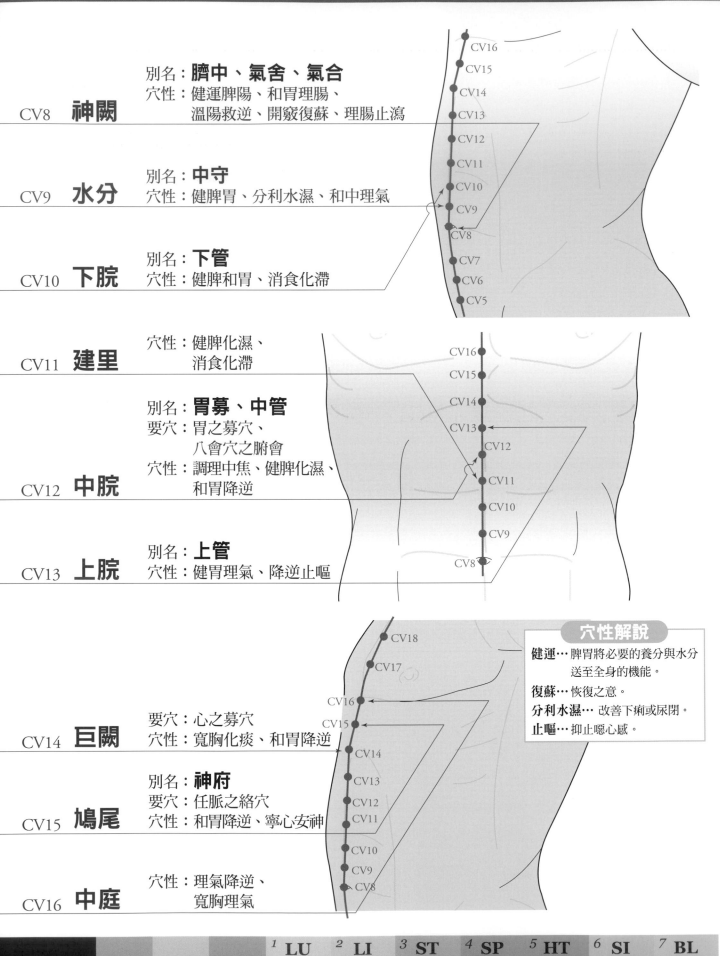

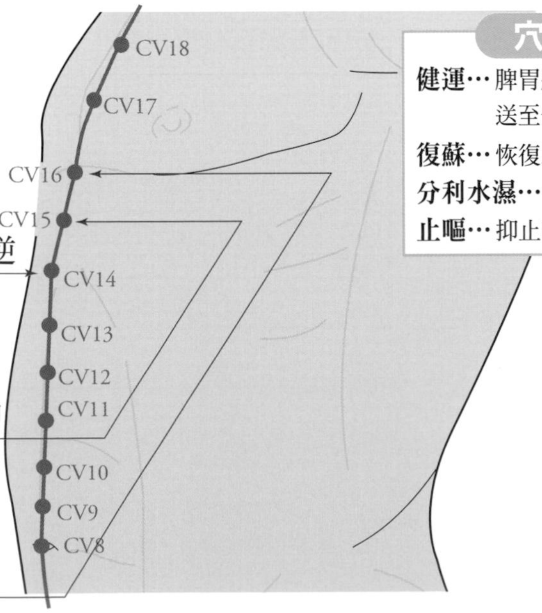

穴性解說

健運…脾胃將必要的養分與水分送至全身的機能。
復蘇…恢復之意。
分利水濕… 改善下痢或尿閉。
止嘔…抑止噁心感。

CV14 巨闕

要穴：心之募穴
穴性：寬胸化痰、和胃降逆

CV15 鳩尾

別名：**神府**
要穴：任脈之絡穴
穴性：和胃降逆、寧心安神

CV16 中庭

穴性：理氣降逆、寬胸理氣

任脈於陰交沿著腹部前正中線再次向上行走（**神闕、水分、下脘、建里、中脘、上脘、巨闕、鳩尾**），並到達胸部（**中庭**）。

- **神闕**的**闕**為「宮殿之門」，**神**為「神氣」或生命力之意。也就是說，神闕為如「門」般供**元氣**出入處，或指元氣所在處。此外，別名「臍中」代表神闕位於臍中央。
- **水分**位於小腸下方，過去認為此處**分**隔**小便**（清）**與大便**（濁），並具有麗**水**的效果。
- **下脘、中脘、上脘**的**脘**為胃的腔室，也就是胃室。下脘為胃下口的**幽門**（或幽門部）；中脘為胃中央的**胃小彎**；上脘則是胃上口的**賁門**。此外，亦有文獻將下脘、中脘、上脘稱為下管、中管、上管。
- **建里**的**里**為「村落、人居住處」之意，也代表**胃**所「存在」處。此外，經穴可提升胃部作用，並調整腸胃機能，因此代表可「建造」胃腸、健胃之意。
- **巨闕**的**闕**為「凹窩、蜷曲」之意，代表其位於**心窩**的較大「凹陷處」。
- **鳩尾**代表劍突被比喻為鴿子尾巴之意，而下部肋骨左右兩側則如同鴿子的翅膀。此外，**鳩尾**在解剖學中為上腹區，在中醫則稱為心下。
- 自**中庭**起的幾處經穴，皆被譬喻為天子所在的宮殿建築。中庭則位於如宮殿中庭般的部位，故有此名稱。

闕

為「人倒吊的姿態」之意。此外，逆則代表往逆向前進之意。

闕字的**欮**為**屰**＋**欠**（人腹部彎曲並向前倒的姿勢）所構成的字，並代表人「彎曲」呈冂字形，或嘔吐、傾倒的樣貌（→p.97）。而**門**＋**欮**則代表城牆或堡壘某處凹陷如冂字形的入口處，並引申出「宮殿等處之門」等意。

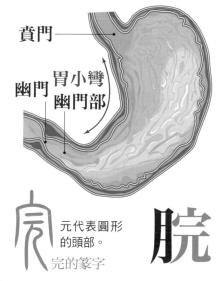

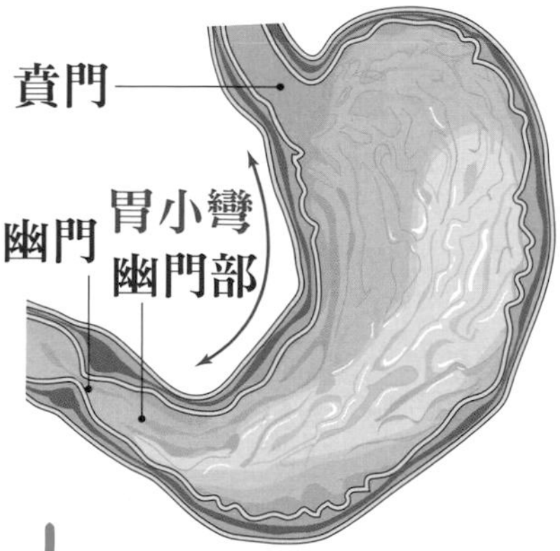

脘

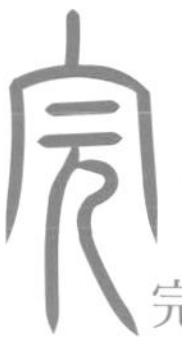

完的篆字

脘是由肉部＋完（捲曲呈圓形之物）所構成的字。其中**完**是由代表家或建築物的**宀**＋**元**所組成，代表呈現圓形，並保持毫無缺陷的模樣（完的語源眾說紛紜）。

鳩

鳩是由九＋鳥所構成的字，代表集中於一處的鳥群。

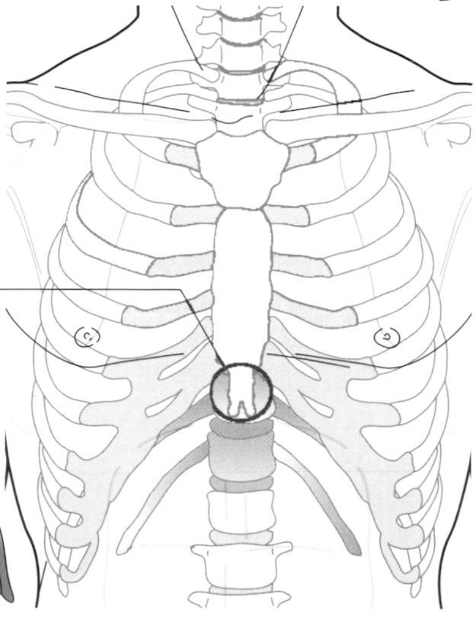

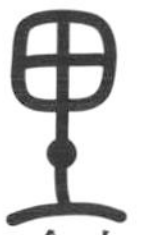
金文

里

里原由田（切割為四邊形的田）＋土所構成，代表「祭祀神明的寺院」，或代表人群以寺院為中心所聚集的「村、村落」。之後，「里」也逐漸用於表示距離的單位。（周朝的1里＝約400m，現代中國的1里[市里]＝約500m，而日本江戶時代的1里＝約3.9km，可見里因時、地而異。）

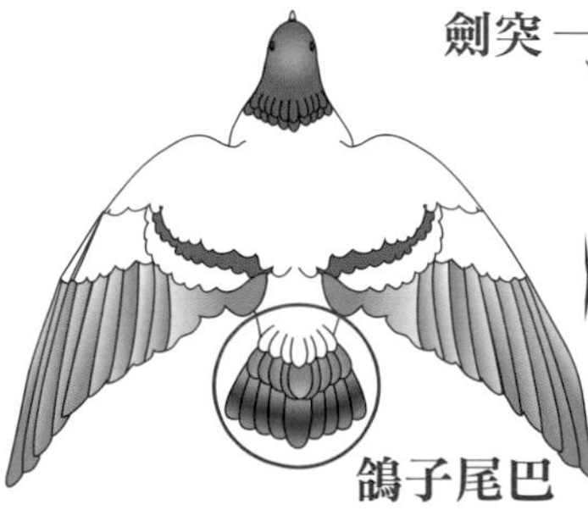

CV23 廉泉

部位：位於前頸部之前正中線上，以及喉頭隆起上方的舌骨上方凹陷處

與此經穴有關的解剖學各部位：

- **頸橫神經**（C1～C4）為頸神經叢皮支，並分布於頸部至肩部的皮膚
- **括頸肌**是由顏面神經所支配的表情肌，可下壓口角
- **頦舌骨肌**受第1、2頸神經前支所支配，可將舌骨拉向前方
- **甲狀腺上動**、**靜脈**源自頸外動、靜脈
- 此穴位深處為舌骨上、下肌群之**起端**與**止端**的舌骨

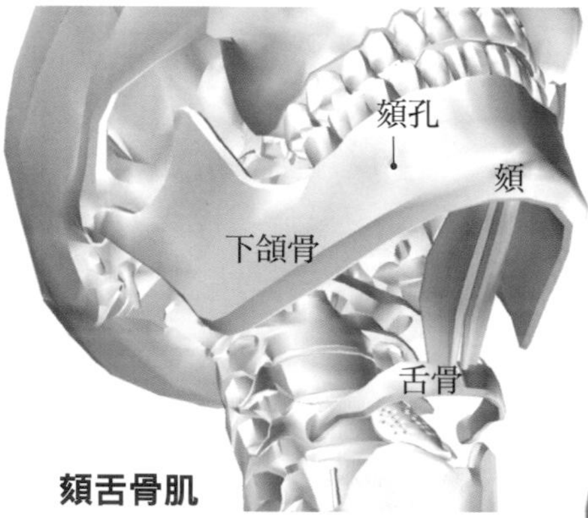

頦舌骨肌

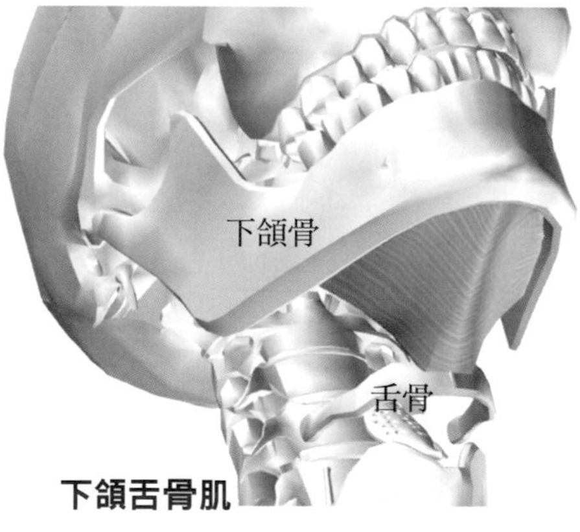

下頜舌骨肌

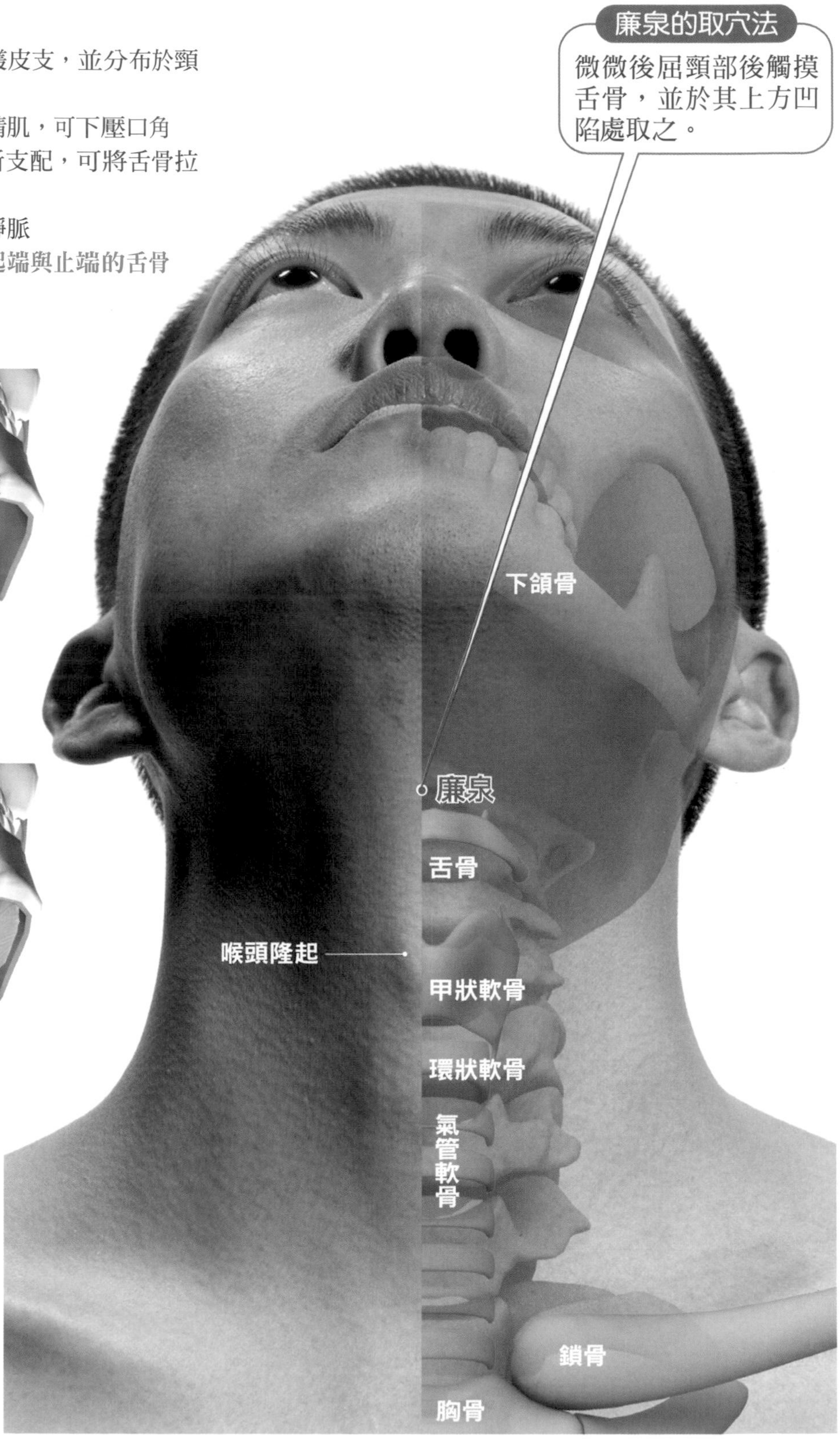

● **喉頭隆起**為甲狀軟骨的突起處，又稱為「喉結」。喉頭隆起在英語中稱為Adam’s Apple，也就是「亞當的蘋果」，其名稱源自於「亞當偷吃了蘋果後，卡在喉嚨，並形成了喉頭隆起」。不過，其實聖經中記載的是「善惡知識之果實」，而非蘋果。此外，果實卡於喉嚨的情節也是日後新增的情節。

甲狀腺與甲狀腺上、下動脈

甲狀腺位於咽頭底部，是上皮性細胞所增生的組織。甲狀腺原基下降後，會形成**「甲狀舌管」**，並連結咽頭。之後，甲狀舌管則會消失，並於原先增生甲狀腺處出現**舌盲孔**。此外，甲狀舌管於移動途中的殘留物為**「甲狀舌骨囊腫」**。

甲狀腺經腦下垂體前葉荷爾蒙TSH分泌至T3、T4，而**甲狀腺上動脈**則是外頸動脈第一支，可供給甲狀腺養分。另一方面，**下甲狀腺動脈**則源自鎖骨下動脈的甲狀頸動脈，主要提供位於甲狀腺背側的四處副甲狀腺（上皮小體）養分。

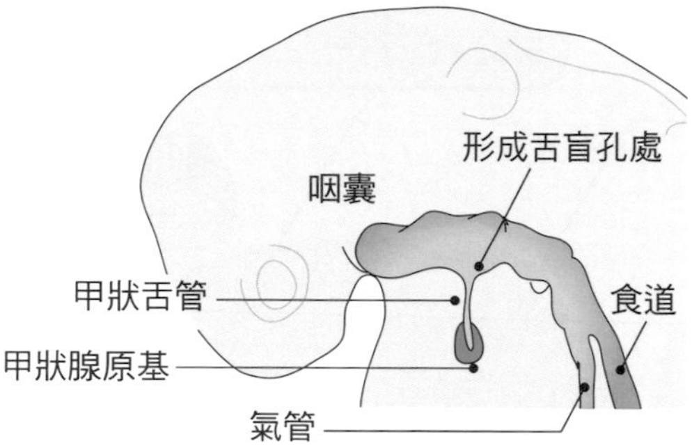

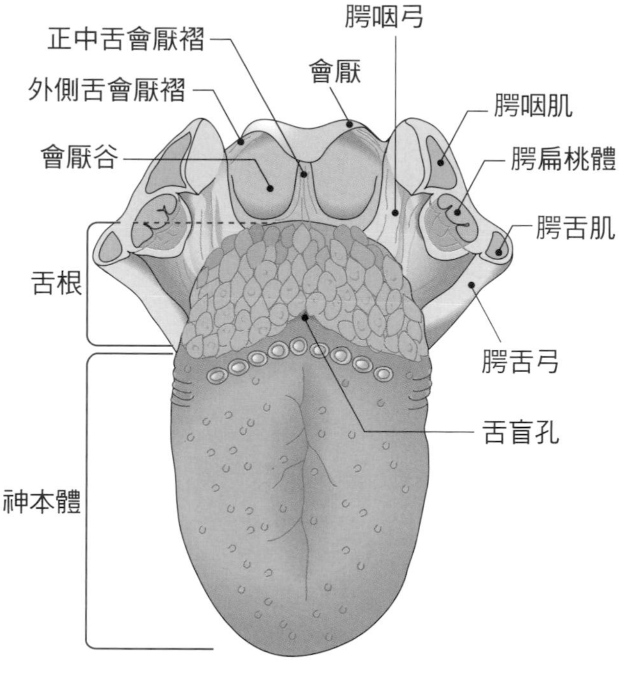

CV24 承漿

部位：位於顏面部之頦唇溝中央的凹陷處

與此經穴有關的解剖學各部位：

- **頦神經**源自下頜神經，並出於頦孔
- 可閉合口部的**口輪匝肌**，以及可下拉下唇的**降下唇肌**皆是由顏面神經所支配的表情肌
- **下唇動、靜脈**源自顏面動、靜脈，並可於咬肌前緣與下頜骨下緣交點觸得

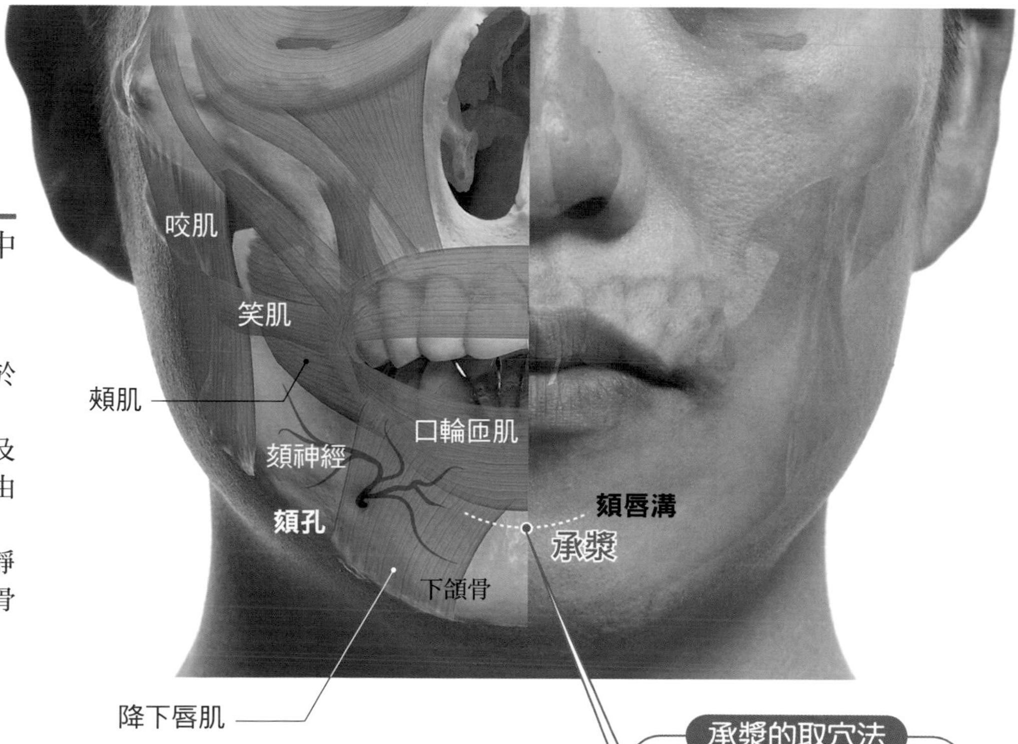

承漿的取穴法

於顏面正中線上的頦唇溝中央處取之。

下肢穴

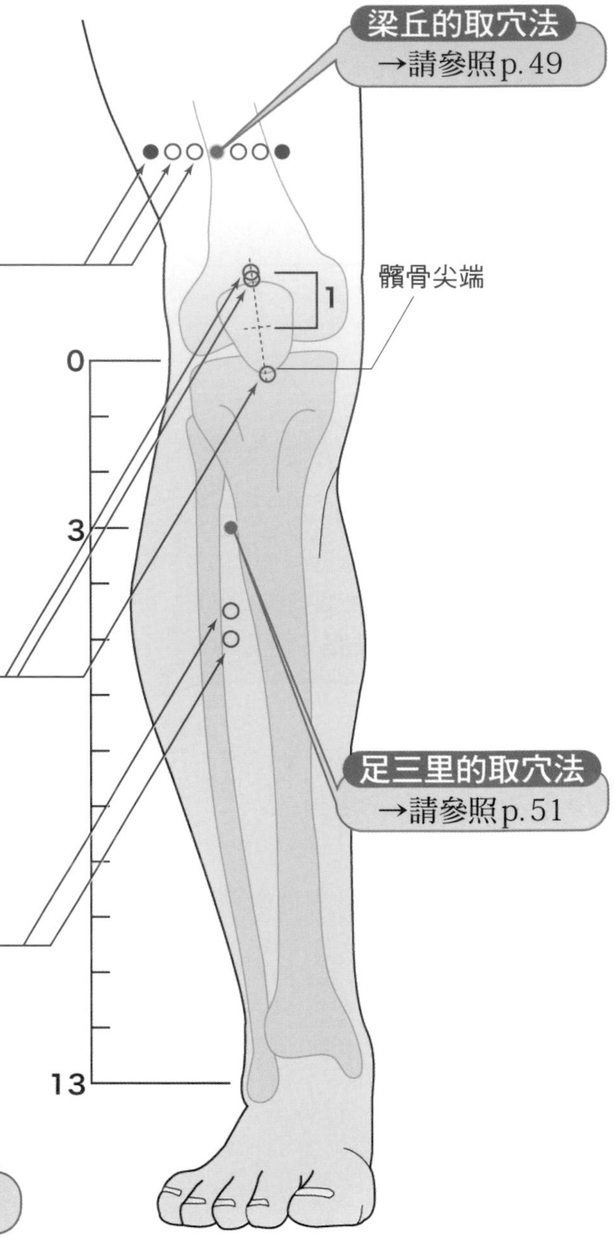

髖骨 Ex-LE1

部位：位於髕骨上方，也就是**梁丘**（ST34・胃）兩側向外0.5寸、1寸，或是1.5寸，共有多種說法。而現代文獻的記載，大多為**梁丘**向外1.5寸處。

鶴頂 Ex-LE2

部位：位於髕骨尖端上方、髕骨中點向上1寸，或是髕骨上緣正中的凹陷處（共有3說）。

備註：髕骨外型類似「鶴的頭頂」，故有此名稱。

闌尾 Ex-LE7

部位：位於小腿外側前方上部，並於**足三里**（ST36・胃）向下1.5或2寸處。

備註：新穴。

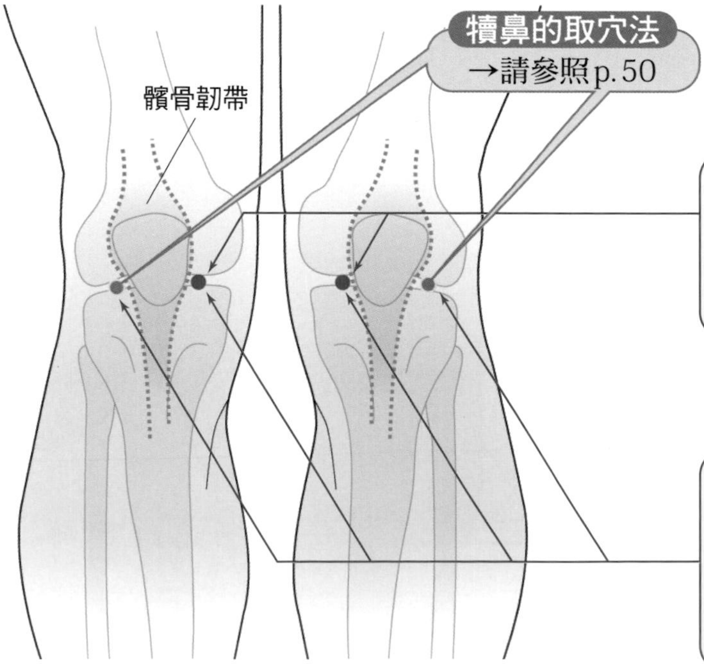

內膝眼 Ex-LE4

部位：位於髕股關節前面，以及髕骨韌帶內側的凹陷處。

備註：外側為**犢鼻**（ST35・胃）。

膝眼 Ex-LE5

部位：位於髕股關節前面，以及髕骨韌帶兩側的凹陷處，左右共4穴。

備註：外側為**犢鼻**（ST35・胃），內側則是內膝眼。

百蟲窩 Ex-LE3

部位：位於髕骨基部內端，以及其向上2寸或3寸的凹陷處。此外，髕骨基部向上2寸為**血海**（SP10・脾）的位置，故有文獻指出百蟲窩與**血海**為同一穴。

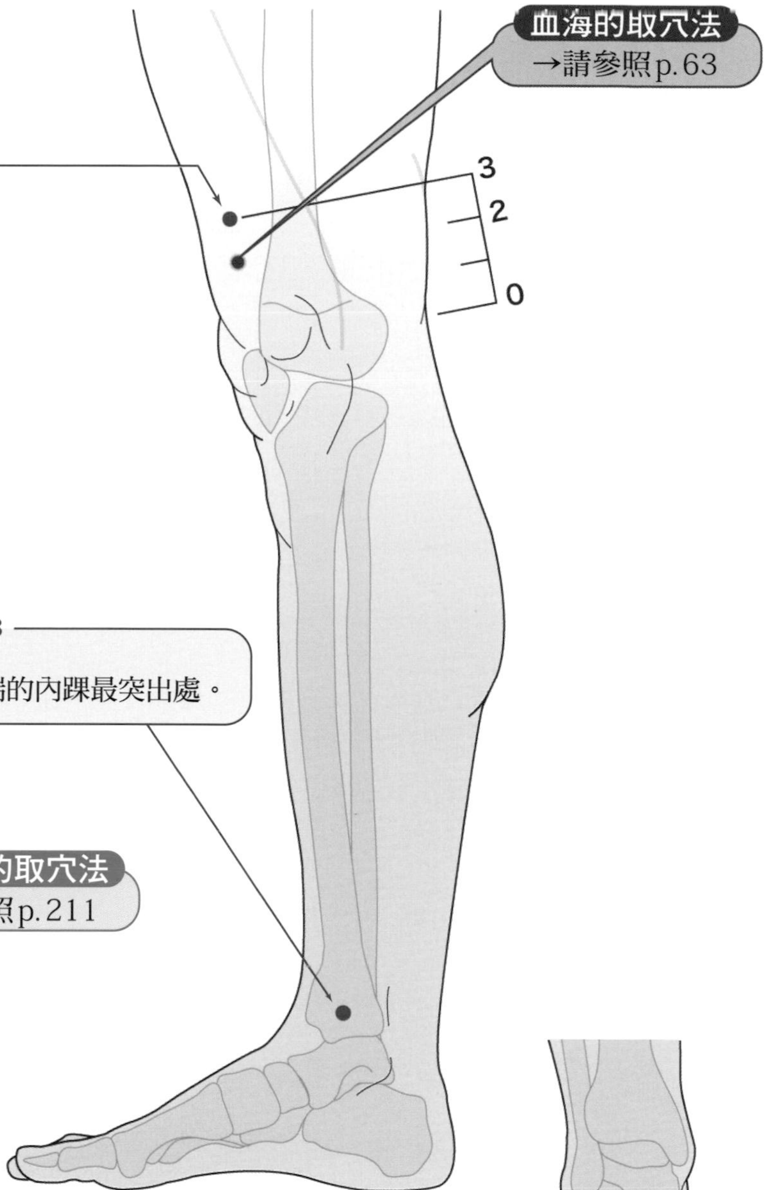

膽囊 Ex-LE6

部位：位於小腿外側上方，以及**陽陵泉**（GB34・膽）向下1～2寸處。

備註：新穴。

內踝尖 Ex-LE8

部位：位於脛骨下端的內踝最突出處。

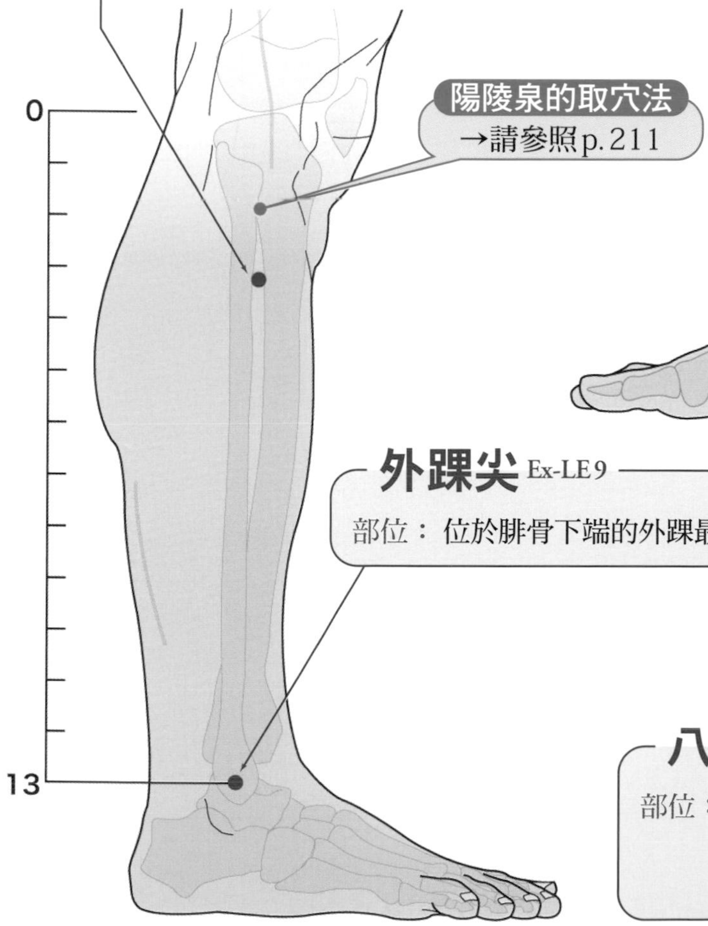

外踝尖 Ex-LE9

部位：位於腓骨下端的外踝最突出處。

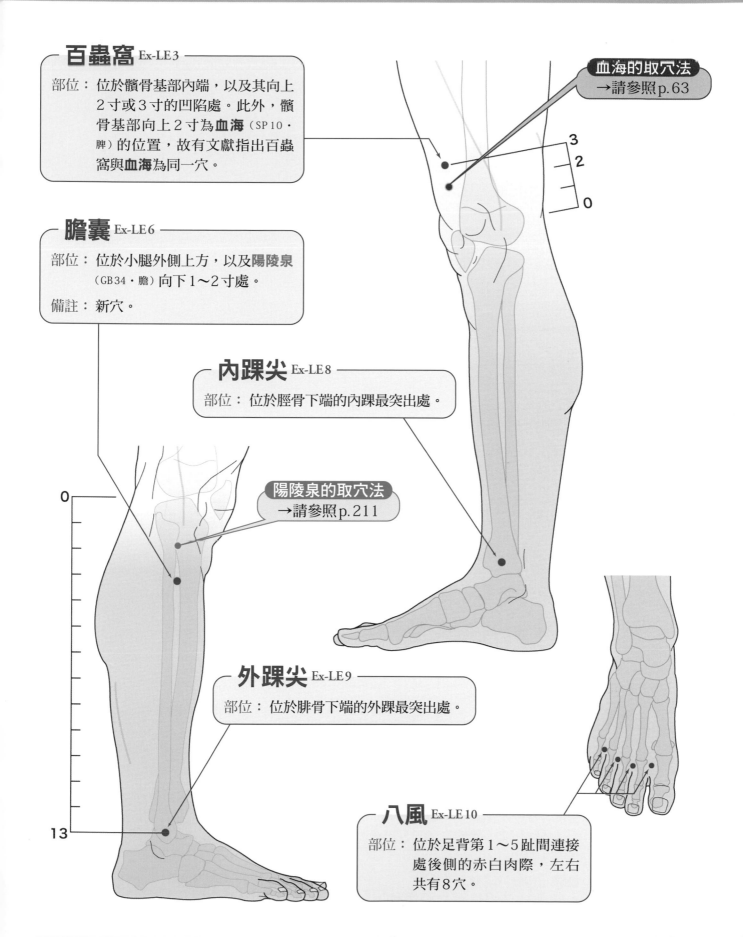

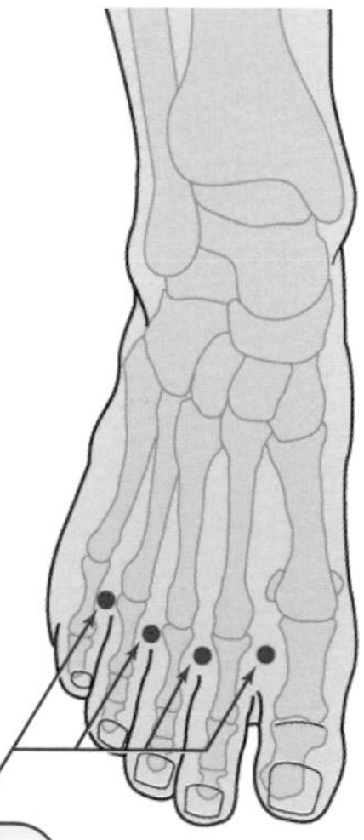

八風 Ex-LE10

部位：位於足背第1～5趾間連接處後側的赤白肉際，左右共有8穴。

各種病例與所使用的經穴範例《1》

(現)…依據現代醫學概念所下的處方
(中)…依據中醫概念所下的處方

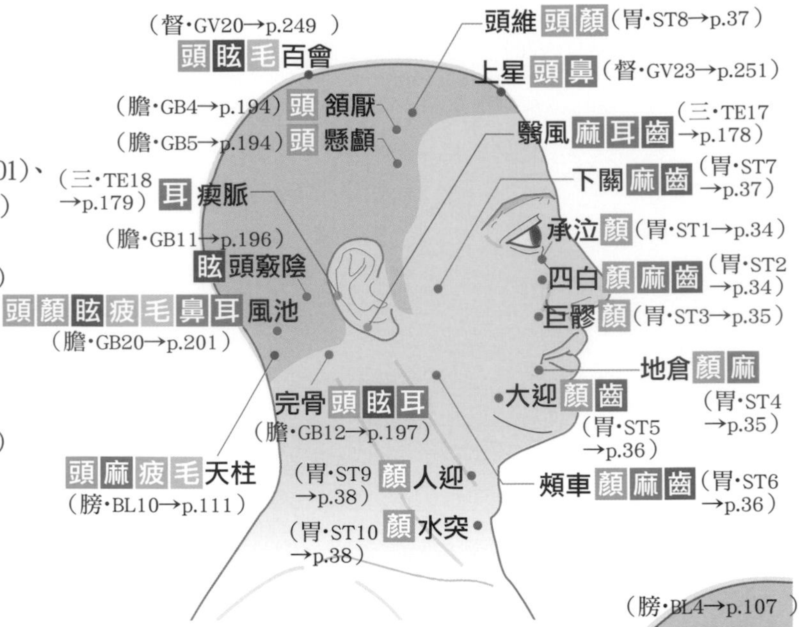

(督·GV20→p.249)
頭 眩 毛 百會
頭維 頭 顏 (胃·ST8→p.37)
上星 頭 鼻 (督·GV23→p.251)
(膽·GB4→p.194) 頭 頷厭
(膽·GB5→p.194) 頭 懸顱
翳風 麻 耳 齒 (三·TE17→p.178)
(三·TE18→p.179) 耳 瘈脈
下關 麻 齒 (胃·ST7→p.37)
承泣 顏 (胃·ST1→p.34)
(膽·GB11→p.196)
眩 頭竅陰
四白 顏 麻 齒 (胃·ST2→p.34)
頭 顏 眩 疲 毛 鼻 耳 風池
(膽·GB20→p.201)
巨髎 顏 (胃·ST3→p.35)
地倉 顏 麻
完骨 頭 眩 耳
(膽·GB12→p.197)
大迎 顏 齒
(胃·ST4→p.35)
(胃·ST5→p.36)
頭 麻 疲 毛 天柱
(膀·BL10→p.111)
(胃·ST9→p.38) 顏 人迎
頰車 顏 麻 齒 (胃·ST6→p.36)
(胃·ST10→p.38) 顏 水突

頭痛

(現)
肌肉緊張性頭痛:天柱(p.111)、風池(p.201)、肩井(p.202)、懸顱(p.194)、完骨(p.197)
偏頭痛:天柱(p.111)、完骨(p.197)、和髎(p.181)、陽白(p.197)、頷厭(p.194)

(中)因氣血兩虛而起的頭痛
百會(p.249)、心俞(p.114)、脾俞(p.117)、足三里(p.51)、三陰交(p.62)、血海(p.63)、上星(p.251)

(中)因痰濁而起的頭痛
中脘(p.266)、豐隆(p.52)、合谷(p.15)、百會(p.249)、頭維(p.37)、足三里(p.51)、陽陵泉(p.211)

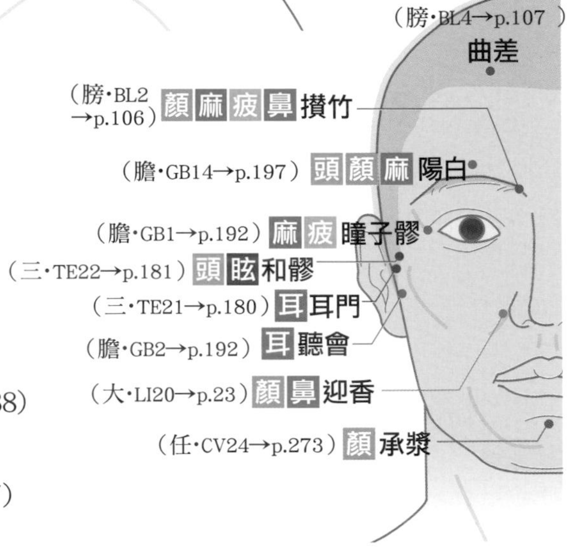

(膀·BL4→p.107)
曲差
(膀·BL2→p.106) 顏 麻 疲 鼻 攢竹
(膽·GB14→p.197) 頭 顏 麻 陽白
(膽·GB1→p.192) 麻 疲 瞳子髎
(三·TE22→p.181) 頭 眩 和髎
(三·TE21→p.180) 耳 耳門
(膽·GB2→p.192) 耳 聽會
(大·LI20→p.23) 顏 鼻 迎香
(任·CV24→p.273) 顏 承漿

顏面麻痺

(現)顏面神經麻痺
陽白(p.197)、四白(p.34)、地倉(p.35)、翳風(p.178)、天柱(p.111)、瞳子髎(p.192)

(中)因風寒而起的顏面麻痺
地倉(p.35)、頰車(p.36)、陽白(p.197)、四白(p.34)、攢竹(p.106)、下關(p.37)

顏面痛

(現)非定型之顏面痛
顏面:四白(p.34)、攢竹(p.106)頸部:人迎(p.38)、水突(p.38)

(現)特發性三叉神經痛
第1支:陽白(p.197)、攢竹(p.106)、曲差(p.107)、頭維(p.37)
第2支:四白(p.34)、承泣(p.34)、巨髎(p.35)、迎香(p.23)
第3支:大迎(p.36)、頰車(p.36)、地倉(p.35)、承漿(p.273)

(中)因陰虛而起的顏面痛
照海(p.146)、三陰交(p.62)、風池(p.201)、太谿(p.145)

(中)因肝胃火而起的顏面痛
內庭(p.53)、陽陵泉(p.211)、蠡溝(p.224)、大陵(p.162)、合谷(p.15)

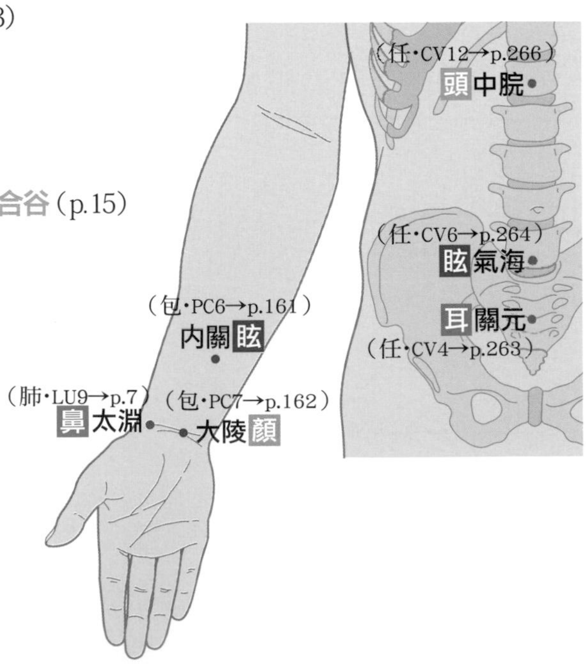

(任·CV12→p.266)
頭 中脘
(任·CV6→p.264)
眩 氣海
耳 關元
(任·CV4→p.263)
(包·PC6→p.161)
內關 眩
(肺·LU9→p.7)
鼻 太淵
(包·PC7→p.162)
大陵 顏

眩暈

(現)眩暈感
和髎(p.181)、完骨(p.197)、頭竅陰(p.196)、風池(p.201)、肩井(p.202)、內關(p.161)

(中)因氣血兩虛而起的眩暈
百會(p.249)、脾俞(p.117)、膈俞(p.115)、足三里(p.51)、三陰交(p.62)、氣海(p.264)

(中)因肝陽亢進而起的眩暈
風池(p.201)、俠谿(p.215)、陽輔(p.213)、太衝(p.222)、太谿(p.145)、肝俞(p.116)、腎俞(p.118)

每3～4人中，便有1人會有頭痛症狀，是發病頻率較高的病症。頭痛的原因相當多，包括：因精神或身體上的壓力而引起的緊張性頭痛；因腦部血管、血流或血清素等神經傳導物質分泌異常所引發的偏頭痛；以及因腦出血、髓膜炎或腦腫瘤等危及性命的症狀所引發的頭痛等。

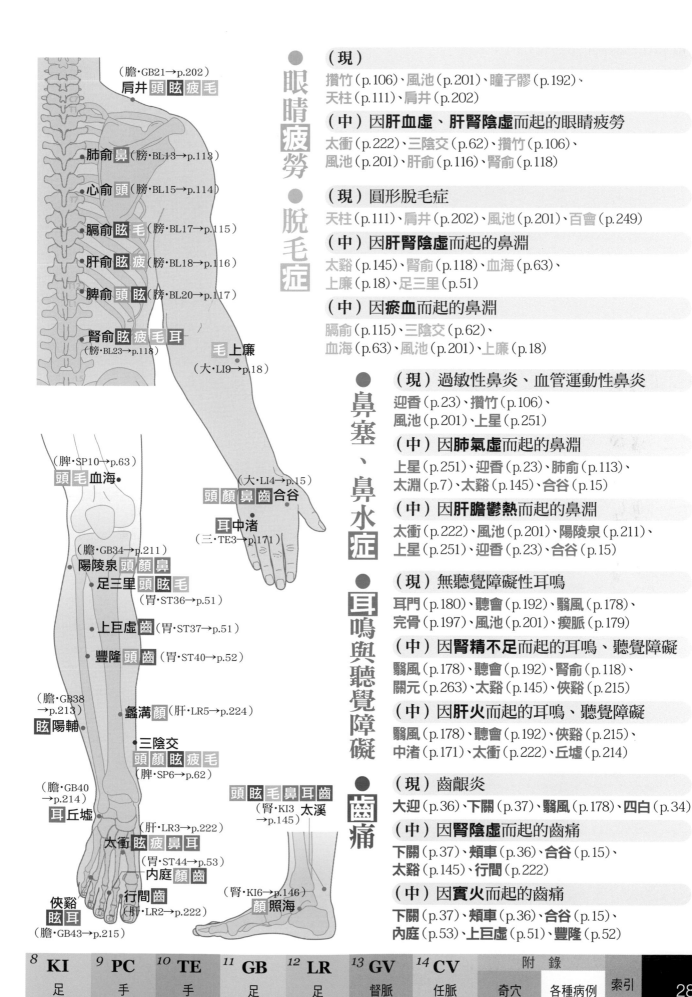

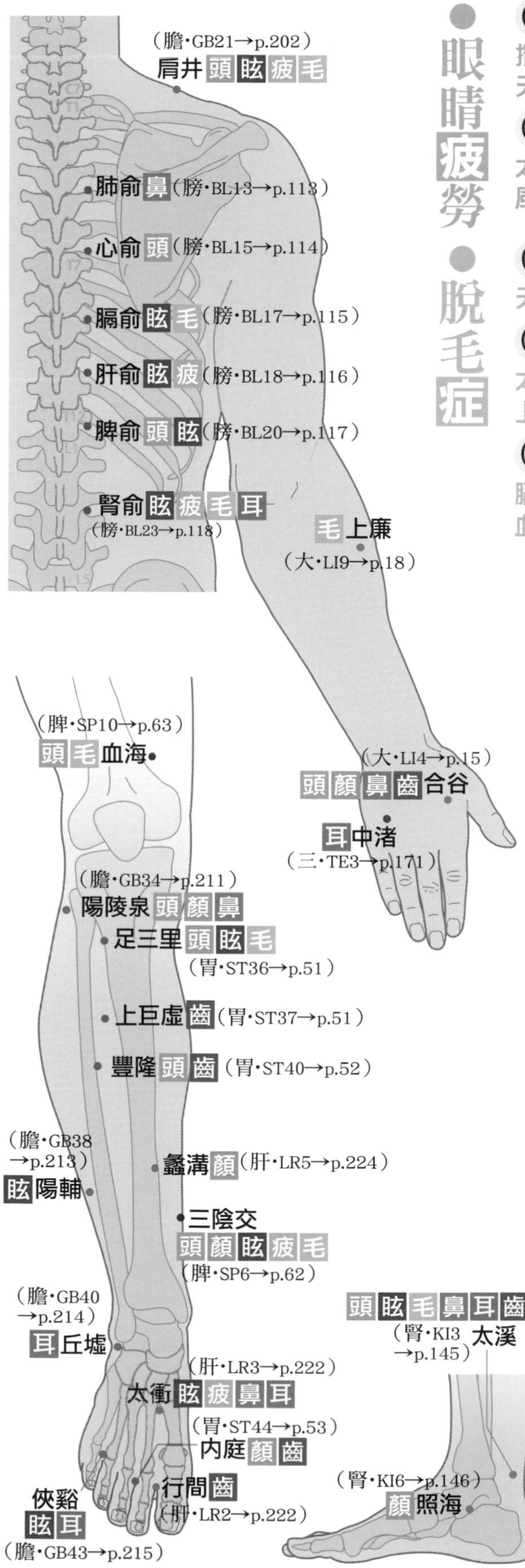

（膽·GB21→p.202）
肩井 頭 眩 疲 毛
肺俞 鼻（膀·BL13→p.113）
心俞 頭（膀·BL15→p.114）
膈俞 眩 毛（膀·BL17→p.115）
肝俞 眩 疲（膀·BL18→p.116）
脾俞 頭 眩（膀·BL20→p.117）
腎俞 眩 疲 毛 耳
（膀·BL23→p.118）
毛 上廉
（大·LI9→p.18）
（脾·SP10→p.63）
頭 毛 血海
（大·LI4→p.15）
頭 顏 鼻 齒 合谷
耳 中渚
（三·TE3→p.171）
（膽·GB34→p.211）
陽陵泉 頭 顏 鼻
足三里 頭 眩 毛
（胃·ST36→p.51）
上巨虛 齒（胃·ST37→p.51）
豐隆 頭 齒（胃·ST40→p.52）
（膽·GB38
→p.213）
眩 陽輔
蠡溝 顏（肝·LR5→p.224）
三陰交
頭 顏 眩 疲 毛
（脾·SP6→p.62）
（膽·GB40
→p.214）
耳 丘墟
頭 眩 毛 鼻 耳 齒
（腎·KI3 太溪
→p.145）
（肝·LR3→p.222）
太衝 眩 疲 鼻 耳
（胃·ST44→p.53）
內庭 顏 齒
行間 齒
（肝·LR2→p.222）
俠谿
眩 耳
（膽·GB43→p.215）
（腎·KI6→p.146）
顏 照海

眼睛疲勞

（現）
攢竹（p.106）、風池（p.201）、瞳子髎（p.192）、天柱（p.111）、肩井（p.202）

（中）因肝血虛、肝腎陰虛而起的眼睛疲勞
太衝（p.222）、三陰交（p.62）、攢竹（p.106）、風池（p.201）、肝俞（p.116）、腎俞（p.118）

脫毛症

（現）圓形脫毛症
天柱（p.111）、肩井（p.202）、風池（p.201）、百會（p.249）

（中）因肝腎陰虛而起的鼻淵
太谿（p.145）、腎俞（p.118）、血海（p.63）、上廉（p.18）、足三里（p.51）

（中）因瘀血而起的鼻淵
膈俞（p.115）、三陰交（p.62）、血海（p.63）、風池（p.201）、上廉（p.18）

鼻塞、鼻水症

（現）過敏性鼻炎、血管運動性鼻炎
迎香（p.23）、攢竹（p.106）、風池（p.201）、上星（p.251）

（中）因肺氣虛而起的鼻淵
上星（p.251）、迎香（p.23）、肺俞（p.113）、太淵（p.7）、太谿（p.145）、合谷（p.15）

（中）因肝膽鬱熱而起的鼻淵
太衝（p.222）、風池（p.201）、陽陵泉（p.211）、上星（p.251）、迎香（p.23）、合谷（p.15）

耳鳴與聽覺障礙

（現）無聽覺障礙性耳鳴
耳門（p.180）、聽會（p.192）、翳風（p.178）、完骨（p.197）、風池（p.201）、瘈脈（p.179）

（中）因腎精不足而起的耳鳴、聽覺障礙
翳風（p.178）、聽會（p.192）、腎俞（p.118）、關元（p.263）、太谿（p.145）、俠谿（p.215）

（中）因肝火而起的耳鳴、聽覺障礙
翳風（p.178）、聽會（p.192）、俠谿（p.215）、中渚（p.171）、太衝（p.222）、丘墟（p.214）

齒痛

（現）齒齦炎
大迎（p.36）、下關（p.37）、翳風（p.178）、四白（p.34）

（中）因腎陰虛而起的齒痛
下關（p.37）、頰車（p.36）、合谷（p.15）、太谿（p.145）、行間（p.222）

（中）因實火而起的齒痛
下關（p.37）、頰車（p.36）、合谷（p.15）、內庭（p.53）、上巨虛（p.51）、豐隆（p.52）

各種病例與所使用的經穴範例《2》

(現)…依據現代醫學概念所下的處方
(中)…依據中醫概念所下的處方

● 咳嗽

(現)感冒症候群
天突(p.270)、大杼(p.112)、尺澤(p.5)、厥陰俞(p.113)

(中)因肺腎陰虛而起的咳嗽
肺俞(p.113)、腎俞(p.118)、膏肓(p.127)、尺澤(p.5)、照海(p.146)、太谿(p.145)

(中)因肝火而起的咳嗽
肺俞(P.113)、魚際(p.7)、尺澤(p.5)、行間(p.222)、陽陵泉(p.211)、太衝(p.222)

● 氣喘

(現)支氣管氣喘
天突(p.270)、中府(p.4)、身柱(p.244)、肺俞(p.113)、膈俞(p.115)、大椎(p.245)

(中)因腎氣虛而起的哮喘
肺俞(p.113)、太淵(p.7)、腎俞(p.118)、太谿(p.145)、足三里(p.51)、命門(p.240)

(中)因痰熱而起的哮喘
合谷(p.15)、豐隆(p.52)、膻中(p.268)、中府(p.4)、孔最(p.6)、大陵(p.162)

● 胸痛

(現)特發性肋神經痛
前皮支:肋骨的胸骨側(胸骨點)
外皮支:前腋窩線上之肋骨部(腋窩點)
後支:棘突向外3cm處(脊椎點)

(中)因陰虛而起的胸痛
心俞(p.114)、厥陰俞(p.113)、膻中(p.268)、內關(p.161)、通里(p.75)

(中)因瘀血而起的胸痛
心俞(p.114)、膈俞(p.115)、膻中(p.268)、巨闕(p.267)、陰郄(p.76)、三陰交(p.62)

● 噁心、嘔吐

(現)急性、慢性胃炎
巨闕(p.267)、中脘(p.266)、天樞(p.45)、內關(p.161)、胃之六灸〔膈俞(p.115)、肝俞(p.116)、脾俞(p.117)〕

(中)因脾胃虛弱而起的噁心、嘔吐
中脘(p.266)、內關(p.161)、足三里(p.51)、脾俞(p.117)、章門(p.228)、公孫(p.61)

(中)因食滯而起的噁心、嘔吐
下脘(p.265)、內關(p.161)、足三里(p.51)、天樞(.45)、內庭(p.53)、中脘(p.266)、公孫(p.61)

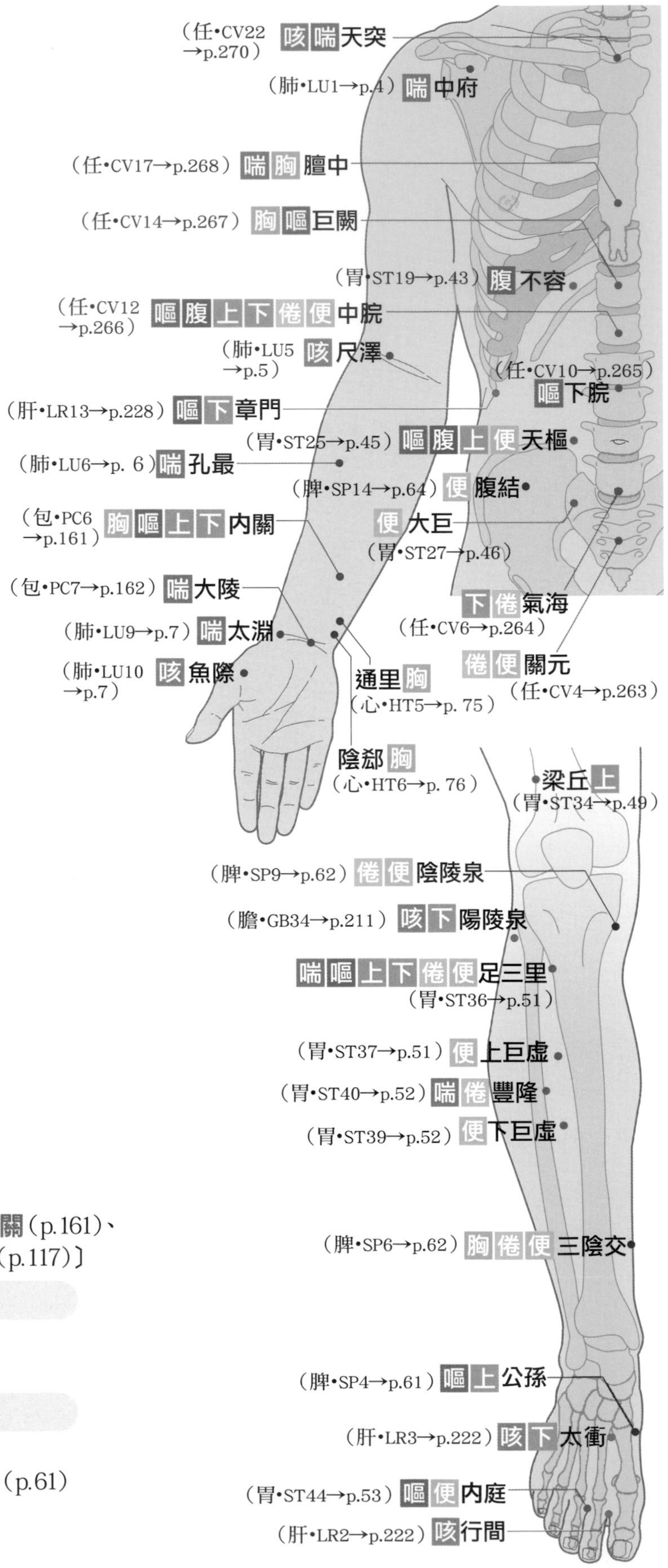

(任•CV22→p.270) 咳 喘 天突
(肺•LU1→p.4) 喘 中府
(任•CV17→p.268) 喘 胸 膻中
(任•CV14→p.267) 胸 嘔 巨闕
(胃•ST19→p.43) 腹 不容
(任•CV12→p.266) 嘔 腹 上 下 倦 便 中脘
(肺•LU5→p.5) 咳 尺澤
(任•CV10→p.265) 嘔 下脘
(肝•LR13→p.228) 嘔 下 章門
(胃•ST25→p.45) 嘔 腹 上 便 天樞
(肺•LU6→p. 6) 喘 孔最
(脾•SP14→p.64) 便 腹結
(包•PC6→p.161) 胸 嘔 上 下 內關
便 大巨 (胃•ST27→p.46)
(包•PC7→p.162) 喘 大陵
下 倦 氣海 (任•CV6→p.264)
(肺•LU9→p.7) 喘 太淵
倦 便 關元 (任•CV4→p.263)
(肺•LU10→p.7) 咳 魚際
通里 胸 (心•HT5→p. 75)
陰郄 胸 (心•HT6→p. 76)
梁丘 上 (胃•ST34→p.49)
(脾•SP9→p.62) 倦 便 陰陵泉
(膽•GB34→p.211) 咳 下 陽陵泉
喘 嘔 上 下 倦 便 足三里 (胃•ST36→p.51)
(胃•ST37→p.51) 便 上巨虛
(胃•ST40→p.52) 喘 倦 豐隆
(胃•ST39→p.52) 便 下巨虛
(脾•SP6→p.62) 胸 倦 便 三陰交
(脾•SP4→p.61) 嘔 上 公孫
(肝•LR3→p.222) 咳 下 太衝
(胃•ST44→p.53) 嘔 便 內庭
(肝•LR2→p.222) 咳 行間

在中醫的觀點中，便秘稱為大便秘結，原因則可分為以下4點：①偏食辛辣食物，並損傷津液而起（熱秘）；②因情志失調，導致氣的流動惡化，並造成腸內傳導機能惡化而起（氣秘）；③病後或產後無法恢復氣血，導致腸的傳導機能衰弱，腸子無潤滑物而起（虛秘）；④體質虛弱者或老人之下焦（腸）的陽氣較虛，導致溫煦機能（暖和身體）衰弱而起（冷秘）。

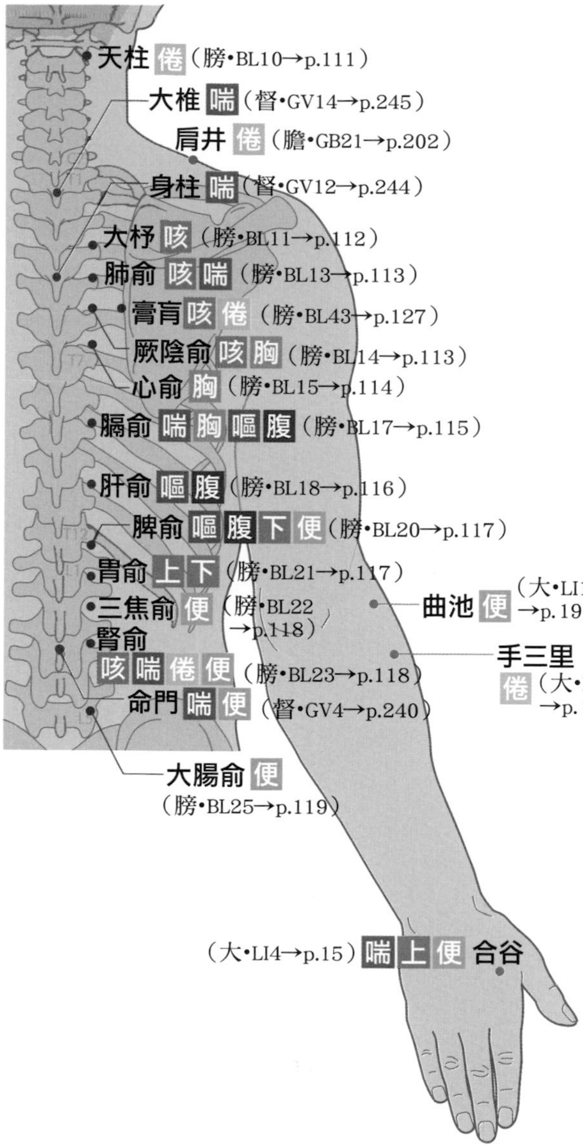

腹痛

（現）心因性、慢性消化性疾患

腹部：**中脘**（p.266）、**天樞**（p.45）、**不容**（p.43）
背部：**胃之六灸**
〔**膈俞**（p.115）、**肝俞**（p.116）、**脾俞**（p.117）〕

上腹部痛

（中）因鼻胃虛寒而起的胃脘痛

胃俞（p.117）、**中脘**（p.266）、**足三里**（p.51）、**內關**（p.161）、**公孫**（p.61）、**天樞**（p.45）

（中）因寒邪而起的胃脘痛

中脘（p.266）、**足三里**（p.51）、**內關**（p.161）、**公孫**（p.61）、**梁丘**（p.49）、**合谷**（p.15）

下腹部痛

（中）因脾陽虛而起的腹痛

脾俞（p.117）、**胃俞**（p.117）、**章門**（p.228）、**中脘**（p.266）、**足三里**（p.51）、**氣海**（p.264）

（中）因肝鬱而起的腹痛

章門（p.228）、**太衝**（p.222）、**內關**（p.161）、**中脘**（p.266）、**氣海**（p.264）、**陽陵泉**（p.211）

疲勞與倦怠

（現）生理性疲勞

肩井（p.202）、**中脘**（p.266）、**腎俞**（p.118）、**手三里**（p.18）、**足三里**（p.51）、**天柱**（p.111）

（中）因脾氣虛而起的倦怠

關元（p.263）、**氣海**（p.264）、**中脘**（p.266）、**足三里**（p.51）、**三陰交**（p.62）、**膏肓**（p.127）

（中）因痰濕而起的倦怠

關元（p.263）、**中脘**（p.266）、**陰陵泉**（p.62）、**足三里**（p.51）、**豐隆**（p.52）、**照海**（p.146）

便祕與下痢

（現）習慣性便秘、腸道激躁症

腹結（p.64）、**天樞**（p.45）、**三焦俞**（p.118）、**大腸俞**（p.119）、**大巨**（p.46）

（中）因氣虛、血虛而起的便秘

脾俞（p.117）、**大腸俞**（p.119）、**三陰交**（P.62）、**天樞**（p.45）、**上巨虛**（p.51）、**足三里**（p.51）、**關元**（p.263）

（中）因胃腸熱而起的便秘

合谷（p.15）、**曲池**（p.19）、**內庭**（p.53）、**天樞**（p.45）、**上巨虛**（p.51）、**足三里**（p.51）

（中）因腎陽虛而起的下痢

中脘（p.266）、**天樞**（p.45）、**脾俞**（p.117）、**腎俞**（p.118）、**命門**（p.240）、**足三里**（p.51）

（中）因濕熱而起的下痢

天樞（p.45）、**合谷**（p.15）、**陰陵泉**（p.62）、**上巨虛**（p.51）、**下巨虛**（p.52）、**中脘**（p.266）

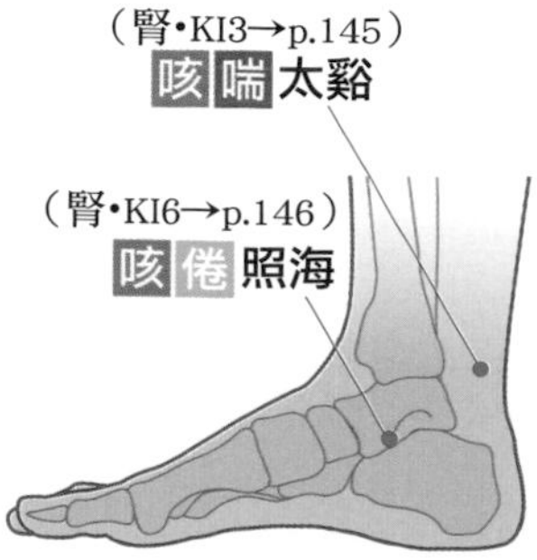

各種病例與所使用的經穴範例《3》

（現）…依據現代醫學概念所下的處方
（中）…依據中醫概念所下的處方

月經異常

（現）經前症候群、月經困難症
關元（P.263）、腎俞（P.118）、次髎（p.122）、三陰交（p.62）、上髎（p.122）

（中）因氣虛而起的經早
關元（p.263）、氣海（p.264）、血海（p.63）、足三里（p.51）、脾俞（p.117）、三陰交（p.62）

（中）因鬱熱而起的經早
關元（p.263）、行間（p.222）、血海（p.63）、地機（p.62）

（中）因血虛而起的經遲
氣海（p.264）、氣穴（p.148）、三陰交（p.62）、脾俞（p.117）、膈俞（p.115）、足三里（p.51）

（中）因寒邪而起的經遲
氣海（p.264）、氣穴（p.148）、三陰交（p.62）、歸來（p.47）、天樞（p.45）

（中）因腎虛而起的經亂
關元（p.263）、三陰交（p.62）、腎俞（p.118）、太谿（p.145）、水泉（p.145）、血海（p.63）

（中）因肝鬱而起的經亂
肝俞（p.116）、期門（p.228）、太衝（p.222）、中極（p.263）、三陰交（p.62）、關元（p.263）

排尿障礙

（現）慢性攝護腺炎、神經性膀胱
中極（p.263）、橫骨（p.148）、腎俞（p.118）、次髎（p.122）、三陰交（p.62）、關元（p.263）

（中）因腎陽虛而起的癃閉
陰谷（p.147）、腎俞（p.118）、三焦俞（p.118）、氣海俞（p.118）、委陽（p.125）、命門（p.240）

（中）因膀胱濕熱而起的癃閉
陰陵泉（p.62）、三陰交（p.62）、膀胱俞（p.120）、中極（p.263）、次髎（p.122）、中樞（p.241）

勃起功能障礙

（現）心因性勃起功能障礙
次髎（p.122）、中髎（p.122）、腎俞（p.118）、中極（p.263）、志室（p.131）

（中）因命門火衰而起的陽萎
關元（p.263）、命門（p.240）、腎俞（p.118）、太谿（p.145）、三陰交（p.62）

（中）因濕熱而起的陽萎
中極（p.263）、腎俞（p.118）、膀胱俞（p.120）、三陰交（p.62）、陰陵泉（p.62）、足三里（p.51）、豐隆（p.52）

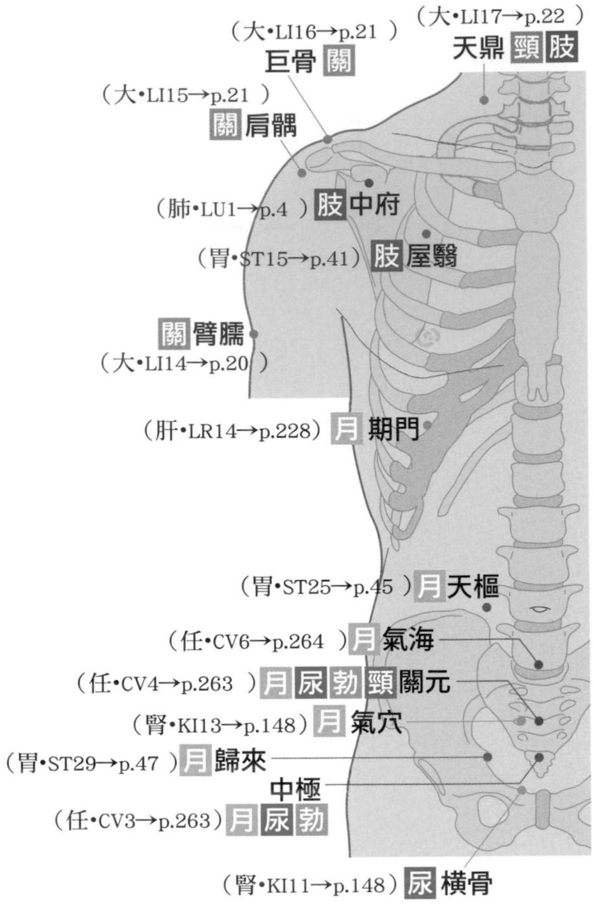

（大•LI17→p.22）天鼎 頸 肢
（大•LI16→p.21）巨骨 關
（大•LI15→p.21）關 肩髃
（肺•LU1→p.4）肢 中府
（胃•ST15→p.41）肢 屋翳
關 臂臑（大•LI14→p.20）
（肝•LR14→p.228）月 期門
（胃•ST25→p.45）月 天樞
（任•CV6→p.264）月 氣海
（任•CV4→p.263）月 尿 勃 頸 關元
（腎•KI13→p.148）月 氣穴
（胃•ST29→p.47）月 歸來
中極（任•CV3→p.263）月 尿 勃
（腎•KI11→p.148）尿 橫骨

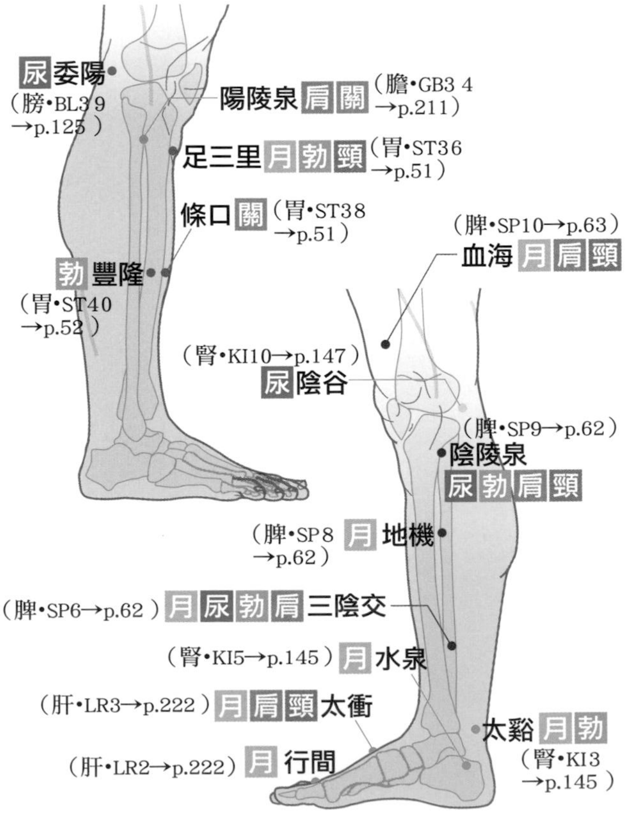

尿 委陽（膀•BL39→p.125）
陽陵泉 肩 關（膽•GB34→p.211）
足三里 月 勃 頸（胃•ST36→p.51）
條口 關（胃•ST38→p.51）
勃 豐隆（胃•ST40→p.52）
（脾•SP10→p.63）血海 月 肩 頸
（腎•KI10→p.147）尿 陰谷
（脾•SP9→p.62）陰陵泉 尿 勃 肩 頸
（脾•SP8→p.62）月 地機
（脾•SP6→p.62）月 尿 勃 肩 三陰交
（腎•KI5→p.145）月 水泉
（肝•LR3→p.222）月 肩 頸 太衝
太谿 月 勃（腎•KI3→p.145）
（肝•LR2→p.222）月 行間

在中醫觀點中，肩膀痠痛成因有兩種：一為長時間注視某物，導致眼睛疲勞，使氣血無法順暢流通，造成肝血不足（肝與目相關聯）而起；二為精神狀態不安定，因憂鬱導致氣的流動惡化，並影響肩部的血流而起。

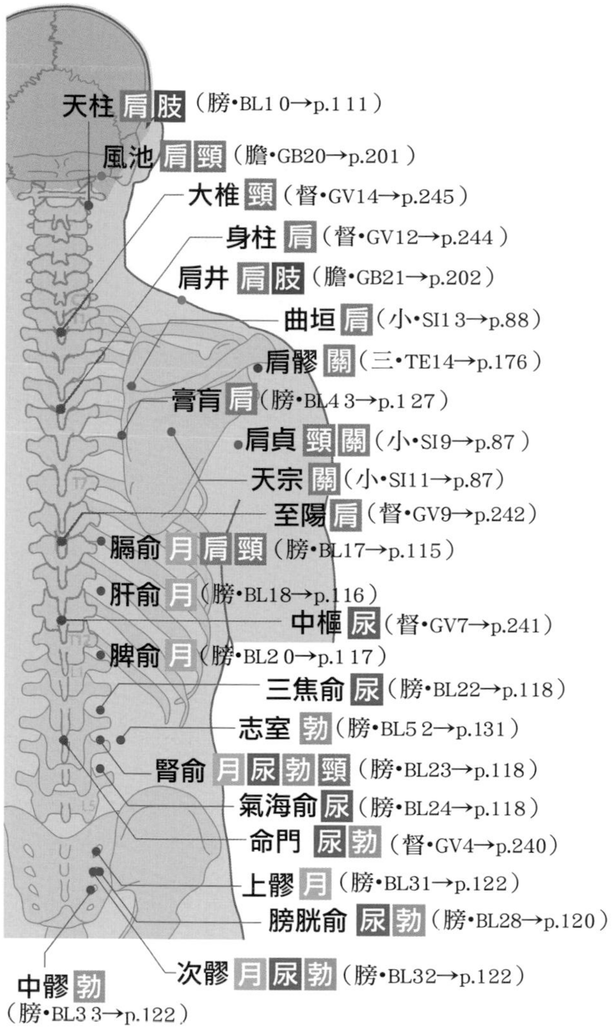

天柱 肩 肢（膀•BL10→p.111）
風池 肩 頸（膽•GB20→p.201）
大椎 頸（督•GV14→p.245）
身柱 肩（督•GV12→p.244）
肩井 肩 肢（膽•GB21→p.202）
曲垣 肩（小•SI13→p.88）
肩髎 關（三•TE14→p.176）
膏肓 肩（膀•BL43→p.127）
肩貞 頸 關（小•SI9→p.87）
天宗 關（小•SI11→p.87）
至陽 肩（督•GV9→p.242）
膈俞 月 肩 頸（膀•BL17→p.115）
肝俞 月（膀•BL18→p.116）
中樞 尿（督•GV7→p.241）
脾俞 月（膀•BL20→p.117）
三焦俞 尿（膀•BL22→p.118）
志室 勃（膀•BL52→p.131）
腎俞 月 尿 勃 頸（膀•BL23→p.118）
氣海俞 尿（膀•BL24→p.118）
命門 尿 勃（督•GV4→p.240）
上髎 月（膀•BL31→p.122）
膀胱俞 尿 勃（膀•BL28→p.120）
次髎 月 尿 勃（膀•BL32→p.122）
中髎 勃
（膀•BL33→p.122）

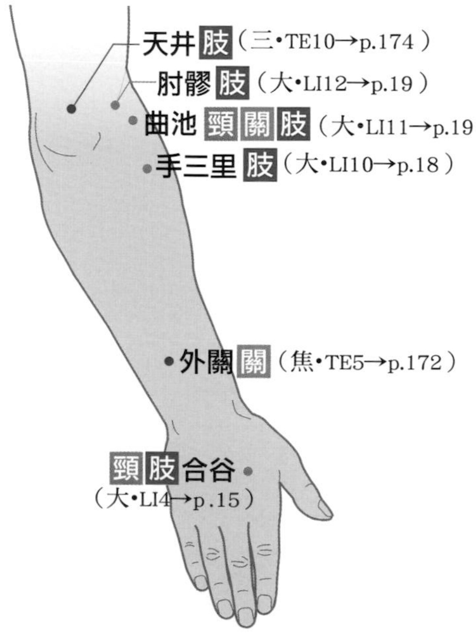

肩膀痠痛

（現）

天柱（p.111）、**風池**（p.201）、
肩井（p.202）、**膏肓**（p.127）、
身柱（p.244）、**曲垣**（p.88）

（中）因肝血虛而起的肩膀痠痛

至陽（p.242）、**天柱**（p.111）、
肩井（p.202）、**三陰交**（p.62）、
血海（p.63）、**陰陵泉**（p.62）

（中）因氣滯血瘀而起的肩膀痠痛

至陽（p.242）、**肩井**（p.202）、
膈俞（p.115）、**太衝**（p.222）、
陽陵泉（p.211）、**血海**（p.63）

頸肩腕症候群

（現）頸椎綜合症、頸肩腕症候群

風池（p.201）、**大椎**（p.245）、**天鼎**（p.22）、
肩貞（p.87）、**曲池**（p.19）

（中）行痹

風池（p.201）、**膈俞**（p.115）、
血海（p.63）、**太衝**（p.222）

（中）痛痹

腎俞（p.118）、**關元**（p.263）

（中）著痹

陰陵泉（p.62）、**足三里**（p.51）

（中）熱痹

大椎（p.245）、**曲池**（p.19）、**合谷**（p.15）

肩關節痛

（現）五十肩

肩髃（p.21）、**肩髎**（p.176）、
肩貞（p.87）、**巨骨**（p.21）、
臂臑（p.20）、**天宗**（p.87）

（中）經絡型

肩髃（p.21）、**肩髎**（p.176）、**肩貞**（p.87）、
曲池（p.19）、**外關**（p.172）

（中）經筋型

肩髃（p.21）、**肩髎**（p.176）、**肩貞**（p.87）、
條口（p.51）、**陽陵泉**（p.211）

上肢痛

（現）胸廓出口綜合症

天鼎（p.22）、**屋翳**（p.41）、**中府**（p.4）、
天柱（p.111）、**肩井**（p.202）

（中）肘勞

曲池（p.19）、**手三里**（p.18）、**合谷**（p.15）、
肘髎（p.19）、**天井**（p.174）

各種病例與所使用的經穴範例《4》

(現)…依據現代醫學概念所下的處方
(中)…依據中醫概念所下的處方

● 腰下肢痛

(現)肌筋膜疼痛症候群、椎間關節性腰痛、變形性脊椎症

脾俞(p.117)、**胃俞**(p.117)、**腎俞**(p.118)、
志室(p.131)、**大腸俞**(p.119)、**次髎**(p.122)

(現)坐骨神經痛

胞肓(p.132)、**殷門**(P.124)、**承筋**(p.133)、
陽陵泉(p.211)、**足三里**(p.51)、**環跳**(p.208)

(中)急性:因氣血阻滯而起的腰痛

腎俞(p.118)、**委中**(p.125)、**環跳**(p.208)、
大腸俞(p.119)、**腰陽關**(p.239)

(中)慢性:因寒濕而起的腰痛

○太陽型 **腎俞**(p.118)、**環跳**(p.208)、**大腸俞**(p.119)、
委中(p.125)、**崑崙**(p.134)
○少陽型 **大腸俞**(p.119)、**環跳**(p.208)、**風市**(p.210)、
陽陵泉(p.211)、**飛揚**(p.133)

(中)慢性:因腎虛而起的腰痛

大腸俞(p.119)、**環跳**(p.208)、**委中**(p.125)、
腎俞(p.118)、**太谿**(p.145)、**命門**(p.240)

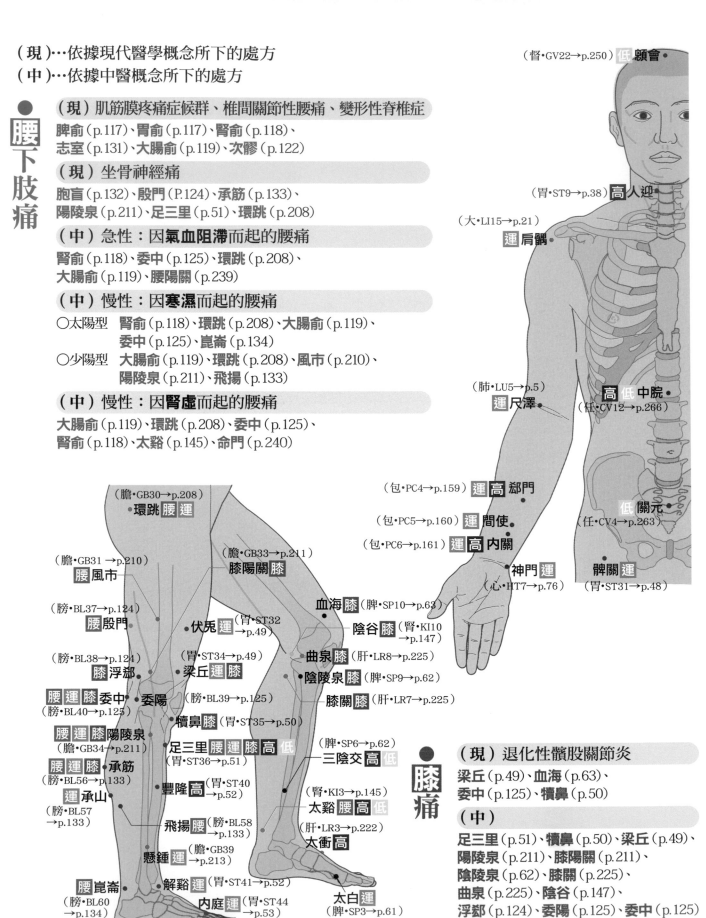

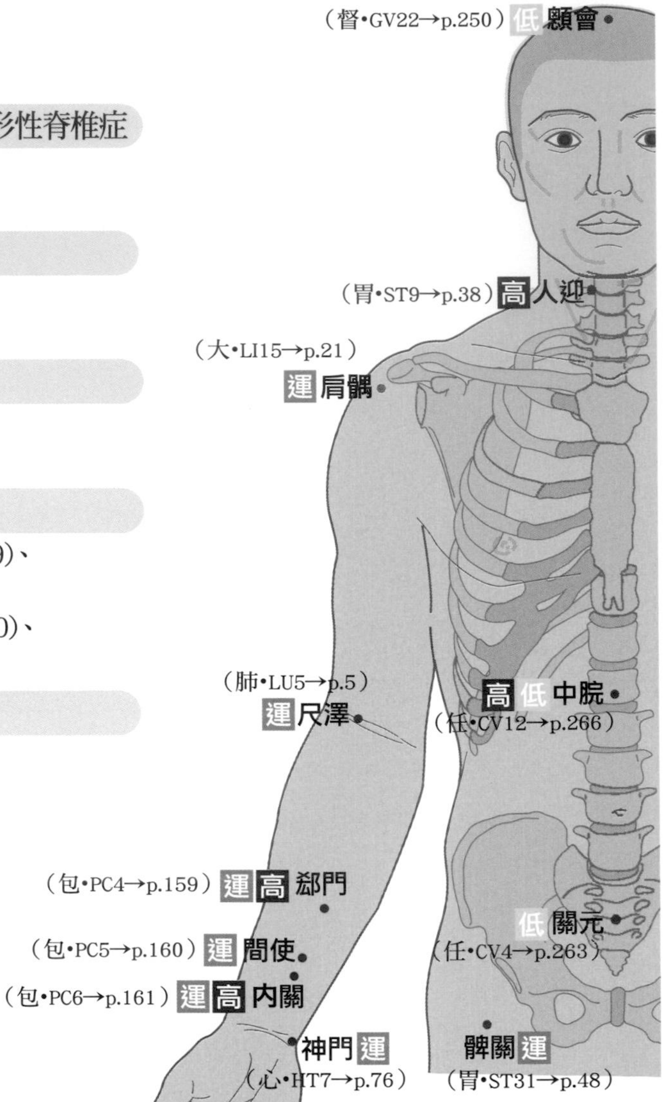

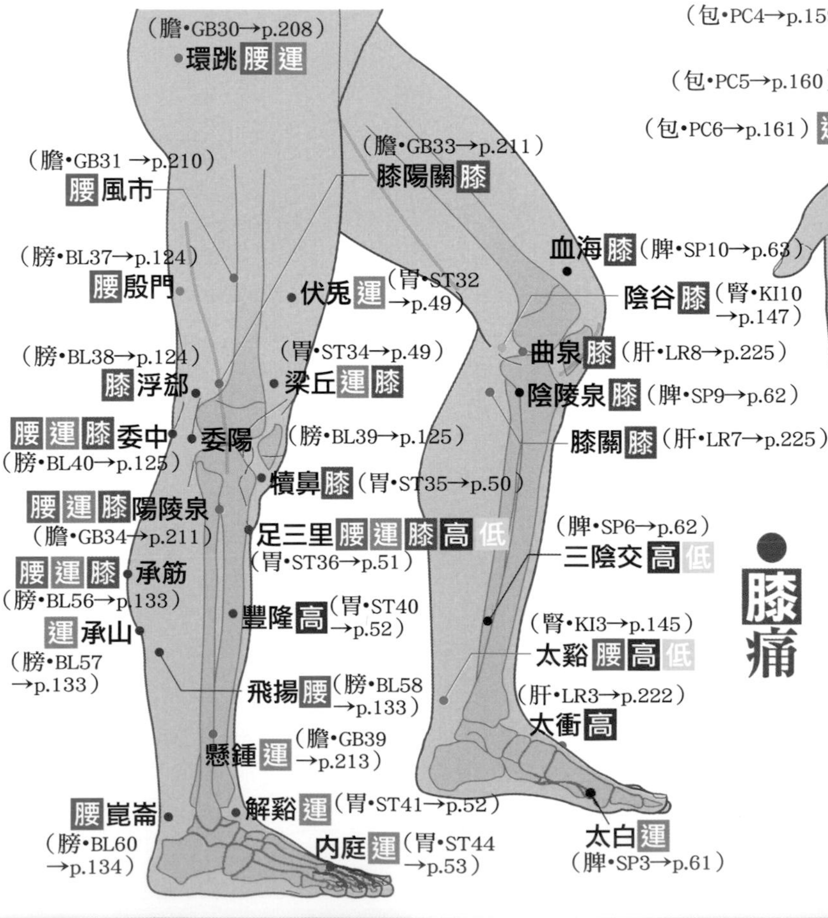

● 膝痛

(現)退化性髖股關節炎

梁丘(p.49)、**血海**(p.63)、
委中(p.125)、**犢鼻**(p.50)

(中)

足三里(p.51)、**犢鼻**(p.50)、**梁丘**(p.49)、
陽陵泉(p.211)、**膝陽關**(p.211)、
陰陵泉(p.62)、**膝關**(p.225)、
曲泉(p.225)、**陰谷**(p.147)、
浮郄(p.124)、**委陽**(p.125)、**委中**(p.125)

許多疾病都可能引發腰痛，其中最主要的原因為腰椎椎間盤突出。隨著年齡增長，椎間盤會逐漸退化、變性，甚至引起腰椎椎間盤突出。椎間盤原本負責吸收對脊椎的衝擊，一旦脫落至後側，便會壓迫神經，造成腰痛、下肢麻痺、疼痛、知覺障礙、肌力衰退。通常只要接受約三個月的保守療法（靜養、藥物與復健），就可恢復正常狀態。

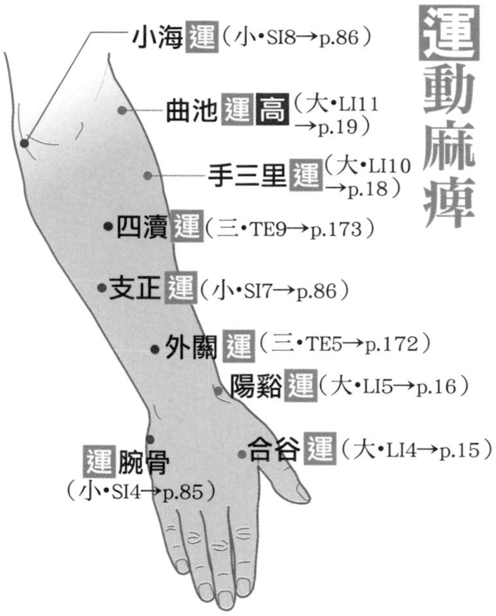

運動麻痺

（現）腦血管障礙後遺症

天柱（p.111）、曲池（p.19）、合谷（p.15）、伏兔（p.49）、足三里（p.51）、解谿（p.52）

（現）末梢神經麻痺

橈神經麻痺：曲池（p.19）、手三里（p.18）、合谷（p.15）、四瀆（p.173）
正中神經麻痺：郄門（p.159）、間使（p.160）、內關（p.161）
尺神經麻痺：小海（p.86）、支正（p.86）、神門（p.76）、腕骨（p.85）
腓總神經麻痺：陽陵泉（p.211）、懸鍾（p.213）、足三里（p.51）
脛神經麻痺：承筋（p.133）、承山（p.133）、委中（p.125）

（中）因肝腎陰虛、濕熱而起的運動麻痺

上肢：肩髃（p.21）、曲池（p.19）、手三里（p.18）、外關（p.172）、合谷（p.15）、陽谿（p.16）
下肢：環跳（p.208）、伏兔（p.49）、梁丘（p.49）、足三里（p.51）、解谿（p.52）、髀關（p.48）
肺熱：尺澤（p.5）、肺俞（p.113）
溫熱：陽陵泉（p.211）、內庭（p.53）、脾俞（p.117）
脾胃虛弱：脾俞（p.117）、胃俞（p.117）、太白（p.61）
肝腎陰虛：肝俞（p.116）、腎俞（p.118）、懸鍾（p.213）、陽陵泉（p.211）

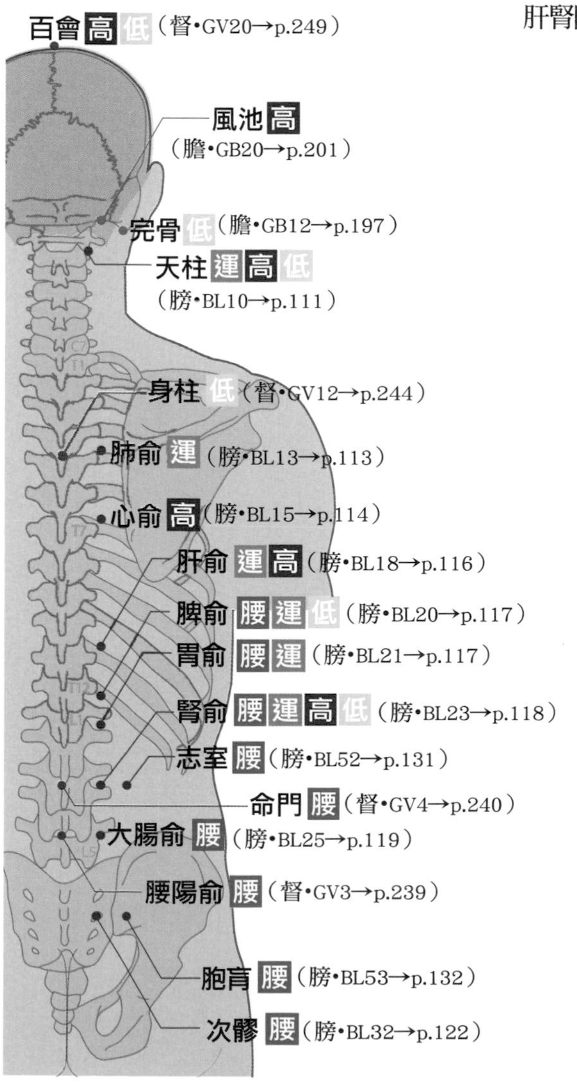

高血壓症

（現）本態性高血壓症

天柱（p.111）、人迎（p.38）、心俞（p.114）、腎俞（p.118）、郄門（p.159）、百會（p.249）

（中）因陰虛陽亢而起的高血壓症

風池（p.201）、曲池（p.19）、內關（p.161）、三陰交（p.62）、太谿（p.145）、肝俞（P.116）

（中）因痰濁而起的高血壓症

風池（p.201）、豐隆（p.52）、足三里（.51）、太衝（p.222）、中脘（p.266）

低血壓症

（現）本態性低血壓症

完骨（p.197）、中脘（p.266）、身柱（p.244）、脾俞（p.117）、顖會（p.250）、天柱（p.111）

（中）因氣虛而起的低血壓症

百會（p.249）、腎俞（p.118）、脾俞（p.117）、關元（p.263）、足三里（p.51）

（中）因氣陰兩虛的低血壓症

脾俞（p.117）、腎俞（p.118）、足三里（p.51）、太谿（p.145）、三陰交（p.62）

掌關節、伸指肌肌群皆附著於肱骨外上髁，不斷重複網球的反手拍動作時，肱骨外上髁易發炎，並形成網球肘，且好發於從事較多勞動的中年女性。此外，跳躍髕股關節則是指重複進行排球或籃球等跳躍動作，過度使用膝蓋周圍肌肉，導致股四頭肌肌腱，以及髕骨肌腱附著於髕骨處發炎並產生疼痛的疾患。

運動性肩關節痛

棒球肩、肱二頭肌長頭腱鞘炎等

三角肌：**臑會**（p.175）、**臑俞**（p.87）、**肩貞**（p.87）、**肩髃**（p.21）、**肩髎**（p.176）

肱二頭肌：**天府**（p.5）、**俠白**（p.5）、**臂臑**（p.20）、**天泉**（p.158）

棘上肌：**曲垣**（p.88）、**秉風**（p.88）、**巨骨**（p.21）

斜方肌：**肩井**（p.202）、**肩外俞**（p.89）、**秉風**（p.87）、**肩中俞**（p.89）、**巨骨**（p.21）、**天柱**（p.111）、**天髎**（P.177）

闊背肌：**腎俞**（p.118）、**志室**（p.131）

運動性肘關節痛

網球肘等

肱骨外上髁：**曲池**（p.19）、**肘髎**（P.19）

鷹嘴突：**天井**（p.174）

前臂伸肌群：**手三里**（p.18）、**陽池**（p.171）、**下廉**（p.18）、**上廉**（p.18）

肘窩：**尺澤**（p.5）、**曲澤**（P.159）

肱骨內上髁：**少海**（p.75）

前臂屈肌群：**支正**（p.86）、**大陵**（p.162）、**郄門**（p.159）

運動性髕股關節痛

跳躍髕股關節（髕骨韌帶炎）等

髕骨韌帶：**犢鼻**（p.50）

股四頭肌：**血海**（p.63）、**梁丘**（p.49）、**陰市**（P.49）

脛骨外側：**足三里**（p.51）、**陽陵泉**（p.211）

脛骨內側：**陰陵泉**（p.62）

運動性下肢關節痛

阿基里斯腱炎等

腓腸肌：**承筋**（p.133）、**承山**（p.133）、**合陽**（p.133）

比目魚肌：**飛揚**（p.133）、**築賓**（p.147）、**三陰交**（p.62）

阿基里斯腱：**崑崙**（p.134）、**太谿**（p.145）、**復溜**（p.146）、**跗陽**（p.133）

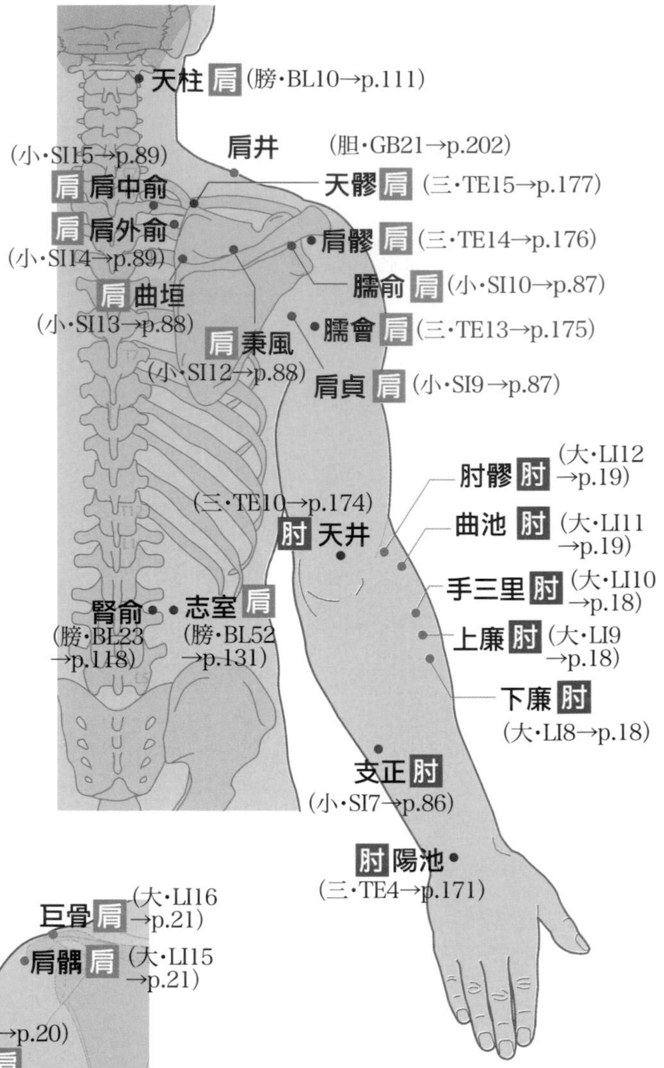

天柱 肩 (膀·BL10→p.111)
肩井 (胆·GB21→p.202)
(小·SI15→p.89) 肩 肩中俞
天髎 肩 (三·TE15→p.177)
肩 肩外俞 (小·SI14→p.89)
肩髎 肩 (三·TE14→p.176)
肩 曲垣 (小·SI13→p.88)
臑俞 肩 (小·SI10→p.87)
肩 秉風 (小·SI12→p.88)
臑會 肩 (三·TE13→p.175)
肩貞 肩 (小·SI9→p.87)
肘髎 肘 (大·LI12 →p.19)
(三·TE10→p.174) 肘 天井
曲池 肘 (大·LI11 →p.19)
手三里 肘 (大·LI10 →p.18)
腎俞 (膀·BL23 →p.118)
志室 肩 (膀·BL52 →p.131)
上廉 肘 (大·LI9 →p.18)
下廉 肘 (大·LI8→p.18)
支正 肘 (小·SI7→p.86)
肘 陽池 (三·TE4→p.171)

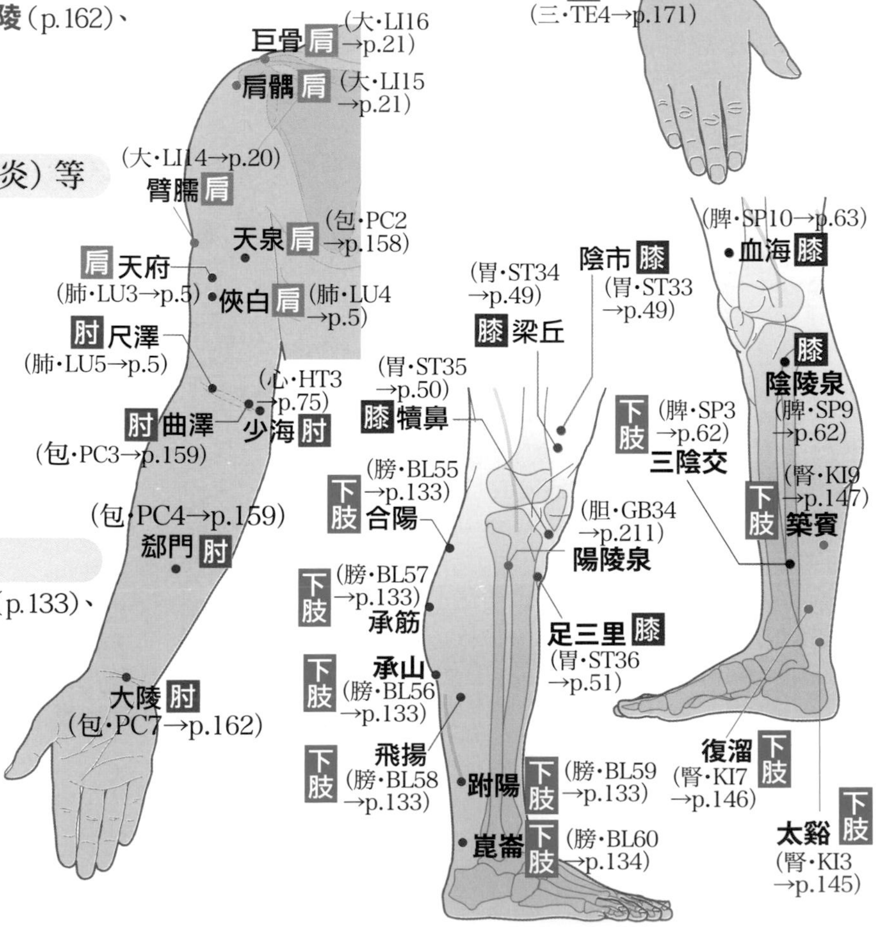

巨骨 肩 (大·LI16 →p.21)
肩髃 肩 (大·LI15 →p.21)
(大·LI14→p.20) 臂臑 肩
天泉 肩 (包·PC2 →p.158)
肩 天府 (肺·LU3→p.5)
俠白 肩 (肺·LU4 →p.5)
肘 尺澤 (肺·LU5→p.5)
(心·HT3 →p.75) 少海 肘
肘 曲澤 (包·PC3→p.159)
(包·PC4→p.159) 郄門 肘
大陵 肘 (包·PC7→p.162)
(脾·SP10→p.63) 血海 膝
陰市 膝 (胃·ST33 →p.49)
(胃·ST34 →p.49) 膝 梁丘
(胃·ST35 →p.50) 膝 犢鼻
膝 陰陵泉 (脾·SP9 →p.62)
下肢 (脾·SP3 →p.62) 三陰交
(膀·BL55 →p.133) 下肢 合陽
(胆·GB34 →p.211) 陽陵泉
(腎·KI9 →p.147) 下肢 築賓
下肢 (膀·BL57 →p.133) 承筋
足三里 膝 (胃·ST36 →p.51)
下肢 承山 (膀·BL56 →p.133)
下肢 飛揚 (膀·BL58 →p.133)
跗陽 下肢 (膀·BL59 →p.133)
復溜 下肢 (腎·KI7 →p.146)
崑崙 下肢 (膀·BL60 →p.134)
太谿 下肢 (腎·KI3 →p.145)

Reference 参考文獻

此處僅列出部分文獻

● 經穴相關資訊

WHO 西太平洋地域事務局 原著，第二次日本経穴委員会 監訳：WHO/WPRO 標準経穴部位—日本語公式版—，医道の日本社(2009)
第二次日本経穴委員会 編：詳解・経穴部位完全ガイド 古典から WHO 標準へ，医歯薬出版(2009)
第二次日本経穴委員会 編：経穴集成 復刻版，医歯薬出版(2009)
形井秀一 著：治療家の手の作り方—反応論・触診学試論—，六然社([2001]2004)
形井秀一 著：からだの声を聴く—東洋医学がよくわかる 54 話，医道の日本社([1997]2009)
厳振国 主編，川俣順一 監訳：カラーアトラス経穴断面解剖図解(上肢編)，(下肢編)，医歯薬出版(1992)
严振国 主编：经穴断面解剖图解(头颈・胸部)，(腹盆部)，上海科学技术出版社(1990,2002)
严振国 主编：全身经穴应用解剖图谱，上海中医药大学出版社(1997)
山下詢 著：臨床経絡経穴図解 第2版，医歯薬出版([1972]2003)
森秀太郎 著，青野三郎 画：解剖経穴図，医道の日本社 (1981)
日本理療科教員連名，(社)東洋療法学校協会 編，教科書執筆小委員会 著，第二次日本経穴委員会 協力：新版 経絡経穴概論，医道の日本社(2009)
高橋秀則 医学監修，J.Y.Wong 原著：神経解剖学による鍼治療マニュアル，エルゼビア・ジャパン(2005)
創医会学術部 著：漢方用語大辞典，燎原([1984]2005)
伊藤良 著，森有材 監修：中医学大全科，法研
高金亮 監修，劉桂平，孟静岩 主編：中医基本用語辞典，東洋学術出版社(2006)
山田光胤，代田文彦，はやし浩司：図説 東洋医学，学研研究社(1979)
国分正一，鳥巣岳彦 監修：標準整形外科学，医学書院(2005)
伊藤美千穂，北山隆 監修，原島広至 著：生薬単，エヌ・ティー・エス([2007]2010)

● 經穴名稱源由資訊

王德深 主编：中国针灸穴位通鉴 上・下巻，青岛出版社(2004)
高式国 著：針灸経穴名の解説，燎原([1988]2009)
李丁 著，浅川要，木田洋，兵藤明，生田知恵子，横山瑞生 訳：針灸経穴辞典，東洋学術出版所 (1986)
小田規矩之助 著，孫基然，戴昭宇 編：経穴名辞攷，株式会社パレード (2009)
張晟星，戚淦 著，川口準子 訳：鍼灸経穴名の解釈と意義，近代文芸社 (1990)
篠原昭二 著：臨床経穴ポケットガイド 361 穴，医歯薬出版(2009)
王暁明，金原正幸，中澤寛元 著，森和 監：経穴マップ，医歯薬出版 (2004)
周春才 著，土屋憲明 訳：まんが経穴入門，医道の日本社(2004)

● 文字相關資訊

山田勝美，進藤英幸 著：漢字字源辞典，角川書店 (1995)
鎌田正，米山寅太郎 著：漢語林，大修館書店 (1990)
藤堂明保，加納喜光 著：学研漢和大字典，学習研究社 (1978)
藤堂明保，加納喜光 編：漢字源，学習研究社 (1988)
白川静 著：字統 普及版，平凡社([1994]/1999)
A.Cotterell 著，佐々木達夫 日本語版監修：写真でたどる中国の文化と歴史（「知」のビジュアル百科)，あすなろ書房(2006)
稲畑耕一郎 監修，劉煒 編，尹盛平 著，荻野友範，崎川隆 訳：図説 中国文明史〈2〉殷周—文明の原点，創元社(2007)
林巳奈夫 著：中国古代の生活史，吉川弘文館(2009)

● 解剖學相關資訊

藤田恒太郎 著，寺田春水 改訂：生体観察，南山堂([1950]1976)
青木隆明 監修，林典雄 著：運動療法のための機能解剖学的触診技術，MEDICAL VIEW(2006)
J.H.Clay & D.M.Pounds 著，大谷素明 監訳：クリニカルマッサージ —ひと目でわかる筋解剖学と触診・治療の基本テクニック—，医道の日本社(2004)
河合良訓 監修，原島広至 著：骨単 / 肉単 / 脳単 / 臓単 /3D 踊る肉単，エヌ・ティー・エス([2004-2009]2010)
K.L.Moore, A.F.Dalley：Clinically Oriented Anatomy, L.Williams & Wilkins([1980]2006)
R.Putz, R.Pabst：Sobotta -Atlas of Human Anatomy-, E.URBAN & FISCHER(2006)
L.M.Ross, E.D.Lamperti：THIEME Atlas of Anatomy, Thieme(2006)
P.Richer, R.B.Hale：ARTISTIC ANATOMY, Watson-Guptill(1971)
Fritz Schider：AN ATLAS OF ANATOMY FOR ARTISTS, Dover(1957)

七劃

八劃

九劃

十劃

十一劃

十二劃

十三劃

十四劃

十五劃

出　　版／楓書坊文化出版社
地　　址／新北市板橋區信義路163巷3號10樓
郵政劃撥／19907596 楓書坊文化出版社
網　　址／www.maplebook.com.tw
電　　話／02-2957-6096
傳　　真／02-2957-6435
監　　修／形井 秀一・高橋 研一
作　　者／坂元 大海・原島 廣至
責任編輯／陳依萱
翻　　譯／林倩伃
港澳經銷／泛華發行代理有限公司
定　　價／800元
四版日期／2022年10月

國家圖書館出版品預行編目資料

經穴大全 / 坂元大海, 原島廣至作 ; 林倩伃譯. -- 初版. -- 新北市 : 楓書坊文化, 2018.02　面；　公分
大字版
ISBN 978-986-377-335-1（平裝）
1. 經穴
413.915　　106024125